U0823745

临床听力学

（第二版）

顾　瑞　名誉主编
韩东一　翟所强　韩维举　主　编
于黎明　王秋菊　郑杰夫　郗　昕　副主编

编　者（按姓氏笔画排序）

于黎明　王林杰　王秋菊　石勇兵　刘学忠
陈　新　陈洪文　吴子明　李兴启　苏振伦
张素珍　杨仕明　郑杰夫　郗　昕　顾　瑞
顾之平　倪道凤　郭明丽　袁慧君　韩东一
韩维举　翟所强　裴宏恩　裴静琛　冀　飞

编写秘书　王凌燕

中国协和医科大学出版社

图书在版编目（CIP）数据

临床听力学／韩东一，翟所强，韩维举主编．—2版．—北京：中国协和医科大学出版社，2008.10（2024.9重印）．
ISBN 978－7－81136－062－2

Ⅰ．临…　Ⅱ．①韩…②翟…③韩…　Ⅲ．听力学　Ⅳ．R339.16

中国版本图书馆CIP数据核字（2008）第112763号

临床听力学（第二版）

主　　编：韩东一　翟所强　韩维举
责任编辑：李元君

出版发行：中国协和医科大学出版社
（北京市东城区东单三条9号　邮编100730　电话010－65260431）
网　　址：www.pumcp.com
经　　销：新华书店总店北京发行所
印　　刷：北京建宏印刷有限公司

开　　本：889mm×1194mm　1/16
印　　张：47.5
字　　数：1500千字
版　　次：2008年10月第2版
印　　次：2024年9月第7次印刷
定　　价：130.00元

ISBN 978－7－81136－062－2

（版权所有，侵权必究，如有印装质量问题，由本社发行部调换）

前　言

听力学是研究人类生理和病理状态下听觉功能的科学。听觉系统具有高灵敏度、高度的频率选择性、快速的时间处理及宽的动态范围。其高灵敏度表现在可以精确灵敏地调谐，可以察觉到非常低强度的声音信号。例如，在1 000 Hz的频率，人耳可以听到引起鼓膜振幅仅相当于质子直径大小的声音。其高度的频率选择性表现在20～20 000 Hz的范围内可以辨别不同频率声音的音调，灵敏到能够辨别频率相差不到1 Hz的两个音调；耳蜗的机械转换可以在数十毫秒内完成；人耳具有宽的动态范围，对1 000Hz纯音听阈值声压约为20μPa，痛阈声压为20Pa，二者相差100万倍。快速的时间处理和宽的动态范围使得听觉系统可以快速有效的感受声音信号并作出反应。人的听觉器官的解剖结构极为精细，听觉生理也很复杂。外耳和中耳主要完成声波的收集和传递，是一个物理过程，耳蜗也参与了声波的物理传递过程，但耳蜗与第Ⅷ对脑神经及中枢听觉传导通路、听皮层主要完成听觉信息处理的生理过程，而听觉的心理处理过程主要开始于脑干和脑桥，然后到达听觉皮层及更高级区域。

人们关心听力问题，主要是听不到，难于学习、交流。听力损失导致认知、言语、语言、及心理发育等功能障碍。听力损失是一个不同的原因、不同部位、不同病变所导致的症状。全世界有2.5亿人患有中度以上的听力损失。我国第二次残疾人抽样调查（2006年）的数据显示，我国有听力残疾人2 780万，其中单纯听力残疾人2 004万，占残疾人总数的24.16%，多重残疾中有听力残疾的776万，言语残疾127万。因此，听力学工作者还有很多临床和基础研究工作要做。20世纪50年代以来，区分耳蜗和蜗后病变所致的听力损失的听力学检查和对中枢听神经系统的听力学检查，听诱发电位、导抗测试和耳声发射的临床应用，使有关听力损失的病变部位、性质的诊断日趋完善。临床听力学检查采用评价听力的不同方法和策略，来评估听力障碍的类型和程度，以此为依据寻找导致听力障碍的原因，对于听力障碍的诊断具有重要价值。相应检查的结果，如纯音听阈、言语测听、声反射、耳声发射（OAEs）以及听觉诱发电位等，可以帮助验证临床耳科学的检查发现，同时还可以作为量化评价疗效的方法。

临床医学（耳科学）对各种导致耳聋疾病的诊断、药物和手术治疗以及听力康复（特殊教育和助听技术）的进展，以及服务于医疗单位的临床听力学工作者与服务于康复－特教单位的教师、助听设备研制与电声科技工作者之间的沟通商讨，使听力残疾的诊断和听力康复工作增添了新的观念和新技术。听力障碍、语言言语障碍和交流障碍的诊断处理也有了进一步的发展。不少交流障碍的患者，并没有听功能障碍，或听力障碍不是主要的或唯一的问题。例如，智力障碍及发育性残疾等疾患的交流障碍。近年来，有了更多地从解决聆听和交流的需要的临床积累和高新科技的介入，随着多学科的协作，使得听力学有了长足的发展，主要表现在：临床听力学的服务对象和范围不断扩大；辅助聆听技术的应用在减少噪声和混响干扰改善聆听的设备方面取得进展；新生儿听力筛查技术的推广应用促进了耳聋的早期诊断和早期干预；耳声发射和听觉诱发电位等测听技术的广泛应用使得听力学工作者对“听神经病”、“中枢听处理障碍”等引起听觉交流障碍的疾病有了新的认识。

听力学服务对象和范围的延伸：二战后听力学工作者的主要工作以中度到极重度感音神经性听力损失儿童和成人作为主要服务对象。当时听力学工作者对轻微的听力损失和单耳听力损失多不作处理。20世纪80年代，在对儿童语言－言语能力发育的临床观察和实验研究中，认识到儿童16～25dB的轻微的纯音听力损失，可影响在噪声环境中对言语声的听力，从而影响儿童的语言能力的发育。Klein等（1984）报告在3岁的儿童中，约有33%曾有过3次以上的中耳炎发作；2岁儿童发作3次的有20%，1岁半的有17%。中耳炎患者的患耳500～2 000Hz的平均听阈为26～31dB HL。而日常交谈的言语声中有些音素的强度级低于25dB HL。因此，不少中耳炎患儿往往听不清日常交谈声，从而影响幼儿的言语－语言的发育。Bess 等（1986）报告在用 Goodman 的听力损伤分级法定为单侧感音神经性听力损失的儿童中，平面的声源方位定位的能力和在音节识别方面都比正常同龄儿童差，在噪声环境中更为明显，从而认识到单耳（特别是右耳）听力损失对儿童学习成绩的影响，和给予适当帮助的必要。而这类儿童基本是在普通学校受教育的。教育听力学有责任关心这些因为听力欠佳而影响学业成绩的在普通学校就读的儿童；服务范围应从康复中心延伸到普通学校。而从幼儿语言功能发育的角度看，通常以500～2 000Hz 的平均听阈≥26dB HL 为"听力损失"的定义也应改为将纯音平均听阈≥16dB HL 作为听力损失的定义，并将单耳听力损失也包括在教育听力学服务的对象中。

在一些有"影响言语听力的问题"的儿童，即使测得的纯音听阈在正常范围内，也不能排除中枢听处理障碍和一些蜗后性听力损失。这类儿童需要通过观察儿童在交流活动中的表现，和进一步的听力学检查才能得出恰当的判断。其中不少是需要得到教育听力学帮助的。而在普通学校就读的儿童中，有些有不同程度的聆听困难也需要教育听力学予以关怀。因此，纯音平均听阈≥16dBHL，和单耳听力损失也都应包括在听力学的服务范围内。这样就扩大了听力学服务对象的范围，特别是顾及了儿童语言发育的问题。

我国有1.44亿人口年龄在60岁以上。老人的言语听力差，特别是在噪声中听懂言语的能力差。高龄听力障碍可能是外周性听功能障碍，也可能是中枢听功能障碍，还可能与认知缺陷有关。对高龄人听力问题，要着重注意以下三方面的问题：①言语听力；②听懂言语的能力；③在噪声中听懂言语的能力。交流困难是影响老年人生活质量的主要因素之一。许多老人纯音听阈基本正常，言语听力损失的程度明显地超过纯音听阈损失的程度，老人听力残疾的程度和对老人交流、休闲娱乐的辅助技术的需要都不能以纯音平均听阈为判据。

新技术的应用：感音神经性听力损失（sensory－neural hearing loss，SNHL）的主要影响是交流困难，特别是在噪声环境中或混响（reverberation）环境中难于聆听。解决在噪声/混响干扰下难于聆听的问题，不仅对 SNHL 者，对听力正常的儿童的聆听也是个重要的问题。室内声学和建筑工程学的参与和电声技术，特别是 FM 技术的发展，为改善聆听环境提供了条件。听力学工作者需要采取辅助聆听技术、交流能力和听力康复等其他措施。改善 SNHL（以及听力正常的听处理障碍者）在会堂、餐厅、课堂、剧院等交际场所聆听，面对面交谈、听电话、或听广播等困难。在帮助儿童的语言言语发育中，常采用通过助听器等扩音设备放大声信号。除放大听觉的辅助技术外、放大触觉或视觉信号传递给"聆听者"的技术也是听力康复中常用的辅助技术。FM 技术和辅助聆听技术应用在减少噪声和混响干扰改善聆听的设备方面有可喜的进展。

新生儿听力筛查和分子诊断技术的推广：为降低耳聋及聋哑发生率，国际社会开展了对新生儿的听力筛查，并确认3个月内仍未通过筛查的婴幼儿是否为听力损失，从而可以进行早期干预以预防言语障碍的发生。我国现有0～7岁聋儿80万人，每年还以3万名的速率递增。我国自1995年6月1日起正式施行的《中华人民共和国母婴保健法》，提出要在全国逐步开展新生儿筛查。近年来在全国范围内广泛开展了新生儿的听力筛查，发现新生儿听力损失（即听力下降或听功能障碍）属于较常见的出生缺陷，随着新生儿听力筛查工作的广泛开展和临床经验的积累，逐渐发现并不是所有的听力损失均会在出生后立即表现出来。某些情况，诸如巨细胞病毒感染、Pendred 综合征、非综合征型常染色体显性遗传性听力损失、隐性遗传的前庭导水管扩大以及线粒体 12SrRNA 基因 1555G 和 1494T 突变等均可导致出生时不表现听力损失，出生后出现迟发性听力损失，即可以表现为先天性聋、非先天性的语前聋、语后聋和迟发的听力下降，其发病年龄从6～8个月至20岁。然而随着听力筛查技术的完善，耳声发射与听性脑干反应在婴幼儿的不同月龄的联合使用，使婴幼儿迟发型听力损失和"听神经病"患者的发现也逐渐增多。遗传性听力损失的致病基因的克隆和分子流行病学研究使我们对听力损失的机制的认识取得进展，发现50%的先天性重度听力损失可能是由于 DFNB1 基因座的 GJB2 基因突变导致的；检测到线粒体 DNA 的 12SrRNAA1555G 或 12SrRNAC1494T 突变时提示患者对氨基糖苷类药物敏感；而前庭水管扩大时，基因诊断（SLC26A4）有利于明确病因并可以尽可能地防止听力进行性下降。这些进展为临床疾病的诊断提供了更为全面的手段，为病人提供更为有效的咨询。

对“听神经病”和“中枢听处理障碍”的认识：“听神经病”并不是一个特定的临床疾病，而是听力学的一组表现。近年来为人们在临床实践中发现有一组感音神经性耳聋病例，听性脑干反（ABR）异常或无反应，提示传入神经的传导功能障碍，但反映耳蜗外毛细胞功能的耳声发射（OAEs）和耳蜗微音电位（CM）正常，反映中耳功能的声导抗检查显示鼓室图正常，但常常引不出镫骨肌声反射，而影像检查一般正常。具有以上这组临床特征的病被称为“听神经病（auditory neuropathy，AN）”。事实上这种病况早已存在，1980 年，Hallpike 等报告 1 例听觉传入神经和耳聋的病例；Worthington 等 1980 年报道了 4 例患者，他们都有可测得纯音听阈，但引不出听性脑干反应（auditory brainstem response，ABR）。此后，又有学者报道相似病例，其中 1984 年，Kraus 等注意到这类患者的言语识别率不成比例地低于纯音听阈，后来进一步发现这类患者耳蜗微音电位和诱发性耳声发射多正常；1987 年 Soliman 报告了 11 例 ABR 异常的双耳低频感音神经性听力减退，认为头部外伤、颞叶癫痫或感染是其可能的病因。我们在 1992 年报道了 16 例类似病例，其特点：双耳进行性感音神经性听力减退；言语识别率不成比例地明显低于纯音听阈，耳蜗功能基本正常，而 ABR 异常或无反应，我们将其命名为“中枢性低频感音神经性听力减退”。1993 年 Berlin 等首先在 2 例患者中发现诱发性耳声发射对侧抑制消失，并提出了一个“Ⅰ型传入神经元病”的概念。1996 年 Starr 等报道了 10 例类似患者，根据患者 ABR 引不出反应推测病变可能发生于听神经，首次将其命名为“听神经病”此后，该病逐渐被国内外的听力学家、耳科和神经科医生所认识，越来越多的病例被报道。2000 年和 2003 年我们先后报道了原因不明和已知原因引起的蜗后性感音神经性低频听力减退。由于目前的听力学检查手段还不能检查耳蜗内毛细胞的功能，因此无法区分内毛细胞和听神经的病变，这也是需要听力学工作者研究解决的问题。虽然对以听性脑干反异常而耳声发射正常为特征的这一组病被称为“听神经病”并不准确，但这种命名已被多数学者所习惯。一种观点认为听神经病的发病机理可能是听神经脱髓鞘导致听神经同步化放电被破坏，使神经元放电丧失了时间锁定（time lock）而出现非同步化，导致言语处理功能受损，但不影响内耳的放大功能，因此也将听神经病称为“同步化不良”；但有关“听神经病”病理和发病机制的研究尚待深入。

“中枢听处理障碍”可见于多种疾病，有一组听力学的表现。人类能在瞬息万变的周围环境声中，在多个不同方位的声源产生的纷杂环境声中“不听”无关的声音，只听取有意义的声音，或兼听多种声，提取有用的信息。将对个体有用的、有意义的、和对个体无采用意义的，甚至起干扰作用的信号分开；要对听信息解码（破解频率、强度、时间等表面特征所携带的意义），在人类特别是要对以言语声为代码的信息解码。这种从多声源合成的听信息流中，提取、整理有用的信息，并加以分析、修整、储存和随时提用的过程即“听处理”（auditory processing）。听处理不是对声波或对神经电脉冲的处理，而是对“听信息”——声音（声波通过听觉所产生的印象）的处理；是为认知声音的意义做准备的一个重要过程。中枢听处理障碍是一个涵盖了不同病因、不同临床表现的疾患的诊断用语。这个术语作为一个诊断疾病的病名，曾有不同的意见。一种意见认为“听处理障碍”是一个意义欠明确的术语，它不是一种独立的疾病。有的学者强调“中枢听处理障碍”为认知障碍，属于语言疾病，是语言障碍在听取声刺激方面的表现。他们认为，语言处理用的大多数信息是意识中记忆的有关语言的信息，只有少数信息是从声信号中提取的；在语言处理中，大部分是决定于记忆中的语言和认知知识，按“模糊理论”对听信号进行处理的。有的学者认为“中枢听处理障碍”是伴有听处理障碍表现的疾患的统称。听处理障碍的表现是多种多样的，在一些疾病中“中枢听处理障碍”的表现是病变所引起的问题的一部分。例如，注意缺陷症患儿听力检查得出的言语识别率低，可能是注意缺陷和多动的反映。如果“听记忆”和“视记忆”都差，就可能不单纯是听的问题，而是普遍的记忆问题。近年来对“中枢听处理障碍”的认识，比较一致的看法是：①中枢听处理障碍（CAPD）是指听力虽正常，却因中枢听神经系统的功能障碍，而不能正常地加工利用声信号，即处理听信号的能力障碍。中枢听处理是由中枢听神经系统（听神经以上）所司理的能力，包括声定位和偏侧（sound localization and lateralization）、听识别（auditory discrimination）、听模式认知（auditory pattern recognition）、时域解析（temporal resolution）、整合（integration）、排序（ordering）、认出不完整的或在竞争声中的目标声的能力（ability to identify degraded or competing acoustic targets）[ASHA，1995]；②中枢听处理障碍是一个叙述和上述能力有关的听系统功能减退的术语；③听力学工作者是诊断中枢听缺陷和说明 CAPD 对听者的影响，以及提出减轻其不良后果的处置方案的最适当的医师；④由于中枢听处理问题可为一些疾患所致的表现或伴发于一些疾患，（如言语语言学习障碍、注意障碍、学习残障、或发育残障等），对中枢听处理问题的诊断治疗，应由听力学、言语语言疾病学、儿科、教育和心理学协作进行；⑤中枢听处理是一动态的、相互作用的过程。在这一过程中，都根据具体听的情况激活从下而上的刺激驱动机制和从上而下的思维驱动机制。自下而上的过程保证听者对声音的警觉和能够接受声信号，自上而下的过程则使能按语言规则和与其它可用的感觉材料协调地解析听信息。近年来对“听神经病”和“中枢听处理障碍”的认识，使得听力学工作者能够作出更加准确的诊断，并及早干预和治疗。

正是基于前文所列举的（当然，进展是多方面的、多领域的，并不局限于所列举的内容）近年来在临床听力学领域的进展，为推动听力学专业力理论和技能的交流，促进听力学的发展，我们邀请国内外多位听力学及相关领域的专业人员共同编写了《临床听力学》第二版，本书在第一版的基础上，增加了新生儿听力筛查、听神经病、听处理和中枢听处理障碍、教育听力学、耳鸣、人工耳蜗的原理及临床应用等章节；电反应测听方面的新进展，如多频稳态诱发电位、失匹配负波等检查的原理和应用也得到补充。由于前庭功能是内耳功能的组成部分，也是临床听力学工作中经常需要的，所以增加了前庭生理和解剖，以及前庭功能检查的内容。本书在阐释基本理论的同时，强调知识的实际应用，因此分为基础和临床两篇，在临床篇，注重检查技术在疾病诊断过程中的具体运用，并将常见的引起听力障碍的疾病分章列出，以便临床工作者参考。因此本书是耳鼻喉科医师、听力学工作者和语言康复工作者的理论与实际应用参考书。

科技发展日新月异，知识更新日趋加快，本书的编写历时数年，尽管我们希望能将听力学的最新进展都展示给读者，但书中内容难免有未及之处，而且对一些新的进展，学术界的也有不同的看法，欢迎广大读者批评和指正。

顾　瑞　韩东一　翟所强　韩维举

2008 年 03 月 16

目 录

基 础 篇

临 床 篇

基 础 篇

第一章 声学基础知识

声学（acoustics）是研究声波的产生、传播及对其接收和感知的科学。它包括电声学、水声学、超声学、生理声学、心理声学、言语声学、音乐声学和建筑声学等许多分支，广泛应用于自然科学和工程技术等领域。

声音是信息载体的一种。有正常听觉的人能感受到多种多样的声音，可听声的参数变化也十分复杂。听力测试常用的声信号有纯音、持续时间小于200ms的短时程声信号、调制声、言语信号和各种噪声信号。

听力学是通过听觉系统对声音信息的感觉、传递、处理和分析来研究和评价听力的科学。测听技术是听力学的重要组成部分之一，普遍应用于耳科和神经科疾病诊断、聋病的治疗和康复等方面。

本章将对声音的产生与传播、声信号的各种参数，常用的测听信号、测听仪器和声学测量等方面作一简要介绍。

第一节 声波的产生与传播

一、声波的产生

我们日常所说的声音（sound）是听觉对声波所产生的印象以及表象。然而，声音可以存在于没有人存在的场合；人耳功能不正常时听不见声音，但不等于没有声音传播到此人的耳中。从物理学的角度说，声音是一种物理现象，是由一定能量作用于物体使之作振动运动（vibratory motion）所产生并通过媒质传播的交变压力波，即声波（sound wave）。振动（vibration）是一个物体如钟摆样连续地或周期性地有规则地重复通过一个中心（原始往还运动）。声音源于物体振动，声源必须是能振动的物体，振动着的有弹性和质量的物体，激起与之接触的弹性媒质（medium）中的质子振动，成为传递振动的声波（图1-1-1）。能振动的物体都具有质量和弹性。

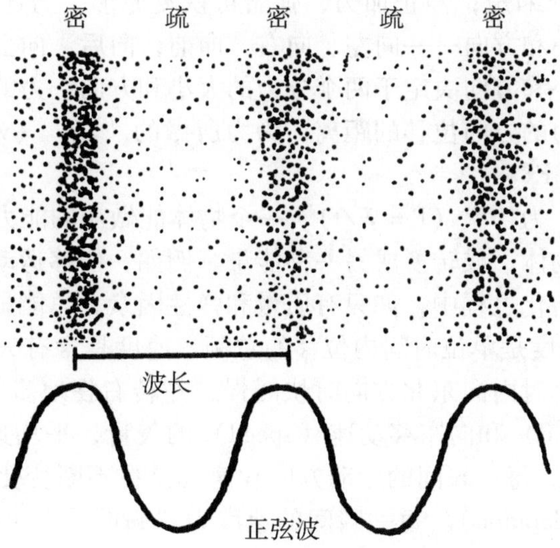

图1-1-1 声波的产生与传播源

（一）物体的振动

物体在一定的位置附近以这一位置为中心连续地、有规律地来回作方向相反距离对称的运动，称为机械振动。一般振动是比较复杂的。在自然界、人们的生产生活活动中，广泛存在着各种机械振动现象。例如，声源的振动、机器开动时其各部分微小的振动，以及固体中分子的热运动等都是机械振动。声源的振动就是一种机械振动。

（二）质量

声源和媒质都是具有质量和弹性的。质量是物质的量。质量和惯性（inertia）有不可分开的关系，物体的质量越大，惯性也越大。惯性是物体保持自身原有的运动状态或静止状态的性质。密度（density）是和质量相关的另一属性，是物体的质量和它的体积的比值。在高海拔处，空气的密度小于在海平面处的。密度越大构成物体的分子（质子）之间的距离越小；质子作随机运动的位移范围也越小。受外力作用，可引起整个物体的位移，也可引起构成物体的质子的位移，或物体的一部分位移使物体改变形状或体积（如将气球的一部分压凹陷、将音叉臂扳弯）。整个物体的位移，也就是物体向某一方向、以某一速度运动。如果向一个方向的运动受到限制，就会停止或向相反的方向运动。例如悬吊的球，受到吊索长度的限制或被近处的物体所阻挡。这样悬吊的球就会往还地通过原始位振荡。

（三）弹性（elasticity）

质子的位移，物体改变形状和体积的情况，和该物体的劲度（stiffness）相关。劲度或称刚度，指系统在受到外力时，抵抗变形的能力。系统的劲度越大，抵抗被外力压缩变形的能力越大。若外力停止作用，受外力作用而改变形状或体积的任何物体，会恢复到原先的状态。这种从变形状态恢复原形的性质即弹性（elasticity）。外力和其产生的位移的比值为弹性系数。力（F）、弹性系数（k）和位移（x）的关系可以用胡克定律表示：$F = -kx$。劲度的倒数——顺应性（compliance）可表示物体变形的容易程度。

（四）牛顿运动定律

三条牛顿关于运动的定律，是理解和解释声波运动的基础。第一律：不受外力的作用，静止的物体和作匀速运动的物体，静者恒静，动者恒以不变的速度运动。这种特性称为“惯性”，因此牛顿运动第一定律又称为惯性定律。第二律：物体受到外力作用时，其所获的加速度与外力的大小成正比，与物体的质量成反比，力等于质量和加速度的乘积（$F = ma$）。第三律：作用力等于反作用力。

1. 力（force，F） 力是质量和加速度的乘积。力可使物质变形（distorted），例如加力于弹簧（拉或压挤），可使弹簧变长或缩短；停止加力，弹簧可恢复原形。力还可使物质加速。力也是一种矢量的，要具体说明力的大小和方向——向左、向右，向前，向后，向上、向下。两个力以不同的方向作用于一点时，合力的大小和方向决定于两个分力的大小和方向。力的计量单位是牛顿 N）。

力使物体位移，物体沿力的方向位移的距离，为力所做的“功”（work）。功的量值以力和受力点位移距离的乘积计量：$W = Fx$。

单位时间内所完成的功，为功率（$P = W/t$）。一个物体能做功的能力，为“能量”（energy）。物体做功，其能量转移到其他物体，或转换成另一种能量。例如，位移运动中摩擦转换为热能，钟摆摆动中势能和动能互换等。在转化过程中，如只有质量和弹性因素，总能量是守恒的。

2. 速度（velocity） 速度是单位时间内位移的总额。速度是含有矢量的，即指单位时间内向那个方向运动的距离。例如 1 小时内向东北方向时快时慢，左转右拐地步行了 30 里，单位时间位移速度总量，是向北移动速（speed）和向东移动速（speed）的矢量，平均速度（average velocity）是 30 里/小时。在整个运动过程中，每一瞬间的运动方向和速度是在不断变化的。运动过程中速度渐加大或减小，为“加速度”（acceleration）。每一瞬间的速度为“瞬时速”（instantaneous speed）。加速度的定义是单位时间内的速度变化率，加速度也是矢量的。

一个由大量的质子构成的物体的表面某一点受够大的外力时，该点的质子（A）发生位移，撞着邻近的质子（B）而被弹回。弹回的质子按动者恒动定律，在返回到原始位时还继续位移到与开始位移对称点，并周期性地来回振荡。撞向邻近的质子（B），并被弹回。而质子（B）被质子（A）所撞位移并撞着邻近的质子（C）…..如此导致一连串质子的来回振荡。为便于叙述，以一个物体的一个质子受外力而位移为例。一个质子位移，

受外力作用，可引起整个物体的位移。整个物体的位移。也就是物体向某一方向、以某一加速度运动。如果向一个方向的运动受到限制，就会停止或向相反的方向运动。例如悬吊的球，受到吊索长度的限制或被近处的墙壁所撞回。这样悬吊的球就会往还地通过原始位振荡。

物体由大量的质子构成。为便于叙述，以一个物体的一个质子受外力而位移为例。一个质子（A）位移，撞着邻近的质子（B）而被弹回。弹回的质子按动者惯性定律，在返回到原始位时还继续位移到与开始位移对称点，并周期性地来回振荡。而质子（B）被质子（A）所撞位移并撞着邻近的质子（C）…..如此导致一连串质子的来回振荡。悬吊的球（或钟摆）的振荡和质子的来回振荡，都是机械性振动。在振动中物体来回地移动，这种移动的范围有限，而且始终不会离开以原始位为中心的范围。

3．位移（displacement）　位移是指物体位置的改变，是从移动的起点（或基准点）到终点移动的距离和方向。不受外力作用，静止的物体是不会改变位置的。应该指出的是物体在静止状态时，构成该物体的质子（分子），是不停地在小范围内作随机运动的。静止状态时这些质子的位置，指的是平均的位置。物体（或质子）振动（如钟摆的摆动）的位移不是简单地以一个固定的方向和速度运动的。运动的位移。要说明其位移的方向、距离和速度、加速度。

加力于一个皮球，可使皮球整体地位移，也可使受力点凹陷（继之弹回）。敲击音叉臂使音叉臂来回运动位移，敲击音叉柄，使受击处的金属分子来回振荡。皮球的劲度较小，受到外力时较易改变形状和体积。皮球内的空气分子位移的距离较大，而恢复原先的形状和体积的弹性较大。音叉臂的劲度和臂的质量（长度和粗细），相对细长的低频音叉臂比相对粗短的高频音叉臂的劲度小；外力使低频音叉臂端部位移的距离比高频的大。敲击音叉柄，被击处的劲度是制成音叉的金属的劲度，远大于音叉臂的劲度；外力激起的是金属分子的振动－位移。

物体（质子）振动的位移。最简单、最基础的振动是简谐运动（simple harmonic motion）；任何复杂的振动都可视为几个或多个“谐振动”的组合。

4．简谐运动（simple harmonic motion）　一个物体从其原始位来回连续地作对称的、周期性动往返运动为简谐运动。单摆的摆动是简谐振动的最简单的例子。当钟摆从静止的位置上升到最大位移点时，在这个位置上由于地心引力使它获得一定的势能（potential energy，PE）。当钟摆开始向原位的方向运动时，势能转换成动能（kinetic energy，KE）。当钟摆运动到平衡点时，已不再有势能，钟摆运动的惯性（inertia）成为使它继续运动的“动能”。当钟摆移动到相反方向的最大位移点时，重力抵消了动能，而新“积蓄”起来的势能，使钟摆再次向“平衡点”的方向运动。这样，由重力（势能）、惯性（动能）交替作用而使钟摆往返地振动（图1－1－2）。

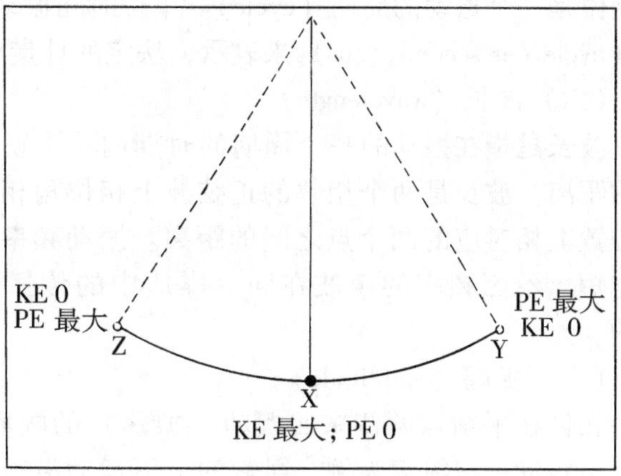

图1－1－2　示钟摆作从最大位移点向相反的方向运动的振动运动时势能和动能的关系

（引自 Charles E Speaks Ed. Introdution to Sound. 2nd.）

简谐运动可用“质子作均匀的圆周运动的投影”来表述质点的运动状态（位移和速度）；即将围绕圆心以匀速作圆周运动的质点每秒旋转的角度的轨迹投影来表述质点的运动状态。这种简谐运动投影得出的为正弦曲线，故又称为正弦

曲线式运动（sinusoidal motion）。

5. 相位（phase）　在振动或波动时，质点在一个周期之内每一瞬间的运动状态（位移和速度）是不相同的。用来描述质点在某一时刻（t）运动状态的物理量叫相位（或叫位相，周相）。它可充分地反映振动的周期性特征。对简谐振动，$X = A\cos(\omega t + \varphi)$，$(\omega t + \varphi)$ 叫振动的相，常数 φ 叫振动的初相，即 t = 0 时的相，如图 1 - 1 - 3 所示。两个相位相差 π 的偶数倍，叫作同相位；相差 π 的奇数倍，叫作反相位。

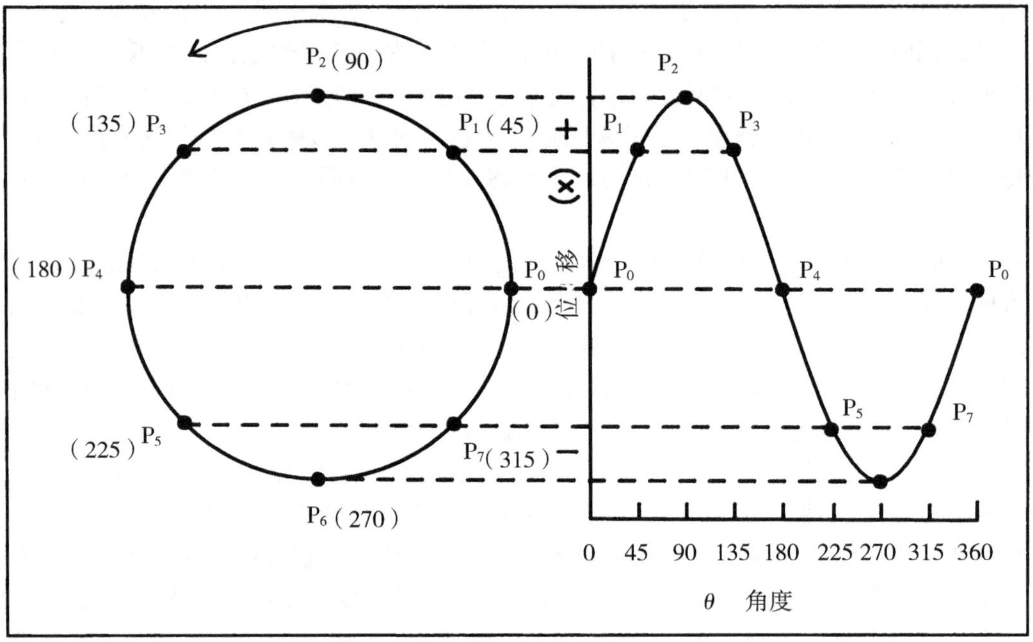

图 1 - 1 - 3　简谐振动的位移时间曲线

（引自 Charles E Speaks Ed. Introdution to Sound. 2nd.）

正弦波可以用单位时间振动的周期数、一个周期的长度、振动幅度的大小等来说明其特性。

（五）振动的频率（frequency of vibratory motion）

来回振动的物体（声源），从平静的原始位到最大的位移，再到相反方向的最大位移，然后回到原始位是一个振动的周期（cycle）。单位时间振动的周期数，即振动的频率，通常用每秒振动几个周期（cycle per second，cps）来表示，法定的计量单位为（赫兹或赫，Hz）。

（六）波长（wavelength）

波长是指在振动的一个周期的时期内一个正弦波所行进的距离。波长是两个相邻的正弦波上相位角相同、在波的位置上相对应的两个点之间的距离。振动频率越快，波长越短。不因频率的声波在同一媒质中的传播速度是相同的。

（七）振幅（amplitude）

物体在平衡点两侧来回摆动（振荡）的幅度为振幅。以上下抖动一根绳索为例，绳索的上下运动沿绳索向前行进，从 a_0 到 a_1，为一个正弦波周期行进的距离，即波长。绳索上下移动的距离（a_1 到 b_1）为振幅（图 1 - 1 - 4）。

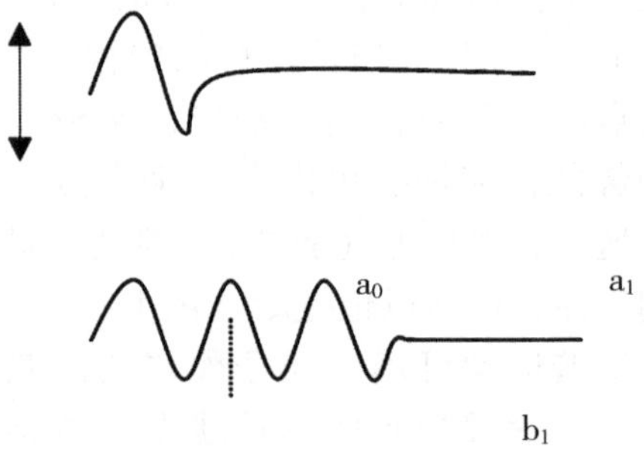

图 1 - 1 - 4　物体在平衡点两侧来回摆动（振荡）的幅度

摆动的频率和摆的长度相关：

$$摆动的周期 = 2\pi\sqrt{\frac{摆长}{重力}}$$

琴弦振动的频率和琴弦的长度、琴弦横断面的质量及琴弦的张力相关：

$$f = \frac{1}{2l\sqrt{\frac{t}{m}}}$$

$$频率 = \frac{\sqrt{\frac{t}{m}}}{2l}$$

式中：t 为张力；m 为质量；l 为长度

1. 音叉的振动　敲击音叉，既引起音叉中质子的运动，又引起音叉臂的振动。以恰当的方式正确地振动音叉时，不引起可听见的由于音叉质子振荡所产生的声音，听到的是音叉臂整体振动所产生的声音。

音叉臂的振动频率决定于音叉臂的质量和劲度。音叉臂位移的振幅和劲度成反比，所加之于它的力的大小成正比。按牛顿关于“如无外力作用时，动者恒动、静者恒静”的守恒定律，外力使音叉臂作位移运动，受到音叉臂的劲度的限制，而只能位移到一定的限度。2048Hz 的音叉臂短而粗，质量大、弹性小；256Hz 的音叉臂长而细，质量小、弹性大。劲度小顺应性大的 256Hz 的音叉臂，臂端较易于从静止位被推动而位移；劲度大顺应性小的 2048Hz 的音叉臂，则不易被推动、位移的幅度小；反映了固有频率和质量与劲度的关系。

2. 弹簧的振动　弹簧的振动可以用来阐明分析弹性质量系统的振动。以一端固定的弹簧为例（图 1－1－5），弹簧可以被压缩，也可以被拉伸。在图中，向左压缩以（－）表示其位移，想右拉长以（＋）表示其位移。弹簧的弹性的“复原”力，使弹簧向相反的方向位移。弹性复原力（F）的大小和压缩（或拉伸）的位移（x）成正比——Hooke 定律。

$$F = -kx$$

式中，F 为弹性复原力；x 为物体变形－位移的大小；k 为弹性系统的常数。

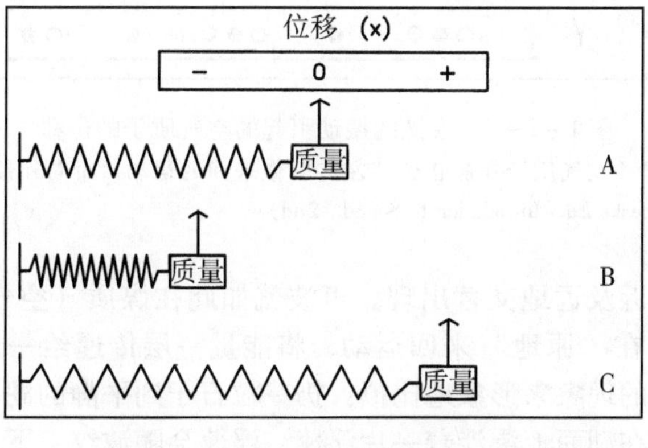

图 1－1－5　弹簧－质量系统的振动

A：弹簧平衡状态时，质量移至“0”刻度的位置；B：弹簧压缩时，质量移动至“－”刻度的位置；C：弹簧拉长时，质量移至“＋”刻度的位置（引自 Charles E. Speaks Ed. Introdution to Sound. 2nd）。

弹簧的弹性可通过测定弹簧的顺应性（compliance）来定量。顺应性和劲度成反比。顺应性越大，物体越易于被外力改变形状。惯性和弹性的作用，使弹簧来回振荡。复原力和位移成正比，

M = mc。

3. 空气的振荡 抽 10ml 空气入注射器中，堵住出口，推注射器芯，使注射器中的空气压缩到 9ml，松开推注力，注射器芯会弹回到原先的位置。在不受外力作用时，空气中的质子作无规的运动，每个质子的位置可以说是在“平静”时无规的运动的平均点；各个质子相互间保持一定距离的均衡稳定状态。压缩时空气的密度加大，去掉压力时，空气质子又恢复到它们各自原先的“位置”，空气也回到原先的密度。当声源（以音叉为例）振动时，音叉附近的空气质子被周期性地推动而移位，移位的质子又撞击其周围的质子使之位移。这样一层一层的质子相继位移。由于音叉振动时弹性和惯性两种交变的相反的力的作用，移位的空气质子来回振荡，出现空气质子密度压缩（compression）密集和疏松（rarefaction）的区域（图 1－1－6、图 1－1－7）。

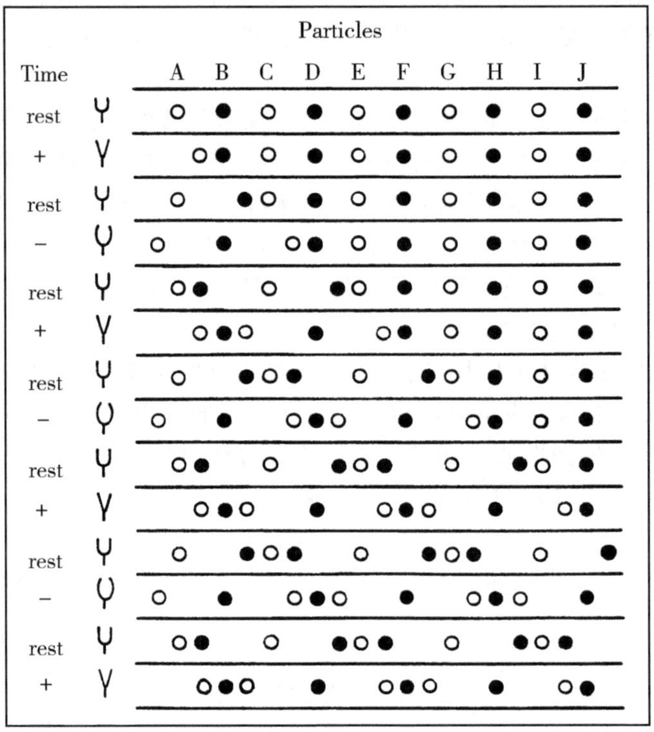

图 1－1－6 音叉的振动引起的空气质子的位移

相继 10 个空气质子在静止位“左右”做来回的运动，而向外传播（引自 Charles E Speaks Ed. Introdution to Sound. 2nd）。

这种压缩区和疏松区由近及远地交替出现。声波就如此在媒质（空气）中传播。这种声波的传播，是一层一层的空气质子在“原地”来回运动，将能量一层传递给一层，而质子本身的“平静”位不会改变。这可以用以下的现象来形象地比拟：扔一粒石子到平静的湖面上，会引起一圈又一圈的波纹由里向外地扩展。如果在湖面上漂浮着一片浮萍，浮萍会随波纹上下运动，但不会随波纹的向外扩展而移离原来的位置。空气质子在周期变化的压力作用下来回振荡，由近及远地形成交变压力波。

声（音）（sound）是振动能（vibratory energy）在空气或其他媒质中传递的交变压力波（alternate pressure wave），是引起听觉的客观原因。对人的交流而言，引起听觉的并可用于交流的声音，主要是 20～20 000Hz 的振动波。一定强度的周期性的压力改变，作用于空气时，空气质子发生来回的震荡，声能由质子由近及远地依次传递。传递过程中空气质子只在原处作小幅度的来回运动。这和爆炸等剧烈的压力改变，则使空气质子随压力的方向，而整体的位移，形成“一股气流”不同。爆炸等引起的气浪，是“冲击波”。听力学涉及的声波，主要是由具有质量和弹性的媒质（空气和中耳系统）传递的声音。

音叉、摆和弹性-质量系统的振动和声波，都是相同性质的简谐运动（simple harmonic motion）的波动。

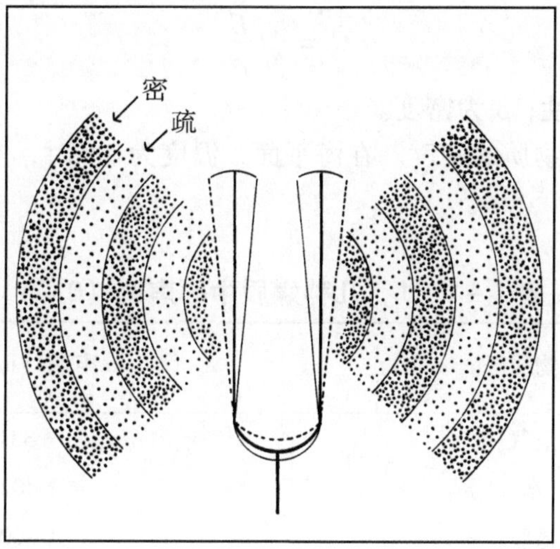

图1-1-7 音叉振动推动空气产生的交替疏、密波
（引自 Charles E Speaks Ed. Introdution to Sound. 2nd）

二、声波的传播

振动是以波动方式传播，简称为波。波动通常可分为两大类：一类是机械振动在媒质中的传播；另一类是变化的电场和磁场在空间的传播。前者称为机械波，如声波、水波。后者称为电磁波，如光波、电波和射线等。两者虽然在本质上不同，但都具有波动的共同特征。

弹性媒质的存在是声波传播的必要条件。波动只是振动状态的传播，媒质中各质点并不随波前进，只是以交变的速度在各自的平衡位置附近振动。

声波是声源整体地（如钟摆）或部分地（如音叉臂）或其质子在各自的原始位来回震荡，从而引起物体周围的空气（或其他媒质）的质子来回震荡产生的。作为弹性媒质的空气，遇到物体振动时，周围的空气就会出现压缩、膨胀或稠密、稀疏的周期性变化，并由近到远交替地向四周扩散，如图1-1-7。物体的振动可分为简谐振动、自由振动、阻尼振动等多种形式。简言之，声波是弹性媒质中传播的压力、应力、质点位移、质点速度等的变化或几种变化的综合。从心理声学角度讲，声音是由于物体振动产生的波，通过听觉系统所感受到的印象。

静止状态下的空气质子是在不停地作无规运动的，可以将运动范围中的平均点，视为质子的“平衡位”。质子振动时，是在平衡位两侧作等距离的来回位移。如果向右移为+，向左移为-，可以用纵坐标为位移幅度，横坐标为时间，来表示振动的波形（waveform）。

（一）横波和纵波

按质点振动的方向与波动的传播之间的关系，波可分为横波和纵波两类。在波动中，质点的振动方向和波的传播方向互相垂直的称为横波。如电磁波和手拉绳索作上下抖动时，绳索上形成的波。

波动中，质点的振动方向和波动的传播方向互相平行或一致的称为纵波。将一根长的弹簧水平地悬挂着，在其左端沿水平方面拉伸或压缩后让其弹回到原先的状态使其振动时，就可以看到沿着弹簧各个环节的振动形态，呈现由左向右移动的疏密相间的纵波波形。声波在空气中传播的表现形式是纵波。水的表面波及地震波是既有横波又有纵波的复杂机械波。

（二）声速（sound velocity，C）

声速是声波在媒质中的传播速度，其单位为米/秒（m/s）。声波可在气体、液体和固体中传播，其传播速度取决于媒质的弹性和密度，与媒质的分子结构和分子的活跃程度有关（表 1－1－1）。媒质分子密度越高，内耗特性越小，声速就越快，分子密度越低，速度越慢。声波在空气、水、铜铁中的传播速度比值约为 1∶4∶15。声速和弹性的平方根成正比，和密度的平方根成反比。

$$C = \sqrt{\frac{E}{\rho}} \qquad (1.1.1)$$

式中：C 为声速；E 为弹性；ρ 为密度。

海拔高度和温度都会影响物质的密度。在海平面，温度为 0℃时，空气中的声速为 331m/s，温度为 20℃时，声速为 343m/s。

表 1－1－1　几种媒质中的声速（0℃）

物质	声速（m/s）
空气	331
水	1 402
橡胶	1 800
混凝土	3 100
松木	3 320
砖	3 700
钢	4 704
玻璃	6 000
脑	1 510
肝、肾	1 556
肌肉	1 580
骨骼	3 370

媒质分子运动的活跃程度与温度有关。当媒质温度升高时，声速增加，温度降低时，声速减小。以空气为例，声速 C 与温度 t 的关系可表示为：

$$C = C_0\sqrt{1 + \frac{t}{273}} \qquad (1.1.2)$$

式中：C_0 为 0℃时空气的声速，331m/s；t 为空气的温度（℃）。

当 t 比 273 小得多时，上式可近似简化为：

$$C = C_0 + 0.6t \qquad (1.1.3)$$

由（1.1.3）式可知，大气温度每变化 10℃，声速大约变化 6 m/s。气温为 20℃时，空气中的声速为 343 m/s，人外耳道气柱中声速大致如此。

（三）声波的频率、周期、波长和相位

1. 声波的频率（frequency，f）　频率是单位时间内，传播声波的媒质质点振动的次数，单位为赫兹（Hz）。频率是声波的重要属性之一。系统的结构、尺寸和材料以及激励该系统的方式，决定了该系统的振动频率。简谐振动的频率取决于系统的质量和劲度。由系统本身的质量和劲度所决定的振动频率称为该系统的固有频率。固有频率与系统质量的平方根成反比，质量越大，固有频率越低；与系统劲度的平方根成正比，劲度越大，固有频率越高。人的鼓膜振动的频率与张力成正比，与半径、厚度和密度成反比。

物体在周期性外力作用下产生的振动称为受迫振动。当外力的频率和系统本身的固有频率相同或很接近时，系统受迫振动的振幅趋于最大值，这种现象叫共振（resonamce）。发声器件的频率如果与外来声音的频率相同时，则它将由于共振的作用而发声，这种声学中的共振现象称为共鸣。

声波的频率范围很宽，从 10^{-4} Hz ~ 10^{14} Hz，按频段可分成以下 5 类：①$10^{-4}$ ~ 20Hz 为次声；②20 ~ 2×10^4Hz 为可听声；③$2\times10^4$ ~ 5×10^8Hz 为超声；④$5\times10^8$ ~ 10^{12} Hz 为特超声；⑤$10^{12}$ ~ 10^{14} Hz 为热振动。

人的听觉系统可接收的频率范围是 20 ~ 20 000Hz，人耳最灵敏频率在 1 000 ~ 4 000Hz。

2. 声波的周期（Period，T）　振动的物体在往复循环的过程中重复一次所用的时间叫周期，单位为秒（s）。周期和频率互为倒数关系，即 T = 1/f（s），或 f = 1/T（Hz）。振动频率越高，周期越短；周期越长，频率越低。例如，频率（f）为 1 000Hz，周期（T）为 1/1 000 s，即 1 ms，周期为 1s，频率为 1 Hz，依此类推。

3. 波长（wave length，λ）　在传播声波的媒质中，质点振动一个周期所传播的距离，或者说，在波形上相位相同的相邻两点间的距离叫波长，单位为米（m）。根据频率和波长的定义，声速可以理解为在单位时间内，媒质中传播 f 个波长为 λ 的声波的距离。即声速（C）为频率（f）和波长（λ）的乘积，C = fλ。气温为 20℃时，空气中的声速为 343m/s。当声波的频率为 1 000Hz 时，其波长 λ = 343（m/s）/1 000Hz，约为 0. 34m。频率为 100Hz，波长约为 3. 4m，频率越高波长越短，频率越低波长越长。图 1 - 1 - 8 是空气中波长与频率关系的示意图。

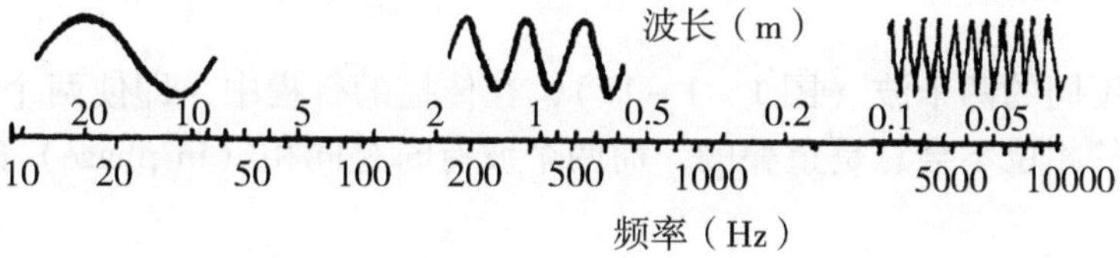

图 1 - 1 - 8　正常条件下空气中声波波长与频率的关系

4. 相位（phase）　在振动或波动时，质点在一个周期之内每一瞬间的运动状态（移位和速度）是不相同的。用来描述质点在某一时刻（t）运动状态的物理量叫相位（或叫位相，周相）。它可充分地反映振动的周期性特征。对简谐振动，X = A*cos*（ωt + φ），（ωt + φ）叫振动的相，常数 φ 叫振动的初相，即 t = 0 时的相，如图 1 - 1 - 9 所示。两个相位相差 π 的偶数倍，叫作同相位；相差 π 的奇数倍，叫作反相位。

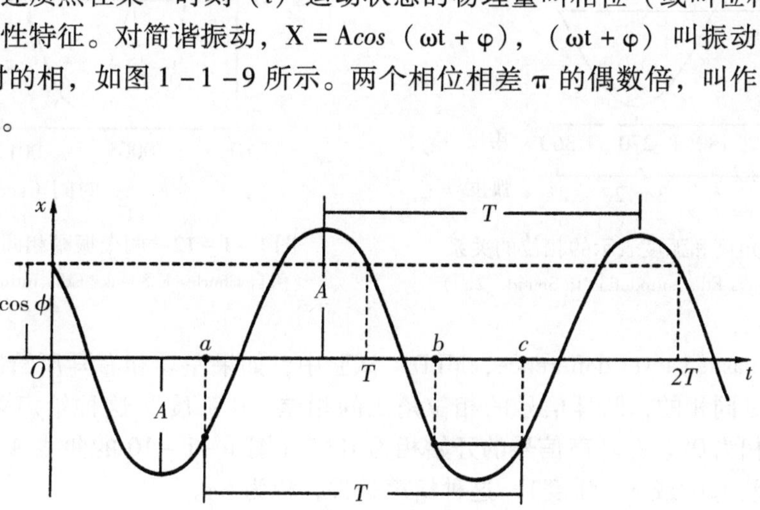

图 1 - 1 - 9　简谐振动的位移时间曲线

一个圆圈，在其上下左右，每隔 90°（即在 0°、90°、180°和 270°）各作一标记（A、B、C、D）。当圆圈以匀速逆时针转动时，如果以 0°作为基准，画出它们各自的在运动中的投影的正弦曲线（图 1-1-10）。四个点开始运动时的相位（开始相，starting phase）分别为 0°、90°、180°和 270°。也可以说 B 的开始相领先 A 的开始相 270°。在转动中，各点的位置不断地改变，但各点之间的相位关系不变。改变中的瞬间相位（instantaneous phase）又称为相位角（phase angle）。相位角可用度或弧度表示，二者的关系见图 1-1-11。在心理声学，常用弧度表示相位角，用度或弧度表示瞬间相位。360° = 2π（弧度），180° = π，90° = π/2，270° = 3π/2。例如图 1-1-10 中，0.5s 时，A 的相位角是 180°；B 的相位角是 270°，C 为 360 °，D 为 90°。

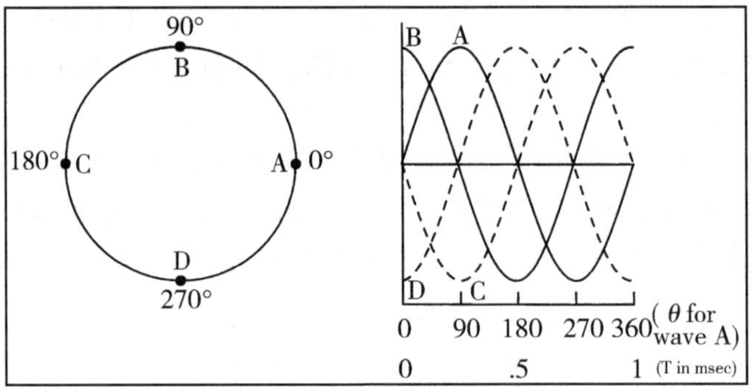

图 1-1-10　开始相位示意图

（引自 Charles E Speaks Ed. Introdution to Sound. 2nd）

如果声音含频率不同的两个波（图 1-1-12），在传播的行程中，即使两个波的开始相是发生在同一时间的，两个波的相位不会总是重叠的，而两个波有时是同相（in phase）的，有时不同相（out phase）或相位相反的。

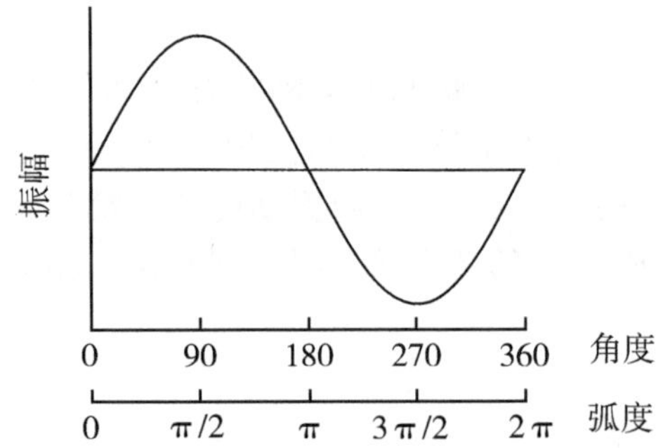

图 1-1-11　用角度和弧度表示的相位的关系

（引自 Charles E Speaks Ed. Introdution to Sound. 2nd）

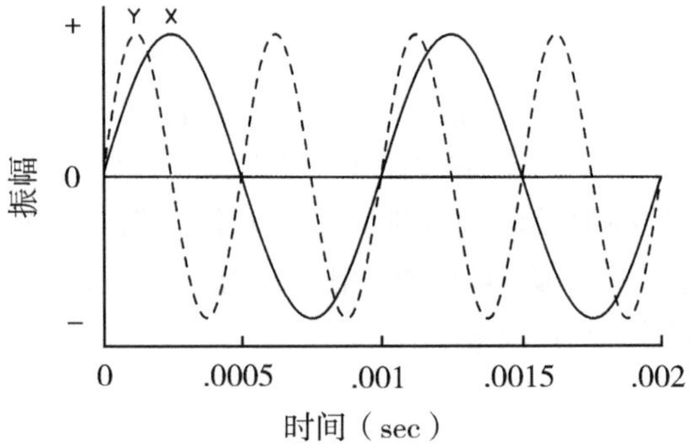

图 1-1-12　两个振幅相同，频率不同的声波

（引自 Charles E Speaks Ed. Introdution to Sound. 2nd）

在掩蔽级差（masked level dofference，MLD）试验中，如果左耳和右耳所给的信号的开始相位是一致的，两个信号是同相的，两耳信号的相位角之间相差“0 弧度”这种给声条件，称为 S0。如果右耳声信号的开始相为 0°，左耳声信号的开始相为 180°（图 1-1-10 的曲线 A 和 C）则两个信号的相位是相反的，相差 180°或 π（弧度），这种给声条件，称为 Sπ。

测听用的纯音为正弦波，每个周期的相位变化是 0～360°。前 180°由于空气分子受到挤压，使密度增加，形成声波的密相（condensation）；后 180°挤压解除，分子弹回，密度降低变稀疏，形成声波的疏相（rarefaction）。用耳机给声，耳机膜片向外（朝鼓膜方向）运动为密相，膜片向内（背离鼓膜方向）运动为疏相。声波为疏相时，鼓膜与镫骨底板均向外运动，使基底膜上移向蜗管中心移动，此时毛细胞与听神经纤维受到刺激而兴奋。

两个频率相同的纯音，到达同一界面的相位差不为0°或360°时，就意味着二者的相位不同。人耳位于头的左右两侧，从某一侧声源发出的声音到达两耳的时间、强度和相位都会有差别，这对于双耳听觉及声源定位有重要意义。两个纯音作用于同一耳时，若相位相同，则互相增强，使响度加大；若相位相反，则相互削弱，使响度减小；若二者有相位差，则可产生相互干扰。

5. 频率和角速度（ω）　质子在传播声波的过程中，每一个周期都是做了360°的运动。即频率为1Hz的声音，质子运动的角速度为360°/s；1 000Hz的声音的角速度为360 000°/s。角速度（ω）=2πf，f为频率。也可以用弧度（radian，r）表示角速度，1r = 360°/2π = 57.3°［360°相当于2π］。1Hz的角速度：ω1Hz = 6.28rps（radius per sec）；100Hz的角速度：ω100Hz = 628rps。

（四）声波的叠加、干涉、反射、折射和辐射

1. 声波的叠加原理　分析声波传播时可以运用叠加原理，叠加原理也叫独立作用原理。这是一个适用范围十分广泛的物理规律。它指出：许多独立的物理量作用于一个系统时，其作用的合效果等于各物理量单独作用结果的总和。它们的分解或合成都遵循矢量运算的法则。

由几个声源产生的波，同时在同一媒质中传播时，无论相遇与否，都保持各自原有的特性（频率、波长、振动方向等），并按照各自原来的传播方向前进，正像其他波不存在时一样。此即所谓波动传播的独立性。如果这几个波在空间某点处相遇，该相遇处质点的振动将是各个波单独存在时在该点所引起的振动的矢量和。这就是波动叠加原理。在管弦乐队合奏或几个人同时讲话时，我们能够分辨出各种乐器或每个讲话人的声音，就是声波叠加原理的具体实例。

2. 声波的干涉和衍射　频率相同、振动方向平行的波源（如声源）所发出的波（如声波）的叠加，是日常常见的情况。这样的波源称为“相干波源”。相干波源产生的波长为相干波。因为两列相干波在同一媒质中传播时所引起的干涉现象。重叠处两个波所应起的振动的方向相同、频率相同、相位为同相的振幅最大，为反相的振幅最小或等于零。

驻波（standing wave）是由频率、振幅、振动方向相同的两列波，在同一条直线上彼此相向传播时叠加而成的。例如，在声场测听中，由扬声器发出1 000Hz纯音与隔声室墙壁反射的1 000Hz纯音在同一条直线上相遇。

因声波多次反射而出现声音延续存在为混响（reverberation）现象。声源停止振动（发声）后，声音衰减到某一规定的强度所需的时间，称为混响时间（reveration time）。

任何物体的存在都会使声场发生畸变。人的耳郭、头颅和躯干都可能成为声波的衍射体。

3. 声波的反射和折射　当声波从一种媒质入射到另一种媒质时，若它们的特性阻抗不同，就会产生反射和折射。

波阵面由两种媒质之间的表面返回的过程叫反射。根据反射定律，向表面的入射角等于反射角。两种媒质的声阻抗相差越大，反射越强。声波完全传不到第二种媒质，而由分界处全部反射的现象叫全反射。当平面波通过空气和水的边界时，声波不论从哪个方面入射，都几乎是完全反射。

大小和时差都大到足以能够和直达声区别开的反射声，或由其他原因返回的声叫回声，有时泛指反射声。

当声波从一种媒质进入另一种媒质时，由于在不同媒质中的声速不同而引起的声传播方向改变的过程叫折射。在两种媒质中的声速之比称为折射率。

如果同一种媒质存在温度差，其声阻抗会发生变化，声波就会产生折射现象。例如，白天由于阳光照射使地面附近的空气温度比上层的空气温度高，则地面附近空气中的声速比上层空气中的声速快，于是声音就向上折射；而夜晚，靠近地面的空气温度比上层空气温度下降的快，上层空气温度高于地面附近空气温度，于是声音就向地面折射。因此，在夜晚人们可以清晰地听到很远处的声音。有时风也会使声波产生折射现象，顺风讲话比逆风讲话传得远，就与声波的折射有关。

4. 声波的散射　当声波在均匀媒质中传播时，它的行进方向不会改变。但是，在声波的进行中遇到小的障碍物，或者媒质中有不均匀结构时，就会有一部分声波偏离原来的方向。声波朝许多方向的不规则反射、折射或衍射的现象叫声波的散射。

5. 声波的辐射与衰减　声辐射是以波的形式进行能量传递的物理过程。声波从声源向四周辐射，波振面随着传播距离的增加而不断扩大，能量也被分散，使通过单位面积的声能相应减少。声源在单位时间内发射出的能量一定时，声音的强度随着距离的增加而衰减。当声波以球面波传播时，声强与距离平方成反比。

声波在大气中传播时，除了球面波发散引起的声衰减以及由于声波的反射、衍射和散射引起的能量损失外，还有由于气候和自然环境等条件引起的声衰减。

第二节　听力测试常用的声学信号

临床听力诊断和实验研究常用的声学信号主要有以下几种：纯音、短时程信号（短声、短纯音）、调制声（调频声、调幅声）、言语信号和噪声信号等，由于它们的声学特性不同，各自的用途也不相同。

一、纯音

纯音（pure tone）又叫单音，从主观感觉判断是单一音调的声觉。从物理意义上讲，纯音是指瞬时值为一简单正弦式时间函数的声波。持续不变的纯音的频谱为一根垂线。临床用作气导和骨导听阈测试的声信号是各种频率的纯音。

二、短时程测听信号

时程小于 200 ms 的声信号称为短时程信号（short－duration signal）。记录听觉诱发电位、诱发性耳声发射和神经耳科检查所用的短纯音和短声等都是短时程信号。

（一）短纯音（brief tone）

也称为猝发音（tone burst），为持续时间少于 200 ms 的正弦信号。短纯音的时程是指其包络上升时间与下降时间的中点之间的时间（图 1－2－1）。短纯音的上升时间是指从其包络振幅的 10% 上升到包络振幅的 90% 的时间；短纯音的下降时间是指从其包络振幅的 90% 下降到包络振幅的 10% 的时间（图 1－2－1）。

（二）短声（click）

是一种频谱复盖范围较宽的瞬态声或振动信号。因此，常称为宽带短声，其能量分布主要取决于耳机或扬声器的频响特性。

（三）滤波短声（filtered click）

当矩形电脉冲经过窄带滤波器再驱动耳机或扬声器所产生的准正弦波称之谓滤波短声。它的频谱由滤波通带决定，比短声频谱窄，频率特性比短声好。

（四）短音（tone pip）

波形与滤波短声相似，包络的上升下降时间和持续时间都很短的声信号叫做短音。

（五）短声信号的瞬态畸变（transient distortion）

如果纯音的时程短，则会发生瞬态畸变，短时程纯音的振幅谱不再是一条线，其能量向

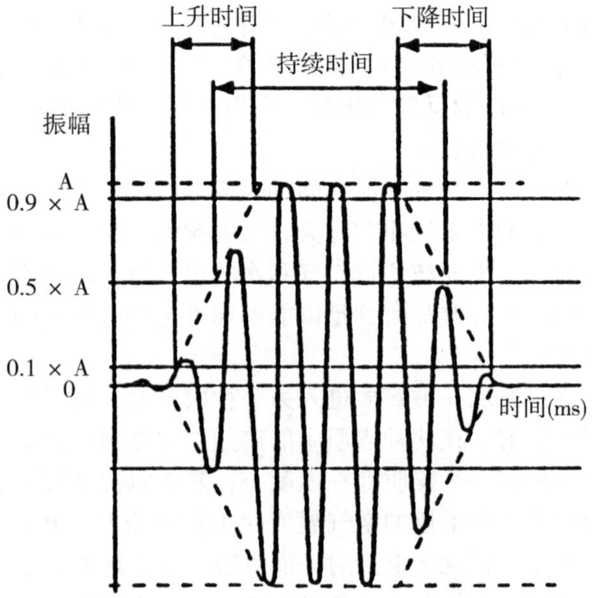

图 1－2－1　短纯音的时间特性

较高频率和较低频率扩散，成为一由主瓣（lobe）和几个边瓣组成的连续谱，各瓣之间为谱零点（null）。谱零点的位置在短纯音时程的倒数的整倍数处，由主瓣中央（即标称频率）向上、下两侧每隔［1/时程（s）（整数（Hz）］处的振幅为零，并以每倍频程衰减6 dB的斜率向上下两侧减小。例如，时程为10ms的1 000Hz短纯音，主瓣的谱零点在1 000Hz ± $\frac{1}{0.01s}$（Hz），即1 100Hz和900Hz处（图1－2－2），上下每隔100Hz 1个谱零点，亦即每100Hz 1个边瓣。又如时程为4ms和1 000Hz短音、主瓣两侧的谱零点在1 000Hz的上下 $\frac{1}{0.004s}$（Hz）处，主瓣宽500Hz（250Hz×2），边瓣宽250 Hz，短声为宽频谱的短信号，最大振幅在0Hz处。短声时程如为200μs，则第一个谱零点在 $\frac{1s}{200\mu s}$（5 000Hz）处，以后每隔5 000Hz 1个谱零点，如短声时程为100μs，则每隔 $\frac{1s}{200\mu s}$（10 000Hz）1个谱零点（图1－2－2）。

上升和下降时间也会引起瞬态畸变，甚至可听到“喀嗒声”，用不同的门控，上升和下降时间的瞬态畸变程度有所不同。

三、调制声

调制声是由调制信号（正弦波或矩形波等）使声信号中某一参量按一定的时间特性进行调制，其他参量则相对恒定，对频率的调制称为调频，对振幅的调制称为调幅，对相位的调制称为调相。调制声是参数较多且易于准确控制的复杂声，在听觉机制研究中有其独特的优点。记录听觉稳态反应（ASSR）用的刺激声就是调制声。在纯音测听和声场测听中，也会用到调制声。

四、语音及其他天然的或合成的复杂声

语音由辅音与元音复合组成。多数辅音的主要成分为不同频谱和时程的噪声，元音则含有基频带及2～3个共振峰，频率范围在500～3 000Hz。浊辅音也有基频带，其中一些辅音还有共振峰。其频带是气流通过声门时使声带振动而发生的声音，其频率男声低、女声高，一般可在100～300Hz范围内变化。基频的高低取决于声带的长短和张力，声音的强度则取决于气流的大小。声带振动产生的声音除基频带外还含有各次谐波。其中一些因口、鼻、咽等腔的共振作用而被增强，便成为共振峰。各共振峰的频率高低主要由各共振腔的形状和大小所决定。

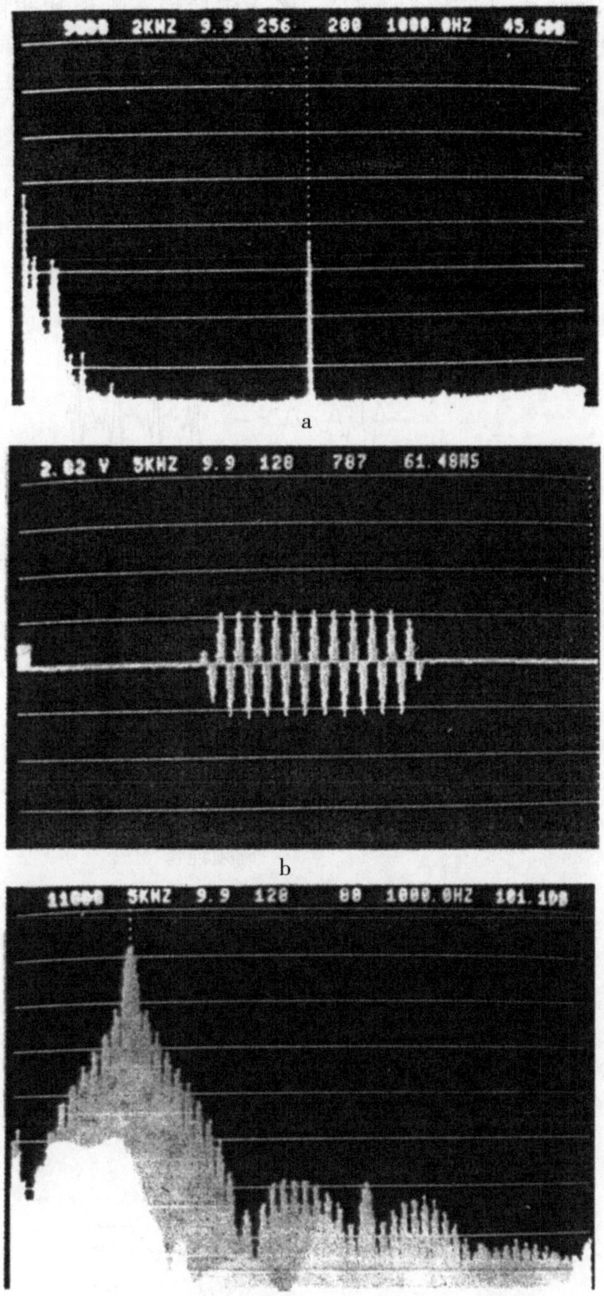

图1－2－2　1kHz短纯音频谱

a. 时程10ms 1kHz短纯音的频谱；b. 时程为10ms 1kHz的短纯音的波形；c. 时程为1ms 1kHz短纯音的瞬态畸变频谱。

说话时通过对各共振腔运动的控制便可得到不同的元音，通过对声带张力的调节便可改变基频，从而得到相应的声调变化。气流通过声道的缝隙时由于磨擦而产生一些噪声。通过控制声道的缝隙便可得到相应的辅音。言语测听和实验所用的言语材料，通常事先录制在磁带上或光盘上。

语音也可以通过模拟电路或数字电路，用人工合成的方法获得。由于计算机技术的发展，目前水平较先进的合成言语也能达到相当高的可懂度。

五、噪声

从物理意义上讲，紊乱、断续或随机的声信号称为噪声（noise），不希望存在的、干扰的电信号也称为噪声（或称为噪波），噪声包括稳态噪声和非稳态噪声，后者又分为起伏噪声和脉冲噪声。图1－2－3是各种声信号的波形及其的频谱。

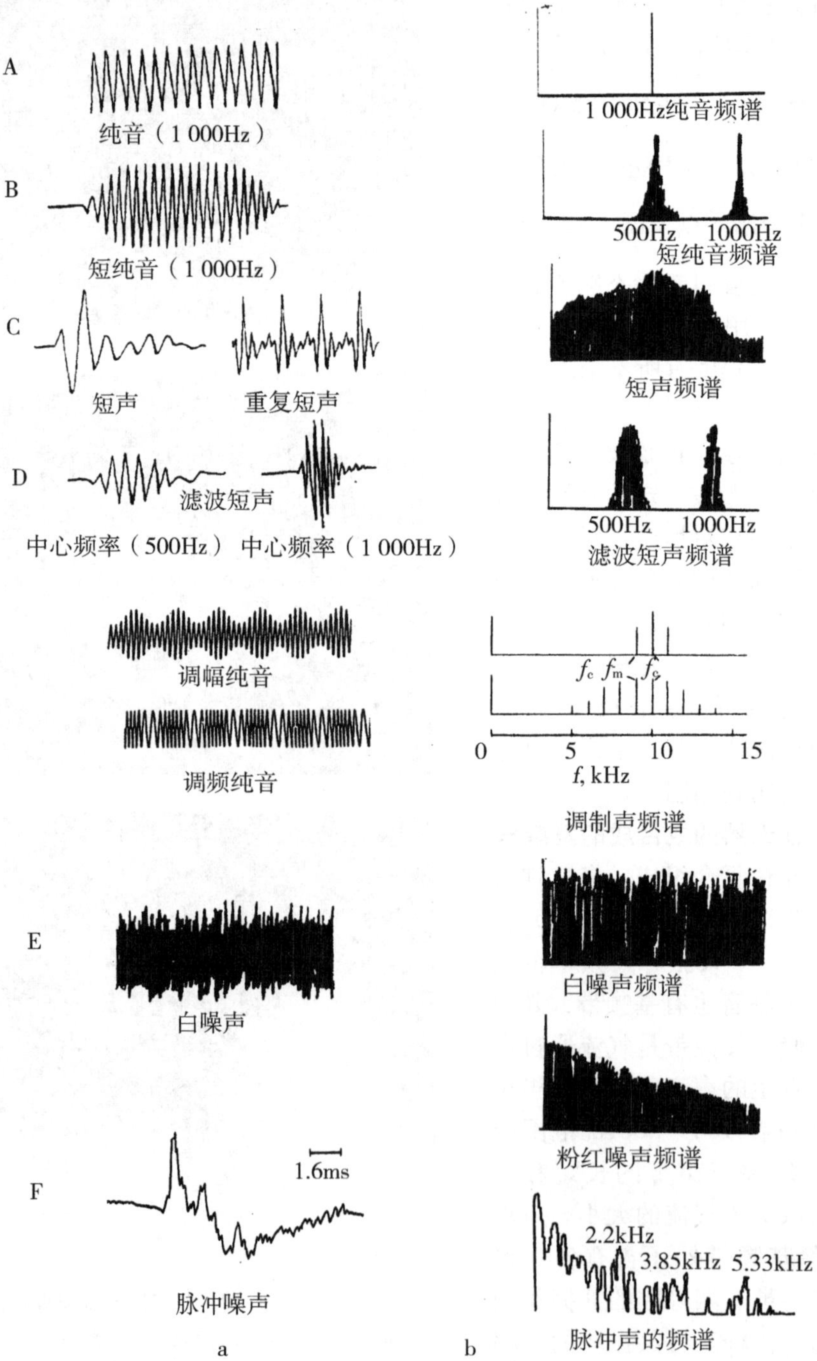

图1－2－3 各种声信号的波形（a）及频谱（b）

（一）白噪声（white noise）

白噪声为用固定频带宽度测量时，频谱连续并且均匀的噪声。白噪声的功率谱密度不随频率改变，即用等带宽的滤波通带，以对数分布的频率刻度作横坐标，基本上呈水平线分布。若采用等比带宽的滤波通带，也用对数分布刻度为横坐标，这时白噪声的频谱分布为每倍频程上升 3 dB 的斜线。因为该噪声中各频率成分的能量分布均匀，所以借意于光学中白光形成的原理，定名为白噪声。

（二）粉红噪声（pink noise）

用正比于频率的频带宽度测量时，频谱连续且均匀的噪声称粉红噪声。粉红噪声的功率谱密度与频率成正比。即用等比带宽的滤波通带，以对数分布的频率刻度为横坐标，则粉红噪声的频谱基本上呈水平线分布。若采用等带宽的滤波通带，以对数分布的频率刻度为横坐标，这时粉红噪声的频谱分布为每倍频程下降 3 dB 的斜线。由于该噪声中低频成分的能量分布较多，类似于光学中的粉红色，故定名为粉红噪声。对护听器声衰减测量用的测试信号均为粉红噪声。

（三）窄带［掩蔽］噪声（narrow - band [making] noise）

是具有连续谱和恒定功率谱密度的白噪声经过带通滤波器所产生的。在纯音测听中，有时需要用窄带噪声对非测试耳加掩蔽。窄带掩蔽噪声的中心频率应与测听的纯音信号频率一致。在声场测听时，常用窄带噪声作为声场校准和测听声信号。

（四）言语噪声（speech noise）

它是白噪声经过滤波后在 250 ~ 1 000Hz 为等能量，1 000 ~ 6 000Hz 每倍频程递减 12 dB 的噪声。在言语测听中，有时需要用言语噪声作掩蔽。

（五）脉冲声（impulsive noise）

是指持续时间短促（通常在 1s 以下）的噪声。枪、炮等武器发射、鞭炮、爆炸和工业中的汽锤、冲床等发出的声音都属于脉冲声。有时把峰值压力大于 177 dB、持续时间较长的脉冲信号称作冲击波或压力波。

（六）环境噪声和背影噪声（ambient noise，background noise）

环境噪声是指某一环境中的总噪声，是由一个或多个不同位置的声源产生的。背景噪声（也称本底噪声）是指在发生、检查、测量或记录系统中与信号存在与否无关的一切干扰。二者的区别是，环境噪声是指某一测试环境、场所一个或多个声源产生的噪声的总合。背景噪声一般是指具体测试设备本身不希望有的干扰信号。

第三节 声波的声学特性

日常生活中接触的声波，很少是单纯的正弦波（纯音，puretone），而常是由多个频率不同、振幅不同、相位不同的正弦波组成的复合波。Fourier 认为所有的声音信号都可以分解为若干个正弦波——进行傅利叶变换（Fourier transform）；将复合波进行分解并分析各组成该复合波的正弦波的频率、振幅和相位的技术，称为傅利叶分析（Fourier analysis）。

所有的声波包括复合波，可按其是否周期性的，分为周期波（periodic wave）和非周期波（aperiodic wave）。声波又可按波的复杂性（复杂的程度）分类。

一、周期波（periodic wave）

在全过程中，以规则的间隔时间重复出现相同的波形的正弦波和复合波，为周期波。图 1 - 3 - 1 中的正弦波的每个周期，都是和其他各个周期完全相同的，按一定的时间有规则地重复的。图 1 - 3 - 1的 C 和 D，也是周期性重复基本相同的复合波，为复合周期波（complex periodic wave）或“准周期波”（quasi - periodic wave）。

（一）复合周期波的成分

复合周期波，是由多个单正弦波合成的，组成复合周期波的各个单正弦波必须是相互有谐振

(harmonic)关系的。谐振关系，是指复合波中所含的各个正弦波的频率，都是它们之中的频率最低的一个的整倍数。例如最低一个正弦波的频率是100Hz，其他的正弦波的频率为200Hz、3 000Hz……只有各个正弦波都是谐振的，才可能组成复合周期波。在谐波系列中，频率最低的一个，为“基频”（fundamental frequency，f_0）；在谐波系列中为第一个谐波（第一谐波，$f_0 \times 1$），其他的正弦波，依次为：第二谐波 $f_1 = f_0 \times 2$，第三谐波 $f_2 = f_0 \times 3$，第四谐波 $f_3 = f_0 \times 4$……

（二）分音（partial）和泛音（overtone）

有时将谐波称为“分音”或“泛音”。基频或第一谐波，为复合周期波中的第一分音；第二谐波为第二个分音，在音乐文献中称为第一泛音。第三谐波为第三分音，或第二泛音。

（三）正弦波的相加（总和）（summation of sine wave）

Fourier认为所有的声音信号都可以分解为若干个正弦波，复合波是由若干个正弦波合成的。在复合波中，谐波系列所含的不同的正弦波叠加，合成的波的形状改变。叠加的不同正弦波越多，波形的改变越大。合成的波的形状决定于，叠加的各波的开始相（starting phase）是否一致，谐波系列是整偶倍数的，或整奇倍数的，或既有整奇倍数的又有整偶倍数的。

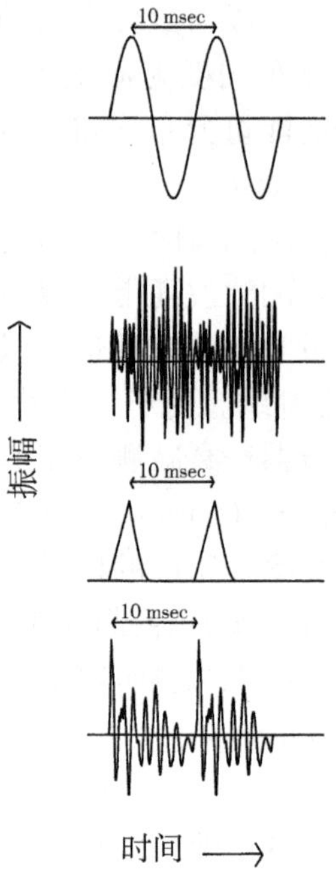

图 1-3-1 正弦波与其他复杂波的比较。
（引自 Charles E. Speaks Ed. Introdution to Sound. 2nd.）

图1-3-2示整奇数倍数的正弦波叠加的波形。图中左侧为 S_1、S_2、S_3、S_4 4个正弦波，开始相相同，频率和振幅不同，它们是奇整倍数的（如：第一谐波［f_0］1000Hz，第三谐波3 000Hz、第五谐波5 000Hz和第七谐波7 000Hz）。右侧为 C_1、C_2、C_3 三个复合波。C_1 所含的两个成分 S_1 和 S_2，的开始相相同，但因频率不同，二者在不同时间的瞬间相位（instantaneous phase）互不相同。C_2、C_3 分别由 $S_1+S_2+S_3$ 和 $S_1+S_2+S_3+S_4$ 组成。不同频率的正弦波在同一瞬间的相位不同，叠加得出的波形也就不同，如此叠加的正弦波越多，复合波的波形越接近矩形。底部为由大量的开始相相同的奇

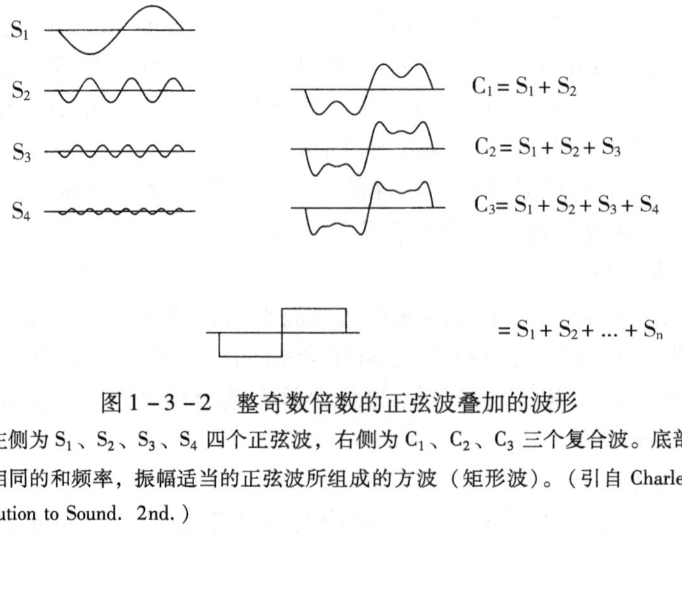

图1-3-2 整奇数倍数的正弦波叠加的波形

图中左侧为 S_1、S_2、S_3、S_4 四个正弦波，右侧为 C_1、C_2、C_3 三个复合波。底部为由大量的开始相相同的和频率，振幅适当的正弦波所组成的方波（矩形波）。（引自 Charles E Speaks Ed. Introdution to Sound. 2nd.）

倍数的正弦波（1×，3×，5×，7×，9×……，n×）所组成的方形波。例如最低频率为100Hz，和300Hz，500Hz，700Hz，900Hz……相加，得出的复合波为方波。

二、非周期波（aperiodic wave）

复合周期波的特征是按时重复的周期性。另一大类的波形是不规则的、没有周期性的，即非周期波。非周期波的振动运动是无规的，声学中的非周期性声波（aperiodic sound wave）（图1-3-3），不能从波形中找出有那一段时间内的运动特征是和其他时间的运动特征是相同的。日常接触的声音很多是这类非周期波，如汽车噪声等。非周期声波，并不一定是不悦耳的。许多言语声（如/sh/，/f/，/th/）是非周期性声波。“雨打芭蕉”声、海潮声，虽是非周期波，在不少情况下，会以欣赏的心情来“享受”，而不认为是“噪声”。

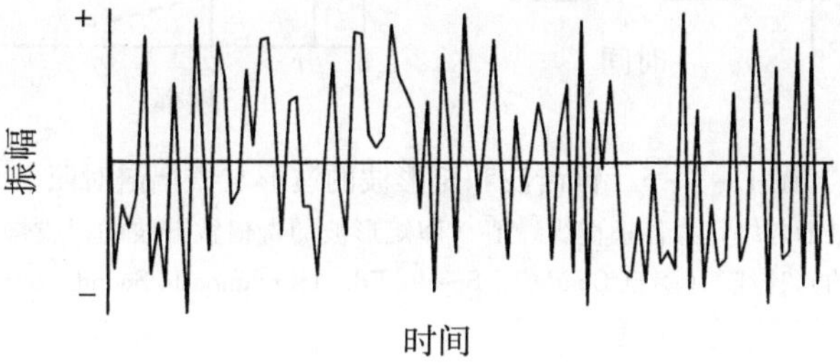

图1-3-3　非周期性声波

（引自 Charles E Speaks Ed. Introdution to Sound. 2nd.）

三、波形和谱（waveform and spectrum）

（一）波形

波形是以时间为横坐标以压力、速度、加速度或位移等变量为纵坐标，绘出的函数曲线。例如，波形可显示周期波的不同时间的瞬间振幅。从图1-3-2的矩形波和图1-3-4的锯齿波，可辨出它们的基本周期和基频；但矩形波是由所有的奇倍数的谐波组成的，锯齿波是由所有的奇倍数的谐波和偶倍数的谐波组成的，我们不能凭肉眼看出这些“振幅-时间函数曲线”的波形中含有那些频率成分。也不能判定正弦成分的振幅和开始相。

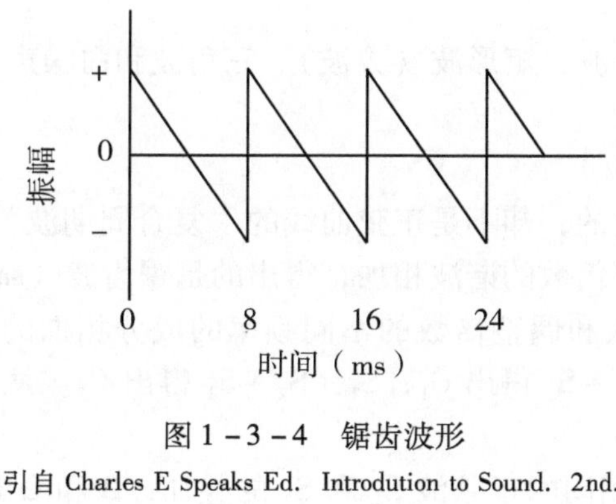

图1-3-4　锯齿波形

（引自 Charles E Speaks Ed. Introdution to Sound. 2nd.）

（二）振幅谱（amplitude spectrum）

以频率为横坐标（Hz），振幅为纵坐标（dB），得出 频域的振幅谱（amplitude spectrum in the frequancy domain）。图1-3-5示锯齿波和矩形波的波形（左）和相应的振幅谱（右）。

（三）线谱（line spectra）

由于复合周期波的正弦成分，可用一组垂直线表示，故将上图中的振幅谱，称为线谱（line spec-

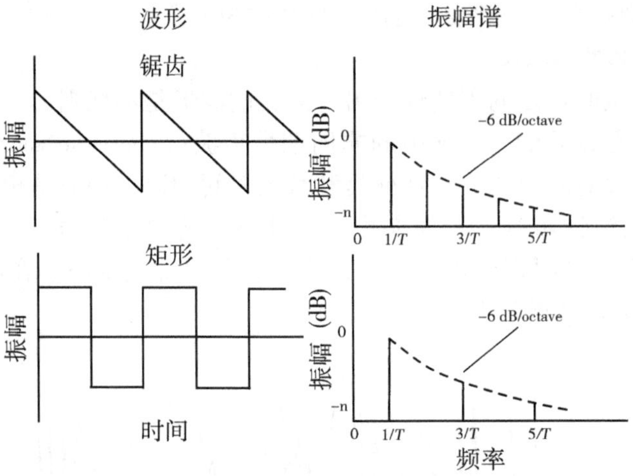

图 1－3－5　锯齿波和矩形波的波形与振幅谱对照

虚线：振幅谱的包络，为各垂直线峰值（即矩形波的奇倍数谐波的，或锯齿波的奇倍数谐波和偶倍数谐波的）连线。（引自 Charles E Speaks Ed. Introdution to Sound. 2nd.）

tra）或线振幅谱（line amplitude spectra）。每一垂直线的位置（在标示频率的横坐标上的 Hz）反映该成分的频率，垂直线的高度反映该成分的振幅（dB）。图中连接各垂直线的顶点的虚线为振幅谱的包络（envalope）。在线谱中，只有那些由垂直线所显示的频率，才有能量；在锯齿波的谐波 顶点的连线（谱包络）中 两个相邻的成分之间的频率是没有能量的。

（四）连续谱（continuous spectrum）

以横坐标为时间，以纵坐标为振幅展示的噪声的无规的、非周期性的波形，为连续显示在检测时间内的某一频率范围内的全部频率的能量的“连续波”。噪声中各个频率的能量大致相等时，谱包络的斜率为 0dB。但常有非周期波的各成分的能量大小不一的情况。

（五）相谱（phase spectrum）

相谱是一种显示声波频域（frequency domain）中的频率和相位的关系——各频率的开始相。相谱结合振幅谱，有助于分析描述复杂的波形在频域方面的性质。

四、常见的复合波

图 1－3－6 示正弦波、锯齿波、矩形波（方波）、三角波和白噪声（非周期波）的波形、振幅谱和相谱。

（一）锯齿波（sawtooth wave）

锯齿波是一个有明显周期性的，却不是正弦曲线的“复合周期波”（图 1－2－4）。将无数的振幅和开始相相当的奇整倍数和偶整倍数的谐波相加，得出的是锯齿波（sawtooth wave）。图 1－3－7 示 3 个振幅和开始相相当的奇整倍数和偶整倍数的不同频率的成分相加的情况。S_1、S_2、S_3 为开始相相同、频率不同的三个正弦波。S_1+S_2 得出 C_1，$S_1+S_2+S_3$ 得出 C_2。从 C_1 到 C_2 波形逐渐向锯齿波样的形状发展。

图 1－3－8 中 A 为开始相相同的正弦波 S_1 和 S_2 的叠加；B 和 C 是开始相不相同的正弦波 S_1 和 S_2 的叠加。

锯齿波由基频及其整奇倍数和整偶倍数的声能组成。振幅与谐波数（harmonic number）呈反比，各成分的相对振幅（dB）

$$dB = 20\lg(1/h_i)$$

式中：h_i—谐波数（n 次谐波）；h_1—第一谐波；h_2—第二谐波；……

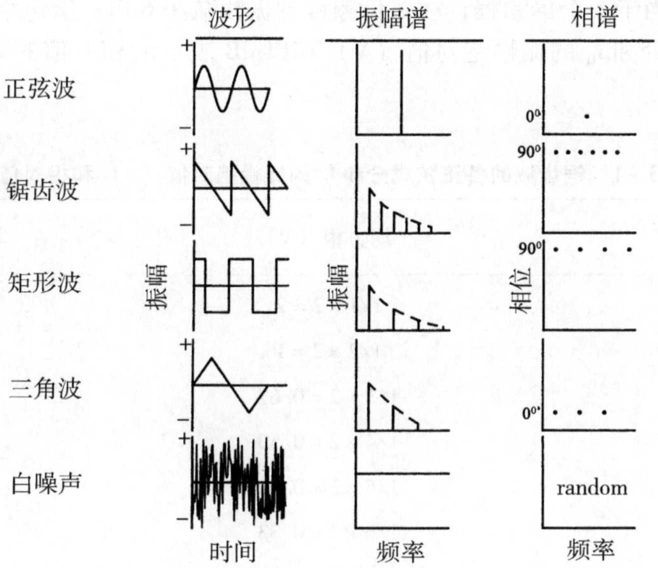

图 1-3-6　正弦波、锯齿波、矩形波（方波）、三角波和白噪声（非周期波）的波形、振幅谱和相谱的示意图

（引自 Charles E Speaks Ed. Introdution to Sound. 2nd.）

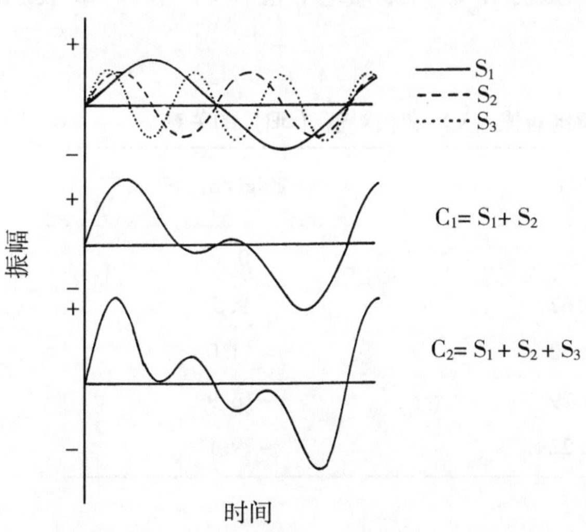

图 1-3-7　开始相不同的正弦波的叠加

（引自 Charles E Speaks Ed. Introdution to Sound. 2nd.）

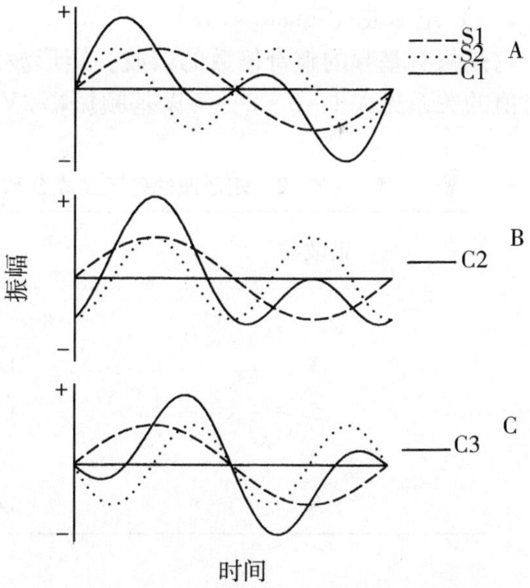

图 1-3-8　改变开始相对正弦波叠加组成的复合波的形状的影响。

A—S_1 和 S_2 的开始相都是 0°；B—S_1 和 S_2 的开始相相差 270°；C—S_1 为 0°，S_2 为 180°。

（引自 Charles E Speaks Ed. Introdution to Sound. 2nd.）

如基频 f_0 为 2V（伏特），则第二谐波为 1V（1/2 ×2 = 1V），第三谐波为 0.67V（1/3 ×2 = 0.67V），……第九谐波为 0.22V（2/9V）。频率增一倍，伏特减一半。声压的一半，相当于振幅的 -6dB。

dB = 20 lg 1/2 = −6dB

由于频率加 1 倍相当于 1 个倍频程，故每倍频程的振幅减小 6dB；谱包络的斜率为 6dB/倍频程。

锯齿波的各正弦成分和 f_0 的振幅绝对值（V）和以 dB 表示的相对值的关系见表 1−3−1——以基频振幅 2V 为例。

表 1−3−1 锯齿波的各正弦成分和 f_0 的振幅绝对值（V）和相对值（dB）

谐波数	均方根（V）	$20\lg 1/h_1$
1	1/1 × 2 = 2	0
2	1/2 × 2 = 1	−6
3	1/3 × 2 = 0.67	−9.5
4	1/4 × 2 = 0.50	−12.0
5	1/5 × 2 = 0.40	−14.0
6	1/6 × 2 = 0.33	−15.6
7	1/7 × 2 = 0.29	−16.9
8	1/8 × 2 = 0.25	−18.1
9	1/9 × 2 = 0.22	−19.1

（二）矩形波（square wave）

它是只有基频的整奇倍数的谐波，矩形波的各正弦成分和 f_0 的振幅绝对值（V）和以 dB 表示的相对值的关系见表 1−3−2——以基频振幅 2V 为例。

表 1−3−2 矩形波的各正弦成分和 f_0 的振幅绝对值（V）和相对值（dB）的关系

谐波数	均方根（V）	$20\lg 1/h_1$
1	1/1 × 2 = 2	0
3	1/3 × 2 = 0.67	−9.5
5	1/5 × 2 = 0.40	−14.0
7	1/7 × 2 = 0.29	−16.9
9	1/9 × 2 = 0.22	−19.1

（三）三角波（triangular wave）

是由基频的整奇倍数的谐波组成的复合周期波，但和矩形波不同的是其振幅不是以谐波数的倒数的比例减小，而是以谐波数的平方的倒数比减小的。

$$dB = 20\lg(1/h_i^2)$$

三角波各正弦成分和 f_0 的振幅绝对值（V）和以 dB 表示的相对值的关系见表 1−3−3——以基频振幅 2V 为例。

表 1-3-3 三角波的各正弦成分和 f_0 的振幅绝对值（V）和相对值（dB）

谐波数	均方根（V）	$20lg1/h_1$
1	$1/1^2 \times 2 = 2$	0
3	$1/3^2 \times 2 = 0.22$	-19.1
5	$1/5^2 \times 2 = 0.08$	-28.0
7	$1/7^2 \times 2 = 0.04$	-33.8
9	$1/9^2 \times 2 = 0.25$	-19.1

第四节 声学测量常用的术语和定义

一、声场（sound field）

媒质中有声波存在的区域叫声场。声场中的声波可能是由某种声源发出的，也可能是环境本来就存在的。

（一）自由声场（free sound field）

在均匀各向同性媒质中，声波可以自由传播，边界影响可以不计的声场叫自由声场。边界仅对声波产生适中影响的声场叫准自由声场（quasi - free sound field）。声源所在的房间六面都铺设吸声材料，边界有效地吸收所有入射声音、使其中基本是自由场的叫消声室。

（二）扩散声场（free sound field）

能量密度均匀（即各处声场相同）、在各个传播方向作无规分布的声场叫扩散声场。

（三）混响声场（reverberation sound field）

在室内稳态声场中，主要由反射声和散射声起作用的区域叫混响声场。混响时间（reverberation time）是声音已达到稳态后停止声源，平均声能密度由原始值衰减到其 1/百万（60dB）所需要的时间。单位为秒（s）。

混响时间长，使声场尽量扩散的房间叫混响室。混响时间是描述室内音质的一个重要参量，对人听音效果有重要影响。混响时间太长，会有声音“混浊”不清的感觉，使言语清晰度降低；混响时间太短，就会有“沉寂”的感觉，声音听起来不自然。一般来说，音乐对混响时间要求长一些，言语则要求短一些。最佳混响时间与房间大小有关。一般，小的播音室、录音室，最佳混响时间应在 0.5s 或更短，礼堂和电影院要求在 1s 左右，音乐演播厅在 1.5s 左右。

二、声压、声强和声功率

声音的强度在声学测量中常用声强（sound intensity，I）表示，在听觉研究中则常用声压（sound pressure，P）表示。声压是指在声场中由于声波的存在，媒质中的压力超过静压力的值，声压的单位为帕（Pa，$1Pa = 1N/m^2$），测量时，对较长的声音通常取有效值，即均方根值；对瞬态的脉冲声，则以取压力峰值较为合理。声强是指单位时间内（即每秒钟）通过垂直于声波传播方向单位面积的声能量，单位是瓦/米²（W/m^2）。

（一）声压（sound pressure，P）

有声波时，媒质中的压力与静压的差值，单位为帕［斯卡］，Pa，$1Pa = N/m^2$。

一般使用时，声压是有效声压的简称。有效声压是在一段时间内瞬时声压的均方根值。这段时间应为周期的整数倍或长到不影响计算结果的程度。

声学测量中的瞬时声压、平均声压、峰值声压、最大声压或峰到峰值声压，分别表示声压的瞬时值、平均值、峰值、最大值或峰 - 峰值。

从声波可使弹性媒质形成压缩和稀疏两种状态来考虑，声压可能是正值，叫超压；也可能是负值，叫负压。声压的大小反映了声波的强弱。人耳对 1 000 Hz 纯音听阈的声压值大约为 2×10^{-5}Pa（20μPa）。人们在房间里谈话，相距 1m 处声压约为 0.05Pa；交响乐队演奏时，相距 5～10m 处声压约为 0.3Pa。

（二）声强（sound intensity，*I*）

声场中某点处，与质点速度方向垂直的单位面积上，在单位时间内通过的声能称为瞬时声强，它是一个矢量，为：

$$I(t)=P(t)\cdot u(t) \tag{1.4.1}$$

式中：$I(t)$ 为瞬时声强，W/m^2；$P(t)$ 为瞬时声压，Pa；$u(t)$ 为瞬时质点速度，m/s。

在稳态声场中，声强 I 为瞬时声强在一定时间 T 内的平均值，单位为瓦每平方米，W/m^2。其表达式为：

$$I=\frac{1}{T}\int_0^T I(t)dt=\frac{1}{T}\int_0^T P(t)\cdot u(t)dt \tag{1.4.2}$$

式中：T 为周期的倍数，或长到不影响计算结果的时间，s。

在自由平面波和球面波的情况下，在传播方向上的声强与声压的平方成正比，与媒质的声特性阻抗成反比，即：

$$I_0=P^2/\rho\cdot C \tag{1.4.3}$$

式中：P 为有效声压，Pa；ρ 为媒质密度，kg/m^3；C 为声速，m/s。

（三）声功率（sound power，W）

声功率也叫声能通量，是单位时间内通过某一面积的声能，单位为瓦，W。

三、声压级、声强级和声功率级

（一）级和分贝

在声学中，一个量与同类基准量之比的对数叫做级，单位为贝［尔］（B）或分贝（dB）。贝［尔］和分贝用于可与功率类比的量，如：声强、声能密度及声功率本身等等。用于声压时，分贝实际是声压平方级的单位，作为级差单位，分贝不仅用在声学，也用在力学、电学等方面。

声音的能量范围极其广泛，频率为 1 000Hz 的纯音引起人耳听觉的最小声强刺激量为 $10^{-12}W/m^2$，而该声音引起人耳痛觉的最小声强刺激量为 $1W/m^2$，二者相差 10^{12}，即 1 万亿倍。如按声压计算，1 000Hz纯音的听阈声压为 20μPa，而痛阈的声压是 20Pa，二者相差 10^6，即 1 百万倍。实际上，人耳不可能把如此大范围的声音由弱到强分辨出 1 百万个能量等级。根据心理声学得知，人耳对客观存在的声音强弱，反映为主观感觉响度的大小。客观刺激越强，主观感觉（响度）越明显，刺激增量与感觉增量成正比。此外，弱刺激的小增量与强刺激的大增量，所引起的响度感觉增量大致相同。例如，声压从 1μPa 增加到 10μPa 或从 10μPa 增加到 100μPa，每改变 10 倍，人耳所感受到的响度变化几乎相等，可以用对数来表达这种变化关系。引起人耳听阈和痛阈的声压如果转换成声压级，则是从 0 dB 到 120 dB。在听力学中，普遍采用对数刻度的分贝值来表示声压级、声强级和声功率级，以适应听觉的特点。

（二）声压级（sound pressure level，*Lp* 或 SPL）

在声场中，某点的声压级是指该点的声压与基准声压之比的以 10 为底的对数乘以 2，单位为贝［尔］，B。但通常用分贝（dB）为单位。表达式为：

$$L_p=2\lg\frac{P}{P_0}(B)$$

或

$$L_p=20\lg\frac{P}{P_0}(dB) \tag{1.4.4}$$

式中：P 为某点的声压，Pa；P_0 为基准声压，μPa。

在声学中，作为声压级的单位是以 μPa 为基准。在空气中基准声压为 20μPa；在水中基准声压是

$1\mu Pa$。作为交变力级的级差单位是以 $1\mu N$ 为基准。因此，在用 dB 表示级差单位时，必须说明是以什么为基准，或者是指哪项指标的级差。否则，dB 不足以表示确切的量值。

声压级是反映声信号强弱的最基本的参量，在声学测量中普遍采用的计量单位。

当声压为标准大气压（1 标准大气压 = 101.33kPa）的 1/百万，即 1 帕时，由（1.3.4）式算得其声压级为 94dB。这一数值是目前国际上采用的声级校准器所产生的 1 000Hz 纯音声压级的标准值。表 1-4-1 是声压与声压级的换算关系。

表 1-4-1　声压与声压级换算表

声压，Pa	声压级，L_P
	dB
100 000	194
10 000	174
1 000	154
100	134
10	114
1	94
0.1	74
0.01	54
0.001	34
0.000 1	14
0.000 02	0

人耳感受到的几种声音强度及其对数关系：

	声压	声压级
听阈	$20\mu Pa$	$20\lg(20\mu Pa/20\mu Pa) = 20\lg 1 = 0$ dB
耳语	$200\mu Pa$	$20\lg(200\mu Pa/20\mu Pa) = 20\lg 10 = 20$dB
交谈	0.02Pa	$20\lg(0.02Pa/20\mu Pa) = 20\lg 1000 = 60$dB
痛阈	20Pa	$20\lg(20Pa/20\mu Pa) = 20\lg 1\,000\,000 = 120$dB

（三）声强级（sound intensity level，L_I）

在声场中某一点的声强级是该点的声强与基准声强之比的以 10 为底的对数，单位为贝［尔］，B。但通常用分贝（dB）为单位。表达式为：

$$L_I = \lg \frac{I}{I_0}(B)$$

或

$$L_I = 10\lg \frac{I}{I_0}(dB) \tag{1.4.5}$$

式中：I 为某点的声强，W/m^2；I_0 为基准声强，$1pW/m^2$（空气中的基准声强）。在自由行波条件下，声功率与声压关系固定，可由声压级求声强级。在一般情况下二者关系复杂，无法由声压级求声强级。

（四）声功率级（sound power level，L_W）

声功率级是声功率与基准声功率之比的以 10 为底的对数，单位贝［尔］，B。但通常用分贝（dB）为单位。表达式为：

$$L_W = \lg \frac{W}{W_0} \ (B)$$

或

$$L_W = 10\lg \frac{W}{W_0} \ (dB) \tag{1.4.6}$$

式中：W 为声功率，W；W_0 为基准声功率，1PW。

在声学测量中，声功率级是仅次于声压级的重要参量。

四、响度、响度级和等响线

（一）响度（loudness，N）

响度是听觉判断声音强弱的属性。根据它可以把声音排列成由弱到强的序列。响度主要依赖于引起听觉的声压，但也与声音的频率和波形有关。

响度的单位为宋。频率为 1 000Hz，声压级为听者听阈以上（感觉级）40dB 的一个纯音所产生的响度为 1 宋。任何一个声音的响度如果被听者判断为 1 宋的几倍，这个声音的响度就是几宋。

（二）响度级（loudness level，L_N）

响度级是等于听力正常者判断为等响的 1 000Hz 纯音（来自正前方的平面行波）的声压级。也就是说，1 000Hz 纯音的声压级就等于响度级。对于其他频率的纯音，当听起来与 1 000Hz 纯音一样响时，则这 1 000Hz 纯音的声压级就是该频率声音的响度级。

响度级的单位是方。响度与响度级的换算关系为：

$$L_N = 40 + 33.3\lg N \tag{1.4.7}$$

式中：L_N 为响度级，方；N 为响度，宋。

由（1.4.7）式可知，响度宋增加一倍，响度级增加 10 方。即：1 宋等于 40 方；2 宋等于 50 方，以此类推。

（三）等响线（equal－loudness contour）

等响线是典型听者认为响度相同的纯音的声压级与频率的关系的曲线（图 1－4－1）。由图中可见，对 1 000Hz 纯音，等响线上方的数值（响度级）与声压级相等。等响线在低频端随着频率降低而

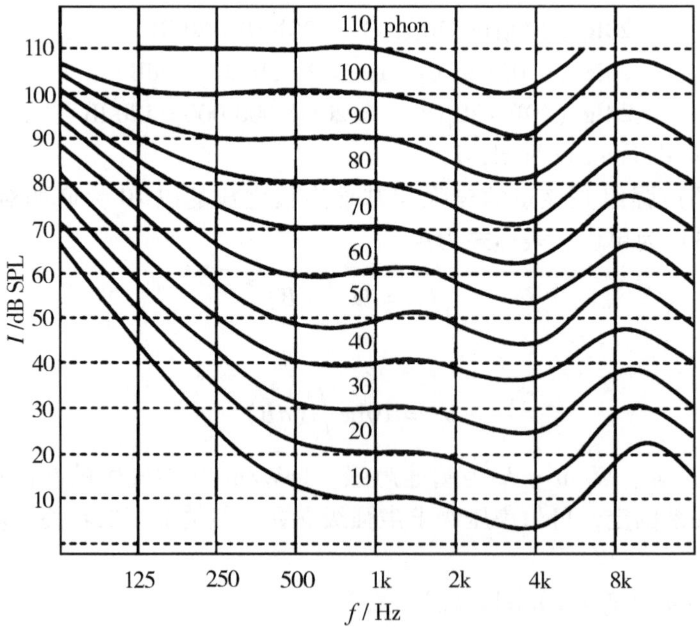

图 1－4－1　标准等响度级曲线

升高，接近4 000Hz时最低，然后又随频率增加而升高，至9 000Hz左右又开始下降。它反映了人耳对不同频率声音的敏感程度。

五、音调和音品（音色）

（一）音调（pitch）

音调是听觉判断声音高低的属性。根据它可以把声音排列成由低到高的序列。音调高低主要依赖于声音的频率，但也和声压及波形有关。在音乐声学和言语声学中，音调也称音高。

音调的单位是美。频率为1 000Hz，声压级为听者阈上40dB的纯音所产生的音调是1 000美。任何一个声音的音调如果被听者判断为1美的几倍，这个声音的音调就是几美。

（二）音品，音色（timber，tone quality）

音色是人的听觉区别具有同样响度和音调的两个声音之所以不同的属性。音色主要由刺激声的频谱决定，但也与波形、声压和刺激声频谱的频率位置有关。不同的人说话有不同的音色，虽难以描述却很好辨认。

六、声阻抗（acoustic impedance，Za）

声阻抗是在波阵面的一定面积上的声压与通过这个面积的体积速度的复数比值。它是媒质对声波能量传递的阻尼和抵抗作用。声阻抗的实数部分叫声阻（acoustic resistance，Ra），虚数部分叫抗（acoustic reactance，Xa），单位为帕［斯卡］秒/每立方米，$Pa \cdot s/m^3$。声阻抗的倒数叫声导纳（acoustic admittance，Ya）。它也是一个复数，其实数部分为声导（acoustic conductance，Ga），虚数部分为声纳（acoustic susceptance，Ba）。它们的单位都是立方米每帕［斯卡］秒/m^3/（$Pa \cdot s/m^3$）。

（一）阻抗的类比

在电学、力学和声学中，阻抗作为不同的物理概念各有其特殊性。但就其运动规律而言，它们在数学上都用相同形式的微分方程来描述。在一定程度上反映了它们在本质上有着共同的规律性。为了便于理解阻抗的概念，往往把复杂的声学系统或力学系统模拟为人们所熟悉的电学系统，从而用类似于电回路中的参量来研究力学和声学问题，这就是电-力-声学类比。这种类比又分为阻抗型类比和导纳型类比。

阻抗类比中，3种系统的类比元件示意图及各参量的符号和单位，见图1-4-2和表1-4-2。

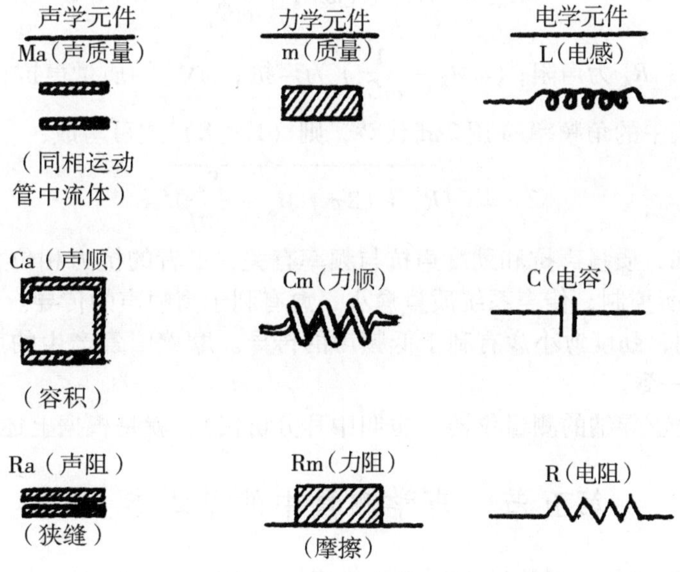

图1-4-2　电-力-声类比元件示意图

（二）声阻抗和中耳的传声功能

如前所述，当声波从一种媒质进入到另一种媒质，如果二者的特性阻抗不同就会产生反射。声音从外耳道的气体媒质传到内耳淋巴液，如果没有中耳系统的作用，几乎全部反射回去，人们就无法感受到声音。

表 1－4－2　电－力－声系统类比元件的参量符号和单位

参量	符号	单位	参量	符号	单位	参量	符号	单位
电动势（电压）	E	V	力	F	N	压力	P	Pa
电流	I	A	速度	V	m/s	体积速度	U	m^3/s
电感	L_e	H	力质量（质量）	M_m	kg	声质量	M_A	kg/m^4
电容	C_e	F	力顺	C_m	m/N	声顺	C_A	m^5/N
电阻	R_e	Ω	力阻	R_m	Ω_m	声阻	R_a	Ω_A
电抗	X_e	Ω	力抗	X_m	Ω_m	声抗	X_A	Ω_A
电阻抗	Z_e	Ω	力阻抗	Z_m	Ω_m	声阻抗	Z_A	Ω_A
$Z_e=E/I$			$Z_m=F/V$			$Z_A=P/U$		
$Z_e=\sqrt{R_e^{\ 2}+(\omega L_e-\frac{1}{\omega C_e})^2}$			$Z_m=\sqrt{R_m^{\ 2}-(\omega M_m-\frac{1}{\omega C_m})^2}$			$Z_A=\sqrt{R_A^{\ 2}-(\omega M_A-\frac{1}{\omega C_A})^2}$		

中耳既是力学的机械系统和振动系统，又是声学的振动系统和能量传递系统。它起着声波由低阻抗到高阻抗的阻抗匹配作用，从而克服了声能从空气媒质到内耳淋巴液间的传递损失。中耳传声系统包括质量、劲度和摩擦三个影响中耳传导功能的因素。质量即惯性成分，主要是鼓膜与听骨链的重量和内耳淋巴液的惯性。劲度即弹性成分，主要取决于鼓膜、鼓室内的空气、听骨链韧带及关节，镫骨底板、圆窗膜及内耳淋巴液和基底膜的弹性。劲度在中耳系统中起主要作用。摩擦即阻力成分，主要来自中耳小肌肉。阻力由摩擦产生，使部分声能转换为热能而被消耗。

在表 1－4－2 中，声阻抗由下式计算：

$$Z_A=\sqrt{R_A^2+(\omega M_A-\frac{1}{\omega C_A})^2} \tag{1.4.8}$$

式中：Z_A 为声阻抗；R_A 为声阻；$(\omega M_A-\frac{1}{\omega C_A})$ 为声抗；ωM_A 为质量声抗；$\frac{1}{\omega C_A}(\frac{S_A}{\omega})$ 为劲度声抗。

如果将（1.4.8）式中的角频率 ω 用 2πf 代替，则（1.4.8）式可写成：

$$Z_A=\sqrt{R_A^2+(2\pi f M_A-\frac{S_A}{2\pi f})^2} \tag{1.4.9}$$

由（1.4.9）式可知，质量声抗和劲度声抗与频率有关，二者的抗力相位相反。高频时，声阻抗主要由质量因素 $2\pi f M_A$ 所控制，传声系统质量愈小，愈有利于高频声的传导。低频时，声阻抗主要由劲度因素 $S_A/2\pi f$ 所控制，劲度愈小愈有利于低频声的传导。摩擦因素产生的声阻，对各种频率都比较稳定，其相位与声压一致。

用于评价人耳声阻抗/导纳的测量仪器（也叫中耳分析仪），就是根据上述原理设计制造的。

第五节　声学测量中的基本参量

一、平均值、有效值（均方根值）和峰值（或峰－峰值）

所有声信号都可以用某些基本参量来表征，如幅值、频率和相位等。对于正弦信号（图 1－5－1），其幅值可用平均值，有效值或峰值中任何一个量值来表示。

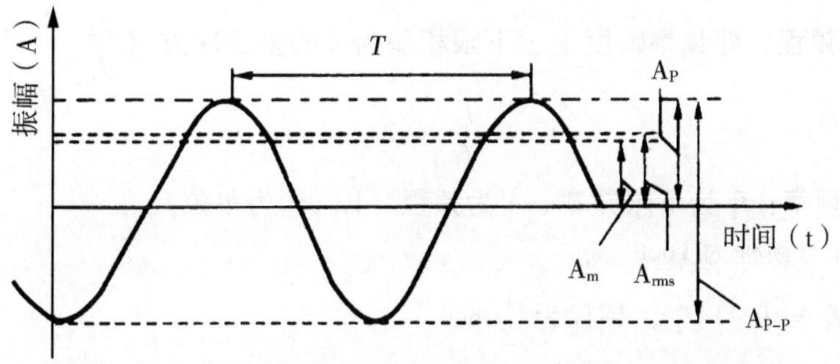

图 1-5-1　正弦信号的有效值、平均值和峰值之间的关系

1. 平均值（A_m）　在观察期间，信号的瞬时幅值相加的平均，称为平均值，即：

$$A_m = \frac{1}{T}\int_0^T |a(t)|dt \tag{1.5.1}$$

式中：T—进行平均的信号相应的时间周期；a（t）—进行平均的信号的瞬时幅值。

2. 均方根值（A_{rms}）　在观察期间，信号的平方和的平均再取平方根值，称为均方根值，也叫有效值，即：

$$A_{rms} = \sqrt{\frac{1}{T}\int_0^T a(t)^2 dt} \tag{1.5.2}$$

式中：T 为进行平均的信号相应的时间周期；a（t）为进行平均的信号的瞬时幅值。

3. 峰值（A_P，A_{P-P}）　在观察期间，信号的最大值叫峰值，或叫峰—峰值。在简谐运动中，有效值、平均值和峰值之间的关系是：

$$A_{rms} = \frac{\pi}{2\sqrt{2}}A_m = \frac{1}{\sqrt{2}}A_P \tag{1.5.3}$$

或　　$A_{rms} = 1.1\ A_m = 0.707\ A_P$　　(1.5.4)

4. 波形因数（F_f）和峰值因数（F_C）　波形因数是信号的有效值与平均值之比，即：

$$F_f = \frac{A_{rms}}{A_m} \tag{1.5.5}$$

峰值因数是信号的峰值与有效值之比，即：

$$F_C = \frac{A_P}{A_{rms}} \tag{1.5.6}$$

这两个参量可以描述波形的特征。如果信号有尖峰，则峰值因数就大。它是衡量声学测量仪器能否胜任测量脉冲信号的标准。一般用于测量稳态噪声的声级计，峰值因数只有 3。用于测量脉冲噪声的声级计，峰值因数为 30～40。

二、谐波（harmonic wave）

谐波是周期性振荡中频率等于基频整数倍的正弦式量。频率等于基频两倍的波称为二次谐波，频率等于基频三倍的波称为三次谐波，以此类推。

三、频谱（spectrum）

频谱是把时间函数的分量按幅值或相位表示为频率的函数的分布图形。根据声音性质不同，它的频谱可能是线谱、连续谱或二者之和。线谱是一些离散频率成分形成的谱，在噪声中很少遇到。连续谱是在一定频率范围内含有连续频率成分的谱。这是噪声测量中普遍遇到的频谱。

四、频程（frequency interval）

两个声或两个其他信号的频率间的距离，称为频程（frequency interval）。频程以高频与低频的频率比的对数来表示。此对数以 2 为底，单位为倍频程（oct）。倍频程是两个基频相比为 2 的声（或其他信号的频率）间的频程，即频率跨度上、下限相差为 2 的多少次方（$\frac{f_2}{f_1}=2^n$）。

$$\frac{f_2}{f_1}=2^n \tag{1.5.7}$$

式中：f_2 为上限频率；f_1 为下限频率；n 为频程（以 oct 为单位）。

当 $n=1$，$f_2=2f_1$　频程为 1oct

当 $\frac{1}{2}$　$f_2=\sqrt{2}f_1=1.414f_1$，频程为 $\frac{1}{2}$ oct

两个相比为 2 的基频（或其他信号的频率）之间的距离为一个倍频程（octave，oct.）。

$$n=\begin{cases}1 & 1\text{ 倍频程}\\ 1/2 & 1/2\text{ 倍频程}\\ 1/3 & 1/3\text{ 倍频程}\end{cases}$$

如频率从 f 至 $2f$ 为 1 倍频程，f 至 $4f$ 为 2 倍频程，f 至 $2^{1/3}f$ 为 1/3 倍频程。

听力学常用频率是按 GB3240－82《声学测量中的常用频率》中所规定的，如 125、250、315、400、500、630……3 150、4 000、6 300……等频率。这和在音乐声学、嗓音医学中用的记谱音符的频率不同。两个音之间的距离，如以频率比的以 2 为底的对数来表示，则称为频程；如以音调来表示，则为音程（频程，interval）。在音乐声学中，倍频程常称为八度。两个频率比为 2 的 12 次方根的频率间的频程为"半音"（semitone 或 semit 或 half－step）。有音调和长短的声觉，或引起这种声觉的振动，为律音（tonic note），表示律音的符号称为音符（note）。许多律音（或音符）为适合音乐的要求，从低到高按一定音程的排列，为乐律（或音阶，[musical] scale）。对乐器调音用的"标准调音频率"（standard tuning frequency）（或称"标准音高"）为律音 A4 的频率（即 440Hz）。

音乐中的八度音阶即为 1 倍频程，每一个八度音阶有 12 个半音，频率差各为 1/12 倍频程。律音用 A，B，C，D，E，F，G 等音符表示。例如，钢琴的白键相当于"A_1、B_1、C_1、D_1、E_1、F_1、G_1、A_2……"等音符，最低的音符是 A_1，频率是 27.5Hz。其右侧第七个键 A_2 的频率是 55Hz。A_2 比 A_1 高一个倍频程。最右端的键 A_8 是 3 520Hz；A_8 比 A_1 高 7 个倍频程（Speaks CE. Introduction to sound—Acoustics for the speech and sound，p175，1992，Singular Publishing group，California。）

国际标准将 A4（440Hz）规定为标准调音频率（standard tuning frequency），在音乐声学称为标准音高（standard pitch）（GB/T 3947－1996《声学名词术语》p51）。这种记谱音符和频率的关系见表 1－5－1。

表 1－5－1　记谱音符和频率的关系表

八度音程	1	2	3	4	5	6	7	8	9
C 调（do）	34.6	65.4	130.8	262	523	1046	2093	4186	8372
升 C 调（do #）	34.6	69.3	138.6	277	554	1109	2217	4435	8870
D 调（re）	36.7	73.4	146.8	294	588	1175	2349	4699	9397
升 D 调（re #）	38.9	77.8	155.6	311	622	1244	2489	4978	9956
E 调（mi）	41.2	82.4	164.8	330	659	1318	2637	5274	10546
F 调（fa）	43.6	87.3	174.6	349	698	1397	2793	5588	11175
升 F 调（fa #）	46.2	92.5	185	370	740	1480	2960	5920	11840
G 调（sol）	49	98	196	392	784	1568	3136	6272	12544
升 G 调（sol #）	51.9	103.8	207.6	415	831	1661	3322	6645	13290
A 调（la）	55	110	220	440	880	1760	3520	7040	14080
升 A 调（la #）	58.3	116.5	233	466	932	1865	3729	7459	14917
B 调（ti）	61.7	123.5	246.9	494	988	1976	3951	7902	15804

一些与噪音疾患有关的参考书中述及噪音的“音高”的音符的记谱音符系统常用：

八度音符	1	2	3	4	5	6	7	8
$C_{(do)}$	34.6	65.4	130.8	262	523	1046	2093	4186
$C_{\#(do\#)}$	34.6	69.3	138.6	277	554	1109	2217	4435
$D_{(re)}$	36.7	73.4	146.8	294	588	1175	2349	4699
$E_{(mi)}$	41.2	82.4	164.8	330	622	1244	2489	4978
$F_{(fa)}$	43.6	87.3	174.6	349	698	1397	2793	5588
$F_{\#(fa\#)}$	46.2	92.5	185	370	740	1480	2960	5920
$G_{(sol)}$	49	98	196	392	784	1568	3136	6272
$G_{\#(sol\#)}$	51.9	103.8	207.6	415	831	1661	3322	6645
$A_{(la)}$	55	110	220	440	880	1760	3520	7040
$A_{\#(la\#)}$	58.3	116.5	233	466	932	1865	3729	7459
$B_{(si)}$	61.7	123.5	246.9	494	988	1976	3951	7902

（音叉上标示的 c 为 128Hz，c1 为 256Hz，c2 为 512Hz…… c4 为 2048Hz，f#4 为 2896Hz。分别在现代测听设备中，由 125Hz，250Hz，512Hz……3000Hz 等频率的纯音所代替。）

五、计权声压级（weighted sound pressure level）

计权是对信号进行变换的一种方法，其基本点是突出信号中的某些成分，抑制信号中的另一些成分。对信号不同成分所乘的不同比例因子叫计权函数。为了模拟人的听觉对不同频率的声音有不同的敏感度，在声学测量仪器中，根据计权函数设计的计权网络，就可以达到对信号进行预期变换的目的。通过计权网络测得的声压级称为计权声压级，常用的有 A、B、C、D 几种计权声压级。

A 计权是模拟人耳对 55dB 以下低强度噪声的频率特性；B 计权是模拟 55～85dB 中等强度噪声的频率特性，C 计权是模拟高强度噪声的频率特性。三者主要区别在于对低频成分的衰减程度，A 计权衰减最多，B 计权次之，C 计权衰减最少。它们分别近似地模拟了 40 方、70 方和 100 方三条等响曲线。D 计权是对噪度参量的模拟，用于飞机噪声的测量。图 1－5－2 是 A、B、C、D 计权特性曲线。

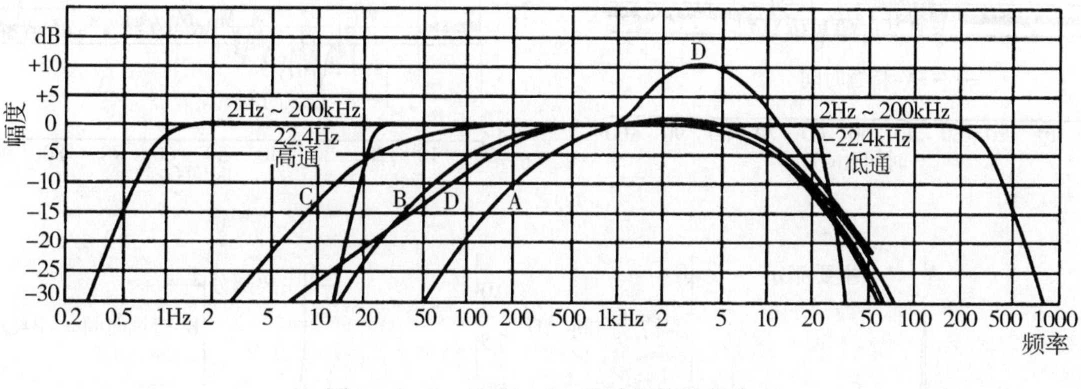

图 1－5－2　A、B、C、D 计权特性曲线

六、等效连续 A 计权声压级（equivalent [continuous A－weighted] sound pressure level，$L_{Aeq,T}$，L_{eq}）

A 计权声压级（L_{PA}，L_A）在噪声测量中普遍应用。等效连续 A 计权声压级，是在规定的时间内，某一连续稳态声的 A 计权声压，具有与时变的噪声相同的均方 A 计权声压，则这一连续稳态声的声级就是此时变噪声的等效声级。也就是说，它是将总的噪声能量，用总测量时间的平均等效量来描述，可以作为噪声作业人员对噪声承受程度的评价，是一个很有用的参量。

七、暴露声级（sound exposure level，L_{AE}）

暴露声级也叫声暴露级，是把总的噪声能量用一个在一秒钟内的等效量来表示，如身边通过车辆或头顶飞过飞机，采用暴露声级更为合适。

八、脉冲噪声的有效持续时间（duration）

有效持续时间是指脉冲噪声或冲击波的主波和反射波，对人体损伤评价有意义的正、负脉冲各部分作用时间的总和。因此，对脉冲噪声的测量，除了峰值声压级之外，还要了解它们随时间的变化过程，即持续时间和频率成分（频谱）等参量。

脉冲噪声或冲击波对人体的损伤与峰值声压级、有效持续时间及暴露次数（射击发数）有关。例如：脉冲噪声或冲击波对人员听觉器官损伤的安全限值为：

$$P_s = 177 - 6\lg(T \cdot N) \qquad (1.5ms < T \cdot N \leqslant 5\,000ms) \qquad (1.5.8)$$

$$\text{和 } P_s = 169 - 8\lg(T \cdot N) \qquad (0.25ms < T \cdot N \leqslant 100ms)$$

式中：P_s 为人员听觉器官安全限值，dB；T 为脉冲噪声或冲击波的有效持续时间，ms；N 为暴露次数。

脉冲噪声或冲击波的波形和持续时间各不相同，对有效持续时间的计算方法大致有以下 3 种：

（一）有效 A 持续时间（A－duration）

它是指从脉冲声开始直到最大超压值，再下降后的第一个过零点（大气压值）的持续时间，如图 1－5－3 中的 A 持续时间。

（二）有效 B 持续时间（B－duration）

当脉冲噪声或冲击波的波形比较复杂，起落没有规律时，需要计算 B 持续时间。它是脉冲声主要

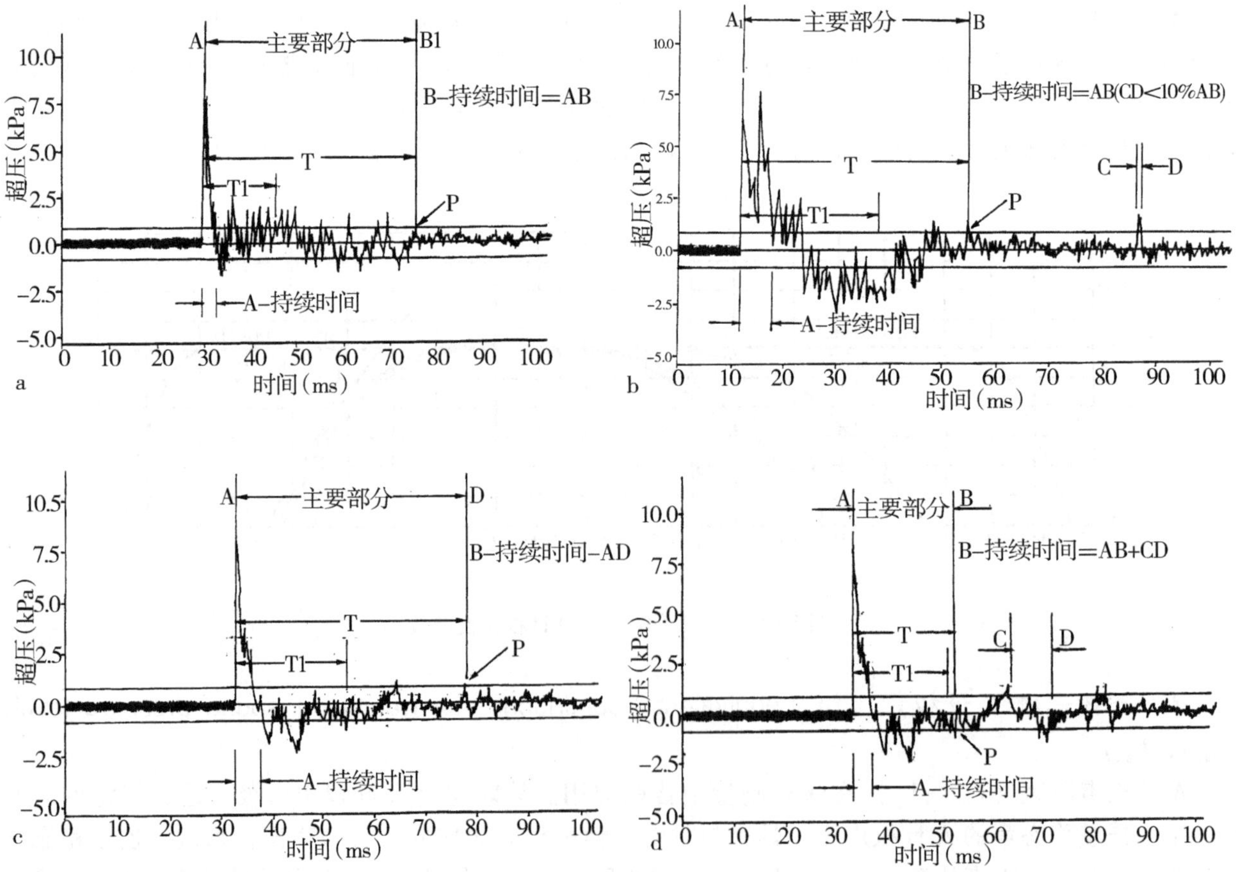

图 1－5－3　有效持续时间的计算

部分加上其后有效起落部分的持续时间之和。主要部分是指从超压最大值下降 20dB，即峰值的 1/10 处所对应的正、负脉冲的时程。后延起落部分的有效持续时间，是指超过最大峰值 1/10 的正、负脉冲时程。如果该时程小于主要部分时程的 1/10，则不予考虑。B－持续时间的计算如图 1－5－3。

（三）有效 C 持续时间（C－duration）

它是指脉冲声的最大超压值下降 10dB，即约为峰值的 1/3 处所对应的正、负脉冲时程之和。计算方法如图 1－5－4。

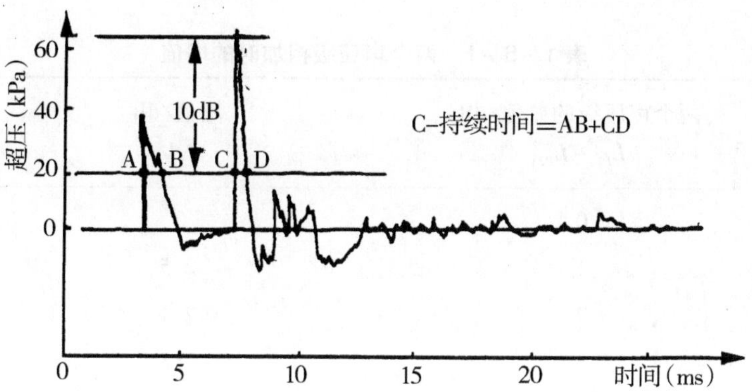

图 1－5－4　有效 C 持续时间

3 种有效持续时间的计算方法不同，究竟那种方法更合理，各国报导不一致，目前尚无定论。

第六节　声学测量中的反平方定律和声强叠加原理

一、反平方定律

反平方定律是指声强随着距声源的距离的平方而降低的关系。对于点声源，在均匀各向同性的媒质中，波振面为球面波，辐射能量的衰减与距离平方成反比。在声学测量中，如果声场基本满足自由场条件，可用（1.6.1）式估计距声源不同位置的声压级，即：

$$\triangle L_P = 10\lg(\frac{r_2}{r_1})^2 = 20\lg\frac{r_2}{r_1} \qquad (1.6.1)$$

式中：$\triangle L_P$ 为距声源 r_1 和 r_2 处声压级的差值，dB；r_1 为距声源较近点的距离，m；r_2 为距声源较远点的距离，m。

由（1.6.1）式可知，与声源的距离增加 10 倍（$r_2 = 10r_1$），声压级降低 20dB；距离增加 1 倍（$r_2 = 2r_1$），声压级约降低 6 dB，反之亦然。

对于线声源，如一列火车或一长排机器发出的声音，其波阵面为柱面波，单位柱长的声强与距离成反比，距声源不同位置的声压级可由（1.6.2）式估算，即：

$$\triangle L_P = 10\lg\frac{r_2}{r_1} \qquad (1.6.2)$$

式中：$\triangle L_P$ 为距声源 r_1 和 r_2 处的声压级差值，dB；r_1 为距声源较近点的距离，m；r_2 为距声源较远点的距离，m。

由（1.6.2）式可知，对于线声源，与声源的距离增加 10 倍（$r_2 = 10r_1$），声压级降低 $10dB$；距离增加 1 倍（$r_2 = 2r_1$），声压级约降低 3 dB，反之亦然。

这种关系在声学测量中，对估计声强随距离变化或考核声场是否接近自由场条件是很有用的。应注意的是，如果距声源太近，或者距声源虽远但靠近墙壁或其他障碍物时，就不能轻易利用这种关系。

二、声强叠加原理

当两个或多个声源同时作用于某一点时，声强或声压级不能直接相加；两个声源的强度在某点叠加时，总声级不会比其中之一大 3 dB 以上。

例如，两台机器同时开动时，某点的声压级由（1.6.3）式计算，即：

$$L_P = L_{P1} + \triangle L_P \quad (1.6.3)$$

式中：L_P 为两台机械在某点的总声压级，*dB*；L_{P1} 为两台机器中声强较高的一台机器的声压级，*dB*；$\triangle L_P$ 为声压级的增量，*dB*。$\triangle L_P$ 的值可由表 1－6－1 查得。

表 1－6－1　两个声压级相加时的增值

两个声压级的差值/dB $L_{P1} - L_{P2}$	增值/dB $\triangle L_P$
0	3
1	2.5
2	2.1
3	1.8
4	1.5
5	1.2
6	1.0
7	0.8
8	0.7
9	0.6
10	0.5

由表 1－6－1 可知，如果两台机器在某点的声强相等，则总声压级比其中之一增加 3 dB。若一台机器的声强比另一台大 10dB 以上，增值小于 0.5 dB，可以忽略不计。对多台机器声强的叠加，可按两两逐项叠加，与叠加次序无关。

第七节　医用声学仪器设备

一、常用测量仪器设备

声学测量时需要完成一些不同的功能，如声电转换、放大，电压级调整，频率分析，读数平均，显示和记录等。由具有上述功能的一些基本单元，用不同方法组合起来就可以获得各种声学测量仪器。

（一）传声器

传声器是将声信号转换为相应电信号的电声换能器。由于所用换能原理或元件不同，传声器有碳粒、电容（静电、驻极体）、电磁、电动（动圈）、压电（晶体、陶瓷）、磁致伸缩、电子和半导体等类型。由于电容传声器的灵敏度高，性能稳定、频响曲线平滑，动态范围大，所以在噪声测量中普遍采用。

（二）声级计

声级计包括传声器、放大器、衰减器、计权网络和具有规定动态特性的指示仪表，用以测量声压级。线路内加上积分设备则成为积分声级计，可以测量一定时间内噪声暴露的声级。根据用途和性能，声级计分为不同等级，最常用的是 1 级和 2 级声级计。1 级声级计具有两种检波模式：均方根值

(rms) 和峰值 (Peak)；3 种时间计权：慢档 (slow，时间常数为 1 000ms)、快档 (Fast，时间常数为 125 ms) 和脉冲档 (Impulse，时间常数为 35 ms)；4 种频率计权：A (计权)、C (计权)、线性 (Lin) 和全通 (All pass)；5 种测量参数：声压级 (SPL)、等效连续声压级 (Leq)、声暴露级 (SEL) 和测量期间的最大声压级 (Max) 及最小声压级 (Min)。图 1 - 7 - 1 是声级计原理结构图。

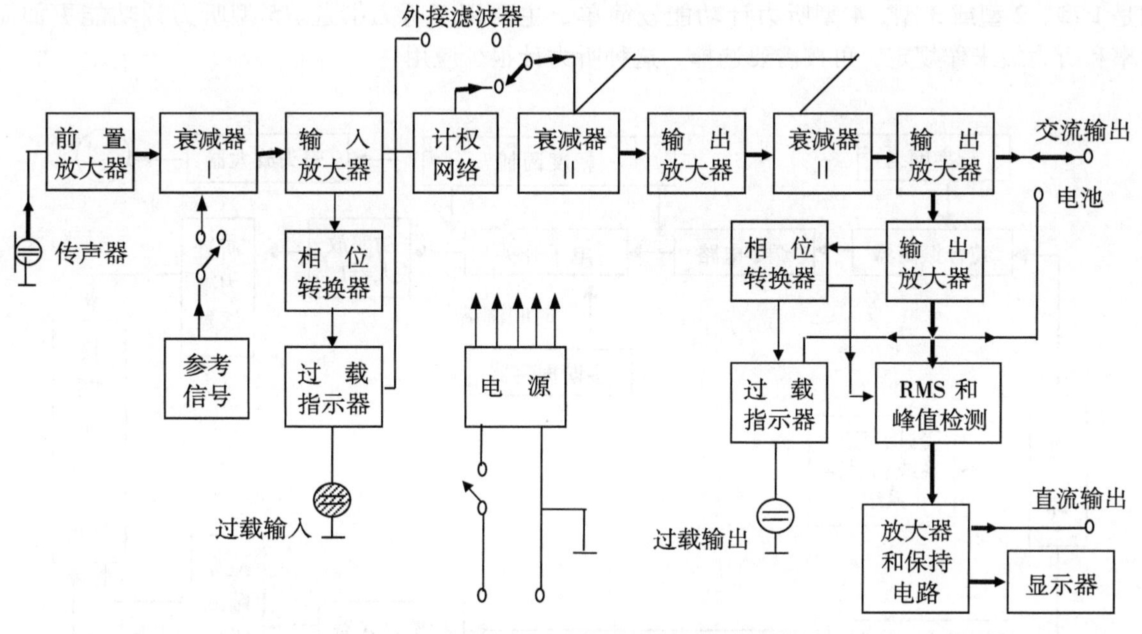

图 1 - 7 - 1　声级计结构原理示意图

(三) 滤波器

求得信号中能量分布与频率关系的基本方法是滤波。滤波器是把信号中各分量按频率加以分隔的设备。它可使一个或几个频带中的信号分量通过时基本上不衰减，对其他频带中的分量则加以衰减。按其频率特性，分为低通、高通、带通、带阻等类型。常用的频率分析有两类，即等带宽与等比例带宽。等比带宽的带通滤波器有 1/1、1/2、1/3、1/6、1/12 和 1/24 倍频程滤波器等。其中最常用的是 1/1 和 1/3 倍频程滤波器。

(四) 声分析仪

声分析仪，也叫频谱分析仪，是包括滤波器系统和用以读出通过滤波器系统的相对信号能量的指示仪表的设备。用以求得所加信号的能量对频率的分布。可对信号进行实时分析的系统称为实时分析仪或快速傅里叶 (FFT) 分析仪。

有些先进的声学测量仪器，具备测量和分析等多种功能，可多通道采集数据，由计算机控制并对信号进行实时分析处理。

(五) 声校准器

声校准器是校准传声器声压级的装置。在其耦合到规定结构及规定型号的传声器上时，能够在一个或多个规定的频率产生一个或多个已知有效声压级。另一种校准传声器声压级的装置是活塞发生器。在一个小腔中具有振动频率和幅值已知的往复活塞，在腔中可以产生已知声压。常用的声级校准器可在频率为 1 000Hz 产生 94dB 或 124 dB 的声压级。活塞发生器在频率为 250 Hz 产生 124 dB 的声压级。

二、听力诊断仪器设备

临床听力学常用的听力诊断仪器设备包括纯音听力计、言语测听设备、耳声阻抗/导纳测量仪、听觉诱发电位测试仪、耳声发射测试仪器和多频稳态测试仪等，可为听力损失的定性、定量和定位诊断提供依据，是耳病诊治和听力学研究的重要设备。

（一）纯音听力计

纯音听力计是听功能测试最常用的声学电子仪器。它是由可以产生纯音和噪声的信号发生器、功率放大器、衰减器、指示仪表（或显示器）及测听耳机等部分组成，图 1－7－2 是听力计原理结构图。国际电工委员会（IEC）根据听力计的功能规定了 5 种类型，见表 1－7－1。能满足临床诊断需要的是 1 型、2 型或 3 型。4 型听力计功能较简单，主要用于听力筛选。5 型听力计功能更加简单，对频率和听力级未作规定，可按需要选择，这种听力计很少应用。

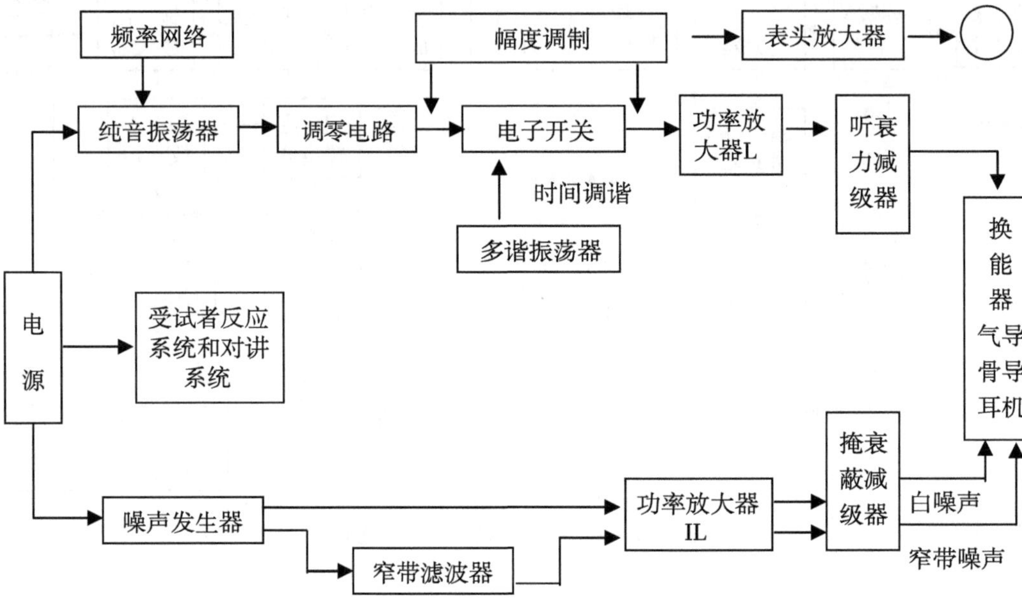

图 1－7－2 纯音听力计工作原理框图

表 1－7－1 5 种不同类型的固定频率听力计最起码的功能设施

功能	1 型	2 型	3 型	4 型	5 型
气导	×	×	×	×	×
——压耳式耳机	×	×	×	×	
——插入式耳机	×				
——高频耳机	×				
骨导					
——掩蔽	×	×	×		
——窄带噪声	×	×			
——窄带或其他噪声			×		
——宽带噪声	×	×			
掩蔽路线					
——对侧耳机	×	×	×		
——同侧耳机	×				
——骨振器（骨导耳机）	×				
纯音开关					
——纯音出现/阻断	×	×	×	×	×
——脉冲纯音	×	× [1)]		× [1)]	

续　表

功能	1型	2型	3型	4型	5型
参考纯音					
——交替出现	×	×[2]			
——同时出现	×				
受试者反应系统	×	×	×	×[1]	
辅助电信号输出	×	×			
外部信号输入	×	×[2]			
信号指示器	×	×			
测试信号可听监视	×				
操作者对受试者通话	×				

1）对手动听力计非强制性；2）对自动记录听力计非强制性。

（二）言语测听设备（言语听力计）

言语测听设备是使用言语试验材料作听力测定的设备。它是用耳机、骨振器或扬声器给受试者提供由人或合成语声产生的测试信号。言语听力计是在纯音听力计的基本单元加上言语测听设备构成的，其功能见表1－7－2。

表1－7－2　言语听力计最起码的功能

	A类	B类
信号输出		
两只耳机	×	×
自由场等效耳机输出	(×)[1]	(×)[1]
骨振器	×	
两个扬声器或两个电信号输出[2]	×	×
对言语试验材料的监听扬声器或耳机	×	×
信号输入		
言语重放装置[3]或对录制材料的电信号输入	×	×
用于唇读测试的传声器	×	
至掩蔽通道的外部信号电输入	×	
掩蔽噪声		
言语计权掩蔽噪声	×	×
掩蔽噪声通路		
同侧耳机	×	
用于言语试验材料或电信号输出的扬声器[2]	×	
对侧耳机	×	×
第二扬声器或电信号输出[2]	×	×
输出级控制	×	×
掩蔽级控制	×	×
阻断开关	×	×
信号级指示器	×	×
对讲系统	×	

1）自由场等效耳机输出不是强制性的，只作推荐。在提供时应注明A－E或B－E类；2）若功率放大器与扬声器不随言语听力计提供，制造厂应规定如何实现言语测听的要求；3）放音装不一定由听力计制造厂提供。

（三）耳声阻抗/导纳测量仪

耳声阻抗/导纳测量仪也叫声导抗仪或中耳分析仪。它是用以 226 Hz 为主的纯音的探测音（有的仪器除 226 Hz，还提供 678 Hz 和 1 000Hz 的探测音），通过对外耳道密封腔内声阻抗/导纳模量的测量，作为诊断中耳功能的仪器。图 1-7-3 是耳声阻抗/导纳测量仪的原理结构图。

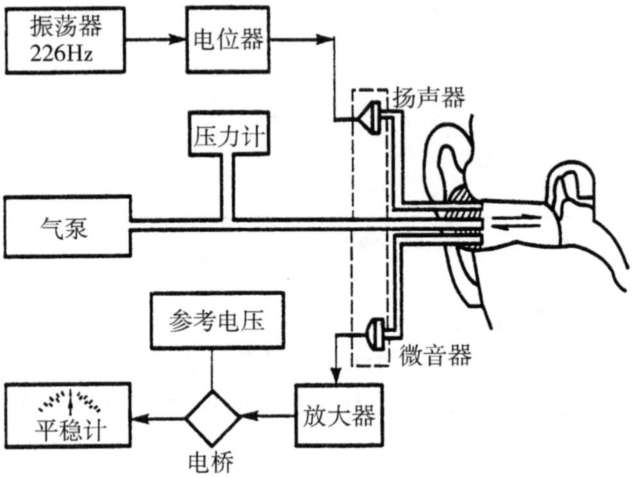

图 1-7-3　耳声阻抗/导纳测量仪模式图

国际电工委员会（IEC）规定了 3 种型别耳声阻抗/导纳测量仪的强制性功能的技术要求，如表 1-7-3。对 4 型仪器不规定强制性功能。

表 1-7-3　耳声阻抗/导纳测量仪的强制性功能

	型别			
	1	2	3	4
探头信号纯音频率 226 Hz	×	×	×	
耳声阻抗/导纳测试系统	×	×	×	×
测量平面鼓室测量	×	×[1)]	×[1)]	
耳道补偿鼓室测量	×	×[1)]	×[1)]	
电输出与/或记录仪	×[2)]	×		
气动系统	×	×	×	
手动压力改变	×	×[1)]	×[1)]	
自动压力改变	×	×[1)]	×[1)]	
电输出与/或记录仪	×[2)]	×		
声反射激化系统	×	×		
对侧路线	×	×[1)]		
同侧路线	×	×[1)]		
声刺激				
纯音	×	×		
宽带噪声	×			
刺激级控制	×	×		

1）表示二者必具其一；2）对于 1 型仪器除可见指示器之外应增加的功能。

（四）听觉诱发电位测试仪

听觉诱发电位测试仪是记录听神经活动的客观测听仪器。听觉系统从耳蜗末梢感受器到皮层听中枢，在声刺激下可诱发出一系列电位，用于临床诊断和听力学研究。

听觉诱发电位测试仪由声刺激器、前置放大器、功率放大器、滤波器、平均叠加、显示与记录存贮等部分组成。其结构原理如图1-7-4。

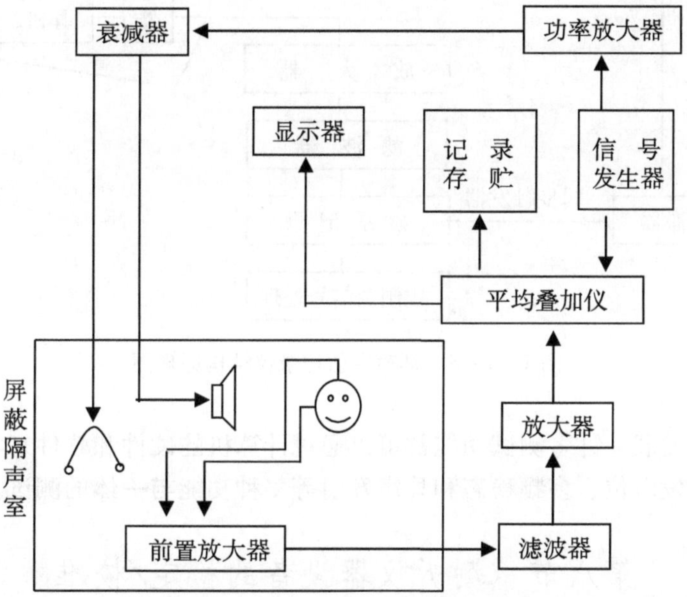

图1-7-4　听诱发电位仪原理图

记录听觉诱发电位常用的刺激声为短声（click）和短纯音（brief tone）也叫猝发音（tone burst），可记录短潜伏期反应（ABR、ECochG）、中潜伏期反应（MLR、40Hz AERP）和长潜伏期反应（SVR）等。

（五）多频稳态听觉诱发电位仪

从20世纪80年代有人开始研究听觉稳态诱发反应（ASSR），也叫多频稳态反应（MSSR）测试技术。不久，一种多频稳态听觉诱发电位测试系统问世。ASSR测试仪所用的测试信号是对250～4 000Hz纯音的调制声信号。调制声可按振幅调制（调幅，AM）或按频率调制（调频，FM），也可按二者混合调制（AM+FM），常用的调制频率为75～110Hz。

检测ASSR的方法是基于脑电图（EEG）的活性与振幅调制频率同步的特性，对EEG活性的大小和相位进行统计分析，根据ASSR的听阈预测纯音听力图。多频稳态听觉诱发反应测试主要用于婴幼儿及听力发育障碍者的听力评估。

（六）耳声发射记录仪

1978年英国人Kemp首先从人耳记录到耳声发射（OAE），这是听觉生理学和听力学研究的一个重要进展。耳声发射是以机械振动的形式起源于耳蜗，经过听骨链和鼓膜传导释放入外耳道的音频能量。耳声发射的记录已广泛应用于婴幼儿听力评估和耳蜗病变的早期诊断以及实验研究等方面。

耳声发射记录仪是由声刺激器、探头、放大器、滤波器、采样和平均迭加、显示和记录、控制及信号处理等部分组成，其结构原理见图1-7-5。记录耳声发射的刺激声信号，有记录瞬态耳声发射（TEOAE）的短声和短纯音以及记录畸变产物耳声发射（DPOAE）的纯音。对耳声发射的记录部分是插入外耳道内的探头。探头内有1个高灵敏度的微音器和1~2个小型耳机。记录TEOAE一般用1个耳机，记录DPOAE需用2个耳机。还有一种功能简单的全自动耳声发射听力筛查仪。主要用于新生儿听力筛查。

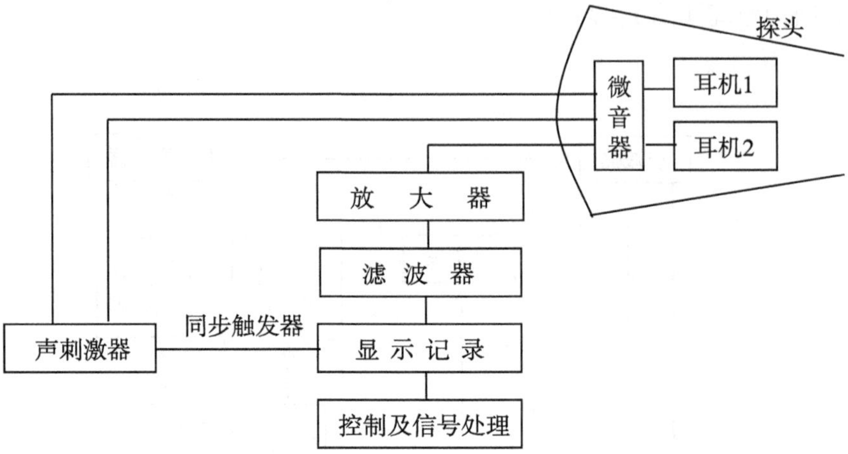

图1-7-5 耳声发射记录仪结构原理图

随着计算机技术的发展，许多测试功能都可以通过计算机的硬件和软件来实现。目前一些先进的仪器设备可具备听觉诱发电位、多频稳态和耳声发射等多种功能与一体的测试。

第八节 测听仪器设备的检定/校准

计量是科学技术工作的基本手段之一。计量所应用的工具和计量单位的精确化和统一化，对科学技术的发展及交流有极重要的意义。测听是通过观察声刺激所引出的反应，评估听功能的计量技术。听力学诊疗、康复、研究单位所用的的听力计、测听方法及有关条件都应符合有关标准所规定的要求。为确保听力计能准确地计量（检查）听敏度，必须对听力计校准（calibration）。

校准是“校对机器、仪器，使之能符合标准的要求，准确地工作”。测听设备在出厂时虽经检验和校准，但在运输搬动和使用一段时间后，听力计可受到损坏，输出的声信号可能会偏离标示的数值。我们曾在检验测听设备时多次遇到测听设备输出的声信号会偏离标示值的情况。例如：①键钮所显示的数据和实际的输出不相符的情况：A. 1 000Hz纯音在70dB HL以上的输出不再随标度的加大而增加刺激强度，B. 在500Hz以下的频率20dB HL以下无声信号输出，C. 有的听力计在50dB HL以下输出声级不再衰减；②在某个或某几个频率正常耳和感音神经性听力损失耳的气导和骨导听阈都有相同的差距；③在将声刺激导至某一换能器时，在不应有生输出的换能器中发出这一刺激声；④输出声变调（失真）、夹杂交流声或其他不应有的噪声；⑤一种型号的耳声发射检查仪在任何正常耳都会记录到6 000Hz的“畸变产物”；⑥有一种诱发电位记录仪标称可发出16kHz的声刺激，但该仪器所附的耳机在各个标称为6kHz以上的频率实际发出的都是6kHz的信号。用这些仪器做临床测听和实验研究，势必导致得出不真实的结论。因此，即使是新购置的测听仪器或已使用一段时间的测听设备都必须定期检验和校准。新启用的测听设备应按其使用说明对其各项功能全都运行一遍；在运行的同时，检验和校准各项指标。对已使用一段时间的，应按有关标准定期检验和校准。诱发电位测试仪、耳声发射仪等目前还没有标准的设备，应按仪器所附的说明书检验和校准。用于科学实验研究的测听设备应在每个课题的实验开始前和在实验过程中每天开始之前，都对所用的测听设备换能器发出的声信号在频率、强度和时间三方面是否符合测试目的所要求的参数和参考有关的标准进行检验和校准。

一、检定/校准装置

对测听仪器的检定/校准，不论是主观测听仪器还是客观测听仪器，主要是对测听耳机基准等效阈声压级（RETSPL，气导听力零级）和基准等效阈力级（RETFL，骨导听力零级）的校准，对其他项目的校准也都通过耳机来实现。

检定装置由标准计量器具（声学腔、仿真耳、仿真乳突）和配套测量设备（传声器、放大器、滤波器、频率计）构成，如图 1-8-1。

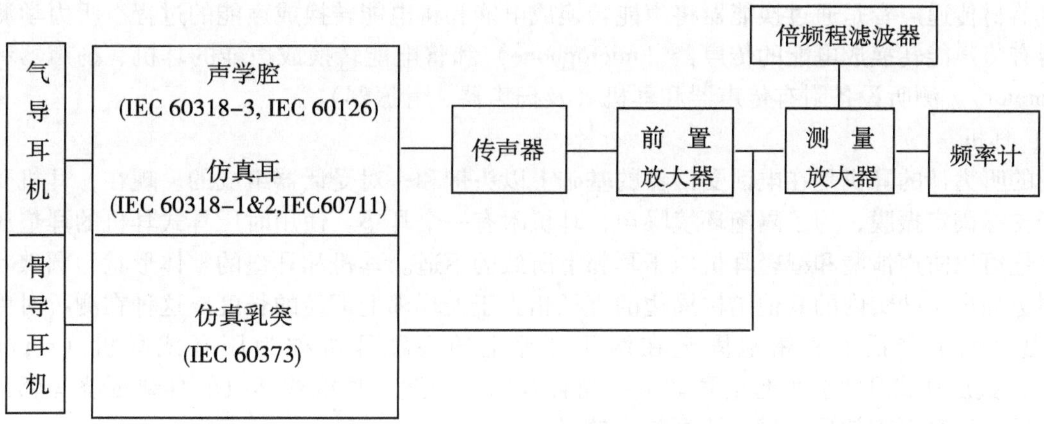

图 1-8-1　听力计检定装置框图

二、测听设备的检验和校准

在临床听力诊断和实验研究中测听设备是常用的主要工具。测试结果的准确性至关重要。听力学工作者对测听仪器设备的检验/校准的必要性应有充分的认识，并应有足够的对测听仪器设备的检验/校准知识。认真阅读测听仪器所附的说明书，将仪器安装在使用时的位置上，检查主机和附件是否完好无损。连接主机和附件，和电源线，检查连线和电源线、接头、插座。开启主机开关，观察面板显示的项目、指示信号，操作各键钮，试听各换能器的输出声。按各种仪器的说明书和有关标准检查校准换能器的输出。各种测听设备都需要对声信号的频率、有无失真、衰减器的线性、上升/下降时间等进行检验。

1. 频率检验　用频率计直接测定输出的频率，检验频率是否准确。用示波器检验频率，只有5%的准确性，超过允差不大于3%的要求。

2. 线性检验　调至最大输出，然后每 5dB 一档地减小输出，测每档的输出级，每档衰减应在4~6dB以内（如每档衰减 2dB，则应在 1.6~2.4dB 以内。

3. 失真检验　线性检验也可观察到有无失真，特别是在高强度的输出级（90dB HL 以上）每档衰减超出线性的容差范围。换能器的谐振失真（harmonic distortion）应在有关标准规定的范围内压耳式耳机 2.5%，骨振器 5.5%。

4. 上升/下降时间　上升时间指从按阻断键启动给声，信号从最终稳定状态的 -20dB 到 -1dB 的时间。下降时间则为停止给声信号从稳定状态的 -1dB 到 -20dB 所需的时间。纯音听力计的输出，一般于 60dB HL 输出级测上升/下降时间。上升/下降时间不应短于 20ms 长于 200ms。（声信号的持续时间太短，上升/下降时间太短，都会引起频率扩散，甚至成为“咔嗒声”。在听诱发脑干电位，要用上升/下降时间和持续时间短的声刺激，才能引起够多的神经单元的同步发放。）

三、听力计的换能器（transducer）

不同的测听设备的输出信号及所用的换能器不同，在 ISO 389 系列标准中，对换能器输出级的校准是否完好对仪器的功能、使用操作方法及对仪器检验、校准的有关问题有详细的介绍。有关听力计、校准测听设备的基准零级、和测听方法等国际标准、国家标准对听力计、声导抗测试仪的检验、校准做出统一的规定。

听诱发电位测试仪、耳声发射记录仪等。每种测听仪器都各有其特定的功能和特征。

在用听力计检查听功能时，必须确定听力计是否工作正常，换能器的输出是否和面板上显示的项目、数据一致。也就是要对听力计进行检验和校准。

听力计的校准，主要是通过观测听力计的换能器输出的频率是否准确、有无畸变，强度是否符合“听力零级标准”的规定、强度增减是否为线性、最小和最大输出级是否符合标准的要求等。

电声器材传递声音是通过换能器将声能转换成电能和将电能转换成声能的过程。听力学测试常用的换能器有将声能转换成电能的传声器（microphone）和将电能转换成声能的耳机、扬声器和骨振器（bone vibrator）。测听设备附有传声器和耳机（及扬声器、骨振器）。

（一）耳机

早期的听力计的耳机是在电话受话器的基础上以头带和一对受话器组成的。现在，耳机受话器用塑料外壳支撑固定振膜，为了隔绝环境噪声，耳机附有一个耳垫。使用时压耳式耳机的耳垫压在耳郭上，加耳垫可以防声泄漏和减轻耳机压于耳郭上所致的不适。耳机和耳垫的整体形状为圆碟状，压于耳郭的周边高出于凹窝内的其他结构周边的直径相当于人耳郭上下径的长度。这种在测听时由头带以5N的静力将两个受话器紧密地固定在两侧耳郭上的头戴耳机称为压耳式耳机（supra - aural earphone）。戴压耳式耳机会引起堵耳效应，而且耳郭不舒适。耳罩式耳机的耳垫围绕耳郭，比压耳式耳机舒适，而且隔声效果较好，堵耳效应较轻。

1. 压耳式耳机（supra - aural earphone）　压耳式耳机由固定电磁传声器 - 振膜的框架和耳垫圈组成。由头带将一对耳机以一定的力度（4 ~ 5N）戴在两侧耳郭上，耳垫与耳郭紧密贴合以免声泄漏。（还不应将耳道压瘪）。ISO 389 - 1 列出的现在常用的 3 种类型的压耳式耳机为：①带平垫的 Beyer DT 48；②带 MX41/AR（或 51）耳垫的 Telephonics TDH 39；③符合以下条件的其他压耳式耳机：A. 耳机及其耳垫为轴向对称的；B. 构形和材料能保证耳机与人耳之间密闭无声漏；C. 放在平板上耳机（耳垫）的周边直径相当于人耳的上下径；D. 耳机中的凹窝应大致为截锥形，耳机的任一部份都不凸出于周边；E. 耳机（耳垫）放在符合 IEC 60318 的仿真耳上，二者相贴合的轮廓线的直径为 25mm 时才能有效地检验（这一要求意味与在直径超过 25mm 的耳机轮廓线相切的任何圆锥顶部的角度应大于 116°）；F. 耳机（耳垫）的材料不应太软，在以 5N 的静力将耳机压在耳廓上时，1kHz 的灵敏度改变不超过 0. 2dB；G. 头带将耳机固定在耳郭上的静力应为 4. 5 ~ 5N。[ISO 389 - 1 列出这 3 种类型 压耳式耳机 与仿真耳（声耦合腔）组合的基准零级]。做听力检查戴耳机时和在将耳机置于 6ml 耦合腔上校准时，声泄漏都将影响测量的结果。耳机戴在耳廓上的位置和压力都可影响输出到鼓膜的声级。压耳式耳机压于耳廓上常引起不适感和堵耳效应。为纯音听阈测定，对听力级的换能器——耳机的频率响应的要求不高，不需要输出的频谱完全和输入的频谱相同的高保真的耳机。为适应正常人耳的对不同平律的灵敏度的特性一般适当地加强听力计耳机的输出频谱中的低频。听力计压耳式耳机的问题是频响范围窄、声泄漏、堵耳效应、可能压瘪外耳道，和不能精确地复现短时称的信号，以及耳间衰减不足以避免声信号传至对侧耳蜗，而为非测试耳所感知。

听力计压耳式耳机的动态范围一般是不畸变的，但在高强度刺激声级时动态有一些失真，对避免受试者受到过强的刺激是有利的。

2. 耳罩式耳机（circum - aural audiometric earphone）　如 SENNHEISER HDA 200 和 KOSS HV/1A 耳罩式耳机。用围绕耳郭的内充填液体、胶质或气体的“围耳式耳垫”（circumaural cushion）替代压于耳郭上的耳垫。这可提高戴耳机时的密闭性、减少声泄漏、隔声效果较好，能更好地隔绝环境噪声和减轻堵耳效应；而且耳罩式测听耳机的耳垫围绕耳廓的，没有耳郭受压的不适，比压耳式耳机舒适。ISO 389 - 5：1998 列出作高频纯音听阈测定的特定的耳罩式测听耳机。于 2000 年又提出的 ISO/CD 389 - 8 初稿——《校准测听设备的基准零级 第 8 部分：耳罩式耳的纯音基准等效阈声压级》

列出 HDA200 耳罩式耳机的基准零级。

3．插入式耳机（insert earphone）　如 ER－3－14 型（EARlink 3A insert earphone）为了解决压耳式耳机的声泄漏、声信号传至对侧耳蜗等问题，插入式耳机已较广泛地用于测听。插入式耳机为用声管（tubophone）插入到外耳道的耳塞（ear insert）输出声信号的小型耳机。ISO 389－2：1994（GB/T 16402－1996）《声学 插入式耳机纯音基准等效阈声压级》指由该标准适用于以 ER－3－14 型耳塞与外耳道耦合的 ER－3A 插入式耳机。耳塞为长 12mm、直径 13mm 的泡沫塑料头。泡沫塑料头内含内径为 1.9mm 的塑料管的；（从泡沫塑料头到声管接头长 22mm）。声管接头长 11mm、内径 1.9mm。用长 240mm、内径 2mm 的声管连接接头和小型的“插入式耳机”（图 1－8－2）。

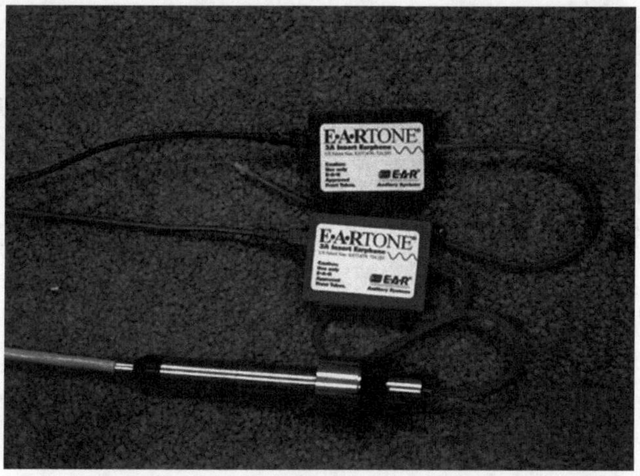

图 1－8－2　校准插入式耳机用堵耳模拟器

（二）骨振器（bone－conduction vibrator）或骨导耳机（bone－conduction headphone）或骨导受话器（bone－conduction receiver）

骨振器是使颅骨振动产生听觉的机电换能器，将电振荡转换为机械振动，并激发与之密切耦合的颅骨机械性振动，从而将声传导到内耳。ISO 389－3（GB/T 4854.3－1998）规定骨导耳机的端部（测听时接触受试者头颅或在校准时接触耦合器的圆形隆起）的面积应为平整的 175 ± 25mm^2，这一凸起的端部的边缘应圆钝（例如呈半径为 0.5mm 的弧形）。这种振动器只能在有限强度的输出时才无严重的失真，不适于测 250Hz 以下的听阈。现在用的助听器式骨导振动器有较大的谐波失真（特别是低频），第二和第三谐音的输出强度与输入不成比例地增大，振动器发出 250Hz 纯音时，其 500Hz 谐波可接近基音的强度。在振动器放在人颅骨上发送 65dB 的 500Hz 时可产生强 5dB 的第二谐波。因此在 250～750Hz 骨振动器的最大输出应小于 50dB HL，1000～1500Hz 应小于 65dB HL。

颅骨振动引起听觉的机制有压缩式骨导、移动式骨导（又称听骨链惰性骨导）和骨鼓径路传导 3 种（参阅第二章）。压缩式骨导是骨导的主要成分。听骨链惰性骨导在 800Hz 以下低频占交大的份额。骨振器置于乳突处引起的颅骨振动和听骨链传递声波的方向平行，听骨链惯性骨导较大；骨振器置于额部，颅骨正东方向与听骨链活动方向垂直，不会产生明显地声传导。GB 11669 附录 A 在表 4～12 中列出骨振器在乳突和在额部的等效阈力级差。

颅骨振动引起外耳道中的空气振动。通常这些空气振动声大多由外耳道口移出。如堵塞外耳道，从外耳道口逸出的声能减少，全部作用于鼓膜，出现堵耳效应；测得的耳蜗的听敏度（骨导听阈比）外耳道开放时的好。戴耳机、外耳道耵聍栓塞和中耳影响声传导的病变，都可出现堵耳效应。堵耳效应使患者感到听到的自己多说话声和咀嚼声太大，感到不舒服。

（三）扬声器

在一些受试者，由于头颅太大而无法戴耳机，一些儿童不愿戴耳机或接受耳塞，可通过声场测听，用扬声器给声测听阈。在评估助听器等辅助听力设备的效果时，也要用扬声器给声测听阈。用扬声器发送纯音，声波为测试室的墙壁反射，可产生驻波、混响。只有在自由声场，才能用纯音作为测试信号。在实际工作中常在扩散声场中用窄带噪声或调频音为测试信号做声场测听。

用扬声器做声场测听时，受试者和扬声器之间不应有任何物件阻挡。扬声器的位置应和受试者保持一定的距离和角度，一般置于与受试者的鼻部成90°或45°的夹角处。扬声器的高度应与受试者的耳部齐平。在测试儿童时应注意做到使儿童的头部固定不动，及调整扬声器的高度。如果扬声器是用两个或多个“振膜”组成的，则不能将扬声器准确地置于与耳部齐平的高度。由于临床一般都是以5dB一档地进行测听，这种情况对结果影响不大。

（四）听力计的传声器

一般听力计附有用于和测听室内的受试者对话及在言语测听中发送口述的言语测听材料和受试者用口语复诵听到的检查项（音节、词或语句等）的传声器。用于言语测听的传声器的频响，在125～8 000Hz范围内起伏应不超过±3dB。

换能器的频响　所有的声信号都是各有其频率、强度和时间特征的。不同类型的传声器的频响不同，应根据测听的目的和需要选用适当的传声器换能器。例如，作常规纯音测听，应选用频率响应（频响，frequency response）在8 000Hz以下的频率范围内基本平坦的耳机。压耳式耳机TDH－39，在6 000Hz以下频率的频响基本是平坦的。助听器式耳塞式耳机的频响范围上限为3 000Hz左右。由一声管连接换能器和泡沫塑料耳塞，将声信号导入外耳道的插入式耳机（insert earphone）如ER－3－14型插入式耳机，的频响和TDH39压耳式耳机的相同。骨振器的频响范围在500～2 000Hz之间。用于做高频HDA听阈测定的耳罩式耳机SENNHEISER HDA 200耳机的频响则超过通常的压耳式耳机达12～20kHz。

用纯音（及调频音或窄带噪声）测听，扬声器的频响对测试结果不会有明显的影响。但在用言语之类的信号做听力检查，扬声器的频响就可能影响测试的结果。例如，如果扬声器的1 500Hz的频响有5～10dB的改变，就可明显地影响听懂言语的能力。

四、纯音听力计的检定

听力计检定包括：

（一）外观检查

无机械损伤，各导线连接正常，气、骨导耳机信号输出及仪器的指示灯、旋钮、按键等均处于正常工作状态。如有问题应先进行修理，然后再检定。

（二）测听频率的允差

Ⅰ型听力计为±1%，Ⅱ型听力计为±2%，Ⅲ型听力计为±3%。

（三）谐波失真

气导各测听频率的总谐波失真应小于2.5%；骨导各测听频率的总谐波失真应小于5.5%。

（四）控制器衰减档的允差

每档间隔10dB，偏差应小于±1dB。

（五）气导耳机的听力零级（RETSPL）校准

听力计的气导耳机包括压耳式耳机（TDH－39系列和DT 48）、插入式耳机（ER－3A和ER－2系列）、耳罩式耳机（HDA－200），和高频耳机（HDA 200、KOSS HV/1A和ER－2）。各种类型的测听耳机都要用符合国际标准规定的声学耦合腔或仿真耳进行校准。不同型号耳机的基准等效阈声压级（RETSPL）也各不相同。同一型号耳机用耦合腔或仿真耳校准的听力零级也不相同。各种耳机用规定的声学耦合腔或仿真耳校准的听力零级见表1－8－1。

表 1-8-1 校准测听设备的基准零级，dB（声压级的基准是 20μPa，振动力级的基准是 1μN）

测听耳机类型	压耳式耳机			插入式耳机		耳罩式耳机			压耳式、插入式耳机		骨导耳机	基准听阈	
	TDH39，DT48		其他型号	ER-3A		HDA 200			TDH39，ER-3A		B71		
仿真耳或耦合腔	IEC 60318-3		IEC 60318-1	IEC 60126	IEC 60711	IEC 60318-1&2			IEC 60318-3，IEC 60126		IEC 60373		
频率/Hz	RET SPL		RET SPL	RET SPL	RET SPL	RET SPL			NB 掩蔽基准级		RET FL	扩散场	自由场
1125	45	47.5	45	26	28		30.5		4	4		22.1	22.1
250	25.5	28.5	27	14	17.5		18		4	4	67	11.4	11.4
500	11.5	14.5	13.5	5.5	9.5		11		4	6	58	3.8	4.4
750	7.5	9.5	9	2	6		6		5	7	48.5	1.2	2.4
1 000	7	8	7.5	0	5.5		5.5		6	7	42.5	0.8	2.4
1 500	6.5	7.5	7.5	2	9.5		5.5		6	8	36.5	1.0	2.4
2 000	9	8	9	3	11.5		4.5		6	8	31	-1.5	-1.3
3 000	10	6	11.5	3.5	13		2.5		6	7	30	-4.0	-5.8
4 000	9.5	5.5	12	5.5	15		9.5		5	7	35.5	-3.8	-5.4
6 000	15.5	8	16	2	16		17		5	7		1.4	4.3
8 000	13	14.5	15.5	0	15.5	19	17.5	15.5	5	6		6.8	12.6
9 000						16	19	19.5				8.4	13.9
10 000						20	22	24				9.8	13.9
11 200						30.5	23	23				11.5	13.0
12 500						37	27.5	25				14.4	12.3
14 000						43.5	36	34.5				23.2	18.4
16 000						53	56	52				43.7	40.2
						ER-2		Koss HV/IA*	Oct1/3	Oct 1/2			

* 这种耳机已不再生产6.0。

（六）骨导耳机的校准

GB/T 4854.3－1998（ISO 389－3）《声学校准测听设备的基准零级第3部分：骨振器纯音基准等效阈力级》规定了各测听频率的基准等效阈力级（reference equivalent threshold force level，RETFL）。等效阈力级是以5.4N的力将骨振器置于乳突上测得的具体耳具体频率的听阈，在规定的机械力耦合器，（仿真乳突）上产生的振动力级。以分贝为单位的振动力级等于振动传输力的方均根值和基准值（1μN）之比的对数乘20。［即以1μN为基准的“dB FL”，0dB FL＝1μN］。骨导耳机的校准要求将听力计显示的骨导输出的读数0dB HL与相应频率的基准等效阈力级一致。而用测量放大器或声级计计量骨导耳机产生的振动力级时，声级计显示的读数为以20μPa为基准的声压级（dB SPL）。这是因为机械力耦合器，（仿真乳突）的力值—电压灵敏度不同于声耦合腔，而且不同的机械力耦合器，（仿真乳突）的力值—电压灵敏度也各不相同。将dB SPL值换算为dB FL值时，声级计显示的dB SPL读数为基准阈力级、仿真乳突修正值（仿真乳突在1 000Hz时的力值—电压灵敏度）和不同频率的修正值三项数值之和，即：

$$D = T_F + S_{FDV} + C_F \qquad (1.8.1)$$

式中：D为仪器显示的骨导听力零级值，dB；T_F为基准等效阈力级（基准：1μN），dB；S_{FDV}为所用的仿真乳突在1 000Hz时的力值—电压灵敏度（基准：1V/μN），dB；C_F为所用仿真乳突在1 000Hz以外各测试频率的力值—电压灵敏的修正值，dB。

例如：仿真乳突（B&K 4930－1209396型）1 000Hz的力值—电压灵敏度为160 mV/N，则

$$S_{FDV} = 20\lg \frac{160mV/N}{1V/N} = 20\lg(160 \times 10^{-3}) = -15.9 \approx -16dB \qquad (1.8.2)$$

其他频率的力值—电压灵敏度值（C_F）可由仿真乳突说明书中的力值—电压灵敏度频响曲线查得。测量仪器显示的各频率的骨导零级如表1－8－2所示。

表1－8－2　骨导听力零级实测值/dB

测试频率/ Hz	T_F	S_{FDV}	C_F	D
250	67.0	－16	－1	50.0
500	58.0	－16	－1	41.0
1 000	42.5	－16	0	26.5
2 000	31.0	－16	＋2.5	17.5
3 000	30.0	－16	－0.5	13.5
4 000	35.5	－16	－8	11.5

每个仿真乳突在各频率的力值—电压灵敏度都不会完全一致。因此，使用不同型号的仿真乳突校准骨导耳机时，仪器上显示的实测听力零级值也不相同。如用仿真乳突4930－9396和4930－9383校准骨导耳机，各频率的听力零级是不同的，见表1－8－1。

（七）声压级和振动力级的允差

气导耳机在仿真耳或耦合腔中产生的声压级，骨导耳机在仿真乳突上产生的振动力级，减去相应的基准等效阈声压或基准等效阈力级，与任意听力级键盘档示值的偏差，在125～4 000Hz应不大于±3 dB；在6 000Hz和8 000Hz应不大于±5 dB。

（八）窄带掩蔽噪声的基准级

在纯音测听时，为避免非测试耳听到测试音，需要用中心频率与测试音频率相同的窄带噪声在非测试耳加掩蔽。掩蔽噪声由听力计的压耳式耳机或插入式耳机产生，其基准级见表1－8－1。

掩蔽级的允差：耳机在仿真耳或耦合腔中产生的声压级与在任一掩蔽级键盘档示值的偏差应不超过 -3dB ~ +5dB。

五、言语听力计的校准

表1-7-2中列出了A类和B类言语听力计最起码的功能。A类听力计可提供广泛应用的功能；B类听力计只提供基本功能。对于A类和B类听力计，采用耳机的自由场等效输出级（free field equivalent output level）进行校准的，分别称为A-E类和B-E类。自由场等效耳机输出级是用自由场等效声压级表示的由言语听力计耳机产生的输出级。自由场等效耳机输出不是强制性的，只作推荐。

（一）校准信号

校准言语听力计的信号为1/3倍频带中心频率为1 000Hz的计权无规噪声、言语噪声或频率调制音。调制信号应为重复率在4～20 Hz范围内的正弦波或三角波。

（二）言语信号输出级

输出级控制，应只用一种刻度和一个参考点，以5 dB或更小的间隔校准，并注明信号输出级是声压级（SPL）还是言语听力级（HL）。对A-E类及B-E类听力计输出级刻度为声压级（基准20μPa）。对于A类和B类听力计输出级刻度为听力级。

（三）言语听力计校准

1. 对A类、B类听力计气导压耳式耳机校准　将耳机按规定的耦合力放到声学耦合腔上，用言语噪声或中心频率为1 000 Hz的窄带噪声，听力计输出70dB HL，测量放大器读数为（90±2）dB SPL。

2. 对A类、B类听力计骨导耳机校准　将骨导耳机按规定的耦合力放到仿真乳突上，用言语噪声或中心频率为1 000Hz的窄带噪声，听力计输出40 dB HL，测量放大器读数为（95±5）dB FL。

也就是说，言语听力计单耳提供的、容易识别的测试材料的基准言语识别阈级，气导耳机为（20±2）dB SPL，骨导耳机为（55±5）dB FL。

3. 对A-E类、B-E类听力计的校准　A-E类和B-E类听力计，耳机的输出应由自由场等效声压级表示。可以运用所使用型号耳机的自由场灵敏度级与耦合腔灵敏级之间的差值的修正数（表1-8-3和表1-8-4），用声耦合腔或仿真耳进行例行校准。为获得各耳机所产生的等效自由场声压级，将表1-8-3和表1-8-4中所给修正数加至所给型式耳机按声耦合腔或仿真耳校准所产生的声压级。

目前尚无1/3倍频程噪声基准言语识别阈级的国际标准，可按仪器厂家提供的数据进行校准。

表1-8-3　4种型式测听耳机采用1/3倍频程噪声作为测试信号，用声耦合腔的自由场灵敏度级 G_F 与耦合腔灵敏度级 G_C 间的差值

中心频率 Hz	G_F-G_C，dB			
	Beyer DT 48 带平耳垫	Telephonics TDH 39 带MX41/AR或PN51耳垫	Telephonics TDH 49 带MX41/AR或PN51耳垫	Pracitronic DH 80 带平耳垫
125	-16.5	-17.5	-21	-19.5
250	-11	-9.5	-12	-13
500	-5	-0.5	-1	-3.5
1000	-2.5	-0.5	-2	-2.5
2000	-7.5	-6	-7.5	-8
3150	-6.5	-10.5	-9	-8
4000	-5	-10.5	-9.5	-8.5
6300	-3.5	-10.5	-10.5	-9
8000	-2	+1.5	-5	-2

表 1-8-4　4 种型式测听耳机采用 1/3 倍频程噪声作为测试信号，用耳模拟器的自由场灵敏度 G_F 与耳模拟器灵敏度级 G_C 间的差值

中心频率 Hz	G_F-G_C，dB			
	Beyer DT 48 带平耳垫	Telephonics TDH 39 带 MX41/AR 或 PN51 耳垫	Telephonics TDH 49 带 MX41/AR 或 PN51 耳垫	Pracitronic DH 80 带平耳垫
125	-14	-16	-19	-17
250	-11	-10	-12	-14
500	-5.5	-1.5	-2.5	-5.5
1 000	-3	-1.5	-3	-3
2 000	-10	-7	-9	-11
3 150	-12	-10.5	-12.5	-13
4 000	-10.5	-11.5	-13	-12
6 300	-6.5	-17	-12	-11.5
8 000	-2.5	+6.5	-7.5	-6

4. 对扬声器的校准　用言语噪声校准，听力计输出 70dB HL，声场参考点位置的声压级为（83 ±2）dB SPL。如果采用 1/3 倍频程噪声，可按仪器生产厂家提供的数据校准。

六、耳声阻抗/导纳测量仪的校准

耳声阻抗/导纳测量仪的校准分为声学部分和压力部分。声学部分的校准与听力计的校准相同。压力系统的校准要用数字压力表测量探头的压力值。

（一）探测音的校准

226 Hz 纯音探测音在 2 cm^3 耦合腔测得的声压级为 85 ±5 dB；频率偏差应不超过 ±3%；总谐波失真应小于 5%。若提供 226 Hz 以外的其他纯音（如 678 Hz 和 1 000Hz），也应符合上述要求。

测量允差：仪器示值与实际值之差应不超过等效体积的 ±5% 或 ±0.1 cm^3。

（二）同侧和对侧刺激音的校准：插入式或探管式耳机应符合 ER-3A 系列要求的，按插入式耳机基准等效阈声压级校准，不符合 ER-3A 系列耳机要求，按厂家提供的校准值校准。对侧声刺激耳机为压耳式耳机，则按压耳式耳机基准等效阈声压级校准。

测量允差：压耳式耳机在频率范围 250~4 000Hz 任何频率与任何刺激级控制档，与仪器标刻值的偏差不应超过 ±3 dB；在 6 000Hz 及噪声刺激不应超过 ±5 dB；对插入式或探管式耳机，在频率范围 500~2 000Hz 不应超过 ±5 dB，在 4 000 Hz 不应超过 +5 或 -10dB。

刺激音频率的允差：不超过 ±3%。

总谐波失真：压耳式耳机不超过 3%，插入式或探管式耳机不超过 5%。

宽带噪声的频谱级：在 250~4 000Hz 频率范围相对于 1 000Hz 输出级，压耳式耳机应均匀在 ±5 dB 以内，插入式或探管式耳机应均匀在 ±10dB 以内。

（三）气动系统

对于 1 型和 2 型仪器，相对压力范围应至少为 +200 ~ -600daPa。在 0.5 ~5 cm^3 腔中产生的实际相对压力与所指示的相对压力的偏差应不超过 ±10daPa 或 ±10%。对于 3 型仪器，由制造厂规定的范围应不超过 -800 ~ +600daPa 的最大极限。在 0.5 ~2cm^3 腔中产生的实际相对压力与所指示的相对压力的偏差应不超过 ±10daPa 或 ±15%。

七、听觉诱发电位和耳声发射测量仪器的校准

听觉诱发电位和耳声发射测量所用的刺激声信号为持续时间小于 200 ms 的短时程信号，即短声（click）和短纯音（tone-burst）。以前由于没制订听觉诱发电位和耳声发射测量仪器和短时程测试信号的基准听阈级的国际标准，因此，对这类测听仪器一般不要求校准。刺激信号的声级由生产厂家规定。通常用峰值等效声压级（peak equivalent sound pressure，peSPL）——振幅与瞬态（短时程）信号峰值等效的（相等的）1 000Hz 纯音的分贝级、峰值声压级（Lp）和正常听力级（nHL）表示。用这 3 种刺激声级测得的听阈级的表示是完全不同的。厂家会给出相当于 0 dB nHL 的 peSPL 值，由于当时还没有统一的国际标准，各厂家的短信号的时程、上升/下降时间等也不同，所以各厂家给出的 0 dB nHL 对应的 peSPL 值也不一致，一般在 30 ~ 35 dB。如果刺激声级用 nHL 表示，应注明 0dB nHL 所对应的 peSPL 值（图 1 - 8 - 3）。

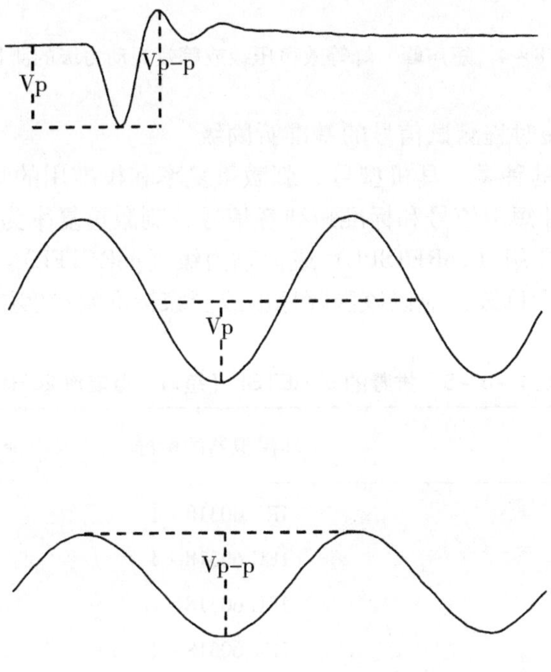

图 1 - 8 - 3　峰 - 峰振幅（peak - peak amplitude）波形正负波峰间的幅度

（引自 Jack Katz. Handbook of Clinical Audiology. 5th ed.）

最近，国际标准化委员会（ISO）已经制订了短时程测试信号基准听阈级的推荐标准。与此同时，国际电工委员会（IEC）也制订出了测量耳声发射和听觉诱发电位仪器的国际标准。我国也将等同采用上述国际标准制订相应的国家标准。这些标准发布实施以后，就可以对耳声发射和听觉诱发电位的仪器象纯音听力计一样进行零级校准。经过校准后的仪器测试结果都统一用听阈级表示。值得注意的是，听觉诱发电位和耳声发射与纯音测听所用测试信号不同，一个是主观听阈，一个是客观反应阈，虽然都用听阈级表示，但二者不能直接相比。

（一）校准装置

测量耳声发射和诱发电位的仪器，刺激声信号由气导耳机（压耳式、插入式、耳罩式）和骨导耳机输出。校准装置与听力计检定装置相同。

（二）峰 - 峰等效声压级和振动力级的测量

对峰 - 峰等效声压级或振动力级的测量，一种简单的方法是用示波器与测量放大器的电输出相连，测量放大器连接至声耦合腔（仿真耳或耳模拟器）或力耦合器。用一个长时程正弦信号以同样的条件输入给相同的换能器，其有效声压级或振动力级在数值上与短时程信号的峰 - 峰声压或振动力的幅值相等。对于短声，长时程信号用 1 000Hz 的纯音，对于短纯音，长时程信号的频率应与短纯音的基频相同，如图 1 - 8 - 4。

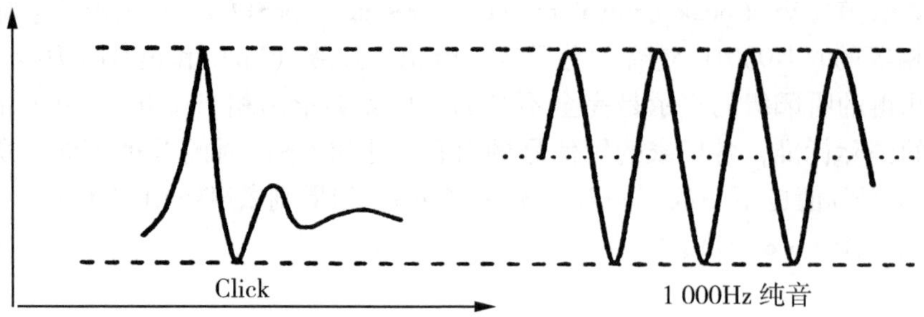

图 1-8-4 短声峰-峰等效声压级或等效振动力级的测量方法

（三）国际标准推荐的短时程测试信号的基准听阈级

基准听阈级与测试信号的种类、耳机型号、刺激重复率和校准用的耳模拟器有关。表 1-8-5～1-8-7 给出了用标准电脉冲短声信号和标准短纯音信号，刺激重复率为 20Hz，由一组耳科正常人测得峰-峰等效基准等效阈声压级（peRETSPL）或振动力级（peRETFL）。由于该项国际标准还未发布实施，表中的个别数据或许会修改，应以该国际标准或国家标准发布实施的数据为准。

表 1-8-5 推荐的 peRETSL（短声、重复率 20Hz）

耳机型号	耳模拟器的标准	peRETSPL（基准，20μPa）/dB
Telephonics TDH-39	IEC 60318-1	31.0
Beyer DT 48*	IEC 60318-1	32.0
Maico BERAPhone*	IEC 60318-1	33.0
Sennheiser HDA 200	IEC 60318-1	28.0
Sennheiser HDA 280*	IEC 60318-1	31.5
Etymotic Research ER-2*	IEC 60711	43.5
Etymotic Research ER-3*	IEC 60711	35.5

表 1-8-6 推荐的 peRETFL（短声，重复率 20Hz，无掩蔽）

骨振器型号	机械耦合器标准	peRETFL（基准，1μN）/dB
Radioear B-71	IEC 60373	51.5*

* 只是一个实验室报告的实验数据。

八、声场校准

声场测听是指在测试室内双耳聆听由一只或多只扬声器发出的测听信号。主要用于耳科正常人听敏度评估、小儿听力测试、助听器增益功能的确定和效果评价，以及护听器防护性能测试等。声场的声学特性取决于参考点的位置、测听信号的选择、扬声器的数量及位置、声场环境条件等。

（一）参考点的选择

参考点是指受试者在声场受试的位置，两耳道口连接直线的中点。参考点一般选在声场的中央部分，对不同声场，参考点的声学特性不同，必须经过测试来确定。参考点确定后应加以明显标记。

表 1-8-7　推荐的 peRETSPL（短纯音，重复率 20Hz）

耳机型号（耳模拟器）	peRETSPL（基准，20μPA）/dB 频率/Hz 250	500	1 000	2 000	3 000	4 000	6 000	8 000
Sennheiser HDA 200 (IEC 60318-1)	28.0	21.5	19.5	20.0	22.0	29.0	38.0	41.0
Sennheiser HDA 280* (IEC 60318-1)	33.0	23.5	21.5	25.0		29.5		41.0
Telephonics TDH-39 (IEC 60318-1)	32.0	23.0	18.5	25.0	25.5	27.5	36.0	41.0
Etymotic Research ER-3A* (IEC 60711)	28.0	23.5	21.5	28.5		32.5		

*：只是一个实验室报告的实验数据。

（二）声场特性

1. 自由场应满足的条件　当受试者及其坐椅不在时，在参考点上、下和左、右各 0.15m 处的声压级与在参考点值的偏差，在 4 000Hz 和 4 000Hz 以下各频率不超过 ±1 dB，4 000Hz 以上各频率不超过 ±2 dB；左、右两位置声压级差值，对任意频率不得超过 3 dB；在参考轴上，参考点前、后各 0.15m 处声压级的差值，与声压距离反比定律理论值的偏差，对任意频率不得超过 ±1dB。

2. 准自由场应满足的条件　当受试者及其坐椅不在时，在参考点上、下和左、右各 0.15m 处的声压级与参考点的值的偏差，对任意频率不得超过 ±2dB；在参考轴上，参考点前、后各 0.10m 处声压级的差值，与声压距离反比定律理论值的偏差，对任意频率不得超过 ±1dB。

3. 扩散场应满足的条件　当受试者及其坐椅不在时，用全向性传声器在参考点上、下；左、右；前、后各 0.15m 处的声压级与参考点声压级的偏差，对任意频率不得超过 ±2.5dB；左、右两位置声压级差值，对任意频率不得超过 3dB。在各测试位置，传声器的方位应保持一致。

（三）扬声器的位置

扬声器与参考点的距离至少 1m，扬声器的中心点应与受试者坐姿耳部同高，可以是 0°角入射，即扬声器位于受试者的正前方，参考轴直穿参考点；也可以采用 45°角或 90°角入射，如图 1-8-5。

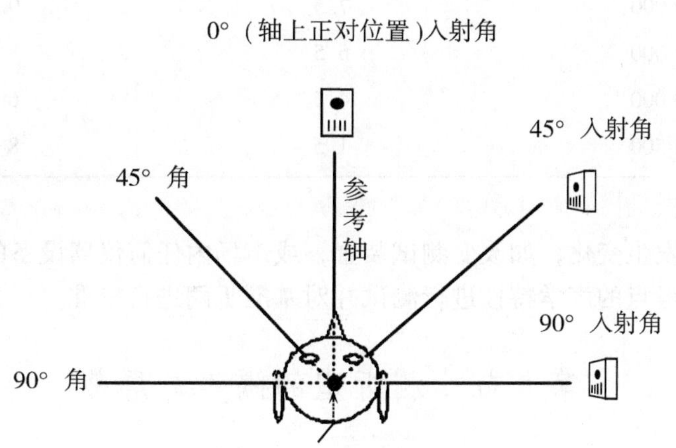

图 1-8-5　扬声器对于参考点的位置

（四）测听信号

声场测听用的信号可以是纯音、调频音、窄带噪声或言语信号。只有满足自由场条件才能用纯音，否则，应采用窄带噪声或调频声。

（五）测听设备校准

测听设备校准按听力计检定规程进行，包括以下内容：

1. 测听信号的频率及允差。
2. 参考点的声压级。
3. 衰减档的允差。
4. 谐波失真。
5. 掩蔽噪声级。

（六）基准听阈校准

声场测听是双耳聆听由扬声器发出的测听信号，与用耳机单耳测听的零级标准不同，而在自由声场或扩散声场测听的基准听阈也不相同，见表1－8－1。对声场基准听阈的校准，是将传声器直接放在参考点位置，按自由场或扩散场的基准听阈对测听设备进行校准。

对自由场，如果扬声器不是0°入射角，应按表1－8－8对45°及90°入射角的声压级进行修正。

表1－8－8　45°及90°入射角对靠近扬声器侧耳应增加的声压级

测试频率（Hz）	对声入射角的修正值（dB）	
	45°	90°
125	0.5	1
250	1	2
500	3	4.5
1 000	4	5.5
1 500	3.5	5
2 000	3	2
3 000	5	2.5
4 000	4	-0.5
6 000	7.5	9.5
8 000	5.5	8.5
10 000	4.5	6
12 500	1.5	8

若声场的声学特性发生变化，如改变测试装置，或声场内任何仪器设备的位置改变，或环境噪声的变化等，都必须对参考点的声学特性进行测试并对基准听阈进行校准。

第九节　测听室的隔声与屏蔽

人耳对某一特定声音的听阈会因其他声音的存在而提高，这就是掩蔽现象。为了确保测听结果的准确可靠，听力测试应在隔声室内进行。不同的听力检查对测听室环境噪声的要求也不同。纯音气导和骨导测听及声场测听的国家标准。对测听室的最大允许环境噪声作了具体规定。隔声室的建造涉及到建筑声学、物理学、环境科学和听力学等多学科的综合技术，不同于普通装修。因此，必须按照国家标准的要求由专业人员进行规范化设计和建造，以达到经济适用、经久耐用和环保要求。

一、隔声

测听室的环境噪声对测听结果有直接影响。因此，测听室的隔声效果是设计建造测听室的关键。在建造隔声室时应考虑到声波的传导特性。如前所述，行波遇到障碍物时会产生反射、绕射、吸收和透射等现象。隔声室只能减少和削弱外界噪声的干扰，而不能将声音完全拒之于室外。建筑材料的隔声量或称声衰减，由下式计算：

声波正入射时，

$$R_0 = 20\lg(f\rho_s) - 43 \qquad (1.9.1)$$

式中：R_0 为隔声量，dB；f 为声波频率，Hz；ρ_s 为隔声材料的面密度，kg/m^2。

(1.9.1) 式是建筑声学中常用的质量定律。由式中可知，隔声量与声波的频率和建筑材料的质量有关。对于一定频率的声波，一个密实的单层墙的隔声量取决于该墙单位面积的质量。同一堵墙对不同频率声音的隔声效果是不一样的，对低频声音的隔声要比高频声音困难得多。

根据质量定律，如使用相同的建筑材料，墙的厚度增加 1 倍，隔声量增加 6dB，厚度再增加 1 倍，隔声量也再增加 6 dB。很显然，越是到后来，为了得到 6 dB 的隔声量，需要付出的代价越大。在建隔声室时，通过增加墙的厚度来达到隔声效果是不科学也是不经济的。为了取得好的隔声效果，可采用双层墙结构或经过特殊的隔声处理。

对于高标准隔声室，可在外室内再建一内室。内外室应采用混凝土或高标号砖及沙浆墙体材料。内室基础部分应采取减震措施，内外室层间应有 100 mm 空气层，中间不加任何填充物，也不得有任何刚性连接，使内室完全悬空，与外室隔离。如果隔声室上面还有楼层，外层顶板与上层底板之间应有 600 ~ 700mm 的净空，建筑结构示意图见图 1 - 9 - 1。

隔声室外墙面力求光滑，以增加对声音的反射。内壁和顶面及地面用吸声材料，以提高吸声性能和减少混响时间。

对临床测听用的隔声室，可采用双层钢板中间加吸声材料，底层采取减震措施，这样既能达到隔声效果又可节省空间和经费。

门、窗是隔声的关键，应注意密闭，防止任何方向来的声波直射或绕射入室内。因为窗户隔声较困难，所以隔声室不宜有窗户。门应采用双层结构，在两层钢板之间加玻璃棉或其他吸声材料。门扇四周用橡皮压条，框与扉之间用阶梯式结构，以提高密闭性能。隔声室的门既要坚实牢固，隔声性能好，又要做到开关灵活。如果用单门达不到隔声要求可采用双层门。

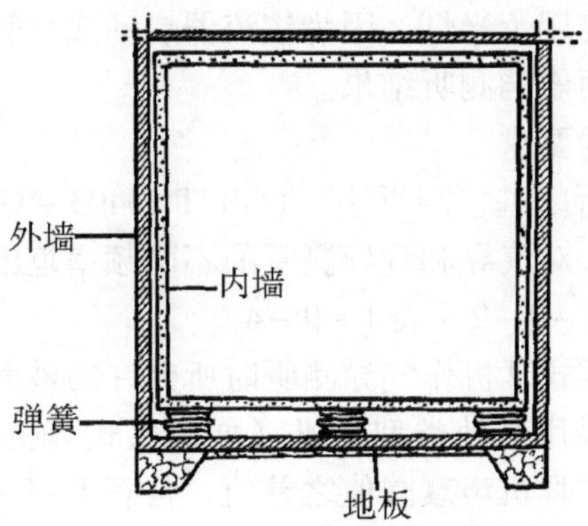

图 1 - 9 - 1　隔声室建筑结构示意图

各种不同建筑材料的隔声量见表 1 - 9 - 1。

表 1-9-1 各种构件的隔声量

构件名称	平均隔声量（dB）	不同中心频率的隔声量（dB）					
		125	250	500	1 000	2 000	4 000 Hz
两面嵌 0.7mm 厚铁皮的 10mm 木板墙	45.3	37.2	37.2	39.6	47.9	53.5	59.7
24cm 空斗隔墙	45.5	39.9	39.9	41.6	46.5	50.7	54.5
12cm 砖墙	44.5	34.4	39.3	43.2	49.1	51.2	49.5
14cm 振动砖墙	35.7	21.2	32.0	35.0	39.9	41.5	44.8
10cm 煤屑混凝土墙	33.7	25.0	27.6	33.8	37.0	38.8	40.2
双层玻璃窗	44.3	30.0	36.0	45.0	56.0	55.0	44.0
5 mm 蜂窝板	24.3	15.0	18.0	22.0	26.0	30.0	35.0
1 mm 铝板	29.0	14.0	21.0	26.5	27.0	40.5	45.0
25 mm 木板	34.7	22.0	28.0	31.0	42.0	42.5	42.5
轻结构隔声门	40.3	27.3	33.1	39.7	44.4	46.4	50.7
双层混凝土墙	49.3	36.0	41.0	42.0	51.0	56.0	70.0
单层混凝土墙	39.5	26.0	36.0	38.0	41.0	45.0	51.0
轻质水渣墙	50.8	41.0	39.0	47.0	56.0	54.0	68.0

为减少外界环境噪声的影响和电磁干扰，测听室应尽可能建在相对僻静处，避开外界噪声干扰。地处闹市区、临近交通干线、铁路、机场或大工厂等，在设计隔声室时，应考虑周围的环境噪声。

二、通风

测听室出于隔声的需要，往往采用密闭式的建筑，墙上一般不留供采光和通风用的窗户，通向室外的门也是隔声密闭的，室内不安装水暖管道。在这种布局下，室内应通风良好。机房应远离测听室，墙壁加岩棉吸声板，机组噪声应小于 60dB（A）。送风和排风管道密闭性能要好，配有阻抗消声器和消声弯头，用软接头与顶板上的预留送、排风口连接，换气量应达到每小时 10 次。室内温度（18～25℃）±3℃；相对湿度（40%～70%）±10%为宜。

三、照明

室内照明应采用白炽灯，不宜用荧光灯，因为镇流器启动或灯管在使用过程中会发出响声，会使测听室内的环境噪声声压级增高而影响测听结果。

四、对纯音测听室环境噪声的要求

国家标准《纯音气导和骨导听阈基本测听法》（GB/T 16403－1996）中规定：测听室中的环境声压级应不会掩蔽测试音的规定值。对气导和骨导测听的不同频率范围和使用不同类型的测听耳机，允许的环境噪声级也不相同，见表 1-9-2～表 1-9-4。

表 1-9-2 中列出用典型压耳式耳机作气导测听时所允许的最大环境声压级。表 1-9-3 给出不同类型测听耳机的声衰减值。如果用其他类型耳机（如插入式耳机或耳罩式耳机等）测听，则应将这些耳机的声衰减值与典型压耳式耳机声衰减值之差值，与表 1-9-2 中所列的各频率的最大允许环境声压级相加。

表 1 -9 -2　用典型通用的压耳式耳机作气导测听时 1/3 倍频程最大允许环境声压级，Lmax

1/3 倍频带的中心频率/Hz	最大允许环境声压级 Lmax（基准：20μPa）/ dB 测试纯音频率范围 125 ~ 8 000Hz	250 ~ 8 000Hz	500 ~ 8 000Hz
31.5	56	66	78
40	52	62	73
50	47	57	68
63	42	52	64
80	38	48	59
100	33	43	55
125	28	39	51
160	23	30	47
200	20	20	42
250	19	19	37
315	18	18	33
400	18	18	24
500	18	18	18
630	18	18	18
800	20	20	20
1 000	23	23	23
1 250	25	25	25
1 600	27	27	27
2 000	30	30	30
2 500	32	32	32
3 150	34	34	34
4 000	36	36	36
5 000	35	35	35
6 300	34	34	34
8 000	33	33	33

表 1 -9 -2 和表 1 -9 -4 中列的数值是需要测试的最低听阈级为 0 dB，由环境噪声引起的最大误差为 +2dB。如果允许环境噪声引起的最大误差为 +5dB，则表中之值可以加 8 dB。

测听室的建造应当考虑经济适用，使测试人员和受试者都有一个舒适的环境。隔声室不宜过大或过小，过大会造成空间的浪费，而且会增加造价。面积太小会影响操作和使受试者感到不适。对于小型隔声室，室内面积一般应不小于 1 m×1m，高度不小于 2. 2 m，应有良好的通风和照明设备。

表 1-9-3 不同类型测听耳机的平均声衰减（dB）

中心频率（Hz）	耳机类型		
	典型压耳式耳机	耳罩式耳机（HDA 200）	插入式耳机（ER-3A）
63	1	16.5	
125	3	14.5	29.3
250	5	16.0	28.5
500	7	22.5	29.8
1 000	15	28.5	29.8
2 000	16	32.0	34.4
3 000	31		39.1
4 000	32	45.5	38.9
6 000	26		42.0
8 000	24	44.0	42.3

表 1-9-4 骨导测听的 1/3 倍频带最大允许环境声压级（Lmax）

1/3 倍频带的中心频率/Hz	最大允许环境声压级 Lmax（20μPa）/ dB	
	测试纯音频率范围	
	125 ~ 8 000Hz	250 ~ 8 000Hz
31.5	55	63
40	47	56
50	41	49
63	35	44
80	30	39
100	25	35
125	20	28
160	17	21
200	15	15
250	13	13
315	11	11
400	9	9
500	8	8
630	8	8
800	7	7
1 000	7	7
1 250	7	7
1 600	8	8
2 000	8	8
2 500	6	6
3 150	4	4
4 000	2	2
5 000	4	4
6 300	9	9
8 000	15	15

五、声场测听对环境噪声的要求

声场测听是在测试室内用双耳聆听由扬声器发出的测听声信号。其基准听阈声压级比用耳机测听的基准等效阈值声压级低。因此，声场内环境噪声应比纯音测听隔声室内的最大允许环境声压级低，声场测听的最大允许环境声压级，见表1－9－5。

表1－9－5　声场测听1/3倍频带最大允许环境声压级（Lmax）

1/3倍频带的中心频率/Hz	最大允许环境声压级 Lmax（基准：20μPa）/ dB	
	最低测试音频率	
	125 Hz	250 Hz
31.5	52	60
40	44	53
50	38	46
63	32	41
80	27	36
100	22	32
125	17	25
160	14	18
200	12	12
250	10	10
315	8	8
400	6	6
500	5	5
630	5	5
800	4	4
1 000	4	4
1 250	4	4
1 600	5	5
2 000	5	5
2 500	3	3
3 150	1	1
4 000	－1	－1
5 000	1	1
6 300	6	6
8 000	12	12
10 000	14	14
12 500	15	15

表1－9－5中列的数据是对所测最低听阈为0 dB，由于环境噪声引起的最大误差为＋2dB。如果因环境噪声引起的最大误差允许为＋5 dB，则表1－9－5中的数值，可增加8 dB。若所测的最低听阈

级不是0 dB，则最大允许环境声压级为表1－9－5中的值加上所测的最低听阈声压级值。

不是专业实验室或用于耳科正常人听敏度测试的声场，一般不要求所测试的最低听阈一定为0 dB，最大允许误差为＋2dB。因此，可适当放宽对声场最大允许环境噪声的要求。因为声场的面积比纯音测听室大得多，使用面积一般为7～10m^2左右。这样，在满足使用要求的情况下，可以降低造价，节约经费。声场可以兼作纯音测听。

六、听觉诱发电位测试室的隔声和屏蔽

对于纯音测听和声场测听，只要满足对测听室最大允许环境声压级的要求就可以了，不考虑电磁屏蔽问题。用于听觉诱发电位的测听室或听觉生理研究实验室，除了要有一定的隔声条件，还要解决防止外界电磁波的干扰问题。通常是用紫铜网或铜皮沿着房间的六个面和门以及操作室与测听室墙壁的观察窗和仪器连线的孔道，都要连续铺设屏蔽层，或者全部采用钢板屏蔽结构，形成一个全封闭的屏蔽整体。如果测听室附近有强电磁波干扰源，需要根据对周围环境的测试情况进行设计建造。

还有一个重要问题，就是诱发电位测试室需要单独埋设地线，接地电阻应小于1Ω。测试仪器的电源应经过稳压和滤波。

听觉诱发电位所用的测听信号为短持续信号，如果不作骨导测试，测听室的环境噪声。只要满足表1－9－2的要求就可以了。这种隔声条件比较容易实现。

测听室建成后，应由专业人员按国家标准测试隔声室内31.5～8 000Hz各1/3倍频程中心频率的环境噪声级，不能单凭A计权声压级评定测听室的最大允许环境声压级。对声场，还应通过对参考点声学特性的测试，确定是否满足声场测听条件。如果室内有异味，应请环保部门对室内有害气体进行检测。

第十节　与听力学有关的国家和国际标准

听力学检查是临床诊断、助听器验配、护听器性能评价、职业噪声性听力损失诊断分级、听力伤残等级评定和事故鉴定的重要依据，并具有法律效力。听力检查报告所包括的科学价值、法律和道义上的责任至关重要。

随着听力学的进展，各种测听技术和方法在不断地改进和提高，相应的仪器设备也越来越先进。为使听力检查标准化、规范化并能在国际间进行交流，国际标准化组织（ISO）和国际电工委员会（IEC）制订了一系列与听力学有关的国际标准。我国相继等同（或非等同）采用国际标准制订了相应的国家标准。此外，还根据我国国情和军情制订了职业噪声性听力损失的诊断、分级和伤残等级评定标准，与听力学有关的标准目前共有7类50余项。

一、标准化组织机构

与听力学有关的国际标准是由国际标准化组织（ISO）第43分委会 声学技术委员会和国际电工委员会第29分委会 电声学技术委员会制订的。ISO和IEC都是世界范围的联合组织，它们之间有着密切的合作关系。

与听力学有关的国家标准的制订，是由全国声学标准化技术委员会（下设基础、噪声和建筑声学等分委会）和全国电声学标准化技术委员会来完成。我国的这两个组织都是ISO和IEC的成员。他们负责对国际标准的转化和国家相关标准的制订和修订工作。

二、与听力学有关的各项标准

（一）测听方法标准（表1－10－1）

表 1-10-1　测听方法标准

标准名称	国家标准代号	相应的国际标准
总标题：声学　测听方法		
第 1 部分：纯音气导和骨导听阈基本测听法	GB/T 16403-1996	ISO 8253.1
第 2 部分：用纯音及窄带测试信号的声场测听	GB/T 16296-1996	ISO 8253.2
第 3 部分：言语测听	GB/T 17696-1999	ISO 8253.3
纯音气导听阈测定　听力保护用	GB 7583-1987	ISO 6189

这 4 项标准规定了纯音气导和骨导测听、声场测听和言语测听的基本方法，以及对测试人员、测试设备、测试环境及测听声信号的具体要求。掌握这些标准，对确保测听结果准确可靠十分重要。

2. 校准测听设备的基准零级（表 1-10-2）

表 1-10-2　校准测听设备的零级标准

标准名称	国家标准代号	相应的国际标准
总标题：声学　校准测听设备的基准零级		
第 1 部分：压耳式耳机的纯音基准等效阈声压级	GB/T 4854.1-2004	ISO 389-1
第 2 部分：插入式耳机纯音基准等效阈声压级	GB/T 16402-1996**	ISO 389-2
第 3 部分：骨振器纯音基准等效阈力级	GB/T 4854.3-1998	ISO 389-3
第 4 部分：窄带掩蔽噪声的基准级	GB/T 4854.4-1999	ISO 389-4
第 5 部分：8k~16kHz 频率范围纯音基准等效阈声压级	GB/T 4854.5-2008	ISO 389-5
第 6 部分：短持续测试信号的基准等效阈声压级	GB/T 4854.6*	ISO 389-6*
第 7 部分：自由场与扩散场测听的基准听阈	GB/T 4854.7-1999	ISO 389-7
第 8 部分：耳罩式耳机纯音基准等效阈声压级	GB/T 4854.8-2007	ISO 389-8

*标准正在制订，尚未发布实施；**在制订听力零级标准第 2 部分时，尚未形成国家系列标准，其标准号为：GB/T 16402，在对该标准修订时，标准号将改为 GB/T 4854.2。

听力零级包括基准等效阈声压级（RETSPL）、基准等效阈力级（RETFL）和声场测听的基准听阈。这是通过大量 18~25 岁的耳科正常青年男女对每个测试频率听阈的众数值、中值或平均听阈的声压级（dB SPL），即该频率的听力零级（0 dB HL）相当于多少 dB SPL。其中第 4 部分窄带掩蔽噪声的基准级用于校准听力计的有效掩蔽级（EM），而不是听力零级。

听力零级标准是针对不同类型的换能器（耳机）和与之适配的声学耦合腔（或仿真耳）或机械耦合器（仿真乳突）制订的。也就是说，对不同类型的耳机（如压耳式耳机、插入式耳机、耳罩式耳机、骨振器）和声场测听用的扬声器发出的声信号，都有一个特定的零级标准。听力计检定，就是根据这些标准对各种耳机的听力零级和窄带掩蔽噪声的基准级进行校准。声场测听，则应按自由场与扩散场测听的基准听阈对扬声器发出的声信号进行校准。这些标准的制订可使听阈级的表达在国际上保持一致性和统一性。

（三）测试仪器标准（表 1-10-3）

表 1 – 10 – 3　测听仪器设备标准

标准名称	国家标准代号	相应的国际标准
总标题：听力计		
第 1 部分：纯音听力计	GB/T 7341. 1 – 1998	IEC 60645 – 1
第 2 部分：言语测听设备	GB/T 7341. 2 – 1998	IEC 60645 – 2
第 3 部分：用于测听与神经耳科的短持续听觉测试信号	GB/T 7341. 3 – 1998	IEC 60645 – 3
第 4 部分：延伸高频测听的设备	GB/T 7341. 4 – 1998	IEC 60645 – 4
第 5 部分：耳声阻抗/导纳的测量仪器	GB/T 15953 – 1995	IEC 60645 – 5
第 6 部分：耳声发射的测量仪器		
第 7 部分：听觉诱发电位的测量仪器		

根据临床测听和实验研究工作的实际需要，测听设备的配置和功能有所不同。每一种测试设备根据其功能和应用范围，可分为多种型号。每种型号的仪器都必须满足最基本的产品性能标准。这 7 项标准就是针对不同型号的听力计、耳声阻抗/导纳测量仪、耳声发射测量仪和听觉诱发电位测量仪等测听设备制定的。使用部门可根据需要选择适用的测试设备。不管是哪个国家的产品都必须符合统一的国际标准要求。

（四）人头和人耳模拟器标准（表 1 – 10 – 4）

表 1 – 10 – 4　人头和人耳模拟器标准

国际标准 IEC 60318 人头和人耳模拟器	国家标准代号
第 1 部分：校准压耳式耳机用的耳模拟器	GB/T 7614
第 2 部分：扩展高频范围测听耳机校准用的临时声耦合腔	
第 3 部分：压耳式测听耳机校准用的声耦合腔	GB/T 7342
第 4 部分：测量插入式耳机用的堵塞耳模拟器	
第 5 部分：由耳塞与人耳耦合的助听器和耳机测量用的 2 cm^3 耦合腔	
第 6 部分：骨振器测量用的力耦合器	GB/T 15951
第 7 部分：气导助听器声学测量用的临时人头和躯干模拟器	

这 7 项标准用于对测听设备的各种气导耳机、骨导耳机的检定/校准，以及对气导助听器电声特性的测量。

（五）护听器标准（表 1 – 10 – 5）

表 1 – 10 – 5　护听器标准

标准名称	国家标准代号	相应的国际标准
总标题：声学　护听器		
第 1 部分：声衰减测量的主观方法	GB/T 7584. 1 – 2004	ISO 4869 – 1
第 2 部分：戴护听器时有效的 A 计权声压级估算	GB/T 7584. 2 – 1997	ISO 4869 – 2
第 3 部分：测量耳罩式护听器插入损失的简易方法　质量检验用	GB 5893. 4 – 1986	ISO /TR 4869 – 3
第 4 部分：与声级相关的声音复原耳罩有效声压级的测量	GB/T 7584. 4 *	ISO/TR 4869 – 4

* 标准正在制订，尚未发布实施。

护听器包括耳塞、耳罩和头盔，过去通常是用主观方法测量护听器的声衰减。为了对各种类型护听器的性能作出更实际和客观的评价，除了主观法，还根据不同类型的护听器制订了标准的测试方法。本标准的第1和第2部分适用于各种类型护听器，第3和第4部分，只适用于耳罩式护听器。

（六）助听器标准（表1-10-6）

表1-10-6　助听器标准

国际标准 IEC 60118 助听器	国家标准代号
第0部分：助听器电声性能的测试方法	GB/T 6657-1986
第1部分：具有感应拾音线圈输入的助听器	GB/T 6658-1986
第2部分：具有自动增益控制电路的助听器	GB/T 6659-1986
第3部分：不完全佩戴在听者身上的助听设备	GB/T 11455-1989
第4部分：助听器用音频感应回路的磁场强度	GB/T 11454-1989
第5部分：插入式耳机的乳头状接头	GB/T 6661-1986
第6部分：助听器输入电路的特性	
第7部分：助听器交货时质量检验的性能测量	
第8部分：模拟实际工作条件下的助听器性能测量方法	GB/T 11453-1989
第9部分：带有骨振器输出的助听器特性测量方法	
第11部分：助听器及其有关设备的符号与标记	
第12部分：电连接器系统的尺寸	
第13部分：电磁兼容（EMC）	GB/T xxxx.13-200x
助听器通用规范	GB/T 14199-200X

注：IEC 60118-10（Ed.1）助听器——助听器标准的指南，在2002年被撤消。

这些标准规定了助听器的通用规范、各种类型助听器的技术指标和助听器电声性能的测试方法等，用于助听器的产品控制、技术对比、性能评价、采购及验配选择和训练与教学。

（七）职业噪声性听力损失诊断标准（表1-10-7）

表1-10-7　职业噪声性听力损失诊断标准

标准名称	国家标准代号	相应的国际标准
声学　职业噪声测量与噪声引起的听力损伤评价	GB/T 14366-1993	ISO 1999
声学　听阈与年龄关系的统计分布	GB/T 7582-2004	ISO 7029
职业噪声聋诊断标准及处理原则	GB 16152-1996	
职工工伤与职业病伤残程度鉴定	GB/T 16180-1996	
军事噪声性听力损失诊断标准及处理原则	GJB 2121-1994	
军事噪声性听力伤残分级	GJB 3123-1997	
军事噪声性听力损失防治规范	WSB 19-1999	

对职业噪声性听力损失的诊断，除了耳科正常人的气导听阈与年龄关系的统计分布是各国都采用的以外，对言语频率范围的划分，听力损失分级、伤残等级评定和赔偿等，由于各国的社会、法制、伦理道德和经济情况不同，不可能制订统一的国际标准，而是根据本国的国情制订各自的国家标准和赔偿原则。

人的听觉灵敏度通常随着年龄的增长而下降，高频听力下降比低频快，听力下降程度的个体差异较大。因此，在对职业噪声性听力损失诊断、分级时，对测听结果要进行性别和年龄修正，这是各国都必须遵循的原则。

我国已制定了职业噪声性聋的诊断标准和职工工伤与职业病伤残程度鉴定标准及其相应的赔偿原则。并根据我国军队武器装备和对军人的听力保护以及革命军人伤残等级评定的具体规定，制订了军事噪声性听力损失的诊断和听力伤残分级标准。以适应我军工伤保险制度改革的需要。

上述标准大都是最近几年制订和修订的，有些老标准将会陆续被修订，有的已经形成了系列标准，还有些新的标准也将不断制订。从事临床听力学工作的医技人员和科研人员，掌握和了解与听力学有关的各项标准是很有必要的。

（陈洪文　顾　瑞）

参 考 文 献

1. 杜功焕，等. 声学基础（上册）. 上海：上海科学出版社，1981.
2. 马大猷，等. 声学手册.（修订）第二版. 北京：科学出版社，2004.
3. 章句才. 工业噪声测量指南. 第二版. 北京：中国计量出版社，1989.
4. 中华人民共和国国家标准. 声学名词术语. GB/T 3947－1996.
5. 姜泗长，等. 临床听力学. 北京：北京医科大学中国协和医科大学联合出版社，1999.
6. 梁之安. 脑科学丛书——听觉感受和辨别的神经机制. 上海：上海科技教育出版社，1999.
7. 于黎明，等. 医用声学计量测试实用技术. 北京：中国计量出版社. 2006.
8. Charles E Speaks. Complex waves. In：Charles E Speaks（ed）. Introduction to sound. 2nd，San Diego：Singular Publishing Group Inc，1997，185.

第二章 听觉系统的解剖及生理学基础

第一节 听觉研究的历史及听觉生理学的经典学说

一般认为对听觉系统的研究始于16世纪中叶，但实际上人们对听觉的认识远比这早得多。西方最早在公元前4~5世纪就有关于对听觉机制推测的记载，当时已认识到听觉与空气的扰动有关。公元2世纪，Galen描述了外耳、中耳腔和听神经的解剖。

16世纪中叶开始出现一系列耳解剖研究。Vesalius于1543年发现了中耳的听骨链，Eustachius发现了咽鼓管，Fallopius发现了包括耳蜗在内的骨迷路。1566年，Coiter出版了第一本关于听觉的专著，详述了声音如何从外耳经过中耳和耳蜗传到听神经。1683年，du Verney注意到耳蜗内的基底膜宽度的变化，提出听觉共振学说的雏形。1760年，Cotugno发现耳蜗中充满液体。

听觉系统实质性的研究和听觉理论的提出始于公元19世纪。由于显微镜技术的改进，人们能够开始观察和研究耳的微细结构。Corti描述了耳蜗内的许多微细结构，他最重要的贡献是发现了耳蜗内的听觉感受器官——螺旋器，即我们现在所熟知的柯蒂器（organ of Corti）。他当时将螺旋器描述为由许多听觉小棒组成的结构，认为这些听觉小棒可以构成一套频率调谐振荡器。不久，Deiters根据他的解剖研究结果对柯蒂器的描述进行了修正，即Corti描述的“听觉小棒”实际上应该是拱状结构。这些发现以及物理声学的发展导致了后来听觉共振理论的形成。

在19世纪下半叶出现的多种听觉学说中，有两种学说占居了主导地位，一种是Helmholtz的“共振-部位学说”（Resonance-Place Theory），另一种是Rutherford的“频率学说”（Frequency Theory）。

一、共振-部位学说

该学说由Helmholtz于1863年首次提出，经多次修改，于1877年完成。“共振-部位学说”的要点是：①跨越蜗管的基底膜横向纤维从蜗底到蜗顶由短到长排列，这些纤维构成了一套调谐振荡器，决定了耳蜗不同部位不同的共振频率；②顶部的纤维较长，因而共振频率较低；底部的纤维较短，共振频率因而较高；③基底膜横向纤维有一定张力，而沿基底膜纵向不存在张力，因此纤维的振动是相互独立的；④特定的声音频率导致特定部位的耳蜗纤维振动，沿耳蜗基底膜纵向的受刺激部位形成频率编码。而声音的强度决定了调谐振荡器的振动幅度，形成强度编码，决定了神经冲动的强度。Helmholtz的共振-部位学说是听觉研究历史上第一个较为完整的系统听觉理论，尽管在现在看来有许多是不正确的，但在当时可以解释许多听觉现象。

二、频率学说

由Rutherford于1886年提出。该学说完全反对共振和部位机制，认为任何频率的声音都能引起基底膜所有部位的振动，然后引起听神经不同形式的兴奋，将听觉信息传输到大脑而引起听觉。该理论认为耳蜗作为听觉外周器官其作用只是将声音刺激传送到听神经，而对声信号进行分析、编码的部位在听神经，每一条听神经纤维都能够自发地对声音的频率、强度和形式进行编码。声音的频率以神经冲动发放率进行编码，神经冲动发放率完全跟随声音的频率，比如，10 000 Hz的纯音将引起10 000次/秒的神经冲动发放。该学说唯一接受Helmholtz的理论的部分就是也认为声音强度的感受是由神经冲动的强度决定的。现在知道，这个学说基本上是错误的。

进入20世纪后，随着神经生理学的发展，到20年代为止上述两个学说都得到较大的修正。到了20世纪上半叶，出现了两个重要的听觉生理学说，即Békésy的“行波学说”和Wever的“频率-部位学说”。

三、行波学说

von Békésy 于 1928 年提出了“行波学说”的雏形，其后经过 30 多年对耳蜗基底膜振动的观察研究，在其 1960 年出版的经典专著《听觉实验》一书中对行波学说进行了详尽而系统的阐述。Békésy 的行波学说是听觉研究领域具有划时代意义的杰作，其发现为声刺激时基底膜振动以波动的形式从底回向顶回传播，即“行波”（traveling wave）。Békésy 认为耳蜗的工作原理类似于空间傅利叶变换器，即沿基底膜纵向存在特定的频率 - 部位关系。在行波传播过程中，行波的振幅逐渐增大，到达最大值之后很快衰减，最大振幅出现的部位取决于声音频率：高频声引起的振动峰位于耳蜗基底部，而低频声引起的振动峰则趋向于蜗顶。行波学说实际上是部位学说的发展。尽管当时观察到的基底膜振动调谐远远不如听神经反应敏锐，但这种差异缘于当时所用的耳蜗是“死耳”，记录技术也不够精密灵敏。近年的研究已证实，听觉灵敏度保持完好的耳蜗的基底膜振动调谐能够与听神经反应的调谐一样敏锐，因此行波学说至今仍然是现代耳蜗听觉生理学的理论基础。

四、频率 - 部位学说

Békésy 的行波学说并未阐述基底膜振动与听神经冲动之间的关系，以及声音频率编码的神经机制，这显然是个很大的缺陷。Wever 根据大量的实验研究结果，于 1949 年提出“频率 - 部位学说”。该学说认为对低频至中频声，频率机制起主导作用；对高频声，部位机制起主导作用。以后随着对听神经单纤维电生理研究的发展，人们逐渐认识到听神经冲动的发放率与声音频率并没有这一学说中的频率机制所预见的关系，因此该学说的频率机制已被摒弃。

Békésy 和 Wever 对听觉生理学的贡献还不止于此，Wever 于 20 世纪 30 年代发现的耳蜗微音器电位（CM）和 Békésy 于 20 世纪 50 年代发现的耳蜗内电位（EP），都是堪称划时代意义的重要发现。对上述电位以及听神经复合动作电位、总和电位的研究使人们对耳蜗电生理活动有了深入的认识，并导致了“电池学说”的产生。

五、电池学说

David 于 1958 年提出了阐述耳蜗电生理活动的“电池学说”。他认为，位于耳蜗中阶外侧壁的血管纹的作用类似于电池，产生耳蜗内电位，该直流正电位（+80 mV）与毛细胞内的负电位一起形成了跨越毛细胞顶部的电动势能，这一电动势是驱动毛细胞感受器电位产生的动力。毛细胞顶部有纤毛的表皮板可能存在着一个能为声波所调制的可变电阻，跨越毛细胞顶部的电动势能驱使电流经此可变电阻，再穿越毛细胞，从而产生由声波调制的感受器电位。这一学说在后来的发展中不断得到补充，至今仍指导着我们对耳蜗听觉机制的认识和研究。

听觉电生理的研究始于 20 世纪 30 年代，在 20 世纪中期进入了一个快速发展的时期，除了上述耳蜗电位的研究，从 50 年代到 70 年代对听神经单纤维功能活动的研究扩展和深化了对听觉电生理的认识，也成为听觉系统单个神经元功能特征与信息编码机制研究的开端。江渊声（Nelson Kiang）对听神经单纤维电生理的研究至今仍是经典之作。Russell（1978）和 Dallos（1982）分别成功地记录到了内毛细胞和外毛细胞的感受器电位，随后膜片钳技术在毛细胞电生理上应用，使人们对耳蜗听觉上皮电生理的研究和认识深入到了细胞和分子水平。同时，听觉诱发电位也开始应用于临床听觉功能客观测试，尤其是 70 年代计算机叠加技术的应用，使听觉诱发电位测试技术日趋成熟、广为使用。

1978 年 Kemp 报道的耳声发射现象开启了听觉生理研究的新纪元，引发了耳蜗生理研究的新一轮热潮，导致了耳蜗主动机制的发现和“耳蜗放大器”学说的诞生。在耳声发射发现之后，Davis（1983）归纳了当时的实验发现，提出了“耳蜗放大器”学说，随之 Brownell（1985）发现了外毛细胞的主动运动现象，为耳蜗主动机制的存在提供了直接证据。现在，“耳蜗放大器学说”成为耳蜗听觉生理最为流行的学说，与“行波学说”和“电池学说”一起成为现代耳蜗听觉生理的基本理论基础。由于耳声发射在反映耳蜗外毛细胞功能方面的独特意义及其测试方法的无创性，很快就广泛应用于临床，当然这也得益于信号处理技术的成熟和计算机的普及。

听觉中枢神经系统的解剖和生理研究不像耳蜗的研究那样“轰轰烈烈”，但也经历了相当长时间的积累。对听觉中枢主要传导通路的构成、各个核团中各种神经元的解剖特征、核团内及核团间神经元之间的网络联系已有比较清楚的了解；对各中枢核团神经元处理简单听觉信息的活动和机制已有较多的了解，但对听觉中枢处理复杂听觉信息的活动，包括言语信号的编码处理的了解还非常有限。

第二节　外耳和中耳的结构与功能

听觉系统的外周器官由外耳、中耳和内耳组成（图2-2-1）。外耳和中耳分别起集声和传声的作用，而内耳则感受声信号并形成神经冲动。

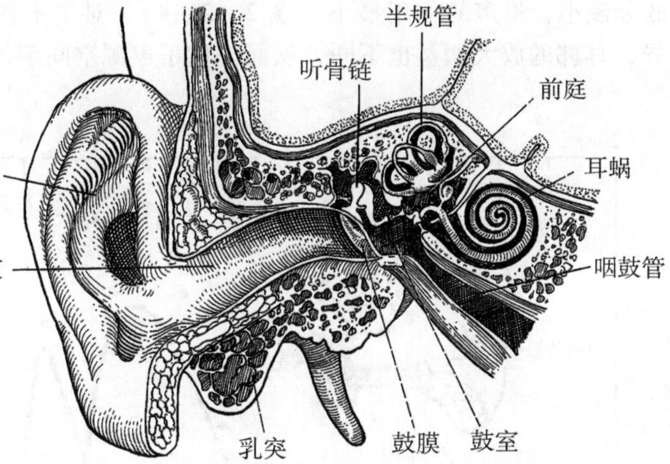

图2-2-1　外耳、中耳和内耳的解剖及相互关系

一、外耳的解剖和功能

外耳由耳郭和外耳道组成，主要起集声作用。耳郭以软骨为支架，被覆皮肤，借韧带和肌肉附着于头颅两侧。人类耳郭与头颅的夹角约为30°。图2-2-2为人右耳的正面。除了耳垂主要内由脂肪和结缔组织组成而不含软骨之外，耳郭的其他部分都是由软骨组织为支架，外面有软骨膜和皮肤覆盖。耳郭外侧呈卷曲状的边缘称为耳轮，耳轮起自外耳道上方的耳轮脚终止于接近耳垂处。耳轮的前方有一弧形隆起称为对耳轮，对耳轮与耳轮脚之间相对应的部位称为对耳轮脚。在耳轮与对耳轮之间的凹陷部位被称为耳舟，耳甲是位于耳轮前方的凹陷耳轮脚位于耳甲的中间部位并将耳甲分为上下两个部分，其中耳轮脚上方的凹陷称为耳甲艇，耳轮脚下方的凹陷称为耳甲腔。外耳道位于耳轮脚的前下方，在外耳道的前方有一个突起称为耳屏。相对于耳屏的对耳轮下缘有一小的突起称为对耳屏。对耳屏的下方是耳垂。

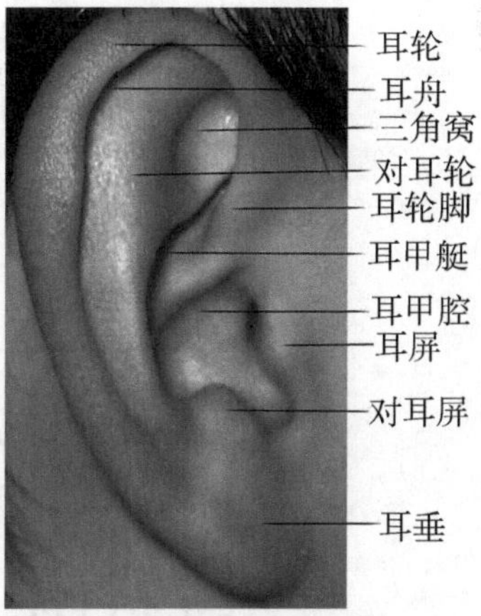

图2-2-2　人耳郭外形与部位名称（右耳）

人类的外耳道（external auditory meatus）是指从耳甲腔的外耳道口到鼓膜之间长2.5～3.5 cm的管道（图2-2-1），可分为骨部和软骨部两个部分。其中软骨部位于外耳道的外侧，约占外耳道全长的1/3，有毛发覆盖。骨部则位于外耳道的内侧，约占外耳道全长的2/3。外耳道略呈“S”状弯曲，并有两处狭窄，其中一处狭窄位于骨部与软骨部的连接处，另一处狭窄位于距离鼓膜大约0.65

cm 处，被称为外耳道峡。外耳道骨部和软骨部的表面都有皮肤覆盖。其中软骨部皮肤具有分泌耵聍功能的耵聍现腺，富有毛囊和皮指腺，外耳道弯曲的形状、毛发以及附着的耵聍均有阻挡异物进入的保护作用。外耳道表层的鳞状上皮与鼓膜外表层的立方上皮相延续。立方上皮保持缓慢的生长，它们逐渐向耳道外口方向移行并转化成鳞状上皮。因此整个外耳道上皮一直处于由内向外的缓慢更新。与这种缓慢更新相关的上皮移行可以将分泌物运出外耳道，因此也有一定的清洁作用。

耳郭及外耳道在声音传导过程中对声音有一定的修饰作用，使传导到鼓膜的声音与外界的声音在功率谱和相位上产生很大的差异。外耳道的共振效应对不同频率的声音产生不同的增益。

人类耳郭对声音放大的主要结构是耳甲腔，该处对 5 300Hz 声音的放大作用最强，可达到 9 dB（图 2－2－3）。一般情况下声源在头颅前方与头颅正中矢状面成 45°时耳郭的集声作用最大，而在成 135°角时，对声音的放大最小，集声的作用最小（图 2－2－4）。对于不在中线的声源，声音到达双耳的强度和相位有差异，耳郭的放大增益也不同，从而提供了声源空间定位所需的信息。

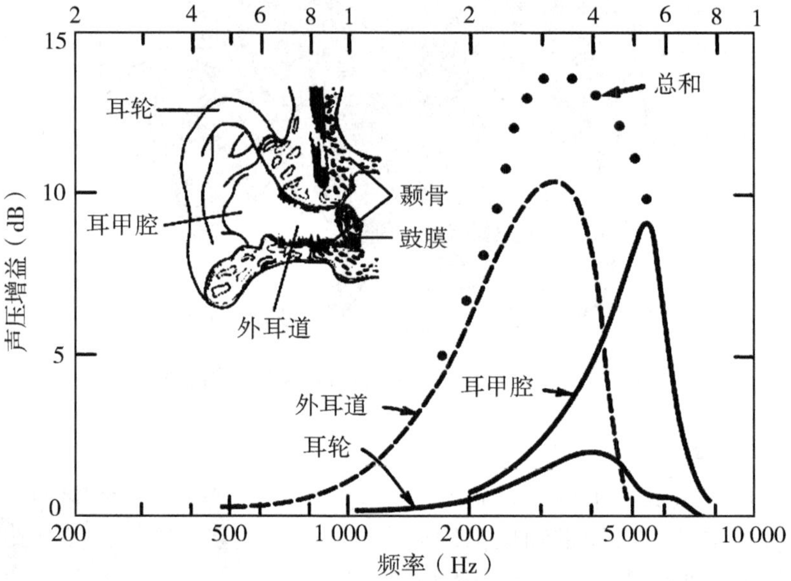

图 2－2－3　外耳对声音的增压作用

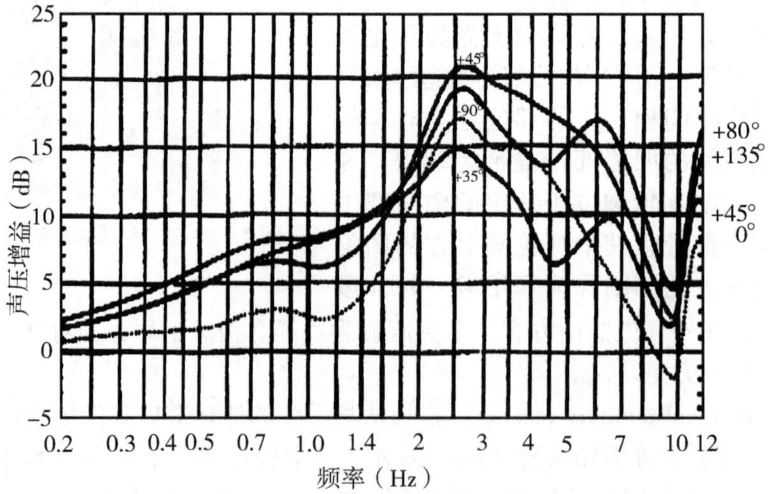

图 2－2－4　声源位于耳平面与头颅前方正中矢状面成不同夹角时对外耳的增压效应

声音经耳郭初步滤波和放大后，进入外耳道。外耳道为一长约2.5 cm的弯曲管道，直径约0.8 cm，起自耳甲腔，向内略偏前下走行，内端被一个有一定弹性和张力的膜性结构——鼓膜所封闭。从声学的角度看，外耳道这样一个一端封闭的盲管相当于声学共振器，对波长为外耳道长度4倍的声音有共振作用，根据公式：波长=速度/频率，可算出共振频率为3 310 Hz。外耳道并非一个完全刚硬的管道，鼓膜也有一定弹性，部分声能量会被吸收，因此外耳道的共振调谐很宽，可达3个多倍频程，其共振峰在3 310 Hz左右，该处的放大增益约为10 dB（图2－2－2）。外耳对声音的放大增益为耳廓和外耳道的增益之和，可达15 dB左右。

二、中耳的解剖和功能

中耳介于外耳道与内耳之间，外侧借鼓膜与外耳道相隔，内侧与内耳相邻（图2－2－1）。中耳由鼓室、咽鼓管、鼓窦和乳突4部分组成。鼓室是中耳最主要的结构，为不规则的含气腔，外侧为鼓膜（tympanic membrance or eardrum）。鼓膜紧张部上缘以上的鼓室腔为上鼓室，紧张部下缘以下的为下鼓室，紧张部上下缘之间的部分为中鼓室，紧张部后缘以后的部分称为后鼓室。

（一）鼓室

鼓室有6个壁。除外侧壁外，鼓室的其他侧壁均为骨性结构。各侧壁上均有很多标志性结构。鼓室的外侧壁由鼓膜和骨部组成。其中上鼓室外侧壁为骨性部，即上鼓室“盾板”，其余为鼓膜。鼓室的内壁也是内耳的外壁。其中心隆起部位是鼓岬（promontory），鼓岬的内侧是耳蜗的基底回。鼓岬的后上方有上下两个窗口，其中位于上方呈椭圆形的窗口是卵圆窗（oval window）。卵圆窗口周围有环状韧带和镫骨底板共同将卵圆窗封闭。镫骨底板的内侧是内耳的前庭池和耳蜗的前庭阶。位于卵圆窗下方的窗口是圆窗（round window），其表面有圆窗膜覆盖。圆窗膜的内侧是耳蜗底回的鼓阶。在卵圆窗的上方是面神经管的水平段。在面神经管的后上方是外半规管凸。卵圆窗的前方还有一个由鼓膜张肌管鼓室端形成的弯曲结构，称为匙突，鼓膜张肌的肌腱在此绕过匙突，鼓膜张肌的肌腱在此绕过匙突转而向外附着于锤骨柄的内侧。

鼓室的上壁由颞骨岩部的薄骨板组成，称为鼓室天盖，厚3～4 mm。鼓室天盖的前方与鼓膜张肌半管的上缘相连续，其后方与鼓窦盖的骨板相连续，其颅内侧是位于颅中窝的大脑颞叶。

鼓室的下壁也称颈静脉壁，为一薄骨板，中耳以此与颈静脉球相隔。因此在鼓室的下壁可见颈静脉球形成的隆起。在某些人，这里的骨板缺失，颈静脉球直接暴露于鼓室。舌咽神经的鼓室分支从鼓室下壁内侧的小孔进入鼓室。

鼓室的前壁是颈动脉壁，中耳在此以薄骨板与颈内动脉相隔。前壁上还有上下两个开口，其中位于上方的开口是鼓膜张肌半管的开口，位于下方的开口是咽鼓管的开口。

鼓室后壁又称乳突壁，其上部有一小孔，称鼓窦入口，上鼓室借此与鼓窦相通。鼓窦入口的内侧与外半规管凸相邻，底部是砧骨窝，其内容纳砧骨短脚；鼓窦入口的下缘内侧是锥隆起，镫骨肌腱即由此发出并向前附着于镫骨颈的后面。鼓室窦是位于鼓室和乳突之间的通道，前方通上鼓室，后下方通乳突气房，后上方以乳突气房和乙状窦骨板与颅后窝相隔，上方以以鼓窦盖与颅中窝相隔，内侧与外半规管凸和面神经管凸相邻，外侧为乳突皮质。乳突是位于颞骨鳞部后下方的锥状突起，其结构呈骨腔气房，乳突的前方经鼓室窦与鼓室相通，后方和内侧参与形成颅后窝的乙状窦部分，乳突的上方抵达颞骨鳞部，下方抵达乳突尖。根据乳突气房的不同发育程度，通常将乳突分为四种类型，即气化型、板障型、硬化型和混合型。新生儿没有乳突，2岁时乳突气房开始发育，至4～6岁整个乳突逐渐发育成为气房。

（二）鼓膜

鼓膜是具有一定紧张度的半透明膜性组织。高约9mm，宽约8mm，厚度仅0.1mm。呈椭圆形漏斗的鼓膜如话筒的振动膜，是理想的压力接受器。一旦空气中声波的微小振动传送到鼓膜，便可产生相应的振动。人耳鼓膜的前下方与外耳道底呈约45°夹角向内倾斜（图2－2－1）。从外耳道口，借助侧面光的反射可观察到鼓膜椭圆形的半透明薄膜（图2－2－5）。其中部微向内凹陷，称作鼓脐。在鼓脐的前上方靠近紧张部上缘可见一小突起，叫锤凸。在鼓脐和锤凸之间可见锤骨柄的白色映像，称作锤纹。在鼓脐的前下方可见一呈三角形的反光区，称为光锥。

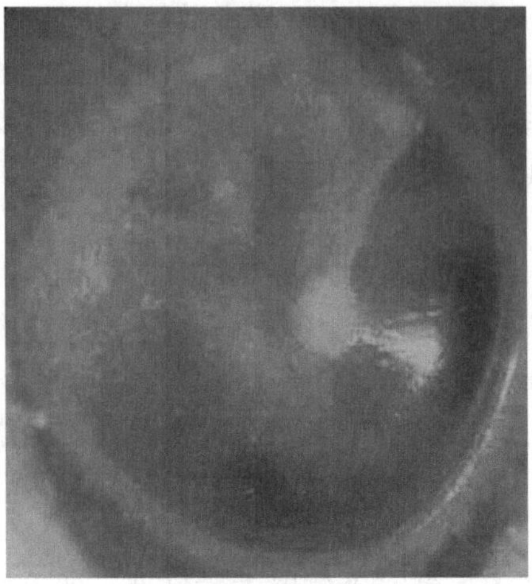

图 2 - 2 - 5　鼓膜外侧观（右耳）

鼓膜可分为紧张部（pars tensa）和松弛部（pars flaccida）两部分。锤骨前襞和后襞沿锤凸分别向前和向后形成弧形延伸，构成紧张部与松弛部的分界线。紧张部占鼓膜的绝大部分，借纤维软骨附着于被称作鼓沟的中耳入口的环状结构。在鼓沟后上方的鼓室外壁与后壁交界处有鼓索小管的鼓室开口，鼓索神经由此进入中耳腔。

鼓膜紧张部有 3 层组织结构：外层为上皮层，由与外耳道皮肤相连续的复层鳞状上皮组成；中间层较厚，也称固有层，由浅层的放射状纤维和深层的环状纤维组成；内层是与鼓室黏膜相连续的黏膜层。鼓膜松弛部只有两层组织结构，即外侧的上皮层和内侧的黏膜层。松弛部由于缺乏固有层而强度大大低于紧张部。中耳压力改变时极易发生变形，可能具有有限的缓冲中耳压力变化的功能。

（三）咽鼓管

咽鼓管是连接鼓室和咽部的通道，一端开口于鼓室前壁垒森严，另一端开口于鼻咽部侧壁，后者形成咽鼓管咽口。成年人的咽鼓管长约 3.4 cm。咽鼓管相当于两个锥形管腔对接在一起，其对接处为一狭窄的环，称为峡部。咽鼓管分别由骨部和软骨部组成，咽鼓管靠近鼓室的 1/3 为骨部，位于颞骨岩部；近口腔的 2/3 是软骨部。两部分之间形成约 160°夹角。咽鼓管开口于鼓室前壁距鼓室底部约 4 mm 处。咽鼓管向前、内、下方走行，与矢状面形成45°角走向鼻咽腔。但是儿童的咽鼓管走向接近水平，其角度仅 10°。并且儿童咽鼓管较短，免疫保护机制不完善，所以儿童易患中耳炎。

咽鼓管开放时允许鼓室与口腔的气体交换，咽鼓管的基本功能是平衡中耳内的气压。通常情况下，正常咽鼓管的骨部处于开放状，而咽鼓管的软骨部处于闭合状。只有当吞咽或者打呵欠等动作引起相关肌肉运动时，或进行闭气增压动作时才瞬间开放。据观察，正常状态下的咽鼓管每 1～2min 仅开放 0.2s，换言之，相当于一天 24 小时仅开放 3～4min。

咽鼓管周围有 3 条肌肉：腭帆提肌（levetor veli palatini）、腭帆张肌（tensor veli palatini）和咽鼓管咽肌（salpingopharyngeal muscle）。解剖上腭帆张肌可分为外侧腭帆张肌（lateral tensor veli palatini）和内侧的扩张肌管（medial dilatator tubae）。它们都可能参与咽鼓管的开放，但其确切的功能尚不能肯定。有研究认为腭帆张肌可能是开放咽鼓管的主要肌肉。腭帆张肌自颅底走向上腭，而扩张肌管的肌纤维则自颅底斜行至咽鼓管壁的中部。它们的收缩可以导致咽鼓管侧壁外移，从而开放咽鼓管。

在正常情况下，鼓室内的气压通过咽鼓管的瞬间开放与外界大气压保持平衡，从而使鼓膜处于振动的最佳位置；同时，鼓膜两侧的气压平衡也赋予听骨链适宜的耦合劲度，使之处于最佳振动状态，从而有利于很弱的声波信号的传导。

咽鼓管的正常开放对保持鼓室内气压与外耳道大气压之间的平衡是必需的。这不仅仅体现在当高度突然变化时（例如飞机起降过程中），气压的变化迫使咽鼓管开放来调节鼓室内的气压，而且也表现在中耳炎发病过程中咽鼓管功能异常所产生的影响。咽鼓管堵塞或不能正常开放可导致中耳气压降低，具体机制与中耳气体代谢的改变和毛细血管对不同气体成分选择性的通透作用有关。在密闭的中耳腔内，中耳组织在消耗氧气的同时，会产生等量的 CO_2。因此，中耳腔的密闭本身不至于引起气压降低。但是 CO_2 的血管通透性远远高于氧气，静脉血气 CO_2 分压低于中耳，CO_2 很快经血液循环被吸收，从而引起中耳气压逐渐下降。

鼓膜两侧气压不平衡使鼓膜偏离正常位置，张力增加，顺应性下降，从而增大声阻抗、降低声音传导的效率。鼓室内形成负压导致鼓膜内陷，严重时常伴有中耳黏膜的水肿和液体渗出，最终影响听力，出现传导性耳聋。

咽鼓管的其他两项功能是清除和保护功能。上呼吸道感染时，中耳腔包括乳突气室黏膜会因炎症反应而分泌过多液体。在正常情况下，这些液体可以从咽鼓管排出。咽鼓管底部黏膜上有很多纤毛，它们有规律的摆动可以将鼓室黏膜的脱落上皮和分泌物经鼻咽部排出，这便是咽鼓管的清除功能。研究表明，该功能可能受肌肉活动的影响。比如咽鼓管肌肉有规律的收缩和舒张活动，可能在咽鼓管峡部开放前形成咽鼓管内的负压，产生导引效应，有利于液体排出。

咽鼓管的保护功能有两个目的：一是防止口腔异物与口腔感染进入中耳；二是减少口腔内产生的声音对听觉系统的干扰。这些功能的实现均取决于咽鼓管是否能保持有效的关闭。同时，咽鼓管的正常免疫机制也影响前一个目的实现。咽鼓管软骨部有一些皱褶和较厚的黏膜层，形成的一道道屏障，再加上咽鼓管内黏膜上皮上的纤毛向鼻咽部的特殊摆动方式，使咽鼓管能防止感染源经鼻咽部入侵、感染中耳。闭合状态的咽鼓管能够阻隔呼吸和屏蔽自己说话声传入中耳腔。咽鼓管异常开放的患者常常被自己的呼吸声所干扰，说明咽鼓管声阻隔功能的意义。咽鼓管的结构也能起到一定的消声作用。邻近鼓室口的咽鼓管骨部通常处于开放状态，咽鼓管向软骨部延伸并逐渐狭窄呈漏斗状陷入，除此之外，咽鼓管鼓室口表面的黏膜还呈皱襞状折叠，这种结构具有一定的吸音功能。听骨链的运动将声波传入卵圆窗，引起圆窗膜的相应振动，会在鼓室内形成声压波动，鼓膜随声波的振动也可在鼓室产生相应的声压，而这种声压变化会干扰内耳对声波的接收。咽鼓管的消声作用可以在一定程度上吸收和消除鼓室内由鼓膜和圆窗膜振动所产生的声波压力，从而可减弱鼓室声压变化对听觉的干扰。

（四）听骨链

听骨链（ossicular chain）由锤骨（malleus）、砧骨（incus）和镫骨（stapes）3 块听小骨连接而成（图 2－2－6），其总重量不到 60mg，是人体最小的骨骼。如此轻巧的结构使来自于质量的高频阻抗达到可能的最小值，显然有助于高频信号的传递。锤骨形如锤子，重约 25mg，长 8～9mm。可从上到下分别将其结构命名为锤骨头、锤骨颈、锤骨侧突和锤骨柄。锤骨头位于鼓室上隐窝，与上韧带连接。整个锤骨柄包裹于鼓膜的纤维层和黏膜之间。锤骨侧突位于颈部以下，并向前突出，经由前韧带固定于鼓室小凹。该韧带构成锤骨转动的轴心。

砧骨形如双尖牙，重约 30mg，可分为体、长脚（长约 7mm）和短脚（长约 5mm）。砧骨体的前部与锤骨头在鼓室上隐窝内形成锤砧关节。该关节使锤骨和砧骨在运动中形成一个功能的整体。砧骨短脚经其后韧带固定在砧骨窝内，砧骨长脚的末端与镫骨头形成砧镫关节，是一种典型的球囊关节。

听小骨中最小的是镫骨，重 3～4 mg。镫骨形同马镫，分为镫骨头、镫骨颈、镫骨前脚、镫骨后脚和镫骨底板。镫骨底板长约 3mm，宽约 1.4mm，通过环状韧带连接于卵圆窗边缘。在镫骨颈后侧有镫骨肌腱附着。

在正常的气导传导过程中，声波通过鼓膜和听骨链的振动，然后经坐落在卵圆窗上的镫骨底板将振动传入内耳的淋巴液。当声波施加给外耳道一个正压时，鼓膜被推动向内侧位移。研究表明，鼓膜的移动与活塞的平移不同。由于鼓膜中心部和下部移动较多，鼓膜的运动更类似于飞鸟翅膀的扇动。

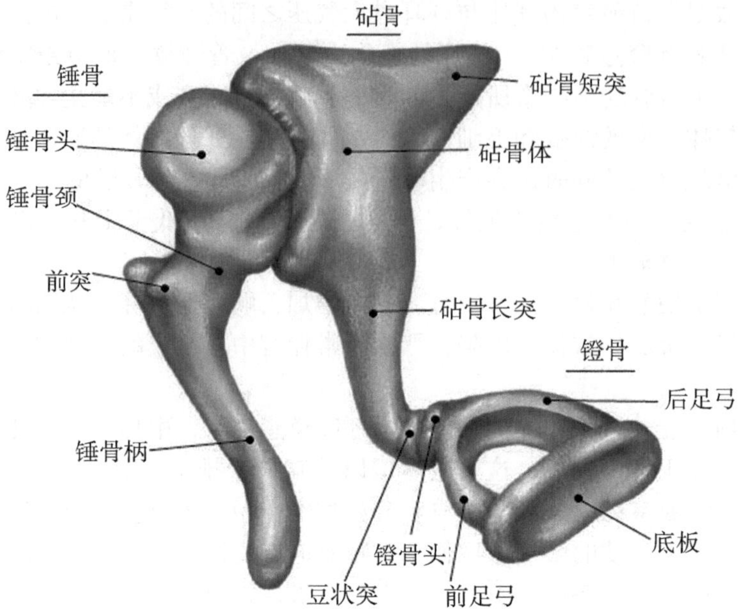

图 2-2-6 听骨链的结构和名称

当一个正向声压使鼓膜向内移动时，听骨链以锤骨头下端为轴心发生转动，锤骨柄的尖端随鼓膜内移而使锤骨头向外移动时，位于上方的砧骨体通过与其耦合较紧的砧锤杵臼样关节的作用亦向外转，砧骨体的外转促使位于转轴下方的砧骨长脚内移，推动了镫骨向内侧运动。听骨链转轴的位置是由固定锤骨和砧骨的韧带的解剖位置所决定的。正常状态下，这一轴心正好是听骨链重心，从而保证了传导的高效率。

镫骨底板内移推动卵圆窗并增加耳蜗前庭阶外淋巴液的压力，该压力通过蜗顶的蜗孔传到鼓阶，导致圆窗膜的外向运动以释放压力。如果声波产生外耳道负压，基于同样原理，镫骨底板将向外侧移动，而圆窗膜则会向内移动。因此，随着镫骨底板的振动，内耳液体也发生振荡。如前所述，镫骨底板的振动不是简单的活塞式运动。由于镫骨肌附着于镫骨后侧，镫骨底板周围的环形韧带在底板后缘明显增厚，使得镫骨底板后缘的运动空间远小于前缘。同时，砧骨长脚与镫骨的关节点也略偏向前部，所有这些因素使得镫骨底板的运动更像一扇由铰链固定的小门。

当然，镫骨底板和卵圆窗膜的实际运动可能更复杂。Bekesy 曾观察到镫骨底板的振动方式随声压的改变而改变。当声强高于 70 dB 时，镫骨底板在垂直方向上亦会发生旋转，底板的上半部内移时其下半部可能外移，这种振动方式显然会减少进入内耳的声压，可能是中耳对强声的一种保护机制。另外，镫骨底板的振动方式亦随刺激声的频率而改变。相对 2 500Hz 以下的刺激声，镫骨底板呈一维运动；但在 2 500Hz 以上，镫骨底板可能呈现复杂的三维振动。

三、中耳的阻抗匹配功能

中耳在听觉中的作用是将外界的声音传递到内耳。声音在跨越两种不同介质的界面时，因介质声阻抗的不同而部分被反射，内耳充满液体（淋巴液），当声音从低阻抗的空气传到高阻抗的液体时，由于阻抗不匹配，将有 >99.9% 的声能被反射回空气中，声能损失为 10lg（1 - 0.999419）≈ -32.5dB。一般认为如果声音不经中耳而直接刺激耳蜗卵圆窗和圆窗，声压的损失在 30~40dB 之间。这一潜在的损失需要中耳通过增压机制予以补偿。中耳的主要功能就是实现声阻抗的变换和匹配，保证声信号高效率地传入内耳，中耳的所有解剖部位和相应的功能特征几乎都与实现该功能有着直接或者间接的关系。目前认为中耳的阻抗匹配功能主要通过 3 种机制来完成：①面积比机制（area ratio mechanism)；②杠杆机制（lever mechanism）：③弧形鼓膜变形机制（curved membrane buckling mechanism）。

（一）面积比机制

鼓膜的面积与镫骨底板面积的差别使声波的振动总能量必须从面积较大的鼓膜集中到面积很小的镫骨底板上来。在压力传递过程中，鼓膜上总压力应该与镫骨底板上总压力相等，而力等于压强乘以面积：

$$F = p_1 \cdot A_1 = p_2 \cdot A_2$$

所以

$$p_1 / p_2 = A_2 / A_1$$

式中：F 为力；p 为压强；A 为面积，即压强比等于面积比的倒数。因此，当力从一个较大面积传到一个较小面积时，必然伴随压强的增加。

Bekesy 估计人耳鼓膜的面积大约为 85 mm^2。鼓膜的振动在其中心部位较大，因为受到约束，其周边部位振动相对较小，所以鼓膜的实际有效振动面积要小于其几何面积。对有效振动面积的估计，在不同研究报道中有一定差别，但是大约为 55 mm^2。镫骨底板的面积一般公认只有 3.2 mm^2。因此，按照保收守的计算，鼓膜的面积约为镫骨底板面积的 17 倍。由于面积效应，镫骨底工板的压强应为鼓膜处压强的 17 倍，约 25dB 的声压增益（20lg17）。

（二）听骨链杠杆机制

听骨链是一个杠杆装置，锤骨柄可看作杠杆的长臂，砧骨长脚则相当于杠杆的短臂。由于锤骨柄与砧骨长突的长度比为 1.3，因此听骨链的杠杆作用使声压增加 1.3 倍，相当于 2.3 dB 的增益（20lg1.3 = 2.27）。

（三）弧形鼓膜杠杆机制

鼓膜的自然形状为漏斗形，并在锤骨柄两侧形成的两个弧形。鼓膜受低频声刺激时，锤骨柄两侧弧形中心处的鼓膜的振动幅度大于锤骨柄。鼓膜的弧形还可减慢声音的传导速度。这种振动模式被认为产生了一种新的杠杆机制：鼓膜的弧形导致鼓膜比锤骨柄移动的距离更长，根据杠杆原理，锤骨柄上所受的力应比整个鼓膜表面所受的力更大，鼓膜的振动幅度大于锤骨柄的振动幅度，可使声压增大 2 倍即相当于 6 dB（20lg2 = 6.02）。

有趣的是，Helmholtz 早在 1868 年就提出弧形鼓膜变形机制可能实现的增压效应。但后来被 Bekesy 在 20 世纪 40 年代早期的经典实验所否认，Bekesy 没有观察到与弧形鼓膜变形机制相一致的鼓膜振动，可能是由于技术条件的限制。即使由强度高达 120 dB SPL 声刺激引起的鼓膜振动，也只有微米级水平，需要高度灵敏的测量仪器来检测。后来利用全息摄影结合时域迭加技术，获得了与 Helmholtz 弧形鼓膜变形机制理论相吻合的等振曲线分布。

上述 3 种中耳增压机制中，面积机制无疑最重要。假如面积机制的作用增压 17 倍，杠杆机制 1.3 倍，弯曲机制 2 倍，中耳增压总效应约 44.2 倍（17 × 1.3 × 2），相当于 33dB，基本弥补了因阻抗不匹配导致的声能传播损失。鼓室是位于外耳道和内耳之间的密闭空腔。这道屏障使到达外耳道的声波只能通过鼓膜、听骨链抵达卵圆窗，而不能同时传送到圆窗。这样保证了两个窗之间始终存在相位差。这有利于声波振动在耳蜗液内的传递。鼓膜穿孔的患者，除了丧失了中耳的增压效应之外，同时到达圆窗的声波还能抵消从卵圆窗传入的声波，从而导致更为严重的传导性听觉障碍。处理这种病人时，遮盖圆窗可改善听阈约 15dB。

四、中耳肌声反射

中耳内有两条小肌肉，分别是鼓膜张肌（tensor tympanic muscle）和镫骨肌（stapedius muscle）。镫骨肌是人体最小的肌肉，仅长 6.3 mm，横截面积 4.9 mm^2。它完全包埋于鼓室后壁的锥隆起，仅其肌健伸出并附着在镫骨颈的后方。镫骨肌受面神经的分支支配，其收缩使镫骨颈后移，鼓膜外移。鼓膜张肌长 25 mm，横截面 5.85 mm^2。它起源于咽鼓管的软骨部和蝶骨大翼，经由咽鼓管骨部上方的半管内进入中耳，其肌腱附着于锤骨颈的内侧下方（图 2－2－1）。该肌肉的收缩使锤骨向前、内侧移动，鼓膜内陷。鼓膜张肌受三叉神经下颌支的分支支配。所以，两条中耳肌的收缩导致鼓膜向相反的方向运动。但是，它们均导致听骨链张力的提高。

强声刺激引起的中耳肌收缩称为中耳肌声反射（acoustic reflex of middle ear muscles）。中耳肌声反射通过中耳肌的收缩发生对中耳功能的调控效应。中耳肌的收缩从不同方向牵拉听骨链，使其运动受限，对鼓膜的间接牵扯拉也使其紧张度增加。中耳肌收缩的总的效果是声阻抗的提高，导致中耳声传输效率的降低。

声反射的传入通路是听神经，经耳蜗核与双侧的上橄榄复合体联系，再投射到双侧的面神经和三叉神经的运动核。耳蜗核亦有直接投射到双侧的面神经运动核，因此镫骨肌声反射具有两条平行通路。面神经损伤的病人可能出现“听觉过敏”（hyperacusis）。这是因为面神经麻痹导致镫骨肌麻痹，声反射的强声衰减功能丧失。

声刺激的特性参数和刺激方式对声反射的发生和强度有很大影响。纯音的声反射阈值在中频段最低，正常人约 85dB SPL；而宽带噪声的阈值比纯音低 15～20 dB。显然，声刺激的效果与声信号的带宽有关。采用双纯音刺激的实验可以证明带宽的作用。如果总声强保持不变，逐渐增加两个纯音的频率距离，在一定范围内并不改变声反射的阈值。只有当这两个频率之差大于某特定值时，声反射的阈值才会降低。换言之，如果两个纯音的频率差别大于某一特定带宽，尽管没有增加声强，也能更有效地引起声反射。这个带宽被称为“监界带宽”（critical bandwidth），它反映听觉系统的通道特性，即不同频率的声学信息由不同的通道处理，同时刺激多个通道可引起更强烈的反应。实验表明，不同的声刺激方式引起声反射发生的可能性，其强度大小顺序为：双侧刺激最大，同侧刺激较大，对侧刺激最小。

由于声反射通过一定的神经环路而发生，具有一定潜伏期。该潜伏期的长短随刺激声强度和频率而变化。Metz（1951）发现用 1 000Hz 纯音为刺激声时，获得的阈值潜伏期从 80 dB SPL 时的 150 ms 降低到 100 dB SPL 时的 40ms。更多的报道显示，中耳声反射的潜伏期在 25～130ms 之间。对纯音来说，高频声引起的反射潜伏期较短；宽带噪声引起的声反射潜伏期比纯音和窄带噪声还短，这也说明了多通道的整合作用。声反射的幅度与刺激声的强度有关，即声反射的幅度随声音强度的提高而增加，称声反射增长函数关系。该函数亦随声信号的频谱特征而改变。

目前关于声反射功能的核心问题仍然没有定论。得到广泛认可的是强度控制或保护学说。该学说是声反射主要特征的自然推论：声反射由强声引起，其结果是声传导的减弱。不过研究证明声反射提供的保护作用是有限的。首先，该反射有数十毫秒的潜伏期，无法对脉冲声刺激作出反应，因而不能提供有效的保护；第二，声反射主要改变中耳结构的劲度系数，因此它主要削弱低频率声音的传导，而对高频声衰减不大。

第三节　声音传入内耳的途径

声音可通过两种途径传入内耳，一种是通过空气传导，另一种是通过颅骨传导，在正常情况下，以空气传导为主。

一、空气传导

声波的振动被耳郭收集，通过外耳道达鼓膜，引起鼓膜－听骨链机械振动，后者之镫骨足板的振动通过前庭窗而传入内耳外淋巴。此途径称空气传导（air conduction），简称气导。声音的空气传导过程简示如下：

声波传入内耳外淋巴后转变成液波振动，后者引起基底膜振动，位于基底膜上的螺旋器毛细胞静纤毛弯曲，引起毛细胞电活动，毛细胞释放神经递质激动螺旋神经节细胞轴突末梢，产生轴突动作电位。神经冲动沿脑干听觉传导径路达大脑颞叶听觉皮质中枢面产生听觉。

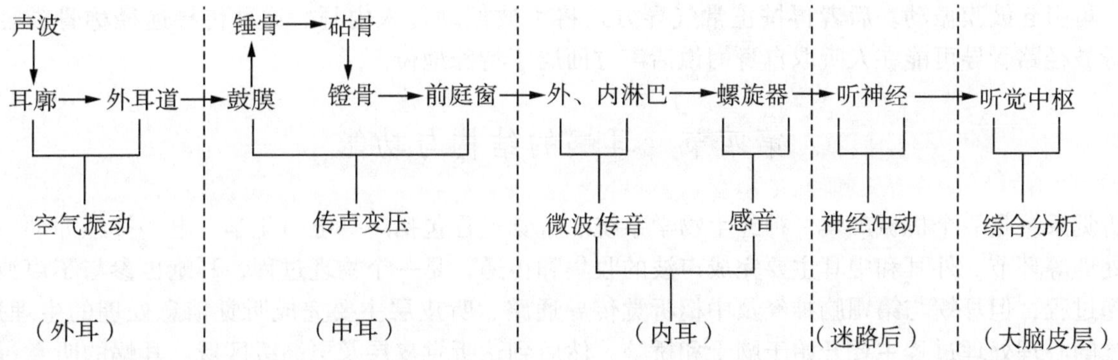

此外，鼓室内的空气也可先经圆窗膜振动而产生内耳淋巴压力变化，引起基底膜发生振动。这条径路在正常人是次要的，仅在正常气导的经卵圆窗径路发生障碍或中断，如鼓膜大穿孔、听骨链中断或固定时才发生作用。

二、骨传导

简称骨导（bone conduction），指声波通过颅内传导到内耳使内耳淋巴液发生相应的振动而引起基底膜振动，耳蜗毛细胞之后听觉传导过程与上述气导传导过程相同。骨导的方式有 3 种，包括移动式骨导、压缩性骨导和骨鼓径路骨导。前 2 种骨导的声波是经颅骨直接传导到内耳的，为骨导的主要途径：后一种骨导的声波先经颅内、再经鼓室才进入内耳，乃骨导的次要途径。

（一）移动式骨导

又称惰性骨导。声波作用于颅骨时，颅骨包括耳蜗作为一个整体反复振动，即作移动式振动。由于内耳淋巴液的惰性，故在每个振动周期中，淋巴液的位移稍落后于耳蜗骨壁。当耳蜗骨壁在振动周期中向上位移时，耳蜗淋巴液的位移暂时跟不上骨壁的位移，而使圆窗膜向外凸，引起基底膜发生往返的位移而产生振动。理论上，卵圆窗与圆窗的活动劲度应相等，方可得到移动式骨导的最佳效果，但两窗活动在正常情况下并非相等，从而影响此效果。因此，在病理情况下，两窗的活动度差别越大，则移动式骨导的损失也越大。另外，在移动式骨导时，除淋巴液的惰性引起基底膜振动外，听骨链的惰性也参与了类似的作用。听骨链悬挂在鼓室与颅骨的连接并不牢固，当颅骨移动时，由于惰性而使整个听骨链的位移稍落后于耳蜗骨壁的位移。就镫骨足板与前庭窗的关系来看，上述因素使镫骨足板在前庭窗内的位移运动与在气导时的振动相同，其结果亦相当于正常气导的振动。声波频率低于 800 Hz（有谓低于 500 Hz）时，移动式骨导起主要作用。

（二）压缩式骨导

声波的振动通过颅骨达耳蜗骨壁时，颅骨、包括耳蜗骨壁随声波的疏密相呈周期性的膨大和压缩，即作压缩式振动。在密相时，耳蜗骨壁被压缩，但淋巴液的可压缩性很小，按理基底膜两侧的淋巴液亦同时并同等地受到压迫，在这种情况下，若镫骨底板和圆窗膜处于相同相位的振动，即同时向外或同时向内运动，则基底膜将处于静止状态，此时，Corti 器受到的机械振动刺激或微乎其微，或等于零。然而，由于圆窗的活动度大于卵圆窗 5 倍，且前庭阶与鼓阶的容量之比为 5∶3，故在声波密相时，被压缩的骨壁促使半规管内的外淋巴被挤入容量较大的前庭阶，再流入容量较小的鼓阶，而圆窗膜活动度又大于镫骨足板，故基底膜向鼓阶（向下）位移。在声波疏相时，迷路骨壁弹回，淋巴液恢复原位，基底膜向上位移复原。声波疏、密相的反复交替作用导致基底膜振动，形成对耳蜗毛细胞的有效刺激。因此，两窗活动度的差别越大，基底膜的位移也越大，由此所产生的有效刺激也越大；反之则越小。根据这种机制，压缩式骨导随听骨链的抗力增加而加强，800 Hz 以上之声波的骨导主要采取此种方式。

（三）骨鼓径路骨导

颅骨在声波作下振动荡不安时，可通过下颌骨小头或外耳骨壁，将其传至外耳道、鼓室及四周空气中，再引起鼓膜振动。后者再按正常气导方式将声波振动传入内耳。这种传导途径称骨鼓径路骨导。骨鼓径路骨导可能在人听取自身的说话声方面居于特殊地位。

第四节　耳蜗的结构与功能

听觉系统是一个机械声学－神经生物学系统。听觉过程包括声→电→化学→电→神经冲动→中枢信号处理等环节。外耳和中耳主要完成声波的收集和传递，是一个物理过程，耳蜗也参与了声波的物理传递过程，但耳蜗与第Ⅷ脑神经及中枢听觉传导通路、听皮层主要完成听觉信息处理的生理过程，而听觉的心理处理过程主要开始于脑干和桥脑，然后到达听觉皮层及更高级区域。耳蜗的听觉过程包括了从机械到神经冲动的环节，耳蜗向听觉中枢提供精细的频率、强度、相位、时间等信息，是中枢对听觉信息一系列精细处理的基础，是决定听敏度的关键。

一、耳蜗的大体结构

内耳由负责感受声音的耳蜗和负责感受位置及运动觉的前庭器官组成。耳蜗形状似蜗牛，由螺旋形管道围绕蜗轴盘旋数圈（转）而成（图2－4－1）。人类耳蜗有2.5～2.75转，全长约35 mm，蜗底到蜗尖的高度约5 mm。从蜗轴伸出至螺旋形管道的骨片也随管道螺旋形盘旋，称骨螺旋板，其宽度约占管径的2/3，其游离缘与螺旋管外侧壁之间为一富有纤维的膜性结构，称基底膜。从横断面看骨螺旋板与基底膜一起将耳蜗螺旋管分成上下两个腔，上面的腔由外侧壁一斜行向蜗轴的膜性结构（前庭膜）再分隔为两个腔。因此，耳蜗螺旋管从横断面看由上而下分为前庭阶、中阶、鼓阶三个腔。中阶的横断面近似三角形，上边为前庭膜，下边为基底膜，外侧壁为血管纹。从整体看中阶为一膜性管状结构，称为蜗管。前庭阶向蜗底止于卵圆窗，鼓阶向蜗底止于圆窗，二者在耳蜗顶部经蜗孔相通。前庭阶和鼓阶充满外淋巴，其成分与细胞外液相似。中阶充满内淋巴，其成分与细胞内液相似。由于蜗管为一盲管，故中阶与前庭阶和鼓阶均不相通。

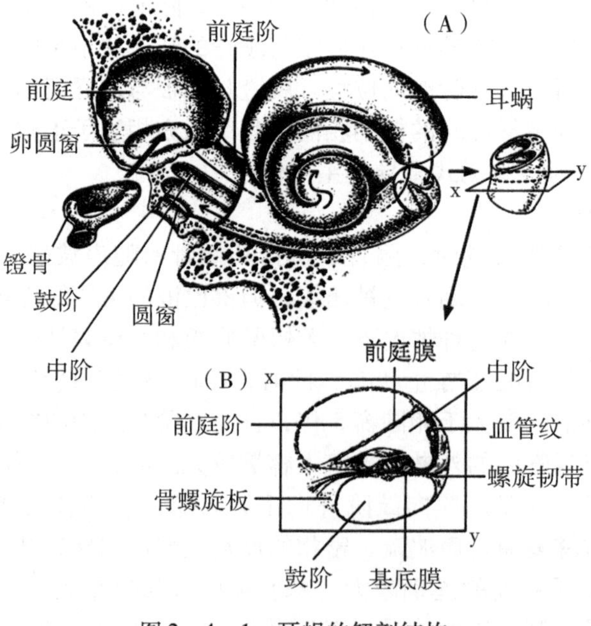

图2－4－1　耳蜗的解剖结构

中阶是耳蜗最重要的部分，外周听觉感受器——耳蜗螺旋器（Corti 器）就位于中阶内。中阶上边的前庭膜仅由两层细胞构成，即面向前庭阶的间皮细胞和面向中阶的上皮细胞，两者之间仅有一层基膜。前庭膜的主要功能是分隔内、外淋巴。另外，它在声学上几乎是透明的，声波可以无阻碍地通过前庭膜。中阶下边的基底膜是一个十分重要的结构，主要由横行纤维和上皮细胞构成，Corti 器就坐落在基底膜上，因此从耳蜗机械学的角度看基底膜与 Corti 器密不可分，有时将它们合称为“蜗隔”（cochlear partition）。基底膜在底端较窄，宽度仅 0.08 mm，向蜗顶逐渐变宽，在接近蜗顶末端处最宽，为 0.5 mm。从蜗底到蜗顶，基底膜的劲度也逐渐降低，而质量逐渐增大，整个蜗隔的劲度和质量也呈相似的梯度变化。中阶外侧壁的血管纹由边缘细胞、中间细胞和基底细胞组成，该处有独特的离子转运及生电机制，使内淋巴维持体内独一无二的高钾和直流正电位（80 mV）。

二、耳蜗螺旋器（Corti 器）

耳蜗螺旋器（通常称 Corti 器）是耳蜗内感受声音的器官，坐落在基底膜上，由感觉上皮（毛细胞）和支持细胞以及其他一些附属结构组成（图 2－4－2）。支持细胞中的内柱细胞和外柱细胞在基底膜上形成 Corti 器的机械支架，内柱细胞和外柱细胞的顶端紧密连接，体部斜行分开坐落于基底膜上，与基底膜一起形成切面呈三角形的管道，称为 Corti 隧道，毛细胞和其他支持细胞附于 Corti 隧道的两侧。Corti 器有 1 排内毛细胞和 3 排外毛细胞，后者在顶转可多达 5 排。人类耳蜗约有 15 000 个毛细胞，其中内毛细胞有 3 000～3 500 个，外毛细胞有 9 000～12 000 个。内毛细胞位于 Corti 隧道的内侧，其底部被内指细胞所包绕和支托。外毛细胞位于 Corti 隧道的外侧，每一个外毛细胞底部有相应的外指细胞（Deiter 细胞）支托。外指细胞顶部有指状突向外上方斜行延伸，末端伸展形成小皮板，与外柱细胞的表皮板一起在外毛细胞表皮板的平面形成网状板，网状板与外毛细胞顶端侧面形成对水和离子均不通透的紧密连接。外毛细胞和外指细胞的外侧为高柱状的 Hensen 细胞。在 Corti 器上面，有一胶质和纤维混合而成的结构，称为盖膜，发自螺旋缘的前庭唇，向外伸展覆盖 Corti 器。盖膜除了在外毛细胞外侧与柯蒂氏器表面疏松接触之外，还与外毛细胞上最长的感觉纤毛紧密接触，因此盖膜与网状板之间的相对运动将会引起纤毛偏斜。至于内毛细胞的纤毛是否与盖膜接触，目前尚不明了。

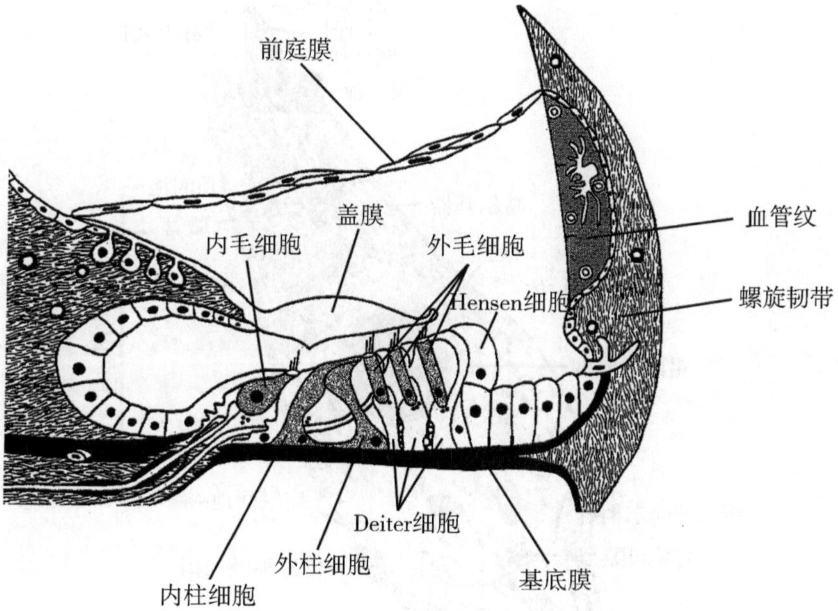

图 2－4－2　Corti 器的显微结构示意图

与基底膜沿耳蜗纵轴的宽度变化相应，Corti 器的大小也从耳蜗底端到顶端逐渐增大，表现为横切面上的宽度增宽，高度增高。网状板与基底膜之间的角度也逐渐变化，在耳蜗底端两者基本相互平行，随着 Corti 器向蜗顶方向盘旋，Corti 器外侧高度增加越来越多，使网状板逐渐向蜗轴倾斜。随着 Corti 氏器形态的上述变化，外毛细胞从底转到顶转逐渐增大变长，向基底膜的倾斜度也越来越大（图 2－4－3）。因此，从耳蜗底端到顶端，蜗隔的劲度逐渐降低，质量逐渐增大，这是耳蜗对声音频率选择性的机械学基础。

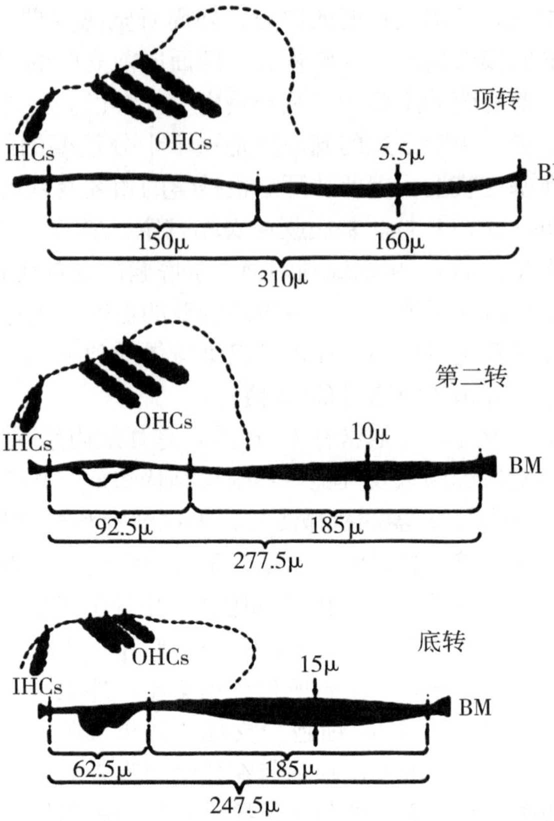

图 2－4－3　Corti 器和基底膜在耳蜗各转的形态差异

毛细胞为短柱状细胞，因其顶端有数排静纤毛而得名。毛细胞通过其顶端的纤毛感受声音的机械刺激。内毛细胞呈烧瓶状，其胞核位于细胞中部，其他细胞器相对集中在细胞上部（图 2－4－4）。内毛细胞富含管泡内质网、线粒体和高尔基器，提示其高度活跃的代谢活动。其顶部有一厚而致密的表皮板，纤毛就根植于表皮板上。内毛细胞的纤毛有 40～60 根，排成 2～4 排，从上面看成弧形排列。

外毛细胞呈圆柱状，其胞核位于细胞底部，胞内有高度发达的内质网系统，其内质网在结构上与肌细胞的肌质网有些相似（图 2－4－5）。胞内也富含线粒体，其分布相对集中于细胞两端。外毛细胞的纤毛也根植于表皮板上，有 100～150 根，

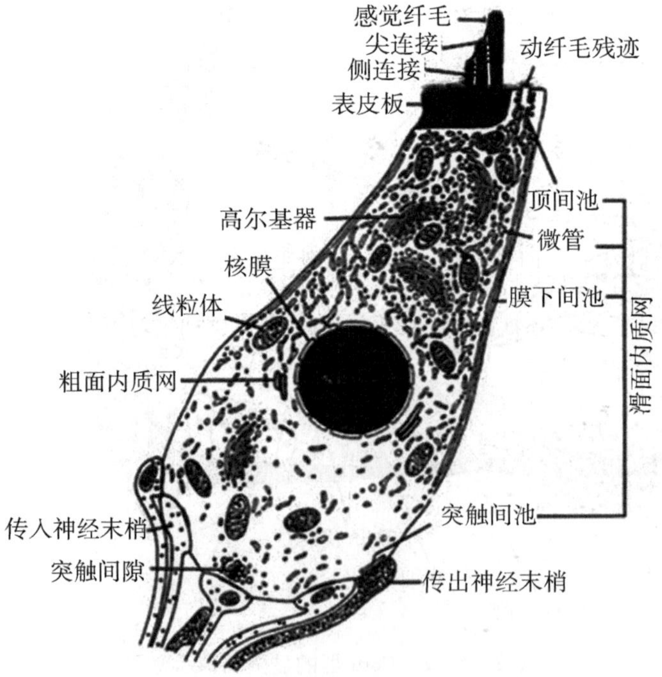

图 2－4－4　内毛细胞超微结构示意图

排成3～4排，从上面看成“W”形排列。外毛细胞侧壁有独特的3层结构，与外毛细胞独特的伸缩能力有关。侧壁最外层是细胞质膜，其上镶嵌有高密度的蛋白颗粒。中间层是由数种粗细不同的微丝构成的网状结构，称为皮层网格。最内层是膜下间池，为1～2层平行排列的膜性囊状结构。

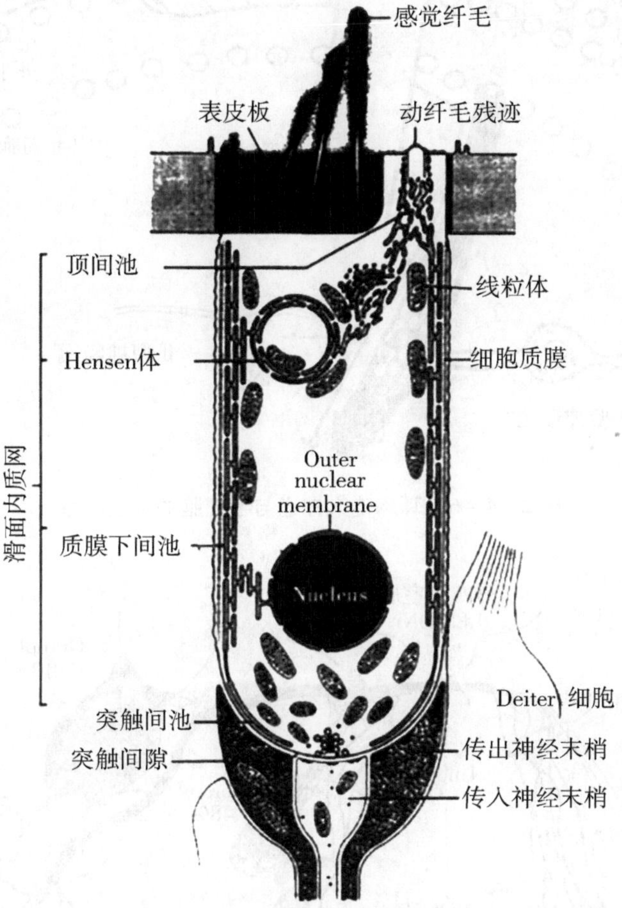

图2－4－5　外毛细胞超微结构示意图

三、耳蜗的神经联系

耳蜗有两套神经分布，即传入和传出神经系统。

（一）传入神经

其神经元胞体位于蜗轴的螺旋神经节。人类螺旋神经节神经元数目约30000个，90%～95%为Ⅰ型神经元，其余为Ⅱ型神经元（图2－4－6）。

Ⅰ型神经元为含髓鞘的双极细胞，其树突与内毛细胞底部形成突触联系，其轴突即为听神经，经内听道进入脑干，投射到耳蜗核。每个Ⅰ型神经元只与一个内毛细胞形成突触联系，而每个内毛细胞有多达10个Ⅰ型神经元的树突与之联系。

Ⅱ型神经元为不含髓鞘的假单极细胞，其大部分（90%）与外毛细胞形成突触，这些无髓鞘纤维穿越内毛细胞下方，经Corti隧道底部到达外毛细胞底部，每一条纤维可与多达10个外毛细胞形成突触。小部分（10%）Ⅱ型神经元与内毛细胞联系。Ⅱ型神经元向中枢的投射路径尚不清楚。

（二）传出神经

其神经元位于脑干的上橄榄复合体，发出有髓鞘和无髓鞘的神经纤维分布于毛细胞，因此耳蜗传出神经称“橄榄耳蜗束”或“橄榄耳蜗系统”。耳蜗传出神经可分为两套，一为有髓鞘的“内侧橄榄耳蜗系统（MOC）”，另一为无髓鞘的“外侧橄榄耳蜗系统（LOC）”（图2－4－7）。

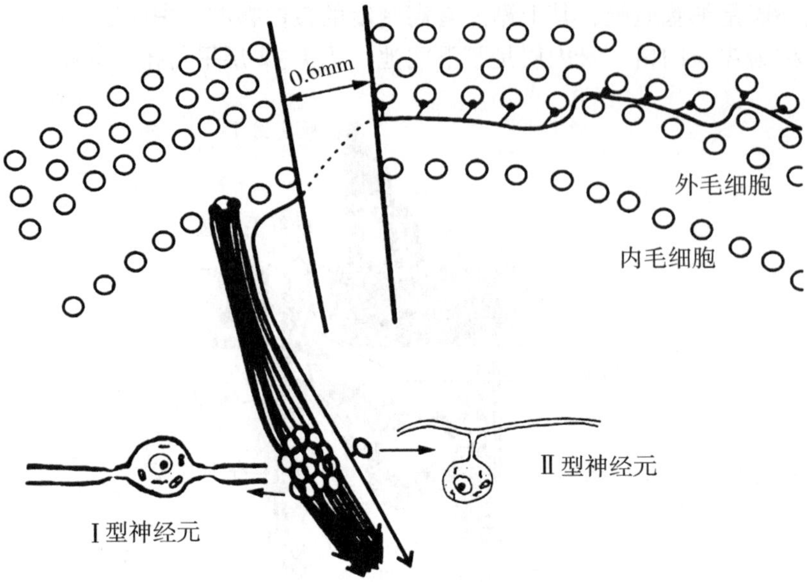

图2-4-6 耳蜗传入神经与毛细胞的神经联系

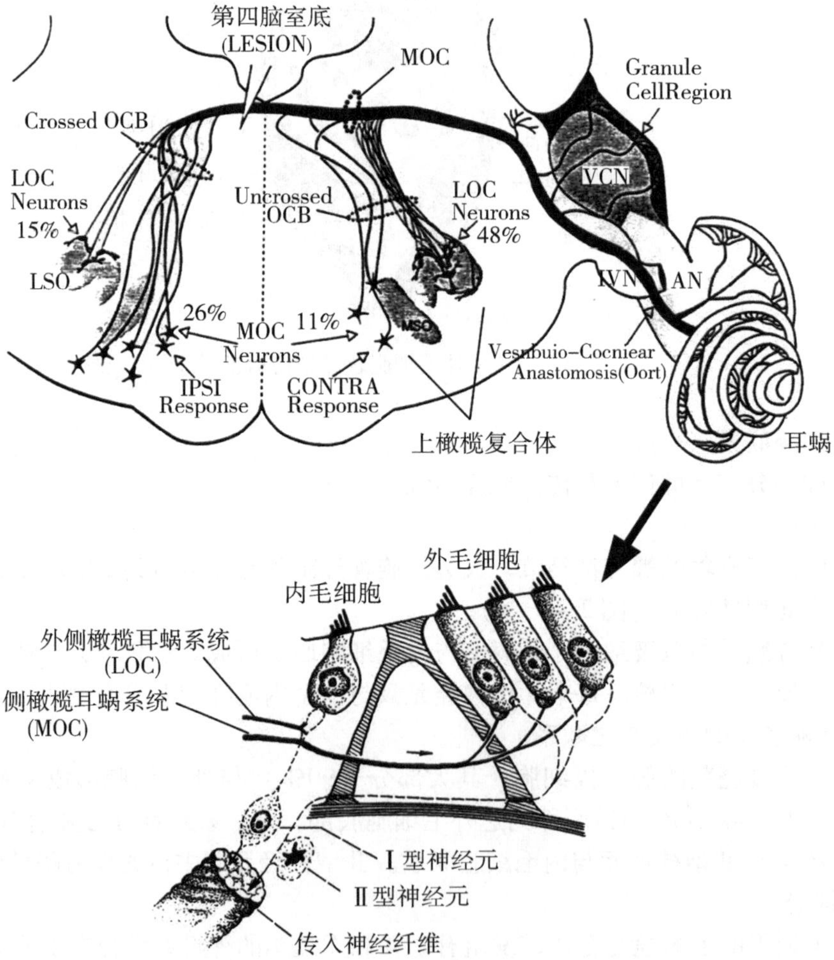

图2-4-7 耳蜗传出神经及其与毛细胞的神经联系

内侧橄榄耳蜗系统（MOC）的神经纤维从上橄榄复合体发出后，大部分经第4脑室底越过中线到对侧，投射到对侧耳蜗。因此，内侧橄榄耳蜗系统又称为“交叉橄榄耳蜗束”。在耳蜗从骨螺旋板穿出后，经 Corti 隧道中部到达外毛细胞底部形成突触。

外侧橄榄耳蜗系统（LOC）的神经纤维主要投射到同侧的耳蜗，与内毛细胞底部的Ⅰ型传入神经末梢形成突触。

因此，内毛细胞主要与传入神经联系，而外毛细胞主要为传出神经支配。这与两种毛细胞的功能有关。

四、耳蜗的听觉生理

听觉过程可以简要概括为下列环节：机械→电→化学→神经冲动→中枢信息处理。耳蜗的听觉过程包括了从机械到神经冲动的环节，是决定听敏度的关键。如果耳蜗这个听觉系统外周感受器官无法提供精细的频率、强度、相位、时间等信息，中枢对听觉信息的一系列精细处理就无从谈起。

（一）声波在耳蜗中的传播

声波在耳蜗中的传播是一系列复杂的内耳淋巴液流体力学和蜗隔组织细胞机械运动的物理过程，研究这一过程的专门学科为“耳蜗机械学”。Békésy 的“行波学说”是耳蜗机械学乃至现代耳蜗听觉生理的基本理论基础。根据行波学说，能有效刺激 Corti 器的声能量在耳蜗中的传播是以基底膜振动行波的形式进行的。

1．Békésy 的行波学说及耳蜗内行波的特性　声波撞击鼓膜引起的振动经中耳听骨链传至卵圆窗，引起蜗内液体和蜗隔结构的运动，并将蜗内液体推向圆窗，从而引发基底膜上的振动波；该振动波始于耳蜗基底部然后传向耳蜗顶端，形成行波（图2-4-8）。Békésy 认为耳蜗的工作原理类似于空间傅利叶变换器，即沿基底膜纵向存在特定的频率—部位关系。Békésy 行波学说的要点可以归纳如下：

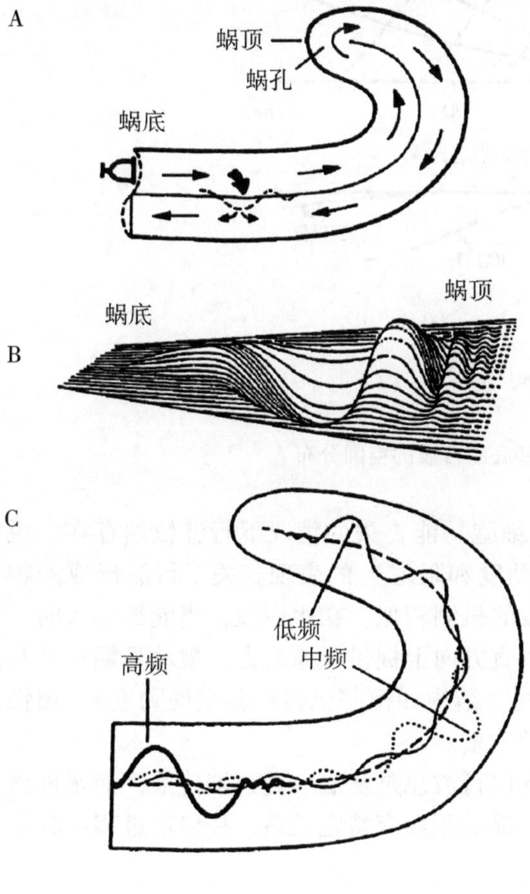

图2-4-8 声波在耳蜗内的传播及基底膜行波

A：蜗管内压力的传播；B：基底膜行波的立体模式；C：高、中、低频声引起的基底膜振动。

（1）声刺激引起的镫骨振动通过淋巴液引起基底膜的位移振动，这种振动以行波的形式从蜗底传向蜗顶。

（2）对于某一个频率的振动来说，基底膜的振动幅度随着行波从基底端向蜗顶移行而逐渐增大并在某一部位达到最大值，之后很快衰减消失，从而形成一个不对称的包络（图2－2－9）。

（3）最大振幅出现的部位及行波的距离取决于刺激声频率：低频声引起的行波行经较长的距离而在近蜗顶处达到高峰；而高频声只引起较短程行波，在靠近基底端达到高峰（图2－4－10）。

（4）行波的传播速度远远低于声波在水中传播的速度。行波的速度从蜗底向蜗顶逐渐减慢，蜗隔振动的相位也随行波的距离发生变化，波长也逐渐变短，不过，振动的频率在蜗内各处保持不变。

（5）基底膜调谐曲线在低频侧平缓，在高频侧较陡（图2－4－10），提示基底膜的作用相当于一个低通滤波器。

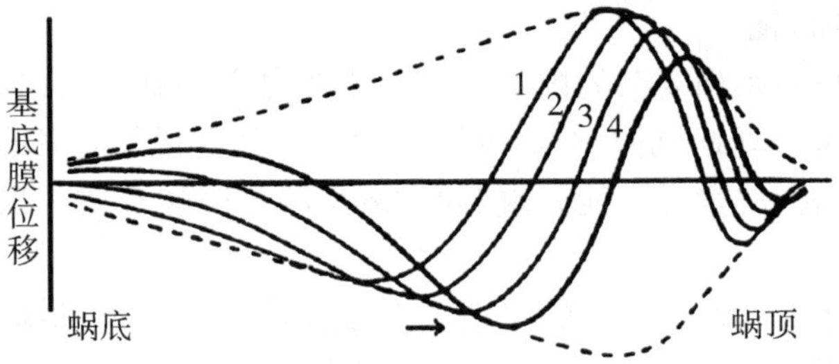

图2－2－9　基底膜行波包络

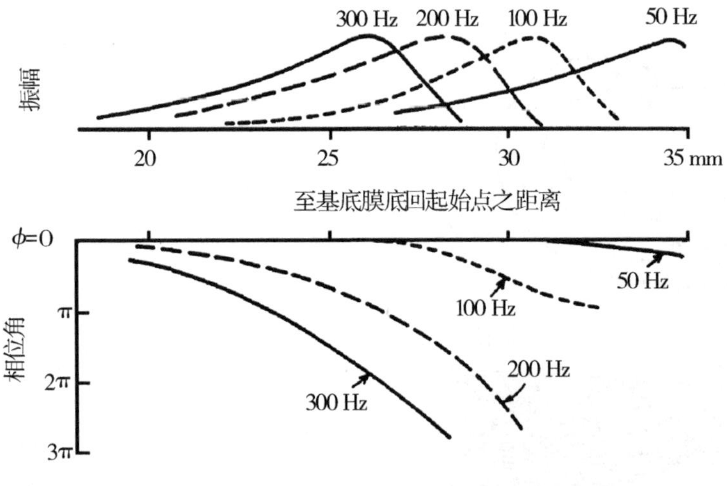

图2－4－10　不同频率声音引起的基底膜行波的空间分布

2. 耳蜗的被动机械特性与行波的形成　在耳蜗听觉细胞功能丧失的情况下行波依然存在，说明行波是耳蜗组织结构和液体“被动”机械特性（质量、劲度和阻尼）的表现。关于行波形成的物理学基础，多数从事数学模型研究的学者认为与水面波形成的机制相似。在水面波，当能量输入时，能量借由液体运动惯性沿水平方向随波被动传输，重力在垂直方向上提供复原的力。被动耳蜗行波与此相似，不过复原力来自蜗隔的劲度（包括来自基底膜及相关结构如柯蒂氏器和盖膜的劲度）。惯性力包括两种成分：一种来自蜗隔的质量，另一种来自蜗液的质量。

但是被动耳蜗内行波与水面波有两方面的不同：①蜗内行波总是从底端向顶端传播，而水面波则从波源向各方向呈放射状播散；②蜗内行波与其在蜗内传播的距离有特定关系，在传播过程中其振幅逐渐增大，到达最大值之后很快下降，波峰的位置取决于刺激声频率。这些不同主要是由从蜗底到蜗顶蜗隔劲度和质量的梯度变化造成的。

在行波向蜗顶传播的过程中，被动机械特性决定的蜗隔振动反应的过程如下（图2-4-11）：

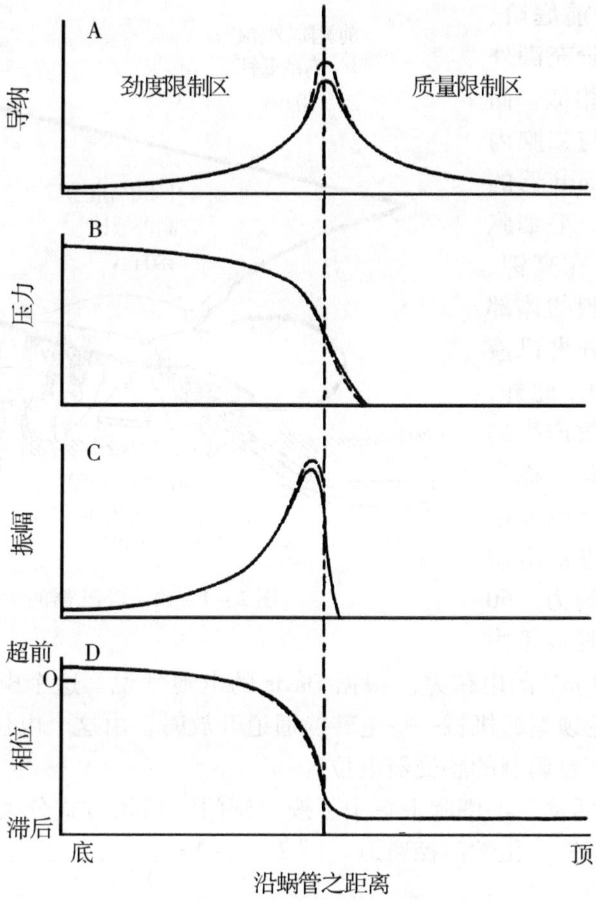

图2-4-11　耳蜗被动机械特性与基底膜行波的形成

（1）蜗隔振动幅度取决于导纳的大小和蜗隔两侧的压力差。从耳蜗基底端向顶端直到振动峰，蜗隔的导纳逐渐增大，于是行波振幅逐渐增大（图2-4-11 A）。

（2）在近共振点处，振动到达峰值。但越接近共振点，行波速度越慢，这时阻尼效应使振幅降低，蜗隔两侧的压力差也因之开始减小（图2-4-11 B），振动的最大振幅因而在最大导纳点靠基底侧（图2-4-11 C）。

（3）过了共振点，蜗隔振动变为质量限制性。要使行波继续进行下去，需要蜗隔劲度和蜗液质量之间的相互作用。但由于在此处劲度已不起主导作用，行波无法继续进行下去，于是迅速衰减消失，整个顶回区的运动相位一致，相位曲线出现平坦区（图2-4-11 D）。

（4）在劲度限制性和质量限制性相等而相位相反的部位出现共振。由于对不同频率声刺激，惯性力与劲度相匹配的部位不同，使共振点依刺激频率而沿蜗管纵向分布。

（5）在共振点附近，振动幅度受蜗隔的阻尼或摩擦力限制，如果阻尼减小，导纳函数峰值就会变大，行波振幅也增大并且调谐变得尖锐（图中虚线）。

Békésy 所观察到的基底膜行波实际上是由上述被动机械特性决定的不灵敏耳蜗的机械振动反应，其反应的灵敏度和调谐的尖锐度与正常耳蜗相差甚远。但由上述被动机械特性所决定的基底膜行波是灵敏耳蜗正常工作的基础。下文将要介绍，耳蜗并非如过去一直认为的仅仅是个单纯的机械——生物电换能器，Corti 器内存在的对声音的主动处理过程（“主动机制”）使基底膜振动能够达到与听神经反应一样的灵敏度和尖锐调谐。

（二）毛细胞对声音的感受和处理

1. 蜗管内的生化及电环境　耳蜗被前庭膜和基底膜分为前庭阶、中阶和鼓阶。前庭阶和鼓阶充满外淋巴，其成分与细胞外液相似。而中阶充满内淋巴，其成分与细胞内液相似（图 2－4－12）。Corti 器的毛细胞是声音的感受上皮。毛细胞的顶面及其上的纤毛浸浴在高钾、低钠的内淋巴中，而毛细胞的体部则浸浴在低钾、高钠的与外淋巴液相似的 Corti 器细胞外液中。此外，中阶内淋巴有一个由血管纹产生的高达 +80 mV 的直流正电位，称为“蜗内电位（EP）”；而外淋巴液电位只有 0～5 mV，以外淋巴液电位为参照的毛细胞内电位大约为 －60 mV。因此，在毛细胞顶端形成了内淋巴与细胞内之间大约 140 mV 的电位差。根据 Davis 的电池学说，这个电位差是毛细胞电生理活动的电源，在声音引起的纤毛顶端的机械——电转换通道开放时，由这个电位差驱动内淋巴中的钾离子流过毛细胞，从而产生由声音调制的感受器电位。

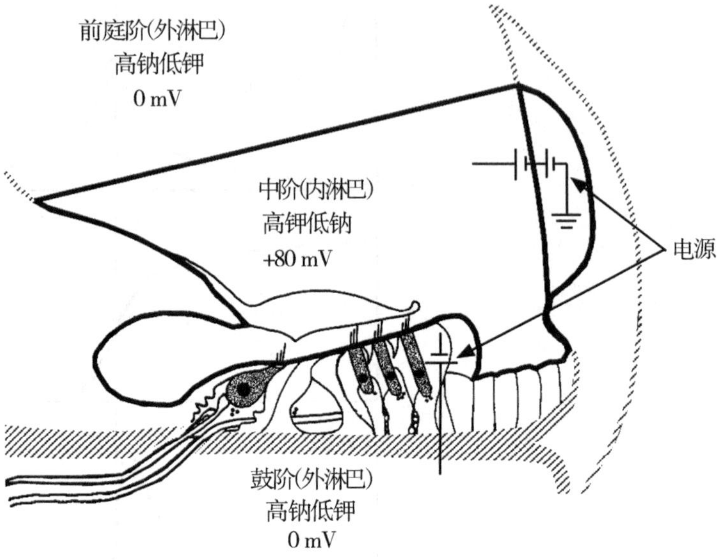

图 2－4－12　Corti 器的生化及电环境

2. 毛细胞离子通道的活动　毛细胞上集中了按“闸门”启闭方式分类的所有 3 种“门控”离子通道，即机械门控、电压门控、化学门控通道（图 2－4－13）。

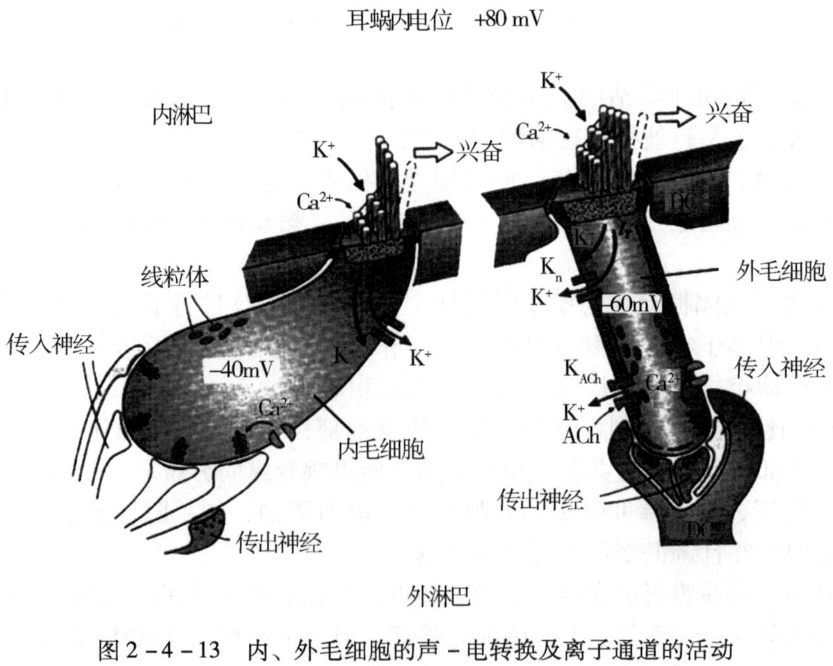

图 2－4－13　内、外毛细胞的声－电转换及离子通道的活动

（1）毛细胞纤毛的机械门控通道　毛细胞排与排之间相邻纤毛的顶端由弹性微丝相连，称为“尖连接”（tip - link）。较高侧纤毛的尖连接处有机械门控通道，又称“机械通道”或“机械 - 电换能通道”。该通道在静息状态时有一定的开放率，允许相当数量的钾离子流过。离体毛细胞研究发现该通道在静息位置时的开放率为 10%，而在体研究计算的开放率为 57%。当纤毛向外侧偏斜时，通道开放，钾离子经该通道流入毛细胞增多；当纤毛向内侧偏斜时，通道关闭，钾离子经该通道流入毛细胞减少或中断。这样，毛细胞纤毛的机械通道就类似于一个可变电阻。纤毛的往复摆动跟随声音的周期，因此流经毛细胞的电流就按照纤毛随声波的摆动而受到调制，这就是换能器电流，而换能器电流在毛细胞侧膜上产生的电压变化就是感受器电位。机械门控的主要优点是速度极快，不需要第二信使等细胞内复杂生化过程的参与。毛细胞钾离子机械通道的启闭过程在 10 μs 数量级，因此能够跟上 20 kHz 或更高的频率。

（2）毛细胞底侧壁的电压门控和化学门控通道　外毛细胞的静息膜电位大约为 -70 mV，内毛细胞约为 -45 mV。纤毛摆动时流经机械门控通道进入毛细胞的钾离子数量的变化调制了毛细胞的膜电位，使之发生去极化、超极化或复极化的交流变化。毛细胞底侧壁上主要的电压依赖性离子通道为 K^+ 通道，随膜电位的变化而启闭。化学门控通道对细胞内外的离子浓度变化或对某些生化活性物质敏感。

外毛细胞底侧壁上占主导的有两类电压门控 K^+ 通道，分别在膜电位为 -90 ~ -50 mV 和 -35 mV 时被激活，使细胞内的 K^+ 外流而使膜电位复极化，从而维持外毛细胞的静息膜电位和膜时间常数。后一种通道同时也是 Ca^{2+} 依赖性 K^+ 通道。外毛细胞上还有一类非选择性阳离子通道，可被机械或化学因子激活而对 Ca^{2+}、K^+、Na^+ 等阳离子通透，产生瞬态感受器电位（TRP），可能与毛细胞的内环境稳态调节有关。此外，还有与 ATP、乙酰胆碱（Ach）受体关联的 Ca^{2+} 通道，被激活后引起 Ca^{2+} 内流而引发细胞内一系列生化反应。此外，还有少量的电压依赖性 Na^+ 和 Ca^{2+} 通道，其生理意义尚不甚明了。

内毛细胞底侧壁上有大量的电压依赖性 K^+ 离子通道，分为快、慢两种。快通道介导的快电流类似外毛细胞的 Ca^{2+} 依赖性 K^+ 电流，而慢通道介导的慢电流类似延迟整流电流。内毛细胞近底部的侧壁上有电压依赖性 Ca^{2+} 通道，该通道的开启和 Ca^{2+} 的流入触发毛细胞向突触释放兴奋性递质。

3. 毛细胞的感受器电位　内毛细胞的静息膜电位为 -45 mV 左右，在受声刺激时可产生直流和交流的电反应，即感受器电位。直流成分反映内毛细胞膜电位的去极化，最大振幅可达 20 ~ 30 mV。交流成分跟随声波周期的变化，称为“内毛细胞微音器电位”，是耳蜗微音器电位的组成成分，被内毛细胞侧膜的低通滤波特性衰减。由于直流成分为去极化电位，使交流成分表现出明显的不对称性，去极化反应大于超极化反应。此外，内毛细胞感受器电位的交流成分有敏锐的频率特性和明显的强度增长的非线性特性。

外毛细胞的静息膜电位在耳蜗底转为 -84 mV 左右，在第三转约为 -54 mV。在受声刺激时也产生直流和交流的感受器电位，但其幅度比内毛细胞的小。外毛细胞的数目远远多于内毛细胞的数目（约 3 倍以上），因此用粗电极在胞外记录到的毛细胞感受器电位主要来自外毛细胞。外毛细胞感受器电位直流成分的大小和极性与刺激声频率和强度有关，在低于特征频率时，中、低声强刺激诱发的反应呈负值（出现超极化），高声强时直流成分变为正值（去极化）；而在特征频率时直流成分总是正值（去极化），不因声强而变。

（三）外毛细胞的电致运动和耳蜗放大器

人耳听觉有着极其精细的分辨率和动态范围。譬如，在 1 000 Hz 的频率，人耳可以听到引起鼓膜振动仅相当于质子直径大小的声音；可分辨在 20 ~ 20 000 Hz 范围内不同频率声音的音调，甚至灵敏到能够辨别频率相差不到 1 Hz 的两个音调；可感受强度相差 120 dB（1 百万倍）的声音。由于 Békésy 所观察到的由蜗隔被动机械特性决定的基底膜行波的灵敏度和调谐的尖锐度与听神经的反应相差甚远，过去一直认为耳蜗的作用仅为被动地将声音机械振动能量转换为生物电能，形成神经冲动，而对声音的精细分辨是由听觉中枢完成的。

近30年来的研究已经证实，耳蜗内存在着一个被称为“耳蜗放大器”（cochlear amplifier）的对声音进行分析处理的主动机制，使耳蜗能达到与听神经反应相似的听敏度。“耳蜗放大器”这一概念是Davis于1983年提出的。1985年，Brownell报道了哺乳类动物外毛细胞在受到电刺激时胞体的长度能够发生与电刺激频率相同的快速伸缩变化，这一现象称为“电能动性”或“电致运动”（electromotility），这是耳蜗放大器的功能基础。

现已确认，哺乳类动物外毛细胞沿胞体长轴的快速伸缩运动受细胞膜电位控制，其伸缩的频率可高达几万赫兹（Hz），涵盖了耳蜗的听觉范围。这种快速运动只取决于膜电位的变化，亦即受控于外毛细胞的感受器电位，而与通过外毛细胞的换能电流大小无关，也不依赖于胞内ATP的存在。胞体伸缩运动的幅度可达细胞长度的5%，这种长度变化所产生的力量可推动数倍于外毛细胞自身的质量，电刺激后出现胞体伸缩运动的延迟约在100μs以内。外毛细胞胞体的长短变化与肌细胞最主要的不同之处在于它是双向运动。当基底膜的机械运动使外毛细胞顶部的纤毛向长纤毛一侧摆动时，细胞膜去极化，胞体缩短；而纤毛向相反方向摆动时，外毛细胞膜电位出现超极化，胞体伸长。外毛细胞胞体的这种伸缩运动产生的机械力可通过支持细胞传递到基底膜，使基底膜的机械振动得到额外的能量。近年，作为外毛细胞能动性物质基础的运动蛋白——快动蛋白（prestin）已在分子水平得到确认（Zheng等，2000）。快动蛋白存在于外毛细胞侧壁的细胞质膜上，通过外毛细胞内的阴离子感受膜电位的变化，从而使快动蛋白自身的分子构型发生变化，由此改变外毛细胞侧壁的表面积，使外毛细胞发生沿胞体纵轴的伸缩运动。

目前一般认为耳蜗放大器的工作原理如下：声音通过鼓膜和听骨链的振动引发了基底膜行波，使蜗隔的上下振动从蜗底向蜗顶方向传至对声音频率反应最大的部位。由于基底膜和盖膜上下振动的支点不同，因此在Corti器网状板与盖膜之间就出现了剪切运动，使外毛细胞纤毛发生内外方向的摆动而产生感受器电位，后者通过外毛细胞侧膜的快动蛋白使外毛细胞发生沿胞体纵轴的伸缩运动，这种运动跟随声音的周期，能够产生足够的机械力作用在基底膜上，使与刺激声频率相应的基底膜上最佳反应部位附近的振动得到加强，这样就相当于将声音放大；同时，基底膜振动的调谐也能变得非常尖锐（图2－2－14）。耳蜗放大器的这种工作原理在蜗隔上形成了一个“机械→电→机械”的正反馈环路，能够有效地克服基底膜振动的阻尼并使振动增强。耳蜗放大器的工作有明显的频率和强度特性，即仅放大与刺激声频率相应的最佳反应部位附近的基底膜振动，而且主要对低强度声有放大作用（可放大40 dB以上），随刺激声强度增高，放大作用逐渐减弱。这样，耳蜗放大器不仅大大提高了耳蜗对阈值附近声音的感受能力，提高了耳蜗的频率分辨能率，也扩大了耳蜗对声音强度的感受范围。

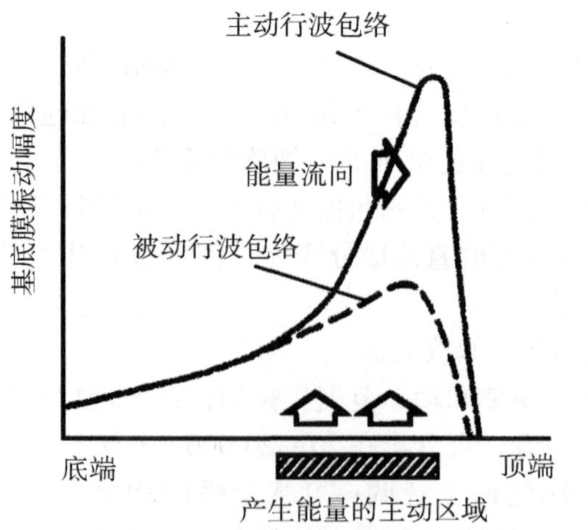

图2－4－14　耳蜗放大器对基底膜振动的放大作用

从上述的描述我们看到耳蜗放大器对不同强度的声音其放大系数不同，是一个非线性系统，因此，耳蜗的反应必然具有非线性系统的特性，如输入－输出函数曲线的非线性、两音抑制现象、两音或多音的相互调制畸变等。

有人提出，外毛细胞顶端的纤毛可能也参与耳蜗主动机制。在两栖类和鸟类等动物，外毛细胞的胞体不具备能动性，而其纤毛束在电刺激时具有快速摆动的能力，因此其耳蜗主动机制是由纤毛束的主动运动完成的。在哺乳类动物，在相当长的时间里未发现外毛细胞纤毛束的电能动性。最新的研究表明，钙离子介导的纤毛机械敏感性离子通道的电活动使哺乳类动物外毛细胞纤毛束具备电能动性（Kennedy 等，2005），这些纤毛的快速摆动速率可高达数万赫兹。因此，外毛细胞纤毛束的能动性可能是耳蜗放大器的另一个动力源。

（四）内毛细胞的兴奋和听神经传入冲动的发生

听神经传入纤维几乎全部来自内毛细胞。基底膜振动引起盖膜与网状板之间的剪切运动，使外毛细胞纤毛摆动而产生感受器电位，但内毛细胞的纤毛是如何受刺激的目前尚不明了。人们推测盖膜与内毛细胞之间的相互机械作用比外毛细胞的要间接得多，有可能是通过盖膜下间隙的液体来耦合。另一种可能是，声刺激引发的内毛细胞顶端的振动和由此引起的纤毛与盖膜下液体中的相对运动从而导致纤毛摆动，而盖膜下液体本身并不流动。

声刺激引起的内毛细胞纤毛向外侧摆动使纤毛尖连接处的 K^+ 通道开放，大量 K^+ 进入内毛细胞，使膜电位去极化，激活内毛细胞底部突触区的电压依赖性 Ca^{2+} 通道，Ca^{2+} 离子内流使膜电位进一步去极化，触发兴奋性递质谷氨酸的释放，谷氨酸与听神经突触后膜上的谷氨酸能受体结合，激活受体而使突触后膜上的 Na^+ 通道开放，Na^+ 内流而产生兴奋性突触后电位，当该电位达到阈值时，听神经纤维便发放神经冲动。当内毛细胞纤毛向内侧摆动时，尖连接处的 K^+ 通道关闭，细胞膜电位超极化，递质释放减少。上述过程是跟随声波周期而交替进行的，内毛细胞的兴奋发生在基底膜上移使纤毛向外偏斜的半个周期，神经冲动的发放因此也发生在此半个周期之内，这就是听神经反应的“锁相”现象。此外，特定的听神经纤维对特定频率的声音反应最灵敏（这特定频率就是该听神经纤维的“特征频率”，英文缩写为“CF”），而对特征频率以外的声音反应灵敏度随该声音频率与特征频率间隔的增大而变差，这就是听神经反应的“频率调谐”现象。

内毛细胞与听神经传入纤维之间的神经递质为谷氨酸，听神经纤维在耳蜗的谷氨酸能受体有离子型和代谢型两种，分别为 NMDA 和 AMPA 受体。

（五）耳蜗传出神经对耳蜗生理活动的影响

耳蜗传出神经纤维自脑干的上橄榄复合体发出，其中内侧橄榄耳蜗束（MOC）直接与外毛细胞底部和外侧壁形成突触；另一较小的分支，外侧橄榄耳蜗束（LOC），在内毛细胞下面与传入神经纤维形成突触。外侧橄榄耳蜗束的功能尚不清楚，而内侧橄榄耳蜗束已被证实能够抑制外毛细胞的功能活动，从而影响耳蜗的听敏度。

内侧橄榄耳蜗束的主要神经递质为乙酰胆碱（Ach），而突触后膜（外毛细胞膜）上的受体主要为 N 型的 α_9 和 α_{10}。内侧橄榄耳蜗束兴奋时释放乙酰胆碱，引起外毛细胞的 Ca^{2+} 离子内流，后者激活 Ca^{2+} 依赖性 K^+ 通道，引起 K^+ 外流而使外毛细胞超极化，降低外毛细胞的兴奋性和电致运动的能力。乙酰胆碱增大外毛细胞膜的电导，因此外毛细胞感受器电位增大。

因此，内侧橄榄耳蜗束兴奋时对耳蜗生理活动的影响表现为灵敏度下降以及使反应变为线性。具体地说，使基底膜振动和听神经复合动作电位（CAP）幅度减小、耳声发射减弱，但耳蜗微音器电位（CM）幅度增大。近年发现内侧橄榄耳蜗束对耳蜗生理活动的影响可分为快、慢两种效应，快效应的时程为 10 ms 左右，而慢效应的时程长达几十秒以上。耳蜗传出神经对耳蜗生理活动影响的意义还不十分明确，一般认为：①能够增进耳蜗在噪声环境中对信号的提取能力；②控制耳蜗的机械状态而保持良好的灵敏度；③降低强声对耳蜗的损伤；④提高听觉的分辨率。

听神经进入脑干后终止于耳蜗核，每侧耳蜗核发出交叉和不交叉的纤维与耳蜗传出神经的神经元形成突触联系。因此，耳蜗的传入和传出神经在脑干水平形成了反馈环路，一般认为这是一个负反馈。近年发现，向对侧耳给予声刺激能够兴奋内侧橄榄耳蜗束而抑制同侧耳的耳声发射，利用这一现象，在临床听力学检查中可以检测耳蜗传出神经系统的功能，以助蜗后病变的鉴别诊断。

第五节　听觉神经系统的解剖和生理

耳蜗作为听觉系统的外周器官完成对声音的感受和初步的频率、强度分析，由双极的初级传入神经元组成的听神经将这些听觉信息传向听觉中枢。与听神经的单侧投射不同，听觉中枢的神经投射是双侧性的。听神经的反应形式是以频率调谐及锁相为特征，而构成听觉中枢的神经元的形态和反应形式则多种多样，不仅不同层面的神经元的反应形式各不相同，即使是同一层面的神经元的反应形式也可有很大差异，这提示听觉中枢各层面对声音信息的处理相当活跃，并非只有听皮层才对声音信息进行分析和整合处理的。听觉中枢的生理活动十分复杂，但其基本的生理活动也遵循中枢神经系统的一般生理活动规律。听觉中枢生理的主要内容涉及听觉系统各级中枢的功能和反应特性，以及中枢对听觉信息的分析、加工与整合作用，如频率和强度分析、声源定位等问题。

一、听觉传入神经

（一）听神经的解剖特点

连接耳蜗与脑干之间的听神经包括听觉传入和传出神经。无论从数量还是从功能上看，听觉传入神经都占主要，因此一般情况下提到听神经都是指的听觉传入神经。前面提到，听觉传入纤维发自耳蜗螺旋神经节的双极神经元，起自内毛细胞，其轴突穿过骨筛孔进入内听道，形成听神经（也称“耳蜗神经”）经脑桥－小脑角进入脑干，投射到同侧脑干的耳蜗神经核。听觉传入纤维基本上都是Ⅰ型纤维，较为粗大，被神经髓鞘包裹，有良好的绝缘性和较快的传导速度。由于耳蜗基底膜特定的频率位置关系，听觉传入纤维也随之按特定的频率位置关系排列，低频纤维位于听神经中央，而高频纤维位于周边。不同来源的纤维有序地投射到耳蜗核的相应部位。

（二）听神经的电生理活动

1. 听神经的自发电活动　在安静时听神经有自发的动作电位产生，表现为数秒一次至每秒数次的放电。目前认为听神经自发电活动是内毛细胞随机释放神经递质的结果。听神经自发电活动并不产生听觉，其生理意义可能在于维持神经一定的兴奋性。自发放电率高的纤维其反应阈值低，反之，自发放电率低的纤维其反应阈值高；而且听神经纤维的阈值分布范围很广，这可能是实现强度编码的一种机制。

2. 听神经对声刺激的反应　与中枢神经元的电活动不同，听神经对声刺激的反应都是兴奋型的，表现为放电率的增高。听神经对声音的反应是以神经冲动的形式，不像耳蜗微音器电位那样模仿刺激声的波形。所有动作电位的波形几乎完全一致，因此波形和波幅不具有信息编码的意义。听神经对声音信息的传递是以单个纤维的放电率随时间的变化，以及一群神经纤维放电的空间分布的形式来实现的。对单个纤维来说，可观察到频率编码的锁相现象和频率调谐，以及强度编码的放电率增高及饱和。所有听神经纤维的上述频率编码及强度编码特性的有序组合与神经纤维放电的时间空间分布相结合，才能完成将声音的频率、强度、时程、相位等信息如实地向听觉中枢的传递。由于听神经对声刺激反应的上述特点，在用粗电极记录整根听神经的动作电位时，必须使用时程极短的刺激声如短声使所有听神经纤维同时放电（同步排放），才能记录到可辨认的动作电位。

二、听觉中枢的上行通路及核团

其示意图见图2－5－1。

（一）耳蜗核

位于脑干的延髓，为哺乳类动物的第一级听觉中枢，主要由背核、前腹核及后腹核组成，同侧听神经传入纤维全部终止于此。听神经对耳蜗核的投射决定了耳蜗核的音频分布特征。从蜗神经核发出的纤维大部分交叉到对侧，多数止于上橄榄复合体，换神经元后上行，形成外侧丘系；有些不换神经元的纤维直接沿外侧丘系上行，止于外侧丘系核或下丘。小部分不交叉的纤维在同侧或止于上橄榄复合体，或上行经外侧丘系止于外侧丘系核、或直接止于下丘。

耳蜗核对声信号的处理主要有 3 种形式：频率编码、时间编码和强度编码。频率编码主要通过耳蜗核的音频分布特征及各神经元之间兴奋和抑制的协调活动得以实现；时间编码为对声信号瞬时变化特征的提取和处理，主要通过调频和调幅机制实现；强度编码则通过广泛和不同程度的神经元抑制性支配实现。

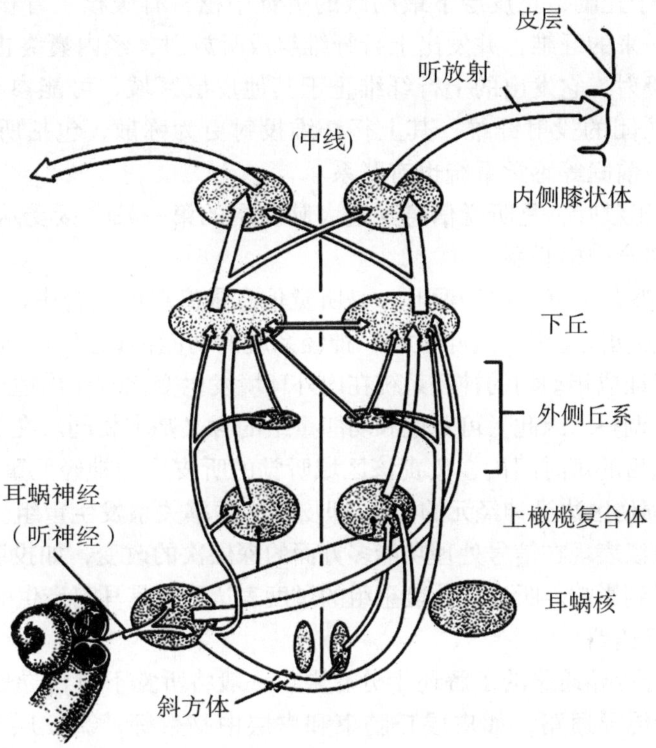

图 2－5－1　听觉中枢的上行通路及有关核团

（二）上橄榄复合体

位于脑干的延髓，是一组结构和功能密切相关的核团，与蜗神经核基本在同一平面，是听觉神经系统上行通路的第一级接受双耳信息汇聚投射的中枢。其核团有上橄榄内侧核、上橄榄外侧核、斜方体内侧核以及周围分散的神经元。它们接受同侧和对侧蜗神经核的大部分传入纤维，发出上行传出纤维经外侧丘系上行至外侧丘系核或下丘，另有下行传出纤维支配蜗神经核及耳蜗。

上橄榄复合体的主要功能是对双耳声学信息进行整合、对声源进行空间定位。上橄榄内侧核主要利用声场中的低频信号在两耳间的时间差和相位差对声源的空间位置进行编码；上橄榄外侧核主要处理高频信号，对双耳间声信号的强度差进行编码；斜方体内侧核协助上橄榄外侧核对高频信号的处理。上橄榄复合体周围分散的神经元发出耳蜗传出神经，对耳蜗的生理活动进行调控。

（三）外侧丘系

位于脑干的外侧，为神经纤维组成的上行通路，起自蜗神经核及上橄榄核，止于下丘。在神经纤维间有一些分散的神经元，统称外侧丘系核，接受从蜗神经核及上橄榄复合体来的神经纤维，同时也发出少量纤维交叉到对侧，上行止于下丘。对复合声的处理可能始于外侧丘系核，该神经核也参与听觉惊吓反射。

（四）下丘

它是中脑四叠体的一部分，其神经元明显地按音频排列，包括中央核、中央旁核群及外侧核，接受来自前面三级低位中枢神经元的传入纤维，发出的上行纤维大部分止于同侧的内侧膝状体，小部分止于丘脑的后核，另有一些纤维交叉到对侧的下丘。

下丘是双耳听觉信息整合的重要部位，将双耳时间差、双耳强度差、声音频率等信息进行整合，在处理听觉空间信息中起着至关重要的作用。下丘与一些体感中枢有纤维联系，是听觉系统与体感系统相互作用的重要中枢。

（五）内侧膝状体及大脑听皮层

1. 内侧膝状体　位于丘脑，是皮层下最高级的听觉中枢，有腹核、背核、内侧核。腹核有明显的音频排列，接受从下丘来的纤维，并发出上行纤维组成听放射，经内囊终止于原发听皮层。背核主要接受低位中枢的弥散投射，它发出的上行纤维止于其他皮层区域，可能参与对听觉注意力的调节。内侧核接受许多非听觉核团的投射纤维，其上行纤维投射更为弥散，包括所有听皮层、非听觉皮层等。内侧膝状体与振动、前庭等感觉系统也有联系。

2. 原发听皮层　位于颞叶，是听觉信息到达大脑皮层的第一站，接受从内侧膝状体来的听放射纤维，并与皮层的高级整合中枢联系。

3. 皮层的听觉高级整合中枢　位于颞叶，是听觉信息最高级的整合中枢。

4. 听皮层的可塑性和功能重组　近年发现，神经系统的功能构筑并非一成不变的，而是具有很大的可塑性。可塑性能够保证成年动物的神经系统在内外环境发生变化时作出适应性改变，通常表现为神经系统功能的重新组合或调整。因此，可塑性和功能重组的含义基本相同。在听觉系统，听皮层的功能重组表现为耳蜗局部受损后的短时间内，负责该区域听觉的听皮层的神经元重新获得对声刺激的反应，但特征频率（CF）变为损伤区边缘神经元的 CF，即皮层的频率关系发生重组。功能重组并不限于表现为音调构筑的变化，还可以表现在信号处理功能多方面的深层次的改变，如投射神经元对频率、强度等声音信息的处理都相应受到影响。听皮层功能重组的过度表达可能是耳鸣产生的中枢机制。

三、听觉中枢的下行通路

迄今我们对听觉下行传导通路的了解还十分有限。一般将听觉下行传导通路分为 3 部分（图 2－5－2）：①听觉皮层下行传导通路，如皮层丘脑束和皮层中脑束等；②皮层下中枢的下行传导通路，如中脑橄榄束等；③听觉低位（脑干）中枢至耳蜗的下行传导通路，即橄榄耳蜗系统。一般认为听

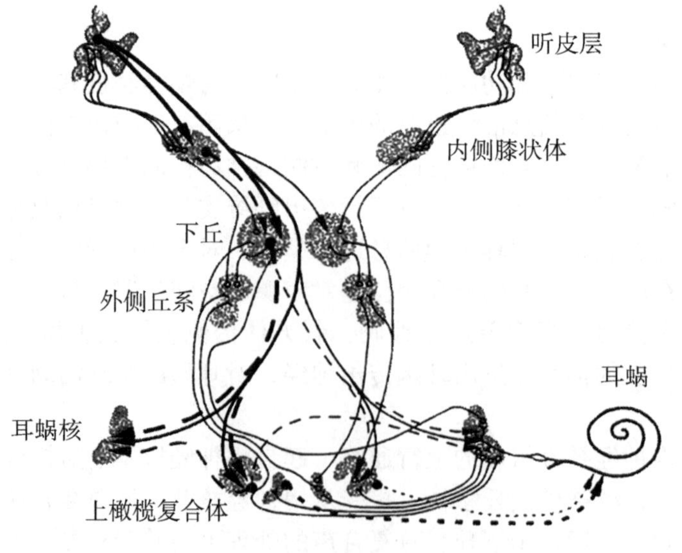

图 2－5－2　中枢听觉系统的下行传导通路

觉下行传导系统对声音的感受和声信息的整合处理具有重要意义。对橄榄耳蜗系统的了解相对较多，已在前面述及。

（郑杰夫 韩维举）

参考文献

1. 梁之安. 听觉感受和辨别的神经机制. 上海：上海科技教育出版社，1999.
2. 姜泗长. 耳解剖学与颞骨组织病理学. 北京：人民军医出版社，1999.
3. 姜泗长，顾瑞. 临床听力学. 北京：北京医科大学/中国协和医科大学联合出版社，1999.
4. 王坚，蒋涛，曾凡刚. 听觉科学概论. 北京：中国科学技术出版社，2005.
5. Bekesy G. Experiments in Hearing. New York：John Wiley & Sons，1960.
6. Gulick WL，Gescheider GA，Frisina RD（Eds）. Hearing Physiological Acoustics，Neural Coking，and Psychoacoustics，Oxford University Press：New York，1989.
7. Pickles JO. An introduciton to the physiology of hearing. London，San Diego：Academic Press，1988.
8. Dallos P，Popper AN，Fay RR（Eds）. The Cochlea. Springer－Verlag：New York，1996.
9. Dallos P. The active cochlea. J Neurosci，1992. 12（12）：4575.
10. Brownell EW. Outer hair cell electromobility and otoacoustic emissions. Ear Hear，1990，11：82.
11. Probst R. A review of otoacoustic emissions. J. Acoust Soc Am，1991，89：2027.
12. Zheng J，et al. Prestin is the motor protein of cochlear outer hair cells. Nature，2000，405（6783）：149.
13. Robles L，MA Ruggero. Mechanics of the mammalian cochlea. Physiol Rev，2001，81（3）：1305.
14. Kennedy HJ，Crawford AC，Fettiplace R. Force generation by mammalian hair bundles supports a role in cochlear amplification. Nature，2005，433（24）：880.

第三章 前庭系解剖与生理功能

前庭系随着动物种系的进化演变成高度复杂的功能系统，其对低等动物的生存至关重要，从发生学观该系统有以下演变特点：①前庭器在种族发生上属古老的器官，它的发生早于听器；②前庭器的体积在低等动物所占比例大于高等动物；③低等动物前庭感觉器在数量上多于人类，人有3个半规管之壶腹嵴和两个囊斑，低等动物还有听壶乳突（papilla lagena）、neglata斑及Neglata嵴，是低等动物维持生命不可缺少的器官，到人类前庭终器是高度进化的重力感受器，它位于人的内耳，其中的耳石可感受各方向直线重力变化，3个半规管可感受三维空间各轴位加速度，它们互相配合，可感受任何方向的重力变化。对维持人体平衡适应生存至关重要，日常生活中各种姿势都需前庭系统保证动作的准确性，是一种潜意识的协调反应，一旦前庭受损即发生行动困难。现代超音速飞机和航天飞行事业的发展，使前庭功能的研究比过去更为重要。由于前庭系的结构复杂，联系广泛，有很多需要进一步研究的问题，目前开展的研究大致可分为基础与应用研究两方面。在临床应用方面，前庭功能检查方法是通过观察自发和诱发前庭症状来判断前庭功能状态。前庭生理、解剖及其功能检查是神经耳科学（neurotology）的重要组成部分，下面介绍前庭系解剖与生理功能。

第一节 前庭终器的应用解剖

前庭终器位于颞骨内耳中，内耳又称迷路居颞骨岩部之内，结构复杂而精细，包涵听及平衡器官。从组织学看内耳又分为骨迷路和位于其内的膜迷路，两者之间的空隙为外淋巴间隙，充满外淋巴液，膜迷路内充满内淋巴液。

一、骨迷路

骨迷路骨壁厚约2～3 mm，组织学上分3层；外层为较薄的骨外膜层，呈白色，质坚似象牙；中层较厚称为内生软骨层，骨质中尚有软骨细胞残留，呈点状微黄色；内层为极薄的骨内膜骨层呈淡青色。骨迷路无血管分布，新生儿与成人大小相同，分为前庭、半规管和耳蜗3部分。

（一）前庭

前庭为不规则椭圆形空腔，位于半规管和耳蜗之间，前下部较狭窄与耳蜗前庭阶相通，后上部略宽有5个开口与半规管相通，内壁形成内耳道底，自前上向后下的骨嵴名前庭嵴，内壁有椭圆囊隐窝、球囊隐窝及蜗隐窝，椭圆囊隐窝后下有一小孔，即前庭水管内口，直通颞骨岩部后面之前庭水管，管的大小与颞骨气化程度有关。前庭上壁骨质中，有面神经之迷路段穿过。外侧壁为鼓室内壁称鼓岬，卵圆窗、圆窗位于此壁。

（二）半规管

3个半规管位于前庭的后上方，约成2/3环形骨管，依其在空间的位置称外（水平）、前（上）、后半规管，3个半规管互相垂直，每一半规管一端膨大成壶腹。各半规管与岩部关系：当头垂直位时双侧外半规管与地面呈30°角，上半规管平面与岩部长轴垂直，位于弓状隆起之下；后半规管与岩部长轴平行。上和外半规管的壶腹端在前庭上方，后半规管壶腹端开口在前庭后下方，上和后半规管单脚连合成总脚，开口于前庭内壁中部，外半规管单脚开口于总脚下方，三个半规管由五孔与前庭相通。

（三）耳蜗

形似蜗牛壳，以蜗轴为中心，自底向顶盘绕2周半，分底转、中转和顶转3部分，骨蜗管全长31～33mm。从尖到底高5 mm，底部最宽直径约9 mm，蜗顶朝前外方，接近鼓膜张肌半管和咽鼓管鼓口，蜗底在内后方，构成内耳道底的一部分。

二、膜迷路

膜迷路是膜质的管腔系统，形态与骨迷路相似，它借细小网状纤维悬浮在外淋巴液中，自成一密闭系统，称内淋巴系统，膜迷路分为椭圆囊、球囊、半规管、耳蜗及内淋巴管和囊，各部相互沟通，并包括司平衡和听觉功能的主要结构，即位觉斑、壶腹嵴和耳蜗 Corti 器。

（一）位觉斑

包括椭圆囊斑和球囊斑，椭圆囊斑呈椭圆形占据前庭的后上部，借结缔组织、微血管和前庭神经椭圆囊支附着于椭圆囊隐窝内，后壁与3个半规管相通，前壁内侧有椭圆囊球囊管，连接球囊与内淋巴管，底有似贝壳形较厚的感觉上皮区即椭圆囊斑，3.5～4.5 mm^2，其弯曲度很大，以致占有底与前壁两个平面，直立位时，椭圆囊斑前部弧形上翘，大部与颅底平面一致，与外半规管平行。球囊斑较小，面积约2.2 mm^2 位于前庭之前内下方，球囊斑为镰刀形呈盆样凹陷近垂直位，借纤维组织、微血管和前庭神经球囊支附着于球囊隐窝中。两个囊斑所呈的夹角几乎互相垂直，球囊下端经联合管与蜗管相通。

（二）半规管

3个膜半规管悬附于相应骨半规管的外侧壁，3个膨大的膜壶腹、一单脚和一总脚共5个开口与椭圆囊相通，膜半规管仅占骨半规管间隙的1/4，但膜壶腹几乎充满骨壶腹的空间，每个膜半规管内有一块特殊的上皮组织称壶腹嵴，由感觉毛细胞和支持细胞组成，纤毛上有一层胶状物称嵴顶，将管侧与椭圆囊侧完全隔开，故嵴顶两侧压力改变可引起嵴顶偏斜对毛细胞产生位觉刺激。

（三）内淋巴管和囊

内淋巴管位于前庭和内淋巴囊之间，呈 Y 字形，与椭圆囊及球囊相通，称椭圆囊和球囊管，内淋巴管起始端膨大称内淋巴窦，进入前庭水管后管腔变窄称峡部。内淋巴管终末端膨大部分为内淋巴囊，内淋巴囊分近侧、中间、远侧3部。内淋巴囊内壁有两型上皮，Ⅰ型细胞构成中间部的主要部分，约占80%，直径7～10μm，有很多绒毛突入囊腔内，Ⅰ型细胞有再吸收作用，Ⅱ型细胞较少约占20%，此型细胞较少绒毛，胞质内有大量消化小泡、脂滴、多泡小体和吞噬细胞主要功能是吞噬内淋巴代谢产物与细胞碎片。

三、前庭感觉细胞的超微结构

膜迷路中5处具有感觉上皮，即2个囊斑，3个壶腹嵴，均为前庭神经末梢感受器。

（一）椭圆囊斑与球囊斑

椭圆囊斑与球囊斑的结构相同，由感觉毛细胞与支持细胞组成，毛细胞似换能器使加速度刺激的机械能转换为生物电能。分Ⅰ、Ⅱ型毛细胞，Ⅰ型毛细胞的基底较宽呈烧瓶状，被杯状向心神经末梢即神经盏所包围，Ⅱ型毛细胞基底部小与向心和离心神经末梢直接形成突触，毛细胞被支持细胞固定。每个毛细胞表面有60～110根静纤毛和一根动纤毛，静纤毛根部埋在感觉细胞表面的表皮板中，动纤毛根部无表皮板附着在基底体。毛细胞上面覆盖着耳石膜，耳石膜表面是位觉砂（otoconia），比重2.71，位觉砂主要成分是碳酸钙结晶，与毛细胞接近的一层是胶质膜，主要成分是粘多糖，耳石膜因含位觉砂而使其质量增加（图3－1－1）。

（二）壶腹嵴

半规管膨大端称壶腹，包括神经上皮即壶腹嵴，由毛细胞和支持细胞组成，呈马鞍形，该形能以最小的表面积容纳最多的神经上皮细胞；上部结构称嵴顶，为粘多糖形成胶状物质，感觉细胞之纤毛突入到嵴顶，形成终帽，从嵴顶到壶腹对壁形成封闭的隔，终帽内无细胞无耳石，其比重与内淋巴相同（1.003），故随内淋巴移动而偏斜。

四、迷路供血

迷路供血是迷路动脉又称内听动脉，来自椎－基底动脉之前下小脑动脉，少数来自基底动脉或椎动脉，该动脉进入内听道后分为前庭前动脉和耳蜗总动脉两支，前庭前动脉供血于上、外半规管及两个囊斑上部，其供血不足只引起前庭症状。耳蜗总动脉又分前庭耳蜗动脉和螺旋蜗轴动脉，前庭耳蜗

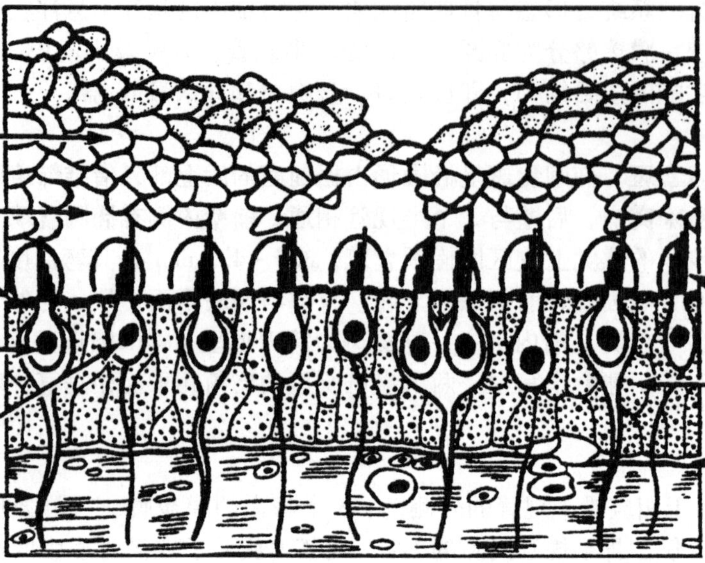

图 3－1－1 囊斑毛细胞与耳石膜的关系，纤毛镶嵌在含耳石的胶质膜网眼中

动脉再分出前庭后动脉供养后半规管、球囊及椭圆囊下部。半规管还接受耳后动脉之茎乳动脉的分支，属终末支，供血甚微。

静脉回流，前庭水管静脉，汇集半规管和一部分椭圆囊血液，注入岩上窦；蜗小管静脉，汇集耳蜗底周，球囊椭圆囊部分血液注入岩下窦，最后入颈内静脉。

第二节 前庭神经传导径路

前庭系统包括前庭末梢和中枢两部分，前庭末梢包括前庭感受器（含 3 个半规管壶腹嵴及椭圆囊、球囊之两个囊斑）和前庭神经；前庭中枢部指前庭神经核及其与大脑、小脑、脑干、脊髓的投射纤维。

一、前庭神经

前庭神经和前庭神经节（scarpa 节）位于内听道，scarpa 神经节细胞数约为 18 000 个，为前庭神经第一级神经元，其细胞的远心纤维即树突，分上下两支，穿过内耳道底前庭上区上支进入椭圆囊斑、球囊斑上部及上、外半规管壶腹嵴；下支经内耳道底前庭下区进入，分布于球囊斑大部，另一支经内耳道底单孔分布于后半规管。节细胞的向心纤维组成前庭神经进入脑干，行径第四脑室底外侧部，多数神经纤维终止于 4 个前庭神经核，少数不经前庭核直接进入网状结构和同侧小脑皮层蚓部和绒球，称前庭小脑束。

二、前庭神经核

前庭神经核为前庭神经第二级神经元，是脑神经中最大的神经核，包括内侧前庭神经核（Schwalbe 核 MVN）、外侧前庭核（Deiter 核 LVN）、上前庭核（Bechterew 核 SVN）、下前庭核（Roller 核，IVN），前庭神经尚有分散的小细胞群，有 X、Y、Z 和 f 核位于大的前庭神经核周围。

三、前庭的中枢通路

Scarpa 节发出的一级神经纤维止于前庭上、下、内、外 4 核及 X、Y、Z 和 f 群前庭神经间质核，是接受、综合、调节各种平衡信息的中继站，其发出的二级神经纤维与以下的神经核或器官发生联系；二级前庭纤维起自 4 个前庭神经核，分连合纤维、上行和下行纤维三种，分述如下。

（一）前庭眼球运动径路

上下内前庭神经核发出纤维加入同侧和对侧内侧纵束，上行部至第Ⅲ、Ⅳ、Ⅵ脑神经核，动眼神经核位于中脑被盖部大脑导水管腹面灰质内；滑车神经核位于动眼神经核后下；外展神经核在脑桥与延髓交界处。各半规管的冲动经前庭神经核与各自同一平面的眼肌联系，同一冲动可借交叉纤维与对侧拮抗肌联系，维持双眼的协同运动，例左外半规管内淋巴流向壶腹呈兴奋性冲动，经下前庭核发出交叉及不交叉两种纤维，不交叉纤维使同侧内直肌收缩，交叉纤维使对侧外直肌收缩，引发双眼向右共轭慢运动即慢相，由于大脑皮层中枢代偿及锥体外系统对眼球偏位纠正即产生快相，出现向左的水平眼震；上半规管刺激产生垂直性眼震，后半规管受刺激诱发旋转性眼震。

（二）前庭脊髓束

从前庭核到脊髓有两条独立传导径路，将前庭系信息传到脊髓。

1. 前庭脊髓外侧束　分为：①不交叉性传导束，由前庭外侧核发出，下行进入同侧脊髓侧索的腹侧部，达同侧颈、胸、腰各段脊髓神经前角运动细胞；②交叉性传导束由下核发出下行纤维，经内侧纵束交叉到对侧下降脊髓全长，可能止于脊髓的中间核，静止时参与维持颈及四肢肌张力。一侧前庭受损，同侧伸肌、外展肌张力减弱，屈肌、内收肌张力增强，对侧屈肌，内收肌张力减弱，患者向同侧倾倒，反之则向对侧倾倒。

2. 前庭脊髓内侧束　主要由前庭神经内侧核发出下行纤维，经内侧纵束到达颈段脊髓的前角运动细胞，将影响迷路紧张性冲动传到颈肌，此束与副神经核有联系。

（三）前庭与小脑之间的连接

从解剖至生理前庭与小脑间有密切联系，前庭神经，传至小脑的纤维有前庭终器来的一级纤维越过前庭核经绳状体，直接达到小脑绒球、蚓小结和顶核；多数为次级神经纤维来自前庭内侧核、下核和X核团，到小脑绒球的纤维来自同侧，到小结、蚓部、顶核纤维来自双侧的前庭核。绒球小结叶的纤维，能抑制前庭核对肌张力的反射作用。调节快速眼动，此外，初级和二级前庭传入冲动，可通过前庭—网状—小脑途径进入小脑。小脑损害和前庭损害倾倒的方向和眼震方向相同，可以认为小脑是高于前庭核的平衡调节中枢。

（四）前庭与大脑的联系

前庭功能受大脑主宰，切除一侧大脑半球引起同侧迷路反应亢进。皮层中枢的功能是综合分析迷路冲动，感知身体的姿势和位置。前庭受刺激出现眩晕感说明前庭器在大脑皮层有反应区，只是尚未发现皮层代表区何在，尚未明确传入信号的传导径路。前庭传入冲动在皮层投射区是多个的，一般认为在颞上回的头端与听皮层之间，由于前庭在皮层投射区不明，前庭神经核与皮层有无直接径路尚无定论，有人认为前庭冲动借小脑与大脑皮层联系，但部位和范围还不够明确，正常情况下皮层平衡中枢对前庭机能起调节和控制作用。

（五）前庭与自主神经的联系

二级前庭神经纤维与自主神经联系是复杂的，主要是内侧核发出纤维到同侧与对侧网状结构，并与内脏运动诸核包括迷走神经运动背核、分泌核、凝核、孤束核及其他自主细胞团块有纤维联系，还有若干纤维从前庭内侧核进入背侧纵束，再到迷走神经核。延髓上部切面可看到前庭内侧核紧接迷走神经感觉背核，两核交界处细胞互相交错，故前庭疾病常伴有恶心、呕吐、出冷汗、多涎及面色苍白等症状。胃肠疾病及自主神经功能紊乱也可引起眩晕，前庭神经核与血管运动中枢、呼吸中枢关系也很密切，前庭系统与自主神经系统之间的相互作用尚待进一步探讨。

第三节　前庭系统的生理功能

一、前庭系生理学研究历史回顾

远在1824年，Flourens用鸽子试验，发现半规管破坏后引起平衡障碍，任一半规管损害，均可引起同一平面的眼震及头摆动，外半规管损害引起水平眼震；上、后半规管损害引起垂直及旋转型眼震，现称之为 flourens 定律，遗憾的是他的重要发现被遗忘半个世纪，直到 1874 年前后 Breuer、Mach 及 Brown 三位学者在 Flourens 研究基础上，提出前庭功能的流体动力学说，认为 3 个半规管壶腹是旋转运动的感受器，椭圆囊斑及球囊斑维持静息状态头位。1892 年 Ewald 在鸽子外半规管做小孔，小管插入孔内并固定，小管另端连接一泵，加压时引起头和眼球向对侧移动，减压时出现相反反应，结论是加压或减压引起内淋巴流动，刺激壶腹嵴产生眼震，外半规管内淋巴流向椭圆囊侧的刺激远较背离椭圆囊侧强；上和后半规管则与之相反，现称之为 Ewald 定律。Breuer（1874）指出直线加速度与头位改变可刺激耳石器；Kreidl（1893）用铁砂置换虾的耳石获得成功，用磁铁刺激该动物，成功引起平衡障碍；Magnus（1923）提出耳石器与紧张性迷路反射、翻正反射有关。Flock（1964）、Lindeman（1969）形态学研究，发现椭圆囊斑中央有 U 形、球囊斑上有 L 形微纹，双侧毛细胞呈向或背离微纹排列，因而能感受任何头部位移刺激，产生相应的姿势反射。20 世纪初 Alexander 将前庭感受器称“内淋巴器”；声波刺激使外淋巴流动产生听觉故耳蜗为“外淋巴器”。1903 ~ 1913 年间 Barany 通过临床和实验，开展了前庭功能冷热和旋转试验、直流电和瘘管试验，加深了人们对前庭功能的理解。对冷热试验诱发的眼震，提出内淋巴液因“热胀冷缩”而流动的学说并获诺贝尔奖。与视、听不同，前庭终器不接受外界直接刺激，只感受机体在空间的位置、重力加速度及角加速度刺激，属内在感受器，其无时无刻不在有意无意调整机体平衡，是无意识的感受器，正常情况下人们并未查觉它的存在，只有前庭功能障碍才发现它的重要，Wittmaack 称之为第六感官，近 40 年来对前庭系统的基础研究及功能检查有了长足的进步，眼震电图、姿势图、胃电图先后问世，逐渐丰富了前庭功能的内涵，揭示了前庭系疾病发病机制，为临床诊治疾病提供理论根据。

二、前庭系统在维持平衡中的作用

日常生活中人体依靠前庭、视觉及本体觉组成的“平衡三联”维持平衡，其中前庭系统是专职维持平衡的器官，视觉和本体觉除协助维持平衡外，有自己的主要功能，前庭系统又称静 - 动系统，既感知自己在空间的位置，又随时反射性调整姿势，达新的平衡。人体经常受两种外力的影响，一是地心吸力，一是加速运动，加速度又分直线和角加速度两种，直线加速度包括直线运动、振动和离心力，地心吸力也是一种向下的直线加速度。运动中，体位及周围景物急速变化，需通过眼、本体觉、平衡器加以察觉，反射性调整体位始能维持平衡，例当乘车启动时身体后倾，前庭器感知后，通过四肢及躯干肌反射调整姿势维持平衡避免跌倒，在这种姿势及翻正反射中，前庭系的作用比视觉重要。另在运动中能保持清晰视觉有赖于前庭眼反射的调节，例示指在眼前以幅度 20°、频率 4Hz 的速度摆动即感示指模糊，反之若示指不动，头以同等速频摆动，示指仍有清晰形象，这就是前庭眼反射的调节作用，当氨基糖苷类抗生素中毒时，前庭眼反射受损，走动时景物呈反向运动出现振动幻视（oscillopsia），而视物不清晰则感眩晕，停止走动眩晕则减轻，称视觉识别障碍性眩晕（Dandy’s 综合征）。图 3 - 3 - 1 归纳人体平衡整合示意图，脑干前庭神经核区是前庭反射的枢纽，感受前庭终器、视觉、本体觉（含浅表感觉）来的冲动，反射到大脑感知，同时接受小脑、锥体外系和网状结构的调整，出现眼动、姿势调节等平衡反射。平衡三联中，一项发生障碍，其他两项代偿仍能维持平衡，两个系统障碍就难以维持平衡，例前庭功能受损后，在黑暗中行动很困难，因前庭加视觉二项障碍；在水中因前庭和本体觉二项障碍就很难维持平衡。前庭除感知重力和加速度外，还有近似意识感觉和记忆作用，例看清前面目标后，闭眼可触到目标，前庭受损后则不能完成此动作，前庭系的整体功能是复杂的，滑冰、舞蹈、飞行等职业，需要对前庭功能深入了解。哪些前庭反应属生理性，哪些属病理性，各种反射生理生化基础尚不清楚，只有分别认识前庭系统各部的生理功能、反射产生的机制，才能了解前庭系的整体功能。整合信息贮存系统可能在脑干前庭神经核区层面。

（一）半规管的生理功能

人体 3 个半规在解剖上按三维空间排列，所围成的平面略呈互相垂直，可感受空间任何方向的角加速度刺激。每个半规管绕垂直于其中轴旋转时，加速度使内淋巴液流动，对壶腹嵴产生刺激，嵴顶是弹性膜为粘多糖及胶原蛋白构成，其功能与耳蜗覆膜一样，毛细胞之纤毛伸入其中嵌顿在胶质内，

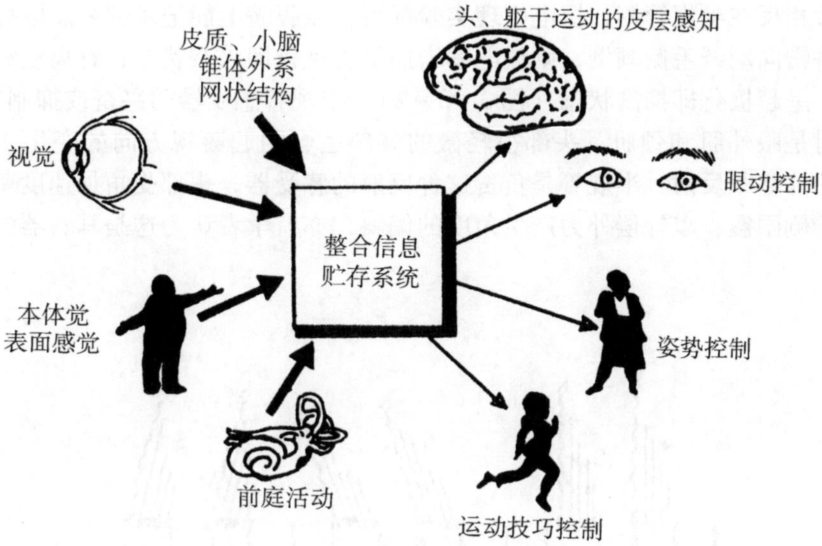

图 3-3-1　平衡感觉整合模型示意图

嵴顶的比重与内淋巴相等，合称“壶腹顶-内淋巴系统”，该系统相当一阻尼扭摆系统：

根据牛顿定律，可用如下微分方程表示：

$$\partial\ \ddot{\xi} + \prod \dot{\xi} + \triangleright \xi = \alpha\theta$$

式中：$\ddot{\xi}$，$\dot{\xi}$，ξ 分别代表内淋巴的角加速度，角速度和角位移；δ 为内淋巴的惯性矩；Π 为单位角速度的阻力矩；Δ 为单位角位移的粘滞力偶；α 为头部运动的角加速度。

嵴顶漂浮在内淋巴液内，随内淋巴流动而位移，嵴顶跨越壶腹形成一瓣膜将两侧隔开，膜半规管及壶腹壁较前庭膜及囊斑壁厚，不致因内淋巴流动而变形，保证内淋巴流动的机械力作用于壶腹嵴，形成嵴顶两侧的压力差，作用于壶腹嵴基底力大于嵴顶。当一对半规管平面与身体旋转轴之夹角为90°时，内淋巴流最强；小于或大于90°时将相应减弱，0°或180°时内淋巴流则将静止不动。即外力方向与毛细胞顶部平行作用，可有效刺激毛细胞，使毛细胞纤毛束弯曲，向动纤毛方向弯曲时，呈去极向状态，为兴奋刺激：向静纤毛方向倾斜为超极化，呈抑制状态，兴奋刺激引起毛细胞膜电位变化，称发生器电位，引起毛细胞释放神经递质，作用传入神经末梢，调节传入神经排放率，因此毛细胞参入机-电转导过程。作用于内淋巴的加速度力受嵴顶弹力、内淋巴的粘稠度、液体和嵴顶质量所产生惯性3种力的阻挠，嵴顶的位移度与头转动速度成正比与嵴顶弹性成反比。当半规管随角加速度旋转时，由于惰性内淋巴起初落后于旋转速度处于逆旋转方向流动，停止旋转时因惯性作用内淋巴仍以较大速度顺原旋转方向流动，故旋转中与旋转后对壶腹嵴的刺激正好相反。双侧外半规管在同一平面，与之平行角加速度引起双侧外半规管之综合反应；若加速度方向与一侧前（上）半规管对侧后半规管平行引起此两半规管综合反应。人类日常生活多在水平地面上活动，主要刺激外半规管，临床前庭功能检查主要是外半规管，旋转刺激阈值明室为 $1\sim2°/s^2$，暗室为 $0.1\sim0.2°/s^2$，刺激壶腹嵴毛细胞所引起的反应有眩晕、眼震、倾倒、颈及肢体张力改变和自主神经系统反应，反应的强弱不仅与刺激强度有关，而且与嵴帽倾倒的方向有关，据 Ewald（1892）观察，角加速度刺激量不变，由于嵴帽倾倒的方向不同，引起不同的强度反应，以眼震持续时间为例，弱反应只是强反应的 1/2～2/3；内淋巴向壶腹侧流动，外半规管是强刺激而上、后半规管为弱刺激；内淋巴背离外半规管壶腹流动时，刺激的强度与上述相反。近代解剖和生理研究证明，Ewald 的发现是正确的，用刺激的强弱解释反应程度不恰当，因刺激的量相等，只是因嵴帽偏倒的方向不同而引起的前庭兴奋或抑制反应。Lincleman（1969）在阐述前庭器极化时指出，外半规管壶腹嵴动纤毛在椭圆囊侧，垂直半规管壶腹嵴的动纤毛与外半规管相反在半规管侧，据电生理实验观察，壶腹嵴上能记录到静息电位及放电频率，在角加速度作用下嵴帽向动纤毛侧倾倒，则放电率增加呈去极化即兴奋状态；背离动纤毛向静纤毛侧倾倒则放电率减少，呈超极化即抑制状态（图 3－3－2）。半规管感受器的兴奋或抑制能影响全身肌肉，最强烈而直接反射是眼外肌和颈肌。头部很轻微的偏斜也会引起凝视方向的变化，为保持清晰的视觉，必须有精确的前庭眼反射，半规管是负责这种反射的感受器，头部受角加速度刺激时出现前庭眼反射，产生向旋转侧眼震，以补偿外力产生角度的偏斜，亦有学者认为这是耳石器的功能或两者共同作用的结果。

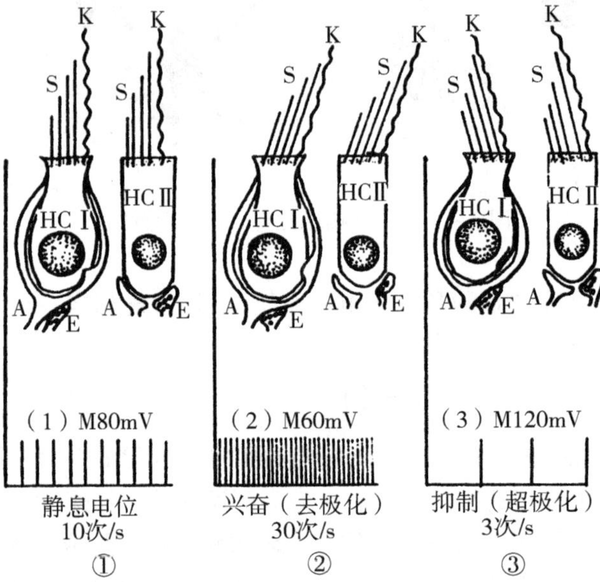

图 3－3－2　壶腹嵴毛细胞纤毛的倾倒与放电的关系

HCⅠ：型毛细胞；HCⅡ：Ⅱ型毛细胞；S：静纤毛；K：动纤毛；A：传入神经末梢；E：传出神经末梢；M：膜电位。①静止时；②嵴帽倒向动纤毛侧；③嵴帽倒向静纤毛侧。

（二）耳石器官的生理

1. 耳石毛细胞的生理　耳石器官包括椭圆囊斑与球囊斑是维持机体静态平衡器官，两者的空间排列形式及毛细胞沿弧形微纹排列特性，使耳石可感受各方向直线加速度刺激，除感受重力与直线加速度外，球囊还可能感受次声及 800 Hz 以下低音的功能。球囊前 2/3 对振动敏感，后 1/3 功能与椭圆囊相似，囊斑的纤维静止时即有自发放电，正常时两侧囊斑放电频率很接近。囊斑感觉毛细胞纤毛之上有一层胶状物质，与壶腹嵴顶相似，其上粘附无数耳石，称耳石膜。当耳石器随着人体进行线加速运动，由于耳石的相对密度比耳石膜（包括内淋巴液）的相对密度大得很多，即耳石的惯性力较大，它的位移将小于耳石膜和内淋巴液，而它与耳石膜又是紧密粘着的，其结果乃是使耳石膜产生一定的扭曲，牵引其中的纤毛而产生刺激（图 3－3－3A）。

图 3－3－3 中 $\ddot{y}$ 为耳石的线加速度，其中 B 图是耳石器在线加速运动时的作用机制模式，即将耳石比作是一个质量为 m 的球体，位于充满液体（相当于内淋巴液）的柱状管道中弹簧的正中。耳石的密度为 ρ_m，内淋巴液的密度为 ρ_e。头部相对于空间的线加速度 $\ddot{x}$ 为柱状管道（包括其中液体）从 t_0 到 t 时的位移为 x。耳石相对于空间的加速度为 $\ddot{y}$，耳石的惯性力为 $m\ddot{y}$，位移为 y。故耳石和液体的相对位移 $\xi = x - y$。这种相对位移的结果是在液体中产生了方向相反的阻尼力（$B'\xi$）和弹性力（K'

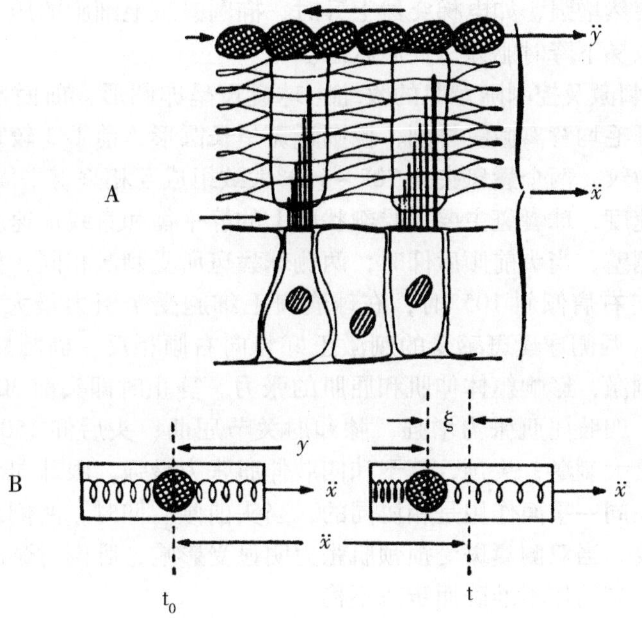

图 3-3-3　耳石膜与耳石相对运动示意图

A. 耳石膜的毛细胞和耳石之间的连接；B. 基本机制示意图。

ξ)。B′和 K′分别为阻尼系数和弹性系数。同时根据阿基米德定理，耳石还将产生一种与加速度方向相反的浮力［（ρ_e/ρ_m）$m\ddot{x}$］。向左和向右方向的力相等，即：

$$m\ddot{y} = \frac{\rho_e}{\rho_m}m\ddot{x} + B'\xi + K'\xi$$

由于 $Y=(x-\xi)$

则 $$(1-\frac{\rho_e}{\rho_m})\ddot{x} = \ddot{\xi} + \frac{B'}{m}\xi + \frac{K'}{m}\xi$$

从式中可以看出，若 $\rho_e=\rho_m$，则此式两侧皆等于零。但实际上，$\rho_e=1.01$，$\rho_m=2.71$，故产生了相应的力使耳石有了相对位移，引起毛细胞感觉刺激，感觉刺激的大小取决于耳石相对位移的大小，上式中的质量 m 可以用当量质量 M 替换（耳石的 M = 1.3m），可写为：

$$(1-\frac{\rho_e}{\rho_m})\ddot{x} = \ddot{\xi} + \frac{B'}{M}\xi + \frac{K'}{M}\xi$$

经拉普拉斯（Laplace）转换，则可求得耳石相对位移$\frac{\xi}{\ddot{x}}$（s）。

$$\frac{\xi}{\ddot{x}}(s) = (1-\frac{\rho_e}{\rho_m})\cdot\frac{1}{s^2+(B/M)s+K'/M}$$

$$= (1-\frac{\rho_e}{\rho_m})\cdot\frac{M/K'}{(T_1s+1)(T_2s+1)}$$

式中 $T_1T_2=M/K'$；$T_1+T_2=B'/K'$。

上述这种刺激作用机制为目前多数学者所赞同，并已通过动物实验证实。

通过耳石膜与毛细胞表皮板之剪切力牵引毛细胞，使静纤毛倾斜，启动毛细胞转导过程，完成毛细胞机械－电能转换，通过传入神经向前庭神经核传导。囊斑毛细胞的兴奋过程与壶腹嵴相似，毛细胞纤毛向动纤毛侧弯曲时呈兴奋状态，向静纤毛侧弯曲呈抑制状态。两个囊斑位置互相垂直，与头部

3 个解剖平面相对应，故能感受三维空间的直线加速度及地心吸力。

日常生活中当重力突然增强，如电梯突然上升时，椭圆囊斑毛细胞的压力增大，反射性引起屈肌兴奋躯体呈屈曲状态；电梯下降时躯体呈伸展状态。

2. 感受空间各方向刺激及控制随意肌的收缩　球囊斑呈卵圆形，前面弯起略扭曲，与同侧上半规管围成的面平行，动纤毛均背离微纹排列；椭圆囊斑呈长圆形，前 1/3 较宽并向上延伸，略与外半规管平行动纤毛均向着微纹，两个囊斑夹角 70°～110°大致组成互相垂直平面（图 3－3－4），以便感受空间各方向的重力加速度，球囊斑主要感受额状面上的静平衡和直线加速度，影响四肢内收和外展肌，两侧囊斑在球囊内侧壁，当头前倾后仰时，两侧球囊斑所受刺激相同，如头左右倾斜，两侧球囊斑所受刺激相反，当头向右肩倾斜 105°时，右球囊斑毛细胞受牵引力最大，左侧则受到压力最大，当头向左肩倾斜 105°时，两侧球囊斑感受的刺激正好与向右倾相反。椭圆囊斑主要感受矢状面上的静态平衡和直线加速度刺激，影响躯体伸肌和屈肌的张力。静止时即头前 30°椭圆囊受最小刺激，此时囊斑上耳石压力最大，四肢屈肌张力增强，膝和肘关节屈曲；头后仰 150°时，耳石对毛细胞最大牵引力，椭圆囊斑受到最大刺激，头颈、躯干和四肢伸肌张力最强，眼球向头部运动反向移位，即向下移位。两侧椭圆囊斑在同一平面作用是相协同的，当头前倾后仰时，两侧颈肌收缩作用对称，两个囊斑对颈肌控制比较重要，当双侧囊斑受损颈肌张力明显受影响，卧倒时颈肌不能控制头部而突然落到枕上，四肢肌张力受影响动作不准确而步态不稳。

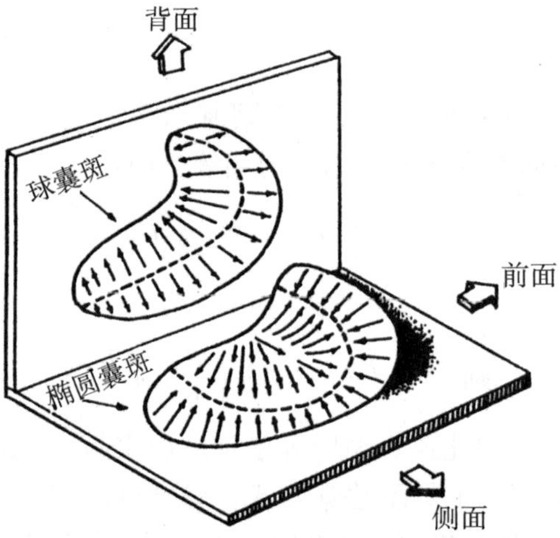

图 3－3－4　椭圆囊斑、球囊斑的位置示意图

箭头示动纤毛排列的方向，椭圆囊斑向着微纹、球囊背离微纹。

3. 囊斑对视觉的影响　视觉和视动反射是维持清晰视野的重要因素，通过视觉可以判断身体与外周环境的相互关系，视线调节是前庭重要功能，由前庭眼反射和视动反射共同完成，两者共司眼肌运动，使眼球得以向所需方向转动，使视线能在身体运动中对准目标，前庭眼反射靠囊斑毛细胞感知头位变动，再通过前庭核、内侧纵束、眼动神经核相联系，并受锥体外系中介核的控制，产生眼球反向运动，其潜伏期约 50ms，使目标很快落在黄斑部而保持清晰视觉；前庭受损眼球反向运动障碍，只能靠视动反射调节视野，其潜伏期长约 125 ms，故当头部迅速运动出现视力模糊，称视觉识别障碍性眩晕，也可看作是变位性眩晕。

前庭感受器动作电位有 3 种形式，一是壶腹嵴的弯曲变形；二是耳石斑的压力及牵引；三是耳石与耳石膜之间的剪切力，3 种电位都可引起毛细胞动作电位。日常生活中，前庭所受刺激是复合的，既有角加速度也有直线及重力加速度，壶腹嵴及囊斑往往同时受刺激，同时向中枢发信号，这种信号已经初步综合及协调，目前对半规管的研究较多，对耳石膜研究较少，两者的协同作用研究更少。

（三）前庭中枢部的生理

前庭皮层中枢综合全身各处传来的平衡冲动，加以整合再经锥体束发出随意运动性冲动，纠正身体偏斜保持平衡。前庭中枢各部位（大脑、小脑、网状结构）发出冲动，对终器传入的冲动加以抑制或调整，平衡中枢的许多生理现象尚未得到准确解释，现将主要现象简述如下：

1．代偿作用　人类和动物一侧或两侧迷路受损后出现眩晕、平衡障碍及眼震，数日后症状消失，前庭神经核电位也先后恢复，这种现象称前庭代偿，与前庭中枢有密切相关。有时这种代偿不完全，可出现在黑暗中行走不稳，地不平时或在堤上行走易跌倒，潜水时可发生定向障碍。代偿形成后在不利条件下，可再次出现眩晕及平衡障碍，称失代偿，动物试验证明，在缺氧条件下，见已形成代偿豚鼠又出现倾倒及头偏斜现象，为失代偿表现。

2．疲劳现象　对持续刺激或反复刺激而引起前庭反应低下或消失，是疲劳现象（fatigue）。Hallpike认为疲劳的特点是将刺激强度加大，疲劳的程度随之加重，当刺激停止后疲劳现象消失缓慢，其全程须以小时计算。

3．适应和习服现象　由于长时间刺激引起前庭反应减弱称适应（adaptation），由于反射受到一系列相同刺激而发生反应减弱称习服（habituation），前者全过程以分钟计算，后者以日计，适应与刺激强度并不绝对平行，临床上适应与习服两词常混用。适应有特异性如只给予旋转刺激则只产生旋转的适应，对冷热刺激或电刺激不发生或略有适应现象。

4．前庭冲动的复制　若受到复杂而有节律性综合刺激，中枢神经系统可将其作为母型加以复制，在刺激消失后，这种前庭冲动复制品可保留数小时或数日，外来刺激虽已消失，还存在与受刺激时相同的前庭反应，例：海员在航行中受到暴风雨袭击，登陆后数日仍觉在剧烈晃动的海船上。慢性晕动病可能与前庭冲动复制有关。

（四）前庭附属器的生理

前庭附属器包括淋巴液、血管纹、内淋巴囊、前庭水管及耳蜗水管，虽无直接前庭功能，但与前庭功能的产生有重要关系。

1．淋巴液　内耳淋巴液有内、外淋巴之分，两者的化学成分、产生与吸收、生物特性都不相同。

（1）外淋巴液　位于骨、膜迷路之间，一般认为外淋巴液来源于脑脊液，也有认为来源于毛细血管的超滤液，因其蛋白含量高于脑脊液低于血液，小分子物质浓度与血液近似，故认为其来自血液，超滤作用主要在外淋巴腔表面毛细血管网螺旋缘血管进行。外淋巴的半更新期为10分钟，含氧总量为2.7nmol/L分子浓度，葡萄糖浓度为130 mg/dl，外淋巴的供氧量比内淋巴大得多，内耳毛细胞氧和营养物质主要来自外淋巴。外淋巴可能是耳石器的代谢传递媒介，如自主神经紊乱可使外淋巴腔周围毛细血管血流量减少，外淋巴液半更新期延长，对耳石供氧减少，引起耳石器缺氧。

（2）内淋巴液　内淋巴液的生成、循环、吸收的方式有许多争论，Guild（1927）最早提出纵流学说，即内淋巴在蜗管主要在血管纹处产生，在前庭由壶腹嵴和囊斑的暗细胞分泌，经内淋巴管流向内淋巴囊，在该处进行离子交换和吞噬代谢产物，Dohlman（1967）指出暗细胞有选择性吸收 Na^+ 的作用。将染料、放射性核素注入中阶或半规管，发现在内淋巴囊处聚积。Lawrance等提出辐流学说，认为外淋巴液经前庭膜渗入蜗管形成内淋巴，血管纹选择性再吸收，类似肾小管的离子交换功能，内淋巴循环是在耳蜗各回局部进行，纵流、辐流学说各有支持者，Landquist（1967）认为，内淋巴离子输送有两种方式，活跃交换的辐流保证内淋巴高钾低钠的离子特性，纵流是缓慢过程，保证内淋巴液及代谢产生物的再吸收，近代研究证明内淋巴囊是活跃的代谢滤器，吞噬代谢产物及细胞碎片。内淋巴是高钾、低钠的液体，提供毛细胞氧和营养物质。

2．血管纹　血管纹是内淋巴液的能量来源，内淋巴测出的直流电位，是血管纹代谢活动。Eustroun（1955）电镜观察，发现血管纹与肾小管输送液体的上皮结构相似，具有分泌作用，是产生内淋巴液的场所。血管纹有3种类型细胞，功能各不相同：

（1）边缘细胞　负责液体和电解质的代谢，含有丰富线粒体，大量基底褶和囊状小泡围绕纹状血管排列。基本依赖线立体氧化、磷酸化作用，主要能源为葡萄糖和碳水化合物，产生足够的能量以完成液体和电解质的运转和代谢。

（2）中间细胞　含有丰富的高尔基体、滑面内质网和粗面内质网，为血管纹的功能活动提供备用但效率不甚高的能源，即过氧化物酶体氧化作用，主要利用脂类作为能源，是提供解毒氧化和氧化废物的处所。

（3）基底细胞　含线粒体甚少，代谢不活跃，可能起支持和固定细胞的作用，是血管纹的固定屏障，也是分隔内外淋巴液的屏障。血管纹有双重代谢系统，可保证在病变期间血管纹的正常工作，特别是有碳水化和物和脂类两种代谢底物，作为燃料更加保证了其正常工作。血管纹代谢活性很高，对内淋巴液的形成、氧化代谢及直流电位产生起主要作用。

3. 内淋巴囊　内淋巴囊是内淋巴管的末端，分为近侧、中间、远侧 3 部分中间部结构较为复杂，根据胞浆内含物和细胞核差异将内淋巴囊上皮分为两型：Ⅰ型细胞是内淋巴中间部主要细胞，主要功能是将囊内液体和离子运转至细胞间隙，并输送到上皮下组织再吸收。Ⅱ型细胞占中间部数较少，有不规则深陷细胞核，主要功能是吞噬内淋巴中的碎片，排除囊腔中废物。内淋巴囊有复杂的血管分布，有利于水分、电解质和高分子物质再吸收，故内淋巴囊是代谢旺盛器官。

4. 前庭水管　位于前庭与内淋巴囊之间，其中心有一膝状弯曲，导水管分为上半部即前庭部，下半部即球囊部。上半部狭窄其壁十分平滑，下半部具有不规则的栓塞物，前庭水管小，内淋巴囊的容积也必然小。前庭水管发育与乳突气化有关，前庭水管发育程度与梅尼埃病、大前庭水管综合征有关。

5. 耳蜗水管　为外淋巴间隙与蛛网膜下腔交通的小管，由胚胎时期的前软骨经过退行性变而发生，管腔内为脑蜘蛛膜层的延续部分，镜下观察为格状形结缔组织，称之为耳周管。其功能是保持外淋巴液静水压力平衡，是产生外淋巴液的通道，婴儿时期相当宽敞，由于颞骨气化及颈静脉球的增长，耳蜗水管逐渐变狭窄，整个导水管行径较直，在切面上呈椭圆形。

在日常生活中，人体受两种外力影响，一是重力即地心引力，另一种是加速度，无论处于运动或静止状态，重力随时随地作用于人体，而加速度是在运动或突然中止运动时作用于人体，当人体平衡遭破坏时，靠人体平衡三联主动调节达新的平衡。平衡三联中视觉提供头部相对于境物的位置，有助于区别从耳石传入信号是重力方向倾斜还是线性运动刺激。本体觉从肌腱、关节、内脏的本体感受器，感知身体的位置，可帮助中枢神经系统区别头部转动信号是源于头动还是躯体带动所引起。前庭系统是最重要的平衡器官，前庭系的综合功能为：①感知自身在空间的位置；②在运动中通过前庭眼反射维持清晰视野；③扶正及张力反射；当人体平衡受到威胁时，通过前庭脊髓反射使头及躯体恢复常态达到新的平衡。前庭系发生病变时，体位调节障碍则平衡失调，视觉调节障碍出现眼震，空间定位觉障碍则发生眩晕。

（张素珍　吴子明）

参 考 文 献

1. Bagger - Sjoback D. Clinical examination of the Neurotologicalpatient; Luxon LM & Raglan E. Neurological examination of the hearing impaired and dizzy patient; In. House JW & O´connor, AF. Handbook of Neurological Diagnosis. Marcel, Dekker, Inc, NewYork & Basel, 1987, Chapter 1&2, 1 ~ 64.
2. Baloh RW, Honrubiav. Clinical neurophysiology of the vestibular system. FA Davis Philadephia, 1990.
3. Raphan T, et al. Velocity storage in the vestibular reflex arc (VOR). Exp Brain Res, 1979, 35 : 229.
4. Gresty MA, Bronstein AM, Brandt T, et al. Neurology of otolith function. Peripheral and central disorders. Brain, 1992, 115 : 647.
5. Hain TC, Ramaswamy TS, Hillman MA. Anatomy and physiology of the normal vestibular system. In: Herdman SJ (eds).

Vestibular Rehabilitation. Philadelphia FA. Davis Co, 2000:3.

6. Kudo Y, Nomura Y. The vestibular nerve: its course to the anterior and lateral ampullae. J Otorhinolaryngol Relat Spec, 1996, 58:208.

7. Mutu C, Govsa F, Unlu AA, et al. The variational anatomy of the external aperture of the human vestibular aqueduct. Surg Radiol Anat, 1991, 19:303.

8. 刘光远. 重力与前庭. 见：刘光远，沈美云，陈涤明主编. 重力生理学. 北京：国防工业出版社，1993:304.

9. 李学佩主编. 神经耳科学. 贵阳：贵州科技出版社，1990，37.

10. 刘铤. 前庭生理. 见：姜泗长，顾瑞，王正敏主编. 耳科学. 第2版，上海：上海科学技术出版社，2002，138.

11. 王博畅，王丽雯. 耳神经学. 北京：人民军医出版社，1987，39.

12. Hain TC, Ramawamy TS, Hillman MA. Anatomy and physiology of the normal vestibular system. In: Herdman SJ 2nd ed, Vestibular Rehabilitation Philadelphia FA Darisco, 2002, 3~24.

第四章　纯音听阈测定

检查听力的方法很多，在健康体检、医疗诊断、伤残鉴定、听力康复中，评估听力灵敏度的听力检查，有秒表检查、口语检查、音叉检查和纯音听阈测定等。听力计的问世，和对听力计、测听声信号及测听方法条件的规范化－标准化，使纯音听阈测定，成为公认的对听敏度准确定量的技术。

听阈（hearing threshold）是一种感觉阈（sensation threshold）。感觉阈可分为绝对感觉阈（absolute threshold）和感觉辨差阈（difference threshold）两类。开始能感觉到“刺激”的为绝对感觉阈；感觉出这一刺激和另一刺激的量的差别的为感觉的辨差阈。通常在听力学中“听阈”是指绝对听感觉阈，“听阈测试”是指绝对听感觉阈的测定。听功能障碍的最显著表现是听力丧失或听不到较小的声音。恰能听到的最小声为听阈（hearing threshold）。对听敏度的定量评估主要是测定纯音听阈。能引起某种反应的最小刺激量，即该刺激的可听阈（threshold of audibility）。可听阈的定义是能引起听觉的最小声压级。小于绝对阈值（absolute threshold）的声音是听不见的，大于它的则总能引出反应。然而受到内因和外因的影响，感觉阈总是不断波动的。用纯音听力计测得的能听到50%测试音的最小声压级，为“测听听阈”（audiometric threshold）。临床条件下测得的“测听听阈”（audiometric threshold）是在排除不利影响因素的适于聆听的环境、条件下，采用规定的测试步骤，用规定的声信号测得的“听阈”；不同于实际日常生活中的“可听阈”，在听力学和与卫生、医疗、保健有关的资料文件中，在临床听力检查中所说的“听阈”，都是指“测听听阈”。

纯音听阈测定，是听力学最基础的技术。听阈测试是一种属于心理声学（*psychoacoustics*）研究的问题。心理声学研究声刺激及其在个体产生的听觉间的关系。Fechner（1860）提出用三种方法测定感觉绝对阈：（1）限度法（method of limits）——给一设定的声刺激，听到（有）则减小声刺激（降），没听到（无）则加大（升），5升5降，得出“有”和“‘无”之间的转换点；（2）调节法（method of adjustment）——受试者主动调节刺激量，得出“有”和“‘无”之间的转换点；（3）恒刺激法（method of cons*tant* stimuli）（恒压法）——无规地给至少10个不同强度的刺激，每个刺激至少给10次，得出10次中能听到5次的刺激的强度（图4－0－1）。在听力学和耳科学，听阈的定义是，在规定条件下，以一规定的声信号，在多次重复试验中，有一半以上的次数能确切地引起听觉的最小声压级。

测定听阈是了解听敏度的最基本的方法，可以根据测得的听阈了解受试耳的听敏度。比较气导听阈和骨导听阈、将纯音听阈和言语听阈、导抗测试结果、电反应测听结果等综合分析，可为耳科疾病（以及耳神经疾病）的诊断提供参考。纯音听阈是监测耳科疾病进程、评价疗效、选择防治－康复措施和评残、法医鉴定的依据，除婴幼儿等特殊情况外，测定纯音听阈是听力学检查中应首先进行的基础技术。

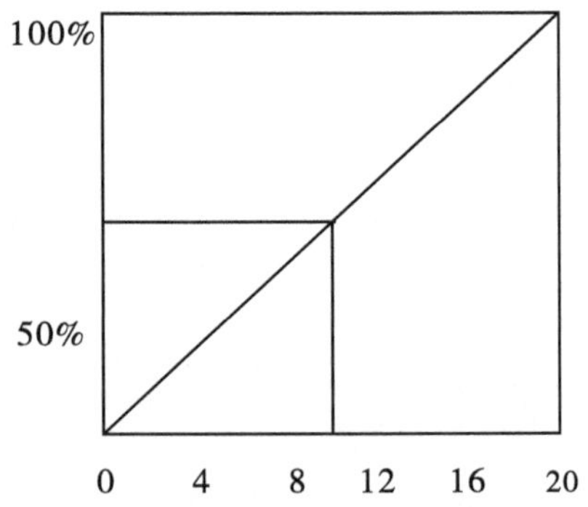

图4－0－1　测定感觉阈的恒刺激法

测听（audiometry），是通过观察、记录和分析受试者对可控的声刺激的反应来了解听觉系统功能状态的检查技术。常用于测听的声信号，有纯音、言语、噪声（主要是窄带噪声）、短声（click）和短纯音（tone bursts）等。声信号是通过换能器给声的。测听所用的换能器有压耳式耳机（supra－aural earphone）、插入式耳机（insert earphone）、耳罩式耳机（circurnaural earphone）、骨振器（vibrator）（或称骨导耳机）、扬声器（声场测听用）。声信号通过外耳道、中耳传至内耳的为气导（air conduction，

AC)，通过振动颅骨传至内耳的为骨导（bone conduction，BC）。由检查者（如专业技术员）操作手控给声信号的为常用的手控测听法（manual audiometry），由计算机程序控制刺激声的频率、强度及检查步骤的是“计算机控制测听法”（computerized audiometry）或“自动测听法”（automatic audiometry）。

用气导测听法和骨导测听法分别测气导和骨导听阈。气导测听阈是用耳机将测试信号发送给受试者测得的。用扬声器发出声信号在声场中测听所得出的是声场听阈。常用的耳机有压耳式（supra - aural）耳机（如 TDH 系列）。耳罩式耳机隔声效果好于压耳式耳机，ISO/TR 389 - 5 和 ISO 389 - 8 规定了 SENNHEISER HDA200 校准该种类型耳机的基准等效阈声压级。骨振器现在用的多为助听器式的（如 Radio ear B - 72 等）。近来发展的“扩展高频测听”（expanded frequency audiometry）用 SENNHEISER HDA 200 等高频耳机发送声信号。

根据不同的测听目的，可选用不同档次的听力计，如只为监测在职业性噪声环境下工作的人员的听阈改变情况，只需用四型听力计（测试 500、1 000、2 000、3 000、4 000 和 6 000 六个频率气导听阈，听力计的最大输出为 70dB HL）和按照 GB 7583 - 87《声学 纯音气导听阈测定——听力保护用》规定的内容进行测听操作。用于临床测听则可选用档次较高的听力计并按 GB/T 16403 - 1996《声学 测听方法——纯音气导和骨导听阈基本测听法》操作。

以听力保护为目的所用的听力计有手控听力计和自动记录听力计两类。为听力保护目的而设计的自动记录听力计属固定频率（fixed frequency）的（依次自动改变频率，测试 500、1 000、2 000、3 000、4 000和 6 000Hz 六个频率）Rudmose 型听力计。为临床诊断目的而设计的听力计有手控、自动记录和计算机控制的听力计三类。其中自动记录听力计为扫频（sweep frequency）的 Békésy 型听力计。

听阈测试：纯音听阈测定是判定听敏度的、最基本的、标准的行为测听法。纯音听阈测定是指在规定条件下对绝对听感觉阈的测定。包括：气导（air conduction，AC）听阈测定和骨导（bone conduction，BC）听阈测定。声场测听，本质上是气导测听，但由于只有在自由声场，才能用纯音作为测试信号，而在实际工作中只有用窄带测试信号或调频音做声场测听的扩散声场的可能。因此，严格地说，声场测听不完全是“纯音测听”。

一、听阈、听阈级、听力级和感觉级

听觉是一种心理现象，听到和听不到的界限是游移不定的。不同个体的听阈不完全相同，同一人的听阈也时有变动。使听阈变动的因素可分为外在的可变因素和内在的可变因素两类。在听阈（hearing threshold）测试中，不能凭一次试测，就得出可靠的听阈，而要在多次试测中以能听到一半的测试信号的信号强度定为达到听阈的强度。通常声刺激（信号）的强度是以声压级 dB SPL 表示的。人耳对不同频率的声音的敏感度不同。1 000Hz 的纯音 7dB SPL 即能听到，250Hz 的纯音 28dB SPL 才能听到。测听的主要目的之一是了解听力比正常人的差多少。因此以正常人的平均听阈为“听力零级”便于临床应用。也就是以正常青年人的平均听阈作为”基准阈声压级“。这种以正常青年人的平均听阈为“0 dB”的“声级”，称为“听力级”（hearing level，HL）。如果测得一耳 1 000Hz 的听阈为 40 dB HL，则可以说此人此耳（1 000Hz）的听阈级（hearing threshold level，HTL）为 40dB（HTL）。在临床工作中，常用“感觉级”（sensation level，SL）表示听阈以上的分贝值，即以具体耳对具体测试频率的听阈级为 0dBSL。例如某人右耳 1 000Hz 的听阈级为 40dB（HL），现在要用阈上 20dB 的 1 000Hz 纯音在此人的右耳做短增量敏感指数试验，就可以说“用 20dB SL”的 1 000Hz 纯音做短增量敏感指数试验。这 20dBSL 在此人也就是 1 000Hz 听阈级（40 dB HTL）上 20dB，即 60dB HL。在实际测听工作中，dB 后不加限定符号（SPL、HL 或 SL 等）的，都是指听力级，即 dB HL。但在同一篇报告、记录中同时用了基准零级不同的“dB”，例如，表示纯音强度的 dB HL 和表示噪声强度的 dB SPL，就常有加上相应的限定符号（SPL、HL、SL 等）的必要。

骨导听力级的 0 dB HL，是耳科正常青年人的骨导平均听阈。GB/T 4854. 3 - 1998（ISO 389. 3 - 1994）《声学 校准测听设备的基准零级 第 3 部分：骨振器纯音基准等效阈力级》中规定的基准等效阈力级是以 1μN 为基准值的。骨振器在机械耦合器（仿真乳突）上校准时，声级计上的读数，应加机械耦合器的灵敏度和修正值进行换算（参阅第一章 声学基础知识）。临床听力计的骨导耳机（骨振器）的最大输出不超过70dB（HL）（即不会比基准等效阈力级大过70dB）。每位测听人员和要分析听力图的医师，都应熟悉所用的听力计的气导和骨导的最大输出。（表4－1－1）

影响测听结果的外在的可变因素：①测试环境的温度、湿度、噪声；②听力计校准时，允许耳机输出声压级与基准等效阈声压级有一定的差距，例如4 000Hz以上可相差±5dB。在同一耳用两台与基准等效阈声压级相差分别为＋5dB和－5dB的听力计，测得的听阈可相差10dB；③气导测听时，耳机的膜片中心应对准外耳道口，否则测得的听阈可比实际听阈差（甚至可差15dB）；④应了解并记住所用的听力计各频率的气导和骨导的最大输出。用最大输出为70dB HL的听力计，不可能在听阈级为80dB的受试耳引出听觉；⑤用下降法测听阈可因听适应而使测得的结果比实际听阈差；⑤其他不规范的测听方法也可影响测听结果比实际听阈差；⑥其他不规范的测听方法也可影响测听结果。

内在的可变因素包括受试者的智力、注意力，对测听步骤的参与配合程度等，另一类可变因素为个体的血管、消化、呼吸等生理活动所产生的内源性噪声和听觉系统内无规的声能、神经能活动（包括耳鸣）所形成的"掩蔽底"（masking floor）。由于这些对传人声信息的掩蔽而对本来应该会引起感觉的声音不能察觉。

由于受到许多因素的影响，听阈是在变动的，因此应以概率分析来表达听阈。亦即以多次试验中的一定百分数能作出正确反应的最小声压级定为听阈。（通常以试验次数的50%以上能作出正确反应为准）。同时还应尽可能地消除可变因素的干扰。认真执行GB 7583－87《声学 纯音气导听阈测定 听力保护用》和GB/T 16403－1996《声学 测听方法—纯音气导和骨导听阈基本测听法》的有关规定可减少或消除可变因素的影响。

某人的听阈是指听阈和任何计量设备及计量方法相同，听阈测定，所用的计量设备、计量方法和计量环境条件，以及测试结果的记录都应符合一定的规定。国际标准化组织（International Standard Organization. ISO）制定了一系列有关测听方法的标准。这些标准已为我国等效采用，由国家技术监督局发布：

GB/T 16403－1996 eqv ISO 8253－1：1989 声学 测听方法 纯音气导和骨导听阈基本测听法；

GB 7483 87（ ISO 6189－1983 ）声学 纯音气导听阈测定 听力保护用；

GB/T 16296－1996 eqv ISO 8253－2：1992 声学 测听方法 第二部分：用纯音及窄带测试信号的声场测听；

GB/T 17696－1999 eqv ISO 8253－3：1996 声学 测听方法 第三部分 ：语言测听。

这些标准对测试环境、测试条件和测试方法，如何排除影响测试结果的准确性等都作出了规定。

二、纯音气导听阈测定用的声信号

测定听阈用的声刺激有纯音、调频（frequency－modulated tone，FM，或称"啭音"—warble tone）、窄带噪声（narrow band noise，NB）。常用的声刺激的时程（持续时间—duration）为1～2s。时程为200ms的声刺激所引起的起始效应（on effect）较易被知觉；但频率特性差。在高频耳鸣者短纯音较易于与耳鸣（内在的"噪声"）相区别，可用于测定听阈。ISO 389－6规定了用于作听诱发电位检查的，短时程的声信号的等效阈声压级；但在临床测听阈时，如用脉冲声或啭音、窄带噪声则应在记录卡（表）上注明。

按测试的目的，可大致分为常规听阈测试、听力保护用纯音测听和延伸高频测听：

常规测听——般用250、500、1 000、2 000、4 000和8 000Hz的纯音测气导听阈；用500、1 000、2 000和4 000Hz的纯音测气导听阈。如果测听的目的是为了配助听器或观察医治效果，当相邻两个倍频程频率的听阈相差≥20dB；则应加测这两个频率之间的750、1500、3 000或6 000Hz，纯音的听阈。

延伸高频测听—测8 000、9 000、10 000、11 200、12 500、14 000和16 000Hz的听阈。

听力保护用纯音测听—测500、1 000、2 000、4 000和6 000Hz的听阈。

在儿童纯音测听，可先查2 000Hz和500Hz纯音的听阈，了解其对聆听言语声的能力，如儿童能配合再查其他频率。

三、测听用的换能器（transducer）

纯音气导听阈测试除常规用的压耳式耳机外，还有耳罩式耳机和插入式耳机。纯音骨导听阈测试用骨振器，声场测听用扬声器。不同类型的传声器的频率响应（频响，frequency response）不同，耳机振膜和受试耳的鼓膜之间的距离不同，而极与耳道－鼓膜之间封闭间隙－空气容积大小不同，声能由耳机传递至鼓膜－中耳的阻抗不同；为了得出准确的可以和在其他单位测得的结果互比的测听结果，所用的耳机必须符合统一要求。

第一节 测听的基本要求

一、听力计

听力计应符合IEC 645听力计》所规定的要求，并按GB 4854－84 ISO 389）《校准纯音听力计用的标准零级》和GB 1669－89《校准纯音骨导听力计用的标准零级》校准，用于纯音听阈测定的听力计可按测听工作的需要选择，听力计可分为手控听力计、自动描记听力计和微机控制听力计，为听力保护用的听力计至少应有下列测试频率：500、1 000、2 000、3 000、4 000和6 000Hz，其耳机输出听力级应包括－10 ～ ＋70dB的范围。临床测听用的听力计则应有125、250、500、1 000、2 000、3 000、4 000、6 000和8 000Hz等频率的气导输出和250、500、1000、2 000、4 000Hz等频率的骨导输出，气导耳机和骨导振动器输出的听力级应包括－10dB至表4－1－1中所规定的范围（参阅第一章第七节有关听力计内容）。听力计的最大输出和最小输出都受到设计的限制。最大骨导输出在60dB HL左右，不可能测得超过最大输出的听阈。有些儿童能听到比最小输出还小的声音，作纯音听阈测试应了解听力计这方面的限度。

表4－1－1 不同类型固定频率的听力计的听力级输出范围听力级（dB）

（GB/T 7341.1—听力计 第一部分：纯音听力计）

最小听力级 －10dB								
最大听力级								
	1型		2型		3型		4型	5型
频率（Hz）	气导	骨导	气导	骨导	气导	骨导	气导	气导
125	70	－－－	60	/	/	/	/	
250	90	45	80	45	70	35	/	由
500	120	60	110	60	100	50	70	
700	120	60	/	/	/	/	/	厂
1 000	120	70	110	70	100	60	70	
1 500	120	70	110	70	/	/	/	家
2 000	120	70	110	70	100	60	70	
3 000	120	70	110	70	100	60	70	自
4 000	120	60	110	60	100	60	70	
6 000	110	50	100	－－－	90	－－－	70	定
8 000	100	－－－	90	－－－	80	－－－	/	

－－－无输出信号，或由厂家自定并在说明书中注明。

二、听力计的校准检验

听力计和相关设备的校准，关系到检查结果是否准确可靠。应保证听力计是在符合 GB 4854 - 84 和 GB 669 - 89 规定的基准等效阈声压级和基准等效阈力级的校准要求和 GB 7342 - 87 有关听力计性能质量的要求条件下工作。为了达到这一目的，应每日工作开始时进行常规检查及主观检查。每 3 个月（最长不超过 2 年）进行一次定期客观检查。每 5 年或仪器曾出现故障检修后，应进行一次基础校准检查。

（一）常规检查及主观检查

常规检查的目的是尽可能地了解仪器是否正常工作，校准有无明显的改变（是否仍符合 GB 4854 和 GB 669 的要求人它的附件、电线和附属品有无可能影响检查结果的问题，这一步骤包括不需用检测仪器的主观检查；可由没有听力障碍的、听力极佳的测听技术人员进行。检查时测听仪器应安置在其日常操作的位置（检查后不得再移动，如再移动测听仪器，就应重复这一常规检查人 检查应在不大于日常使用该仪器时的环境声中进行。如听力计主机放在测听室外间、耳机 及骨振器人在内间，则应由一助手协助操作检查步骤。

检查步骤 在每天使用仪器前作这一检查，检查应包括听力计和隔声室中的连接线、转接匣上的连接导线和插头插座连接，有无错接、断折（抖动接线时，耳机中有喀吸声或信号间断）。

当由一听力正常的操作者进行骨导听阈级主观检查时/从骨振器辐射出的空气声（经气发射声）可高到足以被听到而干扰这一检查的声级，特别是在 2 000Hz 以上频率，在检查 2 000Hz 以上频率时，可戴一气导耳机（不与听力计连接）或耳塞来使这些空气声衰减。

清洁和检查听力计及全部附件，检查耳机垫，耳塞，主导线及附件导线有无磨损或损伤（损伤的或磨损严重的部分应更换）。听力计用于检查患中耳或外耳感染的病人，耳机可被细菌污染，可用紫外线照射或用肥皂水洗净后，用清水将肥皂洗净，再用新洁尔灭（1∶1 000）浸泡 5 min。

开机并按说明书建议的时间预热（厂家未述及预热期者，则等 5min 使仪器稳定），按厂家（说明书）规定的方式操作各个键钮。对以电池为电源的仪器，按规定的方法检查电池的状态，如有必要还要检查耳机和骨振器的系列号与仪器系列号是否相符。

每天工作前可用 10dB 或 15dB 的听力级检查听力计的气导和骨导是否大致正确，聆听“恰能听到”的音，应对全部规定的频率和对两个耳机及骨振器都作这项检查。

于高听力级（例如气导用 60dB，骨导用 40dB 听力级）对各个频率和两个耳机的各种功能都进行检查，聆听工作状态是否正常，有无畸变、阻断器“喀吸”声等，检查所用耳机（包括掩蔽换能器）及骨振器的输出有无失真和间断，检查插座和导线有无断裂，检查全部键钮、指示灯和指示器工作是否正常。

检查受试者作出反应的信号系统工作是否正常。如不正常，可先检查耳机插头是否松脱，摇拽和扭转电线，有无断裂（发出喀吸声时），拧紧耳机外壳看是否松动。

在低声级，听有无任何噪声或交流声等不应有的声音［例如当一个信号传至另一通道时出现串音（cross - talk）*或加掩蔽时音质有任何改变］，检查衰减器在其整个范围内是否都为线性衰减，并且在给出声信号的时期内同时操作衰减器不会有电或机械声。检查阻断键是否无声操作和有无从仪器辐射到受试者位置处可听到的声音。

（*：串音信号从测试耳耳机漏至非测试耳耳机，如在测试时发现一原先较差的耳，现在突然在一个或两个频率的听阈有明显“改善”，就应想到有“窜音”的可能。漏出的信号强度一般在 15 ~ 20dB HL 左右，不受音量调控的影响。在最小输出档时也能听到，用 40dB 左右的噪声掩蔽非测试耳就可以消除。）

用和检查纯音功能相同的步骤检查与受试者之间的对讲线路。

检查耳机头带及骨振器头带的张力，确认旋轴关节转动灵活，没有过度的滞涩。检查隔绝噪声耳机的头带和旋轴关节，既不会戴用过紧也无金属疲劳过松。

对自动记录听力计，检查其标记笔和机械运行键以及量程开关键及频率开关键的功能；检查在受试者位置处是否听到无关的仪器噪声。

（二）定期客观检查

定期客观检查，包括测量和将测量结果与相应的标准比较（见第一章第七节），包括：①测试信号的频率；②在声耦合腔或仿真耳上从耳机发出的声压级；③在机械耦合器上从骨振器发出的振动力级；④掩蔽噪声级；⑤衰减器的档（在有效部分范围内，特别是在60dB以下）；⑥谐波失真。

如频率或测试声级不符合标准，通常可加以调节，如不可调则应将其送去作基础校准。当作校准调整时，两组测量结果（调节前和调节后的）都应记录下来，附在仪器上，供下次客观检查参考。

（三）基础校准

基础校准应由胜任的实验室进行。测听设备经基础校准后，应符合 GB 7341 注明的有关要求。

当仪器已经基础校准送回时，在重新使用之前应按上述二或 2 所列步骤检验。

（两台经过校准符合要求的听力计，同时测同一受试耳结果可不相同。这是因为校准听力计时，允许与基准等效阈声压级（力级）有一定的差距，所以两台听力计测得的结果就有相差 5 ~ 10dB 的可能）。

三、测听用的换能器（transducer）

测听用的换能器是将传入的电能转换成声能发出的设备。纯音气导听阈测试除常规用的压耳式耳机外，还有耳罩式耳机和插入式耳机。纯音骨导听阈测试用骨振器，声场测听用扬声器。

换能器是将一种输入的能量转换成另一种能量，或将输出的能量转换成输入的一种设备。电声器材传递声音是通过换能器将声能转换成电能和将电能转换成声能的过程。听力学测试常用的换能器有将声能转换成电能的传声器（microphone）和将电能转换成声能的耳机、扬声器和骨振器（bone vibrator）。听力计附有传声器和耳机（及扬声器、骨振器）。早期的听力计用的是电话耳机，即压耳式耳机（supra - aural earphone）。

为了隔绝环境噪声，耳机附有一个耳垫。使用时压耳式耳机的耳垫压在耳郭上，耳机和鼓膜之间形成一个约 6ml 的含气腔；戴压耳式耳机会引起堵耳效应（occlusion effect），而且使耳郭不舒适。耳罩式耳机（circum - aural audiometric earphone）的耳垫围绕耳郭，比压耳式耳机较舒适，而且隔声效果较好，堵耳效应较轻。

所有的声信号都是各有其频率、强度和时间特征的。应根据声信号的这些特征选用适当的传声器。例如作常规纯音测听，应选用 1 000Hz 以下的频率范围内频率响应（频响，frequency response）基本平坦的耳机。不同类型的传声器的频响不同，不同的压耳式耳机的频响也可不同。为了得出准确的可以和在其他单位测得的结果互比的测听结果，必须采用频响符合统一要求的耳机。ISO 389 系列标准规定了不同换能器输出的基准阈声压级（表 4 - 1 - 2、表 4 - 1 - 3）。

表 4 - 1 - 2　校准纯音听力计用的标准零级

GB 4854 - 84 等效采用 ISO 389 - 1，1975

0	用 9 - A 型耦合腔 DT48	TDH39	用 IEC 318 仿真机 压耳式耳机
125	47.5	45.0	45.0
250	28.5	25.5	27.0
500	14.5	11.5	13.5
1 000	8.0	7.0	7.5
1 500	7.5	6.5	7.5
2 000	8.0	9.0	9.0
3 000	6.0	10.0	11.5
4 000	5.5	9.5	12.0
6 000	8.0	15.5	16.0
8 000	14.5	13.0	15.5

表 4-1-3 校准纯音骨导听力计的标准零级
(ISO 7566, dB, 以 1μN 为基准)

250	500	1 000	2 000	3 000	4 000
67.0	58.0	42.5	31.0	30.0	35.5

1. 压耳式耳机

如 TDH-39，在 6 000Hz 以下频率的频响基本是平坦的。助听器式耳塞式耳机的频响范围上限为 3 000Hz 左右。

由一声管连接换能器和泡沫塑料耳塞，将声信号导入外耳道的插入式耳机（insert earphone）如 ER-3-14 型插入式耳机，的频响和 TDH39 压耳式耳机的相同。骨振器的频响范围在 500 至 2 000Hz 之间。用于做高频听阈测定的耳罩式耳机 SENNHEISER HAD 200 耳机的频响则超过通常的压耳式耳机达 12kHz 至 20kHz。

戴耳机时，不同耳机与耳鼓膜间的容积不同，校准耳机的输出时，要用标准规定的耦合腔或耳模拟器计量声信号的等效阈声压级。压耳式耳机用 6ml 耦合腔（仿真耳），插入式耳机用 2ml 耦合腔（堵耳模拟器），耳罩式耳机用 ISO389-5 8000Hz～16kHz 频率范围内的纯音的等效阈声压级和声学——校准听力计的基准零级，第八部分：《耳罩式耳机的纯音等效阈声压级》规定的耳模拟器和规定的适配器。

2. 耳罩式测听耳机（circum-aural audiometric earphone）

如 SENNHEISER HAD 200 和 KOSS HV/1A 耳罩式耳机。用围绕耳郭的耳垫内充填液体、胶质或气体的"围耳式耳垫"（circumaural cushion）替代压于耳郭上的耳垫，可提高戴耳机是的密闭性、减少声泄漏、更好地隔绝环境噪声和减轻堵耳效应；而且没有耳郭受压的不适。

耳罩式测听耳机的校准要用特定的耦合器及适配器。在 ISO 389-8（初稿）《耳罩式耳机纯音等效阈声压级》（First ISO/CD 389-8 Reference zero for the calibration of audiometric equipment - Part 8: Reference equivalent threshold sound pressure for pure tones and circumaural earphones）中列出的特定模式的耳罩式测听耳机为 SENNHEISER HAD 200 和 IEC60318-1 耳模拟器和 IEC 60318-2：1998 图 1 适配器。耳机的性能和温度相关，校准测听设备时，耳机温度应尽可能接近 21～25℃（表 4-1-4）。

表 4-1-4 用规定的耳模拟器和规定的适配器的耳罩式耳机纯音基准等效阈声压级

频率（Hz）	RETSPL（re 20μPa） in dB 耳机 HAD 200 耳模拟器 IEC 60318-1, 1998 适配器 IEC 60318-2, 1998, Figure 1
125	30.5
250	18
500	11
750	6.0
1 000	5.5
1 500	5.5
2 000	4.0
3 000	2.0
4 000	8.5
6 000	15.5
8 000	17.5

ISO389－5《声学　校准测听设备的基准零级　第五部分8kHz至16kHz频率范围内的纯音的基准等效于声压级》Reference zero for the calibration of audiometric equipment － Part 5：Reference equivalent threshold sound pressure for pure tones in the frequency range 8kHz to 16kHz 列出作高频纯音听阈测定的特定的耳罩式测听耳机、耦合器和适配器见表4－1－5。

表4－1－5　8000Hz～16kHz 频率范围内的纯音的等效阈声压级（ISO389－5）

频率（Hz）	等效阈声压级（dB，re 20μPa）		
	耳机 Etymotic Research ER－2 耳模拟器 IEC 67011 适配器 ISO 389－2：1994，Fig. 2b	KOSS HV/1A IEC 60318－1 IEC 60318－2：1998，Fig. 2	SENNHEISER HDA 200 IEC/CDV 60318－1m IEC 60318－2：1998，Fig. 1
8 000	18.5	15.5	17.5
9 000	14	19.5	18.5
10 000	20	24	22
11 200	28.5	23	23
12 500	36	25	28
14 000	41.5	34.5	36
16 000	55	52	56

HDA 200 耳罩式测听耳机的声衰减（表4－1－6）。

表4－1－6　HDA 200 型耳机的声衰减

中心频率（Hz）	63	125	250	500	1 000	2 000	4 000	8 000
声衰减平均值（dB）	16.5	14.5	16.0	22.5	28.5	32.0	45.5	44.0

引自（ISO 389－8 2004，Annex B）。

3. 插入式耳机（insert earphone）

如ER－3－14型（EARlink 3A insert earphone）为了解决压耳式耳机的声泄漏、声信号传至对侧耳蜗等问题，插入式耳机已较广泛地用于测听。插入式耳机（insert earphone）为用声管（tubo phone）－插入到外耳道的耳塞（ear insert）输出声信号的小型耳机。ISO389－2：1994（GB/T 16402—1996）《声学 插入式耳机纯音基准等效阈声压级》指由该标准适用于以ER－3－14型耳塞与外耳道耦合的ER－3A插入式耳机。耳塞为长12mm、直径13mm的泡沫塑料头。泡沫塑料头内含内径为1.9mm的塑料管的；（从泡沫塑料头到声管接头长22mm）。声管接头长11mm、内径1.9mm。用长240mm、内径2mm的声管连接接头和小型的“插入式耳机”（图4－1－1）。用符合

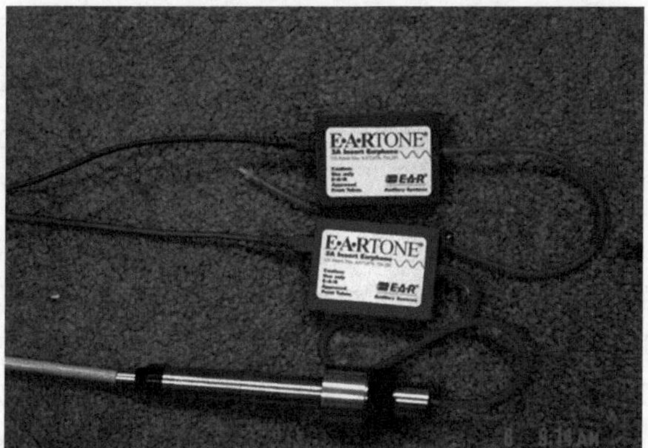

图4－1－1　校准插入式耳机用堵耳模拟器

SI/Z 9144 - 87 的声耦合腔和符合 SI/Z 9150 - 87 的堵耳模拟器（occluded ear simulator）校准插入式耳机（表4 - 1 - 7）。

表4 - 1 - 7 插入式耳机的基准等效阈声压级
(GB/T 16402 - 1996 等效采用 ISO 389 - 3，1994)

	基准等效阈声压级 dB（0dB = 20μPa）	
频率（Hz）	用声耦合腔 SI/Z 9144 - 87	用堵耳模拟器 SI/Z 9150 - 87
125	26.0	28.0
160	22.0	24.0
200	18.0	21.5
250	14.0	17.5
315	12.0	15.5
400	9.0	13.0
500	5.5	9.5
630	4.0	7.5
750	2.0	6.0
800	1.5	5.5
1 000	0.0	5.5
1 250	2.0	8.5
1 500	2.0	9.5
1 600	2.0	9.5
2 000	3.0	11.5
2 500	5.0	13.5
3 000	3.5	13.0
3 150	4.0	13.0
4 000	5.5	15.0
5 000	5.0	18.5
6 000	2.0	16.0
8 000	0.0	15.5

用插入式耳机测低频听阈：用压耳式耳机测低于 125Hz 的低频听阈，常因低频声在耳机和耳郭之间的声泄漏而影响测试结果。用 ER - 3A 插入式耳机，可避免声泄漏的问题。Arlinger（1991）在 30 名耳科正常青年人，测得的 20 ～ 500Hz 的在 2ml 耦合腔和耳模拟器中的基准等效阈声压级（RETSPL）（表4 - 1 - 8），可供临床低频听阈测定参考。

用 ER - 3A 插入式耳机测得 20 ～ 500Hz 的等效阈声压级如下表：结果表明用 Etymotic ER - 3A 插入式耳机测得的 40 ～ 500Hz 的基准等效阈声压级（RETSPL）和 ISO 226 的最小可听声厂级（MAF）很接近（40Hz 以下频率差异较大）。

表 4-1-8　插入式耳机 20～500Hz 的等效阈声压级

频率（Hz）	2ml 耦合腔中的 SPL（dB）			耳模拟器中的 SPL（dB）	
	平均值	中值	s. d.	平均值	中值
20	56	57	4.7	59	61
25	66	55	5.1	58	57
31.5	54	53	4.3	56	56
40	48	48	5.1	51	51
50	43	44	4.8	46	47
63	35	35	6.6	38	38
80	31	31	4.4	34	34
100	24	23	4.4	28	26
125	21	21	4.2	24	24
160	17	16	4.6	20	18
200	13	12	4.3	16	16
250	10	9	3.5	15	14
315	8	7	4.1	12	11
400	7	5	3.8	11	10
500	5	4	3.5	9	8

Stig D Arlinger：Normal hearing Threshold levels in the low frequency range，determined by an insert earphone，J. Acoust. Soc. Am90（5）2411（1991）。

由于插入式耳机有耳间声衰减大，传至对侧的可能性小等优点，现较常用。这三种类型的换能器的频响不同，在测试时，和鼓膜外耳之间形成的含气腔的容积不同等因素（例如压耳式耳机约为6ml，插入式耳机约为2ml），它们输出的声信号的“基准等效阈声压级”不同。例如 2 000Hz 纯音的基准等效阈声压级，压耳式耳机为 9 dB SPL，插入式耳机为 11.6 dB SPL，耳罩式耳机为 4.5 dB SPL）。因此，每一台听力计的不同的换能器都应分别校准，并在测听记录中注明所用的耳机型号。用多台听力计的单位，特别是所用的听力计-耳机的型号不同的实验室，以及进行实验研究等工作，都应在记录中注明所用的耳机型号。测听室和实验室应保存历次校准的记录（包括校准日期，校准结果，校准者等内容）。

4. 骨振器（bone-conduction vibrator，或骨导耳机—bone-conduction 或骨导接受器—headphone，bone-conduction receiver）

是使颅骨振动产生听觉的机电换能器，将电振荡转换为机械振动，并激发与之密切耦合的颅骨机械性振动，将声传导到内耳。ISO 389-3、GB1 1669-1989 规定骨导耳机的接触受试者头颅（或在校准时接触耦合器）的接触面的面积应为 175±25mm^2 的圆形隆起平面，这一接触隆起面的边缘应钝（例如呈半径为 0.5mm 的弧形）。这种振动器只能在有限强度的输出时才无严重的失真，不适于测 250Hz 以下的听阈。现在用的助听器式骨导振动器谐波失真（特别是低频）大，第二和第三谐音的输出强度与输入不成比例地增大，振动器发出 250Hz 纯音时，其 500Hz 谐波可接近基音的强度。在振动器放在人颅骨上时，65dB 的 500Hz 的第二谐波可强 5dB。因此骨振动器的最大输出在 250～750Hz 应小于 50dB HL，1 000～1 500Hz 应小于 65dB HL。

颅骨振动引起听觉的机制有压缩式骨导、移动式骨导（又称听骨链惰性骨导）和骨鼓径路传导三种（参阅相关章节）。压缩式骨导是骨导的主要成分。听骨链惰性骨导在 800Hz 以下低频占交大的份额。骨振器置于乳突处引起的颅骨振动和听骨链传递声波的方向平行，听骨链惯性骨导较大；骨振器置于额部，颅骨正东方向与听骨链活动方向垂直，不会产生明显地声传导。GB 11669 附录 A 列出骨振器在乳突和在额部的等效阈力级差。

颅骨振动引起外耳道中的空气振动。通常这些空气振动声大多由外耳道口移出。如堵塞外耳道，从外耳道口逸出的声能减少，全部作用于鼓膜，出现堵耳效应；测得的耳蜗的听敏度（骨导听阈比）外耳道开放时的好。戴耳机、外耳道耵聍栓塞和中耳影响声传导的病变，都可出现堵耳效应。堵耳效应使患者感到听到的自己多说话声和咀嚼声太大，感到不舒服。

声场测听 在一些受试者，由于头颅太大而无法戴耳机，一些儿童不愿戴耳机或接受耳塞，要测得听阈，就要做声场测听，用扬声器给声。在评估助听器等辅助听力设备的效果时，也须要用扬声器给声测听阈。发送纯音、调频音或窄带噪声。用扬声器给声，声波为测试室的墙壁反射，可产生驻波、混响。在实际工作中只有用窄带测试信号或调频音做声场测听的扩散声场的可能。只有在自由声场，才能用纯音作为测试信号。

用扬声器做声场测听时，受试者和扬声器之间不应有任何物件阻挡。扬声器的位置应和受试者保持一定的距离和角度，一般置于与受试者的鼻部成 90°或 45°的夹角处。扬声器的高度应与受试者的耳部齐平。在测试儿童时应注意做到使儿童的头部固定不动，及调整扬声器的高度。如果扬声器是用两个或多个“振膜”组成的，则不能将扬声器准确地置于与耳部齐平的高度。由于临床一般都是以 5dB 一档地进行测听，这种情况对结果影响不大。用纯音（及调频音或窄带噪声）测听，扬声器的频响对测试结果没有明显的影响。但扬声器的频响可影响用言语等类型的信号的听力检查结果。例如如果扬声器的 1500Hz 的频响有 5～10dB 的变化，就可明显地影响对言语听懂的能力。GB/T 4854. 6 ISO 389－7: 1997《声学—自由声场和扩散声场中聆听条件下的基准听阈（reference threshold of hearing)》规定了 45°及 90°入射角对靠近扬声器侧耳应增加的声压级（表 1－8－8）。

[附] 在暴露者的位置测声压级并不足以准确地反映实际作用于鼓膜的声强。《近耳处声源发射声的测定：第一部分 用耳内放置传声器法》草案提出计量耳暴露的声压级并换算为自由声场或扩散声场相关连续 A－计权声压级。

传声器的校准 GB/T 17696－1999 eqv ISO 8253－3: 1996 声学 测听方法 第三部分：语言测听规定用录制的言语测听材料做言语测听。口说的灵活性大。在有些情况下须用口说的言语检查。用口说的言语须对嗓音音量、发音速度、传声器与说话者口唇的距离等控制在适当的范围内。用这种“监控的话语声”（M LV）费时少，易于应用，但发音人不同，得出的结果可不同，同一发音人在不同时间的发音所得的检查结果也可有出入。

四、环境噪声

影响测听结果的另一个因素是环境噪声，在有噪声干扰的环境中，听力正常耳的听阈也会差于安静环境中测得的结果。GB 7583－87 和 GB/T 16403－96 规定了测听的环境噪声最大允许级（参阅第一章）。

在嘈杂的环境中听不清说话声，是每个人的有过的体会。噪声对听阈测定的影响是不言而喻的事实，在安静环境中测得的听阈比在噪声环境中 测得的听阈好也是人人都知道的。要测得可靠的听阈，要对比治疗前后的听力，观察听力问题的疗效或发展情况，都需要在相同的不受噪声干扰的条件下测听。环境噪声要求低到什么程度，才不致影响测听的结果？如果被测试的人员是新入厂的工人或新入伍的战士，预期的各测试频率的听阈为 0dB HL，或更好——－5～－10dB HL。因此环境噪声应小到允许测得 0dB HL 的听阈（即环境噪声小到不影响受试者听清 0dB HL 的纯音）。对环境噪声的要求，还决定于测听所用的换能器。压耳式耳机、插入式耳机和耳罩式耳机都有隔声的屏蔽效应，阻挡一部分噪声进入外耳道。表 4－1－9 为戴 TDH39 耳机加 NX41/AR 耳垫时，耳机的隔声效果（平均声衰减值）。表 4－1－10 为戴 HDA200 型耳机的声衰减值。在声场测听和测定骨导听阈时，都不戴耳机，没有耳机的隔声效应，声信号直接进入耳道。对降低环境噪声的要求就要比用压耳式耳机、插入式耳机或耳罩式耳机给声时的高。

表4-1-9　典型压耳式耳机的平均声衰减值

频率（Hz）	平均声衰减（dB）
31.5	0
40	0
50	0
63	1
80	1
100	2
125	3
160	4
200	5
250	5
315	5
400	6
500	7
630	9
800	11
1 000	15
1 250	18
1 600	21
2 000	26
2 500	28
3 150	31
4 000	32
5 000	29
6 300	26
8 000	24

注：如果预期测得的听阈有可能好于0dB HL，则在测听室中戴标准的压耳式耳机测气导听阈时的环境声压级不应超过表4-1-11所列出的数据。

表4-1-10　HDA 200型耳机的声衰减

中心频率（Hz）	63	125	250	500	1 000	2 000	4 000	8 000
声衰减平均值（dB）	16.5	14.5	16.0	22.5	28.5	32.0	45.5	44.0

引自（ISO 389-8 2004，Annex B）。

戴压耳式耳机作气导测听时，由于耳机的声衰减效应，测听室的允许噪声可高于不戴耳机做骨导测听或声场测听时的（表4－1－11）。

表4－1－11　用典型通用压耳式耳机作气导测听时1/3倍频带最大允许环境声压级（Lmax）

1/3倍频程带的中心频率 Hz	最大允许环境声压级 Lmax（以20μPa为基准），dB		
	测试纯音频率范围		
	125至8 000Hz	250至8 000Hz	500至8 000Hz
31.5	56	66	78
40	52	62	73
50	47	57	68
63	42	52	64
80	48	48	59
100	43	43	55
125	39	39	51
160	30	30	47
200	20	20	42
250	19	19	37
315	18	18	33
400	18	18	24
500	18	18	18
630	18	18	18
800	20	20	20
1 000	23	23	23
1 250	25	25	25
1 600	27	27	27
2 000	30	30	30
2 500	32	32	32
3 150	34	34	34
4 000	36	36	36
5 000	35	35	35
6 300	34	34	34
8 000	33	33	33

注：需要测量的最低听阈级是0dB时，由环境噪声引起的最大误差为+2dB。如果允许环境噪声引起的最大误差为+5dB，则表中之值可加8dB。

要将测听室内的噪声限制在表4－1－11规定的限度内，有时是较为困难的，（如设置在繁忙的门诊的测听室或测听间）。而临床测听时，有的患者的预期听阈不会好于20dB HL，将测听室的允许噪声级提高 20dB，并不会影响测得的结果。

在不戴耳机进行骨导听阈测定，或声场测听时，没有耳机的隔声，对环境噪声的要求就要比戴气导测听耳机测听的高。表 4－1－12 和表 4－1－13 分别为骨导听阈测定和声场测听时的允许环境噪声级。

表 4－1－12　作骨导测听时各三分之一倍频程带的最大允许环境声压级（Lmax）

1/3 倍频带的中心频率 Hz	最大允许环境声压级 Lmax（以 20μPa 为基准），dB 测试纯音频率范围 125 至 8 000Hz	250 至 8 000Hz
31.5	55	63
40	47	56
50	41	49
63	35	44
80	30	39
100	25	35
125	20	28
160	17	22
200	15	15
250	13	13
315	11	11
400	9	9
500	8	8
630	8	8
800	7	7
1 000	7	7
1 250	7	7
1 600	8	8
2 000	8	8
2 500	6	8
3 150	4	4
4 000	2	2
5 000	4	4
6 300	9	9
8 000	15	15

表 4-1-13 用扬声器给声在声场中测听阈时环境噪声的最大允许级

1/3 倍频带的中心频率 Hz	最大允许环境声压级 Lmax（以 20μPa 为基准），dB 测试纯音频率范围 125Hz	250Hz
31.5	52	61
40	44	53
50	38	46
63	32	41
80	27	36
100	22	32
125	17	25
160	14	18
200	12	12
250	10	10
315	8	8
400	6	6
500	5	5
630	5	5
800	4	4
1 000	4	4
1 250	4	5
1 600	5	5
2 000	5	3
2 500	3	1
3 150	1	-1
4 000	-1	1
5 000	1	1
6 300	6	6
8 000	12	12
10 000	14	14
12 500	15	15

五、环境噪声心理声学检定

如没有条件作声压级测量，可按下法对环境噪声作心理声学检定。

至少用两名任一测试频率的听阈级都不超过 0 dB（或超过在常规检查中需要测量的最低听力级）的受试者，将他们在符合规定的测听室中用相同条件测得的听力图和在需要作心理声学检定的测听室中测得的听力图进行比较。如后者的听阈级比前者的高出 5 dB 或更大时，则表明该测听室内的环境噪声需要降低。

测试环境要求通风换气良好（一般小隔声间每分钟换气 2 ~ 6 m^3），应保持适宜的温度和湿度。

六、其他影响听阈测定的因素和对策

为排除干扰，争取受试者最充分的配合，还应注意以下几点。

测试者和受试者都应坐舒适，不应受到无关事物的干扰。

测试者应能清晰观察到受试者，而受试者不应看得到听力计的操作（或自描听力计记录）。

纯音测听时受检者应怎样配合?

被检查的病人在年龄、智力、文化程度和是否配合等方面有很大的差异。在检查成人与儿童，聪明的和痴呆的，乐于接受检查的和疑虑不安的不同对象时，也很不相同。应根据病人的具体情况，用言语、笔写或手势、示范等方法来使受检者了解检查的目的和怎样配合。要使受检者懂得他刚好能听到的就是要测的听阈，两耳要分别测试，只要听到测试信号就应作出反应。

受检者的反应。有的听力工作者让受检者在听到时举手，听不到时把手放下；有的用右手表示右耳听到，左手表示左耳听到、在接近听阈时受检者举手反应迟疑，不像在能清晰地听到时那样敏捷。但有时受检者在听不见时会忘了把手放下来或只停在中途。也有用伸屈食指来表示听到或听不到的。在两室测试时，可能看不清食指，较常用按指示灯的电钮、但这不像举手法那样能观察到在接近听阈时的反应迟疑现象，而且在儿童也往往不适用。在儿童常用“有声音”、“没有”，“听到了”、“没听到”来表示。

测听时往往会遇到假阴性反应或假阳性反应，假阴性反应是由于病人不懂或忘了该怎样配合，从而在听到声音时不作出反应。在不给声时病人作出反应是假阳性反应。在较长时间不给声时，多数受检者会作出反应。如果假阳性反应影响检查结果的准确性，就应把检查放慢，观察受检者，这往往会有更多的假阳性反应。应向受检者再次说明怎样配合。然而有时就是这样做也不能完全消除假阳性反应。

受试者在测试前应避免接触噪声，新近暴露于噪声者应在测听报告中加以注明。有些听力障碍疾患的发作期（急性期），如中耳炎、梅尼埃病、耳毒性药、供血不足和噪声暴露可使听敏度在几小时或几天内有明显的变化，应在几天后检查或复查。耳镜检查，观察鼓膜和外耳道。取去堵塞耳道的耵聍、脱屑等（取耵聍后直将测听延迟一段时间进行）。注意会不会有耳机把外耳道压瘪的可能。Greston（1965）报告在 6 至 9 岁的 41 名儿童中，24% 筛选测听因耳道压瘪而失败，Schow 及 Goldbaum（1980）发现 104 名诊疗所工作人员中，41% 因外耳道压瘪而听阈上升（可使言语频率听阈差 15 ~ 20dB 人在气导听阈差于骨导听阈而又没有导致传导性听力损失的原因可检出时，应将压耳式耳机稍稍提起，如听力立即改善，应认为有耳道被耳机压瘪的可能。这时可在耳郭后放置棉垫，纱布卷等使耳机把外耳道后壁向后压，也可在外耳道中放一支撑管或用插入式耳机。音叉检查有助于预先了解听力障碍程度、类型和需否加掩蔽。

为了避免受试者过度紧张而影响测听结果，受试者应提前 5min 来到检查室，稍事休息。

戴耳机前应把眼镜、头饰、助听器卸下来，耳机和头之间的头发应拔开，耳机应戴舒服，戴好后不要用手去碰，骨导耳机不应触及耳郭。

GB 7853 和 GB/T 16403 还规定测听工作应由合格的测试人员亲自操作或在他指导下进行，合格的测试人员应参加过有关测听的理论和操作的课程培训，经国家或其他有权的机构颁发合格证书。

测试人员除进行测听操作外，还在测试前应告诉受试者：①将会听到怎样的声音，听到声音应怎样作出反应；②只要听到的是测试音，哪怕很轻微，也要作出反应，但不要对其他不同于静寂的任何现象作出反应；③听到声音立刻作出反应，听不到时立刻停止反应；④一次只测一耳，两耳分别测；⑤音调的顺序；⑥先测哪一耳；⑦不要作不必要的活动；⑧如有任何不适均可及时提出中断测试。让受试者重复一遍上述内容，看是否已完全了解。还可让受试者提出还有什么问题有待解答。

戴耳机是测试人员的工作，要先把耳机的头带尽量拉伸展，把耳机膜片中心对准外耳道后再收紧头带。注意将红色标志的（或用其他方式标明为右的）耳机戴在右耳，蓝色标志的（或用其他方式标明为左的）耳机戴在左耳。戴好耳机后至少让受试者休息半分钟，然后才开始给测试音。

由于测试技术人员有时想尽快地做完检查，有受到以往测试结果影响的可能。因此，应避免在测听之前看过去的记录，如果是这次的检查结果和以往的结果记录在同一张测听表（或记录卡）上，可以请一位助手记录测试结果，测试者不看记录表，只口述测试结果，或用另一张测听表记录测听结果。

原始测听结果-听力图，应编号保存，如果在一次测试过程中，结果不同，不要把开始测得的“阈值”抹掉，保留这种互有出入的结果，有时对听力损失的分析有帮助。

测试前，测试人员应通过询问受试者的听力情况，了解受试者的病史，与受试者建立良好的关系，以得到充分配合，同时也应了解受试者交谈的能力，在多大程度上依靠视觉线索，用响度不同的说话声估计其听力障碍的程度，可以问“哪个耳听力较好?’，“用哪个耳听电话?”，“有无耳鸣，什么样的声音?”，“怕不怕大声？怕怎样的声响?”，“感觉到听那种声音更为困难?”等。

第二节　纯音气导听阈测定

GB/T 16403 对各频率测试音的给声顺序作了以下规定。

使用手控或计算机控制听力计时，测试频率应按 1000、2 000、3 000、4 000、6 000（8 000）、500、250 和 125Hz 的顺序进行。对先测试耳应复查一次 1 000Hz。一耳测试完毕再以相同的顺序测试另一耳。从 1 000Hz 开始是因为 1 000Hz 对多数受试者为较熟悉的音调，而且在这一频率测得的听阈级较可靠。在不少单位常只测 250、500、1 000、2 000、4 000 和 8 000Hz 的听阈，如果在两个相邻的倍频程之间的听阈级相差超过 20dB 以上，则应加测 750、1 500、3 000 和 6 000Hz。

使用自动记录听力计时，则按 250、500、1 000、2 000、3 000、4 000、6 000（8 000）Hz 的顺序进行。一耳测试完毕再以相同的顺序测试另一耳。自动记录听力计的衰减速度以 5dB/s 为宜、如有必要也可用 2. 5dB/s 的衰减速度。

测试时间太长，受试者可感到疲倦而使测试结果的准确性受到影响，因此连续测试时间不宜超过 20 min。

测听操作

一、用手控听力计测听阈

用手控听力计测听有上升法和升降法两种操作方式。测听阈给持续 1 ~2s 的测试音。每次给声之间间隔时间应是不规则的。而且每次间隔不得短于给声的持续时间（或至少间隔 3s）。

（一）第一步

1. 熟悉过程　一般先用 1 000Hz 测试音 40dB HL 给受试耳，如能清晰听到此 1 000Hz 的纯音，则每 20dB 一档地降低声级直至不再作出反应，如无反应（或降低声级至不再作出反应后则以 10dB 一档加大测试音，直到受试者作出反应。把测试音降到 -10dB，而后再逐渐增加到作出反应，间隔 1 ~2s 后再在这同一听力级上给测试音，如再次作出反应，即可开始测听。注意反应和给声是否一致，如不一致则应重新解说指导。熟悉过程的目的是让受试者熟悉如何对听到的纯音作出反应，观察受试者是否能对听到和听不到作出正确判断和反应，是否随声音的开始和停止而作出反应和停止反应。

2. 听阈测试　上升法和升降法的第一步相同，即在熟悉后，按熟悉过程中能听到并作出正确反应的声级降低 10dB 给声。如听不到则 5dB 一档地加大声级，直到作出反应。

（二）第二步

1. 上升法　在受试者作出反应后，降低 10dB，然后再 5dB 一档地递增，作出反应后，降低 10dB，再 5dB 一档地递增，反复 5 次降低和递增，其中在同一听力级作出 3 次以上反应的即为听阈级（图 4 -2 -1）。

（1）频率顺序　1 000Hz 开始；

（2）熟悉　40dB 开始，20dB 一档地下降，10dB 一档地上升，在最低听力级重复一次，注意观察是否反应和声信号起止一致；

（3）上升法　熟悉中作出反应的最低听力级（例如 60dB）开始，每 10dB 一档地下降，降至听不到，5 dB 一档地上升，升至听到又 10dB 一档地下降，在 5 次上升中，在同一最低听力级听到 3 次以上。

2. 升降法　在受试者作出反应后，再增加 5dB，然后 5dB 一档地递降，直至不作出反应，再降低 5dB，再 5dB 一档地递增，如此反复上升一下降各 3 次，将 6 次听到声音并作出反应的最小 dB 数加以平均，即得听阈级（图 4－2－2）。

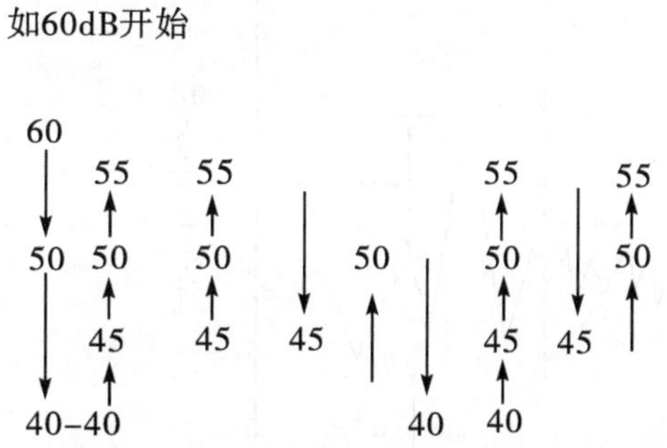

图 4－2－1　纯音听阈测定上升法

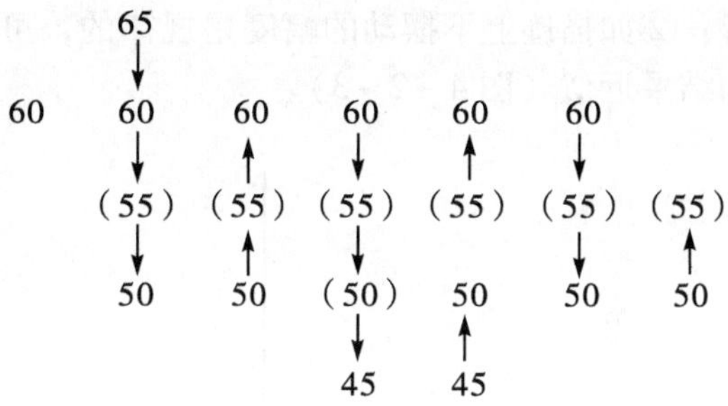

$$\frac{(55+50+55)}{3}+\frac{(55+55+55)}{3}\div 2$$

$$=\frac{(53+55)}{2}=54dB$$

图 4－2－2　纯音听阈测定升降法

从熟悉中作出反应的最低听力级（例如 60dB）加 5 dB 开始，5 dB 一档地降至听不到，再降 5dB 而后 5 dB 一档地上升。

（三）第三步　测试下一个频率，可在刚测得的听阈下 10dB 开始，如此依次测完各应测试的频率。

（四）第四步　用同法测另一耳。测试频率的次序为 1 000、2 000、3 000、4 000、6 000、8 000、125、250、500、1 000Hz，在复测 1 000Hz 听阈时，其结果如与第一次所测的结果相差 10 dB 以上时，应依次复测各频率，直至各频率两次测试结果相差不超过 5dB 为止。整个测试过程应限于 20 min 内完成。

听阈级（hearing threshold level，HTL）是以 dB HL 表达的具体耳对具体频率的听阈，也就是比较受试耳在临床条件下测得的听阈与正常人群的平均听阈所得出的。例如一耳对 1 000Hz 纯音的听阈是 20 dB HL，则该耳 1 000 Hz 的听阈级即为 20 dB HTL。实际临床工作中常用 dB HL（如说 1 000Hz 听阈为 20 dB HL），有时也用 dB HTL。

二、用自动记录听力计测听

（一）熟悉过程

在开始测试第一个频率时，只启动衰减系统，而不开动记录装置。实际练习 20～30s，以观察受试者是否已理解各项操作。在确实理解后，再开动记录装置。如有疑问，则应重新讲解和练习。

（二）听阈测定

在开动记录装置后，顺序测试各频率直到两耳都测试一遍。在不动耳机的情况下，让受测者休息 1min，而后复测首先测试一耳的头两个频率听阈。如果与第一次测试的结果相符，便可结束测试。如有大于 5 dB 的明显变化，则应继续重复检验其他频率的结果。

（三）用自动记录测听确定听阈级

如不进行各频率的重复检验，则使用第一次的测试结果。如必须复测，则应使用复测的结果。确定听阈级的具体程序如下：

1. 每一次频率变换后描迹中的第一个峰和谷以及任何相连的峰与谷之间相差等于或小于 3dB 的峰谷均不予计算。

2. 把每一耳和每一频率听阈描迹中峰和谷的数值分别平均。

3. 将上述两个平均数的均值修约成最接近的整 dB 数。该值即为该耳的这一频率的听阈级。

注：①如认为两耳的任一频率的测听记录不可靠或有下列任何一种情况时，则应重复测试：a. 除去第一个和等于或小于 3dB 的峰谷后，少于 6 个峰谷者。b. 各峰值之间或谷值之间相差 10dB 以上者；②如描迹上下摆动的幅度是规律的，可用更简便的“视觉平均”法，其结果与用上述方法所得的结果近似（图 4 –2 –3）。

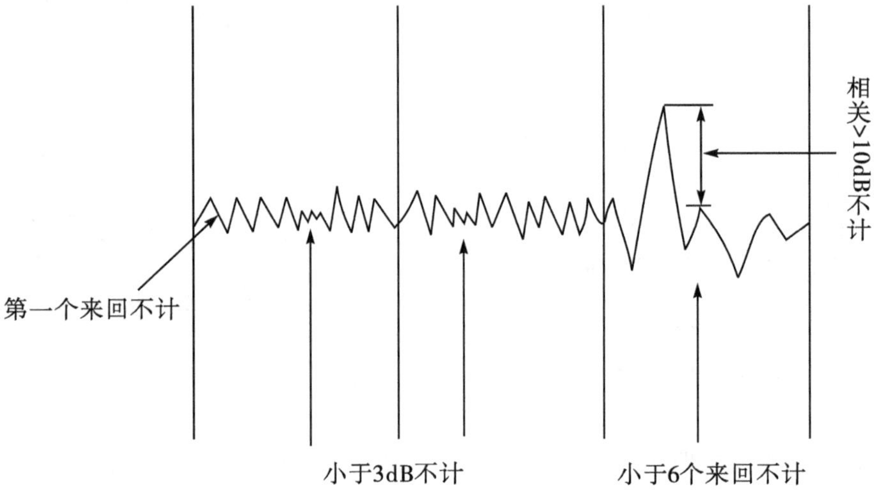

图 4 –2 –3　自动描记听力曲线不计的三种波形

第三节　掩　　蔽

临床戴压耳式耳机测气导听阈，或用骨振器测骨导听阈时，换能器输出的声刺激可传至对侧耳。较差耳（测试耳，TE）的听阈或阈上功能（如言语识别率），测试声加大到一定程度时，就会通过振动颅骨传至较佳耳（非测试耳，NTE）的耳蜗。这就会出现于 TE 给的声刺激被 NTE 听到的越边听力（“影子反应”）。交叉（越边）听力（cross*ing* hearing）和经颅听力是同义词。例如，由耳机给 TE 60dB HL 1 000Hz 纯音，受试者作出听到纯音的反应；如果受试者的 NTE 的骨导听阈为 15dB HL，耳间衰减为 40dB，则：60 – （15 +40） =5 dB，NTE 可听到 TE 所给的 60dB HL 的 1 000Hz 纯音，作出影子反应，或称为有交叉听力（图 4 –3 –1）。要分别测定左耳和右耳的听阈，必须避免将影子反应当成受试耳的听阈。一侧耳机输出的声强在通过颅骨传至对侧耳蜗的过程中有一定的衰减，称为“耳间衰减”（interaural attenuation，IA）。耳间衰减决定于刺激的频率、耳机的密闭性和受试者个体头颅骨的大小。用标准的压耳式耳机（如 TDH39 耳机 – MX/41AR 耳垫）时的耳间衰减一般为 45 ~ 65dB。IA 值受耳机、耳垫、信号的频率、外耳道容积和共振特性等多种因素的影响。压耳式耳机的 IA 值在 40 ~80dB 之间（表 4 –3 –1）。骨导的 IA 下限为 0 dB。无论骨振器放在额部还是乳突部，两侧耳蜗都将同时受到相等的刺激，因此两耳的听阈不对称时，都应在测骨导时加掩蔽。测试耳耳机的输出声级等于或大于“非测试耳的骨导听阈 + IA”，就可被非测试耳听到。这可归纳为：当 $AC_{TE} \leq IA + BC_{NTE}$ 时可有交叉听力，产生影子反应（AC_{TE}——测试耳气导声级，BC_{NTE}——非测试耳骨导听阈）。避免出现影子反应的方法，是在非测试耳加一掩蔽声。

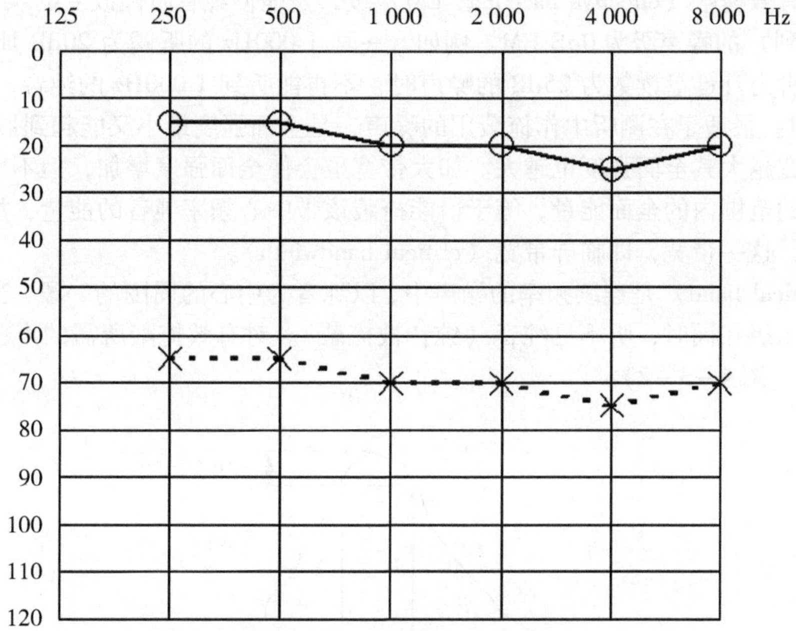

图 4－3－1　影子听力图
×－－－－－－－×为右耳给声时的左耳越边听觉

表 4－3－1　气导信号耳间衰减值（dB）

作者	频率（Hz）						
	125	250	0.5k	1k	2k	4k	8k
COles 及 Priede，1968		61 （50～80）	63 （45～80）	63 （40～80）	63 （45～75）	48 （50～85）	0
Liden 等，1959	40～75	40～75	50～70	45～70	45～75	45～75	45～80
Chaiklin 等，1967	32～45	44～58	54～65	57～66	55～72	61～85	51～69
日本标准听力检查法（1988）	55	55	60	60	60	60	60
陈新等，1982		59 （40～70）	62.5 （50～75）	63 （45～80）	64 （45～80）	61.5 （45～80）	
解放军总医院，1986 （22 耳）	51±20.0 （31～75）	56.0±8.4 （45～75）	62.6±7.0 （45～75）	63.1±7.5 （45～75）	59.3±7.3 （45～75）	62.6±10.8 （45～70）	

耳间衰减值有个体差异，最小的 IA 掩蔽（masking）是当有另一声（掩蔽声）时，（对测试声的）听阈上升的现象。于非测试耳（NTE）给一掩蔽声，使 NTE 听不到由测试耳（TE）通过颅骨传来的声信号，这是临床测听中常用的“对侧掩蔽”。（除专门说明外，“掩蔽”一词都是指对侧掩蔽）。于同一耳同时给声信号和掩蔽噪声，为“同侧掩蔽”，掩蔽声声级过大时也会传至对侧耳使测试耳的

听阈上升，引起过掩蔽（overmasking）。在双耳听力损失者，常会遇到掩蔽不足或过度掩蔽的“掩蔽困境”。

一、掩蔽噪声

（一）有效掩蔽及临界带宽

掩蔽噪声的有效掩蔽（effective masking，EM）级，是能使纯音听阈改变的噪声级，使 0dB HL 纯音被掩蔽（听不到）的噪声级为 0dB EM。例如，一耳 1 000Hz 的听阈为 20dB HL，在同一耳机同时给掩蔽噪声，当听力计键盘读数为 25dB 的噪声时，不再能听到 1 000Hz 的纯音，即 5dB（听力计 dB 读数）为 0dB EM。最适于在测听中作掩蔽用的噪声，是全面强度最小又能起到最大掩蔽效应的噪声，噪声带的频带带宽越大其全面强度也越大。加大带宽虽会使全面强度增加，但不一定会增加其掩蔽效应。在一定带宽的范围内的全面能量，等于恰能掩蔽该带中心频率纯音的能量，加大带宽并不会起到更大的掩蔽效应，这一带宽，即临屏带宽（critical bandwidth）。

临界带（critical band）是连续频率的噪声中，以纯音为中心的周围的一段，当这一窄带噪声的声压级和纯音的声压级相同时，听不见纯音（纯音被掩蔽）。对有效掩蔽所需的声压级比临界带的声压级应大 3dB 左右（图 4-3-2）。

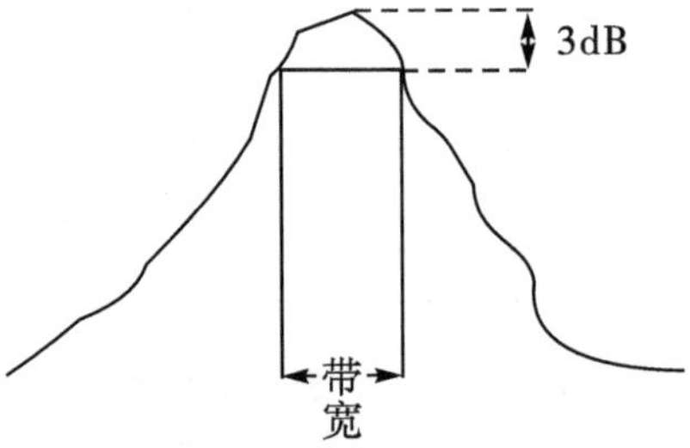

图 4-3-2　临界带宽上 3dB

ISO 7566 附件 E 所列的各频率临界带宽见表 4-3-2。

表 4-3-2　ISO 7566 附件 E 所列的各频率临界带宽

中心频率（Hz）	临界带宽	
	Hz	倍频程
125	100	1.13
250	100	0.57
500	115	0.33
750	137	0.26
1 000	160	0.23
1 500	225	0.22
2 000	290	0.21
3 000	470	0.23
4 000	670	0.24
6 000	1 100	0.26
8 000	1 600	0.29

临床听力计的窄带噪声，常用带宽为1/3倍频程的窄带（噪声）或1/3倍频程的窄带。

临界带宽的窄带噪声的掩蔽效应最好，但从经济实用的角度考虑，临床听力计采用接近于临界带宽的频带宽度的窄带噪声代替临界带。GB/T 4854.4（ISO 384.4－1994）规定窄带掩蔽噪声的带宽，最小不能小于1/3倍频程，最大不能大于1/2倍频程，并规定了窄带掩蔽噪声的基准级（即应在相应纯音频率的基准等效阈声压级上加的dB数（表4－3－3）。

表4－3－3 窄带掩蔽噪声的基准级

中心频率（Hz）	基准级（dB）	
	带宽1/3倍频程	带宽1/2倍频程
125	4	4
250	4	4
500	4	6
1 000	6	7
2 000	6	8
3 000	6	7
4 000	5	7
6 000	5	6
8 000	5	6

注：只列出原表中的部分频率的基准。

在临床听力计窄带噪声和宽带（白）噪声的输出声级，过去常用dB—SPL表示，现在从临床应用需要出发，输出声级的dB常用有效掩蔽有（effective masking level，EM），70dB EM即为恰能掩蔽70 dB HL纯音的噪声级，40dB EM即为恰能掩蔽40 dB HL纯音的噪声级。对每台听力计最好能对以各测试频率为中心频率的窄带噪声（NB）的有效掩蔽级按以下的心理声学法测出。将40dB HL的纯音和NB同时经同一耳机给正常听力者，调NB的声级至恰能使纯音听不到。如果45 dB的NB恰能掩蔽40dB的纯音，则听力计上所显示的45dB为40dB EM，5dB为0dB EM。每个和测试频率相应的NB，都应测定该频率NB的有效掩蔽级。IEC 645规定听力计的窄带噪声的带宽相当于1/3倍频程的为掩蔽窄带噪声的最小带宽，相当于半倍频程的为掩蔽窄带噪声的最大带宽。这两种带宽的NB起到有效掩蔽所需的声压级比临界带宽的要大4dB左右。因此，符合IEC 645听力计标准要求的听力计所示的NB输出dB值，和有效掩蔽级dB值仍可能有出入。ISO 389－4对窄带掩蔽噪声的有效掩蔽级的声学校正基准级作出了规定。

（二）什么情况需要加掩蔽噪声

前已述及当TE的纯音声级大于NTE骨导听阈加IA时，就可有交叉听力，这时就要在NTE加掩蔽噪声。具体说，作气导听阈测定时，TE气导阈和NTE气导阈相差≤IA时，或TE气导阈和NTE骨导阈相差≤IA时，需在NTE加掩蔽。作骨导听阈测定时，当TE的气导听阈和同一耳的骨导听阈相差10dB以上时应加掩蔽。

（三）加多少掩蔽噪声

一些作者在讨论加掩蔽时，述及“最小有效掩蔽级”和“最大有效掩蔽级”两个概念。掩蔽声小于最小有效掩蔽级时“掩蔽不足”，起不到掩蔽效应，掩蔽声大于最大有效掩蔽级时，会对TE起掩蔽效应（过掩蔽）。Hood的平台法，从NTE气导听阈＋10dB开始。Martin强调要考虑NTE的堵耳效应（occlusion effect，OE），当耳机戴在 NTE 加噪声时会在封闭的外耳道中产生堵耳效应，在正常耳和感音神经性听力损失耳加掩蔽时应考虑 OE。

Studebaker（1979）提出以下的掩蔽公式：

$$EML = PL_{ts} + \left(\frac{ABG_n - ABG_t}{2}\right)$$

EML：有效掩蔽级（dB HL）能掩蔽 TE 的掩蔽声平台的中点

PL_{ts}：测试信号的听力级（dB HL）

ABG_n：N TE 的气骨导差

ABG_t：TE 的气骨导差

这种用公式计算掩蔽级的方法不适于临床测听，因为要计算气导和骨导共 11 个掩蔽级很费时，而且在未加掩蔽前也难以算出 NTE 和 TE 的气骨导差。

二、加掩蔽噪声技术的关键

在测听工作中要正确掌握加掩蔽的技术，关键在于了解以下几点：

（一）什么情况下需要加掩蔽

“影子听力”是从压耳式耳机或骨振器发出的测试音振动颅骨传至对侧（非测试耳，NTE）被 NTE 的耳蜗“听到”。在操作中气导的耳间衰减按 40dB 计算，骨导的骨间衰减按 0dB 计算，也就是当气导输出比 NTE 的骨导听阈大 40dB（或等于骨导听阈加 40dB），或当骨导输出比 NTE 的骨导听阈大 0dB 以上时，就有被 NTE 的耳蜗“听到”的可能，就要在 NTE 加掩蔽噪声。

（二）最小有效掩蔽级

要将对侧传来的测试音掩蔽，必须加足以起到掩蔽效应的噪声，噪声是用气导耳机（压耳式或插入式耳机）经气导途径到达内耳的。因此最小也得相当于 NTE 的气导听阈强度的噪声才能作用于 NTE 的耳蜗。而要起掩蔽效应，又必须是用相当于 NTE 气导听阈的有效掩蔽级的噪声，即 NTE 的气导听阈为 10dB HL，就要用 10dB EM 的噪声，NTE 的气导听阈为 40dB，就要用 40dB EM 的噪声。现在我们是按气导耳间衰减为 40dB 而作出要在 NTE 加噪声的安排的。如果一位受试者在测试耳（TE）测得的“气导听阈“（可能是 NTE 听到的）为 60dB HL，而决定在 NTE 加噪声，这位受试者 NTE 的气导听阈为 20dB HL，就应加 20dB EM 的掩蔽噪声。20dB EM 的掩蔽噪声只能掩蔽 0dB HL 的骨导。但是从 TE 传至 NTE 内耳的测试音级为（60 − 40）dB，即比 NTE 骨导听阈大 10dB 的测试音，也就是如果耳间衰减为 40dB，NTE 骨导听阈为 10dB，NTE 的内耳就“听到” 10dB 的测试音，因而在 NTE 加相当于其气导听阈的有效掩蔽级噪声，还不足以掩蔽 TE 传来的测试音，在这种情况下，要起到掩蔽效应还必须加大掩蔽噪声至 10dB EM，即：

最小有效掩蔽级 = $AC_{TE} - IA + (AC_{NTE} - BC_{NTE})$

式中 AC 为气导，BC 为骨导，TE 为测试耳，NTE 为非测试耳，IA 为耳间衰减。

最小有效掩蔽级等于非测试耳的气导听阈 dB 值加非测试耳耳蜗实际听到的 dB 数（TE 气导 dB 数减耳间衰减再减 NTE 骨导听阈的 dB 数）。

（三）最大有效掩蔽级

在非测试耳加掩蔽噪声，如果加至超过耳间衰减值和测试耳的骨导听阈，就可作用于测试耳，而对测试耳起着掩蔽效应。这种在非测试耳加掩蔽噪声起着对测试耳掩蔽的现象，称这“过度掩蔽”（over masking）。在非测试耳加最小有效掩蔽级的噪声可起到有效的掩蔽作用，继续加大掩蔽噪声，在加至过度掩蔽之前的掩蔽噪声级，即为最大有效掩蔽。

最大有效掩蔽级和耳间衰减相关，由于耳间衰减有个体差异，所以要确定最大有效掩蔽最好是按以下方法操作。

1. 测具体人的耳间衰减 于非测试耳（NTE）测得其纯音气导听阈（AC_{NTE}）。在间断地让非测试耳听 AC_{NTE}的同时，在测试耳（TE）给噪声，并每 5dB 一档地渐加至听不到 AC_{NTE}（测试音），得出最小的交叉有效掩蔽级（$EM_{min}C$）。$EM_{min}C$ 包括耳间衰减和非测试耳的骨导听阈。因此，耳间衰减等于最小交叉掩蔽级减非测试耳的骨导听阈：$EM_{min}C - BC_{NTE} = IA$。

2．耳间衰减加测试耳骨导听阈就可发生过度掩蔽 如果在非测试耳给的掩蔽噪声等于或大于（耳间衰减＋测试耳骨导听阈），就可对测试耳起到掩蔽效应（过度掩蔽）。

3．求最大交叉掩蔽级 从耳间衰减加测试耳骨导听阈的和，扣去 5 dB，即为最大交叉有效掩蔽级：最大交叉有效掩蔽级 $= EM_{min}C - BC_{NTE} + BC_{TE} - 5$ dB。

被测试耳的气骨间差距越大，最小掩蔽和最大掩蔽之间的差距就越小。对气骨间差距大的患耳测听时，加掩蔽常会遇到进退维谷的局面。这时只有依靠其他测试方法来作出诊断。

例如，一位病人的右耳气导听阈为 60dB，骨导听阈为 10dB，左耳的骨导听阈是 15dB。在测左耳的气导听阈时，如耳间衰减为 40dB，右耳加最小有效掩蔽级的噪声 60dB EM（因为右耳气导听阈为 60dB HL），这就有 20dB 会传至右耳，并使气导听阈增高 5dB。因此在这种情况下，最小有效掩蔽级即已引起过度掩蔽。

在加掩蔽噪声遇到困难时，可以按上述的方法，测定最小有效掩蔽级和最大有效掩蔽级，用在二者之间的噪声级给掩蔽噪声，应能测得真正的听阈。

（四）平台法（plateau method）或称听阈稳定法

Hood（1960）提出的掩蔽操作最为适用。在最小有效掩蔽级和最大掩蔽级之间可有一差距，加掩蔽噪声时，噪声级小于最小有效掩蔽级则不足以起掩蔽作用（掩蔽不足），而超过最大掩蔽级时则起到过度掩蔽的效果。在最小有效掩蔽级和最大掩蔽级之间，噪声级增大或减小，掩蔽效应不受影响，这就是加掩蔽过程中的一个平台（图 4－3－3），气骨导距越小，平台越宽。

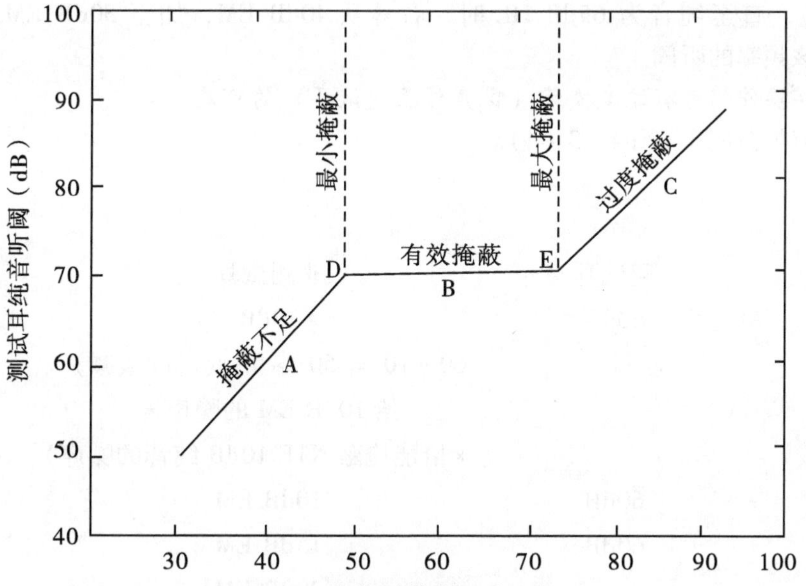

图 4－3－3 掩蔽的平台法

从最小掩蔽至最大掩蔽间为有效掩蔽平台。

三、加掩蔽的步骤

一种实用的测气导听阈时加掩蔽的办法是先不加掩蔽分别测得两耳的“听阈”，如两耳“听阈”相差大于 IA（40dB），于较差耳（NTE）的听阈级上加 15dB EM 噪声，作为开始用的掩蔽级。例如一例两耳 500Hz 的气导听阈分别为 50dB HL 和 0dB HL。于 NTE 加 15dB EM。应注意的是当 TE 为传导性听力损失，NTE 也有较重的听力损失时，就应考虑会不会“过掩蔽”。例如 500HzTE 气导听阈为

80dB HL，骨导听阈为 25dB HL，NTE 气导听阈为 50dB HL，骨导听阈为 30dB HL。TE 气导 80dB NTE 骨导 30dB 大 50dB，应于 NTE 加掩蔽声。而 NTEAC 为 50dB，50dB + 15dB = 65dB，NTE 力 65dBEM 的掩蔽噪声，65dB 正好等于 TE 骨导（5dB）加 IA（40dB），这种于 NTE 听阈级上加 15dB EM 的方法，从加掩蔽的一开始，就有过掩蔽的可能。

ISO 8253 -1（GB/T 16403 -1990）对加掩蔽测气导听阈级和骨导听阈级的步骤作了规定。

加掩蔽测听阈，在不了解中耳功能和只作气导测听时，当测得的听阈超过 40dB 时，就应在另一耳加掩蔽，如气导和骨导都已作了初步测试，受试耳的听阈超过非测试耳骨导听阈 40dB 时，非测试耳应加掩蔽。下述方法是用压耳式耳机给噪声，掩蔽噪声为 IEC 645 规定的和符合 ISO 389 -4 的窄带噪声。

第一步，不加掩蔽测得受试耳的听阈，于非测试耳给相当于该耳听阈级的有效掩蔽级的窄带噪声，逐档加大噪声直至听不到测试音，或超过测试音级（Goldstein 和 Newman 推荐采用 Beedle 提出的在 NTE 气导听阈上加 15dB EM，此法的问题已在前面述及）。

第二步，如噪声级和测试音相等时仍能听到纯音，则这一纯音级即为听阈级，如纯音被掩蔽，则增加纯音级直至再听到纯音。

第三步，加 5 dB 噪声，如听不到测试音，加大测试音直至重新听到测试音，再加 5 dB 噪声，重复这一步骤，直至连续二次加 5 dB 噪声，而纯音不需加大仍可听到。这一在加了 10dB 仍能听到的纯音级就是听阈级。

例如一人右耳气导听阈为 20dB HL，骨导为 5dB HL，左耳骨导为 15dB HL，气导对 50dB HL 作出反应。50dB 比 IA（40dB）大，可能为影子反应。于非测试耳（右耳）给 20dB EM，仍能听到纯音，加 5dB 噪声至 25dB EM，不再对纯音作出反应，右耳加 30dB EM，纯音消失，纯音加 5 dB 至 55dB，又作出反应，直至纯音为 65dB HL 时，右耳从 40dB EM，加至 50dB EM，均未掩蔽纯音，65dB 即为左耳对该频率的听阈。

* 注意：这样操作仍可有过度掩蔽（噪声传至受试耳）的可能。

加掩蔽测气导纯音听阈（图 4 -3 -4）。

例 1

	测试耳	非测试耳
AC	60dB	10dB
		60 - 10 = 50 > IA（耳间衰减）
		给 10dB EM 的噪声 *
		（* 恰能掩蔽 NTE 10dB 纯音的噪声）
	60dB	10dB EM
	60dB	15dB EM
	/	20dB EM
	65dB	25dB EM
	70dB	30dB EM
	70dB	35dB EM
	70dB	40dB EM

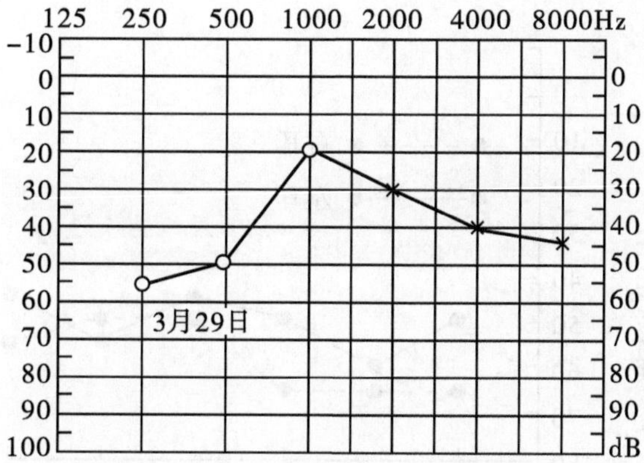

图4-3-4　加掩蔽测气导纯音听阈

例2，非测试耳听阈10dB HL，测试耳“听阈”55dB HL，非测试耳加噪声至25dB EM；30dB EM和45dB EM测试耳都能听到70dB HL，掩蔽声加到50dB EM以上加大测试耳纯音，仍听不到纯音（图4-3-5）。

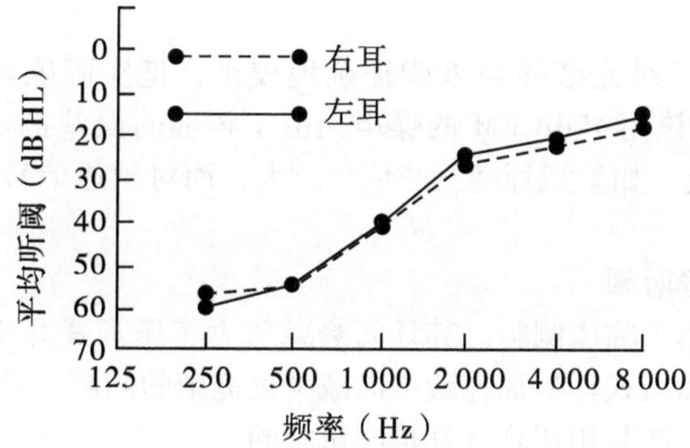

图4-3-5　例2的加掩蔽测试结果

例3，过掩蔽（图4-3-6）。

	测试耳	非测试耳
气导	60dB	10dB
		60－10 ＝ 50 ＞ IA
		给10dBEM的噪声＊
	60dB	10dB EM
	60dB	15dB EM
	/	20dB EM
	65dB	25dB EM
	70dB	30dB EM
	75dB	35dB EM
	80dB	40dB EM
	85dB	45dB EM 过掩蔽
	90dB	50dB EM

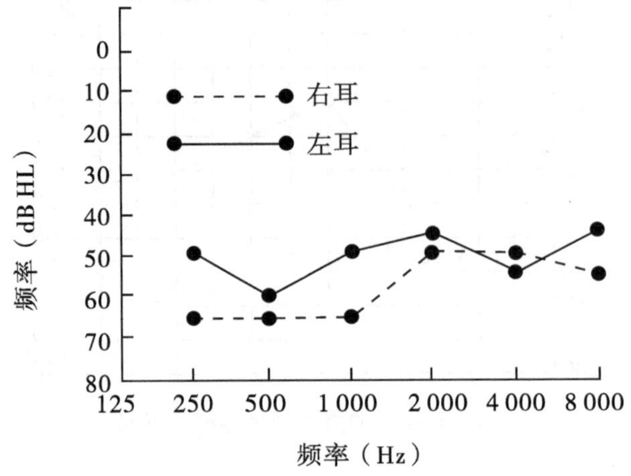

图 4－3－6　例 3 的测试结果

四、过［度］掩蔽（overmasking）

当非测试耳给的掩蔽噪声超过耳间衰减级时，就可传至测试耳的耳蜗，使本来是测试耳能听到的信号不再能听到。

在加噪声掩蔽时也可由于对掩蔽噪声未能正确地校准，把实际噪声估计过大而引起掩蔽不足（undermasking）。例如，本应该用 45dB EM 的噪声，由于核准的误差把实际仅 35dB EM 的噪声当作 45dB EM，就可导致掩蔽不足，如果把耳间衰减估计过大，而对越边信号的量估计过小，也可导致掩蔽不足。

五、用插入式耳机测气导听阈

插入式耳机已较广泛地用于临床测听。其耳间衰减值大于压耳式耳机（表 4－3－4），低频堵耳效应也小于压耳式耳机，用插入式耳机加掩蔽可以减少过掩蔽的问题。除基准等效阈声压级与压耳式的不同外，测定气导听阈的方法与用压耳式耳机测试相同。

表 4－3－4　插入式耳机与标准耳机的耳间衰减差（dB）

作　者	频率（Hz）						
	250	500	1 000	2 000	3 000	4 000	6 000
Studebaker（1962）		14	12	14.5		10.5	
Konig（1962）	28	25	24	18	22	28	17
Larson 等（1983）	31	26	15	8		13	
Killion 等（1985）	40	38	22	10	18	18	

第四节　骨导纯音听阈测定

骨导纯音听阈是用骨振［动］器（bone vibrator，或称为骨导耳机）置于乳突或额部测得的听阈。现在通用的是助听器式的惯性－反应型振动器。ISO 7566 规定助听器接触面为一面积为（175 ± 25）mm^2 的圆形隆起平面，这一接触隆起面的边缘应光滑（例如呈半径为 0.5 mm 的弧形）。这种振动器只在有限强度的输出时才无严重的失真，因而不适于测 250 Hz 以下的听阈。现在用的助听器式骨导振［动］器谐波失真（特别是低频）大，第二和第三谐音的输出强度与输入不成比例地增大，振动器发出 250 Hz 纯音时，其 500Hz 谐波可接近基音的强度。65 dB 的 500Hz（在振动器放在人颅骨上时，第二谐波可强 5 dB)。因此骨振动器的最大输出在 250 ~ 750 Hz 应小于 50 dB HL，1 000 ~ 1 500 Hz 应小于 65dB HL，B - 72 振动器于 250 Hz 比 B - 71 振动器的输出大，其测试的动态范围较大，谐波失真较小。但 B - 72 的经气发射较大。夹持振动器的装置会使振动器的频响特性改变。

在校准骨导振［动］器时，用 5.4N（或 550g)，静力压在仿真乳突上，固定振动器的头带，也是以 5.4 ±0.5N 的静力固定振动器于头部。

在传导性听力损失，如果气导听阈等于或大于耳间衰减，就应测该耳的耳蜗听力（骨导听阈)。如果骨导听阈正常而气导听阈大于或等于 IA，则应在 NTE 加掩蔽。然而如果骨导听阈正常而气导听阈大于 IA（40 dB)，则加掩蔽不可能得出可靠的实际听阈级。掩蔽不足会得出影子反应，掩蔽过度则使听阈被 NTE 的噪声所掩蔽。测骨导听阈都应加掩蔽，但对双耳听阈差于 35 至 50 dB HL 的两侧传导性听力损失者，很难用压耳式耳机加掩蔽测定骨导听阈级。用插入式耳机的耳间衰减大于压耳式耳机，而且堵耳效应也较小，用插入式耳机加掩蔽可减少或避免过掩蔽。

ISO 389 - 3、GB 1690 - 1989 和 ANSI S3. 26 - 1981 有关骨导听力零级的标准都是以不堵耳，对侧耳加掩蔽的条件为基础制定的。因此在测骨导听阈时，也应在测试耳不堵耳（不戴气导耳机)，和对侧耳加掩蔽噪声的情况下进行（骨导声信号几乎没有耳间衰减)。

骨导振动器是通过其外壳振动颅骨的。当受试耳的外耳、中耳正常时，如果骨振动器外壳振动周围空气，声信号可经外耳中耳传人。现在常用的骨振动器在 2 000 Hz 以上频率有可能使受试耳听到经气发射声，而得出低于实际骨导听阈的假结果。如怀疑有这种把经气放射当作骨导听阈时，可堵住外耳道复查。

外耳道堵住时会得出堵耳效应，堵耳时测得的骨导听阈可比不堵耳时的好（表 4 - 4 - 1)。

表 4 - 4 - 1　戴 TDH 39 耳机 MX/41 AR 垫

测骨导的堵耳效应					
频率（Hz)	250	500	1 000	2 000	4 000
堵耳效应（dB)	30	20	10	0	0

GB/T 16403 规定测骨导听阈时测试耳不戴耳机、不堵耳。

由于骨振动器可引起振动触觉，应注意不将振动触觉误当成听觉，250 Hz 的振动触觉阈约为 40 dB（乳突处）或 30 dB（额部)。

骨导振动器应避免接触耳郭，否则通过振动耳郭，可把声传至外耳道。

测骨导听阈的方法和测气导的方法基本相同。但只需测 250 ~ 4 000 Hz 的骨导听阈，对气导听阈佳于 15 dB HL 的频率，没有作骨导检查的必要。

如气导听力图只在 3 000 Hz 或 4 000 Hz 处有凹陷其他频率正常者，没有必要行骨导测听，因为这毫无问题都是感音神经性听力损失。然而在全部高频都有听力损失者则不一定是感音神经性听力损失。有的中耳病变可引起这种类型的听力损失并有骨导一定程度的损失，中耳积液是最常见的原因之一（中耳积液可引起低频听力损失)。

在粘连性中耳炎、中耳积液等中耳病变影响前庭窗和蜗窗活动度时，可出现骨导听力损失，因此不能认为骨导听阈只反映感音神经的功能状态。

测骨导听阈时振动器放在额部比放在乳突处有以下几个优点：①重复性好；②额部组织较均匀，个体间差异较少；③减少中耳因素的影响。其缺点是阈值高于乳突处测得的，测试的动态范围小。国际和国家标准列出额部比乳突部平均阈差见表 4 - 4 - 2。

表 4 -4 -2 额—乳突骨导听阈差（dB）

250	500	1 000	1 500	2 000	3 000	4 000
12	14	8.5	11	11.5	12	8

骨导听阈测定法 测骨导听阈时应注意有无骨导振动器的经气放射和堵耳效应，还应记住乳突处平均振动一触觉阈在 250 Hz 约为 40 dB，额部约为 30 dB。

通常先作气导测听，并先测气导听阈级较佳耳的骨导，骨导测听时非测试耳都应加掩蔽。

第一步，受试者戴好骨导耳机，对侧耳戴气导耳机，先不加掩蔽噪声测骨导听阈。

第二步，于非测试耳加相当于该耳气导听阈级的有效掩蔽级的噪声，逐步加大噪声至听不到纯音，或噪声级超过测试音 40 dB。

第三步，如噪声级比测试纯音高 40 dB 仍能听到纯音，则这一纯音级即为骨导听阈级，如纯音被掩蔽，则加大噪声直至又能听到纯音。

第四步，增加 5 dB 噪声级，如测试音听不到了，则加大纯音，直到加至重新听到纯音，重复这一步骤，直至连续 2 次加 5dB 噪声，纯音级不改变仍能听到纯音。

掩蔽噪声也可过度掩蔽受试耳。

加掩蔽举例：

例 1，如一人右耳气导听阈为 20dB HL，骨导为 5dB HL，左耳骨导对 5dB HL 作出反应，气导对 50dB HL 作出反应。①加掩蔽测左耳气导听阈，50dB 比 IA（40 dB）大 10dB，可能为影子反应，应于非测试耳加掩蔽；开始加的掩蔽噪声 20dB EM，仍能听到纯音，再加 5dB 至 25dB EM，不再能听到纯音，加 5dB 纯音又能听到，直于纯音加至 65 dB 时，40、45 和 50 dB EM 的噪声都未能掩蔽纯音，65 dB 为左耳的纯音气导听阈；②加掩蔽测左耳骨导听阈，左侧戴骨导耳机（骨振器），右耳戴压耳式耳机，测得左耳“骨导”为 5dB HL，因骨导的耳间衰减为 0dB，所以有耳给 20dB EM（右耳气导听阈为 20dB HL）掩蔽噪声，仍能听到纯音，右耳噪声加至 25dB EM，不再听到纯音，加 5dB 纯音，又能听到纯音。加 5 dB 噪声，纯音又听不到了，加 5dB 纯音，加 5dB 掩蔽噪声…（a）直至右耳噪声加到 40dB EM 时，仍能听到 20dB HL 的纯音，再加大噪声至 50 dB EM 时，仍能听到 20dB HL 的纯音，左耳听阈为 20 dB HL，（b）在左耳纯音加至 20dB HL 时，右耳噪声加至 40dB EM，纯音不再听见，加大 5 dB 纯音又可听见，加大 5dB 噪声又听不到纯音……，直至左耳纯音加至 55 dB HL，右耳噪声加至 75dB EM 时仍能听到纯音，右耳给 80dB EM、85 dB EM 噪声，左耳仍能听到 55dB HL 的纯音，55dB HL 就是左耳的骨导听阈，75dB 至 85dB 为一“平台”。

例 2，如一人右耳气导听阈为 40 dB HL，骨导听阈为 0 dB HL，测左耳骨导听阈时，对 5 dB HL 即作出听到的反应。右耳噪声加至 45 dB EM 时不再听到 5 dB HL 的骨导纯音，加 5 dB 纯音后能听到纯音，加 5 dB 噪声后纯音被掩蔽，如此加大 5 dB 纯音，……，加大 5 dB 噪声……直至纯音气导最大输出，仍没有“平台”出现。可能在右耳噪声加至 45 dB EM 时，即已对右耳耳蜗起掩蔽效应发生过掩蔽，即使左耳骨导听阈为 5 dB HL，也因过掩蔽而无法测出。

在一些双侧中度聋，在非测试耳有时不可能加足够的掩蔽噪声，在加到足以掩蔽越边骨导信号时，也对测试耳的内耳起到掩蔽效应。

为了解决这种过掩蔽带来的问题，可用插入式耳机加掩蔽噪声，插入式耳机的耳间衰减大于标准耳机，它还对低频堵耳效应较小。但各厂家生产的插入式耳机的频响不同，需在 2 ml 耦合腔进行校准，另一个缺点是人的外耳道大小不一，插入式耳机和外耳道不是人人都密合的，而且每次用后都应加以清洁处理。

中枢掩蔽（Central masking）在给弱刺激级的（尚未达到越边的强度的）噪声时可使对侧气

导（脉冲声）听阈上升 1 至 3dB，骨导乳突部测得的阈值上升 4 至 5dB，额部测得的上升 7 至 5dB，Dirks（1964），Liden 等（1959）报告气导和骨导的中枢掩蔽为 5 至 15 dB，Studebaker（1962）报告 2 000 Hz 骨导中枢掩蔽最大，达 7 至 12dB。所加的掩蔽噪声愈大，听阈的改变也愈大，这是通过传出神经起到的中枢抑制，在加掩蔽时应考虑到听阈因中枢掩蔽而高于实际听阈的可能。

第五节　用扫频听力计测听阈

扫频听力计为连续改变频率或以比 1/3 倍程要小得多的频率步距改变频率的自动描记听力计，频率改变速率一般为每分钟一倍频程。ISO 8253 鉴于扫频听力计多无掩蔽条件，而只作不需掩蔽的测听之用的有关规定。可用脉冲或连续音，如两种都用时，先用脉冲音。

在正式测试前先启动听力计的衰减系统，但不启动记录系统，让受试者熟悉测试音和反应方式，观察受试者 20 至 30 s，认定他已能正确配合时，开始正式测听。

从测试结果计算每个规定频率的听阈级的方法，是将曲线中最接近这个频率的三个峰的平均值和三个谷的平均值得出后，再得出这二者的平均值，这一平均值即为该频率的听阈级。一般也可用肉眼直接定出听阈级，如果所选的峰和峰或谷和谷相差 10dB 以上，听阈级就较不可靠。

自动记录测听的结果中因对侧耳加掩蔽噪声而受影响，从Ⅰ型 Békésy 曲线变成Ⅱ或Ⅳ型；从Ⅱ型变成Ⅳ型（Békésy 分型参阅第五章）。

听力图的比较

如将用自动记录听力计测得的听阈级与用手控听力计测得的听阈级进行比较，应在自动记录听力测得的听阈级上加 3 dB 后再比较。

为对听阈级测定结果进行统计分析，下列的置信度数据可供参考（表 4－5－1）。

表 4－5－1　听阈级重复测试的标准偏差

频率（Hz）	标准偏差（dB）
500	3.5
1000	3.3
2000	2.7
3000	2.8
4000	3.7
6000	4.9
8000	6.0

第六节　筛选测听和声场测听

一、筛选测听

是用 1 个或几个频率和 25、40 或 60 dB HL 测试，观察受试者是否能听到。从 1000 Hz 40 dB 开始让受试者听，如听不到加大到能听到。调到拟筛选的级（如 25、40 或 60 dB），给两次持续 1～2s，中间相隔 3～5s 的纯音，如两次都听到，则认为对所给的这一级声音通过了。如只听到一次，应再给第三次纯音，能听到就算通过，否则为未通过。

未通过的应作进一步听阈测试。

二、声场测听

声场测听，声场测听是在声场中通过扬声器给声进行测听，常用于了解小儿的听力和检查助听器的功能增益。当场所的周围界限（四壁、房顶、地面）对声波所起的作用可忽略不计时称为自由声场。在声场中一个范围内声级分布均匀的声场为扩散声场。声场测听常用纯音、调频音或窄带噪声作为声刺激，因为很少单位具备在消声室作声场测听的条件，所以多用调频音（啭音），也可用窄带噪声，但在听力正常的儿童和听力减退的成人用啭音较好，现在还没有啭音的基准声压级标准，用啭音应先得出正常标准值。Staiab 及 Rintelmann（1972）报告调制率为 32/s，频率改变 ±10% 的啭音和纯音的听阈相同。在声场中测得的 18 至 30 岁两性耳科正常人的阈声压级平均值为“基准听阈”。

GB/T 16296 – 1996《声学 测听方法第二部分：用纯音及窄带测试信号的声场测听》规定了：在自由场或扩散场，由一个或多个扬声器发送，125 ~ 12 500Hz 纯音、调频音或窄带噪声，进行测听（测听敏度和测助听器的功能增益）的要求和方法。声场测试信号的声级是直接于代表受试耳位置的“参考点”的声压级为准的。耳科正常青年在参考点恰能听到测试信号的平均声压级，为“基准阈（值）声压级”。GB/T 4854.7 – 1999《声学 校准测听设备的基准零级 第七部分：自由场与扩散场测听的基准听阈》规定了自由场和扩散场的基准阈声压级

（一）测试信号的特性

声场测听可用的信号有纯音、调频音和窄带噪声。（在声场中做言语测听的有关问题请参阅第六章 言语测听）。纯音只在自由声场应用。为避免声波反射而出现的驻波，在半自由场和在扩散场，要用调频音或窄带噪声为声场的测听信号。

用作声场测听的调频音（frequency modulation，FM）的载频、调制信号的波形、调制消耗的重复率和频偏等特性，应符合规定，并在实验报告在说明。载频应符合 GB 3240 – 82 规定的频率。调制信号的波形 是“正弦的”* 还是“三角形的”**，在线性或对数频率刻度上有对称的上升与下落部分的，应于说明）。载频应在其所指称的频率# 的 ±3% 以内；重复率应在 4 ~ 20Hz 范围以内，允差 ±10%；频偏*** ±2.5% ~ ±12.5% 范围内。

* 正弦的调制波的总谐波失真不超过 5%，三角的调制偏离直线不大于振幅的 5%，且上升和下降的时间相差不 10%。

** 三角形两斜坡 对直线形状的偏离不大于

*** 频偏（frequency deviation）—— 调频音周期变化最大瞬间的频率和载频的频率之间的差值。

周期变化的纯音测试频率，以频率的平均值，即载频标称的频率称谓。

（二）测试场所

声场测听是在声场中通过扬声器给声进行测听。声场包括自由声场、准自由场、扩散声场三类。

1. 自由声场　为场所的周围界限（四壁、房顶、地面），对声波所起的作用可忽略不计的。

2. 准自由场　为场所的周围界限对声波只起中度的作用。

自由声场中的阈声压级（扬声器置于前方）在 ISO 中规定如下：

ISO 389 – 7：1997《声学—自由声场和扩散声场中聆听条件下的基准听阈（reference threshold of hearing）》（表 4 – 6 – 1）。

表 4-6-1　自由声场和扩散声场的基准听阈 *

频率（Hz）	基准阈声压级（以 20μPa 为基准）（dB）	
	自由声场（正前方）	扩散声场
125	22.0	22.0
250	11.0	11.0
500	4.0	3.5
1 000	2.0	0.5
2 000	-1.5	-1.5
3 000	-6.0	-4.0
4 000	-6.5	-5.0
6 000	2.5	-0.5
8 000	11.5	5.5

* 只列出原表中几个常用频率的数据。

当扬声器不是放在正前方（0°），而是放在 45°或 90°时入射角时，ISO 8253-2 附件 B 列出下列修正值（即与扬声器距离最近的一耳的基准听阈声压级，应在 0°入射角的基准听阈声压级上加表 4-6-2 中所列出的数值）。

表 4-6-2　最接近扬声器的耳应增加的声压级

频率（Hz）	修正值入射角	
	40°	90°
125	0.5	1
250	1	2
500	3	4.5
1 000	4	5.5
2 000	3	2
3 000	5	2.5
4 000	4	-0.5
6 000	7.5	9.5
8 000	5.5	8.5

注：此表只列出原表中几个常用频率的修正值。

3. 扩散声场（diffuse sound field）　为在场所中有一个声级分布均匀的范围。

受试者及坐椅不在用全向传声器（omnidirectional microphone）。

作声场测听时先要定出一参考点，这个参考点相当于受试者在测试位时的两外耳道口连线中点，在扩散声场中，扬声器距受试者至少 1 m，在参考点的左右、前后、上下 15 cm 范围内测得声信号的声压级相差不超过 ±2.5 dB。

在多数听力测试场合，声场测听要用调频音或窄带噪声为测试信号，而只在自由声场才用纯音。

在声场的基准点对所用的测听信号校准后，室内的一切设备和扬声器应保持校准时的位置不变。

声场测听的环境噪声不应超过表 4－6－3 中所列的最大允许声压级。

表 4－6－3　声场测听的最大允许环境声压级

1/3 倍频带的中心频率（Hz）	最大允许环境声压级 Lmax（以 20μPa 为基准），dB 最低测试音频率 125Hz	250Hz
31.5	52	60
40	44	53
50	38	46
63	32	41
80	27	36
100	22	32
125	17	25
160	14	18
200	12	
250	10	
315	8	
400	6	
500	5	
630	5	
800	4	
1 000	4	
1 250	4	
1 600	5	
2 000	5	
2 500	3	
3 150	1	
4 000	－1	
5 000	1	
6 300	6	
8 000	12	
10 000	14	
12 500	15	

（三）听阈级的测定

给声方式有手动、自动记录和计算机控制三类，可一耳一耳地分开测（单耳）也可双耳同时测。测试过程中，受试者应保持在参考点的位置处。不要将受试者对振动触觉感的反应，误认为是对听觉的反应。

声场测听如测单耳，另一耳应加掩蔽噪声或以耳塞堵紧，测助听器的功能性增益只要把戴助听器时的声场听阈级，减去未戴助听器时的声场听阈级，即可得出。

在报告声场测听结果时，应包括声场类型，信号类型，受试者和扬声器的关系，是用听力级还是用声压级表示听阈。测单耳时应注明另一耳是加掩蔽噪声还是用耳塞堵耳。

第七节　听阈测定结果及其记录和分析

一、听力图的绘制

听力图（图4－7－1）可以用表或图的形式表示。听力图应清楚地标明听力计的种类和型号及其标准零级。

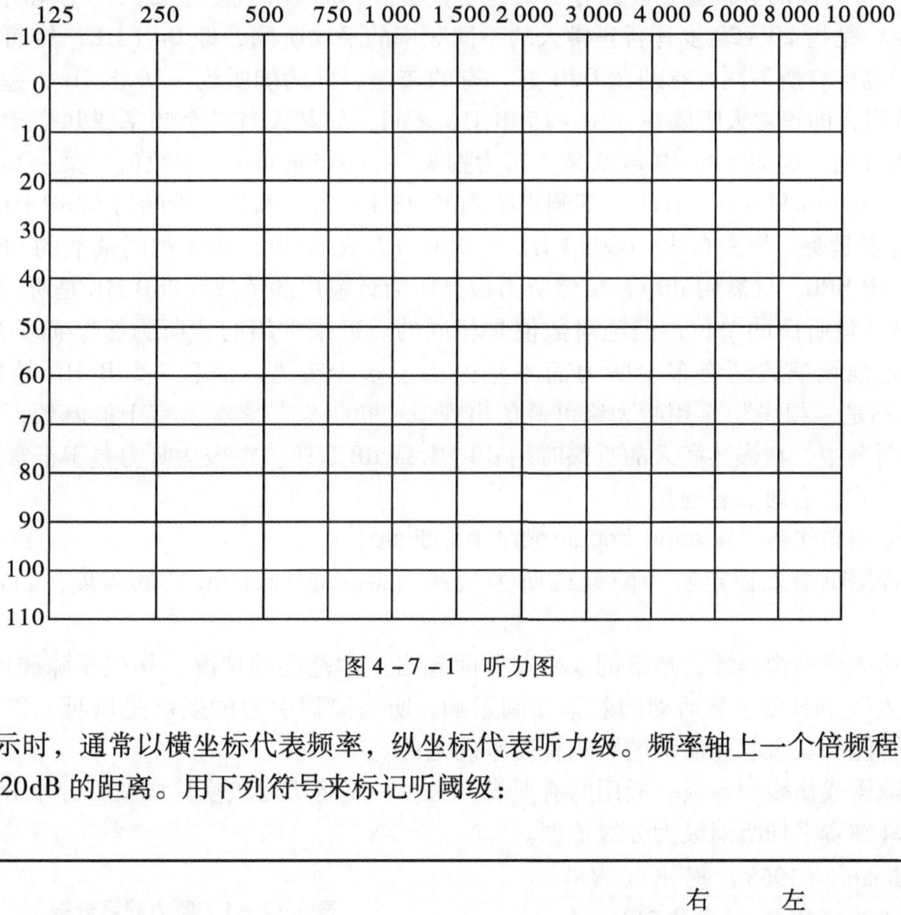

图4－7－1　听力图

当用图表示时，通常以横坐标代表频率，纵坐标代表听力级。频率轴上一个倍频程的宽度应相当于听力级轴上20dB的距离。用下列符号来标记听阈级：

			右	左
气导	未掩蔽		○	×
	掩　蔽		△	□
骨导	乳突	未掩蔽	<	>
		掩　蔽	[	]
	额部掩蔽		┐	┌

如果在听力计的最大输出级上仍无反应，则将下列符号填在各该频率的最大输出级上：

右耳：

左耳：

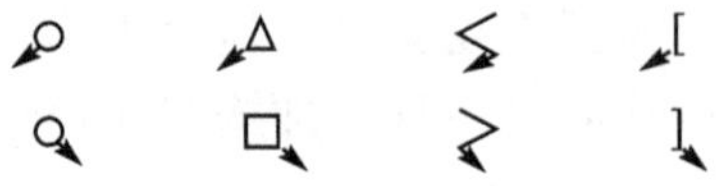

在听力图上，符号的中心点应划在相应的频率和听力级的频率横坐标和听力级纵坐标的交叉点上。如任一频率的两耳听阈级相等，而又要把它们标记在同一张图上，可把左耳的符号画在右耳的符号内。除了标明无反应的符号外，其他相邻各频率的符号可用直线连接起来。

纯音测听的主要目的之一就是评定受试耳的听敏度（hearing acuity），听敏度包括两层含意，一是听阈（多大声音才能听到），二是声强、频率、时间、方向的辨别能力，听力图所表达的主要是受试耳的听阈。对听力图的分析首先要区分听力是否正常。0 dB HL 代表正常人的平均听力。正常听力（normal hearing）是指 20～29 岁耳科正常人的不同频率的平均听阈，即 0dB HL，然而即使是“正常听力者”，听阈也可有所不同，有的比 0dB 好，有的较差。好的能听到 -10dB HL，差的在 0～15dB HL 之间才能听到，即正常人听阈在 -10～15dB HL 之间，如某人对某个频率或几个频率的声音要加大若干 dB 才能听到，这加大的 dB 数就是“听力损失”（hearing loss）的数值。某一耳对某一频率的听阈级（hearing threshold level，HTL）即测得听阈的 dB HL 值。例如，听阈为 60dB HL，听阈级即为 60dB HL，也可说是听力损失 60dB（60dB HL 比 0 dB HL 大 60dB，两个相同基准的 dB 值之间的差，不用 dB HL 或 dB SPL，只需用 dB），虽然听力级是听力计输出的读数（0dB HL 是听力计校准的基准级），听阈级是计量听阈的单位，但绝对数值是相同的。近来常用的“听力级”而少用“听阈级”，因为用听力级是强调病人还有多少听力而不是失去了多少听力，而且 -5dB HL 是比正常听力好（“增益”，而不是“损失”），用听力级可避免出现像“负损失”之类文字上的麻烦，我们将“听力损失”用于诊断名中，在表述病人的听阈时用 dB HL 或 dB HTL。在表达听力差于正常人若干 dB 时，用“损失若干 dB”。有时二者通用。

二、听力障碍和伤残（hearing impairment/handicap）

怎样用纯音测听结果评定听力障碍或听力残疾（hearing disability）的程度，目前尚无统一的标准。

障碍是指功能或结构异常，是解剖或生理方面越出正常范围的情况。伤残是障碍而引起的不便，是障碍使“某人”的日常生活活动的效率受到影响。听力障碍引起的残疾是以听功能损失所导致的社交、情绪、智能和从事职业活动的影响程度来确定的。

评定听力障碍或伤残的等级一般用的有两类方法，一是将听力级换算成按百分率分的级，一是用言语频率的单耳纯音平均听阈级为分级依据。

美国 Goodmann（1965）提出（表 4-7-1）的分级法（以 0.5、1 及 2kHz 的纯音平均听阈级计算）。ISO 1999-1975（E）对语言听力障碍的定义是：如 500、1 000 及 2 000 Hz 的平均永久性听阈级比 ISO 389 相应（频率）的平均值差 25 dB 以上，即有听力障碍。Clark（1980）将 -10～15 dB HL 定为正常听力，而把 16～25 dB HL 定为稍有听力减退，这符合 -10～15 dB HL 属正常听力的上述认识。一些国家或组织对听力障碍的分级或在

表 4-7-1 听力障碍分级

分级	0.5、1、2 kHz
全聋	
极度听力障碍	>91 dB
重度听力障碍	71～90 dB
中重度听力障碍	56～70 dB
中度听力障碍	41～55 dB
轻度听力障碍	26～40 dB

0.5、1、2 kHz 外增加 3 kHz，或以另外几个频率的组合代替 0.5、1 及 2 kHz 的组合，听力障碍的起点也有不同的规定，例如英国为 1、2 及 3 kHz，30 dB，波兰为 1、2 及 4 kHz，30 dB（经年龄校正）。

ISO 1999－2 将听力障碍的定义改为"听阈从正常变坏"，而增加听力残疾的定义是："足以影响在日常生活中个人效率的听力障碍所导致的不便，常以在低背景噪声中听懂会话的能力来表示"。该标准（草案）还列出 9 种常用于评定听力残疾的频率组合平均听阈级，如 0.5、1 及 2 kHz 的 PTA，0.5、1、2 及 3 kHz 的 PTA，0.5、1、2 及 4 kHz 的 PTA 等，这实际上承认了不同听力障碍（或听力残疾）的分级法（PTA 一纯音平均听阈）。

此外还有用听力障碍百分数来评定的，如 AAO－ACO（1979）把 25dB HTL 作为正常听力的上限，把 92dB HTL 以上作为听力完全丧失，将 500、1 000、2 000 及 3 000 Hz 的纯音平均听阈乘 1.5%，即得该耳的听力障碍百分数，再将较佳耳的百分数乘 5，加较差耳的百分数，二者之和除以 6，即得该受试者的听力残疾百分数。ASHA 听力残疾定义专门工作组（1981）将上、下限改为 25 和 75 dB HL，将纯音平均听阈乘 2%，得出听力障碍百分数（其余未加修改）。

用% 的方法并无实验依据或临床的实用意义，特别是百分率并不能说明伤残的实际情规。理想的伤残定义及分级都应充分考虑残疾发生的年龄、病变的部位、有无耳鸣、在安静和噪声环境中感到言语失真的程度、个人生活工作中对言语交谈（交流）的需要程度，以及听力障碍和其他感觉及运动系统障碍的关系、曾经用过重建方法的成功程度、家庭负担、智能状态等。一般认为测定言语识别率对伤残评定有较大的参考价值。但实际工作中却由于言语测听尚未规范化（特别是在我国临床言语测听尚未普遍开展）而未作为评定残疾的依据。Schow 和 Gatehouse（1990）提出用"自检答题"的方法来了解个体的听力障碍情况，然而在司法裁判中仍然是以气导听阈为依据。目前国内多用表 4－7－2 所列的听力障碍分级法。

表 4－7－2　Clark 对 Goodman 听力障碍分级略作修改

平均阈级（dB） 0.5、1、2 kHz	分级
－10～15	正常
16～25	稍有听力减退
26～40	轻度听力减退
41～55	中度听力减退
56～70	中重度听力减退
71～90	重度听力减退
91 以上	极度听力减退

WHO《障碍、残疾和残废的国际分类》（1980）一书中列出的听力障碍习惯用的分级（表 4－7－1）与此基本相同。

GJB 2121－1995《军事噪声性听力损失诊断标准及处理原则》规定的分级除用 0.5、1、2 及 3kHz 的平均听阈代替 0.5、1 及 2kHz 的平均听阈外，与之基本相同（表 4－7－3）。

表 4－7－3　GJB 2121－1995《军事噪声性听力损失诊断标准及处理原则》

平均听阈级（dB）	听力损失分极
25	正常
25～40	轻度听力损失
41～55	中度听力损失
56～70	中重度听力损失
71～90	重度听力损失
>90	极重度听力损失（全聋）

听力问题主要是与聆听言语和交流相关的问题。从儿童语言学习、发育的角度考虑，将语频平均听阈≥16dB界定为听力损失。WHO（1980）关于听力减退（听力障碍，hearing impairment）、听力残障 hearing disable）和听力残疾（hearing handicap）的界定系统，是以伤病引起听力损失，根据可测定的听力损失划分听力障碍、听力残障的严重程度和评定听力残疾的等级。这种以语频平均听阈界定和划分听力残疾等级的做法并不足以反映当事人因听力问题而在工作、学习、生活中的实际困难程度，不能反映当事人的生活质量和需要那些康复和应给以哪些帮助。由于纯音平均听阈并不能反映聆听言语的能力，例如老年人纯音测听结构和老人在噪声中听懂言语的困难程度是有很大的差距的。

用语频平均听阈界定听力损失，有可能将那些8000Hz以上高频听力减退的患者判为听力正常者。在人口健康调查中，不仅在凭口语、秒表声筛查时可遗漏听力残疾者，用常规的纯音听阈测定也可遗漏老年听力残疾等听言语困难的患者的检出。

总之，在健康体检、伤残鉴定、疗效评估、选择和评估康复措施等工作中，应根据具体情况，在以语频听阈平均值为判据之外，考虑加入言语听力噪声中的言语听力和自我评估问卷调查等补充判据。

三、年龄、性别修正

随年龄增加，耳科正常人的听阈随之改变，GB 7582－87《声学耳科正常人的气导听阈与年龄和性别的关系》规定了从125Hz至8 000H以年龄在18至70岁的耳科正常人的气导听阈修正值，即相对于18岁年龄组的各年龄组的听阈阈移中值的期望值。这对测听结果分析、劳动保护和其他研究工作中评价听力损失时，对年龄因素进行修正提供了依据。

表4－7－4为从20岁至70岁，男性和女性耳科正常人，人群中50%的125 Hz至8 000 Hz听阈级。

表4－7－4　正常人群（50%）不同频率的听阈级（dB HL）

频率（Hz）	男性年龄（岁）						女性年龄（岁）					
	20	30	40	50	60	70	20	30	40	50	60	70
125	0	0	2	3	5	8	0	0	2	3	5	8
250	0	0	2	3	5	8	0	0	2	3	5	8
500	0	1	2	4	6	10	0	1	2	4	6	10
1 000	0	1	2	4	7	11	0	1	2	4	7	11
1 500	0	1	3	6	10	15	0	1	2	5	9	14
2 000	0	1	3	7	12	19	0	1	3	6	11	16
3 000	0	2	6	12	20	31	0	1	4	8	13	20
4 000	0	2	8	16	28	43	0	1	4	9	16	24
6 000	0	3	9	18	32	49	0	2	6	12	21	32
8 000	0	3	11	23	39	60	0	2	7	15	27	41

气导听力图反映受试耳对各测试频率的听敏度，骨导听阈则反映受试耳的耳蜗以上的功能。在分析听力图时，应观察各频率的气导听阈，各频率骨导的听阈以及气导听阈和骨导听阈的关系，外耳、中耳、内耳和听神经的病变都可导致纯音气导听阈改变。外耳、中耳所致的传音性听力损失的听力学表现主要是病人的骨导听力基本正常，气导听力比骨导听力差，在听力图上可见到骨导听力曲线在气

导听力曲线的上方，骨导听阈和气导听阈之间有一间距，即气骨间距或气骨差，气骨差反映传音结构病损所致的听力损失，骨导听阈则反映耳蜗病损所致的听力损失，按气导听阈和骨导听阈以及气骨间距三者之间的关系分析，可将听力图分为四种类型（图4－7－2）。

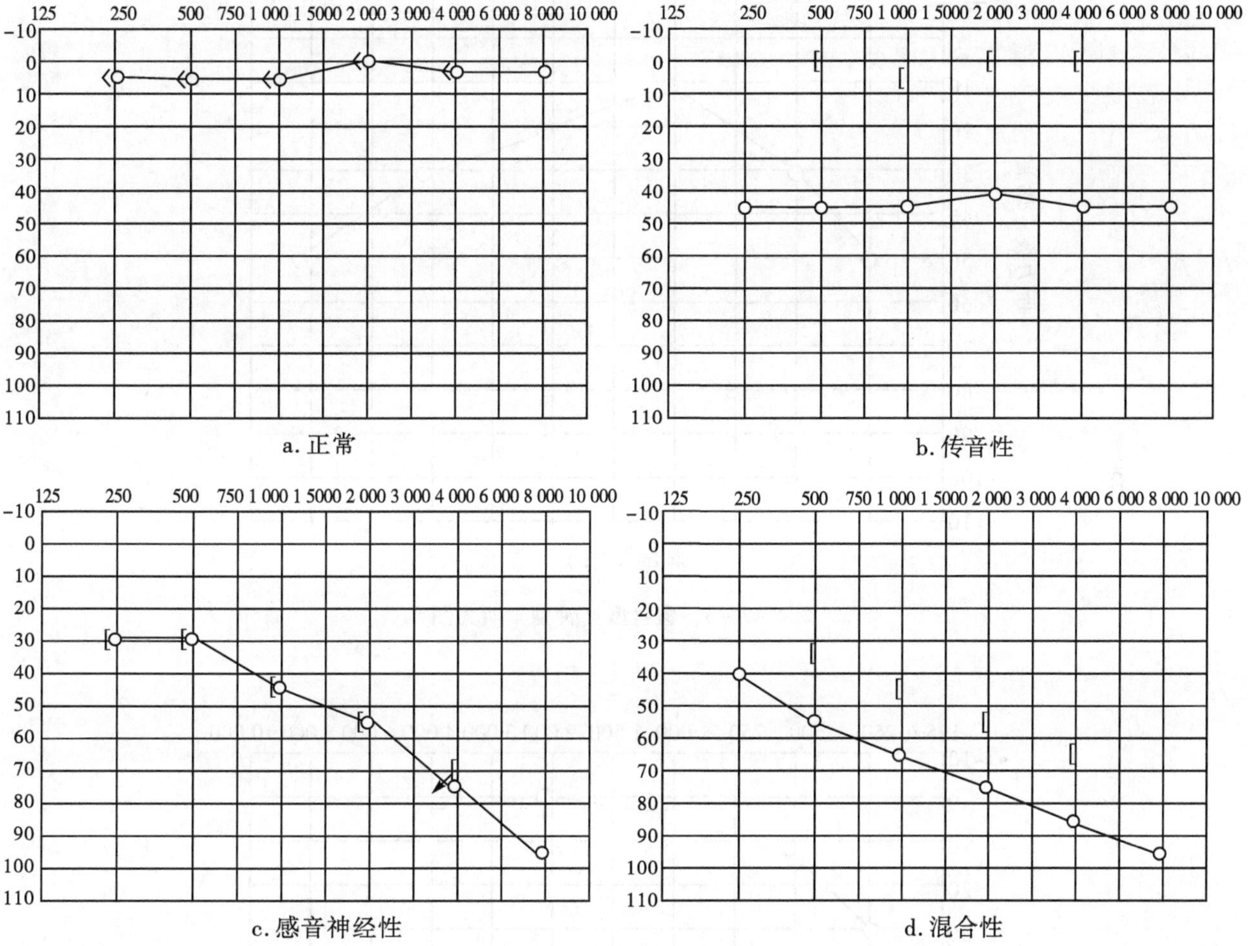

图4－7－2　听力图的四种类型

气骨＝骨导＋气骨间距，正常：5dB＝5 dB＋0 dB；传音性：45dB＝0 dB＋45dB；感音神经性：45dB＝45dB＋0 dB；混合型：65dB＝45dB＋20dB，以上数字为图中a、b、c、d中1 000 Hz的气导和骨导听阈级。

四、听力图分型

听力图的形状可为诊断提供有用的参考。典型的听力图形有：平坦型、缓降型、陡降型和凹陷型。

平坦型——听阈级平均差/倍频程≤5dB；

缓坡型——下降或上升6～10dB/倍频程；

剧坡型——下降或上升11～15dB/倍频程；

陡坡型——下降或上升≥16 dB/倍频程；

上升型——高频听力较好；

槽型或碟型——中频听力损失比250或8 000Hz的听力损失多≥20dB；

凹陷（切迹）型——某一频率的听力明显地差于相邻的高、低频率的听力。

临床常将听力图分为平坦型、渐降型、陡降型、渐升型、钟型（覆盆型）（图4－7－3、图4－7－4、图4－7－5），但单纯凭气导听阈和气导听力图诊断病变性质是不够的，例如中耳病变常呈和梅尼埃病相似的平坦型听力图；又如中耳疾患、梅尼埃病和中枢性低频听力损失的听力图都可呈渐升型，纯音听阈可反映受试者的听敏度，但不能反映辨别能力，也不能作为病变部位的论断依据。

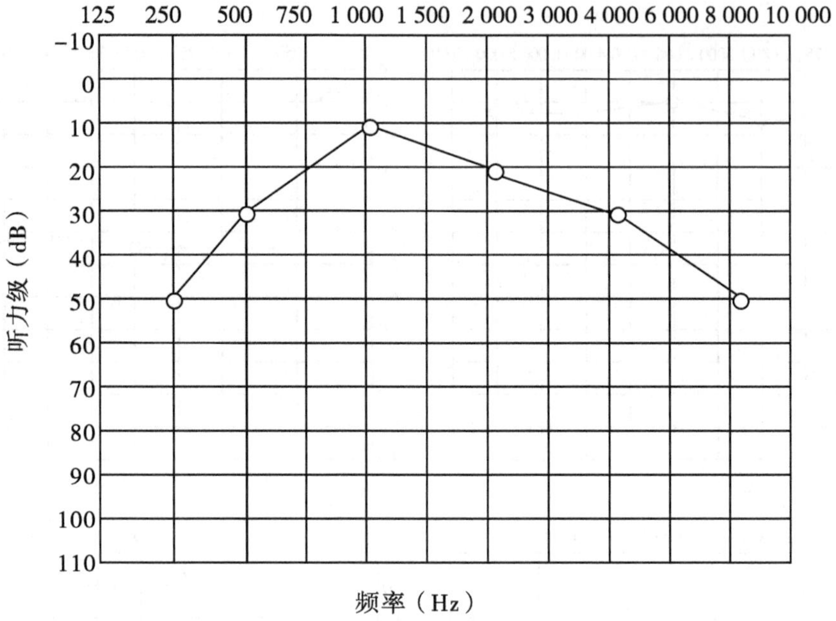

图4-7-3　覆盆型（钟型）听力图

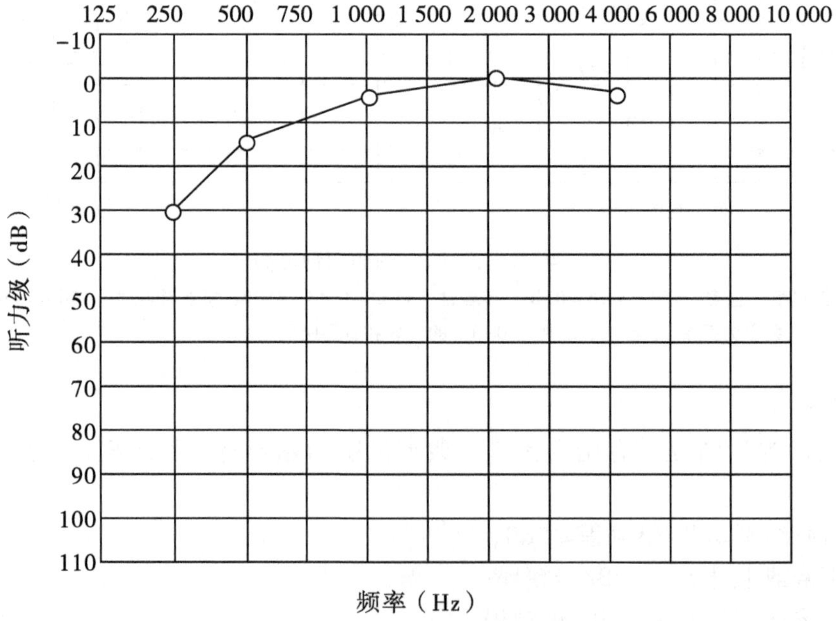

图4-7-4　低频损失听力图

骨导听阈级和气导听阈级之间的差（气骨间距）则反映外耳、中耳传音结构的问题，最大限度的传音性听力损失为60～70dB，戴 TDH 39 MX41/AR 压耳式耳机给纯音至60～70dB 时正常耳蜗即能听到经颅骨振动的声音（外耳、中耳完全不能传人声信号）。

骨导零级是按正常青年人平均听阈定出的，因此气导听阈级不可能比骨导听阈级差。但由于校准

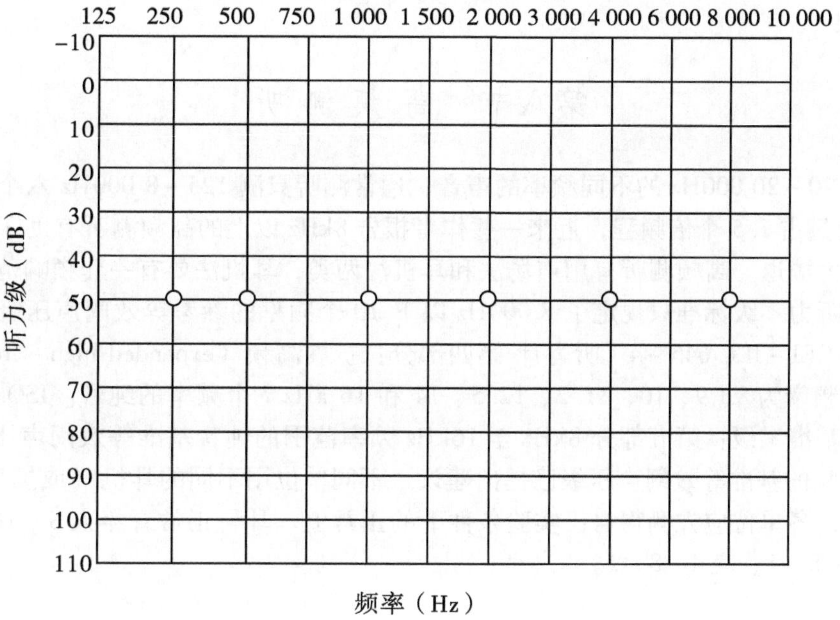

图 4－7－5 平坦型听力图

听力计时，允许有 ±5 dB 的误差。因此也有气导、骨导听阈级相差达 10dB 的可能。如果整个听力图气导都比骨导差，或在一些纯感音神经性听力减退耳，某一频率的气导和骨导的听阈级总是不一致的，就应检查换能器（气导耳机或骨导振动器）有无问题。

鼓膜附着东西等因质量改变而使中耳传音结构共振频率降低，这使新的共振频率点以上频率的骨导反应阈上升，而低于此共振频率的骨导阈降低。砧镫关节脱位，切断镫骨肌腱，切除镫骨上部结构，堵塞前庭窗或蜗窗、镫骨固定等都可影响骨导听阈。临床耳硬化症有以 2 000Hz 骨导减退为主的 Carhart 切迹，乳突根治术后也会使 2 000Hz 左右的骨导听阈变差。传音结构病变可影响骨导听阈，因此骨导听阈并不能完全代表耳蜗的功能状态。

临床常认为 Weber 试验骨导偏向传导性病变侧，但 Groen（1962）报告 1 000Hz 以下及 3 000Hz 以上频率的试验结果可靠，2 000Hz 则不可靠，有时可偏向正常耳。Tonndorf（1966）报告偏向患耳决定于特定的中耳问题，有时两耳间的强度差起主要作用，有时耳间的相位差起主要作用。

耳科临床常用比较骨导声强和气导声强的 Rinm 试验作为诊断传音性听力损失的依据之一，Sheehy 等（1971）报告在骨气间距至少大于 65dB 时，才会得出 Rinne 试验阳性的结果，Chandler（1964）则认为骨气间距至少 40dB 才会得出 Rinneme 阴性。Wison 和 Woods（1975）报告在骨气间距为 40dB 时，几乎毫无问题的都是 Rime 试验阴性，而当骨气间距只有 10 ~ 35dB 时，只有 27% 的传音性听力减退耳的 Rinne 试验结果为阴性，他们还报告在儿童作 Bing 试验，不能作为有无传音性听力减退的可靠依据。因此，当纯音气、骨导听力图与 Rinne 试验等音叉检查结果有矛盾时，应以听力计测得的结果为判断的主要依据，必要时可结合耳镜检查结果和导抗测试结果分析。

由于骨导的耳间衰减几乎为零，因此在给传导性听力障碍耳加掩蔽，常易引起越边掩蔽。双侧传导性病变在作气导听阈检查时要加掩蔽，如任一耳的气导等于或超过耳间衰减值，则应测骨导听阈。如骨导阈在正常范围，而气导阈大于耳间衰减，则加掩蔽时有时无法测得确实的结果，在未加掩蔽时，气导阈值可能是非测试耳的反映，在加掩时得到的又往往低于实际的听阈。对骨导听阈测试时虽都应加掩蔽，但由过度掩蔽而往往无法测得阈值。

综上所述，骨导听阈有时并不能完全反映耳蜗的功能状态，在气骨间距大的耳加掩蔽更易导致过掩蔽，因此在分析结果时应十分小心，如用插入式耳机加噪声仍不能得出可靠的听阈时，应作导抗测听等进一步检查。

第八节 高频测听

人耳能听到 20 ~ 20 000Hz 的不同频率的声音，通常测听只测 125 ~ 8 000Hz 六个倍频程范围内的听阈。8kHz 以上只占 1.5 个倍频程，近来一些作者报告 8kHz 以上的高频测听有助于监测耳毒性。噪声性、老年性听力减退。高频测听有用声场法和耳机法两类，耳机法要有一套频响范围宽的、性能良好的耳机，由于听力零级标准只规定了 8 000Hz 以下 10 个频率的参考等效阈声压级，高频的声级以 dB SPL 为单位。CEI - IEC 645 - 4《听力计 第四部分：扩展高频（expanded high - frequency）测听设备》规定了测试频率为 8、9、10、11.2、12.5、14 和 16 kHz 7 个频率的纯音。ISO 389 - 5《声学测听设备校准用的基准零级：第五部分 8kHz 至 16kHz 频率范围的纯音基准等效阈声压级》（征求意见稿）对这 7 个高频的基准等效阈声压级已提出建议。不同单位用不同的耳机（或扬声器），由于换能器声学性能不同，各单位应先测得自己实验条件下的正常值。耳科正常青年人 8 ~ 18kHz 听阈平均值和标准差见表 4 - 8 - 1、表 4 - 8 - 2。

表 4 - 8 - 1　8kHz ~ 16kHz 纯青基准等效阈声压级（dB SPL）

耳机接头（Hz）	Koss HV/IA IEC/CDV 318 - 2	Sennheiser HDA 200
8 000	5.5	15
9 000	19.5	17
10 000	24	22
11 200	23	22.5
12 500	25	28
14 000	34.5	35.5
16 000	50	56

表 4 - 8 - 2　国人扩展高频纯音听阈（dB SPL）

Virtual 320 KOSS PRO/4			Sennheiser HP 250	
kHz	30 人 60 耳[1]	40 人 80 耳[2]	kHz	30 人 60 耳[3]
9.0	21.8 ± 9.0	21.3 ± 8.3	10	28 ± 10.4
10.0	23.7 ± 9.3	26.9 ± 11.6	12	29 ± 12.3
11.2	31.2 ± 10.5	32.6 ± 13.7	14	50 ± 25.1
12.5	38.3 ± 13.1	39.7 ± 16.8	16	80 ± 20.3
14.0	48.3 ± 14.9	51.4 ± 19.4	18	99 ± 9.0
16.0	72.1 ± 21.2	76.7 ± 18.2	20	102 ± 6.7
18.0	103.3 ± 14.0	94.5 ± 15.6		
20.0	109.2 ± 9.0	98.6 ± 11.2		

[1]：曾泳梅（1995）；[2]：陈海华（1993）；[3]：仇春燕（1992）。

第九节　听力减退、残障、残疾

用心理声学或生理学技术检测受试者的听敏度，是耳科学、听力学及卫生学的基本检测技术。在耳科学，听力检查测试听敏度是否正常，有无听力损失（hearing loss），听力损失的程度和性质，为耳疾的诊断处理提供依据。在听力学，听力检查判断是否存在需要进行听力康复的听力损失，为制定听力康复方案、实施听力康复提供依据。在健康体检，听力检查是早期检出听力损失，做好防聋治聋工作的关键。入学、入伍、招工、就业的体格检查中，听力检查是判断是否适宜从事某项作业（或是否需要对学习条件作出特殊安排）的依据。听力检查在工伤鉴定、评残、法医鉴定理赔等事务中，在康复听力学的方案制定和实施中，是主要的判据。

在体格检查、健康体检中，一般用秒表声、口语声或音叉进行听力筛查。能正确地听清距耳 1 米处的秒表声，或距耳 6 米处的言语声的，为听力正常。

用符合 IEC 645 - 1（GB/T 7341）要求的听力计和符合 ISO 389 - 1（GB/T 4854 - 1）规定的纯音信号，按 ISO 825301（GB/T 16403）要求的条件及方法，测得的纯音听阈，可精确地计量受试者的听敏度，了解有无听力损失和听力损失的严重程度。纯音测听得出的以 dB HL 表示的听力损失的严重程度，是评估听功能减退（听力减退 - hearing impairment）、听行为障碍（听力残障 - hearing disability）及因听力减退而导致的生活能力和生活质量的削弱（听力残疾 - hearing hadicap）的严重程度分级的主要依据。

纯音气导和骨导测听的主要目的是测试听力是否正常，有无听力损失，听力损失的程度和类型。听力损失（hearing loss）是与听力正常相对而言的。正常青年人的听敏度可有明显的个体差异，只要能在日常生活中（环境噪声不超过环保允许的限度）能听明白近距离（距离 6 米以内）的言语声，就可认为是听力正常。

ISO 389 - 1（GB/T 48540 - 1）规定的压耳式耳机纯音的基准等效阈声压级，是以耳科正常的青年人的平均听阈为 0 dB HL。纯音测听结果听阈在 - 10 ~ 25 dB HL 之间，都认为是听力正常。在上世纪六、七十年代以前，耳科学、听力学和卫生学公认“语频纯音平均”（speech frequency pure - tone average，SFPTA 或简写为 PTA）在 26 dB HL 以上的为“听力损失”，即“听力损失”的定义为：PTA ≥26 dB HL。上世纪 80 年代，康复听力学工作的实践，认识到 SFPTA 为 20 ~ 25 dB HL 的幼儿，可有语言发育障碍。Clark（1981）提出将听力损失的定义修改为 PTA≥16 dB Hl。

临床测听的结果表明噪声性听力减退、耳毒性药物所致的听力损害等耳蜗病变患者的 SFPTA 可基本正常，而高频听阈明显地差于正常人。在一些国家民族的语种中，3kHz 或 3kHz 以上频率的听敏度，对听懂言语声的能力有密切的关系。ISO 1989（第二版，1990）建议可根据不同的具体情况，用其他的频率组合代替 0. 5、1 和 2kHz 的频率组合评估噪声性听力减退和听力残疾：（1）对每个有关的频率分别评估；（2）将几个频率加在一起得出“总”阈移；（3）选某几个能代表主要言语清晰度的频率，得出平均值。

通常用于评估对言语会话的听力残疾的频率组合有：（1）0. 5、1 和 2kHz 听阈级的平均值；（2）0. 5、1、2 和 3kHz 听阈级的平均值；（3）0. 5、1、2 和 4kHz 听阈级的平均值；（4）1、2 及 3kHz 听阈级的平均值；（5）1、2、3 和 4kHz 听阈级的平均值；（6）2 和 4kHz 听阈级的平均值；（7）（2 × 0. 5kHz 的 HTL + 4 × 1kHz 的 HTL + 3 × 2kHz HTL + 1 × 4kHz 的 HTL）× $\frac{1}{10}$；（8）2kHz 和 3kHz 的 HTL；（9）2、3 和 4kHz 的 HTL 的平均值。

可用以上频率组合评估单耳的听力残疾，也可将两耳的数据平均或加权平均进行评估。

ISO 1999 还规定在为了理赔而计算总听力损失百分比的其他方法中，应包括双耳的 0. 5、1、1. 5、2、3 和 4kHz 的听阈级，以及计算总听力损失百分比的方法。

将听力损失界定为 SFPTA≥16 dB HL，对儿童的语言发育和听力康复有重要意义，依据这一听力损失的定义为评估听力减退、听力障碍和听力残疾的基础，为耳科学、听力学和公共卫生学、法医学所接受和成为法定的共识。然而临床经验表明这一定义并不能涵盖所有的听力问题的评估。例如不能评估噪声性听力损失高频的听力障碍和听力残疾，又如纯音测听结果不能评估听懂言语的困难程度，更不足以用以评估听力损失时的社会方面的影响。

人类听觉的灵敏度随年龄增加而进行性下降，对高频声的改变比低频声的快。这种听敏度的改变有较大的个体差异。因此，对听力损失需要年龄修正。在测试年龄显著地大于 18 岁者的听力时，任何观察到的听力损失，都可能含有与年龄因素有关的成分。ISO 7029（第二版，2000）（GB/T 7582，第二版）《声学 听阈与年龄关系的统计分布》列出了不同年龄人群（18 岁到 70 岁的耳科正常人）的 125Hz 到 8000 Hz 听阈的统计分布，这一标准列出了：（1）相对于 18 岁的听阈中值的，各年龄组听阈中值的期望值；（2）预期的在中值之上和之下的统计分布。

ISO 7029 所规定的是耳科正常人随年龄增加听阈偏离 18 岁青年人的听阈的情况。听阈偏移（hearing threshold deviation）是指受试者的听阈减去同性别的 18 岁耳科正常人群的听阈中值之差。“听阈偏移”这一术语，相当于在 ISO 389－1（GB/T 485401）、ISO 8253－1（GB/T 16403）、8253－2（GB/T 16296）和 IEC 60645－1（GB/T 7341－1）中的听阈级（hearing threshold level），听阈偏离是以 18 岁耳科正常人的听阈中数为基准，听阈级是以上述这些 ISO 标准的基准零级为基准。听阈偏离反映耳科正常人的听敏度随年龄增加的改变；听阈级反映受试耳的听敏度（包括不同因素所致的耳疾和年龄因素所致的听敏度改变）。临床测听得出的听阈级应将年龄因素所致的听阈偏移和听力损失区别。

ISO 7029 用听阈偏移一词于耳科正常人的听阈随年龄增长而偏离 18 岁耳科正常人的听阈中位值。在临床测试因不同病因而引起的听敏度改变所得出的听阈级，扣除相应年龄组的听阈偏移值，得出的才是疾患所致的“听力损失”值。

老年人的听力损失也应是进行年龄修正后的数值，即符合以下条件的才能界定为确有听力损失：（1）两耳对 40dB HL 的 1 000Hz 或 2 000Hz 纯音无反应；（2）一耳对 40dB HL 的 1 000Hz 纯音或 2 000Hz纯音无反应；（3）较佳耳的语频纯音听阈≥25dB HL；（4）较佳耳高频（1 000Hz，2 000Hz 及 4 000Hz）平均听阈≥25dB HL；（5）较佳耳的言语识别阈≥25dB HL；（6）在安静环境中，较佳耳的言语识别率＜90%（正常人对所用的言语测听材料的最大言语识别率的 90%）。

听力损失（hearing loss）是用纯音测听得出的听阈级所反映的听敏度下降的程度。WHO（1980）对描述健康状况的三个核心概念的定义是“损害/减退”（impairment），指疾患所致的心理的、生理的或解剖结构的损伤或异常，“残障/残疾/障碍”（disability）指不能正常地活动或活动受到限制不能或不能充分做到正常人所能做的，“残疾/残废”（handicap）指损害或残障使个人不能从事常人的工作任务（具体个人的任务与其年龄、性别、职业、社会文化因素相关，例如幼儿的主要任务是学习语言，公关人员的主要任务是会读）。

ISO 1999（第二版，1999）听力减退（hearing impairment）的定义是听阈差于正常人。在听力减退的定义下，该标准的附注说：impairment 通常理解为解剖结构的（损伤）或功能的（减退），在 ISO 1999 中 impairment 指功能的减退“[impair 的意思是“损害（damage）“和”减弱（weaken）。对解剖结构宜译为损害，对功能宜译为“减退”。本文凡与听功能相关的均用“减退”，涉及解剖结构则用“损害”]。

听力减退是用心理学的或生理学的技术计量听力缺陷，判断其性质，是听系统中病理改变和功能改变的反映。听力减退用数字（dB HL）表示，基本上与心理因素社会因素无关，只反映具体耳的听力，不是在实际生活环境中听行为的反映。

听力残障碍是在实际生活中感受到的听的效率降低，感到听的能力下降而导致的不利状态。

听力残疾是因听力减退，听力残障所致的生活能力的下降，因为听力问题而导致的“非听性的

(non - auditory) 的后果。如因听不清言语声而语言发育障碍，交流障碍和心理 - 社会障碍。

WHO 关于听力减退、听力残障和听力残疾三者的关系，是简单地将三者的关系归纳为疾患（创伤）引起听力减退，听力减退致使听力残障，听力减退和听力残障导致听力残疾。听力减退的程度决定听力残障和听力残疾的严重程度。

然而临床耳科学和康复听力学的实际经验表明以测听结果——听阈的改变和听力图的类型为依据的听力障碍（减退）分级，并不能反映言语听力的损失程度，也不能反映听力损失对心理、社会活动的影响程度。两个听系统损害相同，听力损失相同的人，在生活中感受到的听力问题所带来的麻烦、困难和对其工作生活影响的严重程度，可有很大的差别。

虽然纯音测听结果 - PTA，在不少情况下不能估计听懂言语的能力和交流困难的程度，但临床医生和听力康复工作者，仍以 PTA 作为评定听力残障的主要依据，并作为评残、理赔、法医鉴定、人口健康调查的依据。表 4 - 9 - 1 ~ 表 4 - 9 - 4 为以纯音平均听阈为主要判据的听力减退严重程度分级和听力残疾分级及以此为基础制定的评残标准。造成医疗事故的耳聋分级，两耳全聋为二级乙等，双耳听力明显减退为三级甲等。

表 4 - 9 - 1 听力减退严重程度分级

听力级（dB）	分 级
- 10 ~ 15	听力正常
16 ~ 25	轻微听力损失
26 ~ 40	轻度听力损失
41 ~ 55	中度听力损失
56 ~ 70	中等重度听力损失
71 ~ 90	重度听力损失
>90	极度听力损失

Clark，1981 修订，听力级 dB 为语频（0.5、1 和 2kHz）纯音平均听阈级。

表 4 - 9 - 2 听力残障分级

	军人残疾等级分级	劳动部工伤鉴定分级
四级	双耳听力损失≥100dB HL	四级双耳听力损失≥91dB HL
五级	双耳听力损失≥90dB HL	五级双耳听力损失≥81dB HL
六级	双耳听力损失≥80dB HL	六级双耳听力损失≥71dB HL
七级	双耳听力损失≥70dB HL	七级双耳听力损失≥56dB HL

表 4 - 9 - 3 听力残疾分级（以纯音平均听阈分级）

分级	
一级聋	PTA≥91dB HL
二级聋	PTA 71 ~ 90dB HL
一级重听	PTA 56 ~ 70dB HL
二级重听	PTA 41 ~ 55dB HL

表 4-9-4 听力残疾分级（以 PTA 和言语识别率分级）

分 级	
一级听力残疾	听力损失 >90dB HL，言语识别率 <15%
二级听力残疾	听力损失 71~90dB HL，言语识别率 15%~30%
三级听力残疾	听力损失 60~70dB HL，言语识别率 31%~60%

WHO“聋和听力减退的预防”（prevention of deafness and hearing impairment，PDH）推荐的听力残关的定义为“成人——较好耳的 500、1 000、2 000 和 4 000Hz 平均听阈（永久的，非助听的）等于或大于 41dB HL。儿童（15 岁以下）——较好耳 500、1 000、2 000 及 4 000Hz 平均听阈（永久性非助听）等于或大于 31dB HL。

聆听言语残障对社会活动有明显的影响。聆听言语残障的主要后果之一就是“交流障碍”，而交流障碍是影响生活质量的一个主要因素。因此评估残疾严重程度的最好办法，是将测听结果和当事人对残疾的自我评估综合分析。表 4-9-5 为可用的听力残疾自评问题的一种。此外，听懂言语的能力，也可能受到认知障碍以及其他精神状况的影响到，表 4-9-6~表 4-9-8 可作为评估精神状况和日常生活能力，以及社会功能活动能力调查的参考（汤慈美：神经心理学，人民军医出版社，2001 年第一版，342 页）。在老年人的听力残障的评估也需结合当事人的自我评估综合分析。表 4-9-9 为老年人听力残疾量表。

表 4-9-5 听力残疾自评问卷

在以下情况您有听清楚吗？	能	听到一些	不能
1. 在安静环境中聆听微弱的嗓音			
2. 在安静环境中聆听耳语声			
3. 在静室中聆听大声喊话			
4. 在静室中听人说话声			
5. 在静室中聆听自己的说话声			
6. 在静室中听收音机			
7. 在静室听听电视			
8. 在静室中听会话（交谈）			
9. 在静室中于旁边有人说话时听交谈者的嗓音			
10. 在噪声环境中听一般交谈			
11. 在噪声环境中听自己的嗓音			
12. 在餐桌上听交谈声			
13. 在开车时听人说话			
14. 在别人说话时听收音机			
15. 在开动的车中听车中的收音机			
16. 在旁人说话时听电话			
17. 在嘈杂的店铺中听售货员讲话			
18. 在闹市街道上听人说话			
19. 在闹市街道中与人交谈			

20. 在嘈杂的舞会上听人说话
21. 在大型集会中听发言
22. 听电影
23. 在酒会或餐厅中聆听说话声
24. 在噪声环境中听七嘴八舌的

表 4-9-6 简易精神状况检查法

1. 现在是哪一年
2. 现在是什么季节
3. 现在是几月份
4. 今天是几号
5. 今天是星期几
6. 你在哪个国家
7. 你在哪个地方
8. 你在哪个城区
9. 这里是什么医院
10. 这里是几层楼

表 4-9-7 日常生活能力的评定条目

基本生活能力	操作性能力
吃饭	购物
穿衣	做饭
洗漱	一般性家务
上下床	较重家务（提 5kg 左右重物，拖地，擦窗户）
室内走动	洗衣服
上厕所	剪脚趾甲
大小便控制	服药（能记住按时，按量服药）
洗澡	管理个人钱财
	使用电话
	乘公共汽车（能独自去乘要乘的那一路车）
	在附近活动（在熟悉的环境中活动）
	能独立在家呆一天

表 4-9-8 社会功能活动调查（FAQ）

1. 每日平衡收支的能力，算账的能力
2. 工作能力，能否写出简单的记录
3. 能否到商店买衣物，日常用品，杂货
4. 有否爱好，会不会下棋，打扑克
5. 会不会做简单的家务，点炉子，泡茶

6. 会不会准备饭菜
7. 能否了解发生的近事
8. 能否参加讨论，了解电视、书、刊
9. 能否记住约会的时间、家庭节日，吃药，等
10. 能否拜访邻居，自己乘公交车

表 4-9-9 老年人听力残疾量表

说明：本表的目的是为了了解您的听力损失引起的问题，请根据提问，勾出“是”、“有时”、“否”，如果由于您的听力问题而回避提问中的某一种情况，请不要跳过这个问题，如果您戴助听器，请回答在您不用助听器时的情况。

	是（4分）	有时（2分）	否（0）
S1 是否有听力问题而使您减少了打出想要打的电话？			
S2 是否有听力问题而使您会见新朋友时感到窘迫？			
S3 是否有听力问题使您回避合群？			
E4 是否有听力问题使您易于被激怒？			
E5 是否有听力问题使您在和家人谈话时感到困难？			
S6 是否有听力问题使您在参加聚会时感到困难？			
E7 是否有听力问题使您感到“笨拙”或“沉默”？			
S8 是否难于听别人用耳语说话？			
S9 您因听力问题感到残废吗？			
S10 当您拜访亲友邻居时，是否因听力问题而感到困难？			
S11 听力问题是否使您不再经常参加宗教（公益）活动？			
E12 听力问题是否使您紧张？			
S13 听力问题是否使您比过去拜访亲友邻居少了？			
E14 听力问题是否使您和家庭成员争吵？			
S15 听力问题是否使您听电视或收音机困难？			
S16 听力问题是否使您减少购物？			
E17 您的听力是否有任何困难或问题使您总是烦恼？			
E18 您的听力问题是否使您想靠自己过日了？			
S19 听力问题是否使您和家人谈话比过去减少？			
E20 您是否感到您的听力有任何困难限制了您个人的生活或社会生活？			
S21 听力问题是否使您和亲友在餐厅中谈话感到困难？			
S22 听力问题是否使您感到压抑？			
S23 听力问题是否使您比过去少听收音机或电视？			
E24 听力问题是否您在和朋友交谈时感到不舒畅？			
E25 听力问题是否使您感到和一组人在一起时被冷落了？			

总分_____　E（情绪）积分_____　S（社会）积分_____

（J. Speech and Hearing disorders, Nov. 1983; 48 (4)）

（顾　瑞）

参　考　文　献

1. 全国声学标准化技术委员会，声学 纯音气导听阈测定 听力保护用 GB 7583－87 第一版．北京：中国标准出版社，1987.

2. 全国声学标准化技术委员会.《声学 测听方法一纯音气导和骨导听阈基本测听法》GB/T 16403－1996. 第一版. 北京：中国标准出版社. 1996.

3. Wilson Wr, Woods LA. Accuracy of the Bing and Rinne tuning forh tests. Arch. Otolaryngol. 1975；101（2）:81－85.

4. 全国声学标准化技术委员会. 校准纯音听力计用的标准零级. GB 4854－84. 第一版. 北京：中国标准出版社，1984.

5. 全国声学标准化技术委员会. GB/T 16402－1996. 声学 插入式耳机纯音基准等效阈声压级. 第一版. 北京：中国标准出版社，1996.

6. Arlinger SD. Normal hearing threshold levels in the low frequency range determined by an insert earphone, J Acoust. Soc. Am 90（5）（1991）2411～2415.

7. ISO 389－8（初稿）《耳罩式耳机纯音等效阈声压级》（First ISO/CD 389－8 Reference zero for the calibration of audiometric equipment－Part 8：Reference equivalent threshold sound pressure for pure tones and circumaural earphones）.

8. ISO389－5《声学 校准测听设备的基准零级 第五部分 8kHz 至 16kHz 频率范围内的纯音的基准等效于声压级》Reference zero for the calibration of audiometric equipment － Part 5：Reference equivalent threshold sound pressure for pure tones in the frequency range 8kHz to 16kHz.

9. ISO389－2：1994（GB/T 16402—1996）《声学 插入式耳机纯音基准等效阈声压级》.

10. ISO 389－3、GB1 1669－1989.

11. GB/T 4854. 6 ISO 389－7：1997《声学一自由声场和扩散声场中聆听条件下的基准听阈（reference threshold of hearing）》.

12.（First ISO/CD 11904－1 Determination of sound immissions from sound sources placed close to the ears ：Part 1：Technique *using* microphones in real ears（MIRE－technique）.

第五章 耳蜗性及蜗后病变测听法

“听觉”不只是对有无声刺激的一种感觉，而且是对不同频率、强度和时间关系所构成的声信号的意义感知。听觉系统不仅要察觉声信息的有无，而且要对输入的声刺激的频率、强度和时间关系准确地编码 - 传输 - 解码 - 辨认并赋予“意义”。辨认频率的不同、强度的差异以及时间关系（例如声刺激持续时间，不同频率强度呈现的先后、间歇的时间、重复呈现的节律等等），根据频率、强度、时间关系的组合情况“理解”声音的“意义”。“纯音听阈测定”讨论的是测定能听到声音“绝对阈值”。对频率、声强、时间的辨别能力的测定，即测定“辨差阈”（difference limen），可了解听觉系统对声刺激进行“频率编码”，“响度编码”、“时间编码”等“外周听处理”（peripheral auditory processing）的功能状态。

听阈测试可测知听觉的灵敏度。临床上要求除测定听敏度外，还需要了解听力损失的性质和病损部位。对感音神经性听力损失，必须鉴别其病损部位是发生在耳蜗，还是在蜗后，抑或在中枢。

自从 Dix，Hallpike and Hood（1948）发现耳蜗病变患者的耳聋具有特有的响度重振现象以来，并发现蜗后病变很少有重振现象，因而在辨别有无重振现象的基础上，发展了一些测听方法，用以鉴别耳蜗与蜗后病变。这些测听方法大多是比较听阈上的响度变化和反应，所使用的刺激声信号（纯音、噪声或言语）强度都大于听阈。因此，曾被统称为阈上听觉功能检查法或阈上听力测验（suprathreshold audiometry）。阈上听力测验的主要目的在于测定听力的失真现象，特别是响度失真现象，它包括响度重振现象和听觉疲劳及适应现象这两大项。前者如双耳交替响度平衡试验，短增量敏感指数测验，后者如音衰试验；而 Békésy 自描测听法兼可测定重振现象及病理性听适应现象。按广义而言，阈上听力测验法应包括纯音阈上听力检查、言语测听、Békésy 自描测听、导抗测试、耳声发射检查及电反应测听等。近年来，由于鉴别耳蜗病变和蜗后病变的方法，有应用听阈水平的声刺激测试，又有应用阈上水平的声刺激测试，故“阈上听力测验”这一名称已较少提及，一般统归之于“鉴别耳蜗及蜗后病变测听法”。言语测听、导抗测听、耳声发射检查、电反应测听另有专题。本章仅就以下 5 种测试法加以讨论。

第一节 双耳交替响度平衡试验

交替双耳响度平衡试验（alternate binaural loudness balance test，ABLB），简称 ABLB 试验，是检查有无重振现象的方法之一。

一、重振的定义

随声强增加，响度感觉较正常人异常快速增长的现象称作重振（recruitment）。很早即有人发现某些耳聋患者，在高声强时出现耳聋“消失”的现象（Pohlman 和 Kranz，1924；Fowler，1928）。此后，Fowler（1937）将这种响度异常增长现象命名为重振，并提出了他所设计的 ABLB 测试方法。

响度是人耳对声强的主观反应，一般而言，声强增加时，响度亦增加。声强可直接测量，但对响度的心理体验不可能客观地加以测定。ISO 226，1987 年规定了耳等响曲线。

二、操作方法

操作方法可分两种。

（一）限定法（method of limits）

由检查者操纵刺激信号的强度，嘱病人判断其听到的声音和另一标准声音的关系，称作限定法。

测听仪器应备有两耳发送相同频率的声信号交替刺激双耳，且能分别对每一耳单独调节其强度。临床用听力计一般均有此设置，有的比较高级的听力计可自动发出同频声音，交替刺激双耳；有些听力计需用手操纵。如无上述设置，亦可用两台听力计。

检查时以听力较佳耳为基准耳（或参考耳，亦作固定耳）；对侧听力较差耳为可变耳。

测试步骤：

1. 先将测试方法及注意事项告知被检查者，在做响度平衡时注意哪一侧耳声音响些，即用手指向该侧，两侧耳听到声音一样响，手指向前额正中。（或哪一侧响，揿该侧的指示按钮，两侧响度相同则揿两侧的指示按钮）。

2. 先分别测试两耳气、骨导听阈，注意正确使用噪声掩蔽。如健耳或听力较佳耳听阈正常或在30dB左右，聋耳听阈大于健耳25～50dB时可用本法。但双耳阈值相差50dB时，健耳应加掩蔽。

3. 先选择1 000Hz或2 000Hz作为检查之频率，两耳交替输入纯音脉冲信号，每耳出现信号声半秒钟（脉冲信号上升、下降时间各40ms，持续420ms），间隔半秒（以免出现听觉适应），即每秒一次。令其比较两耳响度，何耳较响（或较轻），或是否等响。

4. 好耳声强每次增加10～30dB，并停留在该处，再调节聋耳的声强，直至响度相等时为止，记录聋耳每次达到响度平衡时的dB读数，好耳或基准耳所用的声强级，常用20、40、60、80……100 dB（SL）。

5. 按上法进行增加至听力计最大输出时为止。如在80或90dB两耳听声等响时，试验仍需进行，以便查出有无过度重振。

6. 有时可能存在有复听（diplacusis），即该耳听某一声音变成不同的音调和音质。此时，嘱被检者不必顾及音调或音质的差别，仅需对响度是否相同作出判断。最后同步找出双耳的等响点，加以记录。

（二）调节法（method of adjustment）

此法系令患者主动调节声强，直到他主观上认为和某一标准声音等响为止（Stevens，1951）。应用此法时，应对通常听力计稍加改造（图5－1－1）。

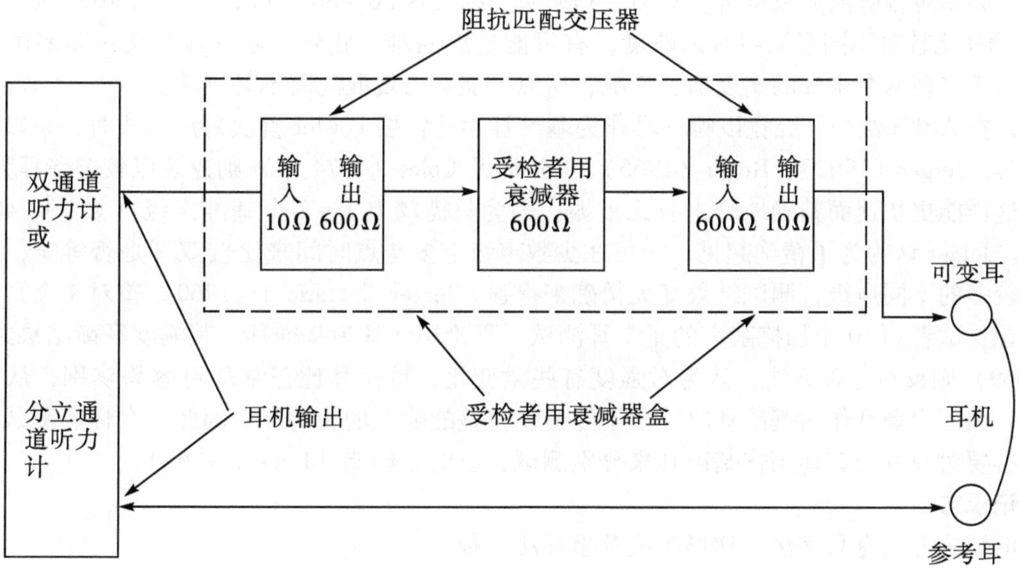

图5－1－1　调节法听力计示意图

测试步骤及注意事项：

1．调节听力计输出，对基准耳给出某一特定阈上声强信号作为基准音。令患者操纵手中所持衰减器盒，调节其旋钮，使“可变耳”所听到的声音与基准音等响为止。

2．听力计连接可变耳一端者，声强输出应放在最大处，以便被检者通过衰减器，降低其声强，与基准耳对比。最后平衡点的声级 = 听力计听力级读数 - 衰减器刻度 dB 数 + 仪器传输衰减常数。如听力计输出端放在 90dB 处，被检者手中衰减器盒刻度为 22dB，听力计附加该设备后传输衰减 3 dB，则最后达到平衡点时，可变耳的真正听力级 =90 - 22 +3 =71dB。

3．应注意防止衰减器盒刻度位置的暗示作用所造成的偏差。因每次检测时，如采用固定最大输出，被检者可能习惯地将衰减器拨到某一相同位置。因此，每次测试时，应不断变化听力计对可变耳的最大输出，以避免这一偏差。如第一次测试时放在 90dB；第二次放在 102dB，第三次放在 84dB……等。如此，必须迫使被检者在衰减器盒刻度上调到各不相同的位置。

4．制定好操作程序也很重要，既可节约时间，又可使被检者受到启发。使用调节法时令被检者熟悉以下几点：①两耳间声音将会交替出现；②他必须对可变耳听到的声音，主动调节其强度，达到不同的响度，并设法使两耳听到的声音等响；③不要介意任何音调或音质的不同，只要调节到响度相同时即可；④他必须调节衰减器的旋钮，使可变耳的耳机内声音忽而明显大于参考耳，忽而明显小于参考耳，再调节之，使之稍微大于参考耳，稍微小于参考耳，最终找到最佳等响点；⑤不要期望在每次调节衰减器旋钮时会在相同的刻度上。

限定法与调节法两种，何者为优？在限定法中，检查人员可能主观预期某种结果，并在某一希望达到的声级，引导被检者诉说已经“等响”；或在获得首次试验结果后，能够很容易地导致检查者向被检者施加“压力”，以便在以后的测试中作出同样反应。因此，有人推荐使用调节法，临床上亦使用此法（Jerger，1962）。Hood（1969）则认为检者无论如何都应保持有操纵权。

以上所述，是指双耳交替地比较对同一频率声音的响度，故称 ABLB 法，单侧耳聋时可使用本法。如为双侧耳聋，可改为每一耳分别比较对不同频率声音的响度，称作单耳响度平衡试验法（monoaural loudness balance test），简作 MLB 法（Reger，1936）。这是临床上常用的两种方法，选用哪一种，取决于双耳听力损失情况。单侧耳聋，一耳听力较好，可选用 ABLB 法。双侧耳聋，测试耳至少对某一频率声音听阈大致正常，对另一频率听力损失在 20 ~60 之间，可选用 MLB 法。有人认为 MLB 法是单耳比较对不同音调声音的响度，有可能造成困难。此外，如双耳对某一频率声音听阈都不正常，由于出现两个未知的响度增长情况，所以可能会出现混乱而不易测准。

此外，在 ABLB 法中，究竟以哪一耳作为基准耳为佳？按 Fowler 首次采用本法时，系以听力较佳耳为基准耳。Jerger（1962）、Reger（1965）、Priede 及 Coles（1974 年）则建议以较差聋耳为基准耳。他们认为这样能更快速而精确地测出有无重振，因为只需阈上 1 ~2 个基准声级（如 20、40 dB SL）即可确定。Jerger 认为为了精确起见，宁可在少数声级上多花点时间来比较双耳是否等响，也比那种虽然采用较多的不同声级，测试结果却欠精确来得强。Jerger 及 Harford（1960）曾对 4 个富有倾听经验的单侧聋受试者和 10 个加掩蔽声的正常耳测试，不论用何耳为基准耳，其响度平衡结果并无差别。Hood（1969）则反对这种方法，认为对强度有些微变化，重振耳比正常耳更容易辨别，从而降低了可变范围。在固定聋耳作为基准耳时，常不能提供完整的响度增长功能。因此，在怀疑测试结果不准确时，有必要对双耳交替地用作基准耳来分别测试，以纠正偏差（Reger，1965）。

三、记录方法

常用的记录方法有数字法、梯形图法及坐标法 3 种。

（一）数字法

将左、右耳各响度平衡点的听力级 dB 数加以记录（表 5 -1 -1）。

表 5-1-1　响度重振记录法 1 000Hz

右	左
20	0
35	20
55	40
75	60
80	80

（二）梯形图法（laddergram method）

梯形图法如图 5-1-2 所示，梯级最顶端表示为 0 dB 听阈，向下依次表示听力级越来越大。健耳每 20 dB 一档（阈上）作为参考响度，调节聋耳的声强，找出各级的等响点。为便于观察，将测试各点以短直线连接。亦可在普通听力图上记录，如以 1 000 Hz 作为测试频率，即在 1 000 Hz 纵坐标两侧空档标出左、右耳 1 000 Hz 阈值以及响度平衡点的 dB 数于相应的 dB 数坐标上，连成横线，亦呈梯形图。

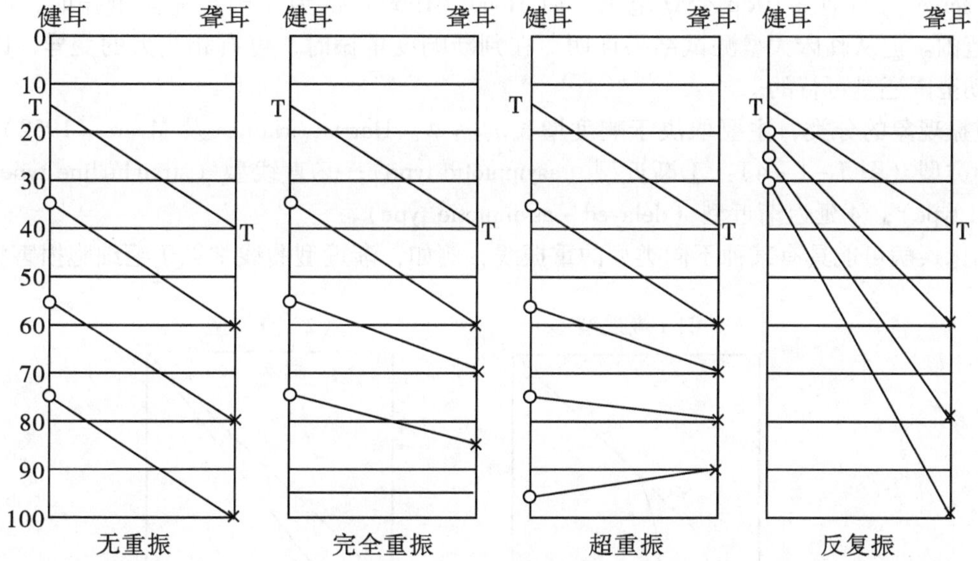

图 5-1-2　梯形图法

（三）坐标法

纵坐标表示健耳，横坐标表示聋耳，数字表示听力级。将左、右耳各响度平衡点的 dB 数标在图上，将各点连成线。45°对角虚线为正常双耳等响线。如测试连线与对角线平行，表示无重振。有交叉或有交叉倾向者表示有重振（图 5-1-3）。重振线与对角线所成角度称为重振角，重振角越大，重振越明显。

四、试验结果及其分类

对重振试验结果，可作如下判定：①重振阴性：在相同感觉级（SL ±10dB），有相同响度；②完全重振：在相同听力级（HL ±10dB），有相同响度；③部分重振：介于重振阴性与完全重振之间有相同响度；④反重振或减振（decruitment）：聋耳较健耳的感觉级要大 10dB（或更多一些）时，才有相同响度。

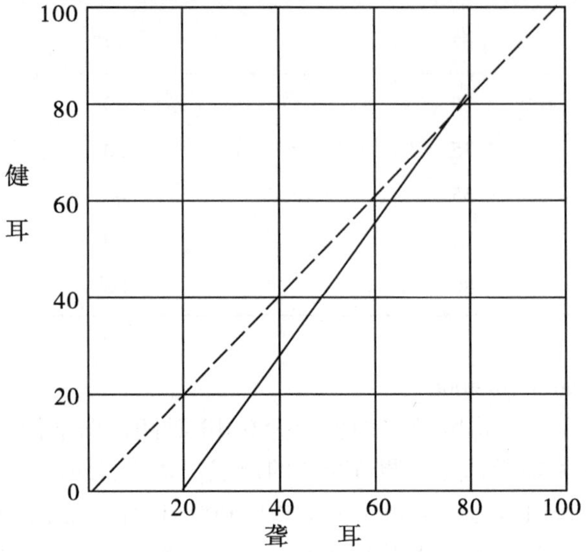

图 5－1－3　响度重振坐标图

注意：Jerger 允许有 ±10dB 变动范围，而 Hood（1969）认为在确定完全重振时，不允许有 ±10dB 变动范围。但从临床大量测试结果证明，在判断响度重振时，可有相当大的变异，因此允许有 ±10dB 变动范围还是可行的。

关于重振现象的分类，主要取决于响度增长的图型。Harris，Haines 及 Myers（1952）曾将重振线分为 4 种类型（图 5－1－4）：①渐近型（asymptotic type）；②直线型（straight line type）；③延迟型（delayed type）；④延迟渐近型（delayed－asymptotic type）。

某些临床疾病可能具有某种不同类型的重振线，例如，渐近型曲线常见于毛细胞损害疾病，如噪

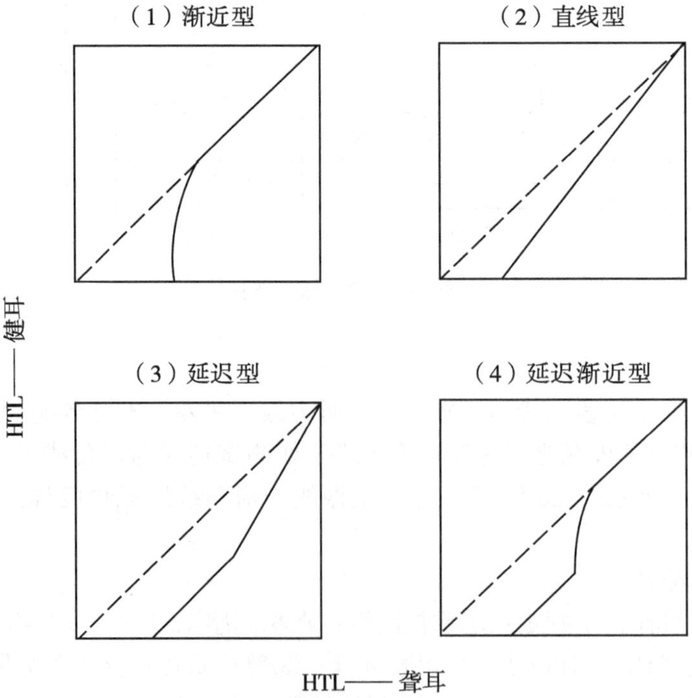

图 5－1－4　响度增长功能不同类型

声性聋；而梅尼埃病患耳则多为直线型（Carver，1972）。有人认为延迟型、延迟渐近型或不完全型都很难归因于何种组织病变。Stevens（1966）提出只有一种响度功能异常增长现象，当对一耳进行掩蔽时，重振线呈现为两个直线段。实际上，响度增长功能是比较复杂的，可能是渐近式的。

目前，测定重振现象主要兴趣在于它是否能对单侧感音聋病因作出鉴别诊断。这不是说对双耳感音聋就没有兴趣，而是因为对双侧感音聋测定重振现象有很大困难，用一般方法常属无效。至于音强辨差阈测试法（difference limen，DL 试验）和 SISI（short increment sensitivity index）试验，仅说明对响度辨别的敏感度，而不是响度增长功能，严格来讲，它们并不能代表重振现象。

五、有关重振现象的学说及意义

早在 1927 年，Lorente de Nó 即认为重振现象是由毛细胞损坏或神经纤维缺失所致。Dix，Hallpike 及 Hood（1948）认为重振阳性意味着耳蜗病损。他们发现重振现象很少见于第Ⅷ脑神经瘤，而常见于梅尼埃病人，并认为重振现象是特有的一种阈上功能现象。Dix 等（1948）首次发现第Ⅷ脑神经肿瘤病人具有响度增长异常缓慢的现象，此即反重振。反重振可能为蜗后或第Ⅷ脑神经病变的特征。但在第Ⅷ脑神经病变，也有出现重振阳性者。Hallpike 及 Hood（1951）认为这是由于肿瘤压迫，影响耳蜗供血导致耳蜗毛细胞病损所致。

关于重振现象的理论机制，Simmons 及 Dixon（1966）认为有两个原理在起作用。

（一）部位原理

认为外毛细胞对阈值声强敏感度高，易于接受低强度刺激。当外毛细胞受损时，阈值提高，而刺激声强增加时，接受强声级的内毛细胞，这时便起而反应．从而出现响度迅速增长的现象。

（二）总和原理或全部毛细胞受刺激学说

认为在声强增加时，基底膜绝大部分都引起振动，而能量传递主要集中在耳蜗基底周（高频部分）。对低频听力损失严重的感音神经性耳聋，不论耳聋的病因如何，均能肯定地出现重振阳性。当测定受损的低频区域的重振现象时，能量传播已超出低频区域，波及到正常基底膜部分，而这部分随声强增加，响度亦随之增长的功能是正常的，因此出现阈值受损而在阈上又有接近正常的响度功能。

（三）正常耳蜗的声强编码

随声刺激强度增大，神经纤维放电的发放率加大，声刺激加大到超过单神经纤维的最大发放率，邻近的纤维也参与放电，声强增大越多，参与放电的神经纤维越多。也就是在较高强度的刺激声时，会有特征频率以外的邻近的神经单元参与放电。总放电率和响度成函数关系。在外毛细胞病变时，听阈上升，频率选择性差，较小的声刺激不足以引起反应；刺激强度增大到一定程度时，特征频率邻近的神经单元被激活而放电，在开始出现反应时总放电率，就达到正常耳对相同强度刺激的水平，响度也达到正常耳对该声刺激强度的水平。在外毛细胞病变时，就会出现听阈上升，频率选择性差（复听，音阶调不清脆）和响度重振，响度耐受差（怕大声）（图 5 -1 -5）。

正常耳调谐曲线，特征频率尖峰锐，听阈为 20dB，刺激强度增至 40dB 时，特征频率邻近约 500 Hz 频率范围的神经单元参与放电，随声强加大，至 80dB 左右接近饱和，参与放电的神经单元的频率范围约为 1 000Hz，外毛细胞病变，听阈上升至 80dB 左右，80dB 声强引起的神经放电单元的频率范围约为 500Hz，声强稍增加，参与放电以神经单元的频率范围即增至 1 000Hz，总放电率从听阈（80dB）至 100dB，陡增至 80% 左右，随总放电率的陡增，响度也迅速地增长。

Simmons 及 Dixon 注意到在中、低频听力正常而高频听力下降的人耳出现有反重振现象。设想这是由于耳蜗基底周毛细胞病变或耳蜗内神经末梢支配减少，故当该耳接受中、低频声音刺激时，表现阈值正常，当声强增加时，能量传播主要集中在耳蜗基底周，这正处于病变区域，故无总和作用而出现反重振。这种现象叫总和功能缺失（summation deficit）。

六、评价

重振现象在鉴别诊断上的作用究竟有多大？Priede 及 Coles（1974）曾提出质疑，认为如果仅仅靠出现重振，其诊断价值并不大。他们比较了耳蜗病变和第Ⅷ脑神经病变两组患者的 ABLB 法检查结

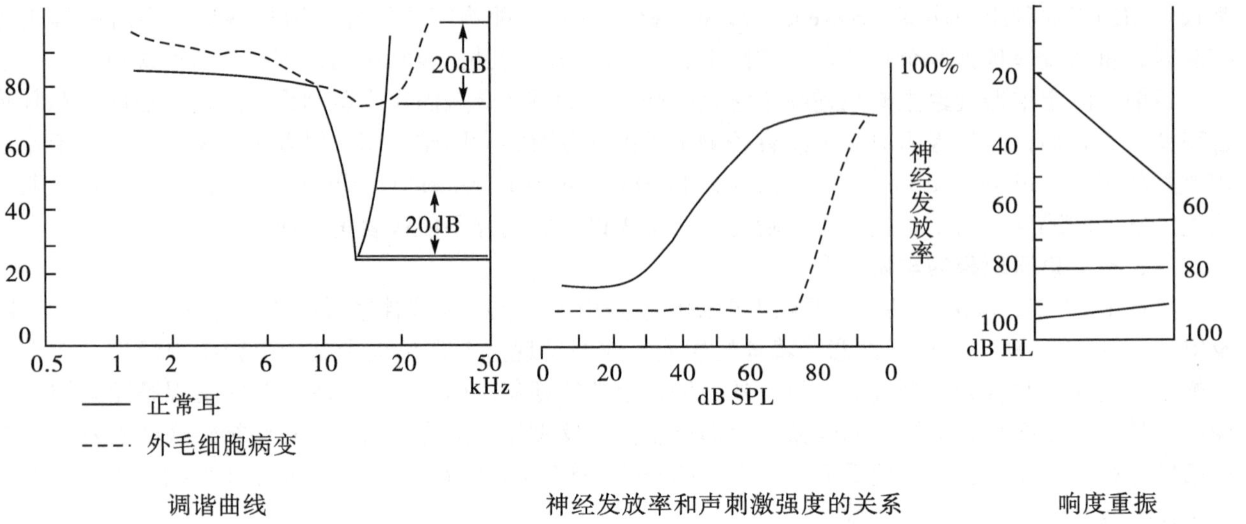

图 5-1-5 调谐曲线、神经放电率、响度重振

果，发现各种重振现象（包括超重振、完全重振及部分重振等）并不能很好的鉴别上述两组病变。但如除开部分重振，则完全重振强烈提示为耳蜗病变；而无重振则强烈提示为感音神经性聋的神经病损；反重振绝对不见于耳蜗病损，而仅见于神经病损者。临床上曾见到双耳听阈接近相等，ABLB 试验表现为明显的反重振，手术证实为听神经瘤。至于不完全或部分重振则在临床上不能作为肯定诊断的依据。

总之，由 ABLB 法测定有无重振现象，对耳蜗及蜗后病变还是有其一定价值的。

第二节 短增量敏感指数测定

短增量敏感指数（short increment sensitivity index）测定，简作 SISI 试验。Jerger，Shedd 及 Harford（1959）首次倡用本法，以检测患耳对微小声强变化的敏感度。它不像音强辨差阈试验（简作 DLI 试验）易于混淆，不易识别。目前，DLI 法已放弃不用，SISI 法已取代 DLI 法，大多数诊断用听力计均有 SISI 测试装置。临床实践证明，耳蜗病变患耳，对 ABLB、DLI、镫肌声反射、Békésy 自描测听、PB 词表的强度功能特性与 SISI 试验所得结果，有很好的一致性。当然这并不意味着它们所测定的是同一现象。

一、SISI 试验方法

Jerger（1959）原始步骤，系取阈上 20dB 纯音，作为稳定的载音，在此载音的基础上，每 5 秒钟出现一次微小增量，增量为 1～5 dB。此增量波形之包络为上升、下降时间各 50ms，持续 200ms，总时程为 300ms。告诉被检查者如耳机内连续纯音信号在几秒钟内突然出现一个短暂的响度跳跃声，瞬间即消失，应按一下信号开关，表示听到。经 5 次 5dB 训练确认受试者理解如何配合检查后，增量即减小至 1dB，开始计分。共给出 1dB 增量 20 次，令被检者辨别，记录其能听到的次数，将听到的次数乘 5%，即得 SISI 法得分。测试载音频率一般选 1～4kHz。将测试结果记录于下图中（图 5-2-1）。为了避免受试者作出习惯性反应，在测试过程中，可延长增量之间的间隔时间。

如给 5 dB 5 次增量后，被检者均能回答“听到”，这时测试者故意停止给出增量，以便确定患者是否是真正听到增量声音还是对时间间隔的条件性反应。如对 1 dB 增量给出 5 次，被检者毫无反应，此时应增大增量，如 5 dB，重新训练被检者，令其集中注意力于此试验中的微小增强。以上可将假阳性与假阴性减少到最低程度。当从 5 dB 增量突降至 ldB，以致某些被检者一下不能差别。Harford

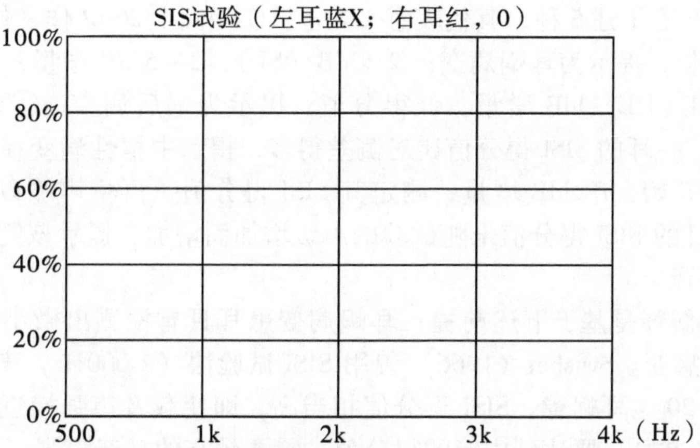

图 5-2-1　短增量敏感指数（SISI）测定

（1967）建议。先给出 5 dB 增量，获得被检者正确反应后，增量降至 4、3、2dB，最后到 ldB，这时才开始测试。缺点是费时较长。有时被检者对开始的几次 ldB 增量听不到，但在以后的 ldB 增量均能听到。这时，可不计开始几次的错误反应，并将其次数算作正确反应加到总数中，以便使被检者有可能获得一高得分（Harford，1967）。经过临床实践证明，SISI 方法较其他方法易于操作。

结果分析：

SISI 法得分通常以百分数表示。如只检查单个频率需注明为若干 kHz，一般不注明时以 2kHz、3kHz、4kHz 之平均值为准。Jerger（1959）认为 0～70% 为 SISI 试验阴性，提示为正常听力耳或非耳蜗病变；得分在 70%～100% 者，为 SISI 试验阳性，示有耳蜗病变。Pennington 及 Martin（1972）将得分在 80%～100% 者称作高得分值，0～20% 者称为低得分值，25%～75% 的得分值无特殊诊断意义。现在多不用阳性或阴性表示，而用高得分值与低得分值表示。

SISI 试验除 250Hz 外，对标准测试频率所得结果有很好的一致性与稳定性（Jerger，1962）。Jerger（1973）最近回顾了本试验方法所测定的结果，发现所得阳性率高低与测试频率有很大关系。在已明确为耳蜗病变患者，利用本法，对 250～500Hz，阳性率为 0～20%；1000Hz 为 40%～60%；2kHz、3kHz、4kHz 阳性率为 80%～100%。现在一致认为采用 20dB（SL）载音时，在高频测试时，SISI 试验可很有效地对正常听力和因耳蜗病变所致感音神经性耳聋加以鉴别，因对响度微小增量的检测功能是耳蜗病损患耳所特有的。

Owens（1965）提出一种“全”或“无”方法，认为 SISI 试验可简化为给声 10 次即可，每正确反应 l 次，得分 10%。Griffing 及 TTuck（1963）等发现 SISI 得分多集结在高、低两端，亦认为给声 10 次即可。临床实践支持上述观点，如得分在 0～10% 或 90%～100%，可给 10 次增量即足；如不在此范围内，则应给足 20 次，以保证测试的准确性。Hamley 及 Utting（1965）曾测试 49 人，使用增量为 1.0、0.75、0.5 dB，发现正常听力耳在高频可辨别出 1.0dB 增量，而耳蜗病变患耳能识别小到 0.5 dB 的增量。他们建议使用 0.75dB 作为增量，以提高 SISI 试验的难度，对正常人耳来说是难一些，但耳蜗病变患耳则能识别。Saunders（1966）亦用上法测试 24 名正常人及 9 名耳蜗性聋患者，发现就作出鉴别诊断来说，使用 ldB 较其他小增量更为稳定些。大量试验证明，SISI 试验仍以 1.0 dB 增量为宜。

二、改良 SISI 试验

许多学者发现在提高载音声强时，在正常耳及耳蜗病变 SISI 得分值变高，而蜗后病变患耳，其得分值并不提高。因此，建议不仅使用一般常规法（20dB，SL），而采用更高的感觉级来作为改良 SISI 方法，常规法与改良法并用，不仅能用以区别耳蜗与非耳蜗病变，而且有助于区别耳蜗与耳蜗后病变。

SISI 改良试验法至少有下述5 种，其代表意义如下：①用阈上20dB 作常规SISI 试验，如果在ldB 增量时，结果为高得分值，提示为耳蜗病变；②20dB（SL），2～5 dB 增量，结果为低得分值，提示为耳蜗后病变；③75dB（HL）ldB 增量，低得分值，提示为蜗后病变；④两耳纯音听阈相似，但 20dB SL，l～5dB 增量，一耳的SISI 得分值比对侧差得多，提示中枢性病变在该耳的对侧；⑤两耳分别试验，先从20dB SL 开始，用 ldB 增量，测定其 SISI 得分值，再将声级以每档 10dB 提高，直至 75dB HL，如发现一侧耳的 SISI 得分值未随试验的声级增加而增加，提示该侧有耳蜗后病变。

三、SISI 现象的解释

原始对SISI 试验的解释是基于下述前提：耳蜗病变患耳具有检测出微小声强变化的能力，但不存在于耳蜗前或耳蜗后病变。Swisher（1966）曾用 SISI 试验法（2 000Hz，声级范围0～100 dB HL）测定两组患者。一组为20 名耳蜗聋，SISI 得分值相当高，即使载音声强接近阈值时，SISI 亦有中等的得分值。而另20 名正常耳，要达到中等的得分值，需要较高的载音声强（SL）才能获得。当获得中等得分值所需载音声音以听力级表示时，正常耳与耳蜗聋者所得结果十分相似。

按生理学原则，低阈值神经元随声音强度（SPL）增加时，神经冲动发放率增加速度较慢，而高阈值神经元随声强（SPL）增加时，神经冲动发放率增长的比较快。Swisher 参照 Davis（1957）的工作，认为一旦内毛细胞达到兴奋阈时，其识别微小声强变化的能力将显著提高。二元神经刺激学说提示在耳蜗病变时，内毛细胞不受损害，故有 SISI 高得分值。梅尼埃病的组织学证明，内毛细胞并无显著缺失（Hallpike 等，1959），SISI 试验多有高得分值。

DLI 法曾被认为是测定重振现象的间接方法，而 SISI 法是 DLI 法的改良，因而有人认为 SISI 法也是测定重振现象的间接方法。为明确区分响度和 SISI 得分之间的关系，Martin 及 Salas（1970）曾对正常耳与单侧耳蜗病变耳进行对比。结果是：当正常耳给一与耳蜗性聋耳 20 dB（SL）有同等响度的刺激声进行 SISI 测试，显示双耳 SISI 得分值不同；又给予聋耳一声音，令其响度与正常耳 20dB（SL）响度相等，再测 SISI 得分值，二者得分值仍不同；当用相同声级（SPL）的声音刺激每一耳（此时聋耳相当于在 20dB SL）将获得相同 SISI 得分值，即在 55～65dB（SPL）时进行 SISI 测试，对正常耳与耳蜗病变耳来说，不管其响度感觉如何，二者对4 000Hz 均有同等高的 SISI 得分值。这一观察有力证明，SISI 试验并非重振现象的间接测试法，同时证明正常耳与重振耳在同等响度时，SISI 得分值并不同，而在同等声级（不同响度）时，却可察觉同等的微小增量变化。事实上，SISI 测定的是对微小增量的响度辨别功能，而重振现象则是代表响度增长的功能，二者应加以区别。

SISI 现象的生理学解释可由 Eggerment 及 Odenthal（1974）的工作中受到启发。他们发现耳蜗复合神经动作电位具有双峰，这是由两组神经元群同步放电的结果。第一组神经元群（可能来自外毛细胞）具有长潜伏期，但反应阈值低；第二组神经元群（可能来自内毛细胞）具有短潜伏期，但反应阈值高；二者动态范围也不同。此外，第二组短潜伏期神经元群在数量上 10 倍于第一组者。调幅声刺激可产生复合神经动作电位，电位振幅部分取决于增量强度的大小，但主要取决于刺激声的声级大小。如果 SISI 载音强度处于第二组短潜伏期神经元群阈值范围以下，则微小增量不能被检测出来。如果载音声级增加，达到相当于输入—输出函数曲线的陡部（H 段），则第二组神经元群受到刺激，产生一较大的神经动作电位，其结果为对微小增量能够检测。这意味着载音强度决定了耳蜗受刺激的部位。如载音强度达到相当高值（如 60dB SPL），将导致 SISI 的高得分值。Yoshie（1968）亦有类似的观点。

四、SISI 与阈音衰减（threshold tone decay，TTD）的关系

当一耳显示有不正常的音衰现象时，随声刺激时间延长受试耳的听阈将提高。因此，SISI 试验中 20dB（SL）的响度将随适应程度大小而成比例地衰减。Bartholomens 及 Swisher（1971）曾研究音衰对 SISI 的影响，发现即使有轻微的适应（5～20dB），亦将导致 SISI 得分值降低。Ward（1973）也发现，当持续声刺激的响度降低时，（感觉级变低，DLI 有较大值），对 ldB 增量的识别能力亦随之降低。SISI 与 DLI 一样，随声强增大时，识别微小声强变化的能力也增大。Young 及 Harbert（1967）发现当耳蜗接受一 60dB（SPL）（或更大些）信号时，在 SISI 试验，对 ldB 微增量的识别能力有很大的百分数，除非该耳产生病理性听适应。有病理性听适应的患耳，不论载音的强度是多少，都对 SISI 试验反应不良。高得分值示该耳有如正常耳的工作状态，低得分值示有病理适应。总之，如 SISI 得分值高，提示为耳蜗病变；得分值低，则不能肯定。

五、SISI 试验与对侧掩蔽问题

任何听力测试，如存在有信号越侧传导的危险，均应施加适当的掩蔽。当 SISI 所用的载音强度减去该频率声的耳间衰减，等于或大于非测试耳骨导听阈时，信号即有被对侧非测试耳听到的可能。Bleyvard 及 Terkildsen（1966）发现当听取一持续声时，非测试耳施加掩蔽，将对听觉过程产生影响。在作 SISI 试验时，随频率升高，SISI 得分值有增高的趋势。他们测定过 10 名正常人，使用 250、1000、4 000Hz，对侧耳加 0、50、70 及 90dB（SPL）的掩蔽声。其结果对侧掩蔽时，对 1000Hz 的得分无影响；对 4 000Hz 得分值有增进，对 250Hz 识别能力则有降低，这 4 000Hz 的结果可解释为“神经耳间互相依存”（neural interaural interdependence）。而对 250Hz 的结果则系由于中耳肌反射，因该掩蔽声能有效地减少载音的感觉级。Osterhammel（1970）曾测定正常人对 SISI 信号所引起的皮层诱发反应。当测试耳载音为 20dB（SL）时，对侧耳施加掩蔽，可使测试耳对 2、3、5 dB 增量的反应增强。当载音接近阈值时，对侧耳掩蔽，即使对 5 dB 增量，测试耳亦不出现反应，这可能是由于中枢掩蔽效应所致。

实际上，SISI 试验是在阈上强度进行，因此有可能传到对侧，应加掩蔽以排除非测试耳所参与的作用。当然掩蔽也不能太强，以免引起过度掩蔽，影响病耳的测试。Martin（1975）提出最低有效掩蔽级很实用。

当 SISI（HL）－耳间衰减（IA）＝BCnte（非测试耳骨导听阈）时，需加掩蔽。有效掩蔽级（EM）＝SISI 测试用听力级－耳间衰减（40dB）＋非测试耳在该频率气骨导间距，即 EM＝SISI（HL）－IA＋ABGnte。

六、SISI 试验的诊断价值

SISI 试验原来意图是用来鉴别听觉系统病变部位是耳蜗性还是非耳蜗性。但各家报告不一，甚至互相冲突。认为该试验有价值者有 Jerger（1961），在 20 个梅尼埃病人中，SISI 试验均有高得分；另 11 例听神经瘤，其中 10 例均为低得分，仅 1 人可疑。其他人也有报告高得分者示有耳蜗病变。反对者有 Johnson（1966），对 163 例经手术证实为迷路后病变患者，却有 23 例为高得分。有人解释这是由于肿瘤压迫，影响了耳蜗血供，即压迫了内听动脉，导致耳蜗缺氧性损害，从而出现耳蜗病变所特有的听力学特征。再者，神经肿瘤可使耳蜗内液体发生化学改变，亦可导致耳蜗性损害。

听神经瘤一般被认为是典型的耳蜗后病变，人们期望大肿瘤会导致低得分。但实际上在肿瘤大小与 SISI 得分高低之间可以有关系也可以没有任何关系。

SISI 试验诊断价值还取决于患耳听力损失程度。中等听力损失耳将有低得分值（Harford，1967）。Blegvad（1966）曾测定 40 名正常人，使用 3 种不同载音感觉级和 8 种不同微增量，发现在低感觉级时，高频音比低频音的 SISI 得分值大，在 40dB（SL）时，对所有测试频率均相等。耳蜗性聋听力损失小于 30～40dB（HL）时，将出现低得分值，这和正常人耳所得结果类似。

某些听神经病变患者，可以同时有耳蜗病变及第Ⅷ脑神经病变，临床医师应警惕第Ⅷ脑神经症状而不为耳蜗病变所迷惑。耳蜗病变与蜗后病变各有其阳性试验方法。SISI 法属于前者范畴。因此，SISI 试验阴性（低得分）结果并不能肯定为迷路后病变。正如 SISI 试验高得分－阳性结果，亦不能完全排除存在有迷路后病变的可能。有人仅仅依靠 SISI 得分作为单独的听力测试手段是不可靠的，只能作其他听力测试方法的辅助手段。

小结：近年来，对 SISI 试验的新的研究报道已很少。目前已经有一些更快速而方便的方法来确定耳聋病位，SISI 法虽有其鉴别诊断价值，但应放在第二位。SISI 法不是直接测定重振现象，而是测定患耳在阈上强度能识别微小增量的能力。它是一种简易测试法，大多数诊断听力计多附有该设备，在鉴别中耳、耳蜗或第Ⅷ脑神经病变方面有一定诊断价值。但在用于复杂病例诊断时要十分谨慎。

第三节 音衰试验

异常音衰现象是与耳蜗后病变相关疾病的一个症状，在听到听阈水平或阈上水平的声强，短时间内听觉消失，故称声音衰减，简作音衰（tone decay，TD）。音衰可由阈值或阈上值测定。在听取一刚可听见的阈值声强时的阈值变化，称作阈音衰减（threshold tone decay）；如听取阈上某声级的声音时所发生的阈值变化则称为阈上值音衰。

关于音衰，尚有10个名称描述这一现象。如听阈疲劳或暂时性阈值疲劳（Kos，1955）；异常适应（Carhart，1957）；病理性恶化（Hood，1956）；暂时性阈移（TTS）（Lierle及Reger，1955）；Albrecht效应（Ward，1963）；慢适应（Sorensen，1962）；音调反应（Parker，Decker及Richard，1968）；刺激期听觉适应（Palva，1964）；阈值偏移（Harbert及Yong，1962）；病理性疲劳（Flottorp，1963）。这些术语所涵意义并不完全相同。

一、音衰测试方法

使用常规纯音听力计即可顺利检查。

（一）Schubert音衰试验

Schubert（1944），系首次报告者。令被检者听5dB（SL）的纯音，至听不见时再增加5dB，直到能继续听取为止。本法没有规定最后能听取纯音信号的时间。

（二）Hood音衰试验（1956）

先用脉冲音测定气导听阈，音衰试验之频率可选用500、1 000、2 000及4 000Hz。例如用1 000Hz纯音5dB（SL）开始，直至被检者听不见信号时，将信号切断，休息1min后再增加5dB，直到能继续听满1min为止。本法缺点是费时。如听满1min所需提高的声级较听阈大20～30dB，即为阳性。

（三）Carhart音衰试验（1957）

该法与上述Hood法不同之处在于取消中间休息时间。选用脉冲声测定气导听阈，用5dB（SL）纯音开始测试，每次递增5dB，中间不休息，直至能听取1分钟时为止，将最后能听取1分钟的dB数减去听阈dB数，其差数即TD试验的dB数。

具体操作方法如下：

1. 用脉冲声测定气导听阈。
2. 教会病人正确反映，听到声音时将手指伸直，听不见时将手指缩回。
3. 给听阈强度的持续纯音或阈上5dB纯音1min。
4. 若病人能持续听满1min，即可中止试验。若不到1min病人即听不到，将持续纯音升高5dB，并以秒钟重新记时，继续听1min。
5. 如病人在1min内又听不到，则再提高5dB。如此反复，直到能听满1min为止。但以提高30dB为限。如提高30dB，仍不能听满1min，可中止测定，以节约时间。
6. 若持续音声强已加到听力计最大输出，亦中止试验。

（四）Carhart 20dB（SL）改良法

这是由Olsen及Noff*singer*（1974）提出的改良法，和Carhart法不同之处在于用20dB（SL）的纯音开始测定，因易于辨别，省时，其结果与Carhart原法相同。

（五）Rosenberg改良1分钟法

该法与Carhart法不同之处在于从阈音开始检查，并开始计时，总时程限定为1min。开始计时后，如被检者听不见声音，即增加声强5dB，如此直到1min为止。到3min结束时听见纯音的dB数减去阈值，即为音衰的 dB 数。

（六）Green 改良音衰试验（modified tone decay fest，简作 MTDT）

Green（1960）注意到在进行音衰试验时，当纯音尚未完全听不见之前已有音调改变，这种现象称为音调倒错（tonal perversion）。Green 规定用不同的手势来表示纯音改变的情况，令被检者将前臂平放在座椅的扶手上，如听到的是纯音信号，将前臂的肘关节为支点，向上屈曲 90°；假如纯音将消失但仍能听见而有音调改变时，将前臂放下 45°；完全听不见时将前臂平放在扶手上。检查者在发觉被检者表示有音调改变时就应增加信号的强度。被检者听到的结果可有 3 种，即只有变调而无音衰；变调与音衰；变调、音衰并感到刺激音中止。其实 Green 的 MTDT 法与 Carhart 音衰试验并无区别，因为 Carhart 法也是以音调消失为准，而不是以任何声音消失为准。

（七）Jerger 及 Jerger 超阈适应试验（supra - threshold adaptation test，STAT）

步骤如下：

1. 告诉被检者，被检耳听到纯音信号时伸出手指，信号消失时手指放下，对侧耳用 90dB（SPL）白噪声掩蔽。

2. 向被检耳施加 500Hz，110 dB（SPL）持续纯音信号，直至被检耳可听 60s 或听不见（不是 60s）为止。如能听足 60s，试验结果为阴性。如不能听足 60s，结果为阳性。

3. 如将上述纯音持续信号改为脉冲声，被检耳听到的是脉冲声而不是持续声，而且能听足 60s，则患者的反应可靠。

4. 纯音信号频率改为 1 000Hz 及 2 000Hz，其他步骤与上同。

听力计上的 dB 数是指听力级（HL）而不是声压级（SPL），因此上述所使用的 110dB（SPL）刺激声要由听力级换算。粗略地说：在 500 及 2 000Hz，100dB（HL）相当于 110dB（SPL）；在 1 000Hz，则 105dB（HL）相当于 110dB（SPL）。

（八）Sorensen（1962）改良法

它是一种变通的 Carhart 法，以 90s 代替 60s，测试频率以 2 000HZ 为准，其余大致相同。

（九）Owens 音衰试验法（1964）

和 Hood 音衰试验不同之处在于每次给声听不到后不是休息 2 分钟，而是休息 20s。这样可出现两个指标：一是音衰量（最大为 20dB）；另一是音衰的分型（以“s”计时）（表 5 - 3 - 1）。

表 5 - 3 - 1　音衰分型举例

阈上声级（dB）	音衰分型						
	Ⅰ型	Ⅱ型					Ⅲ型
		A	B	C	D	E	
5	60	25	7	12	15	5	14
10		60	34	26	23	14	16
15			60	40	30	18	12
20				60	39	21	14

注：表中数字以秒为单位，即在某一阈上声级能听到的时间在每 5dB 增量刺激中间休息 20s。

二、音衰试验结果分类

1. Rosenberg（1958）根据临床需要，将音衰时间按下列等级分类：

0 ~ 5dB　　正常耳

10 ~ 15dB　　轻度阳性　多见于耳蜗病变

20 ~ 25dB　　中度阳性　多见于耳蜗病变

30dB 以上　　重度阳性　多见于蜗后病变

2. Glasscock（1968）认为音衰试验至少到 30dB 才能算作阳性。Tillman（1969）也认为音衰试验至少在 30dB 以上才表示有蜗后病变。

3. Owens（1965）将音衰试验分为 3 型

Ⅰ型——无明显音衰，对 5dB（SL）持续声可听满 60s，常见正常耳，传导性聋或耳蜗性聋。

Ⅱ型——为进行性缓慢音衰，刺激声每加大 5dB，音衰时间逐步延长。截至阈上 20dB 为止，共可分为 5 级（A、B、C、D、E）。A～C 级最长可听满 60s；D 级最长超过 30s 但不满 60s；E 级最长不足 30s。常见于耳蜗病变。

Ⅲ型——音衰速率无变化，刺激声每次提高 5dB，直到 20dB（SL）为止，音衰时间均在 12～16s 之间。

Owens 认为Ⅰ及Ⅱ型示耳蜗病变，而Ⅲ型示蜗后病变。至于Ⅱ－E 型属非典型者，耳蜗或蜗后两种病变都有可能。

4. Morales－Garcia 及 Hood（1972）按 Carhart 法，根据音衰的量与音衰发展的速率而分为 4 型：

Ⅰ型——稍短于或没有短于 60s，衰减不超过 15dB，是为正常。

Ⅱ型——稍超过 15dB。

Ⅲ型——500Hz，＞20dB；1 000Hz，＞25dB；2 000Hz，＞30dB；4 000Hz ＞35dB。

在最初 3min，音衰发展速率在 lmin 内不超过 15dB。

Ⅳ型——提高的分贝数与Ⅲ型相同，但音衰发展速率更快，在 1min 内超过 15dB。

该作者认为Ⅲ型音衰量大，但音衰发展速率慢，属于脑干病变。Ⅳ型音衰发展速率快，属于第Ⅷ脑神经纤维病变，而大部分病人纯音气导听阈可能正常。

5. 同仁医院耳科测听室法　按 Carhart 法令受试者对调高后的某一阈音听完 lmin 或听完 3min 为止。判断标准：正常人音衰量为 5～20dB；大于 40dB 表示为蜗后病变。他们发现在不同阈上级音衰速率不等。一般在接近听阈时，即第 lmin 内衰减较快，而 lmin 内衰减总量在我国许多患者中常呈边缘数据（10～15dB），故认为以 3min 为宜。音衰阳性表示为蜗后或神经元病变。他们报告听神经瘤、多发性硬化、链霉素中毒和神经官能症者常呈强阳性，往往大于 30dB。

三、音衰现象的解释

动物试验证明，人为地造成第Ⅷ脑神经损害时，耳蜗微音电位并未发现有明显的适应，提示音衰不是耳蜗病变的现象。Sorensen（1959）由听神经神经动作电位，在因低强度纯音及噪声刺激后，出现刺激后电位振幅减低，提示音衰是第Ⅷ脑神经的现象。由人及动物实验证明，音衰是和第Ⅷ脑神经病变相关连的。

音衰现象的机制何在？目前尚属推断。首先从 Green 所观察到的改良音衰试验（MT－DT）现象说起。在作 MTDT 时，根据个人体验，对信号有 3 种体会：①对刺激声的音质（tonality）及可听度（audibility）同时消失，即既失去了音调感，又听不到；②对刺激声失去了音调感，但仍可听到一种声音；③对刺激声失去了音调感，同时也听不到。但是若刺激信号停止，病人立即被“唤醒”，并察觉到信号已消失。

Davis（1962）认为音衰现象可能和末梢神经的 Wedensky 抑制现象同一机制。一段神经受到挤压后，产生部分麻醉效果，让间歇期较长的头几个或一连串神经脉冲顺利通过，但连续的脉冲系列在通过头几个以后便受阻。在蜗后病变，相当数量的神经纤维部分功能紊乱很可能和由麻醉引起的 Wedensky 神经阻滞现象同一道理。Davis 指出，在连续声刺激时，恢复期逐渐变慢，以至不能完全恢复，这是许多受损神经纤维进行性衰竭所致。在蜗后病变，不论是由于肿瘤压迫、炎症还是第Ⅷ脑神经纤维退变，均可产生上述同样效果。上述①种情况中，音衰感和声音同时消失，即基于此。

Johnson（1970）解释②种情况：失去音调感，但仍可听到。这种情况在已证实的蜗后病变中极常见。其可能的解释是：功能的部分损害，亦即和音调感及可听度同时消失的情况相比，仅仅是音调感的功能受到损害。结合行波学说及排放学说，如果基底膜对某一声音的最大受刺激部位及其邻近部位均系大量的弥散分布的受损神经纤维，这样不仅对某一刺激频率声音不能感受其音调，而且其邻近部位也受到抑制。因此，出现音调感及可听度均消失，这正如上述①种情况。当基底膜的神经纤维末梢受损并非如此弥散，则在基底膜最大受刺激部位功能失常，即对某声音频率不能感受其音调，但邻近部位仍保留有足够完整的神经纤维以维持"辅助时间周期"（additional period of time）的功能，这一邻近部位的兴奋表现出一可闻噪声，这种情况见于上述②种情况。

至于上述③种情况，即患者能听到声刺激的终端。Sorenson（1970）认为在诱发神经动作电位时有"给声反应、持续反应、撤声反应"3种，而上述③种情况就是一种撤声反应。有人曾在哺乳动物眼、耳找到对光、声刺激起撤光、撤声反应的相应的神经纤维。

四、音衰试验的临床应用

（一）与异常音衰有关的病变

异常音衰，特别是重度音衰是蜗后病变的典型表现，其临床诊断价值越来越重要。音衰现象可用作协助确定蜗后病变的诊断，特别是脑桥小脑角肿瘤。若病变较大，异常的音衰多见于受损的同侧。但也有报告肿瘤在一侧，而音衰异常却发生在另一侧（Stroud 及 Thalmann，1969；Katinsky 等，1969）。异常的音衰现象可能由神经退变、炎症、外伤以及占位性病变，如肿瘤压迫第Ⅷ脑神经等所引起，疾病包括听神经鞘瘤、原发性胆脂瘤（上皮样囊肿），面神经瘤、脑膜瘤、第Ⅷ脑神经的热外伤（thermal injury）、多发性硬化、腮腺炎症毒性神经炎、Von Recklinghausen 病、后天梅毒性耳聋、Ramsay－Hunt 综合征、颅内血管瘤、头部外伤、第Ⅷ脑神经萎缩、松果体瘤、第Ⅸ脑神经瘤、小脑萎缩、Arnold－Chiari 畸形以及脑干中线以外的病变。

音衰量取决于引起的病变。也有可逆的音衰现象，如存在于第Ⅷ脑神经炎、不明原因的突发聋、多发性硬化、松果体瘤以及小脑肿瘤。当然，不能仅凭音衰一项阳性发现即轻率作出诊断。

（二）音衰试验的具体实施

上述介绍的多种音衰测试法，究以何种为佳？Parker 及 Decker（1971）曾用其中5种方法测试同组病人，包括 Carhart 法、Békésy 扫频法、分频法、Rosenberg 法、Owens 改良法等。结果发现就音衰量、变化速率及最终结果来说，Carhart 法对诊断给出的有价值信息最多。曾对一组已明确诊断为蜗后病变患者10人，使用 Carhart 法与 Békésy 自描测听法对照，亦证明 Carhart 法正确率高。有人将 Carhart 法与 Owens 法比较，在无选择的50例中，Carhart 法中有9例显示为完全性音衰，而用 Owens 法却为Ⅱ－D型或Ⅱ－E型（提示为耳蜗病变人）。Carhart 法在大多数病例表现为快速音衰及音衰的完全量。但也有一部分病人在最初4～5个短增强度时表现为缓慢的音衰，然后在此声级以上，又表现有较快的音衰。Parker 及 Decker（1971）又发现在开始缓慢其后快速者，用 Rosenberg 法常不能查出。如有一病人，用 Carhart 法测定音衰量达85dB，而用 Rosenberg 法则在1min末尾只有12.5dB，而用 Owens 法却表现为Ⅱ－D型。Rosenberg（1971）认为在个别的迟发音衰患者，用1分钟法可能有漏掉的可能，但对绝大多数蜗后病变患者，在1min时衰均可超过30dB。一般认为，对音衰起初慢而后快速者，如使用简化缩短法有其缺点，即有漏诊的可能。总之，现代各家大多推崇 Carhart 法及 Carhart 20dB（SL）改良法。临床医师对疑有蜗后病变者，至少要做两种音衰试验法，以便求得正确结果。即使检查结果为阴性，也应辅助以其他耳科检查，以排除严重的蜗后病变。不论病因如何，蜗后病变如能早期诊断，将有助于有效的治疗。Balas 及 Pirkey（1968）强调音衰测试结果的可疑低值及听觉通路的多元性障碍，经常妨碍作出早期诊断。蜗后病变常与听觉外伤、中耳疾病、老年聋、遗传性耳聋及药物中毒等病变同时存在。因此，听力学家应警惕噪声性聋患者，并非没有长听神经瘤的可能。蜗后病变可能与中耳病变同时存在。如一50岁妇女，幼时中耳有感染史，左耳鼓膜有肾形穿孔，中耳腔湿润。纯音听阈示右耳听力正常，左耳混合性聋。测听时注意到左耳在听纯音给声尚未停止时，患者即将手指放下，示有明显音衰。然后进行多种耳神经学检查，确定左蜗后病变。手术证实为左脑桥小脑角大的肿瘤。此例可说明音衰试验在有其他疾病存在情况下，诊断蜗后聋的重要性。

（三）音衰试验与其他听力检查方法的相互作用

异常的音衰现象将对 Békésy 测听、SISI、ABLB、镫肌声反射、电反应测听（ERA）及言语识别率等产生影响。对侧加噪声掩蔽时，不论对常规测试或 Békésy 测听均可能产生较大的影响。在解释各种听力检查结果时，应注意到音衰的可能影响。

1．常规纯音测听　利用常规测听法或 Békésy 自描测听法作音衰试验时，嘱患者是对音质变化时即作出反应还是听不到时才作出反应，将对音衰值产生较大影响。如要患者在听不到声音才作出反应，则音衰值较高。

常规听力计测定音衰时，对侧耳施加掩蔽，对测试结果会产生重要影响。Shimizu（1969）对 11 名正常人及 34 名中度单侧传导聋患者，就 500、1 000、2 000Hz 测定音衰值。发现当对侧耳加掩蔽 40dB（SL），则使音衰值上升，尤其是在高频。如在 2 000Hz，已不加掩蔽时，只有 7% 测试耳音衰值为 10dB。加上掩蔽后，77% 测试耳音衰值为 10～40dB。他同时发现一单侧感音神经聋，对侧未加掩蔽时，对 1kHz 音衰值为 10dB；对侧耳加掩蔽 40dB（SL）时，音衰值为 30dB；当掩蔽强度达到 60dB（SL）时，音衰值为 50dB。如此中等强度的掩蔽声并无可能产生过度掩蔽作用。因此，音衰值的增长可能是中枢因素所致，故在测试音衰时，对侧耳如加掩蔽，一定要考虑到其影响。在作音衰试验时，对侧耳加何种掩蔽？加多少？一定要同时加以记录。

2．SISI 试验　Jerger（1955）发现有的病人对 SISI 作出反应有高得分值，但却诉说对载音听不见。由于载音的音衰现象，ldB 的增量好像从无声中显现出来。由于增量是脉冲式，间隔 5s 故使患耳有足够的恢复休息时间而被察觉。Hughes（1968）研究了 11 名梅尼埃病、4 名突发性聋，3 名经手术证实为听神经瘤，在作 SISI 试验时均出现上述情况，就 SIS 测试频率，作 MTDT 音衰试验，音衰值最少为 20dB。因为 SISI 的载音是阈上 20dB，并用是持续声，因而毫不奇怪，对有中等度音衰量的患耳会很快不能感觉到背景刺激声。

3．声反射衰减　导抗测试有不正常的声反射衰减，是检出蜗后病变的敏感测试方法。这样的患者都存在有声反射衰减及音衰现象。

4．ABLB 试验　如对有显著音衰的频率作 ABLB 重振试验，其响度随声强增加而增长的功能远远低于正常耳，这就是反重振现象。

5．ERA　Shimizu（1968）曾研究两组单侧耳聋患者，其中 9 名梅尼埃病，4 名经手术证实为第Ⅷ脑神经病变。在后者作电反应测听时，患耳较健耳呈现出长潜伏期及小振幅反应；而前者患耳较健耳的反应潜伏期变短或稍变短，振幅却加大，此符合于重振现象。而第Ⅷ脑神经病变患耳表现有反重振现象，此可能系由于病变的压迫、破坏部分神经纤维，致使神经兴奋传导发生障碍。

6．言语识别率试验　言语这一复杂信息在传输时比纯音信号传输需要更多的正常的健康的神经纤维，因此有显著音衰现象者，如由于第Ⅷ脑神经受损，其言语识别率比纯音听阈要差很多。

某些带助听器的患者常诉说在使用一段时间后感到助听器失去清晰度或耳内有阻塞感。休息几小时后又复清晰，阻塞感消失，这一现象有可能是由于异常音衰所致（Goldberg，1964）。国外亦有报道幼儿因听觉通路上某种病变使神经冲动传导发生障碍，尽管纯音听阈在正常范围，但言语识别率很差。

小结

音衰试验是临床听力学的一种诊断方法，是临床工作中可用最简单的听力计和秒表，用较短的时间得出有价值的检查结果的诊断技术，音衰是诊断蜗后病变的重要指标之一，应当牢记音衰试验阳性常由某种蜗后病变所引起，如得出音衰阳性的结果多应作进一步检查。

第四节　自描听力计测听法

自描听力计测听（self－recording audimetry），又称 Békésy 测听，系因 1947 年，Békésy 首先报告应用而命名，其后在研究及临床应用方面得到了广泛的开展。该听力计频率连续可变，并可自动记录；而且可由被检者控制测试信号的强度及时程。被检者按动或放松手中的旋钮，记录笔可划出一扫描曲线，在全频段范围内显示其阈值。Reger（1952）设计了几种临床类型。Grason－Stadler 公司根据 Reger 建议的设计原理而制成了成品仪器。

一、早期研究

（一）和常规测听的关系

普通纯音听力曲线阈值由听力图中固定频率固定一点表示。自描听力计测听（以下简作自描测听）则系锯齿形听力曲线，从 100～10 000Hz 或 250～8 000Hz 全频段内连续扫描，锯齿波跨过一定的声强范围，一般在 10～15dB 范围内变动。每一锯齿波上升臂表示可闻期，而下降臂表示不可闻区，两臂的幅度大致相等。一般认为阈值就在或接近锯齿波扫描线上下偏移的中点。

Corso（1957）使用判断法（Hirsch，1952），让被检者学会手控开关的操作，经常保持耳机内声强为刚可勉强听到的程度。如此扫描曲线的峰顶表示相当于常规纯音听力曲线的不可闻区。Burn 等（1957）使用限制法（Hirsch，1952），令被检者学会手握控制开关。当耳机内听到声音时按动开关，听不到声音时即放松开关（有些自描听力计设计的手控开关则与此相反）。原始设计的听力计，声强衰减率为 2dB/s，声强变化梯度为 2dB 一档衰减，即 1s 钟变动 1 档，1 档为 2dB。此时扫描曲线的中点与常规纯音测听曲线很相一致。其后 Harbert 及 Young（1966）使用 GSI－E800 型自描听力计，声强衰减梯度更为细致，改为每 0. 25dB 一档，衰减速率为 2. 5dB/s，发现扫描曲线的峰顶与常规纯音听力曲线非常一致。上述两种，衰减梯度，前者如登楼梯，后者有如爬斜坡。Burns 等曾采用衰减梯度为 2dB/s，主要对给声效应作出反应，可得最佳低阈听力曲线。

（二）重振现象的测定

Békésy（1947）使用自描听力计，不仅可对全频段连续频率扫描得出绝对阈值曲线，同时又可记录对强度微小变化的强度辨差阈（DLI）。DLI 测定是一种重振现象的间接测定法，相当于其他更直接的阈上响度平衡法，他认为非常窄的扫描曲线与重振现象有关。Lungborg（1952）认为扫描曲线在 4kHz 的上下幅度偏移，如果比正常减少 1/3～1/2，表示有重振。Palva（1956）认为正常扫描曲线幅度为 5～15dB，如低于 5dB 或更小，则表示有重振。Mclay（1959）判断扫描包络线幅度在 3dB 以内者才称作异常的低值。然而，正常扫描曲线幅度大小因测试方法不同而异。如使声强衰减速率加倍，扫描曲线幅度可增加 62%（Harbert 及 Young，1966），这一关系同样存在于所有频率的脉冲声或持续声、正常耳和病变耳。Epstein（1960）发现对持续声，当声强衰减速率为 ldB/s 时，正常的扫描曲线偏移幅度为 4～9dB；如采用速率为 4dB/s 时，则偏移幅度为 10～30dB。

有重振时，是否同时伴有异常的 DLI？Hirsh 等（1954）认为自描测听并不能提供对 DLI 的测定，而是围绕绝对听阈的变化而已。Lmdis（1958）也认为扫描曲线幅度并非是对阈值强度的辨差阈测定，而是反映了耳的响度增长功能。重振现象与扫描曲线幅度缩小同时存在时，幅度变窄并不意味着是由重振现象引起，也不代表 DLI 的测定。

尽管如此，听力学家仍然继续努力调查异常扫描曲线振幅的宽度，试图取得诊断性推论。大多学者认为曲线振幅变窄表示有重振现象。而 Harber 等则考虑为快速适应所致，他们认为对持续声的扫描曲线振幅降低是由于病变耳对正常人耳可以听到的强度变得不能感受。这种快速适应发生于 ms 级，可能表示病变位于树突或毛细胞与树突之间的突触。

二、自描测听的基本理论

早先 Lundborg（1952）由自描测听法测定 50 名正常人，51 名耳蜗病变，21 名不同类型的蜗后病变。他分为 4 型（请注意，这种 4 型勿与以后 Jerger 分型相混淆）：Ⅰ型——全程扫描曲线幅度 6～9dB，极限 5～20dB，示正常 DLI，无重振，为正常曲线。Ⅳ型——全程扫描曲线幅度只有 2～3 dB，示完全重振。Ⅱ及Ⅲ型者介于以上二者之间过渡型。由此可认为振幅变小，示有重振，为耳蜗病变；振幅不变小或稍变小，示无重振，为蜗后病变。Hallpike 及 Hood（1951）、Dix 及 Hood（1953）同样报告另一种重振耳的观察所见，即扫描线不能维持一稳定的阈值，称为“刺激期疲劳”，即对持续声刺激时表现为敏感度降低，约 15dB 左右，归因为耳蜗末梢病变。

为了利用扫描曲线幅度作为重振现象的测定，Reger 及 Kos（1952）意外地发现：耳蜗病变患者对稳定持续声的扫描曲线表现为在阈值敏感度仅有轻微减低，在 4min 内能保持相对稳定，而听神经瘤患者（外科手术证实）则在 2 分钟内阈值偏移达 30dB，称此现象为暂时性阈移（TTS）。其他作者，如 Lierle 及 Reger（1955）等亦支持上述看法，认为在蜗后病变患者耳聋的特点是显著而快速的阈值敏感度降低。尽管有以上证据，Hood（1955）、Palva（1957）则认为不管振幅变化如何，阈移（适应）是耳蜗末梢感受器的异常表现。

上述两种有关阈移的诊断价值的分歧意见，直到 Jerger、Carhart 及 Lessman（1958）才提供了对这一现象的统一解释。他们认为：听阈适应可以同时见于耳蜗及蜗后病变，当有显著阈移发生时，多见于第Ⅷ脑神经病损。

早年研究者均使用稳态刺激声（即持续声）作为测试信号。Jerger（1958）发现耳蜗及蜗后病变对周期性出现的断续声（脉冲声）并无适应现象发生。曾比较 8 例耳蜗病变患者对持续声及脉冲声两种反应阈值，发现在持续声刺激时，在 3 分钟内平均阈移比脉冲声差 8dB。耳蜗病变组阈移现象基本上比较稳定在一恒定水平；而蜗后病变者则呈现快速而显著的阈移，且很不稳定。Yantis（1959）亦发现在 3 例脑桥小脑角肿瘤患者呈现有极大的阈移。有人奇怪为什么有些作者发现明显的阈移，而其他人则不能发现？的确，Lundberg（1952）所遇到的 21 例不同的听神经瘤患者，本有足够机会来发现有显著的阈移，但却没有表现出来。这是因为各家使用的自描听力计仪器性能不同所造成的。Lundborg 所使用的自描听力计，其声音衰减为 2dB 一档，这种突然的声强变化能产生一瞬间的声级，引起听觉刺激，它和周期出现的脉冲声十分相似。Békésy 原始听力计仅提供 2dB - 档，从这一档过渡到另一档时，产生一轻微的喀喇声（click），尤其是在高频范围。而另一些作者则使用另一种自描听力计，其声强衰减变化梯度为 0.25dB - 档，几乎成为无级过渡衰减，排除了任何临界变化（critical variable)，故能观察到显著的阈移现象。

三、常用的 Békésy 测听方法

早年一些学者使用 Békésy 自描听力计，企图根据扫描曲线的不同类型以便确定有无重振现象。1960 年，Jerger 将扫描曲线与病变部位联系起来。可用全频扫描或固频两种刺激声分别获得：周期性断续声（periodically interrupted）简作（I）或（P），亦有称间断声（intermitent tone）或脉冲声（pulse tone）者，连续声（continuous tone）简作（C）。二者扫描曲线分别以（I）曲线与（C）曲线表示。

Jerger 分析了 434 例，使用 GSI E - 800 自描听力计，其声强衰减速率为 2.5dB/s，衰减梯度为 0.25dB，即每一档变化 0.25dB。频率变化速率为每分钟一个倍频程。对扫描曲线进行定性分析，基本可分为下述 4 型（图 5 - 4 - 1）。

Ⅰ型：(I) 与（C）阈值曲线，在全频程互相重叠。曲线幅度平均为 10dB（有时小至 3dB，或大至 20dB）。Ⅰ型表示为正常听力耳或中耳病变。但耳蜗病变及原因不明的感音神经性耳聋中有 47% 亦呈现Ⅰ型。

Ⅱ型：与Ⅰ型有两处不同。在 1 000Hz 处（C）曲线与（I）曲线分离，低于（I）曲线 5 ~ 20dB，但在高频部分仍与（I）曲线大致互相平行。分离的幅度一般不超过 20dB。（C）曲线幅度变小，仅 3 ~ 5dB 宽。在固频扫描曲线反映出同样现象，即仅在中、高频二曲线分离，分离幅度为 5 ~ 20dB，且（C）曲线振幅亦减小。Ⅱ型曲线是耳蜗病变的典型特征。Jerger 在 434 例中，没有一例正常耳、听神经瘤患耳会出现Ⅱ型者。在 69 例中耳病变患者中仅有 2 例出现Ⅱ型曲线。

Ⅲ型：具有明显特征，与其他型完全不同。不论是全频扫描式或固频式扫描曲线中，（C）曲线在阈音敏感度方面表现有显著而快速的降低，且在早期即出现急剧下降，直至听力计最大输出为止。（C）曲线幅度一般并不减低。在固频式扫描曲线中，（I）曲线表现为水平曲线，（C）曲线则快速下降。Ⅲ型一般认为表示有蜗后病变。听神经瘤患者 10 例有 6 例为Ⅲ型。但突发性聋 16 例中亦有 10

例为Ⅲ型。

Ⅳ型：其典型特征与Ⅱ型区别在于（C）曲线在500Hz以下即开始与（I）曲线分离。

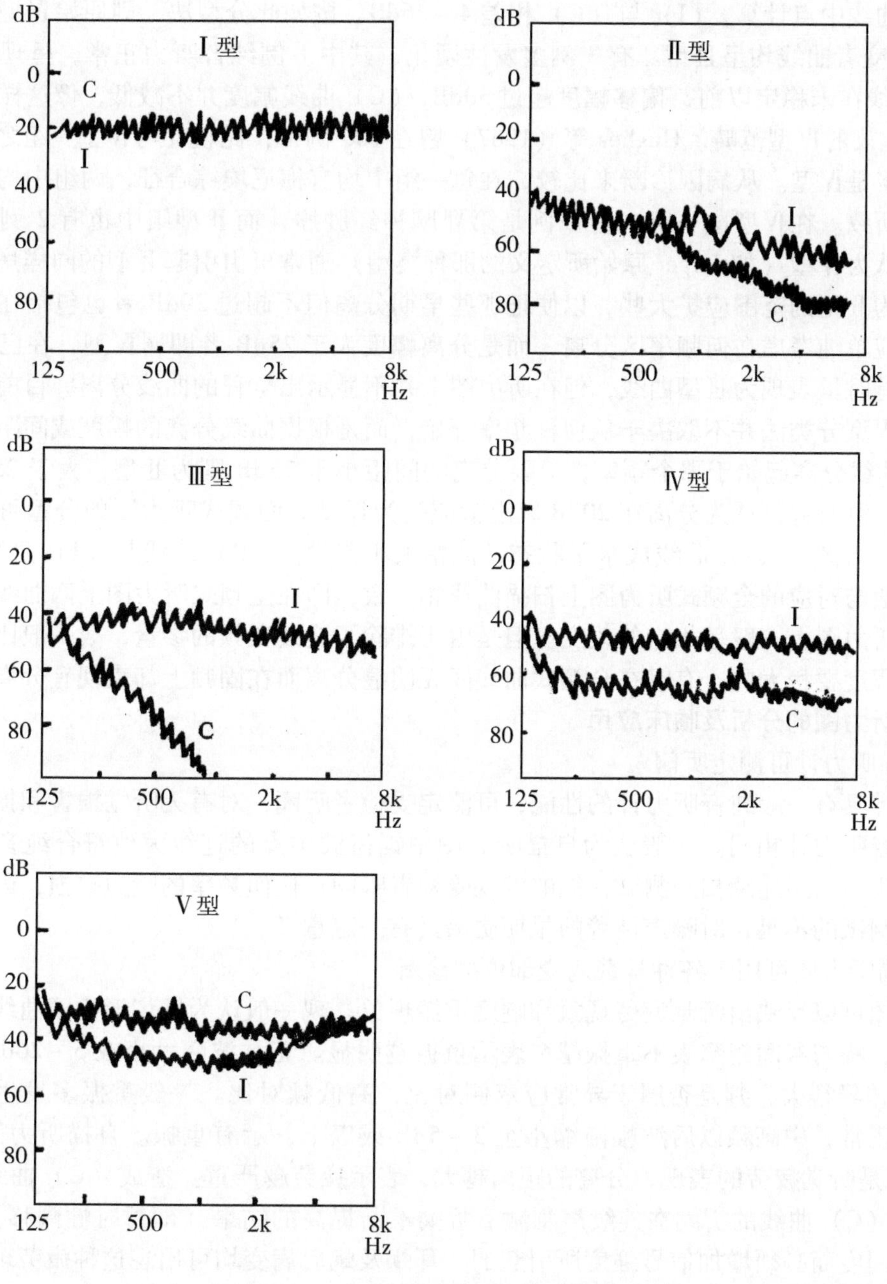

图5－4－1　自描听力曲线Ⅰ～Ⅴ型

即使两种曲线在中频区可能互相交叉，但这种分离常一直持续到高频区。（C）曲线描迹和（I）曲线相比，其幅度可能变窄也可能不窄。二线的分离的距离同于Ⅱ型，即5～20dB。但在某些图例中，在某点可能达到35 dB，Ⅳ型者亦见于蜗后病变。

Ⅴ型：Jerger及Herrer（1961）后又补充一种（C）曲线反而在（I）曲线上方的Ⅴ型曲线，为非器质性耳聋的表现。

分型标准的修订：Ⅰ型与Ⅲ型根据其显著特征，容易加以区别。困难的是Ⅱ型与Ⅳ型曲线有些类似，难以区分。最初，Jerger（1962）认为Ⅳ型的表现，（C）与（I）曲线主要是在500Hz以下即开始分离，分离幅度以Ⅳ型更大些。其后，Owens（1964）对耳蜗病变及蜗后病变患者扫描听力图中，发现在耳蜗病变组，（C）曲线的偏离并不限制在某一特定频率范围。对Ⅱ型的新的定义是（C）与（I）曲线可以在任一频率范围内互相分离，并在很大程度上，二曲线互相平行，有时二曲线甚至又重新连接，从二曲线中点计算，（I）与（C）相差4～26dB。按如此分型法，则原始Ⅳ型不复存在。所有13例蜗后病变者曲线均呈Ⅲ型。有3例多发性硬化，其中1例纯音听力正常，呈现出非典型扫描曲线，（C）曲线在未稳定以前，偏移幅度超过30dB，（C）曲线幅度并不减低，像这样的扫描曲线应列入Jerger所建议的Ⅳ型范畴。Hughes等（1967）曾在100例中，比较Ⅱ与Ⅳ型一组之间的关系，一半是Ⅱ型，一半是Ⅳ型。从病因诊断来比较，在每一组中均有梅尼埃综合征，两组中均有一小部分是由于血管病因所致。在Ⅳ型这一组中有1例是第Ⅶ脑神经肿瘤，而Ⅱ型组中也有2例后被证实为肿瘤。研究结果认为Ⅳ型（如Jerger原始所定义的那种类型）通常可由引起Ⅱ型的同样病因的病变所产生。因此，认为Ⅱ型的范围应扩大些，以便把那些早期分离但不超过20dB者也包括在内。他还认为Ⅳ型的划分不应单纯考虑在何频率区分离，而是分离幅度大于25dB者即属Ⅳ型，在已经证实为蜗后病变患者中，有时虽表现为Ⅲ型曲线，但在听力图上并不显示出全程的曲线分离。目前大多数听力学家认为对Ⅱ、Ⅳ型分类法并不取决于从何种频率开始，而是根据曲线分离的幅度或间距的大小。不管（C）和（I）曲线分离起始于那个频率，只要分离的间距小于25dB则为Ⅱ型，大于25dB则为Ⅳ型。北京市同仁医院测听室则认为分离在20dB以上就应列为Ⅳ型。固频式听力图的分型可仿照全频式听力图。在固频听力图上（I）曲线成水平状态，波幅大小正常。（C）曲线与（I）曲线的位置关系。波幅大小，一般与对应的全频式听力图上扫描曲线相一致，即在全频式听力图上两曲线重合或分离的频率在固频式听力图上一般呈相应的改变。但是由于排除了连续变频的参量，故一般比全频式听力图上曲线分离的程度要稍大些，有时在全频式曲线间无明显分离而在固频上却表现有分离现象。

四、自描听力图的分析及临床应用

（一）自描听力计可测定听阈

自描听力计具有一般纯音听力计的性能，可测定受检者听阈，对有无听觉损害和损害程度的诊断价值与普通纯音听力计相同。一般认为自描听力图中锯齿波中点的连线大致符合纯音测听的听阈曲线。由于自描听力图系连续扫频测试，能够发现受检者听阈在任何频率的听力缺损，因而能够补充纯音听力计选频测试的不足，对噪声性聋的早期防治具有一定意义。

（二）自描听力图可用于各种耳聋病变部位的诊断

自描听力图可以反映出听觉疲劳现象和响度重振现象。现一般认为锯齿形听阈曲线波幅缩小，表示有响度重振，峰与谷间越窄表不重振越窄表示重振越明显。正常波幅大小在5～20dB，一般为8～10dB。但个体差异很大，判是否属于异常应双侧对比，高低频对比。一般重振多发生于中高频。如低频波幅大小正常，中高频以后波幅渐缩小至3～5dB或以下，示有重振。自描听力图（I）曲线与（C）曲线分离是听觉疲劳的表现，分离的距离越大，表示疲劳越严重。造成（C）曲线与（1）曲线分离的原因是（C）曲线的听阈在连续声刺激下听阈不断提高的结果（即暂时性阈移），是患者为保持对信号的可闻度而必须增加信号强度所引起的。耳蜗及蜗后病变均可出现这种疲劳现象，但在后者更为显著。耳蜗及蜗后病变对脉冲声刺激均不产生听觉疲劳，因此造成（I）与（C）曲线分离。正因为自描听力图可以反映重振和疲劳两大现象，故对耳聋病变部位的诊断有重要参考价值。如既无疲劳又无重振的一些病变可呈Ⅰ型曲线。以重振为主的耳蜗病变呈Ⅱ型曲线，以疲劳为主的蜗后病变可呈Ⅲ、Ⅳ型曲线。

（三）自描听力图可用于鉴别非器质性耳聋

这部分患者包括功能性聋和伪聋。因为在某些情况下，例如工伤事故或打架斗殴中造成的耳聋，再加上原来即可能有一定程度的器质性聋，因此情况极为复杂，不易区分。纯音测听常呈现一很坏的听阈曲线。采用自描测听并加以适当的暗示，有时可以测出真实听阈，即使测不出真实听阈也可发现有无非器质性聋的成分。同仁医院测听室发现这类患者自描听力图主要表现是：曲线多呈Ⅴ型；扫频式和固频式的 4 条听阈曲线听阈很不一致；反复暗示和反复测试有时听阈曲线会逐渐好转乃至检测出真实听力。

（四）自描听力图可用于病因诊断

临床上应用自描听力图型作鉴别诊断时应该慎重，即在病因诊断价值上，不能过份依赖自描听力图曲线分型。已被手术证实为听神经瘤者可产生Ⅰ、Ⅱ型曲线的不在少数（Johnson，1968）。肿瘤大小及其发展时期可能影响听力图型。Jerger（1962）曾观察一例后被证实的听神经瘤患者，在 20 个月内，自描听力图从Ⅰ型变化到Ⅱ型最终变为Ⅲ型，可见肿瘤早期甚小时可出现不一致的反应。Robertson（1965）建议在解释自描听力图所见时仅限于证实病变部位，而不必去证实可疑病变的可能发病因素。如下列病变均可产生Ⅲ、Ⅳ型曲线，听神经瘤仅是其中一种而已。听神经瘤（Jerger，1960）、脑桥小脑角肿瘤（Brand&Rosenberg，1963）、小脑肿瘤（Jerger 等，1966）、大脑脑膜瘤（Katinsky&toglia，1968）、von Recklinyhausen 病（Hitseherger 等，1968）、原发性胆脂瘤（House 等，1962）、Ramsay - Hunt 综合征（Harber 等，1967）、多发性硬化（Owens，1964）、肢端肥大症（Menzel，1966）、腮腺病毒神经炎（Parker 等，1968）、头部外伤（Suzuki 等，1964）、突发性感音神经性聋（Altshuler 等，1966）、不明原因感音神经性聋（Jerger，1960）、第Ⅷ脑神经热外伤（Harbert 等，1964）、后天梅毒性耳聋（Robertson，1965）、梅尼埃病（Jerger，1960）、耳硬化并感音神经性聋（Jerger，1960）、先天性感音神经性聋（Hughes，1970）。

在临床上对有些听力图无法用 Jerger 分型法来归类（图 5 - 4 - 2），这和未向受试者讲清如何配合测试；耳鸣与信号相混淆；注意力不集中或嗜睡；病人反应迟钝；试图窜改测试结果等因素有关。在测试中应让病人只对纯音作出反应，不对非乐声的嗡嗡声等非纯音杂声作出反应，才能得出反映病变的曲线。

（五）自描听力图的其他方面的应用

近年来，一些听力学者为了提高自描测听的诊断价值，曾作出一些努力。

1. 曲线振幅　正常曲线振幅平均为 10dB。有响度重振时振幅小于正常，前已述及。Harbert 及 Young 认为振幅大于正常是由于耳鸣而无法辨清刺激音是否已停止所致。Axelsson 等先后报告糖尿病患者的自描听力曲线振幅异常大，颞叶病变切除术后也可有振幅大至 25 ~ 35 dB 的。

2. Millerer 等报告一种连续声和脉冲声的曲线都衰减的 Békésy 曲线，这见于一些脑干病变的患者。

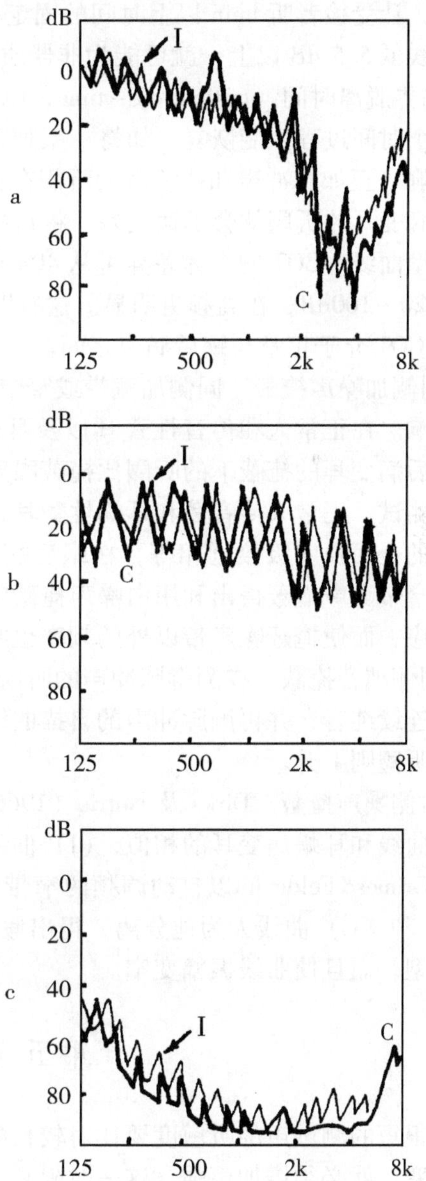

图 5 - 4 - 2　自描听力曲线几种难以发型的例子

a. 耳鸣干扰；b. 异常振幅；c. 达到听力计最大输出。

3. 向前（由低频至高频）扫频曲线和向后（由高频至低频）扫频曲线的关系 向前和向后扫频曲线可不相一致。Palva 报告在 200 例感音神经性聋中有 10% “向前 - 向后不符”，患者无响度重振，有病理适应，为蜗后病变，特别是脑干病变的表现。Jerger 将“向前 - 向后不符”的依据定为：①向前扫频的曲线和向后扫频的曲线之间有两个以上倍频程的听阈相差 10dB 以上；②一个倍频程的听阈曲线相差 30dB 以上；③半个倍频程的曲线相差 50dB 以上。他认为这很可能是蜗后病变或功能性疾患的表现。

4. Békésy 适宜响度试验 受试者在听到太响的不适响度的测试声时按动键钮，在声音降到舒适响度时松开键钮。自描曲线如为：①（C）曲线与（I）曲线分离并急剧下降到最大限度；②（C）曲线只在低频区和中频区下降到（I）曲线的下方；③向前扫频（C）曲线和向后扫频（C）曲线明显分离，后者接近最大限度输出，则为蜗后病变的表现。

5. 延长间歇期（lengthened off - time，LOT）测验 Hattler 用有声期为 200ms，间歇期为 800ms 的脉冲声，让受检者听 lmin 以上时间的固定频率延长间歇期脉冲声，而后听连续声。如 LOT 曲线比连续声曲线低 5. 5 dB 以上，就可能为非器质性病变。

6. 临界脱离时间（critical off - time，COT） 声刺激引起听觉疲劳（听适应）后，听觉敏锐度要经过一个时间过程才能恢复。如将一系列 200 ms 的短音之间的间歇期递减，对正常耳的听阈不会有什么影响（正如脉冲声和持续声的听阈在正常人相同）。但当脱离（间歇期）时间短到一定临界值时，蜗后病变耳的听阈就会迅速变差。将自描听力计的脉冲声的间歇期改为递减的，在蜗后病变就会记录出Ⅲ型曲线。COT 的个体差异可从 40ms 到 200ms。如脱离时间减至受试耳的临界值以下时，听阈可上升 20 ~ 100dB，在高频更明显。这有助于诊断用一般自描测听所不能检出的蜗后病变患者。耳蜗病变的 COT 介于正常与蜗后病变之间。

7. 同侧加噪声掩蔽 同侧加宽带或窄带噪声掩蔽，在正常人对脉冲声和连续声的曲线振幅不会有什么影响。在正常人和传音性聋耳以及耳蜗病变耳宽带噪声掩蔽下的听阈要比噪声低 15 ~ 20dB。然而，蜗后病变耳的掩蔽下的听阈比掩蔽噪声高或相等。在以 1 000Hz 为中心的窄带噪声掩蔽下作扫频脉冲声测试、正常人传音聋和耳蜗性聋耳，得出的听力曲线显示．在窄带噪声中心附近的掩蔽听阈和噪声带的全面强度级接近相等，在蜗后病变耳，不仅窄带噪声中心附近，而且频带两侧都受到影响，即用窄带噪声掩蔽得出和用白噪声掩蔽的相似曲线。因此，在蜗后病变，窄带噪声可引起广泛的病理听适应，而使掩蔽噪声带以外的频率也听不到。

8. 同侧纯音掩蔽 在测得脉冲声的听阈曲线后，给同耳以 10、20 及 30dB（SL）的同一频率同一相位的连续纯音，并再测脉冲声的自描曲线。在耳蜗病变时掩蔽下的听阈下降（改善），而蜗后病变的掩蔽听阈则上升。

9. 对侧噪声掩蔽 Dirks 及 Norris（1966），Blegvad（1967）报告在对侧加掩蔽时正常耳的固定频率扫描曲线和耳蜗病变耳的相似，（I）曲线和（C）曲线分离，1 000 ~ 4 000Hz 连续声曲线振幅显著变窄。Grimes&Feldman 以自动调频的窄带噪声掩蔽非测试耳，噪声带的中心与测试声相同。在正常人（I）和（C）曲线人为地分离，得出假Ⅱ型曲线。对侧掩蔽可使Ⅰ型曲线变为Ⅱ型或Ⅳ型，Ⅱ型变成Ⅳ型，而且使曲线振幅变窄。

第五节 短音测听

耳对很短的测试声的听敏度要比对较长的差些，当短于 1 秒的纯音的持续时间越来越短时，要保持响度不变，就必须增加声强。这一时限和响度的关系，是时态累积（temporal summation）的心理生理现象。有些听力学者用不同的方法和仪器来研究这一问题。Jerger 的自描测听法最适用于临床。

测试声的上升和下降时间为 10ms，持续时间为 500、200、100、50 和 10ms，重复速率为每秒 1 次，衰减速率为每秒 2. 5 dB。每个频率测试 1 min。一般只需比较 500ms 和 20ms 测试声的听阈差。

结合自描曲线可鉴别耳蜗和蜗后的病变。如20ms和500ms的听阈相差10dB，则属正常或传音聋或第Ⅷ脑神经疾患。如相差5dB以内，则属耳蜗性疾患（可伴有传音性聋成份）。如相差15dB以上则为颞叶病变或伪聋（图5－5－1）。

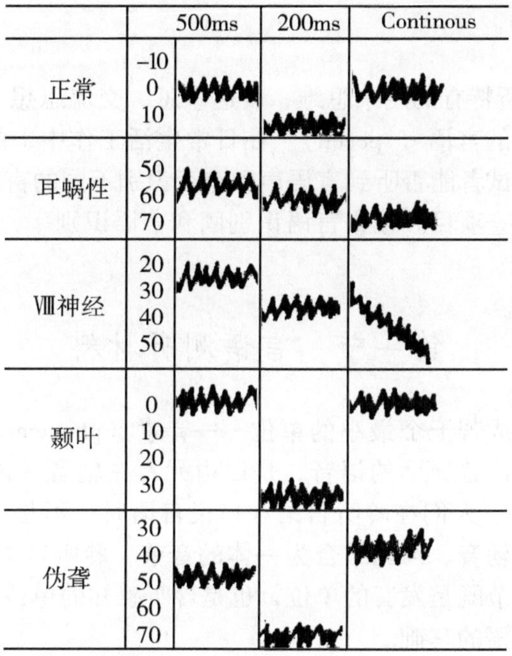

图5－5－1　短音测听

（裴宏恩　顾　瑞）

参　考　文　献

1. Brunt MA. Tests of cochlear function. In：Katz J ed. Handbook of clinical audiology. 4th ed. Baltimore：Williams & Wilkins，1985，65.

2. Green DS of Huerta L. Tests of retrocochlear function. In：Katz J ed. Handbook of clinical audiology. 4th ed. Baltimore：Williams & Wilkins，1985，176.

3. Green DS. Tone decay. In：Katz J ed. Handbook of clinical audiology. 4th ed. Baltimore：Williams & Wilkins，1985，305.

第六章　言 语 测 听

语言（language）是人类所特有的用来思维、表达意思、交流思想、传达信息的工具。语言最基本的、最主要的形式是用口说的言语（speech）。在日常生活工作中，能否听懂言语，是判断听功能状态的最主要的指标。检查受试者能否听到言语声和跑否识别不同的言语声——听懂言语声所携带的意思，是评价听功能的重要检查项目。检查言语识别阈和言语识别率，是言语测听（speech audiometry）的基本方法。

第一节　言语测听材料

人类语言的语音，可分解成若干个最小的单位——音素（phoneme）。汉语普通话的音素包括元音、辅音和声调。绝大声数汉语普通话的语音，是以由元音－辅音－声调组成的音节（syllable）的形式发出（说出）和被听取的。人们在聆听言语和口说言语时，不是一个个地发出和听取单独的音素，而是发出和听取由元音、辅音、声调结合为一体的音节，聆听言语，不是去识别听到哪些音素，而是识别听到的哪些音节。音节既是发音的单位，也是玲听感知的单位。汉语普通话中一个汉字是一个音节。听清楚音节是听懂言语的基础。

汉语字音可以分成声母、韵母和字调 3 部分。大部分字的声母是辅音声母，只有少部分的字以元音起头（即以韵母起头）。如爱（/ài/），鹅（/é/），藕（/ǒu/）等字直接以韵母起头的无辅音声母的字，称为“零声母”的字。

汉语普通话有 21 个声母，35 个韵母。共振峰音波（transition）是言语知觉的主要音征，汉语中的声调是汉藏语系语言的特点之一，语音基频及其变化模式对识别字义（音节意义）有决定性的作用。为用于言语测听的汉语普通话材料，而编制的言语检查表，应尽可能地包含全部声母、韵母和字调（声调）所组成的确良音节。

一、言语测听检查表

用口语或耳语声发出言语检查听力，一直沿用至今，为了入学、征兵、召工等健康查体之需要，各有关部门对口说和耳语的言语检查进行了量化和标准化。1910 年 Campbell 用 20 个常用的辅音和元音/i/组成的单音节词评定电话传递辅音的清晰度（intelligibility）。1917 年 Crandall 用辅音－元音（CV）和元音－辅音（VC）音节评定决话的清晰度。1922 年在贝尔电话实验室，Fletchner 用每组 50 个检查项的《标准清晰度表》。1930 年修改为只会辅－元－辅（CVC）音节的《新标准清晰度表》。这些为了检查电声器材传递言语信号的清晰度，是由于某种原因听力正常的“聆听员”聆听评价电声器材性能的言语材料（speech material）。包含言语声中全部音素的言语材料，可用于评估电声器材传送言语信号的保真程度。

听力学借用这类能代表言语声的言语材料检查评估受试者聆听言语的能力。用言语材料检查言语听力，被称为“清晰度试验”（articulation test），或称为“可懂度试验”。应该指出的是“清晰度”、“可懂度”是指发音或传递的言语声，是否清晰，可控行动的程度。而在言语测听，用言语材料检查评估的则是受试者对言语的识别－听明白的能力。因此，是检测受试耳辨别（discrimination）言语或识别（recognition）言语的能力。

此后随着言语测听设备、电声器材的发展，听力学和言语语言疾病学工作者，根据不同的测听目的，编制了测定言语听阈级和言语识别率的言语检查表。

（一）言语测听检查表的编制

日常交谈的话语是以不同形式连贯成串的，要评估一串串或长或短，强度、频率、时间不断变化的知觉能力是较复杂困难的。现在常用言语测听检查的是精选一些具有代表性词，测定受试者的言语识别阈（speech recognition threshold）和言语识别率（speech recognition score）。由一定数量的单音节词（monosyllable），扬扬格词（spondee），无语：音节（logatom）、语句或连续言语（connected speech）——短文，分别组成，音素平衡表（phonetically balanced test list）、扬扬格词表等检查表。

1963 年程锦元和蔡宣猷分别报告了用于言语测听的汉语测听的检查材料。南京大学声学所和中科院声学所先后从电声设备传递言语信号的清晰度的需要出发，编制了汉语清晰度音节表。1983 年中科院心理所编制了言语测听字表，协和医科大学编制了汉语最低听觉功能测试材料。

言语检查表的声学特征和言语结构应能代表日常言语。汉语普通话由 21 个声母和 35 个韵母组成。要检查受试者对言语的识别能力，就有必要将全部声母和韵母都包含在检查表中，而且在检查表中各种音素的出现率应大致和用这种言语进行日常交谈时的出现率相同。

编制检查表时应选用人们常用的，为众人所熟悉的语言，而且选用的词语的熟悉程度应大致相同。

多音节词比单音节词含有较多的富余的有助于识别的信息——“余力”（redundancy）。扬扬格词比音素平衡词较易识别。临床听力学常用扬扬格词表测言语识别阈，用音素平衡词表测言语识别率。

言语测听检查表多为供“开放式反应”（open - response）检查用的；受试者只凭听到的言语信号作出判断和反应。但有些重度听力障碍的患者对开放式反应检查能力很差，不能得出检查结果。编制了“闭式反应检查表（closed - response test list），如最常用的“四选一”检查表，可测得有助于估计言语识别能力的结果。

（二）用于儿童的语言识别检查的检查表

根据儿童的认知能力和语言知识，学者们编制了一些适用于儿童言语测听的检查表。以口说出检查项的方式给声，具有较大的灵活性可灵活地视儿童的情况选择检查项、载语、检查项之间的间隔时间等。每份检查表都应在不同年龄组的耳科正常儿童得出基准言语识别阈级、最大言语识别率等正常值。用儿童能听懂且熟悉的单音节词。

1．语音平衡儿童言语识别试验（phonetrical balanced test of speech discrimination for children，PBK test）　由 50 个音素平衡的单音节构成的做开放式反应检查的，用于 6 岁以上儿童的检查表。

2．听词指图言语辨认试验（word intelligibility by picture identification，WIPI test）　用每张含 6 幅图片的 25 张检查材料，以闭式反应检查（受试儿童在 6 幅图中指出一幅）。可用于检查 4 岁儿童的言语听力。

3．其他言语检查表

（1）高频反应试验（high - frequency response test）检查表 含大量高频音素的检查表，用于检查高频感音神经性听力损失的患者的言语识别率，和评估配用助听器或其他助听器设备改善言语识别能力的效果。

（2）声调辨别测试表　用同音（声母和韵母相同的）声调不同的单音节词和双音节节词组成检查表，用于测试听力障碍者的声调辨别能力。

二、言语测试材料的声级

言语测听检查时让受试者聆听由耳机、骨振器或扬声器发送的言语信号，语言测听检查材料的声级，即指由这些换能器发出的声信号的声级。在仿真耳、仿真乳突或在声场中的基准点测得的换能器发送的言语声的声压级，称为言语级（speech level）。

言语信号是由外接音响设备（唱机、录音机、CD、口语 - 话筒）引入到言语听力计的，这些外接音响设备产生发送的言语声信号的强度是不一致的。要将强度不一的言语信号，成为符合言语测听检查要求的计量受试者言语听力的信号，就必须将由外接音响引入的信号加以规范化。

（一）输入信号的规范化

由换能器（耳机、骨振器、扬声器）发送的言语测听信号的校准，是保证言语测听检查结果准确可靠的必要条件。在仿真耳、耦合器或在声场基准点测定的换能器发送的言语信号的声压级或振动力级，称为“言语级”（speech level）。

言语信号的强度（以及频率、时间）是不断变化的，言语信号又是由外接音响设备产生和引入到言语听力计的。这就有必要接由外接音响设备的输入信号的强度调控到与听力计产生的纯音信号的强度相适配，和将言语信号强度的波动幅度限制在一定范围的。

1. 限定言语信号强度的变化范围　在用口语检查和录制测听材料时，发音人用自然语调，尽可能均匀强度的嗓音朗读检查项。要求每个检查项的声级和全部检查项的平均声级粗差不超过 ±3 dB。

2. 用适当的频率计权和时间计权　在适当的耦合器（仿真耳、仿真乳突、声场基准点）测定换能器发送的言语信号的言语级。例如在仿真耳以 C 频率计权和 I 时间计权，测定一段时间内压耳式耳机发送的言语信号的累计等儿阈声压级。

3. 检查表中检查项之间的间歇无声期和载语的声级不计算在内　可用 C 频率计权和 I 时间计权测得的等效阈声压级的最大值的平均值扣除 5 dB 估算整个检查表的等效阈声压级。

4. 调节由外接音响设备引入的言语电信号的电平　言语电路（speech circuit）：言语测听设备（言语听力计），由一言语电路将由外接音响设备产生的言语电信号引入，并进行调整。一般听力计面板上有一监控计（monitoring meter）。监控计 - 音量单位（volume unit，VU）表的指示（或读数）显示的“级”，不是 dB SPL 之类的绝对单位，而是输入信号电平的相对“级”。在输入端口和 VU 表之间有一电平调控装置。调节外接音响的输出电平或通过调整电平调控装置，使 VU 表的指针指于 0（或读数为 0）。这就使由外接音响设备引入的言语电信号的电平和听力计振荡器产生的纯音等声信号的电平相协调匹配；言语信号和听力计产生的纯音等信号可通过放大器、衰减器，以相应的输出 dB 读数由换能器输出。

5. 校准信号（calibration signal）　言语声的强度是不断变化的，即使对声强变化幅度加以限制，但声强、频率和时间的变化，正是对言语识别的基础因素。VU 指针（读数）随言语声强的变化而摆动（变动），换能器输出的言语级也随时在变动。为了便于对言语听力计的校准和计量其输出信号的言语级，常用一相对稳定的声信号作为言语材料的代表，对其进行校准。这种能基本代表言语材料的声学特征的信号，称为“校准信号”。在录制的言语测听材料前先录一段 10s 以上的 1 000Hz 纯音，或在用口语经传声器发送言语材料前，先从另一台听力计放松 10s 以上的 1 000Hz 纯音，随 1 000Hz 纯音和言语信号引起的 VU 表指针，都指于 0（言语信号引起指针以 0 为中心摆动）。

ISO 8253 - 3 规定录制的言语测听材料前应先录一段时程不少于 60s 的校准言语听力计的信号。校准信号为 IEC 645 - 2，1992 第 12. 1 款所规定的，以 1kHz 为中心的、带宽为 1/3 倍频程的噪声，或带宽不少于 1/3 倍频程的，调制信号重复率在 4 ~ 20Hz 范围内的正弦波或三角波的 1kHz 频率调制音。校准信号的声级应与录制的检查表中全部检查项的平均言语级相差不超过 ±1 dB（参阅第一章声学基础知识　第八节　五、言语听力计的校准）。

在口说声检查时，调整说话者口唇及样准音和传声器之间的距离，使校准信号和言语信号在监控计 - VU 表上的读数为 0。

6. 将言语信号的声级变化限定在与平均言语级相差不超过 ±3 dB 的范围内，将平均言语级和校准信号的声级调至相差不超过 ±1 dB 将校准信号输入调至 VU 表指针指于 0，然后就可以对换能器的输出进行校准，以及用换能器的输出信号进行言语测听检查。

（二）言语识别阈级

纯音听阈测定是检查要多大的声音受试者方能察觉 50% 的纯音测试信号。有关“频率辨差阈、声强辨差阈、时间 - 声源方位辨别等”阈上测听检查法，是检查对声音辨别的能力。言语测听的主要目的，是要了解受试者识别言语信号的能力。这包括要多大的言语声才能识别 50% 的言语信号，和受试者识别言语信号的能力。纯音测听将察觉 50% 纯音信号的声级称为听阈级，言语测听则将察觉 50% 的言语信号的声级称为“言语察觉阈”（speech detection threshold），将能正确识别 50% 言语信号的声级，称为“言语识别阈”（speech recognition threshold，SRT）。通常听力学所用的术语“言语听阈”，是指言语识别阈，而不是指言语察觉阈。

纯音听阈和对纯音频率、声强、时间的辨差阈没有一定的相关性。言语听阈和言语识别能力也没有一定的相关性。例如传导性听力损失。

（三）基准言语识别阈级和言语听力级

听阈（hearing threshold）包括察觉阈（detection threshold）、辨差阈（difference limen）。从实用听力的角度考虑，言语听阈（hearing threshold）是以察觉和辨差（识别）相结合的“言语识别阈”较为实用。涉及言语级测定的言语测听检查包括：言语察觉阈（speech detection threshold）、言语识别阈（speech recognition threshold，SRT）、最适响度级（most - comfortable loudness level，MCL）、不适响度级（un - comfortable loudness level，UCL）。

言语识别阈，是按规定的方式发送采用的言语测听材料，得出正确识别50%检查项的最低言语级（过去称为言语接受阈——speech reception threshold）。足够数量的，年龄在18～25岁的男女两性耳科正常的青年，按规定方式聆听特定的言语材料，得出的言语识别阈的平均值，为该种言语材料的“基准言语识别阈级”（reference speech recognition threshold level）。像纯音听力级，是以基准等效阈声压级（dB SPL值）为0dB HL（听力级）那样。言语听力级（speech hearing level）0 dB HL即基准言语识别阈级的dB SPL值。

不同言语检查表，不同的录音条件，录制的言语测听材料的基准言语识别阈级不同。例如，程锦元等录制的双音节201检查表的基准言语识别阈级为16.0dB SPL，单音节106检查表的为22.2dB SPL。校准言语听力计时，听力计衰减器记得度为0 dB时，压耳式耳机在仿真耳上测得的等效声压级分别为16、22和29 dB SPL。

言语察觉阈是能正确听到（不是识别）50%言语检查项的最低声级。在纯音听力损失较重或受试者的言语识别能力很差时，任何强度的言语测听材料测得的言语识别率都少于50%时，就无法测得言语识别阈级。在这种情况，可做言语察觉阈检查；用言语察觉表述言语听力损失的程度。

在检查言语识别率时，言语识别率随言语级加大而增加，直至得出最大言语识别率（maximum speech recognition score）。

理想的言语检查表的最大言语识别率的正常值就为100%。但并不是所有的言语测听材料的正常最大言语识别率都能达到100%。例如，沈晔、王书金鑫（1983）指出“将最大清晰度值订在90%～95%时的声压级为58dB SPL（30dB HL），是恰当的”。（为了区分检查表的最大言语识别率的正常值和受试者测得的最大言语识别率，将检查表的正常最大识别率称为“最大清晰度”，将受试者测得的最大言语识别率称为“最大言语识别率”）。100%或检查表的最大清晰度减最大言语识别率，即受试者的“言语识别损失”（speech recognition loss）。

得出最大言语识别率的言语级为最佳言语级（optimum speech level）。

在一些听力障碍的患者，最大言语识别率相当低，甚至低于50%，可用半-最佳言语级（half - optimum speech level）表达言语识别率和言语级的关系。最佳言语级（optimum speech level）是得出最大言语识别率的言语级。得出最大言语识别率的50%的识别率的言语级。例如，最大言语识别率为60%，则得出言语识别率为30%的言语级，即为半-最佳言语级（过去称为半峰级（half - peak level）。

言语识别率随言语级加大而增加，直至最大言语识别率。继续加大言语级，言语识别率不再加大，直至感到太响。作言语识别率检查时感到响度最舒适顺心的言语级为“最适言语级”（most comfortable loudness level，MCL），感到声音太响不能耐受的言语级为“不适响度级”（uncomfortable loudness level，UCL）。

（四）言语识别曲线（speech recognition curve）

用言语材料检查测电声器材传递声信号的清晰度，言语材料的清晰度与言语级的函数关系称为“成绩-强度函数”（performance - intersity function，PI function）或“清晰度-增益函数”（articulation - gain function)。在言语测听，用“PI function”（得分率 - 强度函数）表述言语识别率与言语级的函数。例如 PI - PB“音素平衡词表识别率 - 言语级函数”的缩写。ISO 8253 - 3 用“言语识别曲线”一词表述言语识别率和言语级的函数曲线替代过去用的“清晰度曲线”（articulation function）。

不同言语材料（言语检查表）的清晰度（可懂度）不同，言语识别函数曲线也互不相同。每种言语材料（言语检查表）都应在足够数量的熟练掌握该种语言的年龄在 18 ~25 岁间的男女两性耳科正常人，得出言语级与识别率函数的中值所造成的函数曲线 - 基准言语识别曲线（reference speech recognition curve）（图 6 - 1 - 1A、B）。

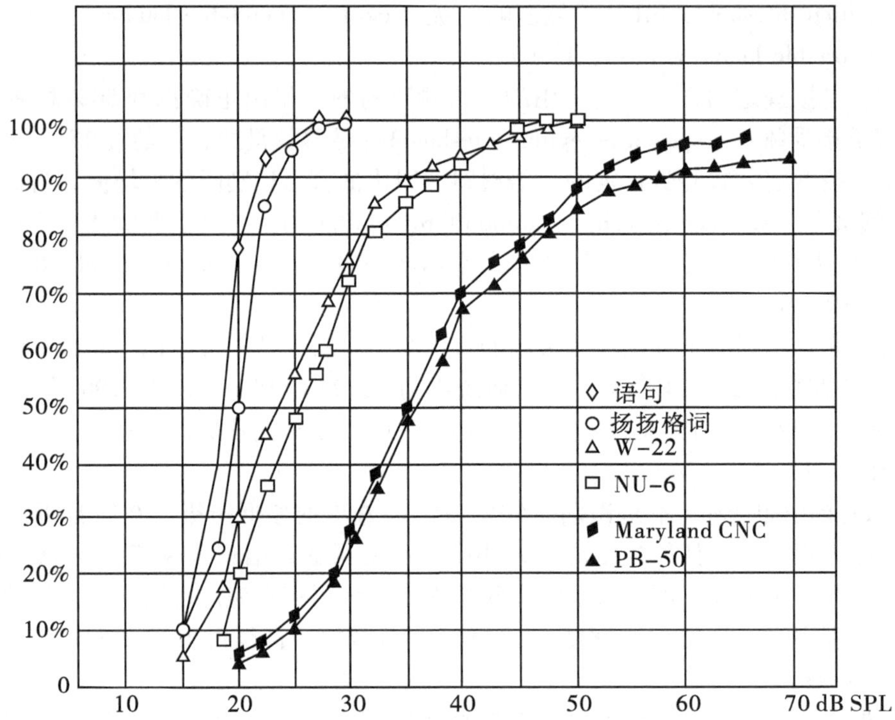

图 6 - 1 - 1A　几种言语检查表的言语识别曲线

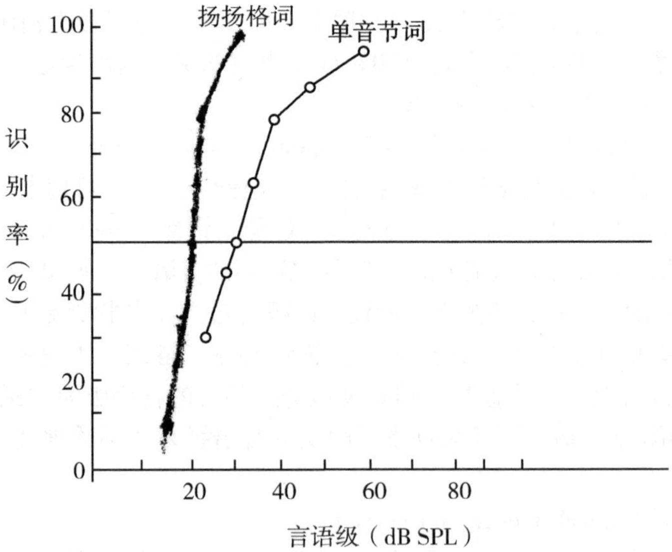

图 6 - 1 - 1B　瑞金医院和心理所言语测听材料的言语识别曲线

（五）纯音听阈级和言语听阈级

言语声的频率范围在500 Hz～2 000Hz左右。临床常用500Hz、1 000Hz和2 000Hz纯音气导听阈的平均值（纯音平均听阈－pure－tone threshold average，PTA）估计言语听力。压耳式耳机500 Hz、1 000Hz和2 000Hz的等效阈声压级分别为13.5 dB SPL、7.5 dB SPL和9 dB SPL（ISO 389－1：1998之表2）。纯音听阈是能正确察觉50%纯音信号的最低声压级。能正确察觉（不是识别）50%的言语信号的最低声压级，为言语察觉阈级，能正确识别50%言语信号的最低声压级，为言语识别阈级。言语识别阈级比言语察觉阈级高。正常青年人的言语察觉阈级为13 dB SPL。

ANSI S3.6：1996听力计标准中指出1 000Hz校准信号0 dB HL的耳机输出应在1 000Hz耳机输出的等效阈声压级±12.5 dB。即1 000Hz校准信号为20 dB SPL（12.5 dB SPL＋7.5 dB SPL）。

这意味着，校准信号（和它所代表的言语材料）的0 dB HL，是言语识别阈级（20 dB SPL）比言语察觉阈和PTA（纯音察觉阈耳均值）高。在分析言语识别级和PTA的关系时应考虑这一察别阈和识别阈不同的问题。

在一些听力障碍的患者，患耳不同频率的损失程度可有较大的悬殊。如果2 000～4 000Hz或500～1 500Hz损失较重，就要用500Hz、1 000Hz、2 000Hz和4 000Hz的平均听阈代替500Hz、1 000Hz和2 000Hz的平均听阈。如听力图为高频陡降型或其中一个频率损失严重，则可用3个频率中听力最好的频率的听阈平均值（最佳2，best 2）替代PTA。

三、录制的言语测听材料

言语测听可以用口说的言语声或录制的言语测试材料，检查评估受试者的言语听力。由于每个人说话的嗓音各不相同，同一个在不同时刻发出的言语声，也会有音调、声强和时间方面的变化。虽然对口说的言语作了一定的规范要求，但仍然不能避免用口说言语声做言语测听得出的结果不如用录制的言语材料得出的结果可靠的事实。ISO 8253－3对录制的言语测听材料做出了规范化的要求。ISO 8253－3不仅对言语信号作了规定，而且规定在每份录制的言语材料中应包括不少于60s的校准听力计的信号，不短于15s的检查听力计和录放设备的125～8 000Hz内常用频率的1/3倍频程噪声带；以及检查听力计谐波失真的250、500和1 000Hz纯音各60s。按ISO 825303规定录制的每份录制的言语材料中，校准信号和录制的全部检查项的平均言语级相差不超过0.5 dB，这就确保在言语测听检查中，各检查项的声强是基本均匀的。

（一）录制言语材料的要求

ISO 8253－3规定用于言语测听的录制的言语材料应符合以下要求：

言语材料包括的内容①言语检查材料；②校准听力计的信号；③检查言语听力计（包括放音设备）的频响的信号；④检查言语听力计谐波失真的信号。

校准听力计的信号为以1kHz为中心频率的带宽为1/3倍频程的窄带噪声，或1kHz带宽最少为1/3倍频程、调制信号为正弦或三角表的，重复率在4～20Hz范围内的频率调制音，校准信号的持续时间至少为60s。

检查频率响应的信号为以125Hz至8 000Hz范围内的常用的1/3倍频程的频率为中心的1/3倍频程窄带噪声。每种窄带噪声的时间都应不短于15s。

检查谐波失真的信号为峰级相当于录制的言语检查信号的最高峰声压级的250Hz、500Hz和1 000Hz的纯音各60s（不短于60s）。

录制的言语材料中还可包括竞争声（competing sound）。

（二）录制言语材料的声级

录制的言语材料中的各个检查项的声级应基本一致，并与校准信号的声级基本一致。对言语检查材料的信号级，可以用言语级或言语听力级表示。言语材料中任一个检查项的言语级，应与整个检查表中全部检查项的平均言语级相差不超过±3 dB，拟用的检查项组的平均言语级应与表中全部检查项的平均值相差不大于±1 dB；检查表的平均言语级，应与录制的全部检查项（同一份录制材料中所含的各个检查表中的检查项）的平均级相差不超过 ±1 dB。录制材料中的校准信号应与全部检查项的平均级相差不超过 0. 5 dB。

用言语听力级表示录制言语材料的声级，采用适当声压级的输出强度，测得的拟用的最小检查项测得的平均基准言语识别阈级，应与检查表中全部检查项的平均数相差不超过 ±1 dB。任一单个检查项的基准言语识别阈级，应与表中全部检查项的平均数相差不超过 ±3 dB。检查表的平均言语识别阈级，应与录制材料中的全部检查项的平均级相差不超过 ±1 dB。校准信号的声级与基准言语识别阈级的关系，应与录制者在录制言语材料的说明书中所说明的相同，容差为 ±0. 5 dB。

（三）录制材料的信噪比

用和计量言语级相同的频率计权及时间计权测得的任何在录制言语信号时同时录取的任何固有的背景噪声，应至少比用测定言语级相同的频率及时间计权测定的声级至少低 40dB。

（四）录音室

录言语信号的房间的环境噪声应足够低，信噪比至少 40dB；且在 125 ~8 000Hz 范围内的任一频率的混响时间都应小于 0. 5s。

（五）录音设备

包括传声器的频响，在 125 ~8 000Hz 频率范围的偏差在 2 dB 以内。

（六）相继检查项之间的间隔时间

应基本恒定，变化在 10% 以内。单音节词相隔时间不少于 4s。

（七）录制言语材料的说明书

每一种录音的复制品都应附一份含以下内容的说明书。

1. 语言材料录声的印刷件。

2. 评分方法。

3. 录制的每一种检查材料，在单耳和双耳聆听条件下的以及各种计分方法的基准语言识别曲线，并包括变量的范围、基准曲线的来源及计量条件详细说明（即受试者人数、年龄范围和听阈级范围，以及所用的语言测听设备）。

4. 校准信号，以检查所要求的性能为目的而录制的其他信号的时程，频谱和相对声级的时程、频谱和相对级。

5. 当按等语言识别率阈级法调节语言检查材料的声级时，每一个检查项的语言级和总基准级的关系。

6. 当按等语言识别阈级调节语言检查材料的声级时，每一个检查项的言语级和总基准级的关系。

7. 相继检查项之间的间隔时间。

8. 用于计量语言级的频率和时间计权。

四、汉语言语测听检查表

不同国家、不同语言、不同研究单位用于言语测听的检查材料可不相同。例如，美国有 PAL PB -50词表、CID W -22 词表、西北大学听力检查 4 号和 6 号词表，押韵（rhyme）试验表，California 辅音试验（CCT）表，儿童用言语测听材料、语句检查材料等；澳大利亚国家声学实验室《听力学中为评价交流能力的词可懂度测试》的调查报告中搜集了 1944 ~1979 年各国发展的 34 种检查材料。

我国 1955 年五一发表《语言检查听力的词汇》提出高音和低音二种双音节词表。1957 年魏爵荣、包紫薇（南京大学声学所）编制五张基本表（每表 50 个词）。1963 年蔡宣猷编录了汉语普通话和广州话言语测听材料。程锦元（上海瑞金医院、华东师范大学）编录了汉语普通话和上海话的言语测听材料。中科院心理所沈晔、王书鑫编录了 20 张单音节词表（每张 25 个词）。GB/T 15508 1993《声学 语音清晰度测试方法》附录 A 列出中科院声学所张家禄等编制的“语音清晰度测试音节表”（10 张，每张表 75 个音节）。

上述文件所列出的言语测听检查表中的双音节词表适用于言语识别阈的测定，音素平衡单音节词表适用于言语识别率检查。

为听力康复工作，我国一些单位录制了适用于聋人康复所需的言语测听材料，如：

张华、王直中为聋人听力康复编制了一套《汉语最低听觉功能测试系统》（minimal auditory capabilities in Chinese，MACC），包括：①元音辨别测试表；②辅音辨别测试表；③噪声中言语感知测试（短句中含关键词）：④数词辨别测试表；⑤短句测试表（10 组，每组 10 句）；⑥声调辨别测试表（包括同音单音节和同音双音节）；⑦单音节词（字）测试表；⑧双音节词测试表；⑨环境声辨别测试表；⑩噪声辨别测试表；⑪男声/女声辨别测试表；⑫音节差异辨别测试表；⑬唇读测试；⑭短文测试；⑮重读（强调）辨别测试表；⑯扬扬格异/同辨别测试表；⑰语调（陈述句/疑问句）辨别测试表（参阅附录）。

此外，为检查中枢听处理障碍和中枢听觉神经系统功能障碍的言语测听材料，将在有关章节中讨论。

五、与言语测听相关的其他声信号

言语测听是用口说的或合成的言语声为测试信号，在言语测听检查中，还涉及用于掩蔽非测试耳的掩蔽噪声和作竞争言语测听检查用的竞争噪声。

（一）掩蔽噪声

一般听力计都有 3 种用作掩蔽之用的噪声：①白噪声（或宽带噪声）（white noise，WN）；②窄带噪声（narrowband noise，NB）；③言语噪声（speech - spectrum noise）。在言语测听，用白噪声或言语噪声为掩蔽声。言语噪声是模拟言语的频率特征的低频较强、高频较弱的宽带噪声；在测定言语识别阈级时，有较好的效果。言语测听用的掩蔽噪声的有效掩级，决定于言语信号的特性，对不同言语测听材料的有效掩蔽级，应分别测定。

（二）竞争声（competing sound）

常用的竞争声有符合 IEC 645 - 2:1991，13.1 条的频率计权非调制的无规噪声，和用振幅调制的无规噪声，或其他噪声。还可以用口说的言语的录音材料为竞争声，如多人谈话的嘈杂声（酒会噪声）或单个说话者发出的连续言语。

第二节　言语测听检查的条件和准备

言语测听检查是用言语测听设备（言语听力计）发送言语材料，检测受试者的言语听力。第一章第七节介绍了言语听力计的校准，本章第一节讨论了言语测听材料，下面将讨论其他言语测听检查的必要条件和检查前的准备工作。

一、言语测听室的环境噪声

言语识别阈级和言语识别率的检查，对环境噪声的要求，不像进行纯音听阈测定时的那么严格，但要求测听室的环境噪声不致于掩蔽言语测试信号。GB/T 16403 - 1997（ISO 8253 - 1）和 GB/T 平共处 16296（ISO 8253 - 2）对纯音听阈测定和对声场测听的环境噪声的要求，可作为言语测听检查时对环境噪声要求的依据。

二、测听室和言语测听设备的要求

测听室的温度、湿度和通风、照明应适宜，不嚢受试的专业聆听，室没有分散受试者注意力的事物。测听设备和回讲系统应为高质量高保真的。检查查能清晰地观察受试者的反应（复诵时的发音动作），而受试者不能观察到检查人员的动作（特别发音时唇部的活动）。

如果测试时需要受试者的父母或其他人员在场陪护，应事先对陪伴人员交待如何配合检查和不影响测试的进行。

三、受试者的准备

如患者未做过纯音听阈测试，又能配合检查，应先作纯音听阈测试。如果受试者在近期内曾暴露于噪声，引起听阈暂时性上升，应在休息一段时间后作言语测听，否则应在测听结果的记录中加以说明。

为避免过度劳累，受试者在检查前至少要休息5min。

受试者的准备，通常测听检查前要由国家职权部门或其他适当的机构认定的合格的人员作耳镜检查，如有耵聍堵塞耳道应清除，并将测听延迟一段时间；检查耳机佩戴是否正确，压耳式耳机不应压及耳道。

检查前应确认受试者听懂检查材料的能力，如果用口语对检查材料作出反应，应确认受试者能够复诵检查材料。

对受试者说明如何配合检查，为了获得可靠的结果，用明确、易领会的解说，向受试者作检查方法的指导是十分重要的。

（一）受试者的准备和指导

一般在做言语测听之前，受试者都已做过纯音测听，纯音测听对受试者的准备和指导都适用于言语测听。在言语测听检查之前，应了解受试者所惯用的语种和口音，对汉语普通话的运用熟悉程度，受试者用口说或其他方式做出反应的能力。而受试者说明在言语测听检查时，会听到什么，对听到的哪些声音要及时作出反应，对哪些声音不予理睬，解除受试者疑虑、紧张的心理，一般应说明以下几点：

1. 先检查哪一耳。
2. 检查项的类型及如何作出反应。
3. 任一耳听到语言时都要作出反应，不论它听起来是多么轻。
4. 听到每一个检查项都应立即作出反应。
5. 如果是用口说（复诵）来反应，应清晰地复述听到的检查项，即使并不能肯定是否听对了该检查项，也应跟着说，每个检查项只能作出一次反应。

还应告诫受试者在检查时避免不必要的活动，以免发生不应有的噪声，在作指导后，检查者应核实受试者是否已领会，如有疑问，应重新再次指导说明，要让受试者知道当有任何不适的情况时可以中断检查。

戴耳机和放置骨振器的注意事项与纯音听阈测定的相同。

（二）受试者的反应方式

通常受试者听到测试材料后，用口说复诵作出反应，但也有用书写、指图或按键做出反应的。检查表的检查项的安排有两种类型：一种类型是受试者对听到的检查项，不受限制地认为是什么就说（复诵）什么，称为“开放式检查材料”（open - set test material）；另一种类型是受试者在听到检查项后，从检查表中列出的几个选项，选择一个做出反应，（例如听到检查项/shuǐ/后在“伟、水、腿、嘴”4个选项中选一个做出反应），称为“闭式检查材料”（closed - set test material）。

受试者说出的话必须清晰易为检查者听懂。如受试者说的话不清晰易懂，则应换用其他的反应方式。

检查者应对测试材料的语言熟悉，而且在我国多民族、多乡土口音、汉语普通话尚未完全普及的情况下，还应了解口音差异在受试者口说反应中的表现。同时检查者的听力应能听清受试者口说的反应。

测试材料中各测试项之间的间隔时间，应根据口说反应或书写，指认反应所需的时间做出适当的安排，（例如单音节词表每个检查项之间的间隔时间不短于4s）。在进行言语测听检查时，所用测试材料的检查项之间的间隔时间，应与测定该种材料的基准值时的检查项间隔时间一致，以保证检查结果与基准值的可比性。

四、测定言语识别阈（SRT）级

在许多语言中，最常用于SRT级测定的检查项为扬扬格词。最早美国用于测定言语阈级的言语检查材料是贝尔电话实验室（BEL）1929年Fletcher曲脸的4A词表，由每一对双音节词递减3 dB的检查项组成。1947 年哈佛心理声学实验室 Hudgins 等选用 84 个扬扬格词，分成 2 个检查表，每个表 42 个词。42 个词分成 6 组，每组的言语级递减 4 dB（PAL 9 号）。又用相同的扬扬格词，但不改变言语级，录制成 PAL14 号，1952 年 Hirsh 等删去 PAL 扬扬格词表中太难和太容易的，把扬扬格词减到 36 个，并加领语（比扬扬格词大 10dB）“请说……（say the word）”，成为中央聋病研究所（CID）的听力检查表 W－1。将扬扬格词分成 3 个 1 组，每组递减 3 dB，成为 CID W－2。在录制的 CID 听力检查材料前面加了和领语声级相同的 1 000Hz 校准音。

我国蔡宣猷于 1963 年录制了含 50 个扬扬格词和音素平衡的 50 个双音节词的两张检查表，并应用于临床。1966 年程锦元等编录了《汉语测听词表》唱片，包括 8 张 50 个单音节词的检查表，两张 42 个双音词检查表（6 个双音词一组，每组递降 4 dB）和两张 42 个 3 音节数字为 1 检查项的“数词检查表”，每 6 个检查项 1 组，每组递降 4 dB。还编录了集体测听用的双音节数字唱片（每组 5 个双音节检查项，每组递降 4 dB）。这种每组递降若干 dB 的检查材料（“阶梯唱片”）用于作言语识别阈级检查时，可从受试耳语频（500、1 000 和 2 000Hz）平均听阈级上 25dB 开始给声，当受试者在言语信号（双音节词）递降至某一级时只能听懂其中的一半时，这一级（阈上 25dB－n dB）＊ 即为该耳的言语识别阈级（还要扣除录制唱片时的校正值）。

*结果应换算成言语听力级（dB HL），n dB 为递降总 dB 值。

（一）言语识别阈级的测定法

在许多种语言中扬扬格词为用作 SRT 测定的最常用的一种检查项。在测单耳的 SRT 时，一般先从较灵敏耳开始，先给几个检查项让受试者熟悉“听什么”和“如何反应”。

一般从受试耳的纯音（500、1 000 及 2 000Hz）平均听阈级上 20～25dB（言语听力级）开始给言语信号。每 5 dB 一档地降低言语级，每级至少给两个检查项，直至受试者对某一级不再能对所给的全部检查项作出正确反应，然后用以下两种步骤中之一种继续检查。

1. 5 dB 一档的下降法　用上述开始听错的言语级给一检查项组（每组不少于 10 个检查项），记录受试者作出正确反应的数量，如果受试者的反应（正确的得分）在 50% 以上，则 5dB 一档地降低并每档给另一检查项组，直至某一检查项组的得分少于 50%，这一言语级即 SRT 级。

2. 2 dB 一档的变通下降法　当一个检查项被漏掉时，在同一级给另一个，继续以 10dB 一档地下降直至在同一级中连续的两个检查项都被漏掉，加 10dB 言语级，这一言语级称为“开始言语级”（starting speech level，Ls），在这一开始言语级给两个检查项，每 2 dB 一档地降低言语级，每级给两个检查项，在头 6 个检查项中能作出 5 个正确反应时就继续这一步骤，如头 6 个检查项中正确的不到 5 个，就把开始言语级增加 4～10dB，当受试者对 6 个检查项的反应中错了 5 个时，结束检查。（也可用 5 dB 一档的下降法，用 5 dB 一档时，每一言语级给 5 个检查项，检查于在同一言语级的全部检查项都听错时结束）。

如果在一言语级能准确地得出 50% 的识别率，则这就是该耳的言语识别阈级。如果得出的多于 50% 正确反应最低言语级和少于 50% 正确反应的最高言语级之间有差距，则用线性插法计算出相当于 50% 正确反应时的整数定为该耳的言语识别阈级。

言语识别阈级的计算：

$$SRT = Ls - d \cdot r/n + d/z$$

SRT＝言语识别阈级（dB）；Ls＝开始言语级 NB）；r＝从开始言语级至终止级的总反应正确数；d＝每档的 dB 数；n＝每级的检查项数。

（二）言语察觉阈检查

在纯音听力损失严重或受试者的言语识别能力差，在任何言语级测得的言语识别率都少于 50%，得不同言语识别阈级。这种情况下，可做言语察觉阈检查。言语察觉阈检查用连续言为测试信号。用于控阻断器，将连续言语分割成时程为 1～2s 的检查项，每个检查项之间间隔时间应长于检查项的时程。

于受试者500、1 000及2 000Hz纯音的平均听阈级上30dB开始给一个检查项。受试者听到言语信号就像纯音听阈测定那样做出反应（按指示键钮、举于……），听到声音就做出反应，不再听到声音即停止反应。以20dB为一档的步距逐档减小，每降低一档给一个检查项，在受试者不再作出反应时，每5 dB一档地加大刺激级并给一个检查项，再次作出反应时，降10dB，5 dB一档地加大声级。在重复5次上升中，有3次在同一刺激级作出反应，这一刺激级即为言语察觉阈级。如果在5次上升中每一刺激作出的反应都少于3次，则加10dB，重复以上操作步骤，直至5次上升中有3次上升中的反应在同一级，得出言语察觉阈级。

（三）言语舒适响度级和不适响度级的测定

有时需要在最适响度（most comfortable loudness，MCL）级或在稍小于不适响度（uncomfortable loudness，UCL）级测言语识别率，要得出言语的MCL级和UCL级，可让受试者聆听用不同dB声级的检查项（词或短语）按听到的响度轻重（1～9级）作出回应（1表示极轻，9表示响无法忍受）。4相当于最适响度级，7相当于不适响度级，用得出4和7的言语级，分别测MCL和UCL。

（四）加掩蔽测言语听阈

在测言语识别阈时，加噪声掩蔽的问题和纯音测听不同之处是最小耳间衰减（1A）涉及的不是单一频率，以及要用宽带掩蔽噪声。Goldstein及Newman提出言语信号的最小1A为45dB，如果在未加掩蔽的情况下测得的SRT比非测试耳500、1 000及2 000Hz骨导平均听阈（PTA）大45dB，就有必要在非测试耳（ISO 8253－3建议：如果以言语听力级表述言语信号级，比对侧耳在500、1 000和2 000Hz中任两个频率的最低平均骨导听阈级大40dB以上，则在气导检查中应加掩蔽，在单耳骨导检查时，也要加掩蔽）。如果未加掩蔽测得的两耳SRT相差很大，即使未测骨导PTA，做言语识别阈检查时也应加掩蔽，最小掩蔽级为：

$$L_m = L_t - 40dB + (MA_m - MB_m)$$

L_m＝以有效掩蔽级表示的需用掩蔽级；L_t＝以言语听力级表示的言语级；MA_m＝非测试耳500、1 000、2 000Hz中两个最佳气导听阈级的均值（dB HL）；MB_m非测试耳500、1000、2 000Hz中两个最佳骨导听阈级的均值（dB HL）。

例如，右耳为测试耳，左耳为非测试耳，左耳的500、1000和2 000Hz的气导听阈级分别为30、35、40dB HL，骨导听阈级分别为25、25、30dB HL。右耳用70dB（SHL）的言语级作言语识别率检查，左耳应加的掩蔽噪声为：

70dB－40dB＋（35dB－25dB）＝70dB－40dB＋10dB＝40dB（EM）。

加掩蔽测言语识别阈的步骤：用于作言语测听的掩蔽噪声，常用的是宽带白噪声。近年来推出的模拟言语声谱特征的低频比高频强的“言语噪声”（speech masker）的掩蔽效果较好。

开始加用噪声的声级：在非测试耳加该耳PTA上30dB EML（有效掩蔽级）的掩蔽噪声。如果30dB EML噪声使测试耳的“SRT”上升少于15dB，则不需再加大掩蔽噪声。如果测试耳的SRT上升20dB以上，则需要补加掩蔽声级，即每20dB一档地加大掩蔽噪声，但要注意不会引起“过掩蔽”。

Penrod（1995）认为，当测试耳言语声级大于非测试耳骨导听阈级40dB加噪声掩蔽的做法，只能在做言语察觉阈时起作用，对言语识别的检查则不足以起到掩蔽作用，他主张做言语识别率检查时如果言语级比非测试耳的最佳气导或最佳骨导频率的听阈相差50dB以上时，都应加掩蔽。

五、言语测听设备的保养和校准

为保证言语测听能按规范的要求进行得出可靠的测试结果，应对言语测听设备定期检查和校准。对言语测听设备的检验和校准可分3个步骤：①每日开始工作前的常规检验和聆听检查；②2～6个月作一次电声学检查；③每半年或言语测听设备出现严重故障或结果出现严重误差时，作基础校准检查。

1. 常规检验及聆听检查的目的是尽可能地确认仪器工作正常，校准过的各项指标没有明显的变动。测试时环境噪声和正常开机工作时的差不多。

2．进行以下检验步骤　①检查和试净测听设备和全部附件。检查耳机耳垫、插头及导线，如有磨损或损坏，应予更换；②开机，按说明书（厂家提供的仪器说明书）预热，或至少预热5分钟。按说明书作好所有测听操作的准备步骤。核对换能器的系列号是否与仪器号是否一致。

3．如要进行声场言语测听，应对声场基准点的位置加以确认，并以鲜明的标识标出。对声场测听检查用的设备，至少应3个月检验1次，核对参考点处的声压级。如果声场中的任何摆设有任何移动改变，都应作检验。

4．由一固定的听阈级在正常范围内的人员，对全部用于言语测听的输出换能器（耳机、骨振器、扬声器）输出的低声级的言语声，确认输出的言语声级大致符合要求，可用于言语测听检查。同时聆听环境噪声是否符合要求，不干扰测试。

5．在较高声级（即60～70dB语言听力级）听语言检查材料的全部需用的功能和全部略去用的检查信号，注意设备是否正常工作，特别是无失真和无噪声干扰。

6．在低声级聆听，确认在受试者所在的位置没有来自设备的喀嗒声或噪声或其他不应有的声音。

7．检验衰减器在它们的整个范围内都能对信号按标称值衰减。

8．确认受试者的回讲系统和监听线路工作正常。

六、定期电声学检验和基础检验

参见第一章第八节。

第三节　言语识别率测试

言语识别率（speech recognition score）是能正确识别言语材料的百分数。过去曾称为“言语清晰度”，或“言语辨别率”。由于是用音素平衡词表作为测试材料，故有时也称为“词识别率”。用音素平衡词表测得的最大言语识别率，也可称为“音素平衡词表最大识别率”（PBmax）。用言语材料检测电声设备传递言语信号的性能，用言语清晰度表示。不同的言语测听检查表，因其所含的检查项的易懂程度不同，或录制条件不同等因素的影响，清晰度可不同。例如，正常青年人对《音素平衡词表106》的最大言语识别率为100%；沈鑫等将心理所编制的音素平衡词表的“最大清晰度值订在90%～95%”。

不同言语材料不仅最大言语识别率（清晰度）不同言语识别阈级也不同。通常言语识别率随言语材料的言语级加大而增加，直至言语级加大到得出最大言语识别率，或加大到受试者感到声音太响难于耐受。言语材料的言语级和言语识别率的函数关系，过去称为“清晰度－增益函数”（articulation－gain function）或“成绩－强度（performance－intensity，PI）函数。现在将言语识别率和言语级的函烽曲线，称为“言语识别曲线”（speech recognition curve）。

测言语识别率对评估交谈能力和治疗/康复效果，以及病变性质部位的诊断有重要意义。最大言语识别率和100%（或言语材料的清晰度值）的差值，为受试耳的“言语识别损失”（speech recognition loss）值。

一、言语识别率检查项目

言语识别检查包括测定最大言语识别率，言语识别阈级，半最佳言语识别率，日常交流的言语识别率和得出言语识别曲线的检查等。言语识别阈级的言语识别率为50%，已在前一节中讨论。

检查言语识别率，是测定受试耳对言语信号的识别能力，是让受试者对听到的言语声做出反应，主要的反应方式是“说出听到的语音“或指出听到的是哪个字音（或是哪幅图的称谓）。检查的虽然是听言语的能力，做出反应却需要认知和行为动作参与。因此言语识别率的检查结果易受到心理因素的影响。

影响言语识别率测试结果的因素是多方面的。

二、影响言语识别率的因素

许多因素可以影响言语识别率的检查结果，如言语信号的刺激强度、检查表的频率构成、言语线路使语音的畸变、信噪比、持续时间等物理因素；又如，清晰度（发音者的发音是否清晰，电声器材的工作质量），发音者和听音者是否习用方言土话，测试材料的上下文线索和余力（redundancy）以及受试者对词的熟悉程度等语言学（linguistic）方面的因素；再如；给刺激声的方式、速率、作出反应的方式、评分方法、检查材料的不同、由不同的发音人（或同一人在不同时间发音）发出的信号（言语）。受试者听力损失的程度性质、接受言语测听的心态、经验、智力和是否理解如何配合测试等受试者的因素。

（一）口音问题

我国是多民族、多种方言口音的国家，汉语普通话普及的程度还不尽如人意，因为口音的问题，有些音素的辨认和发音可影响识别率的测试结果。做言语识别率测试前，应对受试者的口音及对识别率的影响有充分的了解。

（二）智能及文化水平

受试者的智能、文化水平，特别是儿童的语言言语知识，对检查表中词语的熟悉程度有较大的影响。

（三）词的熟悉程度

用受试者熟悉的词汇识别率明显高于用不熟悉的词条的识别率。

一般用于测定言语识别率的是音素平衡词表，不同音素平衡词表的基准言语识别曲线不同。检查结果应与所用的检查表的基准言语识别曲线比较，并在测试结果报告中草药注明所用的检查表。

（四）音节数和可懂度

一个检查项中所含的音节越多，它所含的语意也越多，也就越容易听懂，3个音节的检查项比双音节的检查项容易懂，有意义的单音节比无意义的单音节容易懂。同一单音节在作为一个单音节检查项时比它在语句中时较难听懂。

（五）信噪比与竞争声的类型

言语识别曲线随信噪比的改变而改变。不同类型的听力损失相当于受不同噪声的干扰，言语识别曲线受到相似的影响。当信噪比不利于识别言语时，感音神经性听力损失耳比正常耳在相同信噪比时的识别率更差。不同类型的噪声在相同的信噪比下，言语识别率可不相同，以唠叨噪声（babble/noise）为背景，不仅识别率会明显降低，而且检查表中“易懂的”检查项也变得难懂。在安静环境中是等效的不同词表，在唠叨噪声下则不再等效。Findlay（1976）比较正常青年人和噪声性听力损失者在唠叨噪声中的言语识别率，两组都下降，但两组差异很大。

（六）男声和女性发音的差异

正常青年对男声和女声发音的测听材料，可得出完全不同的检查结果，经音量单位调至0后女声发送的材料的言语级要在安静环境中提高10～13dB，在噪声环境中提高12～16dB才能得出与男声发送的材料相同的言语识别曲线。这和男声和女声的言语谱的差异有关。在不同的阈上言语测听时仍会有这种在正常人出现的对男声和女声的言语识别率的差异。

（七）录音和口说

口说的灵活性大。监控的话语声（M LV）费时少，易于应用，但发音人不同，得出的结果可不同，同一发音人在不同时间的发音所得的检查结果也可有出入。

（八）反应方式

用手写要较长的反应时间，并需视与手的配合、拼写能力（或会写字）。用口述复诵法，检查者有听错的可能（由于口音不同，说者和听者都可能发生与听敏度无关的差错）。检查前应通过交谈了解受试者对听说汉语普通话的熟练准确程度，检查时手持一打印的检查表，并注意看受试者发音时的口形，例如从口形可辨别到/［f］/和/［l］/等音素。如对反应有疑问，可让受试者说明这一词的意义或让受试者说一句含有这一词的语句。

（九）开式和闭式反应

用闭式反应得分较高，例如 50 个检查项，每个检查项有 5 种可供选择的答案。这样每个检查项都有 1/5 碰对的可能性，50 个检查项就有 10 次碰对的可能性。在临床应用时，有的被试者还可从有的检查项中正确地排除一个陪衬的能力，这就使识别率可超过实际的言语识别率。另方面闭式反应法受到视觉、阅读、作出反应（指出、取出、书写等运动反应）等的限制，在有些对象不适用。

（十）用半张检查表还是用整张检查表

为了减少临床检查时间，很多作者比较了在不同的受试者作了用半张和全张表的测试结果。有的作者认为如果用 25 个检查项得分在 92% 以上．就可以认为结果没有受多少伪迹的影响。Thornton 及 Raffin（1978）指出减少样本数，结果得分的变异性会加大。例如，识别率为 92% 的，50 词测试的变异范围为 78% ~98%，用 25 词测试的变异范围为 72% ~11%；识别率为 60% 的，50 词测试的变异范围为 42% ~72%，25 词为 36% ~84%。用 50 词检查表测试得出的结果较可靠，而多于 50 个检查项的言语检查表，则在临床应用费时太多，受试者易于疲劳。

（十一）戴语

常用的载语有“说……”，“请说……”，“写……”，“指……”“一……”。Fletcher 和 Steinberg（1930）报告有领语的 CVC 音节比没有的辨出率高。Martin 等（1978、1962）则报告在临床测听有无领语并不影响测试结果。

（十二）语音平衡与音素平衡

对检查表编制是否必须遵循语音平衡的要求有不同的看法。Tabias（1964）认为语音平衡是有意思的，但不是必需的。Carhart（1965）认为：“一般说，只要检查项对病人是具有意义的单音节词，它们的语音分布又是适当地安排的，这一张和另一张 50 词检查表较为相当的”，就行了。Lehiste 及 Paterson（1959）认为真正的语音平衡是不可能的，因为特定的言语声会受到它的前后的声音影响而改变。他们主张用“音素”（phonemics）或“感知性语音”的概念代替语音，并用全是“辅 - 元 - 辅”式的单音节词编成 CNC 词表（N 表示以元音为音节的核心），后来 Tillman 等（1963）从原始 CNC 表中挑选 95 个词另加 5 个，得 NU - 4 号听力检查表，1966 年又编出 NU - 6 号听力检查表，用男声和女声录音，在为临床和科研广泛应用的检查材料。

三、言语识别率（speech ecognition score，SRS）测定法

（一）言语识别率检查顺序及注意事项

言语识别率一般先从受试耳的 500Hz、1 000Hz 和 2 000Hz 纯音平均听阈级上 30 ~ 40dB（言语听力级，以下简称 SHL）开始。然后根据需要测最大言语识别级和言语识别曲线。在几次不同刺激级的言语识别率检查中，不可重复用相同的检查项。如要用多个言语级测不同言语级的识别率，应避免用相同的检查项目。

（二）检查前先让受试者熟悉检查方式

如果作言语识别率检查前，没有作过言语识别阈级测定，应先让受试者听一些声级够大的受试者能听清楚的检查项，使之对如何配合检查有充分的了解。通常选用受试者 500、1 000 和 2 000Hz 纯音平均听阈级上 30 ~ 40dB 的言语级。

（三）给声的声级应根据不同的检查目的选择

测定最大言语识别率（SRS_{max}），用言语识别阈级上 25dB 或 30dB 的言语级得出第一个 SRS。然后以 5 dB 或 10dB 一档地递增。直至得出最大的得分或至受试者感到不适或疲劳。如果在较高的刺激级出现回跌（rollover）现象（言语识别率下降），则应在较低的刺激级继续检查。测言语识别曲线，则从言语识别阈开始，以 10 或 20dB 的步距加大言语级，每一言语级听一张完整的检查表，将识别率按图 6 - 3 - 1 连成言语识别曲线。

（四）言语识别曲线（speech recognition curve）

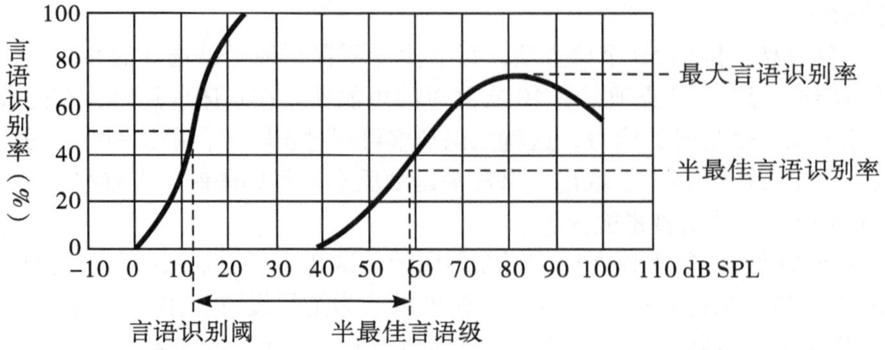

图 6-3-1　言语识别曲线

它是受试者对某一种言语检查表在不同言语级得出的言语识别率在言语听力图上的连线。不同言语检查表，用不同的换能器（耳机、骨振器或扬声器）发送，在大多的 18 ~25 岁的耳科正常男女青年人得出的基准言语识别曲线不同。图 6-3-2 为耳科正常人聆听由压耳式耳机发送的双音节词表 201、单音节词表 106 和心理所单音节词表的基准言语曲线。

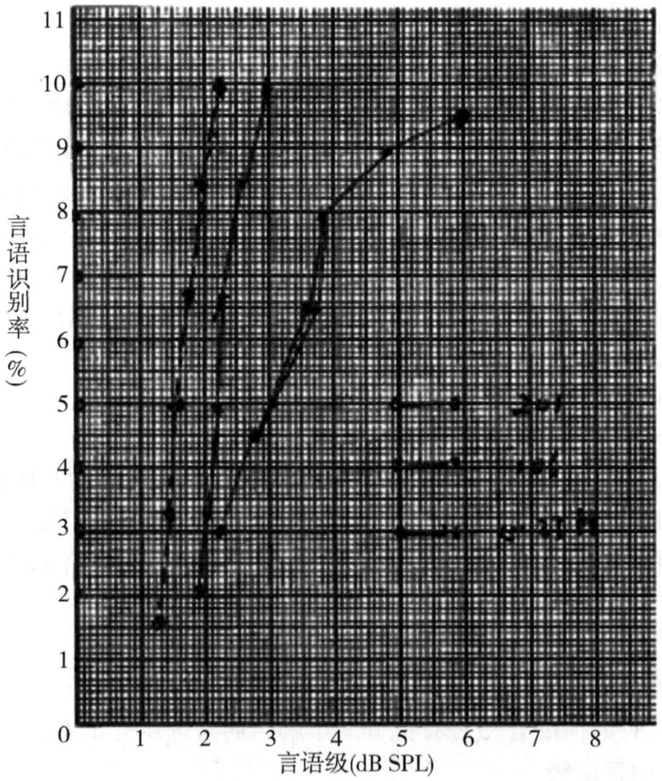

图 6-3-2　三种言语检查表的基准言语识别曲线

在进行言语识别曲线测试时，从 500、1 000 和 2 000Hz 的纯音平均听阈开始，每 5 ~10dB 一档地加大言语级。每一言语级测得受试耳对一整个检查表的言语识别率。每一级换用一份检查表，为了节省检查时间，有学者每一言语级测一个检查项组的言语识别度或每一言语级检查 25 个词的识别率。但这样做可能使检查结果的可靠性和正确性降低。

（五）最大言语识别率的测定

最大言语识别率（maximum speech recognition score，SRSmax）是受试者对言语测听材料能测得的最大的言语识别率。因为一般都用音素平衡词表做言语识别率检查。因此，最大言语识别率常用的缩写为 PBmax。

音素平衡词表的基准言语识别曲线示，在得出最大言语识别率后继续加大言语级，言语识别率不会再增加，言语识别曲线呈平台形，进一步加大言语级，受试者会因感到言语信号太响而不能耐受，在有些受试者言语识别率反而下降，出现回跌现象（rollover effect）。

ISO 8253－3 将得出最大言语识别率的言语级定义为“最佳言语级”（optimum speech level）。临床听力学在用言语听力级表述得出最大言语识别率的声级时，常用得出最大言语识别率的最低言语级和言语识别阈级的关系为基础。有的学者报告最大言语识别率可在不适响度级得出，至少应在两个不同的言语级测定最大言语识别率。

虽然最大言语识别率只有一个，但临床听力学测试的最大言语识别率有：①最佳言语级的 SRSmax；②得出 SRSmax 的最低言语级；③SRSmax 平台的宽度和可能出现于不适响度级的 SRSmax。

未做过言语识别阈测定者应先给受试者聆听若干个言语级够大的检查项，让受试者熟悉如何配合检查。一般给 500、1 000 和 2 000Hz 纯音平均听阈上 30～40dB 的检查项让受试者听和熟悉检查方法。

几种测定最大言语识别率的步骤：

1．从言语识别阈级开始测试法　于言语识别阈级上 25～30dB 开始测言语识别率。然后每 5dB 或 10dB 一档地加大言语级，每档测一张检查表的言语识别率。直到得出最大言语识别率或受试者感到太响或疲倦。如果在较高言语级言语识别率下降（加跌效应），则应于较低的言语级继续测试。

2．于最佳言语级测最大言语识别率（SRSmax）　先用与正式检查所用的同类型言语材料发送给受试耳听，受试者不对听到的检查项作出复诵等反应，而只报告声音太低或太高或合适。用响度太高和太低之间的中点的言语级，即最佳言语级测 SRS。

3．从方法“1”确定“得出最大言语识别率”的最低言语级和最大言语识别率的平台宽订（SRSmax 的最低言语级和不适响度极之间的 dB 数）。

4．先用监控的口语（monitored live－noise，MLV）　从言语识别阈上 25dB（25 dB SL）开始 10dB 一档地加大言语级，测得最大的识别率，即“估计的 SRSmax”。然后用同类的检查表，以得出“估计的 SRSmax “的言语级测言语识别率，即可得出正式的最大言语识别率。

（六）半最佳言语识别率测试

在有的患者最大言语识别率低于 50%，这时只能测“半最佳言语级”（half optimal speech level），曾称为半峰级（half peak level）。半最佳言语级是低于最佳言语级的，得出相当于最大言语识别率的一半时所用的言语级。测半最佳言语级的步骤是先测定最大言语识别率，每一档 5dB 地减小刺激级，每降一档让受试者听一整张检查表，直到在某一刺激级的言语识别率稍大于最大言语识别率的一半，再降低刺激级言语识别率就小于一半时为止，用插入法算出这两个刺激级之间的“半最佳言语识别率”。

（七）检查日常交谈的言语识别率

在距说话者 1m 处，日常交谈声为 70dB SPL 左右，相当于压耳式耳机输出 50dB HL。用压耳式耳机发送 50dB HL 的音素平衡词表，得出的言语识别率，可作为估计受试者在理想的聆听环境中（安静的）日常交谈中的言语识别能力。在噪声中和混响的房间中，日常交谈的能力差于测得的言语识别率。

（八）加掩蔽测言语识别率

言语识别率检查和 SRT 检查不同之处为：①声刺激级比 SRT 检查的高；②在固定刺激级检查言语识别率（word recognition score，WRS），而不像查 SRT 那样反复加大和减小刺激级。

当测试耳的声刺激级比非测试耳的纯音平均骨导听阈大 45dB（耳间衰减值）时，应应在非测试耳加掩蔽。例如，在一个 SRT 为 30dB 的受试耳，用 40dB SL（感觉级）的单音节词测该耳的言语识别率，对测试耳的刺激级为 70dB HL。非测试耳的纯音平均骨导听阈（PTA_{BC}）小于 25dB HL（70dB -45dB =25dB），就有越边听力的可能，应在非测试耳加掩蔽。

测试耳的刺激级减耳间衰减，为可传至非测试耳的刺激级，再减去非测试耳的 PTA_{BC}，即为需在非测试耳加掩蔽的声级（dB EML）。Goldstein 和 Newman 在做言语识别率检查时，加掩蔽噪声的计算法，是测试耳刺激级减 30dB。(在非测试耳加“测试耳刺激级” -35dB)。在非测试耳有传导性听力损失时，掩蔽级应加气—骨导差。

（九）声场言语测听

根据检查目的，声场言语测听可加竞争声，或只检查对言语信号的听阈或识别率。一般将发送言语信号的扬声器置于受试者正前方 0°入射角处。如需要将受试者的言语测听结果和基准言语识别阈级或基准言语识别曲线进行对比，则扬声器的位置应与取得上述基准值时的位置相同。如果需要加竞争声做声场竞争言语测听则从位于入射角为 45°的对称扬声器发送竞争声。

第四节　在竞争声下言语识别检查

在噪声环境中难于聆听言语是许多感音神经性听力损失者所苦恼的问题。一些纯音听阈基本正常或只有轻 - 中度纯音听力损失的患者，在噪声环境中听懂言语的能力却很差。在不少听力损失者，噪声对言语听力的干扰，往往是选配助听设备的主要问题之一。检查在噪声中聆听言语的识别能力，对评估噪声性听力损失者、老年性聋、学龄前儿童的交谈能力，和对助听器的选配及评价等都有实用意义。

一、竞争声（competing sound）

常用于竞争言语测听的噪声有符合 IEC 645 规定的无规噪声，也可用多个说话者的唠叨声，或单人发出的连续言语等。竞争声可从同一个压耳式耳机与言语材料同时发出，也可在声场中用扬声器发出。声场中发出言语信号的扬声器置于受试者的前方（0°入射角），竞争声由两个人射角为 45°的位置对称的扬声器发出。两个或多个扬声器发出的无规噪声应为非相干性的，竞争声级（competing sound level）按规定的频率计权和时间计权（C 计权和慢档）在声耦合器（或仿真耳、仿真乳突或声场中的基准点处）中测定其声压级或振动力级。一般用约略相当于普通会话声的 65 dB（言语级）。也可用 SPL 的固定竞争声级，并可 5 dB（或小于 5 dB）一档地改变噪声级。

二、竞争声下测言语识别率的方法

临床可在某一个或某几个言语 - 噪声比的条件下测言语识别率，也可测定某一言语识别率时的言语 - 噪声比。

（一）固定言语 - 噪声比，测言语识别率

1. 调听力计输出至所需的言语级　在同时给比言语级低 20dB 的竞争噪声的情况下，让受试者听一些他能听清的检查项，使之熟悉如何反应配合检查。

2. 调竞争声至所需声级作达到预定的信 - 噪比，开始用一整张检查表测言语识别率。

3. 在不同言语 - 噪声比下测言语识别阈　在不同的言语 - 噪声比下言语识别阈不同。测试方法可以通过加大竞争噪声级或降低言语声级来改变言语 - 噪声比。首先按上述方法测定不同信 - 噪比下的言语识别率。

（二）加大竞争声级

于每一声级给至少两个检查项，直至听错两个中的一个：

1. 5 dB 一档地降低言语 - 噪声比法　在每一档听一个检查项组，每组至少 10 个检查项，记录听对了的检查项。如果能听对 50% 以上的检查项，则 5 dB（或少于 5 dB）一档地加大竞争声级，每档听一新的检查项目，记录听对的检查项，直至听对的检查项少于 50%，用插入法计算出听对 50%

的最低声级和听错 50% 的最高声级之间的“言语识别阈级的言语 - 噪声比”。

2. 变通的降低言语 - 噪声比法　当听错（听漏）一个检查项时，在同一竞争声级给第二个检查项，加 10dB 继续检查，听错一个时给第二个检查项，直至在同一竞争声级接连听错两个检查项。将竞争声级降低 10dB，这一声级称为“竞争声的起始声级”（$L_{N,S}$）。从起始声级开始，每 2 dB 一档地增加竞争声级，并从 $L_{N,s}$ 开始每档听 2 个检查项，直至在连接的 6 个检查项中至少听对 5 个，如果不能得出这一结果，就将起始声级降低 4 ~ 10dB。增加竞争声级（降低言语一竞争比），至对连续的 6 个检查项中听错 5 个为止。

如果用 5 dB 一档代替 2 dB 一档，则每档听 5 个检查项，至对接连的 6 个检查项中听错 5 个为止。

对所选用言语级用以下公式计算听对 50% 检查项时的竞争声的声压级。

$$L_{N,SRT} = L_{N,S} + d \cdot r/n - d/2$$

$L_{N,SRT}$ 为听对 50% 时的竞争声级；$L_{N,S}$ 为竞争声的起始级（dB）；d 为每档 dB 数；r 为从起始级开始听对的检查项数；n 为每一档的词数。

言语级和 $L_{N,SRT}$ 之间的差即为竞争声下的言语接受阈。

第五节　其他言语测听法

ISO 8253 - 3: 1996《声学—测听方法—第 3 部分：言语测听》规定了用录制的开集检查材料进行言语测听检查的有关事项。本章前面所讨论的内容主要是有关用录制的末集检查材料扬扬格词检查表测言语识别阈，和用录制的开集检查材料音素平衡词表测言语识别率的条件和方法。本节将对其他言语识别试验作简单的介绍。

一、口语给言语声作言语测听

用口语声（live voice）得出的测试结果没有用录制材料得出的结果可靠，但临床医师多用监控的口语声（monitored live voice，MLV），因为 MLV 的灵活性较大，检查费时较短，特别是在检查儿童时，由于儿童常不能长时间地集中注意力，同时儿童掌握的词汇又较少，加之对录音不易作出反应，用 MLV 有一定的优越性。

如要进行口说声检查，必须用自然的重音和音调清晰地说出检查材料，除有特殊必要者外，受试者不应看到说话者以免读唇代替聆听，应按标准化的检查表读出检查信号，而不能靠记忆来背诵检查项。

口说检查信号应在安静的房间中进行，房间的噪声级应至少能达到言语噪声比为 40dB，而且房间内的混响时间应小于 0. 5s。

用监控计（言语言语级指示器）监控言语级，在检查过程中说话者和传声器之间的距离应保持恒定。

二、儿童词识别试验

用儿童所熟悉的单音节词编制的开集检查表，由口说发音检查儿童的言语识别能力，是常用的检查儿童言语听力的方法。听言语声指图检查，是 25 张图片，每张图片有 5 个图形；5 个图形中有 1 个是和检查项相符的，儿童听到检查项后，在 5 个图片中指出听到的是哪一个。这种闭集材料，较易引起儿童的兴趣配合检查。

三、语句识别率检查

语句检查表的言语识别 - 强度函数曲线，比扬扬格词的陡。在难于用扬扬格词表检查言语识别率的病人，可用语句检查表检查。语句检查表还可检查语境和听懂言语的关系。

Davis 和 Silverman（1978）设计的“CID 日常言语语句”（CID everyday speech sentence）检查表，由能反映美国英语的词组成。共 10 组句表，每组 10 个语句，每组中含 50 个关键词，以开集反应对关键词复诵正误评分。

Kalikow 等（1977）录制的“噪声中的言语感知”（speech perception in noise，SPIN）检查材料，含两道录音，一道录制 8 组 50 个语句（每句 5 ~ 8 词），另一道录制 12 个人嗓音合成的唠叨声。

四、高频反应试验

用由许多高频音素编录的检查表，检查感音神经性高频听力损失者对音素的识别能力。这一试验可用于康复听力学，选择和评估听力康复方案的制定和助听设备的选用评估。

五、男声和女声录制材料的比较

耳科正常青年听由男声和女声发音录制的同一种言语检查表，在监控计音量为 0 和相同的言语听力级测得的言语识别曲线明显不同。

用男声和女声发送的相同 dB HL 的 PB 检查表检查听力减退的病人，有助于向患者解释测听结果的意义。

言语听力图的格式

言语测听的结果可用言语字表述，也可用言语听力图表示。言语测听结果的报告中应包括检查项目、检查材料、发送方式、言语识别阈级，最大言语识别率，和其他言语测听检查的结果。

ISO 8253 - 3 推荐：“当用言语听力图表示言语测听结果时，纵轴以百分数表示言语识别率，横轴用言语级（dB SPL）或言语听力级（dB HL）言语信号强度或言语 - 噪声比。纵格与横格的比例为 20% 相当于 10dB，应注明所用的言语材料的类型”，并附检查表的基准言语曲线（图 6 - 5 - 1）。

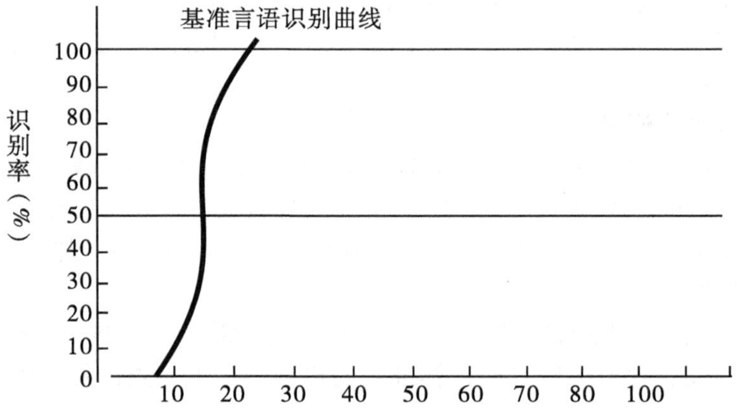

图 6 - 5 - 1　言语听力图

第六节　言语测听结果分析

基础言语测听检查主要是测定言语听阈和测言语识别能力。测言语听阈的主要检查，是测能正确听懂 50% 扬扬格词的最低言语级，即言语识别阈级（SRT）。难于用扬扬格词检查的病人，可用语句检查表测言语识别阈级。不同言语材料的基准言语识别阈级不同。检查结果报告中应注明所用言语材料及其基准言语识别阈级。

言语听阈测定还包括言语察觉阈测定、最适响度级测定和不适响度级测定、伴竞争声的言语识别阈。

一、言语听阈

1. 将言语识别阈测试结果与基准言语识别阈级比较。受试耳测得的言语识别阈级（dB SPL）减去基准言语识别阈（dB SPL），得出的差即该耳的言语听力级（dB HL），言语听力级反映受试耳有无言语听力损失（speech hearing loss）和言语听力损失的程度。

2. 将受试耳的言语识别阈级（SRT，dB HL）与该耳的纯音平均听阈（PTA）比较，耳科正常的青年人和大多数听力障碍患者的SRT和PTA基本一致。（程锦元等双音节词录音材料201 16 dB SPL的言语识别率为50%，PTA的等效阈声压级为10dB SPL）。比较SRT和PTA时应注意所用的测听言语材料的基准言语识别阈的dB SPL数值，并得出PTA与SRT间的修正值。SRT和PTA相差在±7dB至±12dB范围内，为正常。如SRT和PTA相差超过±12dB，则应视为二者不相符，应复查。不相符的原因可能与所用的言语材料的基准言语识别阈级本身与PTA不一致，与发音者的口音、录放音设备的质量，输入言语信号未正确地规范化等因素有关。排除测试方法等影响测试结果的因素后，复查如SRT和PTA仍严重分离，则应做有关蜗后病变或中枢听神经系统功能的进一步检查。

3. SRT和PTA基本一致者，用SRT向受试者说明其言语听力损失的程度，比用PTA较易为受试者所听懂。用SRT说明言语听力损失的程度，能较直接地让受试者了解自己的实用听力，用言语进行交流的能力。

听力损失的界定和听力减退的分级：

世界卫生组织、国际标准组织，许多国家的政府或协会，对听力损失的定义和对听力减退的分级，基本都是以语频纯音平均听阈（PTA）哪几个频率纯音的平均值（各国或各部门的规定不完全相同）为依据的。这种划分有无听力损失和听力障碍的严重程度的方法，是建立在“PTA相当于SRT”的认识基础上的，在正常人和大多数听力减退的患者，用PTA估计言语听力是恰当、可靠的。然而，在蜗后性和中枢性听力损失，言语听力和纯音听力常明显分离（言语识别明显差于纯音听力）；而且言语识别率与以PTA对听力障碍严重程度的分级也不能比配。一些听力学家将言语识别率的检查结果分为“极好”、“好”、“还可以”和“差”，不同言语检查表的基准言语识别阈级、基准言语识别曲线、最大言语识别率及得出最大识别阈的最小言语级不同，不同听力疾患言语识别的影响不同，言语听阈和言语识别错误率没有一定的对应关系。

4. 用言语听力级（dB HL）表示言语听力可直接说明言语听力损失的程度，也便于在阈上言语测听检查中表述所用的言语刺激级。如在测定最大言语识别率时，从SRT上30dB开始测试，或说从30dB SL开始测试。言语测听检查中的“感觉级”（sensation level，SL）是以受试耳的言语识别阈级为基础的。例如，受试耳的言语识别阈级为30dB HL，则该耳的30dB SL为60dB HL。

5. 有些听力障碍的最大言语识别率低于50%，得不出言语识别阈。可测言语察觉阈级，了解其察觉言语信号的能力。

6. 声场中测得的SRT，应与同一种言语材料在同一声场条件下测得的基准言语识别阈级比较。如比较声场中测得的SRT和声场中的PTA，则两项检查时扬声器和受试者之间的距离和占位关系都应相同。

二、言语识别率检查结果分析

言语识别率检查主要是观察言语识别率和PB词表的言语级的关系。临床工作主要检查于最适响度级测得的最大言语识别率（PBmax或WRSmax），分析言语识别损失程度，言语识别损失和言语听力损失的关系，得出PBmax的最小言语级和不适言语级的关系、高言语级的言语识别率（有无回跌效应）。有些听力学检查室作完整的言语识别曲线检查，有些测定日常交谈的言语识别率，有些听力实验室分析错漏词的性质。分析比较言语识别率和纯音听力的关系，在安静条件下的言语识别率和在竞争声中的言语识别率，对听力损失的性质的诊断和听力康复方案的制定有重要意义。

（一）最大言语识别率（SRSmax）

最大言语识别率，或称为最大词识别率（WRSmax），由于常用音素平衡词表检查言语识别率，故又称为最大音素平衡词识别率（PBmax），耳科正常青年人的最大言语识别率为100%。在听力障碍患者测得的最大言语识别率是衡量患耳言语识别损失的依据。

音素平衡词表（PB词表）是最常用于检查言语识别率的检查表。不同的音素平衡词表的清晰度不同。理想的PB词表的清晰度为100%。正常青年人在适当的言语级对PB词表的最大言语识别率为

100%。但有些 PB 词表的清晰度低于 100%，正常青年人的 SRSmax 少于 100%。

1. 言语识别损失（speech recognition loss） 将受试者的最大言语识别率与所用的音素平衡词表的清晰度比较，二者之间的差，即为言语识别损失的程度：

言语识别损失（100%）（或检查表的清晰度 - SRSmax）。

2. 最大言语识别率和言语识别阈的关系 言语识别阈反映言语听力损失的程度，最大言语识别率反映言语识别损失的程度，言语听力损失和言语识别损失之间并无一定的相关性。在传导性听力损失，有明显的言语听力损失，但在高强度的言语级测得的最大言语识别率可接近正常或正常，即无明显的言语识别损失。在耳蜗性听力损失，既有言语听力损失，又有言语识别损失，且于较低的言语感觉级即达到不适响度级。在蜗后性听力损失和言语识别损失的程度可不成比例地明显超过言语听力损失。

（二）言语识别曲线

耳科正常青年人和大多数听力减退的患者言语识别率随言语级的增加而增高，达到最大言语识别率后，言语识别率在继续加大言语级时不会有何改变，直至加大到响度不适级。然而有些最大言语识别率减小的听力减退者，在达到最大言语识别率后继续加大言语级可出现言语识别率不升反降的现象（回跌），或过早地出现响度不适级（图 6 - 6 - 1）。

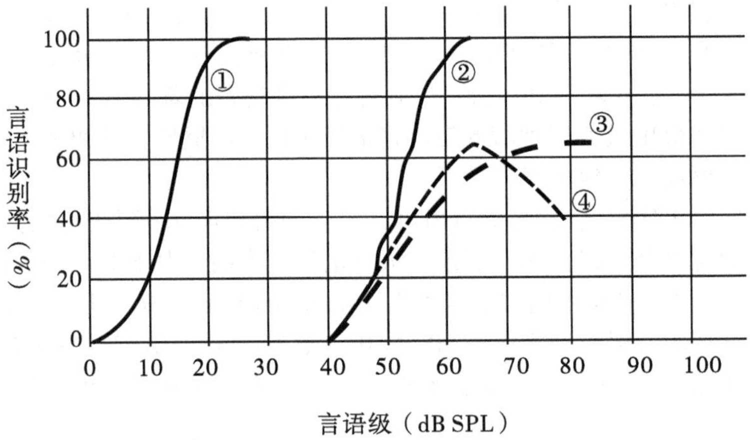

图 6 - 6 - 1 不同听力损失的言语识别曲线

①基准言语识别曲线；②传导性听力损失；③耳蜗性听力损失；④蜗后性听力损失。

（三）言语识别率和日常交谈的关系

通过检查日常交谈的言语识别率（压耳式耳机发送 50 dB HL 的单音节词测得的识别率）可估计受试者聆听日常对话的能力。为预估耳手术效果和制定听力康复方案作参考。

（四）错漏音素分析

在分析言语识别率检查结果时，将哪些错听漏听的音素和它们发生在哪些言语级加以分析，可了解受试者言语识别阈的特点，是对擦音、塞音、滑音、鼻音、前元音还是后元音识别能力差，为康复提供参考。用由高频音素组成的检查表检查高聚物频听力损失耳的言语识别率，可用于听力康复工作的方案制定及评估助听效果。

（五）竞争声中的言语识别率

SRT 和 PTS 分离，言语识别率不成比例地差于纯音听力，常见于蜗后性听力损失，有些听力障碍者在安静条件下测得的言语识别率不能反映患者日常生活中的交谈困难的程度。例如，有不少老年性聋的患者在安静条件下测得的纯音听阈和言语识别率，都不足以反映其日常生活中的交流困难。以安静条件下测得的纯音听力图和言语识别率作为助听器的选配依据，往往也达不到改善交流的目的。

三、小结

言语测听检查结果的分析可归纳如下：

1. 测定言语识别阈极，评估言语听力损失程度。

2. 测定最大言语识别率（PBmax），评估言语识别损失程度。

3. 测定日常交谈的言语识别率，评估日常交谈的言语识别能力。

4. 测定得出 PBmax 的最小言语级　①分析 PBmax - 最小言语级和 SRT 的关系，预估听力重建手术或助听技术的效果；②分析 PBmax - 最小言语级和言语不适响度级的关系，了解可用于得出 PBmax 的言语级的动态范围。

5. 患耳的言语识别曲线与基准言语识别曲线对比，观察分析　①言语听力损失程度（患耳 SRT 级和基准 SRT 级之差；②曲线轮廓、PBmax - 最小言语级和不适响度级的关系，有无回跌效应。

6. 分析识别错漏的音素的特性，在哪些言语级对哪些音素识别错漏，为制定康复方案提供参考。

7. 比较纯音听阈和言语识别阈级，有无言语听力不成比例地差于纯音听力。

8. 比较安静条件下和噪声竞争下的言语识别率，有无竞争言语识别率明显差的表现，为听力障碍的诊断和康复方案参考。

9. 评估言语听力损失程度和异堂响度重振对言语识别的影响，设定助听设备输出音量的动态范围。

（顾　瑞）

参 考 文 献

1. International Standard Organization. Acoustics - Audiometric test methods. Part 3：ISO/TC 8253 - 3. 1992，Geneva. International Organization for Standard.
2. 全国标准化技术委员会. 声学语言清晰度测试方法. GB/T 15508. 1995. 北京：中国标准出版社，1995.
3. International Electrotechnical Commission. Audiometers. Part 2：Equipment for speech audiometry. 1993，Geneva. International Electrotechnical Commision.
4. 蔡宣猷. 言语测听法. 中华耳鼻咽喉科杂志，1963，9（1）:8.
5. 程锦元，等. 汉语测听词表的编选. 中华耳鼻咽喉科杂志，1996，12（2）:106.
6. 沈晔，王书. 一个言语测听材料的编制. 心理学报，1983，3:316.
7. Brandy WT. Speech audiometry. In：Katz J（ed）. Handbook of Clinical Audiology（5th ed）. Baltimore：Williams & Wilkins，2002，96.

[附] 汉语言语测听词表举例

清晰度试验音节表 KXY 1

ā 阿	àn 暗	áng 昂
bǐ 比	biàn 便	biāo 标
bīn 宾	cā 擦	chǐ 尺
chōng 冲	dé 德	dì 地
diàn 电	dǒng 董	duō 多
ér 儿	fā 发	fó 佛
gǎi 改	gàn 干	gēn 根
gǔ 古	hé 河	hēi 黑
huì 会	huǒ 火	jí 吉
jìng 竞	jiǔ 九	jué 决
jūn 君	kù 库	làng 浪
liáng 良	lǜ 律	mén 门
mǒu 某	mù 木	nǐ 你
nóng 怒	pái 排	qì 气
qiàn 欠	quán 全	rào 绕
rén 人	shàn 善	shé 蛇
shī 师	shuā 刷	shuí 谁
shùn 顺	sì 四	tài 太
téng 腾	tú 图	wò 卧
xī 西	xiě 写	xìn 信
xǐng 醒	yǎ 哑	yǎo 咬
yě 也	yī 一	yìng 硬
yòu 又	zhǎo 找	zhè 这
zhèng 正	zhì 志	zhuān 专
zì 自	zǔ 组	zuò 作

清晰度试验音节表 KXY2

bā 八	bì 必	bó 伯
bù 布	chéng 成	chǐ 尺
chò 错	dán 但	dé 德
dǐ 底	duì 对	duó 夺
ér 二	fang 房	fén 奋
gāi 该	gòng 共	gōu 沟
guǎn 管	hā 哈	hè 贺
hēi 黑	hūn 昏	jì 记
jiáng 酱	jìn 近	jiù 旧
jūn 君	kěn 肯	lǎo 老
lè 乐	liǎn 脸	mào 茂
miè 灭	míng 明	niǔ 牛
nù 怒	pì 皮	qì 齐
qiàn 欠	qiè 窃	rán 然
rù 入	shǎ 傻	shè 射
shén 神	shì 十	shǔ 署
shuō 说	sì 四	téng 腾
tiān 天	tǒng 筒	wēi 威
wǒ 我	wǔ 五	xí 习
xiǎo 小	xīn 心	xìng 姓
yá 牙	yāo 腰	yí 移
yìng 营	yù 玉	yuǎn 远
yuè 月	zài 在	zhāi 摘
zhàn 站	zhàng 丈	zhǐ 只
zhuā 抓	zǐ 子	zōng 宗

[附] 汉语言语测听词表举例

一、声学所编

A 1.3 汉语清晰度测试音节表

—KXY 3 表

āo	敖	bā	八	bì	必
bó	伯	bù	布	chéng	成
chǐ	尺	cuò	错	dàn	但
dé	德	dǐ	底	duì	对
duó	夺	èr	二	fáng	房
fèn	奋	gāi	该	gòng	共
gōu	沟	guǎn	管	hā	哈
hè	贺	hēi	黑	hūn	昏
jì	记	jiàng	酱	jiāo	交
jìn	近	jiù	旧	kěn	肯
lǎo	老	lè	乐	liǎn	脸
mào	茂	miè	灭	míng	明
niú	牛	nù	怒	pí	皮
qí	齐	qiàn	欠	qiè	窃
rán	然	rù	入	shǎ	傻
shè	射	shén	神	shí	十
shǔ	署	shuō	说	sì	四
téng	腾	tiān	天	tǒng	筒
wēi	威	wǒ	我	wǔ	五
xí	习	xiǎo	小	xīn	心
xìng	性	yá	牙	yí	移
yíng	营	yù	玉	yuǎn	远
yuè	月	zài	在	zhāi	摘
zhàn	站	zhàng	丈	zhǐ	纸
zhuā	抓	zǐ	子	zōng	宗

A 1.4 汉语清晰度测试音节表

—KXY 4 表

āi	埃	biàn	变	bīn	宾
bīng	冰	chá	茶	chì	赤
cì	次	dài	代	dé	德
dì	地	diào	吊	dié	叠
ēn	恩	fǎng	纺	fèi	费
gài	盖	gé	葛	gōng	工
gǒu	狗	guì	贵	hén	痕
hóng	红	huó	活	jí	吉
jiǎ	甲	jiǎn	减	jiāng	江
jǐn	紧	jiù	旧	kē	科
lú	炉	lù	律	luó	罗
mǎ	马	mǐ	米	mù	木
niǎo	鸟	nóng	农	pèng	碰
qǐ	起	qìng	庆	rán	然
rào	绕	shào	邵	shēn	身
shí	十	shǒu	手	shù	树
shuō	说	sǐ	死	tā	他
téng	腾	tì	替	wài	外
wǒ	我	wù	误	xì	细
xiáng	详	xiè	谢	xuān	宣
yān	烟	yí	移	yòng	用
yòu	又	yù	玉	yǔn	允
zāng	脏	zhǎn	展	zhé	折
zhì	至	zhú	竹	zhuàng	壮
zhuī	追	zì	自	zuàn	钻

二、心理所

字表一	字表二	字表三	字表四	字表五
林 lín	动 dòng	常 cháng	区 qū	大 dà
低 dī	纸 zhǐ	进 jìn	找 zhǎo	我 wǒ
口 kǒu	元 yuán	气 qì	路 lù	存 cún
触 chù	书 shū	眼 yǎn	扶 fú	很 hěn
最 zuì	看 kàn	压 yā	人 rén	车 chē
少 shǎo	外 wài	叫 jiào	做 zuò	美 měi
节 jié	里 lǐ	走 zǒu	代 dài	付 fù
直 zhí	烧 shāo	缝 féng	中 zhōng	政 zhèng
掉 diào	肥 féi	无 wú	提 tí	姨 yí
把 bǎ	先 xiān	听 tīng	社 shè	挑 tiāo
让 ràng	解 jiě	白 bái	话 huà	零 líng
工 gōng	更 gèng	深 shēn	管 guǎn	用 yòng
卖 mài	秒 miǎo	菜 cài	明 míng	左 zuǒ
轻 qīng	闻 wén	高 gāo	旁 páng	赶 gǎn
团 tuán	敌 dí	下 xià	写 xiě	泥 ní
也 yě	日 rì	者 zhě	城 chéng	度 dù
现 xiàn	邦 bāng	配 pèi	开 kāi	岁 suì
知 zhī	牙 yá	夺 duó	右 yòu	新 xīn
鱼 yú	救 jiù	衣 yī	以 yǐ	薄 báo
机 jī	货 huò	岛 dǎo	但 dàn	艰 jiān
树 shù	嘴 zuǐ	会 huì	讲 jiǎng	倦 juàn
费 fèi	后 hòu	女 nǚ	记 jì	上 shàng
火 huǒ	睛 jīng	入 rù	编 biān	其 qí
男 nán	初 chū	时 shí	目 mù	优 yōu
问 wèn	彻 chè	面 miàn	阴 yīn	害 hài

三、南京大学声学研究所

表1 基本表

字序	表号				
	一	二	三	四	五
1	尼 ní	急 jí	移 yí	席 xí	提 tí
2	乳 rǔ	土 tǔ	斧 fǔ	苦 kǔ	普 pǔ
3	许 xǔ	取 qǔ	女 nǔ	举 jǔ	雨 yǔ
4	代 dài	在 zài	派 pài	卖 mài	拜 bài
5	梅 méi	围 wéi	雷 léi	陪 péi	肥 féi
6	好 hǎo	扫 sǎo	搞 gǎo	早 zǎo	考 kǎo
7	甘 gān	班 bān	弯 wān	番 fān	三 sān
8	苯 běn	奋 fèn	认 rèn	趁 chèn	恨 hèn
9	放 fàng	胖 pàng	抗 kàng	让 ràng	唱 chàng
10	列 liè	业 yè	谢 xiè	窃 qiè	借 jiè
11	巧 qiǎo	了 liǎo	搅 jiǎo	咬 yǎo	秒 miǎo
12	纠 jiū	丢 diū	秋 qiū	溜 liū	休 xiū
13	片 piàn	面 miàn	电 diàn	变 biàn	念 niàn
14	迎 yíng	形 xíng	明 míng	宁 níng	晴 qíng
15	蛙 wā	夸 kuā	花 huā	瓜 guā	抓 zhuā
16	驼 tuó	活 huó	博 bó	夺 duó	罗 luó
17	岁 suì	锐 ruì	最 zuì	退 tuì	队 duì
18	捆 kǔn	滚 gǔn	蠢 chǔn	损 sǔn	稳 wěn
19	庄 zhuāng	窗 chuāng	双 shuāng	汪 wāng	光 guāng
20	从 cóng	农 nóng	同 tóng	红 hóng	荣 róng
21	特 tè	客 kè	贺 hè	这 zhè	社 shè
22	丑 chǒu	抖 dǒu	篓 lǒu	口 kǒu	吼 hǒu
23	盟 méng	成 chéng	绳 shéng	能 néng	逢 féng
24	斌 bīn	今 jīn	拼 pīn	亲 qīn	心 xīn
25	欢 huān	专 zhuān	端 duān	川 chuān	宽 kuān

四、上海瑞金医院、华东师大

左右耳		左右耳	
表 201		表 202	
分贝	跳高	分贝	登记
	棉袄		睡觉
	农物		批评
	大门		能干
	老人		重要
	牙膏		吃亏
-4	灰尘	-4	下雨
	世界		看病
	兄弟		斗争
	茶叶		危险
	教室		消灭
	蜜蜂		光荣
-8	牛肉	-8	领导
	香蕉		团结
	树枝		电车
	围巾		请客
	辣椒		反对
	工人		推广
-12	水车	-12	飞机
	白蒸		生产
	咀唇		保证
	和平		平安
	最后		上当
	商业		发明
-16	地点	-16	放假
	家乡		改造
	公社		小学
	厂长		开展
	车床		广播
	战争		好吃
-20	革命	-20	信箱
	脸盆		坦白
	司机		好看
	树皮		介绍
	首都		照相
	护士		帮忙
-24	妇女	-24	号召
	专家		见面
	农业		电话
	教师		学校
	劳动		报告
	平等		招待
SRT aB		SRT aB	

耳		耳	
表一	dB	表二	dB
1 神	26 冻	1 硬	26 用
2 分	27 也	2 比	27 顶
3 上	28 去	3 窄	28 处
4 桌	29 前	4 农	29 烧
5 忘	30 混	5 军	30 路
6 火	31 如	6 化	31 他
7 位	32 就	7 贼	32 贵
8 修	33 吸	8 伤	33 雪
9 万	34 把	9 折	34 谢
10 搁	35 扶	10 个	35 师
11 及	36 狗	11 滴	36 亩
12 补	37 自	12 酱	37 笨
13 卖	38 夺	13 一	38 摆
14 汗	38 斤	14 咬	39 镇
15 钟	40 此	15 盐	40 拿
16 假	41 泡	16 弱	41 斗
17 牛	42 剩	17 虫	42 屎
18 组	43 零	18 虚	43 暗
19 剃	44 大	19 气	44 琴
20 宽	45 搞	20 亏	45 四
21 特	46 县	21 石	46 还
22 肝	47 林	22 寄	47 纸
23 盒	48 正	23 抹	48 牙
24 米	49 扯	24 落	49 岛
25 尿	50 羊	25 增	50 箭
PBMAX %		PBMAX %	

五、广州军区总医院

（一）普通话单音词表

汉语测听第三词表（3″）同志，现在开始测听，您如从一侧耳机听到50个单词，请您按照每一个您能听清楚的词复育一遍，现在先播送十个单词供您练习，注意啦，再过几秒钟就开始啦（5″）

定 dìng（3″）	方 fāng（3″）	党 dǎng	红 hóng（3″）	英 yīng（3″）
送 sòng（3″）	飞 fēi（3″）	京 jīng（3″）	民 mīn（3″）	远 yuǎn（3″）

练习结束，现在正式测听（3″）

分 fēn（3″）	领 lǐng（3″）	华 huá（3″）	换 huàn（3″）	倍 bèi（3″）
谁 shuí（3″）	地 dì（3″）	炸 zhà（3″）	洗 xǐ（3″）	根 gēn（3″）
苦 kǔ（3″）	民 mín（3″）	权 quán（3″）	败 bài（3″）	见 jiàn（3″）
组 zǔ（3″）	井 jǐng（3″）	顿 dùn（3″）	打 dǎ（3″）	空 kōng（3″）
完 wán（3″）	疼 téng（3″）	送 sòng（3″）	切 qiè（3″）	张 zhāng（3″）
炒 chǎo（3″）	追 zhuī（3″）	样 yàng（3″）	抬 tái（3″）	果 guǒ（3″）
灭 miè（3″）	收 shōu（3″）	油 yóu（3″）	降 jiàng（3″）	尺 chǐ（3″）
体 tǐ（3″）	个 gè（3″）	这 zhè（3″）	扑 pū（3″）	年 nián（3″）
层 céng（3″）	校 xiào（3″）	晒 shài（3″）	丢 diū（3″）	师 shī（3″）
验 yàn（3″）	造 zào（3″）	皮 pí（3″）	绿 lù（3″）	营 yíng（3″）

停10秒钟再录第四词表

（二）广州话双音词表

广州话双音词表（1KHz脉冲声4″）（停3″）测听开始，一阵你会从一边耳机听到50个双音词，唔该你听到如野就跟住讲如野，而家讲十个词俾你练下先，记住，听到就跟住讲出来。（停3″）

单车 dan^{1}ce^1（停4″）	机粉 gan^{2}fen^2（停4″）	点解 dim^{2}gai^2（停4″）
快脆 fai^{3}ceu^3（停4″）	西装 sei^{1}zong^1（停4″）	企理 kei^{5}lei^5（停4″）
牛油 ngeo^{4}yeo^4（停4″）	松骨 sung^1 gued^1（停4″）	听朝 ting^{1}jin^1（停4″）
昨日 zog^{6}yeb^6（停6″）	好，下边正式开始测听（停4″）	
亚伯 a^{3}bag^3（停4″）	花冧 fa^{1}lem^1（停4″）	第日 dei^{6}yed^6（停4″）
打底 da^{2}dei（停4″）	家私 ga^{1}xi^1（停4″）	茶楼 ca^{4}leo^4（停4″）
老友 lou^{5}yeo^5（停4″）	龙船 lung^{4}xun^4（停4″）	埋头 mai^{4}teo^4（停4″）
好彩 hou^{2}coi^2（停4″）	整古 jing^{2}gu^2（停4″）	立杂 lab^{4}zab^4（停4″）
蚊蟣 men^{1}ji^1（停4″）	翳气 ngei^{3}hei^3（停4″）	生抽 sang^{1}ceo^1（停4″）
穿煲 qun^{1}bou^1（停4″）	扒头 pa^{4}teo^4（停4″）	偷鸡 teo^{1}gei^1（停4″）
污槽 wu^{1}zou^1（停4″）	腌尖 yim^{1}jim^1（停4″）	酸枝 xun^{1}ji^1（停4″）
同埋 fong^{4}mai^4（停4″）	黄泥 wong^{4}nei^4（停4″）	盛惠 xing^{6}wei^6（停4″）
竹纱 zug^{1}sa^1（停4″）	嘟親 yug^{1}cen^1（停4″）	一於 yed^{1}yu^1（停4″）
蕹菜 ngong^{3}coi^3（停4″）	拍档 pag^{2}dong^2（停4″）	沙煲 sai^{1}bou^1（停4″）
蛇王 se^{4}wong^4（停4″）	密实 med^{6}sed^6（停4″）	晏觉 ngan^{3}gao^3（停4″）
孖生 ma^{1}sang^1（停4″）	开刀 hoi^{1}dou^1（停4″）	火水 fo^{2}sêu^2（停4″）
大食 dai^{6}xia^6（停4″）	请饮 ceng^{2}yem^2（停4″）	点解 dim^{2}gai^2（停4″）
甲由 god^{6}zod^6（停4″）	单呔 cei^{1}tai^1（停4″）	得戚 deg^{1}qig^1（停4″）
算数 xun^{3}sou^3（停4″）	肚腩 tou^{5}nam^5（停4″）	仔 zei^{2}na^2（停4″）
煎堆 jin^{1}dêu^1（停4″）	阴功 yem^{1}gong^1（停4″）	捞景 lo^{2}ging^2（停4″）
跌价 did^{3}ga^3（停4″）	港纸 gong^{2}ji^2（停4″）	

（三）广州话单音词表

广州话单音词表第二表（1KHz 脉冲声 4″，停 3″）

测听开始，一阵你会从一边耳机听到 50 个单字词，唔该你听到如野就跟住讲如野，而家讲十个单字词俾你练下先，记住，听到就跟住讲出来（停 3″）

柴 cai^{4}（停 3″）	单 dan^{1}（停 3″）	金 gem（停 4″）	牛 ngeo^{4}（停 3″）
砂 sa^{1}（停 3″）	腰 yiu^{1}（停 3″）	酒 zeo^{2}（停 3″）	滚 geng^{2}（停 3″）
便 bin^{6}（停 3″）	恤 sed^{1}（停 5″）		

好，下边正式测听（停 5″）

低 dei^{1}（停 3″）	签 qim（停 3″）	绑 bong^{2}（停 3″）	欢 fun^{1}（停 3″）
登 deng^{1}（停 3″）	好 hou^{2}（停 3″）	绝 jud^{6}（停 3″）	红 hung^{4}（停 3″）
快 fai^{1}（停 3″）	老 lou^{5}（停 3″）	邑 xig^{1}（停 3″）	親 cen^{1}（停 3″）
开 hoi^{1}（停 3″）	烧 xiu^{1}（停 3″）	猫 mao^{1}（停 3″）	围 fun^{4}（停 3″）
穿 qun^{1}（停 3″）	国 guog^{3}（停 3″）	出 cêd^{1}（停 3″）	北 beg^{1}（停 3″）
送 sung^{3}（停 3″）	卖 mai^{6}（停 3″）	真 zen^{1}（停 3″）	铁 tid^{3}（停 3″）
挤 zei^{1}（停 3″）	神 sen^{4}（停 3″）	直 jig^{6}（停 3″）	走 zeo^{2}（停 3″）
听 téng^{1}（停 3″）	左 zo^{2}（停 3″）	碎 sêu^{3}（停 3″）	朱 ju^{1}（停 3″）
撞 zong^{6}（停 3″）	赤 cég^{3}（停 3″）	接 jib^{3}（停 3″）	月 yud^{6}（停 3″）
阴 yem^{1}（停 3″）	睇 fei^{2}（停 3″）	短 dün^{2}（停 3″）	曲 kug^{1}（停 3″）
亏 kuei^{1}（停 3″）	靓 leng^{3}（停 3″）	奀 ngen^{1}（停 3″）	除 cêu^{4}（停 3″）
斩 zam^{2}（停 3″）	毒 dug^{6}（停 3″）	破 po^{3}（停 3″）	片 pin^{3}（停 3″）
有 mou^{5}（停 3″）	讲 gong^{2}		

六、协和医科大学《汉语最低听觉功能测试材料》

（一）元音辨别测试表

1.	bǎ 把	běn 本	bǐ 笔	biǎo 表	2.	dú 读	dí 敌（笛）	dé 德（得）	dié 迭（蝶）
3.	gǎi 改	gǎn 敢	guǒ 果	guǎng 广	4.	jī 鸡	jiāng 将	jiān 尖	jiā 家
5.	lè 乐	liàng 亮	lì 利	lüè 略	6.	mén 门	mián 棉	mí 迷	máo 毛
7.	ná 拿	nán 南	ní 泥	niú 牛	8.	qí 旗	qú 渠	qiú 球	quán 全
9.	róng 容	rén 人	rú 如	rán 然	10.	yè 叶	yìn 印	yìng 硬	yòu 又
11.	shè 射	shù 树	shì 是	shàng 上	12.	tuì 退	tè 特	tuò 唾	tà 踏
13.	zhě 者	zhǐ 纸	zhěng 整	zhǔ 煮（主）	14.	bāo 包	bīn 宾	bī 逼	bō 波
15.	cù 醋（促）	còu 凑	cì 次	cè 策	16.	diē 爹	dī 滴	dēng 灯	dīng 钉
17.	fáng 房	féng 缝	fá 乏	féi 肥	18.	gòng 共	gè 个（各）	gù 故	guài 怪
19.	huó 活	hé 河	hóng 红	hú 湖	20.	jià 架	jiàn 见	jiào 叫	jìng 净
21.	kē 科	kuī 亏	kū 哭	kōng 空	22.	lí 梨（离）	luó 罗	liú 刘	lóng 龙
23.	mài 卖	mì 密	màn 慢	miè 灭	24.	tíng 停	tiáo 条	tí 提	tián 甜（田）
25.	shāo 烧	shā 杀	shēn 深	shēng 生	26.	wài 外	wàng 忘	wù 物（务）	wèn 问
27.	xún 寻（旬）	xú 徐	xián 闲（咸）	xué 学	28.	yé 爷	yá 牙	yuán 园（原）	yú 鱼
29.	zuì 最	zàn 赞	zào 造	zì 自	30.	chě 扯	chǎng 厂	chǒu 丑	chǐ 尺（齿）
31.	gē 哥	guō 锅	gāi 该	gōng 工	32.	hūn 昏	huā 花	hē 喝	hēi 黑
33.	rè 热	ruò 弱	ràng 让	rì 日	34.	sè 色	suì 岁	sì 四	suàn 算
35.	yě 也	yǔ 雨	yǐ 椅（以）	yǎo 咬	36.	xiàn 现	xìn 信	xiàng 向	xiù 秀

说明：

1. 主要目的是检测受试者在辨别元音（韵母）方面的听觉感知能力，评价 CI 或助听器对元音感知的帮助。
2. 为了反映汉语元音的特征并符合汉语语音规律，选词时尽量维持元音。

	dǔ	wǔ	mǔ	zǔ		měi	běi	lěi	gěi
1.	堵	五	母	祖	2.	美	北	垒	给
	lú	fú	dú	wú		dì	xì	shì	zhì
3.	炉	服	读	无（吴）	4.	地	戏	是	治
	gào	zhào	nào	dào		niú	qiú	diū	jiǔ
5.	告	赵	闹	到	6.	牛	球	丢	酒
	gōu	chōu	zhōu	dū		làn	shàn	zhàn	bàn
7.	钩	抽	周	都	8.	烂	扇	站	办
	xīng	jīng	bīng	qīng		zhēn	fēn	shēn	pēn
9.	星	京	兵	青	10.	针	分	深	喷
	chūn	hūn	dūn	tūn		lóng	róng	hóng	chóng
11.	春	昏	吨	吞	12.	龙	容	红	虫
	wěi	shuǐ	tuǐ	zuǐ		zuò	wò	cuò	guò
13.	伟	水	腿	嘴	14.	坐	卧	错	过
	sān	dān	bān	shān		kuā	shuā	huā	zhuā
15.	三	担	班	山	16.	夸	刷	花	抓
	shuāng	kuāng	huāng	wāng		è	yè	èr	wèn
17.	双	筐	慌	汪	18.	饿（恶）	叶	二	问
	xué	yuē	qué	jué		miàn	diàn	liàn	jiàn
19.	学	约	瘸	决	20.	面	电	练	见
	jiào	diāo	tiāo	xiāo					
21.	教（交）	刁（雕）	挑	消					

第七章　声导抗测试

通过测试中耳的声阻抗或声导纳了解中耳的功能状态，为“耳声阻抗/导纳测试”（aural acoustic impedance/admittance measurement）。在听力学和耳科学常用“声导抗”（acoustic immittance）测试作为耳声阻抗测试、耳声导纳测试或二者的通用术语。

据 Feldmann（1970）在《听力学史》一书中说 1867 年 Lucae 就试图用声阻抗法检查中耳功能。1934 年 Schuster，1957 年 Zwislocki 先后设计机械声阻抗桥和电机械声桥。1960 年 Terkildsen 及 Nielson 设计出电声阻抗测听仪，后在此基础上改进发展成 Madsen 电声阻抗桥，现在已发展成为功能完备的“中耳分析仪”等耳声导纳测试仪，可用几种或多种频率的探测音，测试中耳系统的声纳声导和声导纳，以及中耳肌声反射等，增加了声导抗测试的临床诊断意义。

第一节　声阻抗与声导纳

任何一种媒质，都是一种“弹性（elasticity）－质量（mass）”系统。空气受外力，其体积可被压缩，去掉外力又可弹回到原来的体积。质量是物质的量，是物体所受外力和它获得加速度的比值。空气也具有质量的性质，当空气受外力作用时，其所受外力和它获得的加速度的比值，即空气的质量。表现为空气分子来回振荡的声波可按不同时间空气分子位移的幅度画成图 7－1－1 中的虚线。空气分子受外力而开始离开原位时速度最大，位移越大速度越慢，到最大位移时速度为零，因此速度（图中实线）比位移领先 90°，而加速度（图中点线）又比速度领先 90°，加速度比位移领先 180°，二者相位相反（out of phase），弹性所贮存的力与位移幅度成正比，与位移同相（in phase）。在图 7－1－1中以同一条虚线表示。

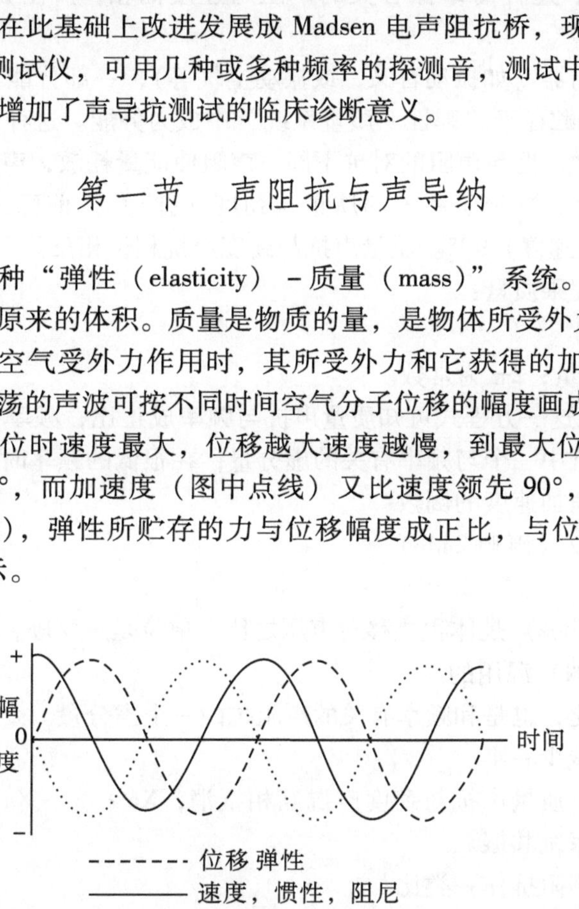

图 7－1－1　正弦波的位置、弹性、速度、惯性、阻尼（摩擦阻力）和加速度的关系

在系统中质量从最大位移向平衡变动时，弹性贮存的力使加速度增加，运动的速度增加，使系统的惯性也增加。由于质量乘速度等于惯性，故惯性与运动的速度成正比，惯性和速度同相，在图中用同一条实线表示。

由此可知速度和惯性同相，位移和弹性同相，而速度比位移领先 90°，所以惯性也领先弹性 90°，这样就当速度最大时，惯性最大，而位移为零时（即振动的质量跨过平衡点时）速度最大，位移为零时弹性为零。声阻抗是系统对运动的总的对抗。

声波在媒质（包括“传声系统”如中耳等）的传播过程中受到的对抗统称为声阻抗。声波在一指定表面上，产生的每单位时间的交变流量，称为“体积速度”（volume velocity），体积速度又称“体积流量”（volume flow rate），单位为 m^3/s。声阻抗（acoutic impedance，Za）是一指定的表面上的声压，和通过这一表面的体积速度的复比值。

声阻抗 = 声压/体积速度

声压的单位为 Pa

体积速度的单位为 m^3/s。

声阻抗的单位为 $Pa \cdot s/m^3$

复比值即声阻抗由 3 个成分合成，这 3 个成分是和摩擦、质量及劲度相关的声阻（acoustic resistance，Ra）、质量声抗（mass acoustic reactance，Xa）及劲度声抗（stiffness acoustic reactance，-Xa）。

声阻。任何运动都会受摩擦的阻力所对抗，摩擦使动能转换成热能而耗散，与摩擦相关的阻力对抗运动、限制运动的速度，这种与摩擦有关的声阻与速度同相，声阻是声阻抗的实分量，与频率无关。

声抗。加力于简谐振荡器（如振动音叉，或振动空气等），一部分能量由于摩擦而转换成热能耗散（声阻），另一部分能量贮存于“弹性-质量系统”中成为势能。这种与系统贮存的势能相关的成分即声抗。声抗也对抗运动，但与声阻的对抗不同。声阻使能量耗散，声抗则将能量贮存。声抗与频率相关，声抗与频率的关系，决定于系统的质量与劲度（弹性）。前已述及声阻与速度同相，弹性（劲度）声抗滞后于声阻（速度）90°。质量声抗与劲度声抗相位相反。

质量声抗等于角加速度乘质量：

质量声抗（$Xa = 2\pi fm$）

f 为频率；m 为有效质量；2π 为常数。

$2\pi f$ 表示角加速度。从这一方程式可知质量声抗与频率成正比，频率每增大一倍程，质量声抗增加一倍。质量声抗是声阻抗中一个与频率有关的虚分量，在很低的频率时可以忽略不计。

劲度声抗等于声顺乘角加速度的倒数：

劲度声抗（$-Xa$）$=1/$（声顺 $2\pi fc$）

f 为频率；C 为声顺。

声顺（acoustic compliance）是体积位移对声压之比，单位是 m^3/Pa，临床声导抗测试中，有将声顺和顺性声纳（即劲度声纳）混用的。

劲度声抗与频率成反比，也是和频率有关的声阻抗的一个虚分量。劲度声抗在低频时较大，频率每增一倍频程，劲度声抗减少一半。

在系统的固有频率时，质量声抗与劲度声抗互相抵消，$Xa + (-Xa) = 0$，声抗等于零，这时只有摩擦声阻对抗运动，系统共振。

下面再将机械阻抗与声阻抗作一类比。

在图 7-1-2 中，以机械阻抗的力阻、力抗来类比声阻抗中的声阻，声抗。

声波通过媒质（空气），空气分子振荡摩擦一部分声能转换为热能而耗散，正如在桌面上的物体运动时与桌面摩擦耗散一部分动力（运动速度受到限制）。当力作用于附在物体上的弹簧时，在弹簧压缩到一定程度时物体才开始运动，停止加力时，弹簧弹回至原状，由弹簧压缩而储存的力以相反的方向释出。与此相似，声能压缩空气至一定程度时，声能流开始移动，物体的质量是物体所受外力和它所获得的加速度的比值。惯性等于质量与速度的乘积（$M = mv$）。物体的惯性使物体在外力停止作用后仍继续运动。与此相似，声波使媒质位移将声能传递。摩擦存在于运动的全过程，摩擦所致的声阻与体积速度同相（in phase），为阻抗的实分量（real component），和劲度相关的劲度声抗滞后于声阻 90°，和质量相关的质量声抗领先于声阻 90°，劲度声抗和质量声抗与体积速度不同相（out of phase），是声阻抗的虚分量。而且质量声抗与劲度声抗的相位相差 180°（图 7-1-3）。

成份	系统：声学	系统：力学	力-速度
Bc fnr xmw （劲度）	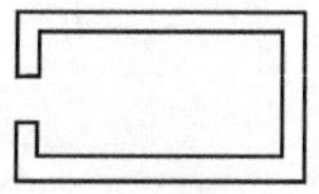 闭合腔	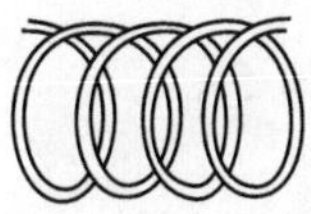 弹簧	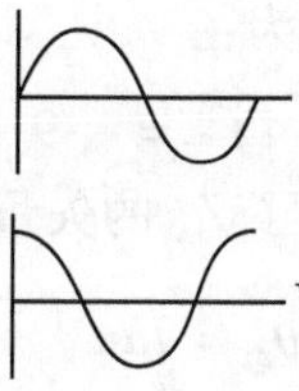
Bm fnr xmw （质量）	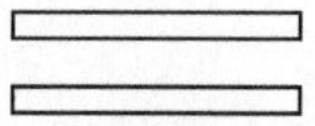 开放管	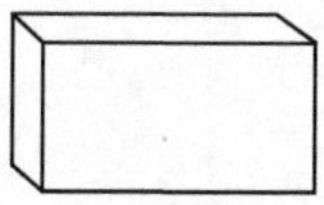 质量	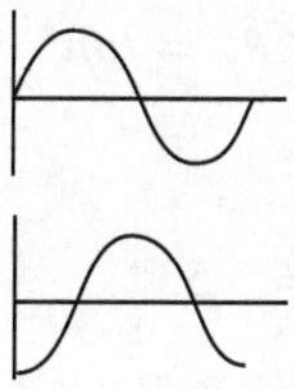
G 声纳 （摩擦）	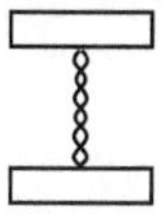 细眼屏	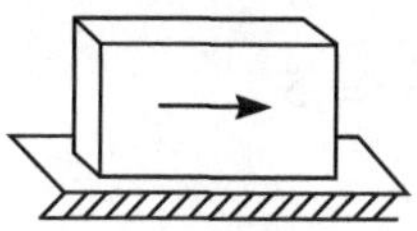 摩擦	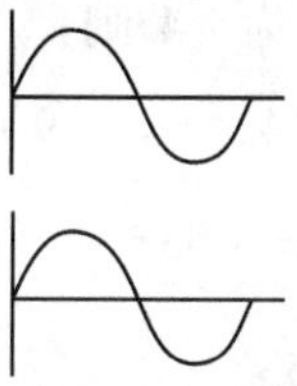

图 7-1-2　机械阻抗中的力阻、力抗和声阻抗中的声阻、声抗

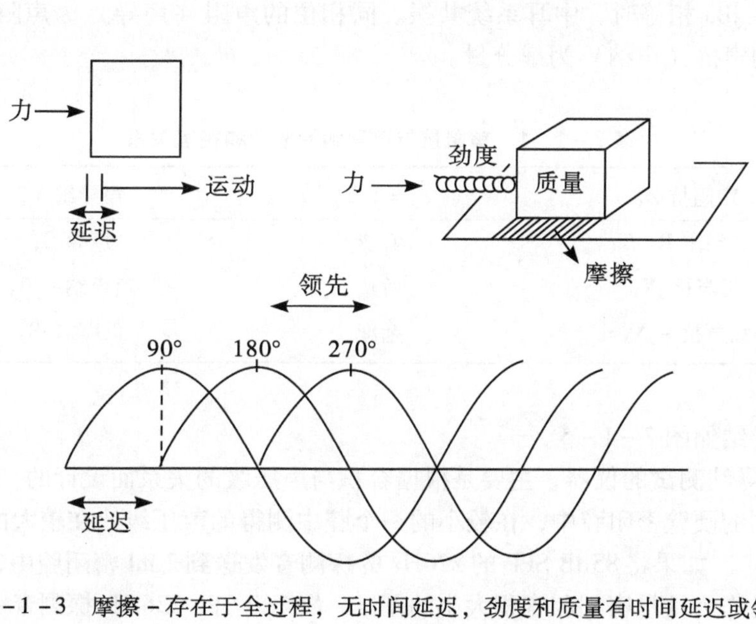

图 7-1-3　摩擦-存在于全过程，无时间延迟，劲度和质量有时间延迟或领先

总声抗是质量成分（质量声抗，jX_A）和劲度成分（顺性声抗，$-jX_A$）的代数和。高频正弦波时 jX_A 大，低频正弦波时 jX_A 小，当 $-jX_A = jX_A$ 时，总声抗为零，中耳系统共振。

声阻抗由同相的声阻和不同相的声抗合成，总声阻抗的量可用座标图表示（图 7-1-4）。同相的为实分量（real component），以水平轴 0°~180°表示；不同相的为虚分量（imaging component），以垂直轴 90°~270°表示。如果 RA 为 3，jX_A +（$-jX_A$）为 -4，则：

$$/Z_A/ = \sqrt{R_A{}^2 + [jX_A + (-jX_A)]^2}$$

$$/Y_A/ = \sqrt{G_A{}^2 + [jB_A + (-jB_A)]^2}$$

即此例的声阻抗为：

$$Z_A = \sqrt{3^2 + (-4)^2} = \sqrt{9+16} = 5$$

坐标图上还显示了 Z_A 的矢量（θ）

$$\theta_A = tan^{-1}\frac{\pm jX_A}{R_A} \text{ 或}$$

$$\theta_Y = tan^{-1}\frac{\pm jB_a}{G_A}$$

此例的矢量为：

$$\theta_Z = tan^{-1}\frac{-4}{3} = -53°$$

完整表达的声阻抗量是：5/ -53°

如 R_A 为 3，jX_A 为 -4 则：

$$Z_A = \sqrt{3^2 + (-4)^2} = \sqrt{9+16} = 5$$

$$\theta_Z = tan^{-1}\frac{-4}{3} = -53°$$

Z_A 为：5，< -53°

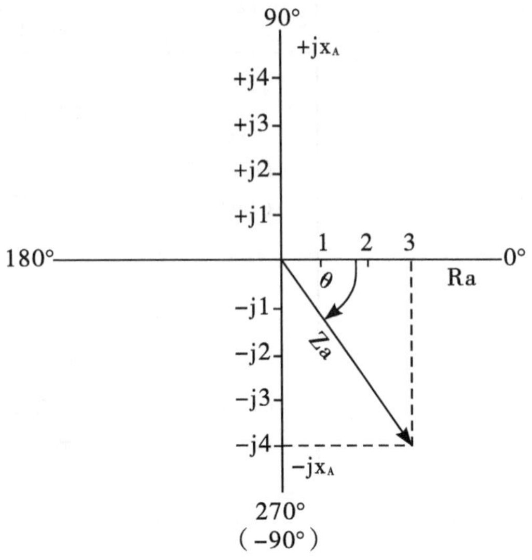

图 7 -1 -4　声阻抗值的计算

声导纳是声阻抗的倒数（表 7 -1 -1）。声导（conductance，Ga）是声阻的倒数，声纳（susceptance，Ba）是声抗的倒数。与劲度相关的声纳为劲度声纳（jBa）。与质量相关的声纳为质量声纳（-jBa）。当 jBa 与 -jBa 相等时，中耳系统共振。同相位的声阻（声导）为声阻抗（声导纳）中的实分量。不同相位的声抗（声纳）为虚分量。

表 7 -1 -1　声阻抗与声导纳的成分和相互关系

声阻抗 Z_A	$Z_A = 1/Y_A$	声导纳 Y_A
声阻 R_A	摩擦	声导 G_A
正声抗 jX_A	质量	负声纳 $-jB_A$
负声抗 $-jX_A$	劲度	正声纳 jB_A

用坐标表示声导纳如图 7 -1 -5。

现代耳声阻抗/导纳测试的仪器，主要是根据容积与声压级的关系而设计的，将 85dB SPL 的声音输送至两个容积不同的硬壁密闭腔中，在较小的一个腔中测得的声压级比在较大的一个腔中测得的声压级大（图 7 -1 -6）。如果将 85dB SPL 的 226Hz 的探测音发送到 2 ml 密闭腔中，监测腔内声级的表头指针指于零，以这作为计量密闭腔容积大小的基准，“85dB SPL 226 Hz 探测音 - 指针指于零”相当于 2 ml 空气的声导纳值，指针偏向大于 0（正）的一侧，表明少于 2 ml 空气，指针偏向小于 0（负）的一侧。表明大于 2 ml 空气（或密闭腔漏气，或声能经某一传声系统 - 例如中耳结构 - 传出而衰减）。根据这一原理，将密闭腔中的声压级的增减幅度，用于判断探测音在“外耳道由空气和中耳系统中”的声阻抗/导纳。在用 226Hz 探测音时（可对质量声抗/声纳忽略不计），可以直接用相当于若干 ml 的空气的声阻抗/声导纳来表示，即声阻抗/导纳为若干“当量毫升”。

现代的声阻抗/导纳测试仪，基本结构包括：①探测音发生器和输送探测音至外耳道的扬声器；②拾取耳道中声能的传声器和检测 - 记录系统；③改变外耳道气压的气泵及监测压力的压力计。在这基本结构上增添一些部件，使能发出几种或多种探测音，使在探测耳和非探测耳都能发出作声反射检查用的声信号，可以分别测定声纳、声导和声导纳，使能记录测定反射的潜伏期等（图7－1－7）。

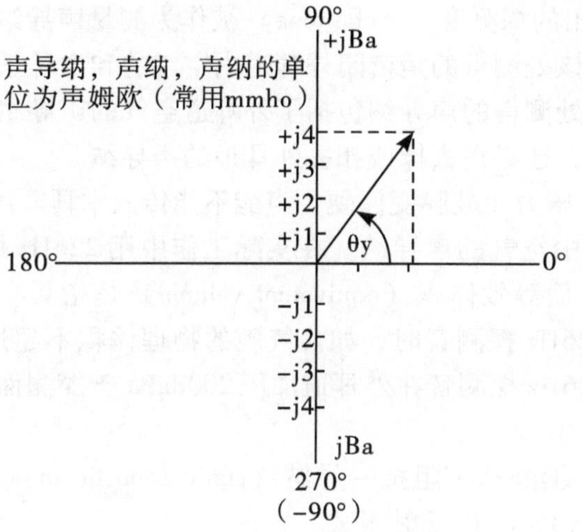

图7－1－5　声导纳值的计算

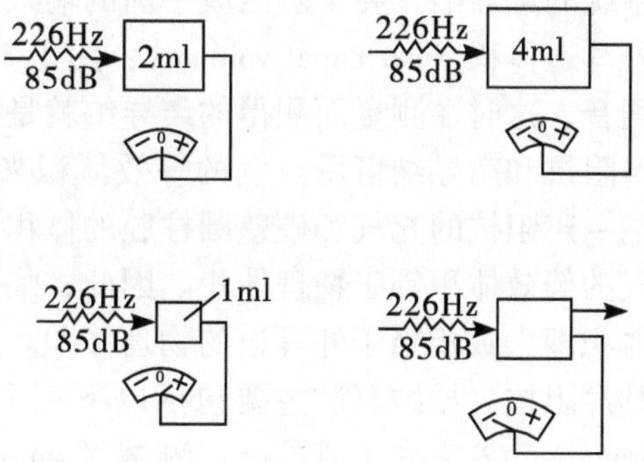

图7－1－6　声压级与容积的关系

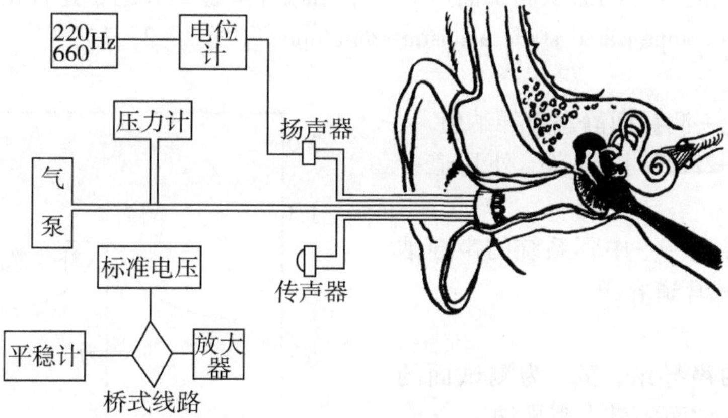

图7－1－7　声导抗测试仪示意图

现代耳声阻抗/导纳测试仪，系为测试声导纳（或声纳，声导和声纳）而设计的。

仪器的校准：GB/T 15953－1995《耳声阻抗/导纳的测量仪器》（参考IEC 1027：1991而制定的）对耳声阻抗/导纳测试仪器的要求作出了具体要求，声导抗仪必需按要求进行校准，除探测音、（作声反射的）刺激音的频率，强度校准外，应注意校准以下项目：①根据医院、诊所所在地的海拔及大气压校准仪器；②将探头耦合于仪器所附的校准用的耦合腔，按使用说明校准，海拔/气压，压力范围，测试曲线的零ml的位置等。

第二节　鼓室声导纳测试

声导抗是声流通过媒质（或系统）和被阻的统称。当声波到达外耳道和声压及于鼓膜时声能转换，声压够大就可使鼓膜和整个中耳系统以及内耳系统运动，声能开始流动。从耳道中的空气微粒的压力交变到耳蜗内的电机械活动，可以通过测量鼓膜平面的声能流量来部分地了解。中耳系统并非一个很好的声能传递器。并非所有的到达鼓膜的声能都能通过中耳系统，一部分声能为中耳所对抗。这种被中耳所对抗的声能流的传递为声阻抗（Za）。这种“对抗”的倒数，或鼓膜处空气压力变化传入并使听骨链运动和进人耳蜗液体的，称为“声导纳”（Ya）。现代测试耳的声导纳－声阻抗的仪器，多为测试声导纳而设计的。

测试面（measurement plane）声导纳：探头发出的探测音（probe tone）被作为测量声导纳的间接指标，在探头端部测得的声压级与声导纳成比例。该处测得的是密闭外耳道内空气的和中耳系统的复合的声导纳，称为测试面声导纳。也就是说在探头处测得的声导纳包括了外耳道空气的声导纳和鼓膜中耳系统的声导纳。要了解鼓膜平面的输入声导纳，还必需去掉或扣去外耳道的声导纳。

外耳道体积（ear canal volume）：用正200daPa压力使鼓膜变僵硬，声能不能传入中耳，用226Hz的探测音，这时在测量面测得的声导纳就是外耳道中空气的声导纳。在实际工作中用226Hz探测音，耳的声阻抗和声导纳可用空气的等效体积来表示，而等效体积（equivalent volume）是指具有等效的声导纳－声阻抗的充气和硬壁圆柱腔的体积。用226Hz探测音时，如含气腔的物理体积不超过5 ml，则空气的等效体积等于物理体积。因此，临床用226Hz探测音在外耳道加压200daPa于探测面测得的等效体积即大致相当于外耳道的物理体积。

耳声阻抗－导纳测试主要包括以下三个方面：①静态声阻抗－导纳（static acoustic impedance－admittence）；②鼓室（声导抗）测试（tympanometry）；③声反射测试。

一、静态导抗测试

静态阻抗－导纳是在外耳道的气压和外界环境大气压相等，中耳肌处于舒张状态所测得的声导纳。前已述及鼓膜平面的声导纳需从测试面声导纳中扣除外耳道声导纳，这样得出的鼓膜平面的声导纳即补偿静态声导纳（compensated static acoustic admittane）（图7－2－1）。

1）峰压——鼓室压

2）峰声导纳值——测量面静态声导纳值

3）耳道容积——226Hz探测音，外耳道中空气的等效毫升值

4）补偿静态声导纳——中耳系统的声导纳值等于测量面声导纳减耳道容积。

$Y_{tm} = Y_{max} - Y_{min}$

Y_{tm}为鼓膜平面的声导纳；Y_{max}为测试面的最大声导纳；Y_{min}为测试面的最小声导纳。

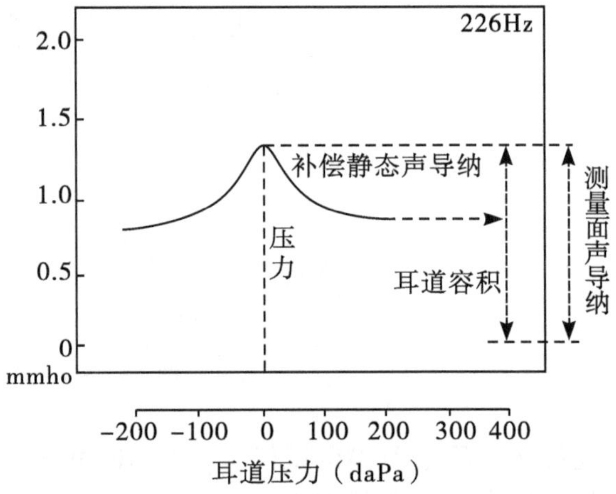

图7－2－1 鼓室声导纳图的解读

为临床和研究的目的，静态声导纳宜用226Hz的探测音。临床观测静态声导纳包括估计耳道体积和测鼓膜面的静态声导纳。只对单项导纳进行观测，而不对相位角定量，会出现误差。在正常耳用226Hz的探测音则一般误差很小。

当用226Hz探测音时，正常静态导纳值，以空气的等效体积声顺值表示，在0.30～1.60ml之间，无耳间差异。静态声导纳从1～35岁有渐增的趋势，男性比女性明显；35岁后随年龄减少。70岁以上减至最低（0.30ml）。各家报告的静态导抗的正常值不一致，不能凭单项静态声导纳值判断中耳有无问题。用低频（如226Hz）探测音，正常的中耳是以劲度占优势的系统，声阻（声导）起的作用很小，因此测得的总声导纳与声纳很接近，即Ya几等于Ba。而用226Hz测的主要是顺性（劲度）声纳，顺性声纳可以用空气等效体积作为单位来表示。临床常用等效毫升来计量声导纳或声纳。用较高频率的探测音质量所起的作用开始不容忽视，到探测音频率为中耳系统的共振频率时，质量与劲度起着相等的作用，探测音超过共振频率质量起到越来越重要的作用。

多成分声导纳分析仪分别测定鼓膜平面的声导，声纳和声导纳。

声导（G_{tm}）$=G_{max}-G_{min}$，

声纳（B_{tm}）$=B_{max}-B_{min}$，

声导纳（Y_{tm}）$=G_{tm}+B_{tm}$

并应算出声导纳的矢量角

$\varphi y=\arctan(B_{tm}/G_{tm})$

用678 Hz探测音中耳成为质量也起到重要作用的系统，这时就要以毫姆欧（mmho）为单位表示声导纳（1mmh0 = 10 - 8mPa. s）。商品耳声导纳测试仪多以等效毫升为226Hz探测音声导纳的单位，对声导、声纳和678Hz，1 000Hz探测音的声导纳则以毫姆欧为计量单位。

二、鼓室导纳测试（tympanometry）

在早期临床导抗测试中是用单成分、单频率分析仪，测试声导纳或声阻抗。当外耳道压力为0 daPa或稍偏负时，导纳最大（阻抗最小）。在前述的检查外耳道体积和补偿静态声导纳中，已提到在外耳道压力为200daPa和0daPa时分别测试。当改变外耳道压力的同时观测声导纳（Ya）、声导（Ga）、声纳（Ba）的改变——外耳道压力与“Ya”、“Ba”、“Ga”之间的关系，就是鼓室导纳测试。将这样测试所得的结果，记录成横坐标为外耳道压力，纵坐标为声导纳（或声导，声纳）的鼓室导纳图（tympanogram）。正常耳外耳道压力为0daPa时鼓室的导纳最大，鼓室导纳图于0daPa处出现一峰。在+200daPa两侧尾部导纳最小，渐趋平坦。一些中耳导纳分析仪（或称中耳导抗计，阻抗听力计…）可按要求调整基线，（或以零为基线，或以外耳道等效体积或以扣去外耳道导纳为零）。

通过气泵把外耳道压力从-200daPa逐渐改变到+200daPa，于外耳道压力与鼓室压力相等时鼓膜和听骨链活动度最大，声导纳也最大，鼓室导纳图出现一峰。如改变外耳道压力，在-200至+200daPa的范围内不能达到鼓膜两侧的压力相等，鼓室导纳图不出现峰而为平坦型。根据有无峰和峰出现时外耳道的压力，可将鼓室导纳图分为以下几型：

（一）Liden - Jerger分型

Liden - Jerger分型见图7-2-2。

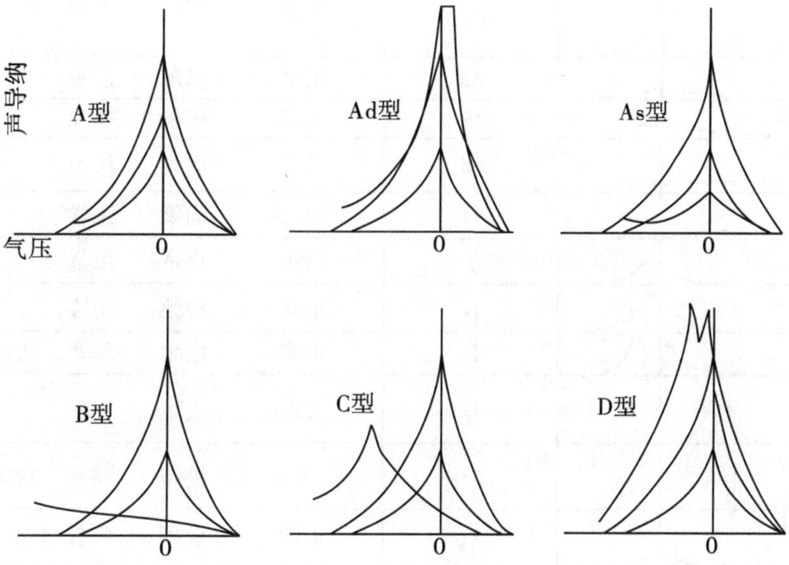

图7-2-2　鼓室导纳图型分类

A型：峰在0daPa（-100至+50daPa），见于正常耳。

B型：平坦型，无峰，见于中耳积液。

C型：峰在-100daPa以外，见于中耳负压。

D 型：切迹型，鼓膜松弛。

Ad 型：0daPa 处高峰。鼓膜—听骨链活动度过大。

As 型：0daPa 处低峰，所骨活动度差。

E 型：宽而光滑的切迹，见于听骨链中断。

（二）Paradise 鼓室导纳图分类

Paradise 等按以下指标分类（图 7－2－3）。

NL：峰在－100～＋50dapa 之间。

HN：高负压，峰压负于－100daPa。

TR：过渡型，峰压虽在－100 至＋50daPa 之间但为低峰。

EFF：渗液型，峰压低于＋50daPa，低峰或平坦。

HP：高正压，峰压高于＋50daPa。

（三）Feldman 从三个方面分析鼓室曲线

①峰压：正常，负，正，无；②振幅：正常，增大，减小；③形状：正常，平，切迹，尖峰（图 7－2－4）。

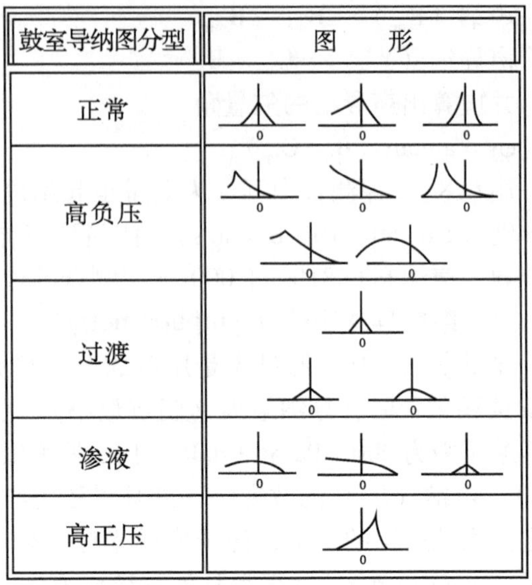

图 7－2－3 Paradise 鼓室导纳图的分类

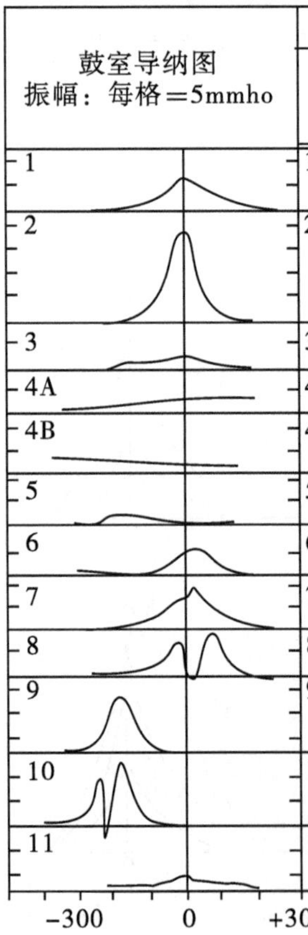

Jerger，Liden 分型		feldman分型 压力	振幅	图形
1	A	正常	正常	正常
2	Ad	正常	松弛	尖峰
3	As	正常	僵硬	正常
4A	?B	无,负	僵硬	松弛
4B	?B	无,负	僵硬	松弛
5	C	-125	僵硬	正常
6	?	+90	正常	正常
7	D	正常	松弛	切迹
8	E	正常	松弛	深宽，切迹
9	C	-200	松弛	正常
10	?C/E	-200	松弛	深宽，切迹
11	As	正常	僵硬	血管搏动

图 7－2－4 Feldman 鼓空导纳图分类

（四）鼓室导纳－压力曲线的梯度

鼓室导纳图曲线的梯度（gradient）是在峰的两侧各 50daPa 范围内所切割的一段曲线的高度与峰的高度的比值。正常鼓室导纳曲线的梯度约为 0. 40；鼓室积液或粘连时可降至 0. 15 以下；听骨链中断或鼓膜萎缩可超过 0. 80（图 7－2－5）。Brooks 以梯度分为：陡（s），缓（g）；正常为 0. 40。

1．鼓室导纳图的梯度（gradient）梯度可作为表示声导纳峰陡峭程度的指标，有以下几种计算法。

（1）比值法　在声导纳峰两侧各 50daPa 范围内所切割的一段曲线的高度（图 7－2－5A）与最大声导纳峰高度之比的百分数。

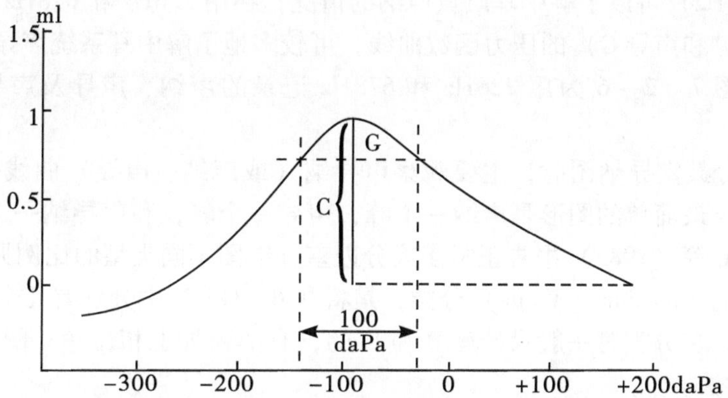

图 7－2－5A　鼓室导纳图梯度（比值法）

C：鼓室导纳峰高度；

G：从峰至鼓室导纳图两侧相距 100daPa 之水平线线割点的高度。

梯度：$\frac{G}{C}$

Fiellau－Nikolajsen，M（1980）报告正常梯度值大于 0. 2。注：有按 $\frac{C-G}{C}\times 100\%$ 计算的。

（2）压力范围法　声导纳－压力曲线峰点两侧的半高度处相距的压力差（图 7－2－5B）。

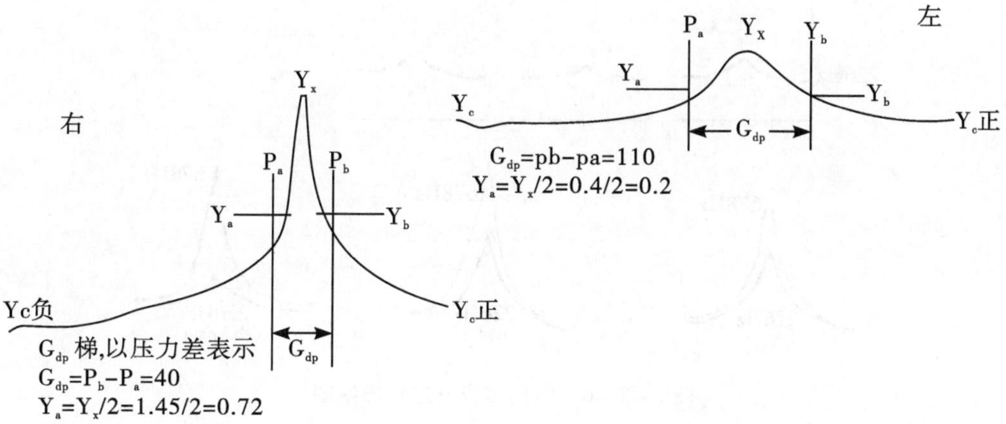

图 7－2－5B　鼓室导纳图梯度以压力差为基础的计算法

左：正常声纳的梯度；右：高声纳耳的梯度。

GdP（梯度，以压力差表示）。

GdP = Pb - PS = 40

$$Ya = \frac{YX}{2} = \frac{1.45}{2} = 0.72$$

$$Ya = -\frac{Yx}{2} = \frac{0.4}{2} = 0.2$$

儿童的正常值平均为133daPa，成人正常值为110daPa（50百分位数，110daPa，5百分位数63，90百分位数（162daPa）。

2．多频－多成分鼓室导纳图　用低频探测音（226Hz）主要反映中耳的劲度声纳的情况，用较高频率的探测音（678Hz）可以了解中耳质量声纳的情况，在用226Hz和678Hz探测音记录不同成分（声导纳，Y，声纳B，和声导G）的压力函数曲线，可较多地了解中耳系统声导纳，声导，劲度声纳和质量声纳的情况，图7－2－6为用226Hz和678Hz记录的声纳、声导及声导纳与压力变化的函数曲线。

在分析多频多成分鼓室导纳图时，主要观察声导纳（或声纳、声导）曲线中的最大和最小（峰和谷）的数目和位置。最简单的图形是声纳一个峰，声导一个峰，和声导纳一个峰，这称之为IBIG-IY鼓室导纳图。Creten等（1985）报告正常多成分鼓室导纳图不同类型的比例见表7－2－1。

按不同成分的极值（maximum Value）分类，是将在B、G、Y中分别有几个极值（峰和谷均为极值）作为分类的依据，在分类时一般只计算B和G的，有的还加上相位角。图7－2－7～图7－2－10为Vanhuyse的分类法。

3．鼓室导纳图的临床意义　鼓压导纳曲线的光滑度亦可反映鼓室病变的情况，特别是在高频探测音时较为明显。一般说来，正常鼓室压导抗曲线是光滑的、对称的。下述情况可影响曲线的光滑度：①听骨链中断；②鼓膜萎缩或愈合性穿孔；③鼓室血管性肿物；④咽鼓管异常开放。前两种情况中耳共振点降低出现双峰；后者乃由于血管跳动或呼吸干扰而使曲线波动。

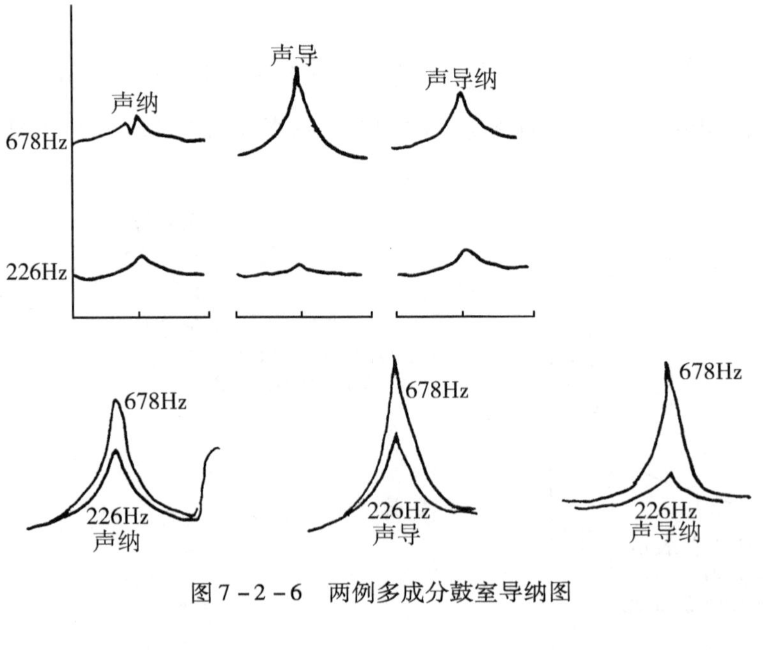

图7－2－6　两例多成分鼓室导纳图

表 7-2-1　正常多成分鼓空导纳因不同类型的比例

鼓室导纳图分型	百分数（%）
1B 1G 1Y 10°*	56.8
3B 1G 1Y 10°	25.8
3B 1G 3Y 10°	2.3
3B 3G 3Y 10°	4.5
3B 3G 3Y 30°	1.5
5B 3G 3Y 30°	9.1

* 相位角。

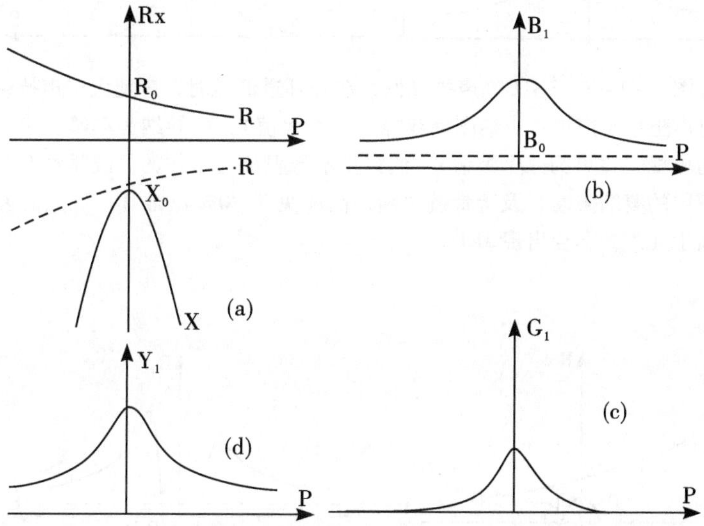

图 7-2-7　1B1G 外耳道压力改变时，声抗绝对值都比声阻大，Y、B 和 G 都为单峰。220Hz 时见于正常耳，高频探测音见于 75% 的正常耳也可见于耳硬化症，中耳炎和听骨链中断

正常人的中耳共振频率约在 800～1 200Hz，有时在 750～900Hz 之间可出现小的共振峰（Lilly）。中耳劲度减低的病变，质量因素相对增加，可使共振点降低。用高频探测音测试会发生共振效应。Lider 用 625 和 800Hz 的探测音测试，发现听骨链中断和鼓膜萎缩患者的鼓压导纳曲线呈双切迹型（图 7-2-11）。当对外耳道施加正压或负压时，鼓膜变紧张，劲度声抗占主导地位；当外耳道与鼓室压力相等时，鼓膜松弛，劲度减小，质量又占主导地位。在外耳道压力变化过程中，两种声抗因素的正负相位在共振点附近剧烈转变，可出现双切迹的 W 型曲线。波峰上下翻转，乃是正负相位转变的结果。这种现象仅见于高频探测音。低频探测音距共振点较远，一般不会出现这种现象，而表现为 Ad 型曲线，故高频探测音有助于鉴别听骨链和鼓膜的病变。鼓膜萎缩时，W 型曲线的切迹较浅且窄（图 7-2-11B）；听骨链中断时，曲线的切迹较深且宽，呈波浪形（图 7-2-11A）。

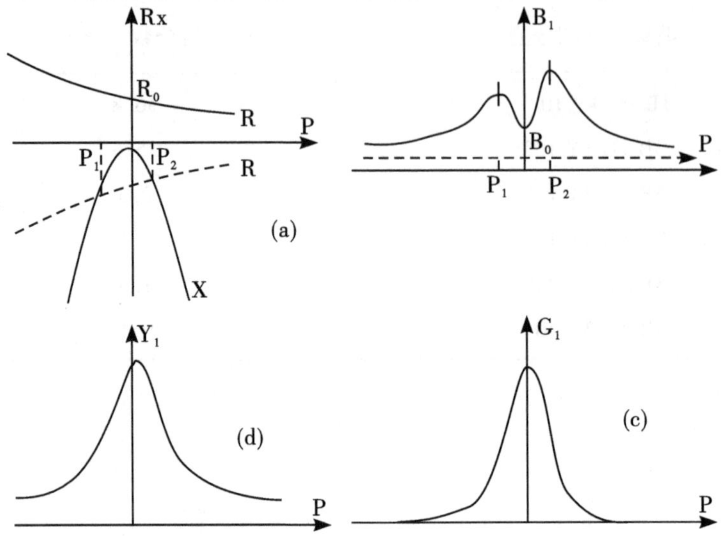

图7-2-8 3B1G，声抗降低，在外耳道低压时，声阻大于声抗，高压时声阻小于声抗；声纳图呈双峰（三个极值），声导纳为单峰，声导图仍为单峰（也可为三个极值），低频见于低阻抗（单体的，鼓膜没有结缔组织层的萎缩瘢痕）及听骨链中断，高频见于20%正常耳；低频时除有些新生儿外，不会出现3B1G

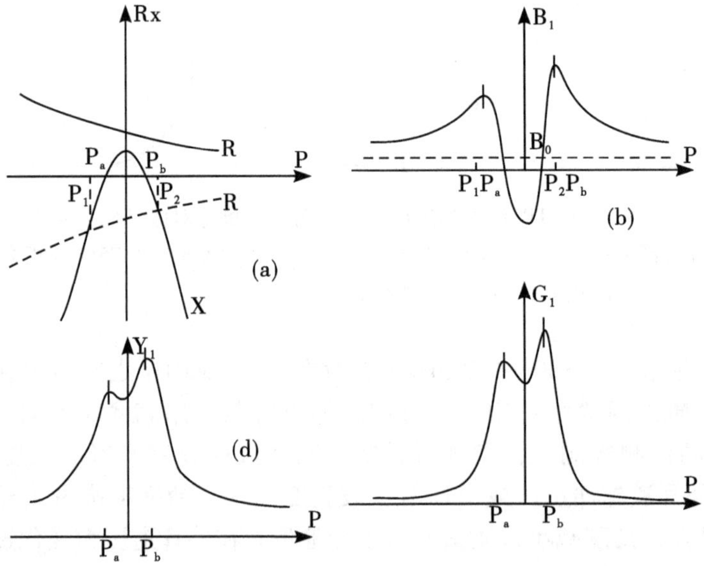

图7-2-9 3B3G，外耳道低压时声抗为正值，外耳道高压时声抗为负值，其绝对值大于声阻，正声抗的耳在低压时呈声质量的属性，高压时（负声抗）呈劲度的属性，在低频时少见3B3G，在高频时，8%正常耳可为3B3G

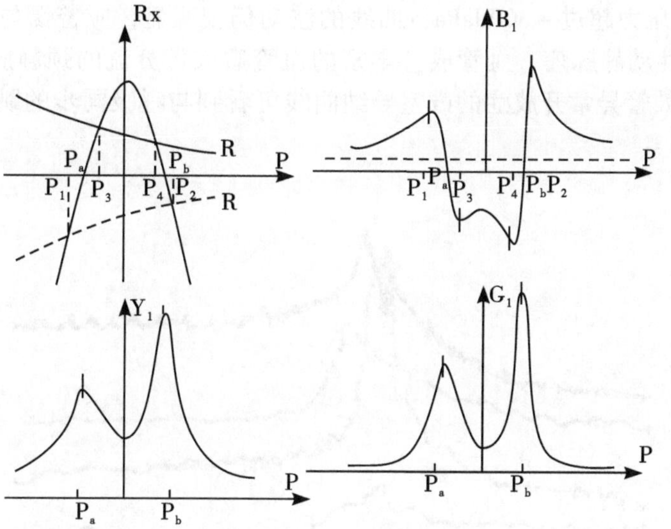

图 7－2－10　5B3G，低压时，声抗为正值并大于声阻，压力加大（负压或正压）时声抗向零降成负，继续向负增加。声纳 5 个极值，声导 3 个极值，声导纳一个宽切迹，用低频时极少见，用高频时 5% 正常耳可呈此型

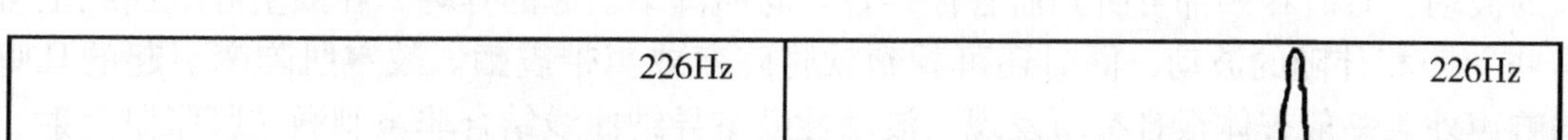

图 7－2－11　双切迹型鼓室导纳图

［A］听骨链中断；［B］鼓膜瘢痕萎缩。

鼓室血管异常搏动亦可表现在鼓室导纳曲线上附加小的节律性波动，特别是低平曲线上附加小的节律性波动更应注意鼓室血管肿物的可能。图 7－2－12 为右耳血管球瘤，可见鼓室声纳图和声导图曲线节律性波动。从曲线上的波动与压力的关系可进一步分析肿物与鼓膜的相对位置，如果肿物尚小，当外耳道加压时才与鼓膜接触，则在正压侧可看到波动，而负压侧波动不明显。如果肿物较大，

已与鼓膜接触，则在声顺峰处波动较明显；增减压力时，鼓膜变僵硬，波动即渐减弱乃至消失。如果在标准灵敏度下测试，压力超过 + 300daPa，曲线的波动仍较明显，应警惕与高压系统相联系的病变（如异位颈动脉、畸形性动静脉瘘、血管成分丰富的血管瘤或带分流的颈静脉体瘤等），处理时应特别慎重（leveque）。咽鼓管异常开放症的鼓室导纳曲线可看到与呼吸同步的跳动，其节律较血管波动慢，幅度亦较大。

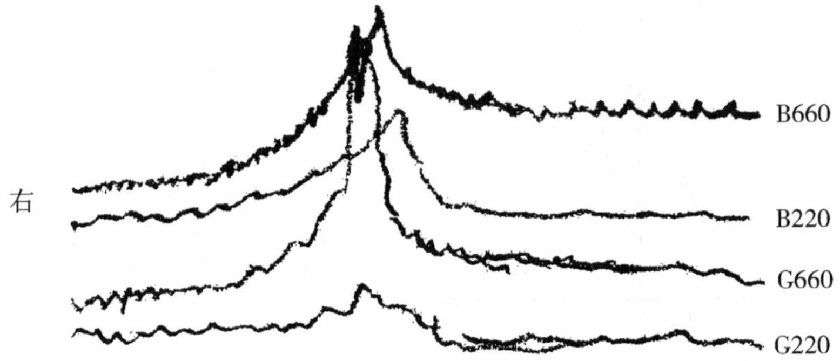

图 7 - 2 - 12　右中耳血管球瘤的鼓室声纳图和声导图，可见曲线有节律性小波动

波动性鼓室导纳曲线还可用作搏动性耳鸣的客观记录。血管性杂音引起的耳鸣可在曲线上看到与脉搏一致的波动，有时在颈部可听到血管性杂音。腭肌阵挛引起的耳鸣，在鼓室导抗曲线上可看到与阵阵"卡嗒"声相伴随的波动，同时还可看到软腭阵挛或声带震颤。鼓室肌阵挛引起的耳鸣，除能听到微弱响声外，一般查体很难有所发现。波动性鼓室导纳曲线结合非声刺激鼓膜张肌反射，对鉴别诊断和疗效观察都可提供客观依据。

图 7 - 2 - 13 为鼓膜萎缩患者的双频鼓室导纳图。由于鼓膜松软，劲度减低，低频声纳（B220）微有升高，高频声导（G660）明显升高，高频声纳（B660）出现切迹。鼓膜萎缩与听骨链中断的曲线大致相似，鼓膜病变多为较锐的单切迹曲线；听骨链中断则为较宽的多切迹曲线，有时呈波浪状。

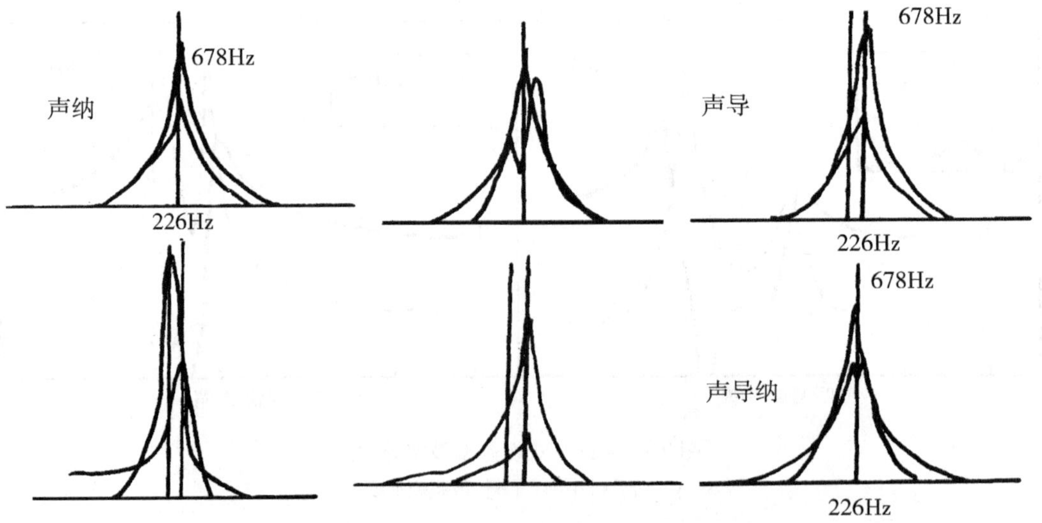

图 7 - 2 - 13　两侧听力正常的鼓膜瘢痕耳的鼓室声导纳图

图 7 - 2 - 14 为听骨链、鼓膜和鼓膜瘢痕粘连耳的鼓室导纳图，和分泌性中耳炎不同，226 Hz 探测音在 0daPa 附近，仍有一浅峰。这种浅峰在鼓膜粘连或听骨链外固定耳常见。

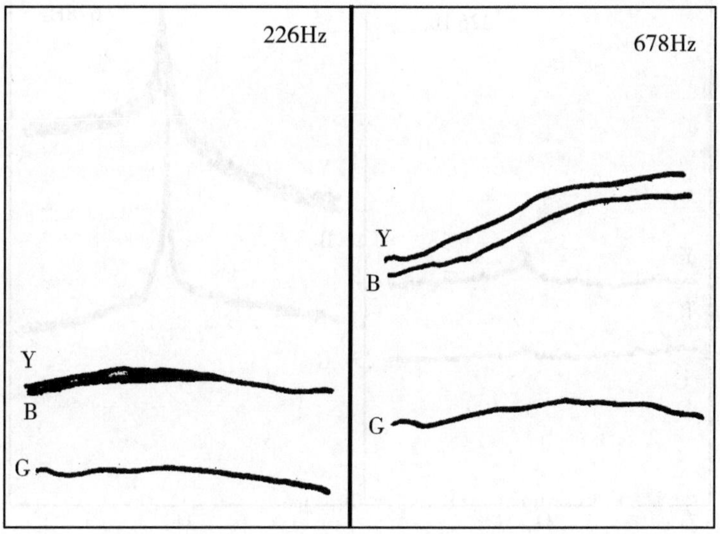

图 7－2－14　听骨链瘢痕性黏连鼓膜三块听骨和鼓岬瘢痕黏连

图 7－2－15 为耳硬化症患者的双频鼓室导纳图。由于中耳劲度增加，所有曲线均呈典型的低峰型。但峰压点位置正常，表示咽鼓管功能良好。从其成分曲线的关系看，高低频声纳（B660 及 B220）均比声导（G660 及 G220）曲线的幅度高，表示声导纳的相位角 θY 大于 45°，说明中耳劲度增加，共振频率提高。在听骨固定鼓膜活动度正常耳，可出现像图 7－2－16 图所示的鼓室声导纳图。

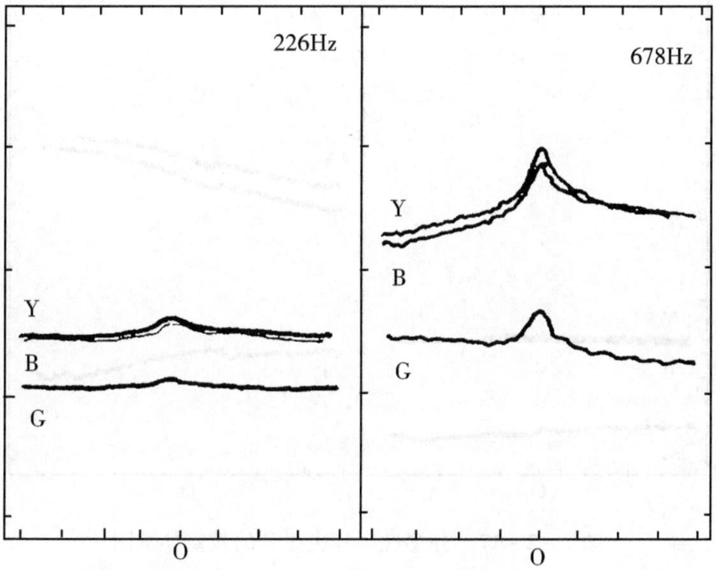

图 7－2－15　耳硬化症耳的鼓室导纳图

早期鼓室积液患者的双频鼓室导纳曲线图，因鼓室积液尚不太多，低频曲线仍为单峰型，但其幅度（B220 及 G220）均已减低，且峰顶变钝；高频曲线变化较明显，声导（G660）及声纳（B660）曲线均有较宽的切迹，接近于平坦型，表示高频探测音对质量因素增加的效应亦是比较敏感的。

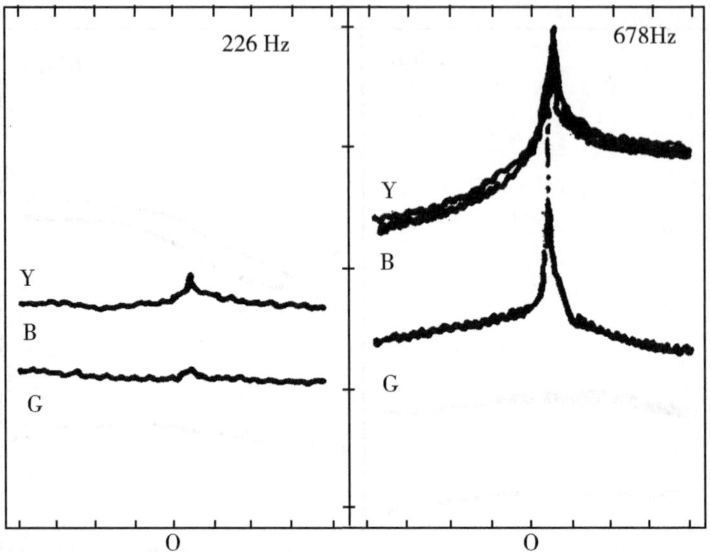

图 7－2－16　耳硬化症、鼓膜活动度正常耳的鼓室导纳图

G678Hz 有一窄峰，这种 678Hz 探测音声导图在 0daPa 处出现窄峰的情况，常见于听骨固定，但鼓膜活动度正常耳。

图 7－2－17 为分泌性中耳炎患者的双频鼓室导纳曲线图，由于鼓室积液较多，所有曲线均呈平坦型。在鼓室积液患者中，有时可看到高低频声纳曲线相会聚现象。即 B660 曲线在负压侧向下倾斜。Berry 报告这种高低频声纳曲线相会聚的图形（converging pattern）对诊断鼓室积液具有特殊意义。

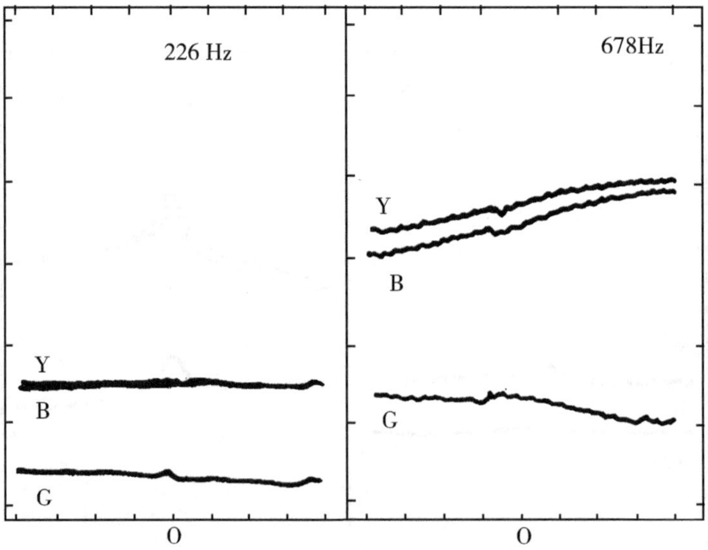

图 7－2－17　分泌性中耳炎患耳的鼓室导纳图

咽鼓管阻塞，678Hz 的 Y、B 曲线在外耳道压力增加时，声纳、声导纳值均减小，声导值减小（外耳道体积加大，含气量增多）。

平坦型曲线可由不同的中耳病变引起，凡使中耳劲度增加的病变均可使曲线的幅度减低或变平坦已如前述。此外，鼓膜穿孔或耵聍阻塞亦可使曲线变为平坦。此时可根据外耳道物理容积大小作出鉴别。外耳道物理容积亦可从 －400daPa 处的 B220 声纳值读出，成人为 1 ~ 1.5 ml；儿童为 0.6 ~ 0.8ml。图 7－

2－18 为鼓膜干性穿孔患者的双频鼓室导纳图。各种成分曲线均呈平坦型。由 B220 显示的外耳道物理容积约为 4.4ml。远远超出正常范围。声导纳（Y220）值亦较高，均表示鼓膜穿孔。低频声导（G220）接近于 0，与硬壁腔效应相似。高频声纳（B660）比低频声纳（B220）约大 3 倍，亦证实外耳道、鼓室及乳气房系统近似于硬壁腔的效应。因为只有在硬壁密闭腔中 B660 才会比 B220 大 3 倍。

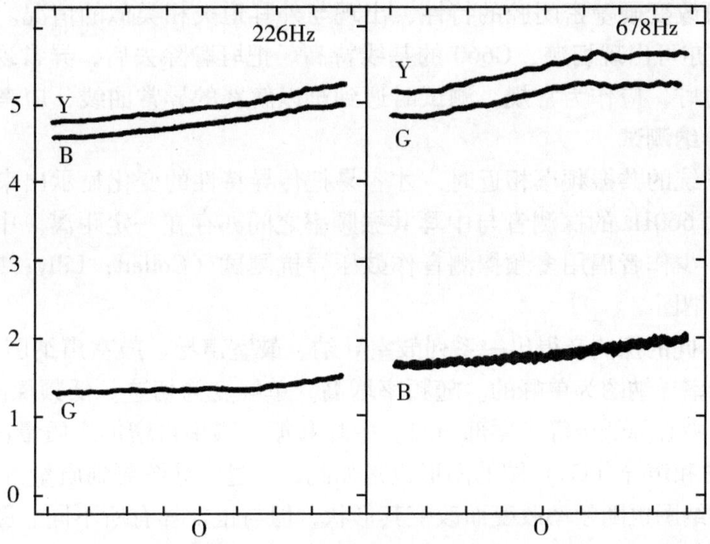

图 7－2－18　鼓膜穿孔耳的鼓室导纳图

图中 226Hz 声纳很高，容积 4.4ml，678Hz B 和 G 反转，声导极高，声纳极低—中耳、乳突系统无病变。

鼓膜穿孔时，鼓室内如有肉芽、息肉增生或胆脂瘤充填，亦可测出平坦型曲线。但 B220 所显示的物理容积不一定增大。图 7－2－19 为鼓膜穿孔合并胆脂瘤患者的双频鼓压曲线图。因上鼓室和乳突腔被胆脂瘤占据，故其低频声纳（B220）和声导纳（Y220）均小于 1.5 ml；高低频声导均接近于 0。外耳道物理容积的参数不仅有助于判断鼓膜有无穿孔，还可估价鼓室乳突气腔的情况。

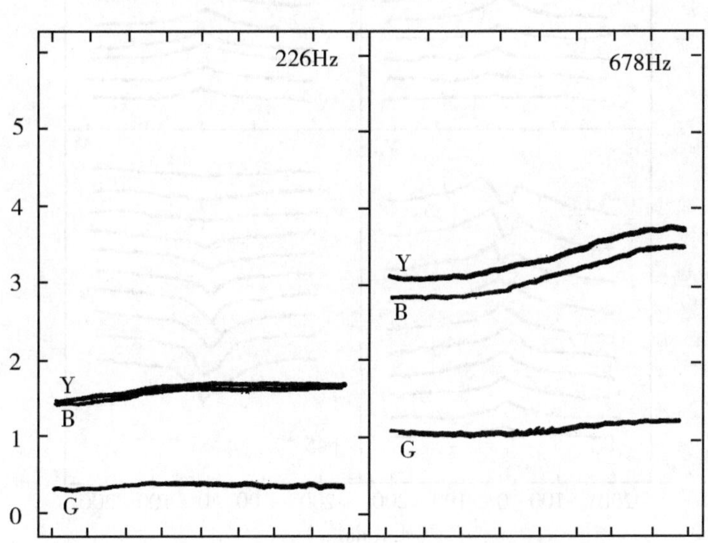

图 7－2－19　鼓膜穿孔耳的鼓室导纳图

鼓膜中央穿孔，上及下部内陷袋，乳突充满胆脂瘤，中耳腔充满疤痕组织，226Hz 容积 1.23ml，此时单纯鼓室导纳图不能作出鼓膜穿孔的诊断。

有时，还可能遇到一些难以解释的奇异的鼓室导纳曲线，可能与外耳道某些因素有关。Pappas 认为外耳道炎时，外耳道壁膨胀，破坏了硬壁密闭腔的特性。加以外耳道壁对声能吸收和反射不均匀等因素，均可导致鼓压导抗曲线形状异常，对高频探测音影响尤甚。

外耳道耵聍对鼓压导抗曲线的影响是多样的。除耵聍栓塞可测出物理容积很小的平坦型曲线外；有时悬挂的耵聍碎片覆盖在探头小孔前端，来回摆动，亦可出现多变的奇形怪状的曲线；松软耵聍附着在外耳道壁上，亦可改变硬壁密闭腔的特性，出现与外耳道炎相类似的情况。声导纳的各种成分均可受影响，甚至 B220 亦可出现切迹，G660 的基线特高。把耵聍除去后，异常现象即行消失。所以测试前耳镜检查，清除耵聍，应作为常规。测试时遇到难以解释的异常曲线，应考虑到这些因素。

三、多频率鼓室导纳测试

当探测音与传导系统的共振频率相近时，才容易把传导特性的变化显示出来。低频探测音对听骨链的病变不够敏感，而 660Hz 的探测音与中耳共振频率之间亦存在一定距离。中耳不同病变其共振频率亦不相同。因此，不少作者倡用多频探测音作鼓压导抗测试（Collett；Lilly；Margolis 等）。

（一）多频鼓室导纳图

用 250 ~ 2 000Hz 不同的探测音得出一系列鼓室导纳、鼓室声导、鼓室声纳图（图 7 - 2 - 20A）。在正常人低频探测音的鼓室导纳图为单峰的。随频率增高，单峰变为切迹。低频探测音鼓室声纳图（Ba）即为切迹形的。当切迹中心降低至等于尾部值时，中耳共振。频率再增加，质量占优势，切迹降至尾值之下。声导纳（Ya）图和声导（Ga）图的图形也是如此，不过声导图要到质量占优势时才会出现切迹。在中耳病变耳，鼓室导纳图也随频率改变而改变其形状，但与正常耳有所不同。图 7 - 2 - 20B 为一耳硬化症的不同探测音的鼓室导纳图（Ya，Ba，Ga 及 Φa）。与正常耳比较，可见耳硬化症耳的劲度增加，使中耳共振频率增至（声纳图）1 130 ~ 1 243Hz 之间.（声导导图—1 243Hz）。

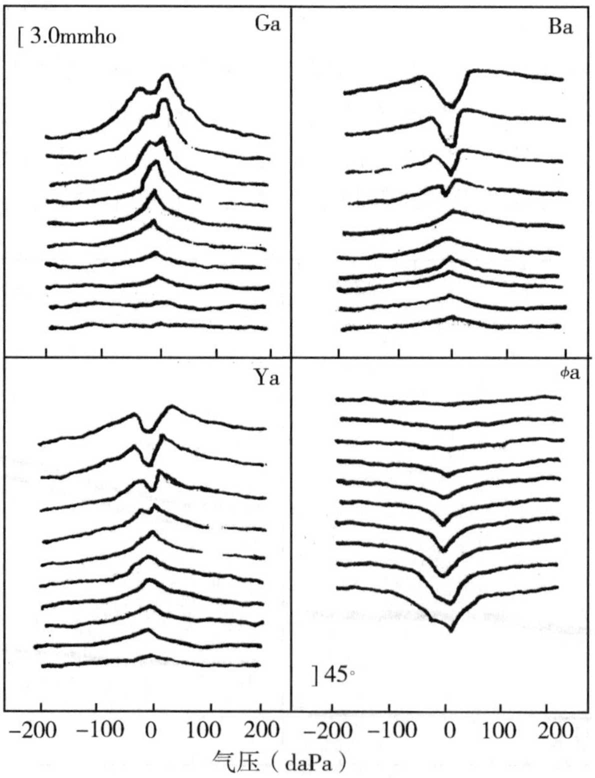

图 7 - 2 - 20A 正常耳多频鼓室导纳图

Ga 声导，Ba 声纳，Ya 声导纳，ϕa 矢量角。从上至下，依次为 1 243、1 130、1 017、904、791、678、565、452、339 及 226Hz 探测音得出的 Ga、Ba、Ya 和 ϕa。

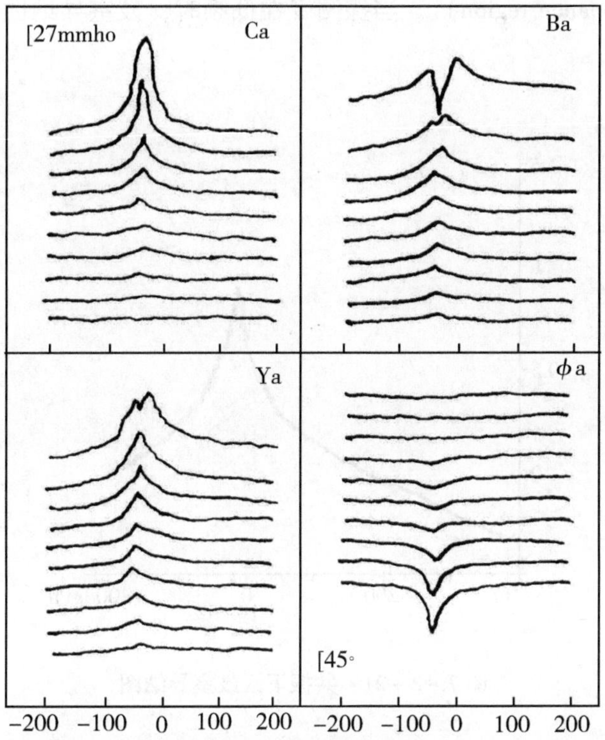

图 7－2－20B　耳硬化症耳多频鼓室导纳图。

Ga 声导，Ba 声纳，Ya 声导纳，φa 矢量角。从上至下，依次为 1 243、1 130、1 017、904、791、678、565、452、339 及 226Hz 探测音得出的 Ga、Ba、Ya 和 φa。

（二）扫频测共振频率

用从 250Hz 至 2 000Hz 步距为 50Hz 的连续频率纯音作探测音，测试中耳的共振频率，探测音频率增至与中耳的固有频率相等时，劲度声纳与质量声纳相对消，总声纳为零，GSI33 型中耳分析仪等可自动画出声纳－频率函数曲线和相位角－频率函数曲线，在声纳－频率函数曲线跨零时，或在相位角为零时为中耳的共振频率。［GSI33 型中耳分析仪以 226Hz 探测音的声纳及相位角为基准，面出各频率与 226Hz 声纳差（△B）及相位角差（△θ），以△B 跨零及最大△θ 为共振频率的指征］。图 7－2－20C 示频率－声纳和频率相位角函数曲线。

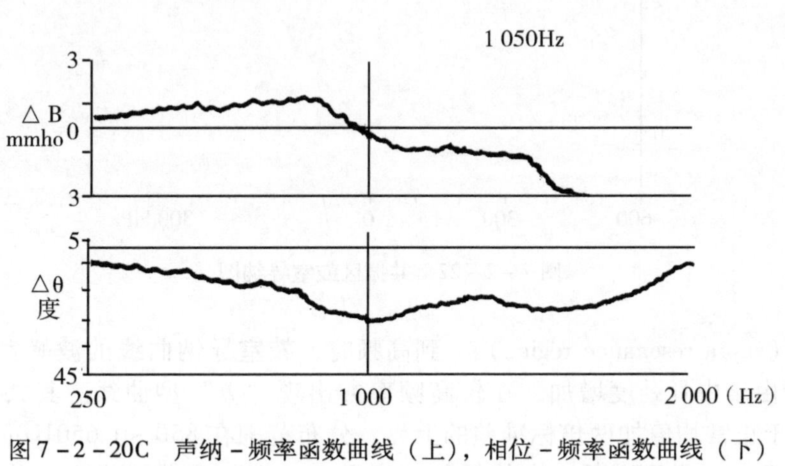

图 7－2－20C　声纳－频率函数曲线（上），相位－频率函数曲线（下）

共振频率：1 050Hz；△B：－0.03mmho；△θ：－24 度。

Colletti 将不同频率探测音得出的鼓室导纳图分为三个区

1．共振下区（subresonance region） 当探测音在低频时，鼓室导纳曲线呈“∧”型，在峰压点处出现单峰（图 7－2－21）。

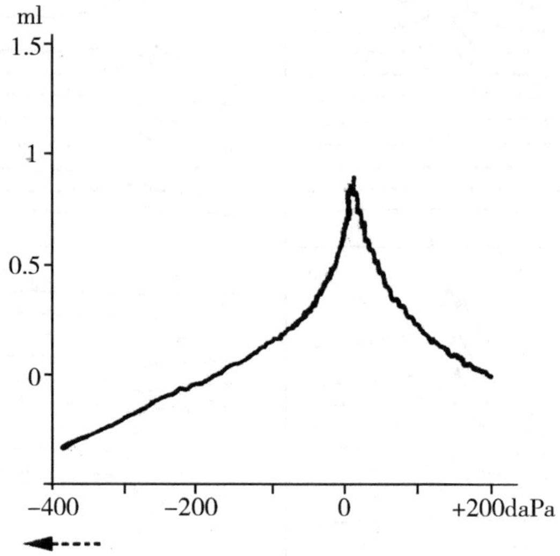

图 7－2－21 共振下区鼓室导纳图

2．共振区（resonance region） 当探测音频逐渐增高时，鼓室导纳曲线呈“W”型，有两个或更多的蜂群。对 80 名正常人测试结果，共振频率（fo）平均在 1 000 ± 170 Hz，两倍标准差范围为 600 ~ 1 340 Hz（图 7－2－22）。

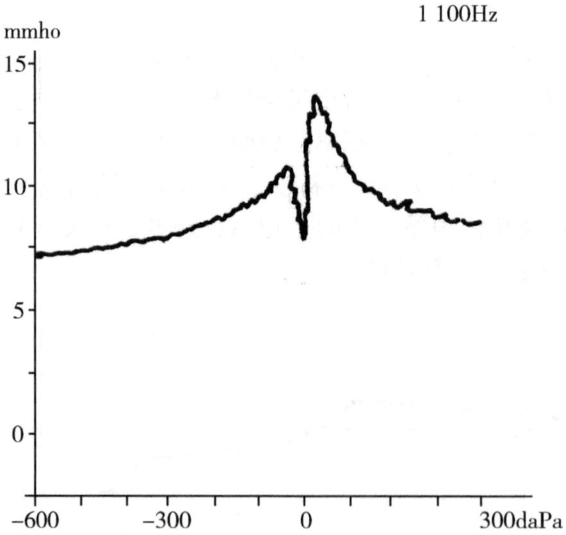

图 7－2－22 共振区鼓室导纳图

3．共振上区（supra resonance region） 到高频时，鼓室导纳曲线的波峰发生倒转，呈“∨”型。耳硬化症患者由于中耳劲度增加，在较高频率方出现“W”型曲线。其共振频率（fo）平均为 1 300Hz，相当于正常均值加两倍标准差的上界，分布范围在 850 ~ 1 650Hz 间（图 7－2－23）。听骨链中断患者由于中耳劲度减低，在较低的频率已有“W”型曲线出现。共振频率（fo）平均为 400 Hz，比正常频程要低，超出正常均值加三倍标准差的下界，到 800 Hz 时已明显进入共振上区（图 7－2－24）。

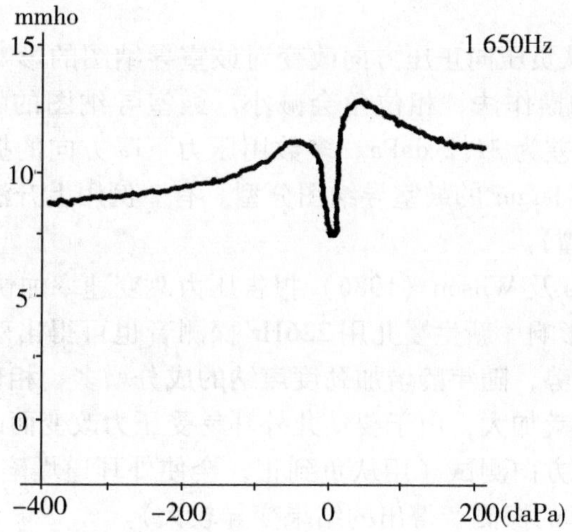

图 7－2－23　共振上区鼓室导纳图

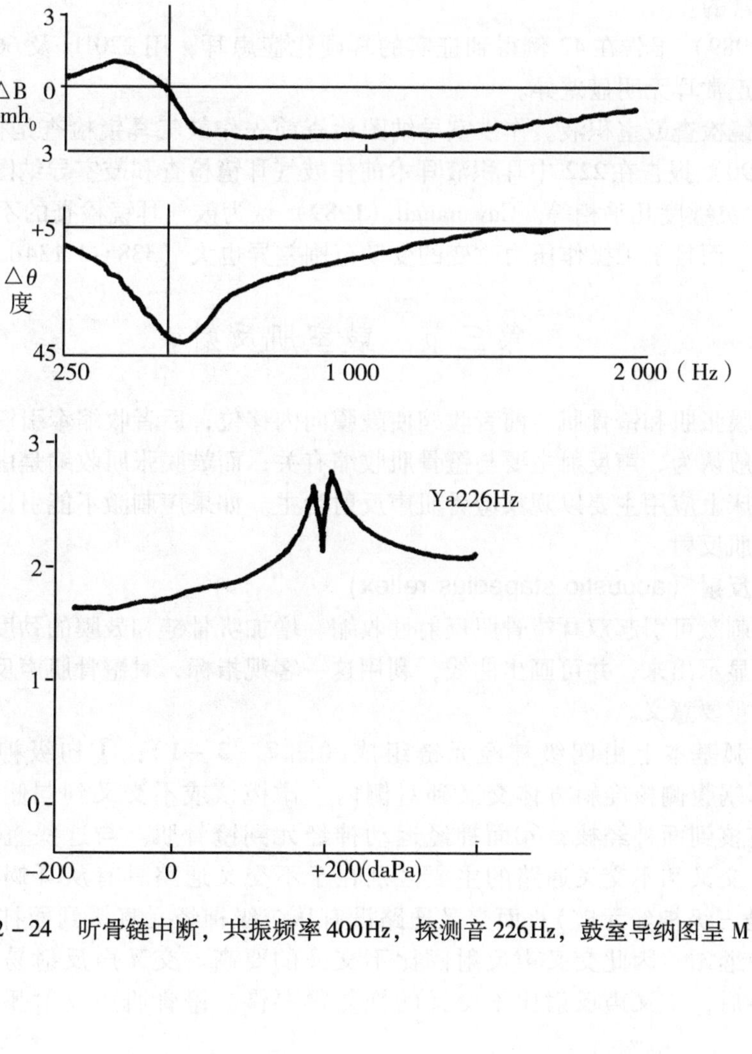

图 7－2－24　听骨链中断，共振频率 400Hz，探测音 226Hz，鼓室导纳图呈 M 型

（三）检查操作对鼓室导纳图的影响

不同探测音，记录分析的成分的不同可影响鼓室导纳图的图形。在外耳道中压力改变的方向（从负压到正压，还是从正压到负压），压力改变的速率（每秒改变25、50还是100daPa）等，都可能影响测试结果。

1. 压力改变方向　压力从负压向正压方向改变对鼓室导纳图的影响，是切迹的出现率增大或加深，压力上升（从负到正）的操作法，相位角会减小。鼓室导纳图的峰点随压力增减方向而移位。压力改变方向不同，平均峰压差为31.2 daPa。多数用压力下降方向的振幅较低。Hall及Chandler报告压力改变的方向不同可影响Jerger的鼓室导纳图分型。有2例用上升法未检出而用下降法证明有病变（1例耳硬化症，1例胆脂瘤）。

2. 压力改变速率　Shanhs及Wilson（1986）报告压力改变速率加快，静态导纳峰值减小。

3. 发育对鼓室导纳图的影响　新生婴儿用226Hz探测音也可得出双峰的鼓室导纳图，这表明新生儿的中耳系统可由质量占优势，随年龄增加劲度声纳的成分增多，相位角随之加大，中耳共振频率也渐增高，声导纳的振幅随年龄加大，由于婴幼儿外耳易受压力改变而改变其容积，在1个月以下的儿童宜用从正到负的压力改变方向测试（用从负到正，会使外耳道塌陷），在4个月以下的儿童只用226 Hz探测音检查（较高频率的探测音得出的结果变异较大）。

Gates等（1986），Shanks（1984），Van Camp等（1986）都认为不能只凭鼓室导纳图测试对中耳疾病作出诊断。当既有鼓膜平面的病变又有听骨病变时，鼓室导纳图常只能反映鼓膜平面病变的情况。鼓膜异常时可影响鼓室病变的检出，正常中耳也可有异常的鼓室导纳图，反之，鼓室导纳图异常，中耳也可是正常的。

Mucknik等（1989）报告在42例得到证实的耳硬化症患耳，用220Hz及660Hz探测音作鼓室导纳图检查，结果与正常耳无明显差异。

过去用鼓气耳镜检查鼓室积液。作鼓室导纳图检查前先作鼓气耳镜检查是很多耳科医师的常规。Toner及mains（1990）报告在222中耳积液耳术前作鼓气耳镜检查和鼓室导纳图检查，诊断准确率分别为88%和89%，灵敏度几乎相等。Cavanaugh（1989）认为鼓气耳镜检查的不足之处是全凭主观判断，没有客观标准，而且手工操作压力改变的变动范围差异也大（338～1 134daPa）。

第三节　鼓室肌反射

鼓室肌包括鼓膜张肌和镫骨肌，前者收缩使鼓膜向内移位；后者收缩牵引镫骨后倾，两者均可引起声导抗变化。一般认为，声反射主要与镫骨肌收缩有关；而鼓膜张肌收缩是由三叉神经受触觉刺激所引发。因此，临床上应用主要以观察镫骨肌声反射为主。如果声刺激不能引出反射，可用非声刺激进一步测试鼓膜张肌反射。

一、镫骨肌声反射（acoustic stapedius reflex）

一定强度的声刺激可引起双耳镫骨肌反射性收缩。增加听骨链和鼓膜的劲度，使中耳声导抗发生变化，在平衡计上显示出来，并可画出曲线，利用这一客观指标，对镫骨肌声反射通路上和中耳的各种病变的鉴别具有重要意义。

镫骨肌声反射弧基本上由四级神经元链组成（图7－3－1）：①初级神经元到耳蜗腹则核；②二级神经元从耳蜗腹侧核经斜方体交叉到对侧内上橄榄核或不交叉到同侧内上橄榄核；③中间神经元从内上橄榄核到面神经核；④面神经运动神经元到镫骨肌。与这些直接通路相平行的还有慢的多突触联合。交叉和不交叉通路的主要区别在于不交叉通路具有从耳蜗腹侧核到同侧面神经核的直接联系（是三级神经元链）；而交叉通路没有从二级神经元直接到面神经核的分支，要经过内上橄榄核区的中继站，因此交叉声反射阈比不交叉的要高。交叉声反射易受巴比妥类药物所抑制，该类药物中毒后，交叉声反射比不交叉的恢复得要慢。镫骨肌声反射弧的中枢部分只到达脑桥，属于皮层下中枢，是一不随意的反射运动。大脑听觉中枢病变所致的听觉障碍不一定影响声反射（Borg，clemis 等）。

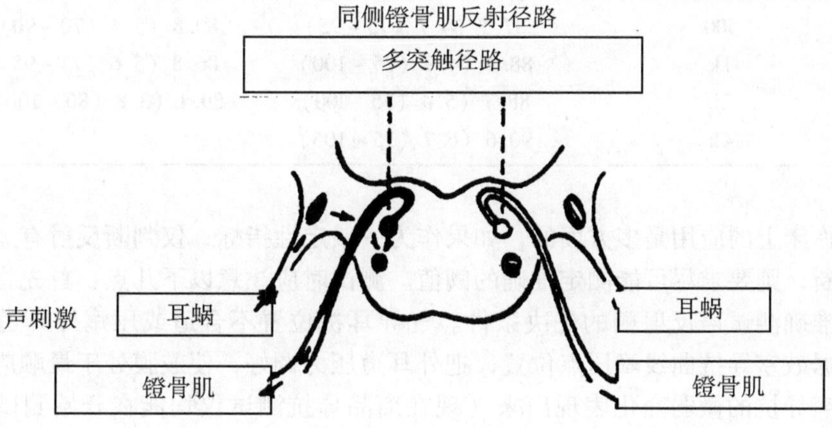

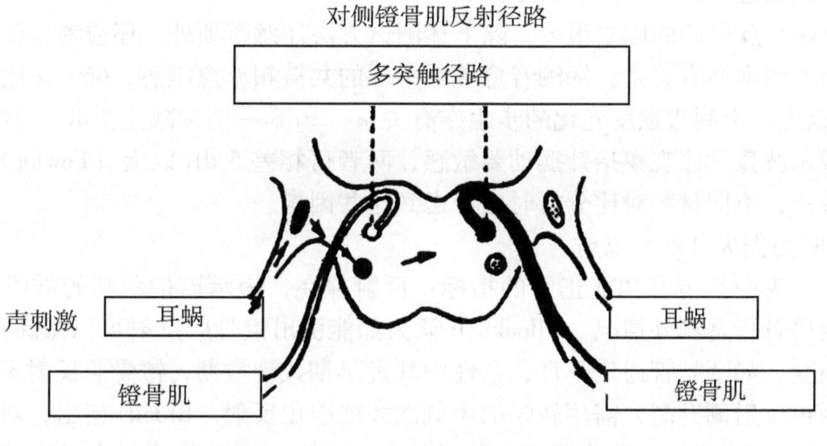

图 7－3－1　镫骨肌声反射径路

镫骨肌声反射可用同侧声刺激亦可用对侧交叉声刺激引出。测试交叉声反射时，戴气导耳机接受声刺激侧为刺激耳；放耳塞探头用以显示声导抗变化侧为指示耳，用哪一侧作刺激耳或指示耳应根据检查目的而定。检查感音功能时，应以受试侧作刺激耳，可以了解反射弧传入侧的功能状态，习惯上称为声反射。检查中耳传音系统或面神经功能时，应以受试侧作指示耳，以显示反射弧传出侧的功能状况。亦可简称为镫骨肌反射。作同侧声反射测试时，声刺激可通过耳塞探头引入同侧耳内，这样受试侧既是刺激耳又是指示耳。

二、声反射测试的主要项目

声反射测试技术发展较快，测试项目不断创新，择要介绍如下。

（一）声反射阈（acoustic reflex threshold）

它是可重复的、能引起镫骨肌收缩，导致声导抗变化的最小声刺激强度。正常声反射阈在纯音听阈上 70～95dB（Colletti），同侧（不交交）较对侧（交叉）声反射阈约低 3～12dB（Fria），随刺激频率不同略有差异。白噪声反射阈比纯音反射阈低 20～25dB（Deutsch）。我们对 30 名双耳听力正常，鼓室导纳曲线为 A 型的成人。年龄 18～35 岁，共 60 耳，测试声反射阈如表 7－3－1。

表 7-3-1 听力正常人（60 耳）声反射阈

频率（Hz）	dB（HL）x（s（范围）	
	对侧刺激	同侧刺激
500	87.5（4.7（75~95）	80.8（5.4（70~90）
1k	88.4（4.9（75~100）	86.8（5.6（75~95）
2k	88.7（5.4（75~100）	89.1（3.8（80~100）
4k	90.6（6.7（75~105）	

声反射阈在临床上的应用是多方面的，如果作为一般定性指标，仅判断反射有无即可；如用作听觉障碍的定位诊断，则要求尽可能测定准确的阈值。测试时应注意以下几点：首先指示耳的传导功能必须正常，这是准确测试声反射阈的先决条件。气导耳机位置不合适或压瘪外耳道均可使反射阈升高。测试时应根据鼓室导抗曲线峰压点位置，把外耳道压力调好，使鼓膜处于最顺应的状态，才能把镫骨肌收缩引起声导抗的微弱变化表现出来（现在商品导抗测试仪均能在开始测试声反射前，自行调至鼓膜两侧压力相等）。确定声反射阈值时，如曲线偏移过大或看不出偏移，表示阈值过高或过低，应以在反射曲线上刚能看出导抗变化的偏移为准。GSI 33 中耳分析仪以声导纳改变大于以下值为引出了声反射。226Hz 探测音≥0.02ml，678ml≥0.06mmho，1 000Hz≥0.09mmho。测试时还应避免听觉疲劳，每次声刺激之间至少应间隔 5 秒钟。

严格说来，影响声反射阈的因素很多，除上述测试方法注意事项外，还应考虑测试条件问题。声反射阈高低与探测音频率亦有关系，探测音愈接近中耳的共振频率愈敏感，660Hz 比 220Hz 探测音的反射阈可低 5 dB 以上。声刺激强度变化的步距亦有关系，2 dB 一档衰减比 5 dB 一档衰减要敏感，用计算机平均技术或示波显示比观察指针摆动要敏感，两者可相差 5 dB 以上（Fowler）。因此，测试操作程序应尽可能统一，不同材料对比分析时应考虑到这些因素。

（二）传音性听力损失耳的声反射

镫骨肌反射可作为中耳传音功能正常的指标：反射存在，表示该指示耳的鼓膜及听骨链功能良好。但少数镫骨足弓骨折是例外情况。Kllockhoff 认为如能引出镫骨肌反射可以排除指示耳传导性聋。但有些轻度传音病变，如咽鼓管通气不良，急性中耳炎早期或消散期，镫骨肌反射不一定消失，如以该耳作指示耳，因声反射阈升高，需用较强的声刺激才能引出反射。Brooks 指出，对侧声刺激不超过 95dB（HL）能引出反射者方可认为指示耳无传导性聋的成分。需要注意，交叉声反射阈升高，亦可能与刺激耳本身听力障碍有关，应与纯音听阈作对照。

镫骨肌反射消失可以支持传导性聋的诊断。Jerger 统计，指示耳单侧传导性聋者，气骨导如有 5 dB 差距，就可使 50% 的镫骨肌反射消失；气骨导间距增大，则反射消失率更高。由此可见，镫骨肌反射对传导性聋是一个很敏感的指标，对耳聋性质的鉴别颇有实用意义。测骨导时掩蔽困难是一个棘手的问题，利用镫骨肌反射，结合鼓室导纳图，可以有效地肯定或排除传导性聋，从而避免或纠正骨导测试的误差。

分析镫骨肌反射消失的原因时，应除外下述因素：①声刺激达不到反射阈强度，如刺激耳听力下降超过 40dB（耳蜗性聋除外），则声反射多不能引出；②声反射弧不健全，如指示耳侧面神经麻痹或脑干病变等；③测试压力未调好，鼓膜内外压力不相等时，鼓膜紧张，可使镫骨肌反射表现不出来。应根据鼓室导纳曲线峰压点调好外耳道压力，使鼓膜处于最顺应的状态，才容易把镫骨肌收缩引起声导抗的微弱变化显示出来。

（三）响度重振（loudness recruitment）

正常耳声反射阈为 70~95dB（SL）。耳蜗病变者由于响度异常增长，声反射阈的感觉级（SL）明显降低。如果纯音听阈与声反射阈之差小于 60dB，表示有重振现象，为耳蜗病变的指征（Metz）。其客观特性和测试时不受两耳听阈有无差别的限制，是比其他重振试验优越之处。

Jerger 等（1972）报告 515 例感音神经性听力损失耳的声反射阈（SL）和听力损失（听阈级）的函数关系（图 7-3-2）。90% 以上重振耳的反射阈少于 60dB SL，听力损失愈重反射阈和听阈级之间的差值愈小。刘彤等分析 1 821 耳（其中梅尼埃病 144 耳，其他感音神经性听力损失 1 677耳）的声反射阈和听阈级的关系，也得出相同的结果。临床以反射阈与听阈级之间相差小于 60dB，作为响度重振阳性（Metz 重振阳性）。

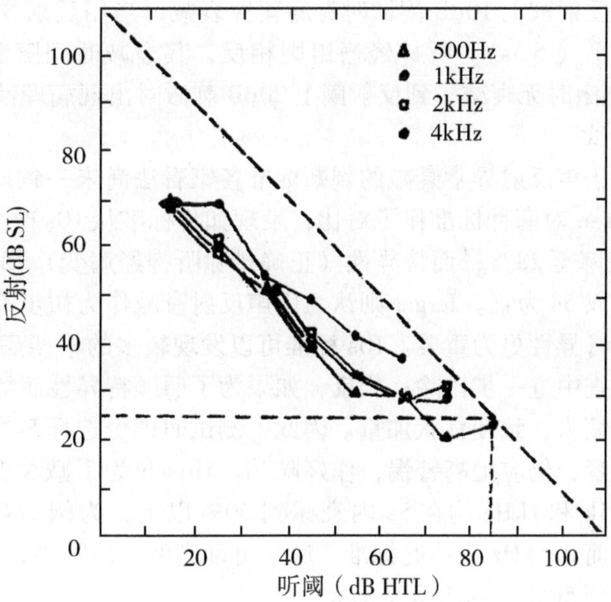

图 7-3-2 声反射阈和听阈级的关系

（四）声反射衰减（acoustic reflex decay）

用声反射阈上 10dB 的 500 和 1 000Hz纯音持续刺激 10s，正常人引起的镫骨肌反射性收缩保持在稳定水平，无衰减现象。蜗后病变者因听适应异常，镫骨肌收缩很快衰减，通常以衰减到原始幅度一半所需时间为半衰期（图 7-3-3）。半衰期短于 5s 为蜗后病变指征（Anderson）。

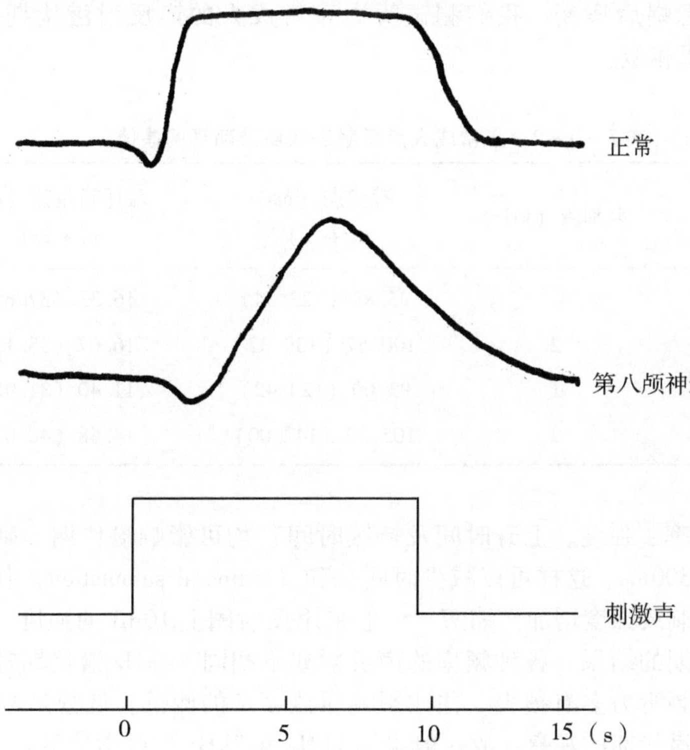

图 7-3-3 声反射衰减

声反射衰减与刺激频率有关，部分正常人对 2kHz 以上的声刺激，半衰期亦有短于 5s 的，故一般采用 0.5k 和 1kHz 的刺激信号为宜。声反射衰减亦受刺激强度的影响。Mangham 发现少数耳蜗性聋病人，用反射阈上 10dB 测试时有病理性衰减；当用反射阈上 20dB 测试时，则原来的衰减延长到非病理性水平（>5s）。听神经瘤组则相反，其衰减时间随刺激强度增加而缩短。曾有 1 例在反射阈上 15dB 刺激时无衰减，到反射阈上 20dB 刺激时出现病理性衰减，故主张用反射阈上 10dB 和 20dB 两种强度测试。

关于声反射异常衰减的判断标准各家看法尚未一致。Jerger 主张以 10s 内衰减 50% 以上为判断标准。Olsen 对两种标准作了对比，发现如将标准从 10s 改为 5s，则其敏感性（正确诊断出听神经病变）从 36% 降至 28%；而特异性（正确排除听神经病变）却从 74% 升至 78%。因此，主张声反射衰减标准仍应以 5s 为宜。Jerger 则认为用声反射衰减作为初步筛选手段，宁失之于宽，不失之于严，因为敏感性较特异性更为重要。10s 标准可以发现较多的早期病变，即使混有一些假阳性结果，可以在继续深入检查中进一步排除；相反，如果为了照顾特异性而牺牲敏感性，在初检时将可疑病例漏掉，则势必贻误病人，致使症状加重。因此，测试时即令选择 5s 标准，亦应测足 10s。对 5s 衰减阴性而 10s 衰减阳性者，仍应提高警惕，作好随访。Hirsch 为了减少假阳性率，进一步提出以下标准：①RD+++：0.5k 和 1kHz 均在 5s 内衰减到 50% 以上，为蜗后病变之征；②RD++：1kHz 在 5s 内衰减达 50%，而 0.5kHz 未达此标准，属于可疑病例，应随访；③RD+：0.5kHz 和 1kHz 虽有衰减但在 5s 内均未达到 50%，临床意义不大。

（五）声反射潜伏期（acoustic reflex latency）

它是从声刺激开始到镫骨肌收缩引起声导抗变化中间的时程。通常用 1kHz 和 2kHz 声反射阈上 10dB 的纯音作刺激信号。蜗后病变累及声反射弧的传入部分时，潜伏期就会延长，两耳间差值亦会增大。服用巴比妥类药物或重症肌无力患者可使潜伏期延长。Clemis 测试正常人及各种耳蜗及蜗后病变患者的声反射潜伏期，以正常均值加两倍标准差作为正常范围的上界，潜伏期如超过 140ms，两耳间差值超过 40ms，应考虑蜗后病变。我们测试听力正常成人的声反射潜伏期及两耳间差值如表 7-3-2，与 Clemis 的结果相似。

表 7-3-2 正常成人声反射潜伏织及两耳间差值

报告人	声刺激（kHz）	潜伏期（ms） $\bar{x}(+2s)$	两耳间差值（ms） $\bar{x}(+2s)$
本文	1	93.83（123.54）	16.33（37.65）
（60 耳）	2	100.67（139.32）	16.67（35.11）
Clemis 等	1	93.00（123.42）	11.40（31.92）
（47 耳）	2	105.30（142.00）	14.68（40.07）

刺激信号的特性（频率、强度、上升时间及持续时间）均可影响潜伏期。刺激信号的上升时间一般为 8ms；持续时间为 300ms。这样可以减少时间总和（temporal summation）作用的影响。声反射潜伏期在其动态范围内随刺激强度增加而缩短。一般采用反射阈上 10dB 的强度。因此，声反射阈是否准确可以直接影响潜伏期的结果。各种频率的声反射亦不相同，4kHz 潜伏期较长，反射幅度亦较小。感音神经性聋耳的高频听力多有损失，往往影响对该频率的测试。低频声刺激（250 或 500Hz）常出现双相反射，影响对潜伏期的观察。故一般采用 1kHz 和 2kHz 作刺激信号。

第四节　咽鼓管功能检查

声导抗测试亦可用于咽鼓管功能检查方面，常用的有以下几种：

一、鼓室导纳曲线峰压点的动态观察

鼓室导抗曲线所显示的鼓室压力如偏离正常，提示咽鼓管功能可能异常。Holmquist 等认为咽鼓管功能正常者，鼓室压力应在 ±25mmH_2O 之内。但这样只能表示某一瞬间的鼓室压力，不能代表咽鼓管真正的机能状态。应结合吞咽动作，观察峰压变化情况，以了解咽鼓管调节鼓室压力的机能。简便测试法是在测出鼓室导纳曲线后，让受检查作 Valsalva 吹张，如果咽鼓管通畅，则中耳形成正压，再作鼓室导抗测量时，可看到峰压点向正压侧移位，然后使之作几次吞咽动作，再作鼓室导纳测试，峰压点应很快回到原始压力处，如压力不能复原，表示咽鼓管机能不良（图 7 – 4 – 1）。

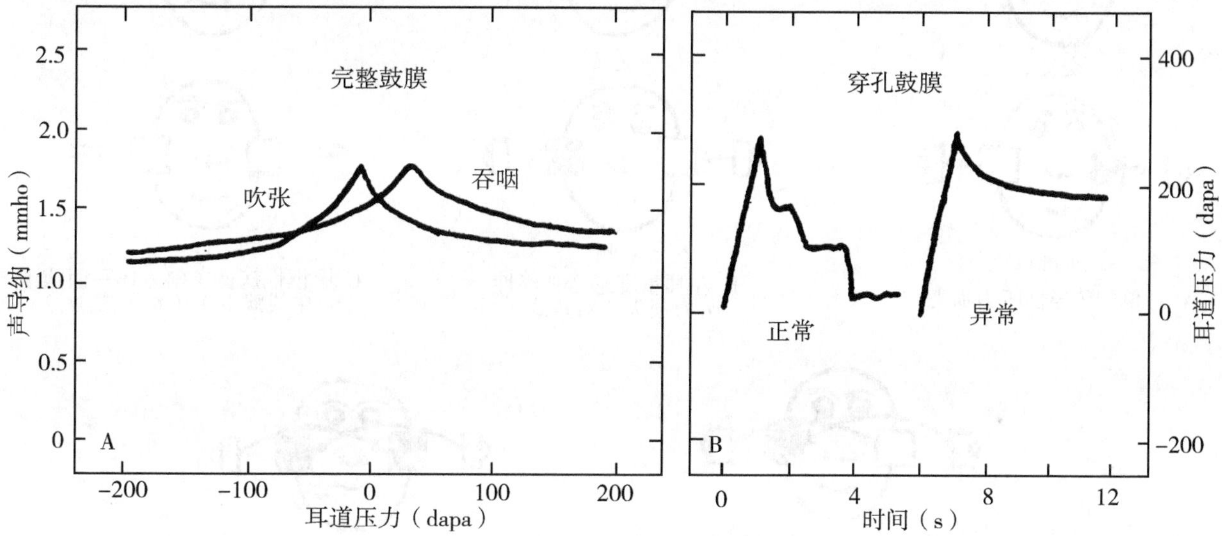

图 7 – 4 – 1　咽鼓室功能检查

二、正负压平衡试验

鼓膜穿孔时，用声导抗计的压力系统可以测试咽鼓管对正负压的平衡能力，从而了解其管口的启闭功能。Bluestone 称之为充气排气测试（inflation – deflation test）。将耳塞探头密闭外耳道，逐渐加压，正常人约到 +200daPa 以上时，咽鼓管被冲开，压力开始下降，是谓被动开放压力。待降到一定程度后，不再下降，是谓关闭压力，使之吞咽数次，则压力呈阶梯式下降，一般经 3 ~ 4 次吞咽后，即可完全平衡。表示肌性开放功能正常。如达不到平衡，可将残余压力记下供分析用，然后将压力降至 – 200daPa 作负压平衡试验。由于负压吸引，咽鼓管壁塌陷，如不吞咽很难自行开放，使之吞咽数次后，则曲线呈阶梯式上升，可以显示对负压平衡的情况（图 7 – 4 – 1）。

第五节　中耳肌反射测试的临床应用

一、同侧声反射和交叉声反射对比

交叉声反射（对侧刺激法）常因刺激耳听力障碍或指示耳鼓室病变而不能引出。同侧声反射不受对侧耳的限制，可以估价同侧声反射通路的传入和传出部分。脑干病变常常阻断交叉反射通路，使交叉声反射不能引出；而同侧声反射则较少受影响。这类患者因同侧听觉通路尚未受累，往往在听阈尚正常或接近正常时，交叉声反射已出现异常。因此，同侧声反射和交叉声反射结合起来，如同瞳孔直接和间接对光反应样，对脑干及声反射通路上其他部位病变的鉴别可提供有用的资料。

Jerger 对蜗后病变患者的双侧交叉与不交叉声反射排列对比，发现单侧听神经病变患者，只有患侧的交叉和不交叉声反射受累；而对侧的交叉和不交叉声反射则不受影响，故呈对角式分布（图 7－5－1B）。脑干轴内病变患者的交叉听觉通路受累，使交叉声反射不能引出；而不交叉声反射较少受影响，故其声反射呈水平式排列（图 7－5－1C）。继之，Jerger 又报道了一侧内上橄榄核附近的病变，其声反射呈单座式分布，即 4 个声反射中只有患侧的交叉声反射表现异常。

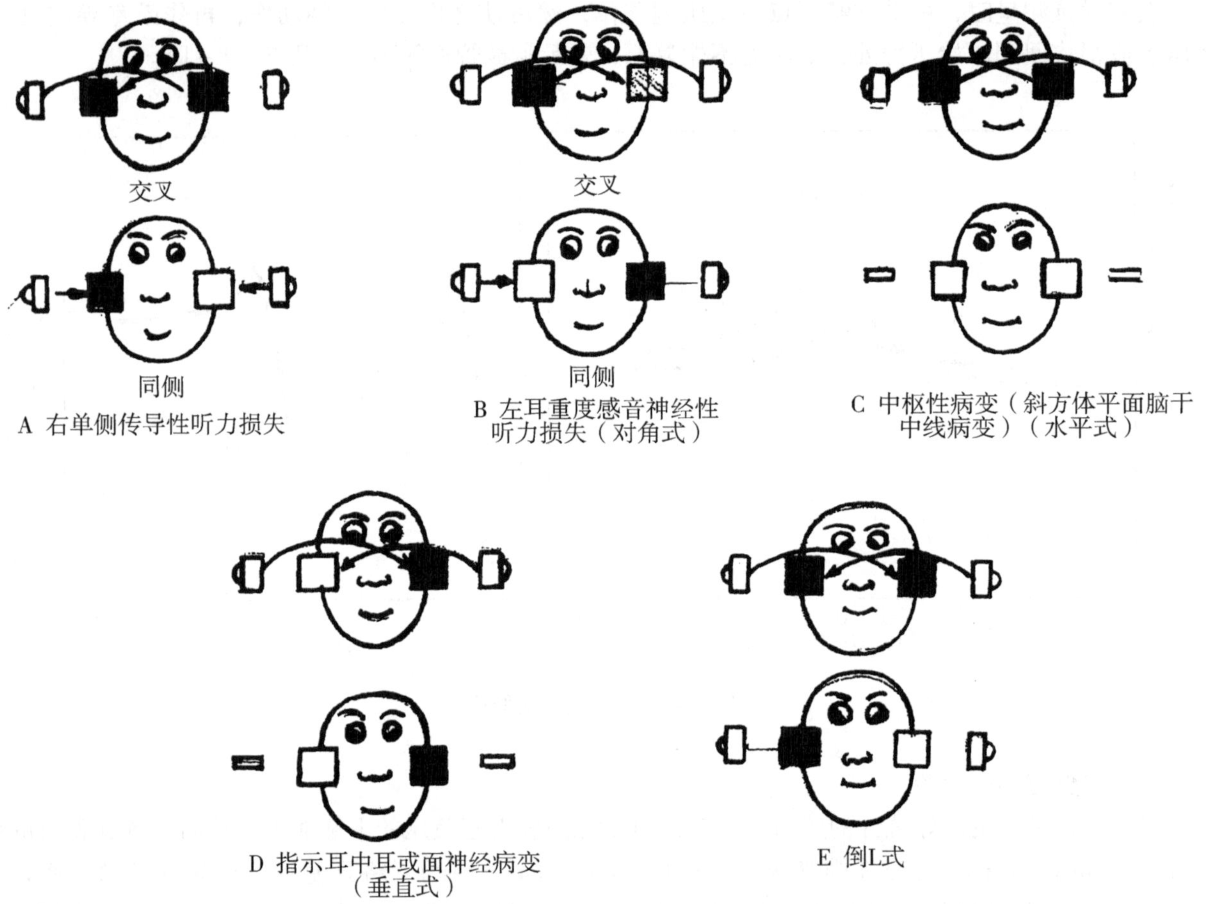

图 7－5－1　同侧和交叉声反射的不同异常反应

分析声反射资料时，必须首先排除指示耳的传音障碍。因为一侧中耳如有病变，除了对侧耳的不交叉声反射不受影响外，可使其余三个声反射都不能引出，造成假的倒 L 式声反射分布图形。易与晚期听神经瘤侵犯同侧面神经或脑干与听神经的混合病变造成的倒 L 式声反射分布图形相混淆（图 7－5－1A，E）。

二、声反射对非器质性聋的鉴别

声刺激引起镫骨肌收缩是不受意志支配的反射活动，而纯音测听必须依赖受试者配合才能进行。声反射的客观特性可用以鉴别非器质性聋。一般说来，听力损失越重，声反射引出的机会越少。一般感音神经性聋听力损失至 30dB 以上，有些声反射就难以引出。耳蜗性聋由于重振关系，声反射消失较晚，其声反射阈的感觉级（SL）随听力损失增多而缩小，当声反射阈的感觉级小于 15dB（SL）时，就很难引出反射。在比相应频率“听阈”低的水平引出反射是不可想象的。这种情况显然是非器质性聋的表现。但由于此法并非实际听阈测试，只是测定患者对听阈上高强度声响的反应。因此，只有在受试者主诉听力损失大于声反射阈的情况下才有实用意义，否则不能排除耳蜗性聋重振阳性的情况。

三、用声反射预估听敏度

此法主要是根据白噪声反射阈与纯音反射阈差距随听力损失加重而逐渐缩小这一现象得出的。因纯音是单一频率，白噪声是多种频率混合（宽带）。由于响度总合功能（loudness summation）差异，使宽带噪声具有响度优势，故正常耳白噪声反射阈比纯音反射阈约低 20～25dB，感音性聋时，临界频带增宽，白噪声反射阈增高，而纯音反射阈受影响较小，聋的程度越重，两种反射阈的差距越小。

Niemeyer 等根据上述概念提出一个预估听阈的公式：

听阈 = PTAR - 2.5（PTAR - WNAR），因受测试仪器物理校准的限制，预估结果常有出入。继之，Jerger 等主张将预估结果大致分为若干等级即可，不一定求出具体 dB 数。先按下述公式 NTD = PTAR - WNAR + C 得出白噪声反射阈与纯音反射阈的差值（NTD），即可按表 7－5－1 中的标准求出听敏度等级。式中 PTAR 为言语频率声反射阈（HL）的均值；WNAR 为白噪声反射阈（SPL）；C 是生理矫正值。C 值是这样求得的，选择 10 名听力正常的青年，测出其言语频率纯音反射阈的均值，从中减去白噪声反射阈的均值，即为该测试仪器的 NTD 常数，然后从标准声阻抗计的 NTD 常数（25dB）中减去该机的常数，就可得出该机的生理矫正值（C）。采用生理矫正值可以弥补仪器物理校准的不足。

表 7－5－1　Jerger 等 1974 年预估听敏度标准

NTD	白噪声反射阈（dB SPL）	预估听敏度（dB SPL）
≥20	任何值	正常 <20
15～19	≤80	正常 <20
15～19	<80	中度减退 20～49
10～44	任何值	中度减退 20～49
<10	<90	中度减退 20～49
<10	≥90	重度减退 50～84
	引不出声反射	严重障碍 >85

我们对 60 名双耳听力正常的儿童和青年（7～30 岁）及 122 名程度不同的感音神经性聋者共 364 耳进行声反射测试。先按 Jerger 公式估出听敏度等级，然后与纯音测听结果对照。总的符合率为 79.1%。与文献报道（Jerger，Keith 及 Tsappis 等）相似。听力正常组和严重障碍组符合率较高，分别为 96.2% 和 92.3%；听力重度和中度减退组符合率稍差，分别为 72.6% 和 55.1%。可能与响度重振和年龄有关。这一方法的最大特点是其客观特性，不受患者意志支配，对不能合作的患者，特别是疑有精神性聋者可酌情使用。

四、声反射在选配助听器中的应用

声反射阈与不适响度级很接近（Mc Candles）。耳蜗病变时，声反射阈的感觉级降低，表示适宜响度的动态范围缩小。因此，在选配助听器时，声反射阈可作为确定合理增益和声压级的参考。对儿童不能配合作不适响度测试者尤为适用。一般主张把助听器的饱和声压级限制在或稍高于纯音反射阈的水平。想了解助听器的增益是否合适时，可让儿童戴上备选的助听器，用比普通对话稍强一点的声音作刺激信号，对侧作指示耳以观察声反射。如果用这样声音引不出声反射，把信号稍加强一点就能引出反射，表示此助听器的增益是合适的，在一般场合戴用，不致于扩音过强。如果用普通讲话强度就能引出反射，表示增益过强，需换用较弱一点的才合适。

五、镫骨肌声反射对面瘫定位和预后的估价

根据镫骨肌反射的有无，不仅可以鉴别面神经病变部位在镫骨肌支分出处的远或近端；还可提示预后的好坏。Ruth 等发现，在面瘫恢复过程中，镫骨肌反射再现比面肌运动恢复得早。Rosen 报道面瘫起病后 4 天，镫骨肌反射仍存在者，以后很少再消失，预后多良好，满意恢复率达 92%；起病 4 天内镫骨肌反射消失者，恢复率仅 73%。以镫骨肌反射再现为面瘫恢复第一征兆者占 84%。松居敏夫报道，Bell 面瘫在病程 40 天内能记录到镫骨肌反射者，绝大多数恢复满意；40 天后镫骨肌反射仍未出现者，面神经多已变性。声刺激引不出镫骨肌反射时，应进一步作非声刺激鼓膜张肌反射以除外中耳病变，如果仅仅是面神经病变关系，则非声刺激鼓膜张肌应能引出反射。

六、声反射对重症肌无力症的诊疗应用

声反射在临床的应用正在不断扩大，对神经科某些疾病亦有用声反射作为观察指标的。Morioka，Warren 等发现重症肌无力症患者的声反射阈亦可升高、消失或有衰减，但不伴有蜗后的其他症状。经适当药物治疗后，声反射异常现象即行消失或明显改善。声反射对该病不仅具有诊断意义，还可用来观察疗效。

七、非声刺激鼓室肌反射

当声刺激不能引出镫骨肌反射时，不一定意味着中耳病变，亦可由于对侧耳听力障碍或反射弧不健全所致。在这种情况下，非声刺激鼓室肌反射可进一步提供鉴别诊断的资料。

Klockhoff 及 Djupesland 等用棉棒刺激外耳道及其周围皮肤可观察到声阻抗变化。当面神经麻痹或镫骨外侧的听骨链中断时，触觉刺激就不能引出声阻抗变化，表示触觉反射主要与镫骨肌收缩有关。在上述情况下，对眼眶吹气或抬上睑刺激，仍能观察到声阻抗变化，表示鼓膜张肌参与了反射收缩。此点已为 Djupesland 在中耳手术时通过肌电图观察所证实。当对眼眶吹气或抬上睑刺激时，肌电图上可看出两条鼓室肌均有收缩反应。但当触觉刺激引不出镫骨肌反射时，上述刺激出现的声阻抗变化，应该说主要是鼓膜张肌的反应。两条鼓室肌在听骨链上附着的部位不同，分别测试其反射反应，对鉴别听骨链病变的部位具有特殊意义。现将测试方法介绍于下。

（一）触觉刺激镫骨肌反射

启动声反射键后，用棉棒刺激反射区皮肤以代替声刺激在棉棒接触和撤离皮面的瞬间，可看到声顺指针或反射曲线发生同步的摆动，撤离刺激比接触刺激反应弱。如果在短时间内，反复刺激同一区域，则声导抗变化逐渐减弱以致消失，是谓习服（habituation）现象。反射区包括以同侧外耳道为中心的耳廓及其周围面颊部皮肤，向前直到面部中线和下颌边缘。距外耳道愈远，反射愈弱。对侧刺激引出发射的区域较小，仅限于外耳道及耳郭前方小范围内，用棉棒刺激时。应在皮面上稍微用力转动，以便起到足够的刺激，方能引出较清晰的反射波形。注意勿触及探头小管，以免引起赝象。测试时应将外耳道压力调至峰压点，此点亦很重要。

（二）抬上睑鼓膜张肌反射

用皮球对眼眶吹气可引出鼓膜张肌反射，已如前述。抬上睑时，检查者双手放在受试者前额，拇指放在上睑缘部，双手同时向上向内用力，将上睑抬起，此时手指可感到眶周肌肉收缩。如果感觉不明显，可稍用力向内压迫眼球，即可引出反射。

当声刺激不能引出反射时，应进一步作非声刺激反射测试，以便判断听骨链病变的部位。如果鼓室导纳曲线正常，触觉刺激引不出反射；抬上睑或对眼眶吹气能引出大幅度的鼓膜张肌反射曲线，表示听骨链中断在镫骨肌附着点的外侧，由于锤骨失去与镫骨的联系，故其活动度增大。如果抬上睑或对眼眶吹气亦不能引出反射，表示锤骨固定。如果抬上睑引出小幅度的反射，表示鼓膜听骨链活动度减弱，可能为耳硬化症或其他原因所致的镫骨固定。面瘫患者如果听觉触觉都不能引出镫骨肌反射，而抬上睑能引出鼓膜张肌反射，表示中耳结构正常，不是由于中耳病变限制了鼓膜和听骨链的活动。这样就更加明确面瘫病变位于镫骨肌支以上，不适于作减压手术。触觉刺激引起的镫骨肌收缩力较弱，中耳的轻度异常，例如鼓室压力偏离正常，中耳活动轻度受限，甚至在纯音测听尚未出现传导性聋之前，就可使触觉刺激镫骨肌反射表现不出来。此时如果抬上睑能引出反射，则表示中耳结构基本正常。

八、鼓室肌反射的赝象

同侧声反射测试时，由于刺激信号与探测音同时作用于同一外耳道内，如果声刺激过强，两种声波相互干扰，产生声-机械效应，就会出现赝象。如果不加识别，把这种赝象当作声反射，必将导致诊断错误。如何识别反射的赝象，应注意以下几点。

1. 同侧声反射较常见，刺激频率与探测音频率愈接近愈易发生。特别是听力较差耳需要用较强信号（100 dB 以上）刺激时，应注意识别。Mohoney 认为作交叉声反射时，如果对侧刺激耳听力损失较多，刺激信号过强，经颅传导至探头所在的外耳道内，亦可产生赝象。低频刺激更易发生。

2. 赝象多为反向曲线，与声反射波峰方向相反。

3. 赝象曲线的潜伏期和上升时间均极短，曲线的上升部分较陡峭。

非声刺激特别是对眼眶吹气，容易引起惊觉反射，使头部转动而出现干扰。触觉刺激耳周皮肤时，棉棒如碰到探头小管亦可产生赝象。一般说来，非声刺激容易疲劳，在短时间内反复刺激同一区域，反射就会逐渐减弱乃至消失，休息后可重新出现，是典型的习服现象。赝象则不然，重复刺激时，“反射”依然出现，无习服现象。掌握以上诸点，在实际操作中注意观察，是不难识别的。

结语

目前，临床上鼓室导抗图形按 Jerger 分类法的 5 型，即 A 型、As 型、Ad 型、B 型和 C 型。但是应注意上述图形与中耳疾病并无一对一关系，且临床上由于鼓膜和听骨链的复杂病变，图形亦并不限于上述 5 型，应结合临床综合判断。另外，上述为低频探测音（226Hz）、单成分鼓室导抗测试所获得图形，它主要反映中耳的劲度导抗，目前对鼓室导抗图的临床意义的认识多来源于此。但是如用高频探测音，双成分鼓室导抗测试，图形则完全不同，对全面了解中耳传音功能可提供更多有价值的临床资料。还应注意，正常成人中耳的静态声顺值一般在 0.3～1.65ml，儿童为 0.35～1.4ml。

镫骨肌声反射的临床意义在于对传导性病变、耳蜗性病变、蜗后病变提供有价值的资料，但应注意诊断听神经疾患的假阳性及假阴性；非交叉和交叉声反射对声反射弧上的病变，尤其是脑干病变有诊断价值；在确定面神经损伤部位和评估听敏度也有临床价值和意义。但是强调一点是蜗后病变者声反射衰减和半衰期一般不超过 5s，临床上约有 82%～88% 的听神经病患可出现声反射衰减现象。因此，镫骨肌反射早期增高、消失或衰减，是诊断蜗后病变最敏感或最可靠的方法之一。Jerger 认为，声反射衰减作为初筛手段宁失之于宽，不宜失之于严，临床上应切记。

（陈　新　翟所强）

参 考 文 献

1. Northem JL, et al. Introduction to acoustic impedance. In: Katz J (ed). Handbook of clinical audiology. 2nd ed, Baltimore: Williams & Wilkins, 1978, 344.
2. Block MC, Wiley TL. Overview and basic principles of acustic immittance. In: Katz J (ed). Handbook of Clinical audiology. 4th ed. Baltimore: Williams & Wilkins, 1994, 271.
3. Hall Ⅲ JW, Chandler D. Tympanometry in clinical audiology. In: Katz J (ed). Handbook of clinical audiology. 4th ed. Baltimore: Williams & Wilkins, 1994, 283.
4. Northern JL, Gabbanrd SA. The acoustic reflex. In: Katz J (ed). Handbook of clinical audiology. 4th ed, Baltimore: Williams & Wilkins, 1994, 300.
5. Berlin CT, et al. The physical basis of impedance measurement. In: Jerger J, et al (ed). Clinical impedance audiometry. 2nd Ed, New York: Amercan Electromedics Corporation, 1980, 1.
6. Popelka GR. Accoustic immittance measures: Terminology and instrumatation. Ear Hear, 1984, 5:262.

7. Funasaka S, et al. Sweep frequency tympanometry. Its development and diagnostic value. Audiology, 1984, 23：366.
8. Lilly DJ. Multiple frequency multiple component tympanometry: New approchs to old diagnostic problem. Ear Hear, 1984, 5：300.
9. Shanks JE. Tympanometry. Ear Hear, 1984, 5：268.
10. Margolis RH, et al. Multifrequency tympanometry in normal ears. Audiology, 1985, 24：44.
11. Colletti V. Tympanometry from 200 to 2 000Hz probe tone. Audilogy, 1976, 15：106.
12. 陈新，等. 国人镫骨肌声反射的几项参数. 中华耳鼻喉科杂志，1986，21：300.
13. 陈新，等. 用声反射预估听敏度（附364耳测试结果分析）. 中华耳鼻咽喉科杂志，1981，16：203.
14. 刘彤，等. 感音性聋声反射阈与纯音听阈的关系. 中华耳鼻咽喉科杂志，1991，26（6）：349.
15. 龚树生，于黎明，等. 临床听力检查方法. 基础与应用听力学. 长沙：湖南科技出版社，2003，209.

第八章　听觉诱发电位的神经生物学基础及临床应用

第一节　AEP 发展概况

一、发展史

电反应测听（electric response audiometry，ERA）实际上是建立在一系列听觉诱发电位（auditory evoked potential，AEP）检测技术基础上的客观方法。因此，关于 AEP 的研究早在 20 世纪 20 年代就开始进行，只是一直停留在动物实验的损伤性电极记录，计算机问世特别是平均叠加仪的发展，才使在人头颅上行表现电极记录成为可能性。所以，论述电反应测听的发展史应该先谈及听觉诱发电位的动物实验研究的发展过程。

1924 年，Berger 发现声刺激后脑电波被抑制；

1927 年，Forber 用短声刺激诱发出听神经冲动反应；

1932 年，Davis，记录电极植入脑后，通过耳机可监听到不清楚语词；

1937～1939 年，Davis PA 发现 K 复合波为给声和撤声反应并以此来综合评价听力；

1950 年，Davis，发现总和电位（summatingl potential，SP）；

1950 年，Bekesy，发现蜗内直流电位（endocochleap potential，EP）；

1950～1954 年，Dawsor，研制平均叠加仪；

1958 年，Geisler，用电子计算机记录到人的听觉诱发电位；

1962～1963 年，Williams Davis，用数字计算机观察到睡眠中的声诱发电位波形；

1964 年，Walter，诱发出偶发负变异（contiget nigtive variatic，CNV）和 P_{300} 迟发反应；

1967 年，Yoshie and Aran，用平均叠加仪在人记录到耳蜗电图（electrial cochlea group，ECochG）；

1969 年，成立了国际电反应测听学会（IERASG）（作为听力学一个分支）；

1971 年，Tewett，用听觉脑干反应（auditory brainstem response，ABR）评价婴幼儿听力；

1974 年，电反应测听（ERA）仪商品化上市；

1978 年，电反应测听（ERA）仪引入中国。

二、发展现状

ABR 在神经科和耳神经外科已广泛应用，其时域变化（Ⅰ～Ⅲ、Ⅲ～Ⅴ、Ⅰ～Ⅴ波间期）可进一步鉴别诊断蜗性还是蜗后聋，而对 ECochG 的应用并不普及。随着对耳蜗放大机制、IHC 和 OHC 相互关系、耳蜗传入和传出通路之间相互关系的深入研究，以及临床上梅尼埃病、听神经病发病率的增加，都将会大大促进 ECochG 的应用。然而，随着社会经济的发展，人们对客观评估听力损失程度的要求越来越高，以便对特殊人群的听力情况做出评估和准确鉴别伪聋、夸大聋。但由于刺激声的局限性以及 ABR 和 CAP 均为同步化反应，既要满足诱发电位的同步化程度高，又要其反映耳蜗各圈的功能，似乎是一个不可调和的矛盾，因此听力学家们从如下两个方面做了努力，一是选择既能诱发神经冲动，同步化好的，又有较好频率特异性的声刺激，如过滤短声（feletered click）、短音（tone pip）和短纯音（tone burst）；二是探索出其他电位，可以用纯音，甚至语言刺激诱发出来的电位，如 40Hz 相关电位、SVR（颅顶慢反应）、P_{300}、MMN（失匹配负波），但这些电位又受精神状态的影响，受试者必须配合。

同时，对于 ABR 客观反应，仅依靠主观判断其阈值有误判或判断不准的问题，自从 ERA 问世不久，人们就开始探索，渴望通过计算机编拟一定软件进行客观判断。近几年，多频稳态反应问世，尽管在临床应用中还存在一定问题，但相信通过努力，不断完善，会逐渐弥补 ABR 的这一不足。

第二节 ERA 的基本原理

一、神经细胞的电现象，膜电位及离子学说

生物电现象：早在公元前 300 多年，Aristohe 发现了电龟的放电现象，这是一种“震击”作用，到了 17 世纪发现电龟的电震现象是因为有肌电板单位组成（如同蓄电池的电板），每个肌电板产生 0.14V 电压，18 世纪，伽尔佛尼首先进行神经－肌肉放电现象的经典研究（图 8－2－1），当刺激乙神经－肌肉标本的神经时，只有神经与乙标本的肌肉相接触的甲标本的肌肉也会产生收缩，直到示波器的问世，人们方能真正看到动作电位的波形（神经冲动）。

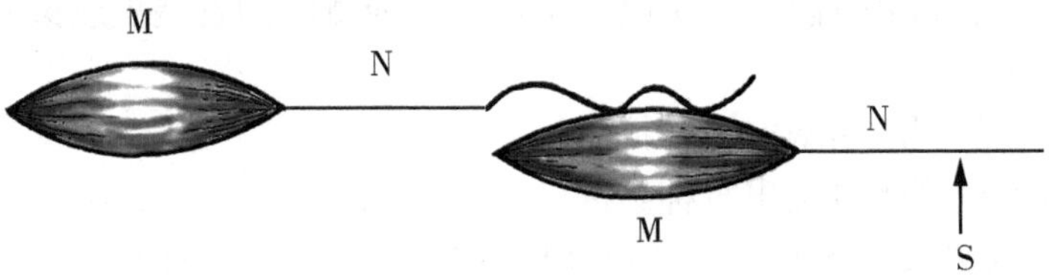

图 8－2－1 经典的 N－M 放电现象

神经冲动就是活动区与静息区出现电位差产生局部电流，然后向周围扩散传播，形成“冲动”（图 8－2－2），但这只能检测到整个细胞或神经元的全部电活动的总和。

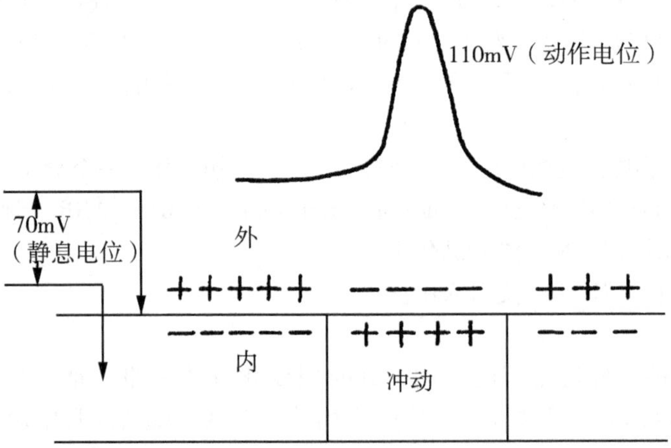

图 8－2－2 膜电位及离子学说

前西德 Neher 等创造的膜片钳单通道记录技术，从分子水平为了解生物膜离子通道的开放与关闭，动力学，选择性和通透性等膜信息提供了直接手段。

离子通道与神经，肌肉和突触电信号密切相关，通道的多样性，其开关过程与产生电信号的神经系统反应相一致，这些微弱电流由神经系统综合加工放大后，形成神经冲动，使生物体做出相应反应。

二、容积导体及偶极子(dipole),远场记录与近场记录

颅内的大脑和其他组织是一容积导体(含有溶解状态的电解质,导电性能相当好,且分布均匀),在大脑任何一点的电位大小与电源发生的电场强度 E 成正比,与该点到偶极子联线中点距离(r)成反比,与其夹角(θ)的余弦成正比(图 8-2-3)。

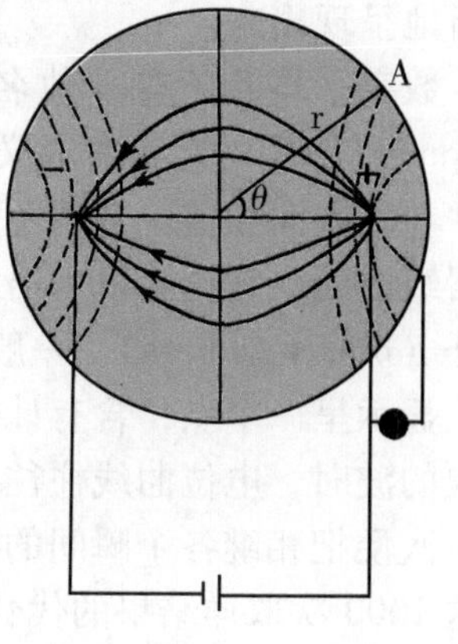

图 8-2-3 容积导体及偶极子(dipole),远场记录与近场记录

远场记录:记录电极未直接与兴奋性组织接触,而是置于颅外称为容积导体的远场记录,如 ABR、40HzAERP、SVR 等。

近场记录:耳蜗鼓岬电极或鼓膜电极等,可通过组织液及圆窗膜和外淋巴有效地接触可谓近场记录,如 ECochG 等。

由容积导体的概念,可引申两个值得注意的问题:①任何一个电源发生器的电位在头颅不同位置均能记录到,只是其电位幅度,相位不同;②头颅某点的电位绝不是代表单一的电源发生器,而是多个发生器电位的代表,但不是简单的串联或并联。

等电位线:在头顶记录到的诱发电位是远场记录,一个先决条件是许多放电的神经元的同步活动构成了有效的外电场,这些神经单位诱发电位的锁相特性保证了这一点。Vaughau 等在 1970 年从头皮的各点记录了听觉的慢颅顶电位,根据结果绘出了 P_{200} 电位在头部的电场分布及等电位线图(图 8-2-4)。在头顶此电位的极性为正,且振幅最高;向侧方大约 80 度电位振幅减至最小,大于 80 度电位极性反转为负相,且振幅又逐渐增大。这个极性反转区大致相当于雪尔维裂的位置。

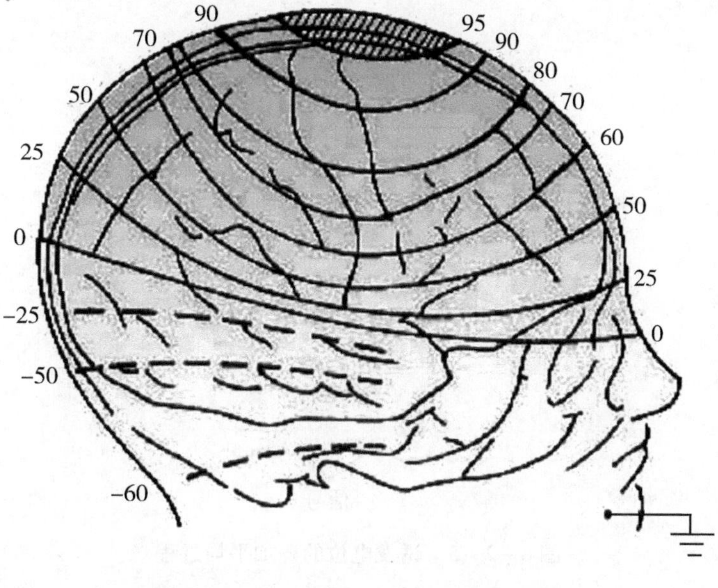

图 8-2-4 听觉诱发电位的等电位线

对短声反应的 P_{200} 波在头皮上的电场分布,以下颏为参考电极(仿 Vaughan,1969)。

从图示等电位线也可见头颅不同位置记录到的电位,其电位幅度和相位都不尽不同。

三、听诱发电位的检测技术

(一)数字平均器及叠加原理

记录听诱发电位的技术涉及声刺激和如何提取记录听诱发电位两方面的问题,下面对记录刺激和其他影响记录的结果做简要介绍。

听觉诱发电位与较大的脑电活动等相比强度是很弱的，脑干反应的电位值不足 1μV ，皮层反应也不过数十 μV，用 1 次声音刺激所引出的诱发电位均隐匿在自发脑电之中，无法进行观察。自从数字平均器（digital averager）研制成功以来，可将这些微弱的诱发电位经过成百上千次的重复叠加而清晰地呈现出来。

数字平均器还有其他名称，如累加器、叠加器或加法器（addscope），平均计算机（averaging computer），平均器或求均仪（averager）等，此外，医用信号处理机（signal processor）都包括平均器插件与直方图插件，有的还可做相关分析和其他统计处理。平均器是由一组沿横坐标排列的二进位计数器组成的，在计算机术语中习惯上把二进位计数器简称为“bin”（binary 的简写），也叫作二进位地址（binary address）。一般常用的数字平均器含有 256 ~ 1024 个计数器，每个计数器在示波器荧光屏上显示呈一个点，含有计数器里量多的，存储一定电位值的这些点相连成线；若计数器量少或记录较快的波时，电位曲线往往由分离的多个点组成。在 X 轴并排的各个计数器均有相同的容量，每扫描一次便把相继各个瞬间的电位值装入各个记数器中，如扫描 1000 次那么在记数器中最后的叠加就是这 1000 次取样结果的代数和。诱发电位的潜伏期与相位的正负是规律的，因此能够分别在相应瞬间的计数器中叠加起来；然而自发脑电与背景噪声是无规律的，电位的正负在同一个记数器中有近乎均等的机率出现，所以最后的代数和是个极小值或趋向于零。这样就能使与刺激有固定时间关系的诱发电位突出地显示出来（图 8 -2 -5）。记数器在 Y 轴的容量可以调整，在容量最大时示波器上的波幅相对较低；随着容量的减小电位波幅变高。电位波幅过高而超过记数器 Y 轴容量，则示波器上的电位波形散乱，称为溢出。信号在每个地址停留的时间叫做作“时钟”（clock）。时钟值与 X 地址数的乘积就是一次扫描所花的时间，即分析时间。若时钟值为 10μS，共有 1 000 个地址，分析时间就等于 10ms，这是记录脑干听觉诱发电位的常用参数。可根据引导诱发电位的种类选择和调整适合的时钟值与分析时间，以便使所要观察的诱发电位恰好落在这段分析时间内。

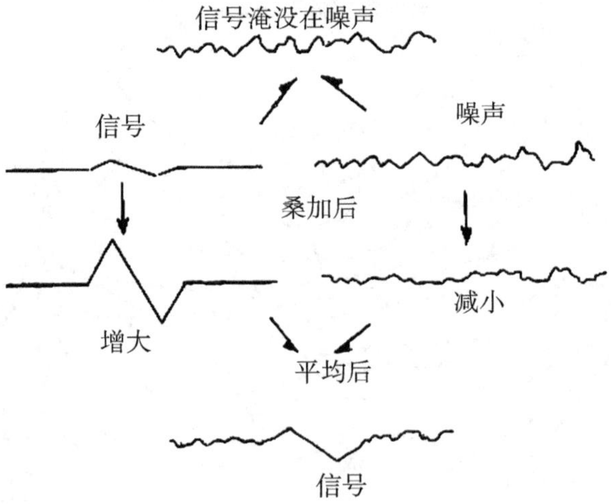

图 8 -2 -5　诱发电位的叠加平均过程

从上述原理可知，通过累加可以增加信噪比，增加累加次数可使信噪比加大，具体如下：同步反应的振幅（A）随累加次数 N 而增加，即：

$$\sum_{i=1}^{N} A_i = A_1 + A_2 + \cdots + A_N = N \cdot A$$

而无规噪声（B）是随其均方根值增加的，即：

$$\sqrt{\sum_{i=1}^{N} B_i^{\,2}} = B_1^{\,2} + B_2^{\,2} + \cdots + B_N^{\,2} = N \cdot B$$

实际增加的信噪比等于

$$N \cdot A/B \cdot \sqrt{N} = \sqrt{N} \cdot A/B$$

由上式可见，信噪比的增加与累加次数的平方根成正比，即累加900次可提高信噪比30倍，而把累加次数增加到2 500次（即增至2.8倍）仅能使信噪比提高50倍（即仅比原来增加1.7倍）。看来过多的累加次数获益不大，而且有耗费时间与易使受试者疲劳的缺点。

（二）刺激声种类及选择

听力学的努力方向，既要满足诱发电位同步化佳，又要满足刺激声频率特异性好，但这是一对不可调和的矛盾。

一个声信号从无声到某一预定强度有一个过程，这一过程即上升时间（rise time）。声信号达到某一程度后持续的时间可长或短，这一持续时间（即时程）内声强级稳定不变，然后经过下降时间（fall time）降到无声。声信号的时程和主观感到的响度有关。对1 000Hz纯音，时程（duration）需在200ms左右才能充分累积达到最高限度的响度。这时再延长时程，响度也不会增加，但缩短时程就会使响度降低。上升时间太短会出现短声（喀嗒声，click）伪迹。上升时间越短声刺激的频谱主瓣越宽、频率特性越差，特别是低频纯音更易失去其频率特征。

耳蜗电图的全部反应持续不到4ms，脑干听诱发电位也在10ms以内，用上升和持续时间长的纯音来测试显然是不适用的。上升时间越长神经元对纯音的反应同步性越差。在早期和中期反应中，反应是由声信号的开始而诱发“给声”反应（on－effect）。只有用上升时间短的声信号才能达到神经排放好的要求。因此选用怎样的声信号才获得最满意的听诱发电位，是电反应测听技术中的一个重要问题。这包括声信号的上升时间、时程、频率特性、强度、相位、以及需用多少次声刺激，声刺激间的间隔时间为多少，用哪种耳机（或扬声器），是单耳还是双耳给声，需否掩蔽等。

1. 短声　将0.1 ms的方波（或正弦波）送至扬声器或耳机出来的click声。频谱特性：宽频带噪声，频率特异性较差，能量主要集中在3～4kHz。

2. 滤过短声　由0.1 ms的方波通过1/3倍频程滤波器后形成的声（filtered click）。诱发出的CAP波形在低频时较差（图8－2－6）。形状：由一串（6～7个）振幅先递增后递减的准正弦波；频率特性，由滤波器的中心频率决定（图8－2－7）。

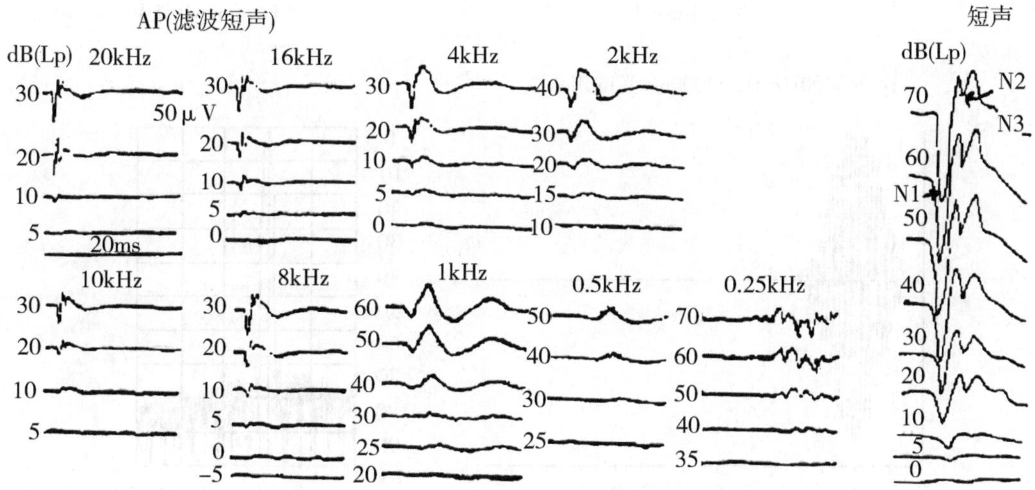

图8－2－6　左示在豚鼠圆窗处用滤波短声（0.25～20kHz）引导CAP示低频时波形分化差；左示在豚鼠圆窗处用中心频率4kHz的短声引导的CAP，低强度时，电位波形分化仍较好

3. 短音（tone pip） 由纯音包络后形成，6~7 个准正弦波，频率特异性与滤过短声相近。目前多用 Blackman 来包络纯音，其频率特异性较好（图 8-2-7）

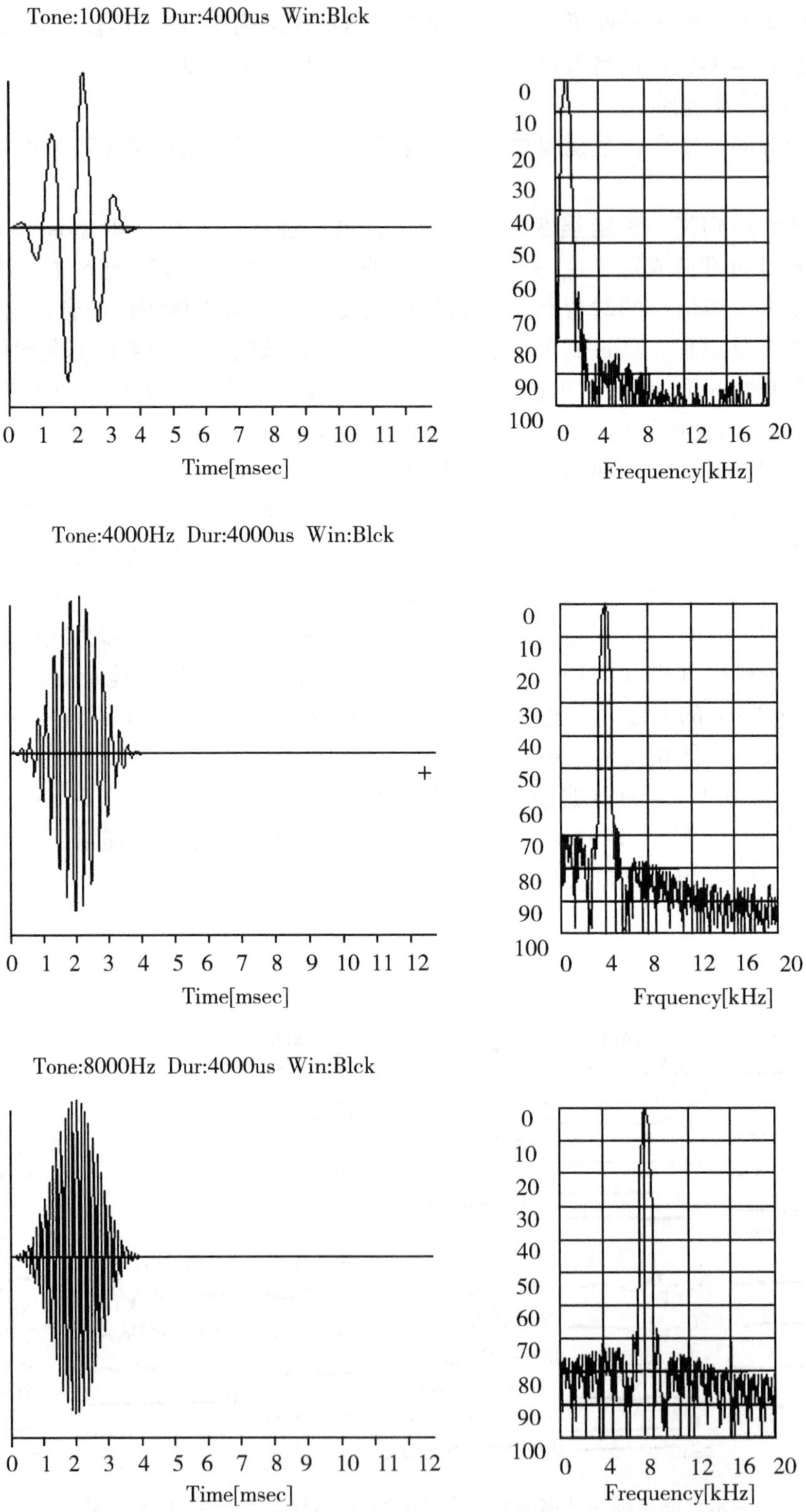

图 8-2-7 Blackman 包络短音

A、B、C 分别代表 1、4、8 k Hz 的短音，左侧为其声波波形，右测为其频谱图。

4. 短纯音　比纯音较短的纯音（真正的纯音是不存在的），时程从数十毫秒至数百毫秒不等，因有一定的上升、下降时间，所以与纯音相比，短纯音有较多的不纯成分，频谱形成一窄带，有效宽度与时程，上升、下降时间有关（图8-2-8，图8-2-9）。

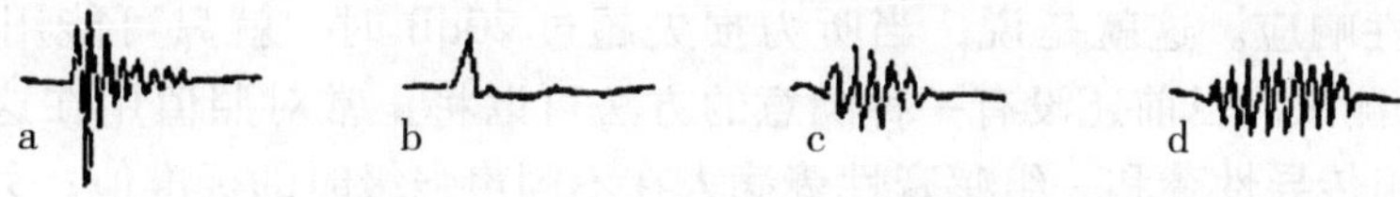

图8-2-8　不同刺激声的声学波形

a. 滤波短声（扬声器）；b. 滤波短声（TDH39耳机）；c. 短声；d. 短纯音。

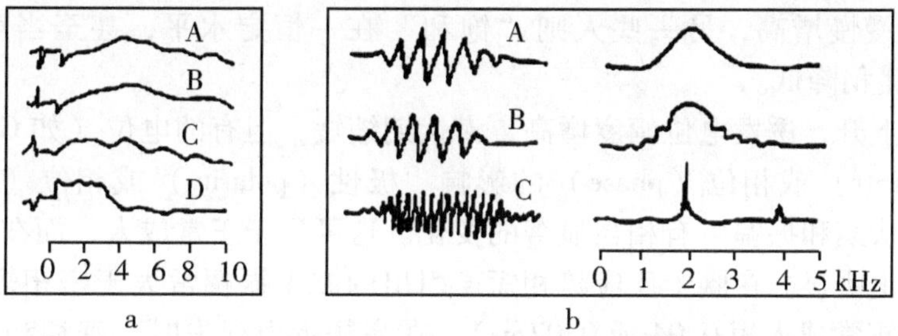

图8-2-9　a. 单个短声，B-D用540μS宽距形波冲击TDH 49耳机。4219型仿真耳，普通扬声器所产生短声的频谱，A同B，但相位相反；b. 滤波短声，左为声波形，右为频谱，B短音的频率及A的通带中心频率均为2kHz，C为短纯音，左为波形示意

（引自：陈光地，梁之安. 声学技术，1986，5（1）：9～13）。

（三）刺激声条件对AEP的影响

1. 声强度对诱发电位的影响　声强度：改变短声刺激的强度，会使耳蜗电图及脑干电反应的潜伏期、振幅以及波形发生变化。各波的潜伏期随声强增高而缩短。例如波V潜伏期到80dB nHL时为5.6ms左右，而在10dB nHL则为8.2ms左右。潜伏期标准差在声强减小时稍有增大。在70dB时波V潜伏期标准差为0.2～0.25ms，而在30dB时潜伏期的标准差为0.3ms。

声强-潜伏期的函数关系呈一线性回归线。如0dB时潜伏期为8.28ms，声强-潜伏期函数曲线的斜率为-38μs/dB。正常斜率范围在20～50μs/dB间。然而也可见到在高强度时斜率仅为10μs/dB，而低强度时斜率达60 μs/dB的情况。这一关系并不完全是线性的，log m（波潜伏期，ms）=0.002 5（短声强度，dB）+0.924。

除波Ⅰ外，其他波和波Ⅴ的斜率类似，强度减弱时，波Ⅰ的潜伏期变动较大，特别是在中等强度范围内，因此波Ⅰ～Ⅴ的峰间潜伏期在不同刺激级时可不相同。在70dB（SL）时为4.02ms左右，而在30dB（SL）时减到3.68ms。

脑干反应振幅和声强的关系研究较少。它们之间的关系也受到所用的滤波带通的影响。例如，用100Hz以下截止频率的高通滤波时波V和后面的颅顶负波间的振幅于70dB nHL时约为0.6μV，到20dB nHL时则减至0.3μV。声强低于20dB时振幅减小较快，高于70dB nHL时振幅增加较慢。如果用截止频率在100Hz以上的高通滤波，则波Ⅴ的振幅较小，而且在较弱的声强时即已达到最大值。

脑干反应前几个波的振幅比波Ⅴ的振幅减小得快些。在30dB nHL时，对于每秒10次刺激速率的短声，波Ⅴ振幅约为70dB nHL时的60%；而波Ⅰ和波Ⅲ则降到30%左右。通常于听阈20dB时可清晰辨认波Ⅴ，而前几个波则在50dB nHL以下时难以辨认。

鉴于声强对反应振幅和辨认率的影响，在测试之前应先测受试者两耳的主要听阈。尽可能用受试耳阈上 60～70dB 的短声测试。低于 60dB SL 时有些受试者的波Ⅰ～Ⅲ的峰间潜伏期可缩短。如果对受试者的听阈不清楚可先从 70dBnHL 开始，逐渐增加到 80 或 90dBnHL，一直到得出可靠的可重复的结果。应该记住多数市售的电反应测听仪不可能发出大于 95～100dBnHL 的声强，而且耳机在这样的高声强级也不会呈线性响应。这就是说，当听力损失超过 20dB 时，就只可能用低于最适宜的声级（70dBnHL）的刺激来测试。目前还没有一种满意的方法可以将正常对照值用在这些受试者。可以用的一种办法是测得一组传导性聋和一组感音性聋病人在不同声强级时的标准值；另一种办法是以波Ⅰ为基准，得出与Ⅰ波相对照的峰间潜伏期值。

Ⅴ波的振幅、潜伏期与声音强度间的关系比较复杂。从刚可检出的大约听阈上 5dB 到反应清楚的听阈上 20dB，其振幅增加迅速而明显，从 20dB 到 80dB 反应振幅增加比较慢，80dB 只是 20dB 的反应振幅的二倍稍多一些。高于 80dB，这种关系可有不同表现，有些人的反应振幅随声级之增加而很快增高，有些个体是慢慢增高，另一些人则"饱和"在一恒定水平，甚至当声音强度高至 100 或 110dB 时反应振幅却稍稍降低。

一般来说，声强上升，诱发电位幅度增高，潜伏期缩短，但有的电位（如 CM）出现非线性。

2. 声极性（polarity）或相位（phase）的影响　极性（polarity）或相位（phase）：在改变短声相位时，反应波的潜伏期和振幅可有相当显著的变化。这可见于正常成人，而在婴儿则更常见且较明显，高频听力损失者也明显。在脑干反应疏相短声引出的波Ⅰ振幅常大于密相短声引出的波Ⅰ振幅，潜伏期一般较短（较正常成人短 0.04 或 0.07ms）。在高频听力损失时，密相和疏相的波Ⅰ潜伏期相差较大，有时可达 1.0ms。增加刺激重复率时，密相短声比疏相短声的反应波Ⅰ潜伏期延长明显。波Ⅲ和波Ⅴ短声的极性影响不明显。因此疏相短声的波Ⅰ较大，有的作者认为Ⅴ峰间潜伏期较密相短声引出的波Ⅰ～Ⅴ峰间潜伏期长。

声信号的相位对 ABR 各波的形态及潜伏期到底有何影响，文献报道各论不一，差异较大。有的认为相位的影响使反应均值基本没有差异；而有的作者发现在组内就有较大的个体差异。Ornitz 等以动物实验证明短声极性（或相位）涉及到的 ABR 潜伏期变化可能依赖于声刺激的频率成分。如频率主要集中在 4 000Hz 或 4 000Hz 以上，观察反相极性短声的差分式 ABR 可能性减小。但低频成分声信号对差分式 ABR 的出现可能有高的几率。

不宜常规地用相位交替短声，因为交替短声会使反应峰模糊失真，从而对原有的耳蜗病变在检查中漏诊（Stockard，1974）。有时用交替短声有助于区别波Ⅰ及 CM。如用两种短声，就必须对它们的各种重复率和强度引出的反应都得出正常值。必须校准耳机发出的电信号是否极性相同，引起的声刺激是否相位相同，并校准某一已知的电极性引起的声刺激的类型。最简单的办法是与一组定标过的耳机相比较。

3. 声信号包络（即上升、下降、持续时间）的影响　Hecox 观察到声信号上升时间从 0 增中到 10ms，ABR 波Ⅴ潜伏期增加到 2ms 以上；持续时间从 0.5 增加到 30ms 时，波Ⅴ潜伏期增加约 0.5ms；而声信号的下降时间对波Ⅴ潜伏影响最小，进一步证明 ABR 是一种给声反应。用 80dB 的短纯音，在 0～10ms 范围内改变上升时间，可见到随上升时间增加 AP 的 N_1 振幅逐渐减低，潜伏期逐渐延长。当上升时间为零时，改变短纯音的持续时间对 AP 几乎没有影响，AP 与声刺激的开始点关系密切。这些结果提示，当测试 ECochG 的 AP 时，特别是应用鼓室外描记法（ET 法）的情况下，选用上升时间为零的一段纯音比较有利，然而这样做的结果不利于对频率因素的分析，很可能都是对开始瞬时声的反应。

皮层慢反应是一种给声反应，大部分听觉诱发电位均属此种。它出现于对短声或短音（tone pips）的反应中，也在连续纯音给声时出现。纯音上升时间不以超过 20ms 为宜，20ms 与 3ms 的上升时间所引出的 N_{90}～P_{180}之振幅并无差别。持续时间 30ms 的纯音与更长者的比较效果相同。在连续给声的情况突然改变其强度或频率也可诱发出 VP，这与安静时给声的效果一样，其增量与减量的有效值取决于变化速率。

在一个持续时间较长的短纯音（tone burst）终止时可出现一诱发电位——撤声反应，它不如给声反应可靠，且振幅只为后者的1/3左右。声音持续数秒者比仅为1～2秒者的诱发电位振幅稍大。奇怪的是，撤声反应的潜伏期从声强度开始减弱点测量约为15ms，比给声反应的潜伏期短。撤声反应有时会对给声反应造成干扰，如用时程约75ms的短纯音作为刺激，其撤声反应的 N_1 波将重叠在给声反应的 P_2 波上，从而使幅度降低。因此，选用短纯音的时程以短至40ms以内或长至等于或大于150ms为合适。

4. 声信号频率的影响　因为ABR是一给声反应，依赖于神经发放的同步化程度，所以上升时间短的刺激是理想的声刺激信号。上升时间越短反应的同步化越好，但频率特性越差。较高频率的短音可引起较佳的同步化反应又可保留较好的频率特性。用短声或是用高频的短音都可引出清晰的可识别的ABR波形，而且随着短音频率的增高波形的清晰度逐渐增加。

但当用短音作为刺激时ABR的波Ⅴ潜伏期与刺激声的频率呈反比，即频率高波Ⅴ潜伏期较短，而频率低时Ⅴ潜伏期较长。低频（250、500、1 000Hz）的短音对ABR的形态和振幅影响较大，且这种信号引起的ABR振幅远远小于由短声引导的反应，反应各波波界分化不清，这与神经元群的同步程度有关。

当用不同频率（0.5、1、2、4、8kHz）的短纯音与4kHz的一个正弦波产生的短声引导AP时，发现以4 kHz的短纯音及短声诱发出的AP振幅最高，波形最稳定，－SP/AP比值变异最小。如在80～90dB声音作用下，4kHz短纯音的AP振幅为28～38mV，2kHz者为18～28mV，1 kHz为16～22mV，短声引出者AP振幅最高，可达53mV。各种声音刺激所得到的－SP/AP比值列于表8－2－1。

表8－2－1　短声与各个频率短纯音在不同强度时所得到的－SP/AP正常值

声音强度	dB	90	80	70	60
短纯音（kHz）	2	0.25±0.08	0.20±0.03	0.10±0.04	0.16±0.06
	4	0.16±0.05	0.17±0.03	0.18±0.03	0.18±0.05
	8	0.17±0.09	0.16±0.08	0.11±0.05	无－SP
短声		0.20±0.04	0.18±0.05	0.19±0.05	0.16±0.04

纯音频率与 N_{90}～P_{180} 的振幅关系较简单。全部可闻声频均可诱发出VP，但以中频（1 000 Hz与2 000Hz）反应最大，频率或高或低均可使反应明显减小，对中频或高频的反应波形比对250 Hz与500Hz的的反应波形倾向于陡峭些。

5. 电声换能器（耳机、扬声器）的影响　在耳蜗电图中，CM和SP是与耳蜗分隔的运动同时发生的。第一个声波到达鼓膜后只几分之一毫秒CM和SP即发生。因此ECochG的潜伏期极短。用一般耳机时，如声刺激为高强度的，电伪迹就会成为一个很麻烦的问题。这可以在测试时把扬声器放在距受试耳1m以外处给声，通过声波延迟到达鼓膜的办法来解决。用高导磁合金（mumetal）屏蔽的电磁耳机可减少电伪迹，然而屏蔽会改变耳机的声学特性。

由不同换能器发出的短声声学特性不同，这可使记录的反应发生明显的变化，特别是在低强度时更明显（图8－2－10）。Coats和Kidder（1980）指出，即使耳机相同，如耳垫不同或有无屏蔽也会使波形明显改变。由于扬声器的不同频率特性和测试时没有耳机遮耳，使得出的波形和用耳机得出的不同。配助听器宜用自由声场－扬声器给声法。

Starr和Brackman（1979）报告经电子耳蜗给电刺激，引出的脑干反应早1.5～2.6ms。

经耳机给短声时，比给通常的持续纯音的耳间传递要少，耳间衰减平均约65dB。短声的耳间衰减比低频纯音的大而和高频纯音的耳衰减略相等。在双侧传音性听力减退时这会引起测试和分析的困难，这时可用 ECochG 作进一步的检查。

Jerger 和 Haycs（1976）等用骨导短声刺激测试脑干诱发电位。骨导引出的波Ⅴ的潜伏期比相同感觉级的气导短声的反应平均迟 0.36ms 和 0.46ms。这可能与骨导耳机不能像气导耳机通过那样大的高频能量有关。另一种了解骨导听阈的方法是测试气导反应的同时，经骨导耳机加掩蔽噪声。

6. 给声刺激的速率（stimulation rate） 在电反应测听中要平均成百上千次声刺激引出的反应。这种声刺激应该以怎样的重复率（repeat tate）送给受试耳呢？或者说“刺激间隔”（interstimulus interval，ISI）是多少呢？ISI 太长或刺激率太慢，会增加测试时间，而受试者难以长时间地控制自己；ISI 太短（或刺激率太快）反应又会减弱，潜伏期会延长。

例如，对脑干诱发电位来说，波Ⅴ的峰潜伏期在每秒 10 次和每秒 100 次间，以平均每次 5.1μs 的递减率随刺激率的加快而减少。然而这一关系不完全是线性的，在较快的重复率时影响较显著，至刺激减到第秒 10 次以下后，潜伏期就不再有明显的改变。将短声重复率从每秒 10 次增加到每秒 80 次，波Ⅰ波Ⅲ及波Ⅴ的潜伏期分别增加 0.14、0.23 和 0.39ms；疏相短声 70dBSL 诱发的波Ⅰ～Ⅴ峰间潜伏期从 3.96（标准差 0.22）增加到 4.41（标准差 0.31）ms，密相短声的这一效应不那么明显。在刺激率增快时，波Ⅴ的振幅相对稳定，直至刺激间隔（ISI）减至约 30ms 时才开始改变。ISI 为 20ms 时波Ⅴ振幅约为 100ms（ISI）的 90%，10ms 时约为 80%。从每秒刺激 10 次增加到 80 次，波Ⅴ振幅约减小 10%，而波Ⅰ及波Ⅲ则减小约 50%。

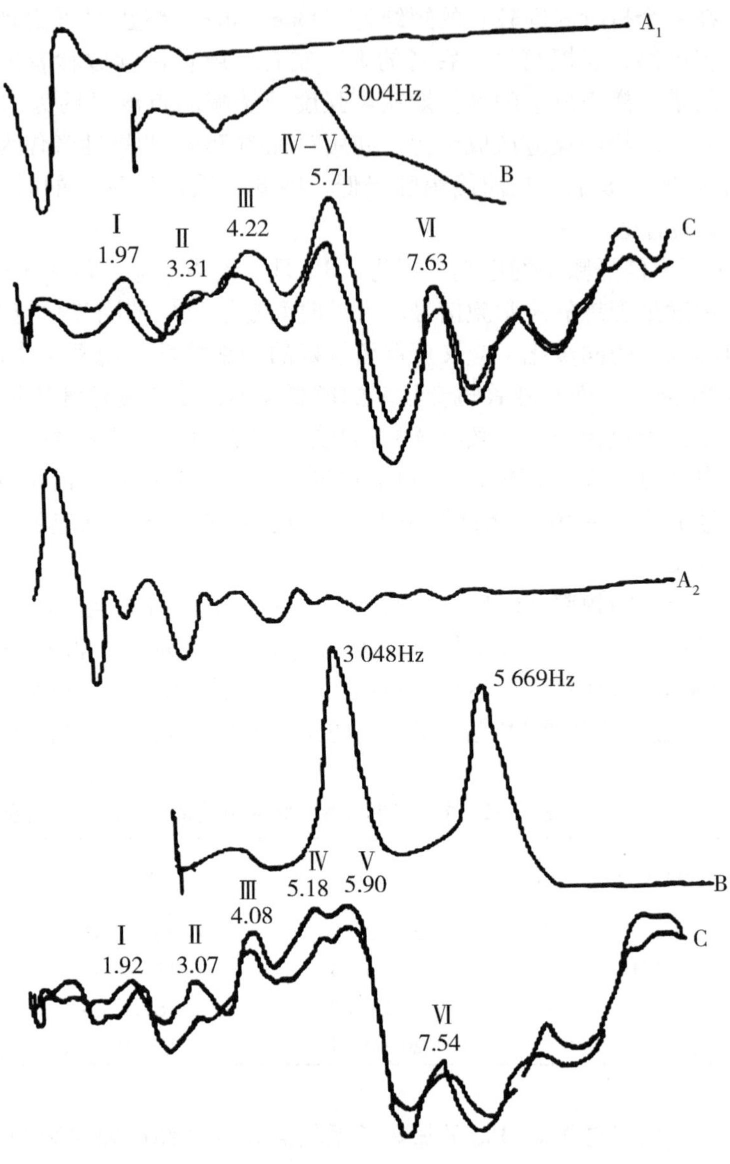

图 8-2-10 两种不同耳机的 ABR

A. 短声波形；B. 短声声谱；C. 脑干反应。

在耳蜗电图，刺激率的变化对耳蜗神经的动作电位影响不大。Eggermost 报告如用频率较高、声强较大的短纯音，刺激率超过 100/s，AP 潜伏期最多只增加 0.8ms。用短声时改变刺激率则对 AP 影响很小（100/s 时只增加 0.1ms）。

在刺激重复率加快时，AP 振幅度随之减小。重复率为 40/s 的短声引出的 AP 只有重复率为 10/s 的短声引出的 AP 的 53%。与此不同的是，CM 与 SP 不受刺激重复率的影响。早在 1949 年 Davis 等已发现刺激间隔长至 7s 时，VP 的振幅最高。但间隔时间过长则使试验时间过长，势必影响受试者状态。应以收集时间在1min以内，能获取最高振幅的刺激间隔为适宜。实验证明是1～2s，过长或过短均不甚理想。有人发现令刺激间隔不规则出现，即在一定范围内（0.5～4s）随机改变，可使诱发电位振幅稍稍增高（10%）。

7. 单耳给声与双耳给声　双耳听力正常者，双耳给声时比单耳给声时ABR振幅大，Davis报道波Ⅴ振幅双耳给声比单耳给声高约25%，个别的达75%。ECochG是单侧特性，故双耳给声时其振幅未必有增大现象。当同时给两种声音刺激时，N_{90}～P_{180}波幅比单耳刺激时只高20%左右，同侧与对侧刺激的反应潜伏期并无差别，两侧正中神经电刺激在一侧驱体感觉手区记录的N_1或P_2波峰潜伏期也证明了这点。

疏波诱发的波Ⅰ振幅大于密相波引起的，且潜伏期短，高频听力损失时，上述二者差异更大，用交替短声可使CM消失，以区别Ⅰ波。

（四）非声条件对AEP的影响

1. 受试者状态

（1）年龄　不同年龄的颅顶电位可有所不同。在出生后头几天到几星期，颅顶电位的变化较大。这和中枢神经系统的成熟过程有关。初生后几天或几周内这种差异很有规律，Rapin及Barnet等都对这种关系作过系统描述，这对于研究中枢神经系统的成熟过程是非常重要的。对于听力学来说，VP的年龄差异给人们增加了识别真伪的困难。婴儿的觉醒与睡眠状态界限较模糊，或可较快地发生转变，因此在测试中这次结果和下次结果的波形可明显不同。新生儿的脑干反应波Ⅰ振幅较大，潜伏期较长，而波Ⅴ的振幅和潜伏期和成人的差不多。正常新生儿的波Ⅰ～Ⅴ峰间潜伏期平均为5.0～5.3ms。新生儿波Ⅱ不清楚，而波Ⅰ比成人的明显。以每秒10次的重复率给短声刺激，新生儿对60dB nHL的脑干反应波Ⅴ潜伏期为7.1ms，对20dB nHL的为8.5ms。随着发育成熟新生儿波Ⅰ潜伏期渐变短，至6～12个月时达到正常的成人值。波Ⅴ潜伏期通常在18个月时才达到正常成人值。

脑干反应的潜伏期、振幅和波形，在18个月至中年间均很稳定。过中年后波Ⅴ潜伏期可秒延长（0～0.2ms）。50岁以后正常值的上限较高，50～60岁后平均波Ⅰ～Ⅲ峰间潜伏期稍长。

Galambos等（1978）用方波短声测得新生儿的反应阈值在成人行为听阈之上10～30dB。而Kaga及Yoshisato（1980）用3 000Hz单正弦波测得新生儿反应阈在成人行为听阈之上30dB。

加快给声重复率，新生儿的潜伏期延长要比成人明显，自每秒10次增加到每秒80次，使波Ⅴ潜伏期平均延长0.8ms，而成人只延长0.4ms。

（2）性别　女性成人的波Ⅲ、波Ⅴ的潜伏期比男性的短，波Ⅲ平均短0.15ms，波Ⅴ平均短0.22ms（0.05～0.36ms）。波Ⅰ无明显的性别差异，因此女性成人的波Ⅰ～Ⅴ峰间潜伏期约短0.21ms。女性的反应振幅比男性的大，波Ⅰ约大30%，波Ⅲ大23%，波Ⅴ大30%。儿童无性别差异。McClcll及McCrca（1979）报告性别差开始于14岁。Donovan（1980）报告8岁时即已出现明显的性别差异。在经期Ⅰ～Ⅴ峰间潜伏期稍有变化，在12～26天间平均为3.81ms，其他日期为3.92ms。

（3）体温　体温降低会使脑干反应的潜伏期延长。这见于体外循环或低温麻醉时。体温每降低1℃，波Ⅴ潜伏期延长0.25ms（或0.45ms），这可能与不同的麻醉剂有关。

（4）药物　睡眠的不同深度对颅顶慢皮层反应有明显的影响，故在测试醒觉颅顶慢反应时应避免用镇静剂。Rapin及Graziani（1967）报告戊巴比妥钠使婴儿的慢反应不清晰。脑干反应则较不易受药物的影响。巴比妥类等对脑干反应无影响，水合氯醛等减小肌源性伪迹对脑干反应的清晰辨认还有帮助。酒精及具有降低体温作用的麻醉剂可使脑干反应潜伏期延长。镇静、麻醉剂对耳蜗电图无影响，但甘油等改变内耳液体压力的药物会影响ECochG的图形。肌肉松弛对中期肌源性反应有影响。

（5）受试者的精神状态　醒觉慢反应需要受试者保持清醒的状态，必要时让受试者心算。中期肌源性反应需受试者清醒并保持颈肌适当的张力。一般认为是否用镇静剂和是否睡眠对脑干反应影响不大。但有些作者报告早期听诱发电位受注意力的影响。脑干电位没有长时间的习服现象，在1h的测试时间内前后两度扫描 2 400 次，结果并无差别。而慢皮层反应则有习服性，不过在 2h 的测试过程中不致影响测试结果所得的阈值。

清醒状态下的 VP 是个很可靠的反应，只要受试者听力良好而能合作，一般均可成功地记录出这种反应。然而，这种反应与受试者状态关系密切，随觉醒水平不同而有规律地变化，这与脑电背景活动有关。当困倦时 VP 显著降低，而当高度注意或清醒时则 VP 明显升高。在电反应测听中需要受试者维持足够的清醒水平时，可让他们阅读书籍、欣赏图片或静静地玩玩具。

2. 测试环境　由于听觉诱发电位在微伏数量级，属于小讯号测量技术，所以屏蔽与抗干扰技术是非常重要的。近代的 ERA 仪器一般都具有较高的共模抑制比，有的还设计了抵消 50 周干扰的特殊电路，使得能够在普通病房并无屏蔽的条件下给患者检查。尽管如此，仍有必要提出以下几点注意事项：

（1）仪器要确实接好地线，记录系统单端接地。

（2）仪器要远离强干扰源，如高频理疗机、大功率交流变压器、X 射线机、电梯等。

（3）尽量缩短输入导线并最好使之屏蔽。

（4）输入与偶联导线不可扭结，需妥善焊牢。

（5）插头与插座要接触良好。

（6）引导电极与皮肤间的电阻需小于 10kΩ，若过大则可能将干扰信号引入。一般用乙醚酒精混合液脱去皮脂；头皮必要时可用细砂纸磨去少许角质层；对购入的或自配的导电膏质量进行检查，确保其导电性好；电极用毕后要及时把表面清洁干净。注意到这几点便不难使皮肤电阻符合测试要求。也可使用 100Hz 的交流电脉冲与交流阻抗表来测。由于诱发电位是交流信号，因此用后者测出的电极阻抗值更接近于实际情况。

ERA 检查应当在隔声屏蔽室内进行，这是由于环境噪声的掩蔽作用可以使诱发电位的振幅明显减低、阈值提高以及潜伏期延长；交流电场可能对微伏数量级的诱发电位造成干扰，严重时测试无法进行。因此，一般要求在隔声屏蔽室内进行测试。

表 8－2－2 所列出的隔声室衰减值可作为设计和检验的基本要求。

表 8－2－2　隔声室对气源声的衰减

频带（Hz）	衰减值（dB）
37.5～75	35
75～150	48
150～300	64
300～600	79
600～1 200	81
1 200～2 400	79
2 400～4 800	>83
4 800～9 600	>80

电反应测听仪的构造如图 8－2－11 所示。

3. 滤波范围　听性诱发电位各组波的（生物电的）频率特性不同。快（早期）反应为 100～200Hz，中期反应为 5～100Hz，慢反应为 2～10Hz。采用不同的滤波范围可使所需要的诱发电位通过而将其他频率成分的生物电排除，以减少背景噪声。滤波范围的改变对记录的波形有影响。例如，在早期，许多脑干反应的记录用的是 200～500Hz 间的滤波，得出的 ABR 波 V 要比现在用较低截止频率带通记录的小。尽管听性脑干反应（ABR）在 500～1 500Hz 范围内均易发现，但如果过分进行较高

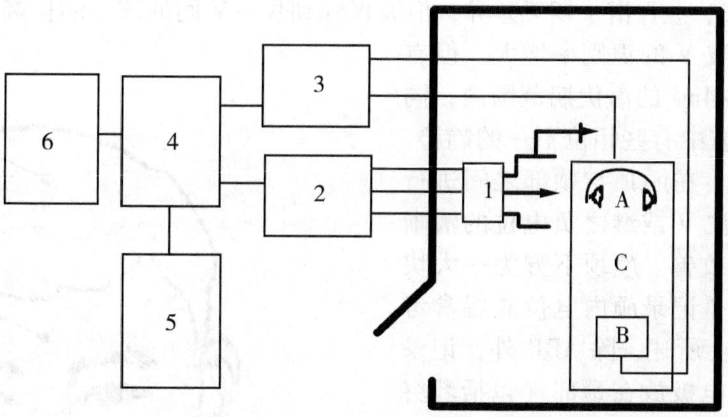

图 8－2－11　电反应测听仪示意图

A．耳机，B．扬声器，C．床；1：前置放大器；2：主放大器；3：声刺激器；4：叠加仪；5：示波器；6：记录器。

频带的滤波，就会使诱发的反应变得平坦，波峰不清晰，波形界限不清楚，甚至使反应波的潜伏期延长；若增加低频滤波截止范围，又会导致更多的诱发反应成分混杂在一起，波峰识别变得困难，波潜伏期减小。当截止频率低于 100Hz 时，肌电和自发脑电也可混在诱发反应中；超过 100Hz 时又会使记录的反应中慢的成分失真。特别使波Ⅴ的负波失真，使波难以辨认。鉴于此，一般人认为高通截止为 1～30Hz，低通截止为 3～5kHz 的滤波带宽最为合适。总而言之，滤波范围必须视所需观察的诱发电活动而定。

其次，滤波的斜率也对波形有影响。例如，斜率极陡的高通滤波可影响波形。在 ABR 记录中用斜率极陡的 40Hz 高通滤波会使对低频声反应中的波Ⅴ减小，而使后面的颅顶负波（SN_{10}）加强。

用中等强度的短声作刺激信号时，可用 100～3 000Hz 的带通放大器记录 ABR。但用低强度的短声或低频声时，反应所含的电能量主要集中在 100Hz 以下，此时则用 10～20Hz 的低频截止滤波，否则会影响记录的波形。

4．电极位置　电极（electrode）是拾取声诱发电位并经导线送至分析处理系统的关键部件。电极有碟形、耳夹式、针形、耳道珠形等类型，电极放置的位置分近场记录和远场记录。远场记录为头皮电极。

做 ABR 记录时，一般标准的程序是记录颅顶和乳突或耳垂电极之间的电位差。在记录听诱发电位时，也可用多个电极放置于头皮不同的部位。这些不同部位放置的电极组成一个 10～20 道国际电极系统（international electrode system）。电极位置按以下规律命名：以 N 代表鼻根点到枕外隆突尖（inion）分成相距 10% 或 20% 的间距，在 N 后间距 10% 处称为 F_{PZ}，F 为额，P 为近额的（frontoproxional），Z 为中线；再后 20% 为 Fz（额中线）；再后 20% 的 Cz 为冠中线；再后 20% 为顶（vertex）。Cz（冠中线）奇数是在两外耳道口之间的中点，也是头顶的中心。表示在左侧，偶数表示在右侧，z 表示电极放在中线，F 为额，C 为冠状，P 为顶，O 为枕，T 为颞区，A 代表耳，M 代表乳突。

不少学者研究了电极在一个宽的范围内变化其位置时对 ABR 的影响，研究结果表明，在头顶上各位置或在颈部的许多位置上，其电反应均有差异，但有的差异意义较小。记录电极放在颅顶或者是额部发际时，二者记录出来的电反应差异较小，但后者可避免移动头发，标记清楚，显然操作起来方便得多。如果 ABR 的电活动是出现在参考中性位置的每付电极上时，则记录到的电反应波形相位就是一定的；而当改变参考电极的位置时，就会产生有的波形幅度减小，有的波形幅度增大。如参考电极放在同侧乳突时，除比在同侧耳垂记录到的波形稍小外，其余反应基本相同。如用外耳道电极代替耳垂电极，则波Ⅰ较大，但后者波Ⅴ清晰；如参考电极放在对侧乳突或耳垂，则引出的波Ⅰ很小，甚至缺如，波Ⅱ潜伏期延迟 0.1ms，波Ⅲ有报告延长的，有报告缩短的，也有报告相同的，但幅度比同侧记录的小 1/2 至 2/3；波Ⅳ潜伏期无差异，但波Ⅳ峰到Ⅳ－V 间的波谷的振幅比同侧记录的大，波Ⅳ重复性较好，于是波 V 的识别率增大。但有的报告认为在整个 2～4ms 的潜伏期范围内，同侧和对侧记录的反应波中有些相位不一的趋势。Mair 的研究工作证明，在颅顶与颈部之间进行记录时，未达到改善波 V 或继之负电位的清晰度，波 I 倒有较好的改善。颅顶下方为一大块等电位的颈部组织，是记录颅内电位放置参考电极的良好部位。如上所述，除 ABR 外，记录其他诱发电位时参考电极放在颈部（包括乳突和耳垂）任何一处都无明显差别（图 8－2－12）。

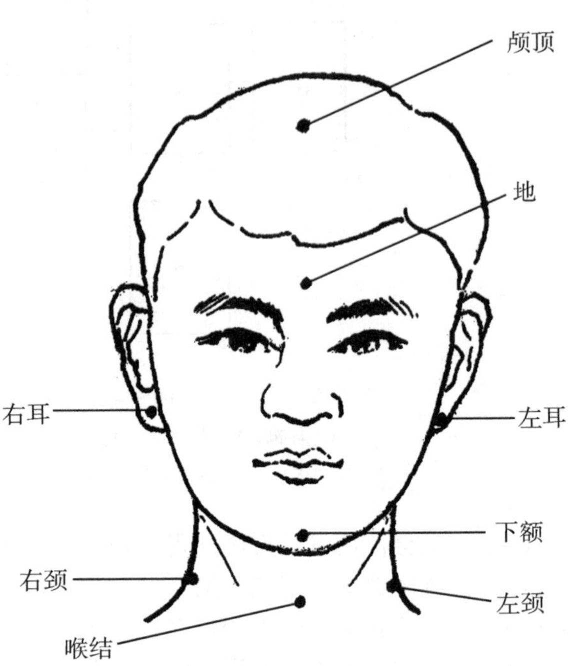

图 8－2－12　电极位置

四、电反应测听操作技术及实际应用

（一）电屏蔽隔声室的建造及要求

1. 六面双层紫铜网：规格 22 目/寸^2，用来屏蔽高频电磁波。

2. 六面铁板或铁皮，用来屏蔽低频电磁波。

3. 地线电阻≤2Ω。

地线安置：如果周围电干扰较小，用 1m^2 紫铜板埋入地下 1.5～3m 深，在南方地下较湿，埋 1.5m 深即可，在北方，因土地较干燥，则需埋入 3m 以下。为了节省铜板，可用改良的地线埋入法。先用 3 根镀锌的钢管砸入地里所需深度，再用电焊将 3 根钢带与 3 根钢管分别相连，如图 8－2－13 所示。

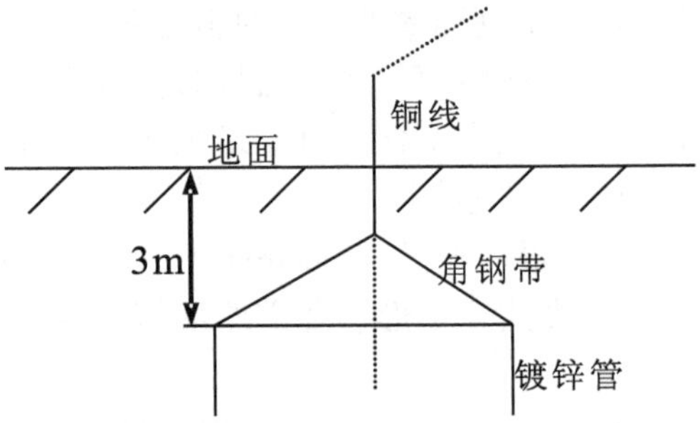

图 8－2－13　简易地线埋植示意图

4. 背景噪声　可按一般测听室的要求，应小于 30dB（A），如果要进行科研工作，则要求应小于 16dB（A），如果仅做耳聋病人在一般安静的病房也可。

以上屏蔽及地线电阻要求，要视机器本身抗干扰能力的程度及周围电磁波干扰大小而定，当周围安静而电干扰较小时，同样可进行正常工作。

（二）电反应测听仪的调试

一般原则：通读使用说明书，然后对照机器各部件熟悉各旋扭的功能及操作方法；在通电以前，注意电源电压选择开关是在 120V 还是 240V，电源接至稳压电源。注意电源线插头，花绿色是地线，红色是火线；黑色是零线。再用万用表在电源插座上分清火线、零线、地线插孔，电源线的 3 个插头对号入座。

检查声刺激器能否正常发出声音，再检查，放大器示波器和叠加仪是否能正常工作。

检查方法如下：将银盘电极接至负载电阻，其方法如图 8－2－14 所示。

调节主放大器灵敏度至最低档，打开主放大器开关，启动示波器显示，用手轻轻触动如图 8－2－14中的电阻，观察示波器扫描线波动幅度是否能增加，如果幅度有变化，说明示波器、放大器工作正常。再调节主放大器灵敏度至较高档，打开声刺激器开关，启动叠加仪，此时计算机开始工作，如果负载电阻在 8kΩ，叠加 512～1 024 次，基线是平的，则说明叠加仪工作正常。如果干扰信号大，则说明地线电阻大，或周围电干扰大，或者是主机有问题。

为了进一步说明是否因周围电干扰问题，可将3根电极线平行靠近，在叠加后示波器显示干扰信号小事，就可说明上述情况存在，（或将极间电阻变小后，再观察干扰信号也可）。

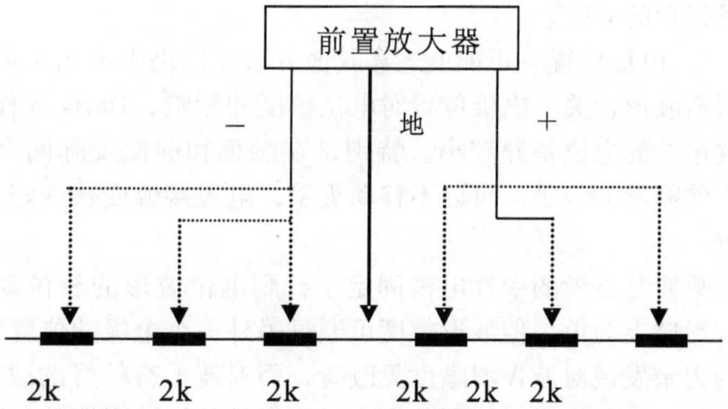

图8－2－14 主机调试时，负载电阻（Ω）示意图

（三）如何使波形清晰易认

ABR在临床上的诊断价值，无疑已经得到肯定，但要为临床提供比较确切可靠的依据，还有待于解决多方面的问题，需要积累更多的经验，ABR的波形的清晰度和重复性都可能受到刺激条件，记录方法以及它们内部相连的环节，病人等因素变化的影响，本节就这些问题，简述一下我们的经验体会。

1．声刺激重复率（即刺激间隔）

（1）作CAP记录时，如果在高声强刺激，因为CAP的波幅较大，持续时间较长，如果刺激间隔太短，则AP来不及反应完全，第二次刺激的反应可能落在前一次反应的不应期内。所以，AP幅度反而减小，此时，特别是在作正常值时，应将刺激间隔增长，即由10次/秒减少到5次/秒。

（2）作ABR记录时，一般来说，比较高的刺激重复率（即刺激间隔较短）在一定的周期内得到大量的反应总和，但对改善波形的清晰度不利，重复率越高，将引起早期波形的消失，特别容易使波Ⅴ的确切界限受到影响，一般情况以10～20次/秒为宜。

（3）作SP记录时，则要求刺激重复率要高，或用持续时间长的短纯音（tone burst）刺激，以消除CAP。

（4）作SVR记录时，则以2次/秒，即间隔500ms为宜，而作CNV时，刺激间隔则要求2 000～4 000ms。

2．扫描时间的选择　根据Davis的意见，按电位出现的时间来分类可分为快、中、慢、晚期反应，作不同电位的记录时，必须选择不同的扫描时间。当作ABR记录时，一般选择20ms为适宜，如果选10ms，则波形拉宽，峰顶不易辨认，计算潜伏期时就会受到影响，且10ms以后的波形往往记录不清楚。当作中期反应记录时，扫描时间选50ms为宜；当作SVR时，扫描时间选500 ms为宜，作CNV时，选2 000ms为宜。

3．声刺激类型　ABR是给声反应，因此它决定于神经同步化的程度，而同步化主要发生在耳蜗基底圈，愈往顶圈，同步化程度越差，刺激声选择越短的或高频的声信号最好，但此种声信号无频率变化的特性，或频率特性较差。虽然，短纯音（tone burst）有纯音特性的变化，且反应阈可用来确定1kHz以上的在相同刺激条件下的主观听阈。但纯音刺激引导的ABR波形往往不清楚，Mair认为增加短纯音的频率，则ABR波形清晰度就会增加。

目前一般ERA的商品仪器，其短声的中心频率主要在4kHz左右，在选择声刺激类型时，特别是对听力有障碍的人可根据听力图来选择，tone pip（短音），如果4kHz听力太差（其余频率尚好），click引不出ABR，可以用8、2或1kHz的短音来引导ABR。

4．刺激强度　因为蜗后病变会影响神经冲动传导的速度，用ABR来正确估计中枢传导的时间，至少要有两个波形或一个波形确切的出现，一般认为，Ⅰ～Ⅴ间期来判断蜗后病变实际意义更大，但有时因病变严重，Ⅴ缺如，也得显示出波Ⅰ才行。ABR的波Ⅴ出现最不易受强度的影响，而波Ⅰ在低强度时，则往往不出现。简单地说，增加刺激强度，可达到出现波Ⅰ的目的，但有的病人听力损失太严重，尽管增加了强度，但仍引不出，所以靠增加刺激强度来引出波Ⅰ是有限的，此时最好检测近电场记录的 CAP。

5. 电极位置　正如上述靠其他方法往往仍引不出可靠确切的波形，也许改变电极位置，能引导出所需波形，关于电极位置对电位幅度的影响，Davis 等作者进行过的研究工作，表明在头顶上所有位置记录的电位差异较小。特别是在颅顶和前额发际两个位置记录的电位差别不大（Mari，1982），而在前额发际记录，可以不移动头发，电极接触皮肤良好，皮肤电阻可减少，有利于防止干扰信号的影响。

只要是参考的中性电极固定了，则电位波形的相位就可确定，作 ABR 时，参考电极在耳垂时，则波形向上为负，但波形幅度可通过另外一个电极的位置变动来改变，Mair 作颅顶和颈部两个电极之间的记录发现对波Ⅳ清晰度无改善，而对波Ⅰ有较好的改善，作前额发际上同侧乳突（或对侧乳突）之间的记录，较后的波形清晰，对侧记录的Ⅳ波形清楚，这样波Ⅴ的识别率就会增加。

我们发现，当作颅顶－耳垂记录时，可获得清晰的波Ⅴ，但有时往往波Ⅰ引不出，此时可以作颅顶－鼓膜记录，波Ⅰ可清晰出现，其原因是实际上对波Ⅰ作了近电场记录。如果在高声强时 ABR 未引出，则常规应该作 ECochG，有的作者报道，当听力太差，或75dB（HL）时，ABR 和 ECochG 均无意义，我们的经验是，即便是听力太差，也不能放弃 ECochG 的记录，有时在 90dB（HL）时，也可分离出 AP 和 CM。

6. 滤波带宽　因为不同类型的反应其频率特性不一样，所以滤波带宽对 ABR 必然是有影响的。Mari 认为，ABR 电活动在 500～1 500Hz 范围内都是容易出现的，但这一范围较宽，对不同的电活动变异较大，如果进行过分的较高频的滤波，使电反应变的平坦，波形界限和波峰的清晰度受到影响，量取潜伏期就会出现误差，而如果增加了低频截止频率范围（即高频成分放宽了），观察到的电活动成分就会增加，波峰易辨。

一般认为高通截止频率为 1～30Hz，低通截止频率为 3～5kHz 最为合适。每种情况的选择都要根据所观察的电活动的特性而定，如作 CAP 和 ABR，可用 80Hz～1.5kHz，作 SVR 时，用 0.8～30Hz，CNV 用 0.08～30Hz，SP 用 0.8～1.5Hz（用短纯音时，可不作滤波处理）。

7. 对病人的要求　要求病人精神不能过分紧张，应尽量放松，以减少 EEG 和肌电活动的干扰，但作声动反应时，则要求受试者注意力要集中，维持一定的肌张力。

8. 其他　因为听力下降，在相同刺激条件下，电活动的强度自然会减少，此时可将放大器灵敏度调节得更高些，或将叠加次数增加，微弱的电活动幅度可以增高些。

（四）如何识别和判断电反应波形

前节简述了如何通过测试条件，各参数的选择等来达到波形清晰易认，应该说这本身包含了识别波形的问题，但对初学者，或刚从事电反应测听工作的人来说，如何判断和识别波形仍有一个经验积累过程。

1. 在正式测试电反应以前，用所测试的刺激声（如短声）作主观听阈测试，其方法和纯音测听方法相同，一般来说，AP 和Ⅴ反应阈与短声主观听阈可相差 5～10dB，但不各超过 10dB，因长时间刺激可能出现疲劳现象，可在测试完毕后，再测一次主观听阈，与最后测得的客观反应阈进行比较，因为，目前多用同一感觉级 SL 的声强来引导双耳 ABR，比较双耳各波潜伏期差，所以准确测试主观听阈是非常重要的。

2. 从潜伏期的变化来判断波形　如果是正常耳，在阈值强度时，CAP 潜伏期在 4～5 ms，ABR 的Ⅴ潜伏期在 8～9ms，如果是单耳听力下降，可在同一感觉级声强情况下测试双耳 ABR，如是蜗后病变，则 ILD≥0.4 ms（即患耳的波Ⅴ潜伏期长于健耳），且Ⅰ～Ⅴ间期延长（正常值 4.5ms）如是耳蜗性病变，平坦型听力下降有重振现象者 ILD 为负值，（即患耳波Ⅴ潜伏期反而比健耳的短），高频陡降型听力下降者Ⅰ～Ⅴ间期反而缩短。

3. ERA　方法所用仪器昂贵，费时间，但为了弄清波形，以便为临床诊断提供可靠的依据，有时需要作必要的重复测试，在同一强度下，重复 3 次测试，如果有 2 次波形能重复，则可确定波形，特别是怀疑蜗后病变时，尤其要多重复几次。必要时还可随访跟踪，隔一定时间后再复查 1 次。

4. 波形的正负相位　文献上有的波峰向上，有的则向下，为什么同是 CAP，画出的波形峰尖方向不一样呢？这是因为所用的记录电极和参考电极换位，因放大器的正负极是固定的，而叠加仪无论是正、负波形，都可叠加，根据容积导体的概念，当某一组织去极化出现正电位时，那末相对于这点的别的位置的组织则为负性电位，如果放大器的正、负极与此相一致，则向上的波峰为负，如果将参考电极和记录电极位置交换一下，则波峰向下为负。

总之，ABR 有时往往得不到确切的结论，在临床应用上虽然有许多优点，但并不是万能，应结合其他诊断手段，仍离不开基本纯音听力曲线的帮助。

第三节　听觉诱发电位的发生机制及特点

一、诱发电位的基本概念

诱发电位相对于自发电位而言，是人为地刺激感受器或传入神经引起中枢神经系统的电活动。

诱发电位具有 4 个特征：①反应是在受刺激后经一定潜伏期出现；②呈现特定的波形；③反应是在一瞬间出现（而自发脑电是长时间，周期出现）的；④有相应的电位分布区，其分布位置与面积取决于有关组织的结构特征。

二、听觉诱发电位（AEP）的分类

根据记录电极位置分类：头顶电位、耳蜗电图。

根据生理特点分类：交流电位（AC），如微音电位（CM）、频率跟随反应（FFR）；直流电位（DC），如：总和电位（SP）、颅顶慢电位（SVR）、偶发负变异（CNV）。

根据出现时间分类见表 8－3－1。

表 8－3－1　听诱发电位的分类

		来源	波形	潜伏期（ms）	最佳反应	临床意义
耳蜗电图		螺旋器		0	SP（DC）	有
	初	内、外毛细胞	快（100～3 000Hz）	0	CM（AC）	
		第Ⅷ神经		1～4	CAP（N_1）	明显
颅底电位						
	快	第Ⅷ神经，脑干	快（100～2 000Hz）	2～12	ABR	有
	中	神经源性皮层Ⅰ	快（5～100Hz）	12～50	MLR	有
		肌源性“声动”				
	慢	皮层Ⅱ（清醒）	慢（2～10Hz）	50～300	SVR	有
		皮层Ⅲ（睡眠）		200～800	持续电位（直流）	可疑
					$P_{200}-N_{300}$：$N_{600}\rightarrow P$	有
	迟	皮层Ⅳ 预期波	慢	250～600	P_{300}	可疑
		CNV（偶发负电位）	直流	DC 变移	CNV	

三、发生机制

（一）CM、SP、AP 发生机制及其特点

1. CM（微音电位）　主要来源于外毛细胞（OHC），其次来源于内毛细胞（IHC），有实验证

明，动物死后仍可记录到小幅度的CM，提示与盖膜的压电效应有关。有人认为这实际上是在静息膜电位基础上因声波振动引起的一种电位波动。Davis 提出了机－电转换学说，当毛细胞的纤毛与盖膜之间产生相对运动时，受到剪力的作用，由此产生机械阻力的变化，调制耳蜗的静息电位而形成（图8－3－1，图8－3－2）。新近研究表明，在静纤毛上存在非选择性阳离子换能通道，纤毛受刺激后，换能通道打开，Ca^{2+}、K^{+}等正离子内流产生的去极化而使毛细胞兴奋。

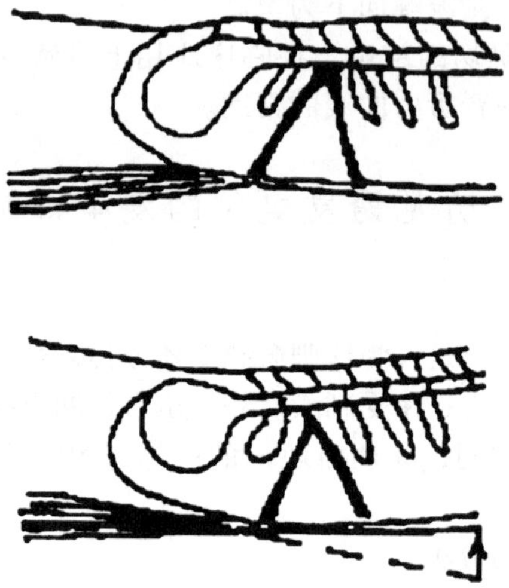

图8－3－1　螺旋器及盖膜的运动，毛细胞的纤毛受剪刀而弯曲

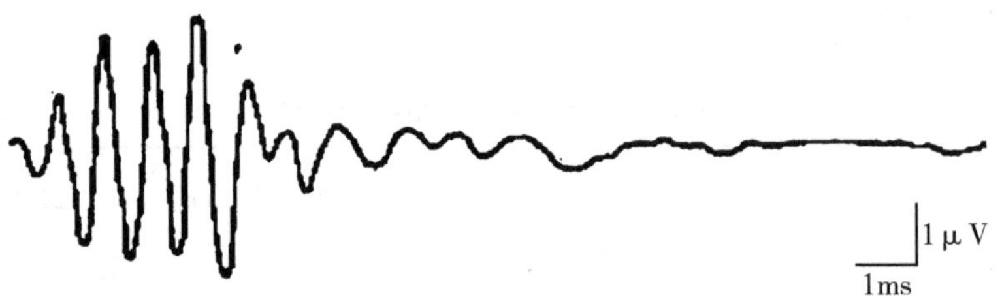

图8－3－2　耳蜗微音电位（刺激声1 000Hz 短纯音）

CM 的特点：忠实复制刺激声的声学波形、无真正的阈值、无潜伏期和不应期、无适应性、非“全或无”、在正常情况下输入/输出函曲线（I/O 函数曲线）为非线性。

2. SP（总和电位）　来源于蜗内不同非线性机制的多成分反应。通常认为主要产生于基底膜的非线性振动，若迷路积水，可使基地膜振动不对称，从而产生优势－SP。

但不少生理病理实验证明，＋SP 主要来源于 OHC，－SP 主要来源于 IHC，因为在 IHC 内记录到的是正电位，推测在 IHC 膜外则应是负电位，因此有作者认为，在中阶记录的 SP＝＋SP－SP，即＋SP 和－SP 之代数和。尽管 Davis，为 SP 下了上述定义为多成分反应，但考虑为 OHC 和 IHC 电位的总和更为近似些，因为只有这样，才能解释，临床上发现突聋病人出现优势－SP，经治疗听力恢复后，－SP 会消失或减小，这一可逆的动态变化进程。实验证明，当 OHC 损伤时，＋SP 消失或减小，而－SP 增大，随恢复时间的延长，＋SP 恢复后，－SP 又消失了（图8－3－3）。其次，噪声性聋，一些老年性聋同样会出现优势－SP，也无法用基底膜振动不对称来解释。

特点：无不应期，疲劳现象及潜伏期。

刺激声越大，SP 幅度越大，但仍有非线性特点。

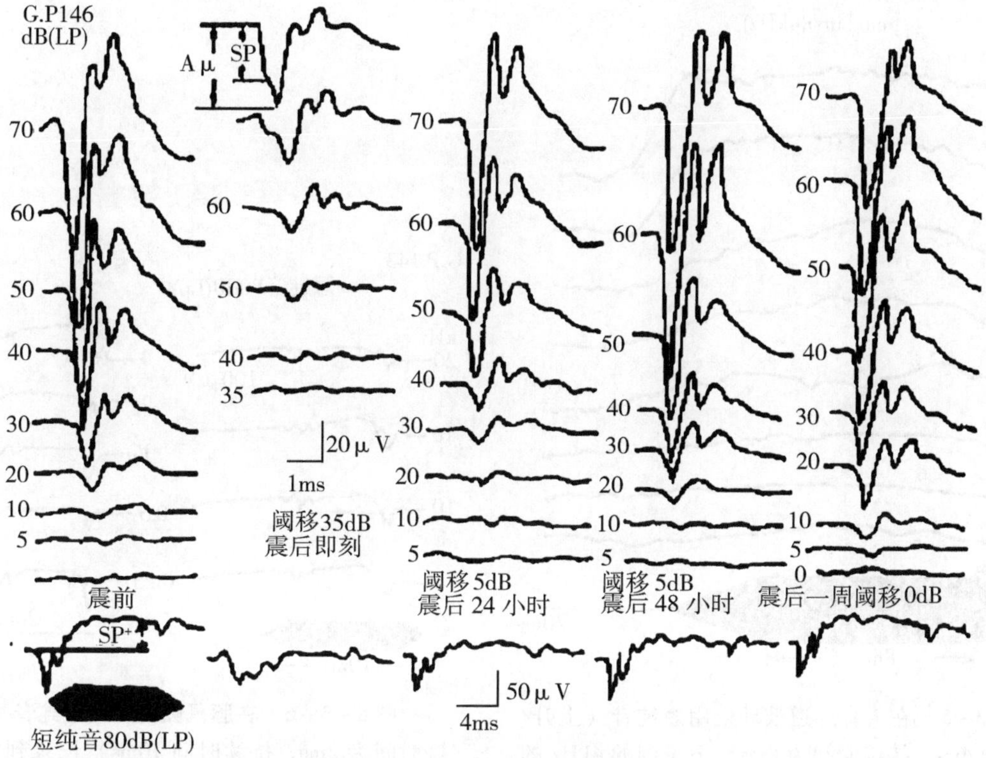

图 8－3－3　SP＋和 SP－的相互关系

当 CAP 阈移＞30dB 时，＋SP 振幅下降，－SP 振幅提高，当 CAP 阈移≤5dB 时，＋SP 逐渐恢复增大，而－SP 消失。

无真正阈值，一般在声强度较高时，才能诱发出来（图 8－3－4），但各频率的短纯音均能诱发出 SP（图 8－3－5，图 8－3－6），无复制声学波形之特点。

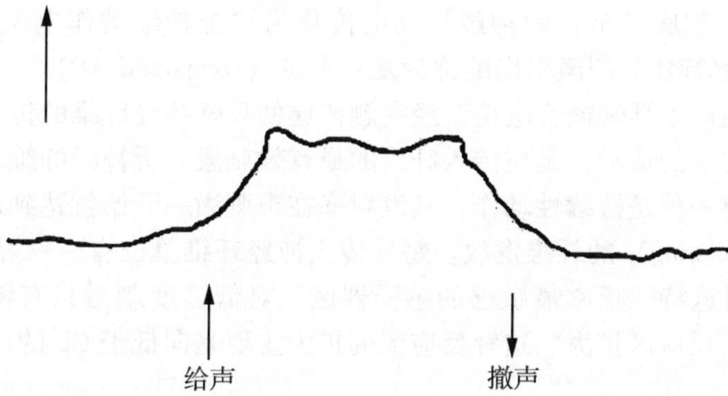

图 8－3－4　用 1kHz 短纯音 90dB SL 相位交替声刺激，使 CM 抵消，记录出－SP

SP 的特征是相对阈值比 CM 高，其振幅与声强度成正比，当 CM 与声强度不成线性关系时，SP 仍继续成线性关系，直至声强过大，Corti 器停止工作。

3. CAP（复合动物电位）发生机制及特点　来源：耳蜗毛细胞受机械刺激兴奋后，产生 CM 的同时，传入神经递质谷氨酸释放入突触，经传入突触，与谷氨酸受体结合，使突触后膜即传入树突去极化产生 AP，CAP 实际上是数以千计的单个听神经放电 AP 之总和。

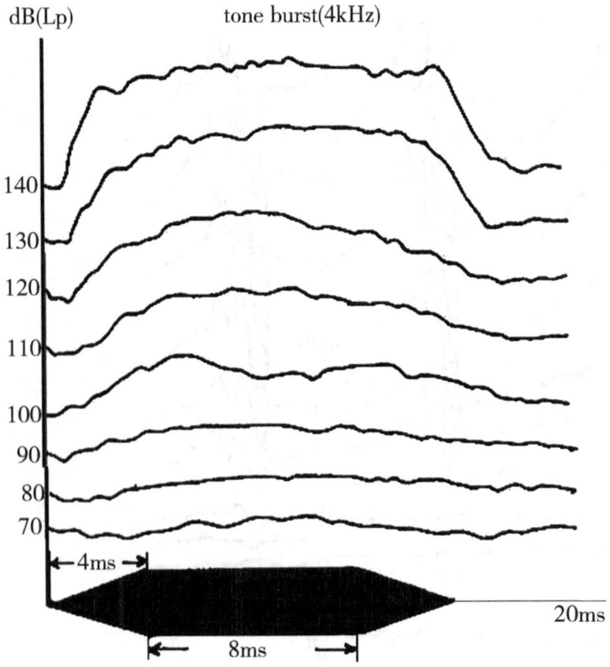

图 8-3-5 在人耳外道鼓环处用短纯音（上升/下降时间为 4ms，持续时间为 8ms）记录到的 4kHz 的 -SP

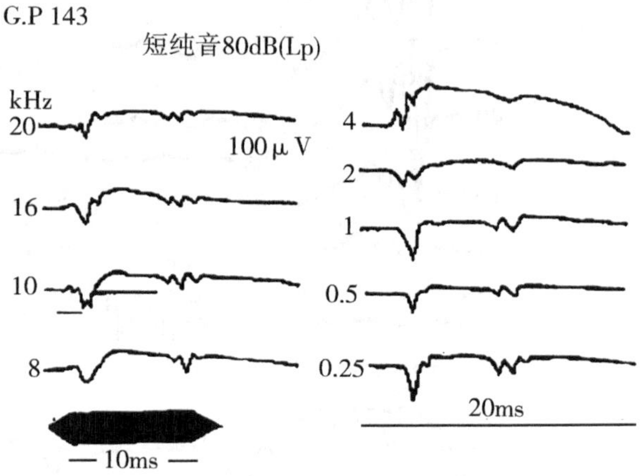

图 8-3-6 在豚鼠圆窗处用短纯音（上升/下降时间为 2ms，持续时间 10ms）记录到的各频率（0.25~20kHz）的 +SP

N_1——听神经（有髓鞘），N_2、N_3——传导速度慢的无髓鞘纤维放电，重复放电，听神经复合动作电位（AP）在人体 ECochG 记录中常呈潜伏期为 1.5ms 左右的一组电位，包括 N_1、N_2、N_3。在高强度刺激时 N_2、N_3 比较明显，N_2 潜伏期比 N_1 延迟 1ms，N_3 再延长 1ms 左右出现。图 8-3-7 示 N_1、N_2、N_3 随刺激强度变化情况。因为 AP 实际上是数以千计的单个听神经元放电之总和。因此，有的作者对短声引出的来自基底膜全长的神经活动电位称为“全神经动作电位”（whole-nerve AP, WNAP），而对用具有频率特性的刺激引出的称为复合电位（compound AP）。

基底膜运动使毛细胞产生耳蜗微音电位，经突触传递使耳蜗神经纤维的传入树突去极化。一般认为疏相声刺激使基底膜向上的运动，是对传入纤维的最有效刺激。听神经纤维对音刺激以两种电的发放基本形式作出反应。第一种是持续性动作，其发射率在声刺激一开始就达到最大程度；第二种是对音的频率锁相（phase-locking）的纤维发放。每一传入神经纤维单位有一“特征频率”（characteristic frequency，CF），和对这特征频率最敏感的感受器区。对低强度刺激只有特征频率的感受区有反应。当刺激强度增高时，反应区扩大。这种反应区的扩大主要是向低于 CF 的一侧延伸，而向高于 CF 的一侧则很有限。

在对短促的声刺激作出反应时，耳蜗神经纤维的发放有一潜伏期。这一潜伏期是由行波运行的时间和突触延迟所决定的。在接近蜗尖的神经纤维对短促刺激的反应，对该纤维的 CF 会有一些减幅的重复发放。观察行波过程，行波从蜗底传至蜗顶约需 2ms 的时间延迟（图 8-3-8）。

在 ECochG，AP 的潜伏期随刺激强度增加而渐缩短（图 8-3-9）。在反应阈处潜伏期约 4ms，至 90dB SL 时缩短到约 1.5ms。AP 的振幅则随声刺激强度增加而加大。在声强增加到 40~50dB SL 时振幅达到一稳定平面，而继续增加至 60dB SL 时，振幅又突然急剧加大。AP 的潜伏期及振幅和刺激声强度之间的函数关系可用图 8-3-9 表示。振幅-强度函数曲线可分为“H”（高）和“L”（低）两段。

在高强度时 AP 以 N_1 为主；在 65dB SL 时，AP 呈 W 形，N_1 和 N_2 的振幅相等；在低强度时则以 N_2 为主（图 8－3－10）。

AP 的波形和 AP 输入－输出函数曲线分为两段，可以用两群不同的感觉单位的反应来解释。内毛细胞主要由放射纤维支配，位于基底膜的边缘距最大振动处远，弱刺激不足以兴奋内毛细胞，强刺激才能促活内毛细胞。而放射纤维与螺旋纤维的比是 20:1，因此可以认为高强度时主要是由内毛细胞和相连的神经纤维发出的 N_1，也就是说“H”段反映了这一群神经单位的活动。N_2 则为外毛细胞及与之相连的神经纤维产生的，是“L”段的基础。换句话说，OHC 反应阈值强度（灵敏），而 IHC 对高强度刺激反应。由于神经冲动沿螺旋纤维的非髓鞘树突行进比沿放射纤维行进的时间长，所以 N_2 的潜伏期比 N_1 的长。链霉素、卡那霉素中毒使外毛细胞损害时，“L”段消失而“H”段不受影响。

用两群神经单元解释上述现象并不完善。另一种解释是：从单根神经纤维的频率调谐曲线（frequency tuning curve，FTC）可知各神经纤维对它本身的 CF 最敏感，刺激强度增加到 60dB SL 左右时，FTC 朝低频侧伸展至最宽程度。FTC 的尖峰处即是各纤维的 CF 的反映。在 ECochG 中，于低强度刺激时，AP 是从相应的 FTC 的尖峰处的神经单位发生的，这相当于“L”段；刺激强度超过 60dB SL，AP 则为由 FTC 的宽部许多神经单位所发生的，这相当于“H”段。这种解释又无法说明波形的问题。

第三种解释认为 WNAP 的波形是由于各神经单位与行波到达的时间关系不同，阈值不同，可能极性也不同，这些综合起来使耳蜗各段产生的 AP 综合组成 WNAP 的波形。

近年来，Dallos P 和 Russell 成功地做了在体的毛细胞胞内记录，使之真正认识了耳蜗毛细胞的生理特性。实验证明，内毛细胞比外细胞敏感，但它必须依赖于外毛细胞的完整。当 OHC 损伤则 IHC 灵敏度下降，CAP 阈值升高，且耳蜗功能表现出被动的非线性特征。Kemp 发现的耳声发射，以及对外毛细胞能动性和胞内肌动蛋白的研究，则进一步证明外毛细胞的主动机制及与内毛细胞之间的关系，从而补充了和修正上述两群不同感觉单位的假说。

图 8－3－7 示耳蜗电图（AP）在不同声强级的波形，AP 的极性始终为负性，它不随刺激的相位交替而改变。

综上所述，当同时记录 CM 和 AP 时，可清楚看出二者的特性及相互关系；用分离方法将 CM 与 SP－AP 复合波分离后，可看出 CM 、SP 和 AP 三者的关系（图 8－3－8）。另一种说法：N_2——可能包括耳蜗核的成分，N_3——可能包括上橄榄核的成分（图 8－3－7）。

CAP 的特点：符合“全或无”定律，即阈下刺激时不引起反应，而对阈上刺激无论强度大小，总产生一定的动作电位，CAP 的幅度，潜伏期与刺激强度成特定的非线性关系，有不应期（图 8－3－9）。

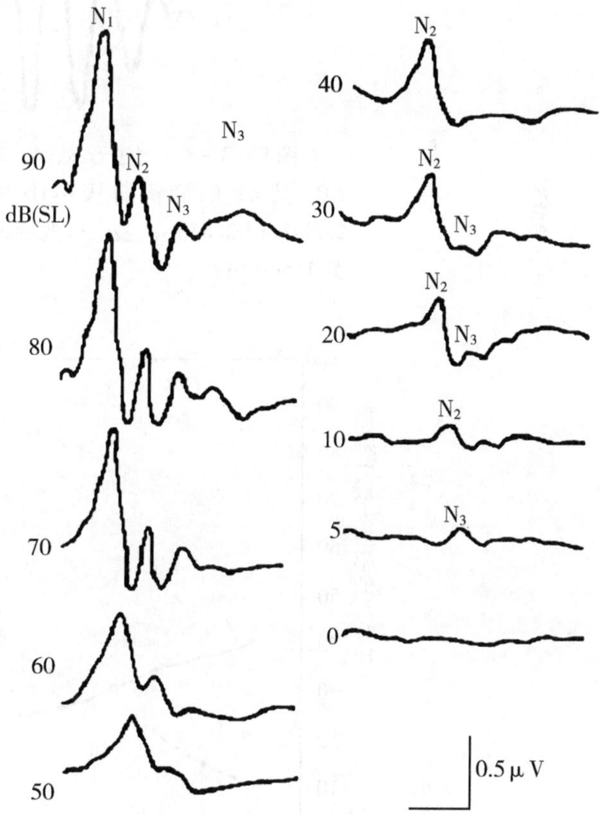

图 8－3－7 人 ECochG 记录的 AP，示 N_1、N_2、N_3 随刺激强度减弱而变化过程，40 dB 时 N_2 代替 N_1，5dB 时 N_3 代替 N_2

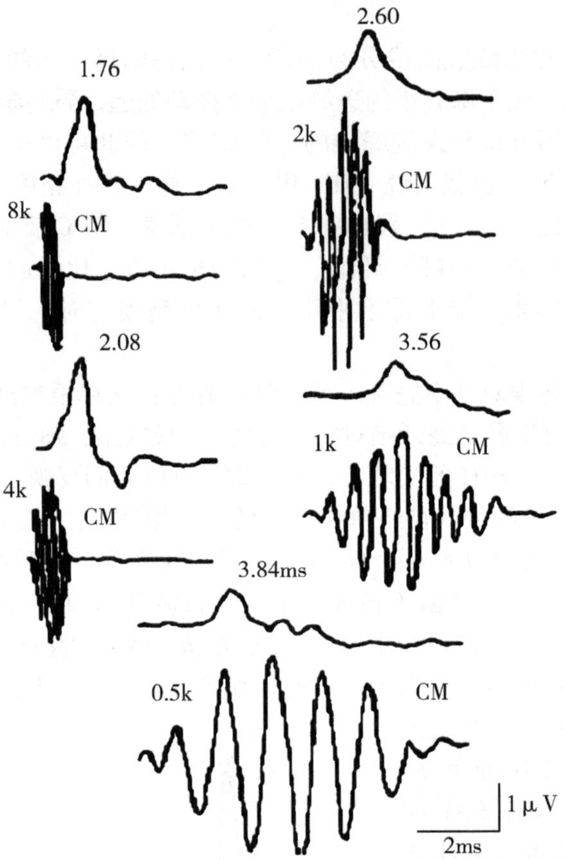

图 8-3-8 用短音 8、4、2、1、0.5kHz 刺激引导 AP，其 AP 的潜伏期从 8kHz 的 1.76ms 逐渐延迟到 0.5kHz 时 3.84ms，整个行波延迟 2.08ms（刺激强度均为 115dB SPL）

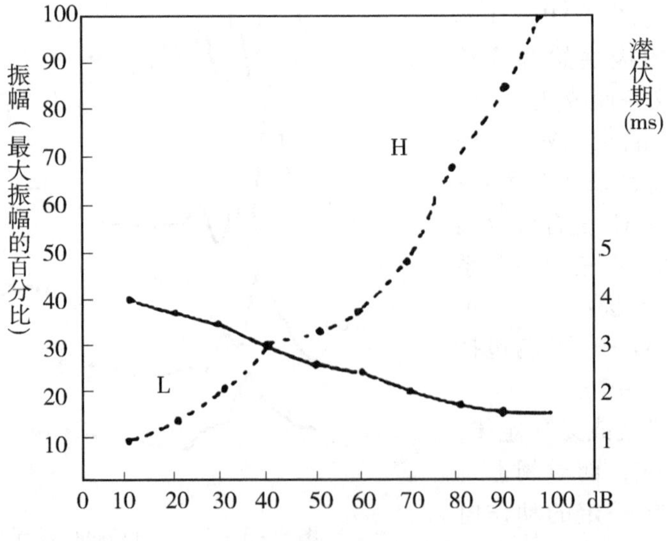

图 8-3-9 20 只正常耳 AP 振幅/强度（I/O）及潜伏期/强度（I/O）函数关系（4kHz 短纯音引导）

CAP 具有真正的阈值，为耳蜗功能重要的指标，也是临床和科研实验中常用的指标（图 8－3－10）。

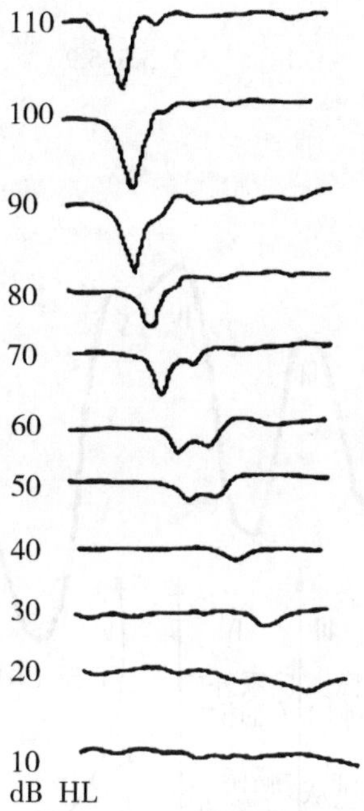

图 8－3－10　不同声强级的 CAP 波形
可见 20dBHL 仍有反应波形，10dBHL 则
无反应，可较清楚地看出反应阈值时的波形。

4．听性脑干反应（auditoty brainstem response，ABR）来源及特点　许多病理、生理实验证明及 CT 和手术提供的依据，通常认为，波Ⅰ来源于耳蜗，波Ⅱ来源于耳蜗核，波Ⅲ来源于上橄榄核，波Ⅳ来源于斜方体，Ⅴ波来源于下丘，波Ⅵ来源于内膝体，Ⅶ波来源于听放射（图 8－3－11）。

另外一些学者认为，波Ⅰ来源于蜗神经近蜗端，波Ⅱ来源于蜗神经近脑端，波Ⅲ来源于耳蜗核，波Ⅳ来源于上橄榄核，波Ⅴ来源于斜方体。

尽管关于 ABR 各波的来源有不同的说法，但新近研究表明，ABR 各波均为突触后电位。

特点：具有真正的阈值和潜伏期，不受被测人员是否处于清醒、安静的影响，如果避免了肌电的干扰，ABR 分化更为清楚。通过各波潜伏期的变化可了解神经冲动传导是否受各种病理因素的影响而引起神经传导阻滞。所以，目前 ABR 在神经科和耳鼻喉科中有广泛的应用。

5．听性中期反应（auditory middle latency，AMLR）来源及特点　Woods 等（1987）复习 23 例脑病变患者的 AMLR，发现在 Na～Pa 振幅和一级听皮层（或辅助听皮层）的损伤之间没有任何关系，因而认为 Pa 来源不在听皮层。Deiser 等认为头皮中线记录的 AMLR 的发生器是丘脑，可能有双侧半球的参与。Parving 等在一例双侧颞叶梗塞的病人记录到正常的 AMLR，也证实了这一观点。Na 可能来源于内膝体。

Mast 认为从头顶记录的中期反应含有肌源性和神经源性二种成分。神经源性中期反应起源于一级听皮层和邻近的二级听投射区，很可能还有丘脑（内膝体）的脑干上部之反应参与其中。肌源性中期反应（声动反应）主要与颈肌、耳后肌有关。耳后声动反应（postsonomotor response）的神经传导径路可能是：耳蜗腹核、上橄榄核群、上橄榄核群的二级突触、外侧丘系、网状结构或下丘、面神经核（图 8－3－12）。豚鼠等动物可引出中潜伏期的皮层原发反应。

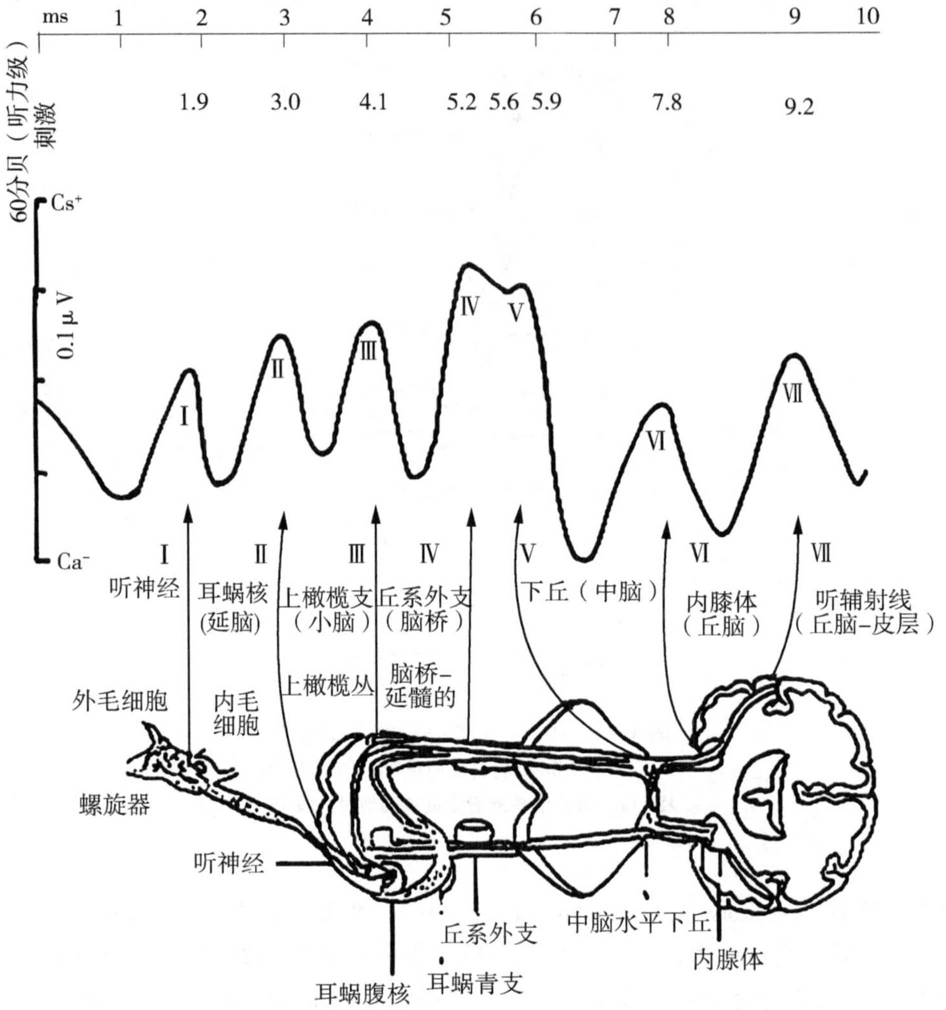

图 8－3－11　ABR 各波来源示意

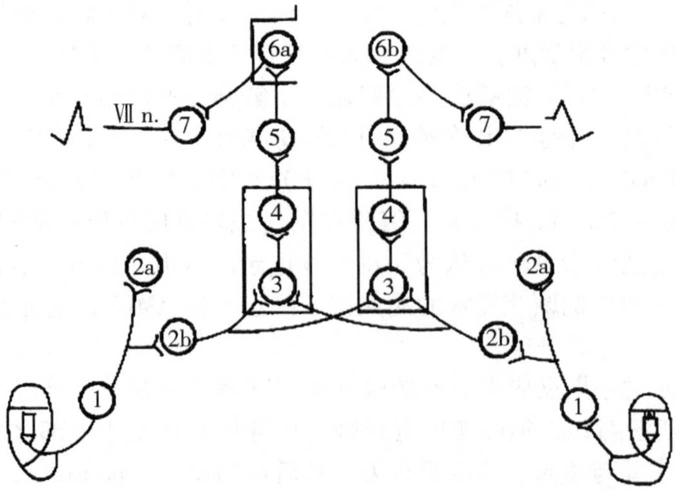

图 8－3－12 耳后声动反应的神经传导通路

1：螺旋神经节；2a：耳蜗背核；2b：耳蜗腹核；3、4：上榄橄核群；5：外侧丘系核；6a：网状结构；6b：下丘；7：面神经（仿 Gibson，1974）。

6. 40Hz 听性相关电位（40Hz AERP）　40Hz AERP 的起源仍不清楚，Spydell 等（1985）报告在中脑病变的病人 40Hz AERP 的相位值异常减低，而颞叶病变的病人 40Hz AERP 的相位值正常。顾瑞（1988）也报道中脑病变患者 40Hz AERP 异常，颞叶病变患者的 40Hz AERP 正常。但 Makela 及 Hari（1987）报告 40Hz AERP 至少有一部分来源于听皮层。成晋川等人认为 40Hz AERP 有来源于耳蜗的成分。

7. 听性长潜伏期反应（auditory long latency response，ALR）　在各种听诱发电位中有许多结构和系统的活动参与其发生形成。听性长潜伏期反应和视觉、触觉等感觉通道引起的反应波酷似。1976 年 Davis 将 50ms 以后的听诱发电位分为“慢”和“迟”，并将慢电位分为“皮层（清醒）”、“皮层（睡眠）”，将迟电位分为“预期波”和“伴发负变异（CNV）”。近 20 年来，对长潜伏期反应的研究基本上按“外源性”和“内源性”分类。外源性（exogeneous）指诱发的反应受声刺激的物理属性改变的影响较大的；内源性（endogeneous）指与辨别、认知、决断等听处理（auditory processing）活动相关的。Davis 的“皮层（清醒）”慢反应，现在常称为“N_1-P_2 复合波”，以外源性成分为主。ALR 的内源性成分 P_{300} 波受到临床和心理学家的关注。

8. 频率跟随反应（frequency following response，FFR）　连续给低频纯音刺激，可在头皮记录到频率与刺激音相同的诱发反应。Sohmer 等认为 FFR 发生器在脑干上部，但 Yamada 等在只有 ABR 波Ⅰ和波Ⅱ的脑损伤儿童也记录到 FFR。对是否下丘的活动成分也参与了频率仿效反应则有不同的意见。Yamads 等（1980）认为 CM 也参与了头皮记录的 FFR。脑干频率仿效反应对低频刺激的振幅较大，对 1 000Hz 以上的刺激反应则急剧减小。在 70dBnHL 对 250 或 500Hz 纯音的反应常为 0. 4V 左右，在阈上 40 ~ 50dB 反应振幅不到 0. 1mV 而不能辨认（图 8 – 3 – 13）。

9. 衍生反应（derived response）　短声刺激使整个基底膜活动。Teas 等（1962）用“衍生反应”法了解基底膜各段对体表记录的脑干反应所起的作用。即在给截止频率不同的高通滤噪声掩蔽下记录短声引出的脑干反应，然后从较高截止频率的高通滤波噪声下得出的反应扣除较低截止频率之间的衍生反应。

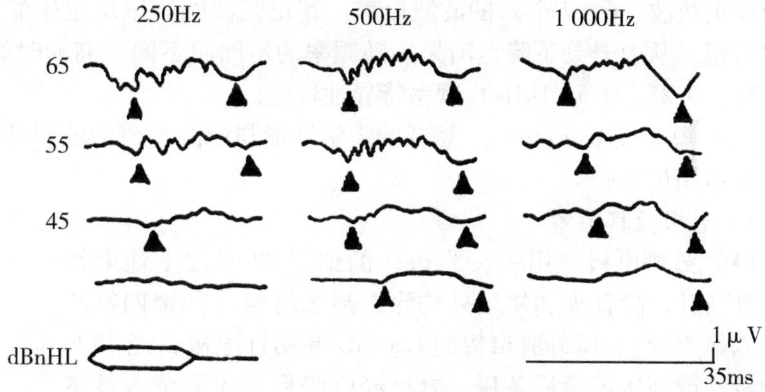

图 8 – 3 – 13　频率仿效反应

随窄带衍生反应的中心改变，反应的图形也有变化。在 4 000Hz以上，高强度时衍生反应有一小的早期波，低强度时则没有。在 4 000Hz 到 2 000Hz 之间反应的各波都存在，在 2 000Hz 以下则只有波 V。这表明于正常听力者用 60 ~ 70dB nHL 的短声，不加掩蔽，所引出的反应主要来自耳蜗 2 000 ~ 4 000Hz 区。随频率降低波 V 的潜伏期延长。这和耳蜗电图 N_1 的潜伏期的变化相似，为行波在基底膜不同段所需传递时间的反映。波 V 振幅不像 AP 那样随频率降低而减小，用衍生反应法可记录蜗尖低频区活动的反应。

第四节　听觉快反应、中反应的临床应用

一、耳蜗电图（ECochG）临床应用

在给声刺激时，从耳蜗可以记录出多种电位变化，统称耳蜗电位。其中主要的成分有微音电位（cochlear microphonics，CM），总和电位（summating potential，SP）及听神经复合动作电位（compound action potential, CAP)。在静息时还可记录出蜗内直流电位（endocochlcar potential, EP)。在临床应用中通常把前三种耳蜗电位称为耳蜗电图（electro cochleograms, ECochG)。

（一）耳蜗电图的记录技术

1．受试者的准备　在做电反应测听前，应先向受试者及其家属说明测试目的和意义。让受试者了解“电反应”并不是用电刺激而引出的反应，而是声音引起的人体正常的电活动，打消受试者不必要的顾虑。

对不配合测试的儿童需给以镇静或麻醉，经鼓膜作鼓岬电极记录耳蜗电图时可用氯胺酮等麻醉，全身麻醉最好是由麻醉科医师进行。测试室中应有吸痰、输氧等急救设备。

作外耳道鼓环银球记录时，以酒精或乙醚使鼓环处充分脱脂。如果用针形鼓岬电极，则更必须严格消毒。

受试者应舒适躺在测试台上，垫枕以放松颈部和肩部肌肉。

2．测试环境　应在符合要求的隔声、电屏蔽的双间测听室中进行，室内本底噪声应达到纯音测听要求。如用扬声器给声则应符合声场测听要求。对室内进行视听监控，经过观察窗和监听耳机了解受试者的情况和给声情况。

3．常用刺激声

（1）短声（click）　通常用来引导CAP。短声是以100μs宽度的窄方波输入耳机，冲击耳机产生一种宽频带噪声，但一般能量主要集中在3～4kHz。由于短声上升时间快，所以是引起神经冲动同步最佳的信号，可得出最清晰的反应波形。但短声的缺点是不能像纯音那样具有频率特异性。

（2）滤波短声（filtered click）　将100μs的方波电脉冲通过1/3倍频程滤波器，输出即为含一系列的准正弦波（6～7个）的滤波短声，其正弦波的频率决定于滤波器的滤波带的中心频率，这种短声的时相（从上升到下降至消失）随频率的不同而不同。高频时的滤波短声具有一定的频率特异性，低频时（0.25、0.5、1kHz）频率特异性较差。

（3）短音（tone pip）　短音的声学波形与滤波短声的波形甚为相似，频谱的外形与滤波短声的外形基本相仿。

4．电极及其位置

（1）鼓岬电极　用一长约6cm的细于22号皮下注射针头或针炙针，除针夹和尾端外均涂以绝缘材料（如聚四氟乙烯、六氟六烯)，国外有市售的EcochG专用针电极，经75%酒精浸泡或高压消毒后备用。电极经鼓膜后下象限刺入鼓室直抵鼓岬，参考电极置同侧耳垂，额部接地。合作的成人可在局麻下放置电极，儿童则需氯胺酮全麻。从鼓岬记录的CAP反应振幅较外耳道电极记录的大，可在主观听阈10dB以内检出CAP反应阈。怀疑听神经瘤的病人，当外耳道电极记录不出AP时，则需行鼓岬电极记录。

（2）外耳道电极　用一绝缘银丝，末端烧成小珠状（直径约0.5mm)，放入NaCl溶液中通过直流进行泛极化处理，涂上导电膏，用膝状镊将电极珠送至外耳道鼓环处，参考电极和接地位置同上。从外耳道记录的CAP反应振幅较鼓岬电极记录的小，但反应规律二者基本一样。有作者报道，从鼓岬记录的CAP阈值平均比从外耳道记录的低17.6dB（图8－4－1)。

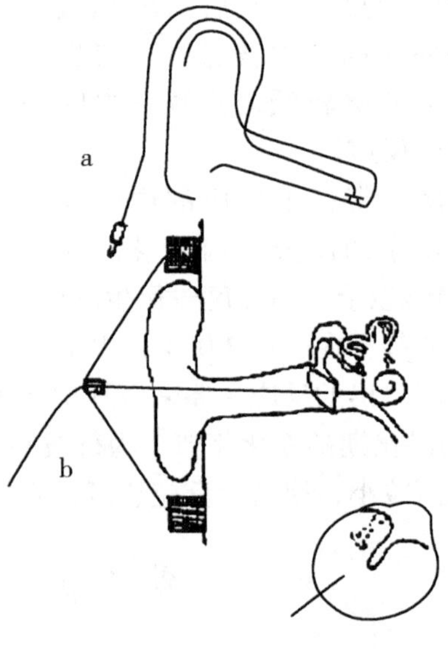

图8－4－1　a．银珠外耳道电极放置示意图；b．经鼓膜电极放置示意图

（3）外耳道皮下电极　用1%普鲁卡因溶液浸润麻醉外

耳道局部皮肤，再用针形电极刺入达骨性外耳道外缘附近，参考电极和接地位置同上，因后者为创伤性法，故不常用。

5. ECochG 引导程序

（1）CM 引导　动物实验研究常用 CM 作为指标，记录电极一般放在圆窗，故电位振幅较大，通常在示波器上直观测试。在人身上记录 CM，近年来上海生理研究所梁之安报道了全频 CM 图、多频 CM 图和单频 CM 图的记录方法。前两者需要频谱分析仪或计算机处理，一般实验室条件达不到；用单频纯音作刺激，只要用一个简单的正弦波同步信号发生器，使平均器的扫描与纯音正弦波的周期同步，分析时间为 10ms，则 10s 内即可叠加 1 000 次。耳垂作记录电极时 CM 振幅虽小，但波形清晰，快速易行（图 8－4－2）。

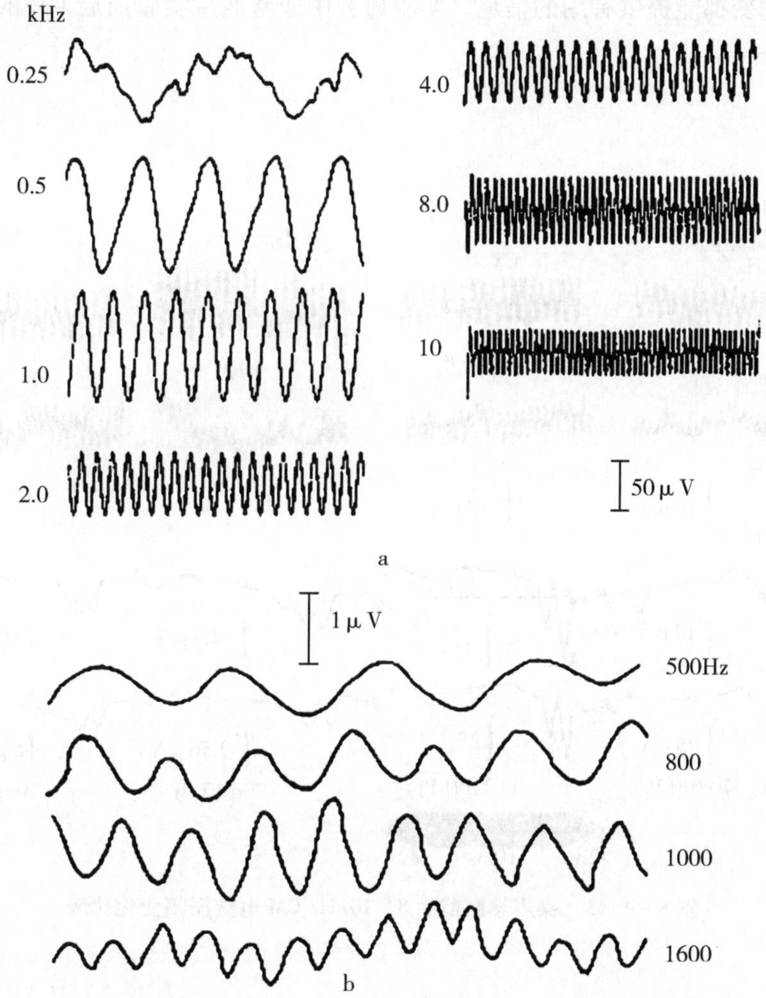

图 8－4－2　a. 从豚鼠圆窗处记录出的单频 CM 图；b. 从人耳垂处记录出的单频 CM 图

（2）SP 引导　通常临床应用短声引导 CAP。在耳蜗病变时，往往可见－SP，形成 AP－SP 的复合波。用短纯音引导时，其上升、下降时间和持续时间各家应用有异。用上升下降时间为 2ms，持续时间为 10ms 的短纯音，在豚鼠圆窗记录时可获得 AP 和正性 SP 的复合波。观察－SP 振幅的变化对判断耳蜗病变是有意义的。给人用外耳道电极，上升下降时间为 4ms，持续时间为 8ms，则可记录到－

SP 而不见 AP。放大器滤波带宽 0（或 0.5）Hz 至某一高频，例如用 1 000Hz 的短纯音，高通截止频率为 1 000Hz，以消除伪迹。以此类推，或者不作任何滤波处理也可。声刺激重复率一般用 30 次/s。扫描时间 20ms，灵敏度：50μV 或 100μV，平均次数：256～512 次。

（3）CAP 引导　刺激声常用短声或滤波短声。后者为进一步了解耳蜗各部功能而用，刺激重复率 10 次/秒，一般不得超过 30 次/秒。放大器滤波带宽：80（或 100）Hz～1.5（或 3）kHz；扫描时间：10 或 20ms；灵敏度：50μV 或 100μV；平均次数 256～512 次。

常规必须做出阈值反应，在阈值附近时，需重复几次测试，以期获得确切的反应波形。

（二）耳蜗电图的特点

1. CM　其突出特点是严格地复制刺激声的声学波形，响应速度极快，无潜伏期和后效应，不遵循全或无定律；在中等强度刺激时，CM 的振幅可和声音保持良好的线性关系，不受刺激重复率的影响；CM 产生于毛细胞声－电转换的环节，准确反映此环节功能状态及在此之前的声学过程，因此对中耳、蜗前及蜗后病变都能提供有用的信息。实验研究中通常通过实验前后 CM 的振幅比较来判断耳蜗损伤情况（图 8－4－3）。

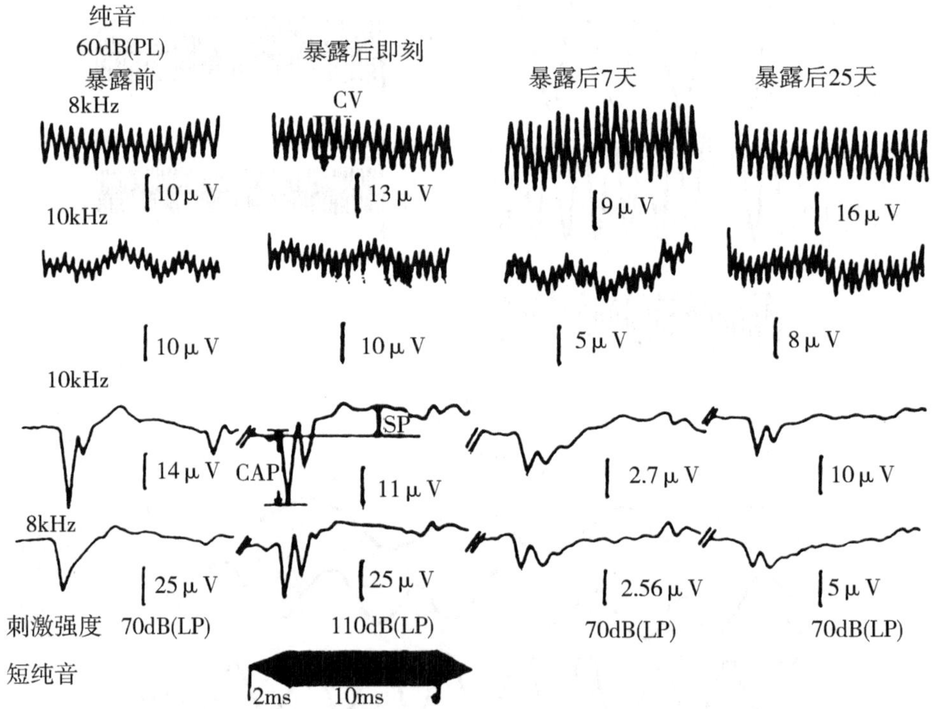

图 8－4－3　噪声暴露前后 8、10kHz CM 电位振幅变化比较

2. SP　它是耳蜗电位中的一种直流成分。相对阈值较高，刺激声强达 60 以上时才出现，无不应期、疲劳现象和潜伏期，不遵循全或无定律，在一定强度内，SP 的振幅与刺激声强保持良好的线性关系，高强度时则出现饱和，不受刺激重复率的影响，用相位随机、刺激重复快的短纯音作刺激并将电位进行叠加，可部分地消去 CM 和 AP，较清楚地显示 SP。在圆窗记录为＋SP（豚鼠），在人外耳道记录为－SP。在多数耳蜗不正常的情况下，用短声刺激可引出 AP－SP 复合波，－SP 和 AP 幅度及 SP 的积分面积（SPA）的量取方法如图 8－4－4。通常认为当迷路积水时由于基底膜振动不对称引起－SP。

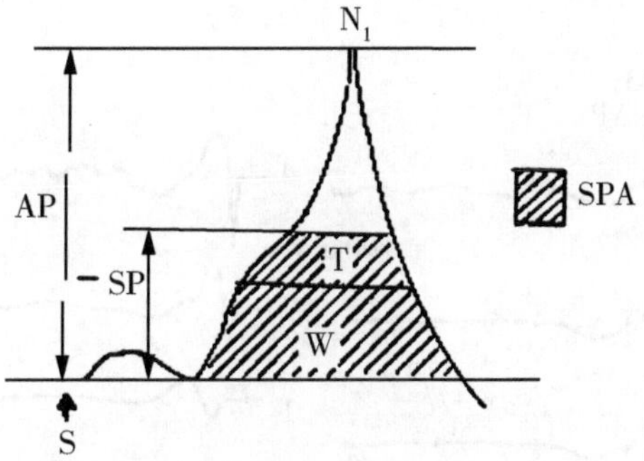

图 8-4-4　AP-SP 复合波，-SP/AP 和 SP 的积分面积（SPA）的量取方法

总和电位（summating potential，SP）是耳蜗处理（processing）过程伴发的多种非线性的总和所表现的多成分反应（Davis 等，1972）。SP 基本与刺激声的包络相仿（即随刺激声而开始和终止，不像 CM 那样波形和声刺激波形一致）。直流偏移的极性的正或负取决于刺激的频率、强度和电极的位置。在耳道用非创伤性电极记录的 SP 一般表现为基线的负偏移。基线偏移持续时间和声刺激的时程一致。在低刺激强度不能记录到 SP。记录 SP 和 AP 常用极性交替的短声为声刺激。刺激强度增大时，AP 振幅明显增大而潜伏期仅稍缩短；刺激速率增加时 AP 振幅减小而 SP 的振幅不改变。

记录电极的位置越接近圆窗 AP 的振幅越大，SP 和 AP 的振幅比也随电极与圆窗龛的距离而改变。用耳垂电极记录的患梅尼埃病成人的 SP 和 AP 的振幅比，与正常人的没有明显差异。用外耳道电极记录的 SP/AP 比只有用鼓岬电极记录的 38% 左右。SP/AP 振幅比决定于 AP 振幅的绝对值，AP 振幅加大则 SP/AP 减小。

耳蜗病变有感音性听力损失者，特别是在 1 000Hz 以上听力损失耳，常记录到 SP 增大（与 AP 相对而言）。在梅尼埃患耳时，常有 SP/AP 振幅比增大。然而在耳蜗神经病变时，若 AP 振幅减小，也可记录到 SP/AP 增大，我们曾报道用 -SP 积分面积来判断耳蜗是否有重振现象，其结果与 SP/AP 的相一致。

3. CAP　听神经复合动作电位实际上是包括 N_1、N_2、N_3 的一组波形，不过在高强度时 N_2、N_3 才明显，各波间间隔约 1ms。CAP 的极性始终是负性，它随刺激声强度成特定的非线性关系，即在强度-振幅函数曲线中，低强度时呈低段（L），中等强度（50～60dB）时呈平台，高强度时呈高段（H），所以用途颇大。刺激声种类对 AP 波形分化影响较大，临床上多采用短声和滤波短声，低频滤波短声引导的 AP 波形分化欠佳，在判断阈值反应时有困难。实际上无论用什么声音，CAP 的振幅及其分化好坏主要决定于刺激声的上升时间，上升时间越短 CAP 波形分化得越好，振幅越大（图 8-4-5）。

（三）ECochG 的临床应用

1. 梅尼埃病　用 EcochG 检查梅尼埃病和监测膜迷路积水变化情况是现在最常用于临床的技术。一般认为由于膜迷路积水，内淋巴量的增加使基底膜的力学特性改变，基底膜振动的不对称是 SP 产生的基础。若膜迷路积水加强了这种不对称，就使 SP 加大（Gibson 等，1977）。这种认识是在 Durrent 及 Dallos（1974）有关基底膜向鼓阶偏移时 SP 的幅度增大的观点基础上引伸出来的。临床用甘油等脱水后 SP 随之减小，也支持上述看法（Moffat 等，1978；Coats 及 Alford，1981）。

AP 的幅度-声强度的输入/输出函数曲线，其 L 和平台段均消失只剩下 H 段（图 8-4-6）。

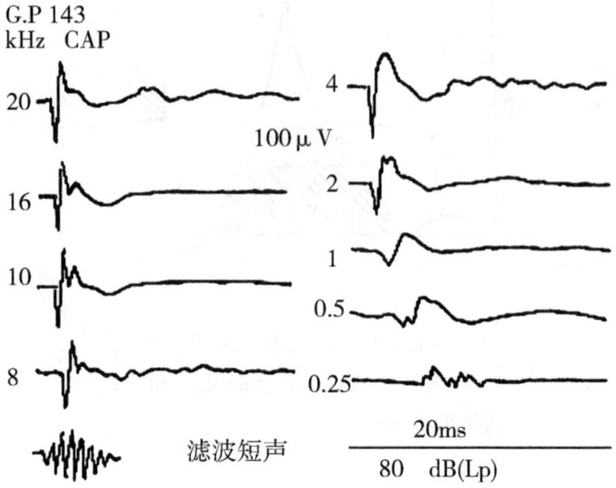

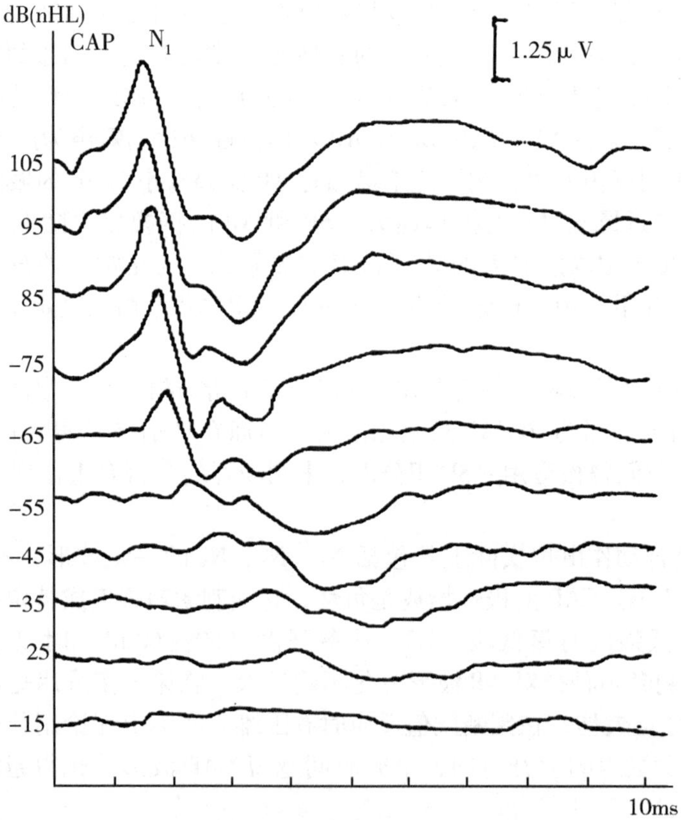

图 8-4-5 a. 在豚鼠圆窗处用滤波短声引导的 CAP；b. 在人外耳道鼓环处引导的 CAP

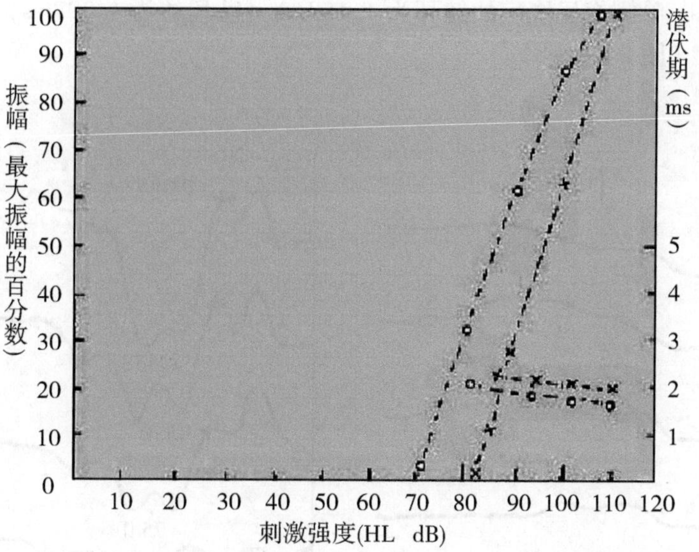

图 8－4－6　双耳梅尼埃病的 AP 输入－输出函数曲线

AP 和 SP 的绝对振幅有很大的个体差异。SP 和 AP 的振幅比则较恒定。一般将 SP－AP 比大于或等于 0.45（或≥0.4）视为异常。然而 Coats（1986）报告在正常人，当 AP 振幅由 1μV 增加到 4μV 时，SP/AP 比则由 0.4 减至 0.25。因此，只简单地用 SP/AP 比单项来判断是否正常是不够的。Coats 提出用“AP－修正 SP”振幅比来弥补其不足之处。图 8－4－7 中的两线之间为正常 SP－AP 振幅关系的 95% 置信区间，任何高于此区间的都为异常（即在此界限上方的都视为 SP/AP 振幅比大于正常）。Goin 等（1982）也有类似的报告。在具体分析时还应考虑作 ECochG 检查时电极位置、声刺激的参量等对 SP、AP 记录的影响。

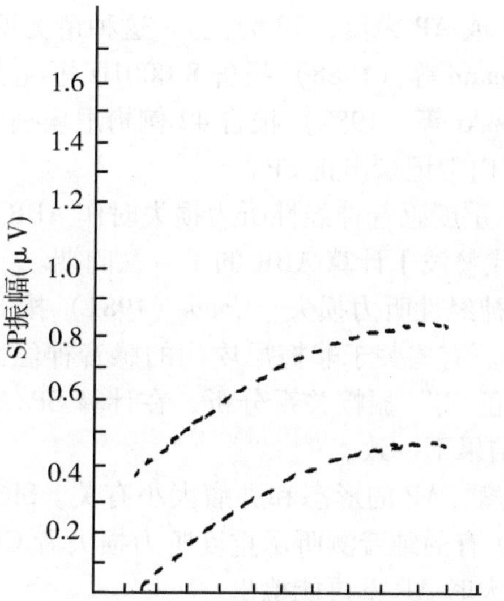

图 8－4－7　“AP－修正 SP”振幅正常关系的 95% 的置信区间

AP 成分或 SP/AP 复合波的宽度。约 2/3 的梅尼埃病患耳的 SP - AP 复合波宽度增宽。正常人 SP 的平均时程为 0.957ms，单侧梅尼埃病的健耳为 1.158ms，患耳的为 1.327ms，约 58% 的梅尼埃病患者的 ECochG 时程延长（图 8 -4 -8）。

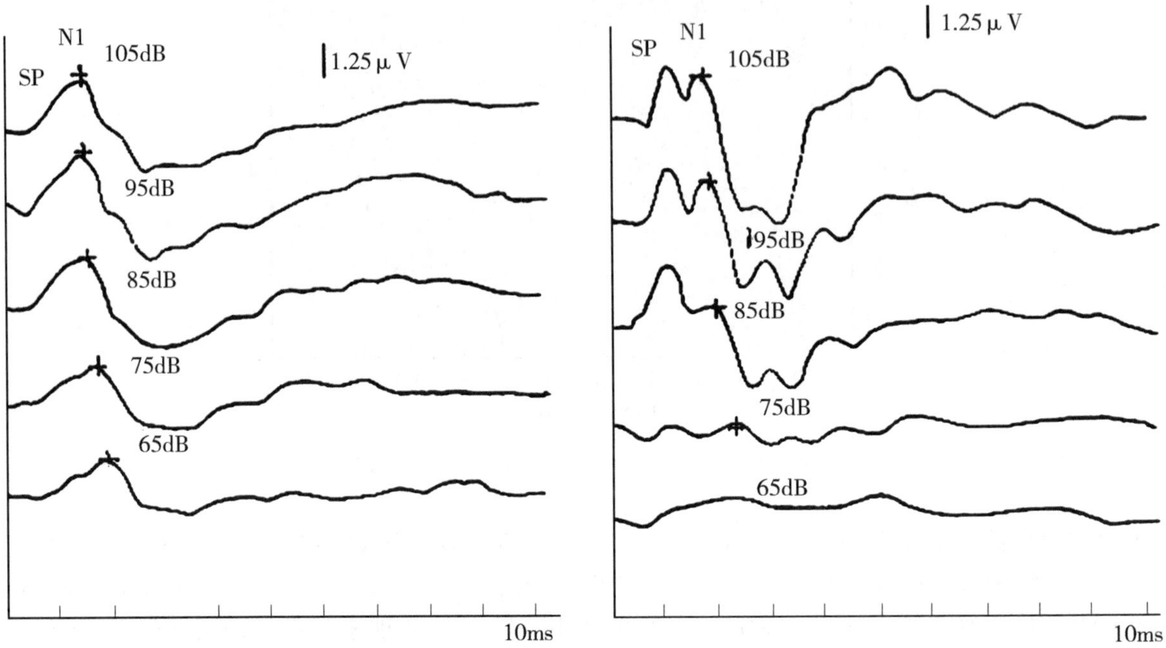

图 8 -4 -8　梅尼埃病患者，短声诱发的 AP - SP 复合波，示优势 SP

梅尼埃病 SP 的极性。当非反相（noninverting）电极接近耳蜗，反相（inverting）电极离耳蜗较远（如对侧耳垂）时，SP 与 AP 的极性一致，均为负；当非反相电极放置在头顶或额部而反相电极放在耳道、耳垂或鼓岬上时，SP 和 AP 都为正。然而有时在正常人或梅尼埃病的患者，SP 极性可与 AP 相反，即 AP 为正，SP 为负（或 AP 为负，SP 为正）。这种情况见于用 4 000 或 8 000Hz 高频短纯音作声刺激时。在梅尼埃病 Danmann 等（1988）报告 8 000Hz 短纯音引出的为正 SP，与短声和低频短纯音引出的为负 SP 相反。Kansaki 等（1982）报告 42 例梅尼埃病中 38% 的 8 000 Hz 短纯音诱发的 SP 为正。此外，电极放在中耳腔内常记录出正 SP。

2. 感音神经性听力损失　在重度感音神经性听力损失时作 ABR，波Ⅰ不能清晰分辨（或在 ABR 中未记录到波Ⅰ）时，可用 AP 代替波Ⅰ计算 ABR 的Ⅰ ~ Ⅴ间期。

在其他不是梅尼埃病的感音神经性听力损失，Coats（1981）按“AP - 修正 SP”振幅正常关系分析，绝大多数都在 95% 置信区间。有些关于非梅尼埃病的感音神经性听力损失耳的 SP/AP 的振幅比 ≥0.4 的报告，未进行“AP - 修正 SP”振幅关系分析，在计算 SP/AP 振幅比时，未考虑听力损失的程度和听力图形，与 Coats 等的结果不一致。

在听神经瘤和脑桥小脑角肿瘤，AP 的形态和肿瘤大小有关。Shanon 等（1981）报告小或中等大的肿瘤 AP 可正常或振幅稍增大；有的纯音测听示重度听力损失者 CM 仍可检出。在较大的肿瘤，AP 振幅减小，波形变宽，进一步长大时 AP 不再能检出。

感音神经性聋，首先应考虑在 3 个环节病变，毛细胞、突触及传入神经纤维。有试验研究证明，噪声暴露后，CM、SP 随时间的延长，可恢复，但 CAP 阈值仍较高，提示传入突触或传入纤维受到损伤，

突发性聋：往往出现 CAP 高反应，或出现优势 - SP，可用优势 - SP 作为指标来了解突聋的预后，有报道提出治疗前出现优势 - SP 的病例，预后较好。

中枢性聋：一般不影响 ECochG（图 8 -4 -9），但听神经瘤，压迫内听动脉时使内耳受损，可表现为优势 - SP。

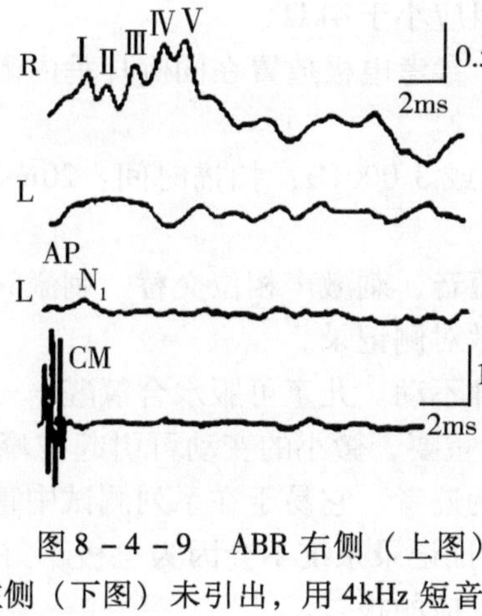

图 8 -4 -9 ABR 右侧（上图）正常，左侧（下图）未引出，用 4kHz 短音可引出 AP 和 CM

二、ABR 临床应用

脑干听诱发反应（brainstem audipory evoked response，BAER）异常表现首先在 1974 年由 Sohmer 等，1975 年由 Robinson 等以及 Starr 等报告。现在 BAER 已被用作客观检查听神经和脑干功能障碍的方法。BAER 常称为听性脑干反应（auditory brainstem response，ABR 或 BSR）。

听性脑干反应不受受试者不同意识状态（清醒、睡眠、昏迷、镇静剂或麻醉等）的影响，检查过程对受试者无损伤，不使其产生痛苦，所以不需要对受试者使用镇静剂或麻醉，可让其处于较舒适的卧位、半卧位或坐位。在试验过程中，受试者可以入睡。此项检查可以电屏蔽隔声室内进行，也可以在普通的较安静的房间内完成。近年来这项技术已在耳科及神经科临床得到广泛应用。

听性脑干反应为 1 ~10ms 潜伏期内出现的一系列反应波（图 8 -4 -10），依次用罗马数字来表示即波Ⅰ、Ⅱ、Ⅲ、Ⅳ、Ⅴ、Ⅵ、Ⅶ。其中波Ⅰ、Ⅲ及波Ⅴ最明显。

正常人的脑干听觉诱发电位示于图 8 -4 -10。

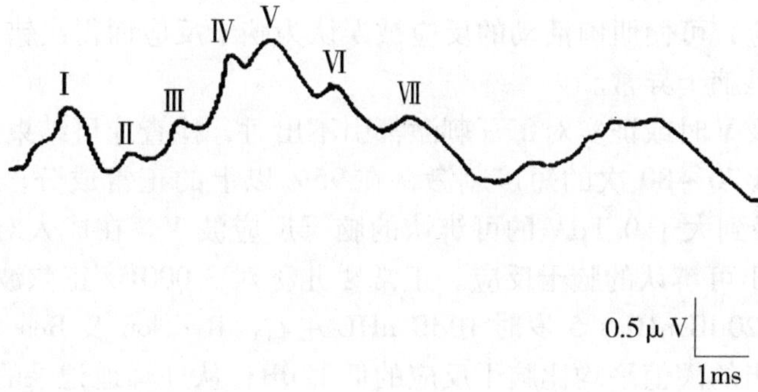

图 8 -4 -10 正常听力者的 ABR 波形

（一）脑干反应测听的操作技术

在进行 ABR 测试之前，应先了解病史。通过询问病史，了解测试的目的、听力减退的病史，有无头部外伤、饮酒、用药史，有无内科或神经科疾患。

传音性和感音神经性听力减退可影响脑干反应的潜伏期和峰间潜伏期，特别是高频听力减退的病人，可使脑干反应难以分析。因此测试 ABR 之前应先作纯音测听，如不能测听则应通过询问病史估计有无高频听力损失。

1. ABR 引导程序及参数选择

脱脂：用酒精棉球脱脂，极间电阻应小于 4kΩ。

电极位置：作用电极放置在颅顶，参考电极放置在同侧耳垂内侧，额部接地，一般用银盘电极加导电膏。

测试参数选择：滤波：80 ~ 1 500 或 3 000Hz；扫描时间：20ms；灵敏度：25μV 或 50μV；叠加次数：1 024 次或 2 048 次。

刺激声类型：一般用短声或高频短音，刺激声相位交替，刺激间隔时间为 75ms，耳机给声。

同侧刺激同侧记录，以及同侧刺激对侧记录。

受试者仰平卧于床上，放松，安静不动。儿童可服水合氯醛。

Stockard 等指出耳周电极的位置为重要，微小的变动可引起波峰振幅和波形的明显改变。耳垂内侧位是得出最大波 I 振幅和最少刺激伪迹者。它易于在系列测试中重复。

应检查电极以避免 50Hz 伪迹，保证记录系统不会因为电极不好而从地线记录。如从地线记录就会得出畸形的反应而错误地作出异常反应的报告。

用两个导联——颅顶至同侧耳和颅顶至对侧耳，同时记录同侧和对侧对刺激的反应，并比较两侧的波峰振幅、潜伏期。这有利于提高波峰辨认的阳性率，特别在异常反应时更有帮助。

放大器增益应在 10 000 倍左右，增益应尽可能大到受试者休息时电信号能通过伪迹排斥线路（在 ±10μV），而在他紧张时能将噪声信号排斥。

滤波带宽很要紧。如低截止频率低于 100Hz 则肌和脑电活动可污染反应，高于 100Hz，反应的较慢成分会失真，特别是波 V 后的负波。这使波的振幅比改变并使波 V 难于辨认。高截止频率低于 3000Hz，峰潜伏期可有相位变动和振幅改变，高于 30 000Hz 不会增加解决问题的信息而只会使高频噪声变明显。

刺激重复率越慢，波越清晰，但测试需时越长。加快重复率振幅变小，潜伏期和峰间潜伏期延长，测试时间缩短。现在一般用 11.1 次/s 的重复率。用 30 ~ 50/s 的重复率只适于查听力而不适于神经检查，因为只有波 V 清楚而波间潜伏期难以判断。

每次叠加 2 048 次，并于每个刺激强度重复 1 次，必要时重复 4 ~ 8 次，直到得出波 I 、Ⅲ及 V（或肯定它们消失之后），重复出现的潜伏期相差不应在 0.1 ~ 0.2ms 以上，最好振幅在 5% 的变异范围之内（但在紧张的病人不易如此）。当振幅小或波形失真时，只有再叠加一些反应才能证实波峰的存在。单次不能重复的反应，可使肌肉活动的反应被误认为脑干反应而得出错误结论。波形变异的最常见原因是肌伪迹，而不是脑干异常。

在能清晰认波 I 、Ⅲ及 V 时或证实对每耳刺激都引不出时，检查才可结束。

2. 阈值的判定 用每秒 70 ~ 80 次的短声刺激，在 95% 以上的正常成分，对 30dB nHL 以下的强度，平均 4 000 次，可记录到大于 0.1μV 的可辨认的脑干反应波 V。在成人对每秒 10 次的短声，可于短声行为听阈上 6dB 得出可辨认的脑干反应。正常婴儿称对 3 000Hz 正弦波短声的脑干反应阈为：出生时 30dB nHL，1 岁时 20dB nHL，5 岁时 10dB nHL 左右。Ryerson 及 Beagley 报告在 2 ~ 3 岁的幼儿，经鼓膜的耳蜗电图得出的阈值平均比脑干反应的低 12dB；从外耳道记录的 ECochG 阈值与脑干反应的相同或较前者稍高。

由于重振性感音性听力减退患者阈上反应的振幅增长很快，所以这些患者的阈值比正常人的较易精确地得出。另一方面也应考虑很多感音神经性听力减退的时间累积（temporal integration）减低的影响。

对短声的脑干反应阈和 2 ~ 4kHz 的纯音行为听阈最接近，在高频听力损失明显的病人脑干反应也可通过较低频率的反应区引出。

对纯音刺激，脑干反应阈平均在行为听阈之上 10 ~ 20dB，低频的反应阈较接近行为听阈。

脑干反应并不能全面反映听觉系统各部分的活动情况。可能某些疾病会侵犯产生脑干反应的神经径路，却不影响听觉的传导径路。正常的脑干反应可能是由“与时间感觉有关的”听觉（如声定向等）系统所发生的，而与单纯的听敏度感觉关系较少。

3. 振幅及潜伏期的量取　ABR 的振幅有人计算颅顶正峰到后面的颅顶负谷间的振幅。在波Ⅴ计算从较高的Ⅳ或Ⅴ峰到后面波谷的最低点，不管这一最低谷在波Ⅵ之前面或后面。有人则对波Ⅰ和波Ⅴ计算正峰到负谷的振幅，波Ⅱ、Ⅲ及Ⅳ计算负谷到正峰的振幅。

无论哪一种量取方法均以各波的波峰为参考点，归结起来不外乎两种方法：①从峰顶到前一个或接下去的波谷；②从峰顶到基线。图 8－4－11 为两种方法的示意图。潜伏期的量取其起点一般是从电脉冲给予转换器的时间算起，如果作为研究性的工作则从声音到达鼓膜的时间算起。但大部分以波峰作为参考点，也有的选用斜坡的起点。如果波峰不能重复时，则取两个峰的均值，如果波峰是宽的或平滑的，则用延伸线的方法，取其两根斜线的交点。

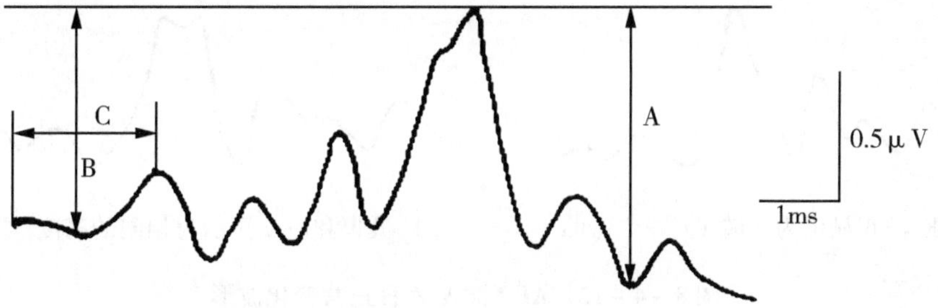

图 8－4－11　ABR 各波振幅和潜伏期量取方法

4. 波的辨别　一般依靠潜伏期和某一波的前面或后面有几个波来辨认脑干反应的波形，波Ⅴ随后往往是一个大的“切迹”。从估计听阈来说波Ⅴ最重要，对神经耳科检查来说波Ⅰ、Ⅲ和Ⅴ最重要。

波Ⅰ。波Ⅰ是计算其他各波的基准，因此辩认波Ⅰ尤为重要。波Ⅰ应与 CM 及刺激伪迹相鉴别。在高频听力损失，特别是在老年，波Ⅰ的振幅低或波Ⅰ缺失。增加刺激强度，减慢刺激重复率或从外耳道中记录，可使波Ⅰ振幅加大。减小刺激强度，使波Ⅰ潜伏期延长，可与潜伏期不变的 CM 相区别。改变刺激极性或用交替变换极性的刺激可使 CM 的极性改变或将 CM 排斥，对波Ⅰ则无影响。从对侧记录到的波Ⅰ的振幅低得多，但波Ⅰ后的负波一般较明显。在对侧和同侧记录间的差可指示波Ⅰ峰的位置。

波Ⅲ。波Ⅲ振幅一般高于波Ⅰ，最好是比较同侧和对侧记录来辩认波Ⅲ。对侧记录中波Ⅲ振幅较低，潜伏期较短，与波Ⅱ较接近。波Ⅲ偶可为分叉型，这时难以肯定用那个峰来计算。如果对侧记录中只有一个峰或改变刺激极性时只剩下一个峰，则可用这个峰。

波Ⅴ。波Ⅴ常是最高的一个峰，而且后面继之以一明显的颅顶负波。改变给声重复率和降低声强，对波Ⅴ出现率影响较少，在其他波消失后波Ⅴ还可继续存在。波Ⅴ和Ⅳ和合成一“Ⅳ/Ⅴ”复合波。在波Ⅴ或波Ⅳ/Ⅴ下降段中仅呈一细小的屈折点时，可导致混淆。有时在较低的刺激强度时可将两个波分开。而从对侧记录中波Ⅴ几乎总是和波Ⅳ分开的。对侧记录波Ⅳ比同侧记录常迟 0.1 至 0.2ms 出现。另一种可错认的模式是波Ⅴ发生在波Ⅳ的负波尚未达到谷底之前，这从对侧记录中只有波Ⅴ而Ⅳ多已衰减可资辨认。一般情况Ⅳ ~ Ⅴ复合波有 6 种变化。

5. 波形　ABR 的波形有很大的个体差异。约有 5% 的正常人波Ⅰ峰分叉（双峰）。波Ⅲ为双峰的也占 5% 左右。双峰在较高声强级时出现。波Ⅳ ~ Ⅴ有六种形状（图 8－4－12），15% Ⅳ ~ Ⅴ合为一峰，45% 波Ⅳ小于波Ⅴ，30% 波Ⅴ振幅低于波Ⅳ，10% 波Ⅳ和波Ⅴ相等（Picton 等 1981）。约有 1/3 的人两耳的波Ⅳ ~ Ⅴ形状不相同。

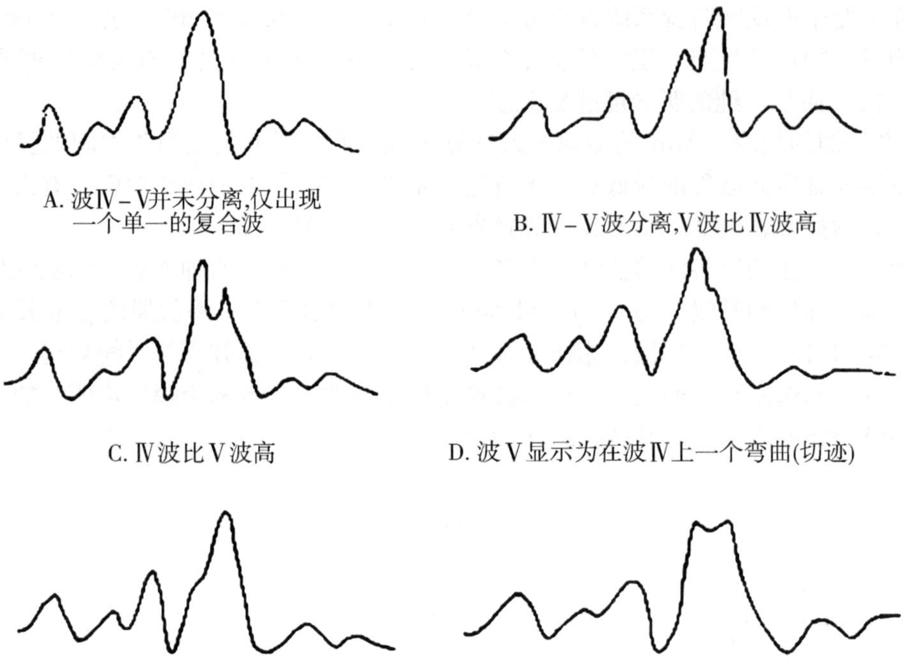

A. 波Ⅳ－Ⅴ并未分离,仅出现一个单一的复合波　B. Ⅳ－Ⅴ波分离,Ⅴ波比Ⅳ波高

C. Ⅳ波比Ⅴ波高　D. 波Ⅴ显示为在波Ⅳ上一个弯曲(切迹)

E. 波Ⅳ显示为在波Ⅴ上一个弯曲　F. 波Ⅳ和波Ⅴ显示为相同的高度

图 8－4－12　ABR 波Ⅴ六种正常变化波形

6. ABR 的一些正常值

(1) ABR 各波的出现率（表 8－4－1）　ABR 各波的正常值与所用仪器、操作技术的不同等有关。我们对 30 耳的测试结果显示各波出现率分别为：波Ⅰ、Ⅲ及Ⅴ均为 100%；波Ⅱ为 80%；波Ⅳ为 47%；波Ⅵ为 63%；波Ⅶ为 50%。国内各单位报告的 ABR 波Ⅰ、Ⅲ及Ⅴ出现率或辩认率也都是 100%，或接近 100%。

表 8－4－1　ABR 各波出现率（或辩认率）%

报告者	短声声波	波Ⅴ	波Ⅲ	波Ⅰ	波Ⅵ	波Ⅱ	波Ⅳ	波Ⅶ
胡 岢等	70dB（SL）	100	100	100	95.4	93.0	60.5	37.2
	0 dB（SL）	30.2	7.0	23.3	…	2.3	…	…
戚以胜等	80 dB（HL）	100	96.7	100	76.7	90	76.7	50
	30 dB（HL）	90	43.3	43.3	23.3	20	10	6.7
李兴启等	75 dB（SL）	100	100	100	63	80	47	50
赵纪余等	75 dB（SL）	100	100	96	90	80	85	45
	15 dB（SL）	95	15	7	10	…	…	…
江 敏等	75 dB（SL）	100	100	100	…	98.7	87.5	…
魏保龄等	70～80 dB（SL）	100	100	99	83	80	93	64

（2）ABR 各波的潜伏期的正常值　见表 8－4－2、表 8－4－3。

（3）ABR 的各波之间的峰间潜伏期　见表 8－4－4。

表 8－4－2　ABR 波Ⅰ～Ⅶ潜伏期（ms）

报告者	声级(dB)	波Ⅰ	波Ⅱ	波Ⅲ	波Ⅳ	波Ⅴ	波Ⅵ	波Ⅶ
胡 肯等	70 (SL)*	1.69 ±0.17	2.82 ±0.17	3.94 ±0.19	5.13 ±0.20	5.80 ±0.22	7.44 ±0.28	8.56 ±0.34
戚以胜等	90 (HL)**	1.91 ±0.27	3.07 ±0.36	4.16 ±0.30	5.35 ±0.45	5.35 ±0.45	7.32 ±0.38	8.57 ±0.50
李兴启等	75(SL)	1.63 ±0.14	2.84 ±0.17	3.91 ±0.17	5.01 ±0.15	5.74 ±0.20	7.34 ±0.27	8.93 ±0.49
第一组								
赵纪余等	75(SL)	1.74 ±0.10	2.75 ±0.16	3.82 ±0.16	5.00 ±0.15	5.64 ±0.21	7.16 ±0.26	8.75 ±0.59
江 敏等	75(SL)	1.33 ±0.17	2.53 ±0.22	3.65 ±0.25	4.90 ±0.25	5.58 ±0.26	…	…
陈玉琰	80(SL)	1.3 (1.0～1.70)	…	…	…	5.5 (5.3～5.7)	…	…
魏保龄等	80(SL)	1.5 ±0.1	2.6 ±0.1	3.8 ±0.3	5.00 ±0.3	5.7 ±0.3	7.1 ±0.4	8.8 ±0.4
徐丽蓉等	80(SL)	1.76 ±0.18	2.75 ±0.24	3.84 ±0.27	5.09 ±0.34	5.77 ±0.28	…	…
陈瑞文等	80(SL)	…	…	…	…	5.78 (5.28～6.01)	…	…

＊耳机发出刺激短声；＊＊由扬声器发出刺激短声。

表 8－4－3　国外不同作者的正常人 ABR 各波潜伏期

报告者	短声强度（dB）	波Ⅰ	波Ⅱ	波Ⅲ	波Ⅳ	波Ⅴ	波Ⅵ	波Ⅶ
Jewett 等	65～75（SL）	1.5	2.6	3.5	4.3	5.1	6.5	…
Starr	75（SL）	1.4	2.6	3.7	4.6	5.4	6.9	8.7
Picton	60（SL）	1.5	2.5	3.4	5.0	5.8	7.4	…
加我等	85（SL）	1.93	2.37	3.60	4.89	5.42	6.89	8.48
大西	70（SL）	1.55	2.59	3.67	4.80	5.48	6.81	8.40
堀内	80（SL）	1.5	2.8	3.6	5.5	6.2	7.0	…
市川	…	2	3	4.1	5.0	6.5	7.2	8.3

表 8-4-4 ABR 波的峰间潜伏期

报告者	声级（dB）	Ⅰ～Ⅲ（ms）	Ⅲ～Ⅴ（ms）	Ⅰ～Ⅴ（ms）
胡 岢等	90～10（SL）	2.25±0.17 (2.4～2.08)	1.86±0.15 (2.01～1.71)	4.11±0.21 (4.32～3.90)
戚以胜等	100～30（HL）	2.28±0.15 (2.41～2.01)	1.83±0.19 (2.11～1.62)	4.11±0.17 (4.41～3.88)
李兴启等	75～10（SL） 75～35（SL）	(2.68～1.92) …	(2.12～1.40) …	(4.38～3.62) 3.89±0.21（4.10～3.68）至 3.70±0.27（3.97～3.43）
江 敏等	75（SL）	2.33±0.23 (2.5～2.09)	1.92±0.24 (2.16～1.68)	4.24±0.27 (4.51～3.98)
徐丽蓉等	80（SL）	2.09±0.03 (2.12～2.06)	1.92±0.04 (1.96～1.88)	4.00±0.08 (4.08～3.92)

（4）两耳间波Ⅴ潜伏期差　见表 8-4-5。

表 8-4-5 两耳间波Ⅴ潜伏期差值（ILD，ms）

报告者	高声级时	低声级时
李兴启等	75 dB（SL） 0.089±0.086	…
赵纪余等	75 dB（SL） 0.094±0.098	35dB（SL） 0.137±0.128
江 敏等	75 dB（SL） 平均 0.09，最大不超过 0.4	…
陈瑞文等	85 dB（HL） 平均 0.21（0～0.26）	…

（二）ABR 在耳科与神经科临床的应用

1．新生儿及婴幼儿听力筛选　在 20 世纪 70 年代以前，还没有一种非常理想的婴幼儿客观听力检查技术，脑干反应测听的发展为婴幼儿听力的客观检查提供了可靠方法，使早期听力筛选成为可能。1974 年以来，Galambos 等先后在这方面做了大量工作。通过 600 余例新生儿及婴幼儿的测试结果认为，ABR 阈值平均比成人高 10dB，并提出正常反应阈为 30～40dB 为轻度聋的开始。他们进一步研究了正常新生儿和经专护病房（intensive care unit，ICU）成活的新生儿的脑干反应测听及其听力普查结果。他们在每一年约有 3 000 名新生儿出生的产科病房中，随机检查了生后 7～12h的正常健康足月新生儿 220 名。受检查的新生儿总数约相当于同期出生的全部新生儿的 1/4。检查在一间安静房间内进行，婴儿在哺乳后处于自然睡眠状态。检查结果没有发现有听觉障碍的新生儿。他们同时对 ICU1～4 周的婴儿 75 名进行了脑干反应测听，发现其中 4 名婴儿有严重耳聋。对另外325名1岁以上曾经ICU处理的婴幼儿进行了追踪检查，又发现4名幼儿有严重听力损失。因此，在平均50名经ICU处理的婴幼儿中，可能有1名具有严重耳聋。作者认为，对全部新生儿进行脑干反应测听既不可能也不必要。但对ICU处理的婴儿进行常规脑干反应测听却是有价值的。加我等报告婴幼儿月龄越小反应阈越高。生后1个月为30dB，6个月为20dB，12个月为16dB，两岁为12dB，5岁为8dB。

若发现阈值升高，最可能的原因是脑干发育尚未成熟。岩田认为早产儿的ABR潜伏期显著延长，如妊娠达39～40周者波V潜伏期为7.16ms（70dB，SL），而35～36周的则长至7.88ms。Starr等报告妊娠期仅26周的早产儿波V潜伏期为9.9ms。Montandon等强调了脑干反应测听对新生儿、学龄前儿童的应用价值，认为新生儿及1个月至5岁儿童常规测听不合作的儿童及伴有昏迷和中枢神经系统严重缺陷的患儿，做ABR测试尤有必要。

2. 器质性聋和功能性聋的测定　Kavanagh和Beardsley认为，根据以下两点可以诊断功能性聋：①正常人或器质性聋者其短声主观听阈均较脑干反应阈值低，而功能性聋者却相反，其脑干反应阈较其短声主观听阈低；②功能性聋者在阈强度短声刺激时脑干反应正常，波V潜伏期无明显改变；而器质性聋（包括感音神经性、混合性和传导性聋者）均使波V潜伏期延长；有轻度高频听力损失者其潜伏期明显增加。

由于做ABR测试使用的是含高频为主的短声刺激，所以测试结果主要是反映高频的听力。Jerger及Mauldin（1978）曾对患感音神经性听力损失的275耳进行分析，通过ABR阈乘以0.6可以估测1K、2K及4KHz的平均纯音听阈，但估测的标准差大（±15dB）。Vander Drift等（1987）在209耳用短声诱发ABR阈估测200～4 000Hz听阈，相关系数为0.93（Jerger等的为0.48），估测标准差为11dB。Gorga等（1985）也报告ABR阈与2 000～4 000Hz听阈很接近，与1 000Hz和8 000Hz相关性差。多数作者都同意这一观点。

对传导性聋患者用骨导进行ABR测试结果不满意。因为骨导输出能量很小，加之其波形变异大，振幅小，易受伪迹干扰，故在临床上用途有限。然而，对于先天性外耳道闭锁，利用气导和骨导做ABR能较早预测婴幼儿的听力。如耳蜗发育正常，则气导电反应阈提高或消失，而骨导结果接近正常。此外，用80dB气导刺激，耳蜗性聋的波V潜伏期均在6.5ms之内，而传导性聋有半数可达到6.5～8ms，有利于鉴别这两类不同性质的耳聋。

Mendelson等曾为2～12岁的23例正常儿童和40例有中耳炎的儿童作ABR测试，发现急生化脓性中耳炎患儿其脑干反应波Ⅰ的潜伏期延长者占81.25%；分泌性中耳炎患儿其波Ⅰ潜伏期延长者为62.50%。这些儿童在中耳炎治疗后波Ⅰ潜伏期分别有86.21%及93.31%恢复正常。脑干反应测听对鼓膜正常而有潜在中耳炎的儿童特别有意义。Jansen等将ABR用于鼓室成形手术中，以作为中耳、内耳机能状态的客观指标，曾做了三方面工作：①在术前、术中及术后记录ABR，潜伏期短说明移植物位置好；②用一声探子发出短声可直接刺激听骨，做动态观察，不必凭主观判断，而能客观地评价听骨链的活动情况；③预先按常规位置安放电极，用以随时监视镫骨切除或底板开窗时的内耳功能，以避免对内耳的潜在损伤。

（三）ABR在耳神经学上的应用

从耳神经学诊断的目的来分析ABR应注意：①波的振幅是否存在或消失；②各波的潜伏期；③峰间潜伏期，特别是波Ⅰ～Ⅴ，波Ⅰ～Ⅲ，波Ⅲ～Ⅴ的峰间潜伏期；④两耳Ⅰ～Ⅴ峰间潜伏期的对比；⑤波形的可重复性。

由于ABR波潜伏期有一些个体差异，所以在分析时对单侧病变患者可对比以两耳波Ⅰ～Ⅴ的峰间潜伏期，或对比双耳的波Ⅴ潜伏期，有时还对比波Ⅰ～Ⅲ，波Ⅲ～Ⅴ的峰间潜伏期。

波Ⅰ～Ⅴ峰间潜伏期延长。肿瘤等病变引起听觉径路的神经活动同步不良时，波Ⅰ～Ⅴ的峰间潜伏期可延长（Stockard等，1978）。另一种计算波间潜伏期的方法是当波Ⅰ未检出时对比耳间波Ⅴ潜伏期差（interaural latency difference，ILD）。正常人的 ILD_5 为零，受肿瘤压迫时则 ILD_5 大于零。由于刺激声的强度会影响波 V 潜伏期，所以计算波 I LD_5 时应作相应的校正。Hydc 等用图 8－4－13 所示的校正法对传音性聋耳加以校正。如实际声强为 85dB，传音性听力损失在 1 000、2 000 和 4 000Hz 平均为 30dB，则有效刺激声强为 55dB。两条虚线之间相差 0. 4ms，这个 0. 4ms 即为校正值。从测得的波 V 潜伏期中扣去这一校正值，即得校正的波 V 潜伏期（两耳都用 85dBnHL 测试 ABR）。

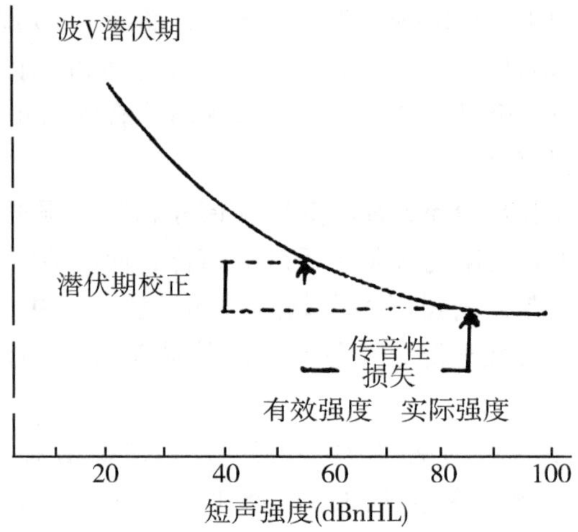

图 8－4－13 对传音性听力减退波 V 潜伏期的校正
（仿 Hyde 等，1981）。

对感音神经性听力减退的波 V 潜伏期校正则较复杂。Selters 及 Brackmann 以纯音 4000Hz 的听阈为基础，当损失超过 50dB 时，每多 10dB 从波 V 潜伏期中扣去 0. 1ms。Hyde 等修正为 55dB 以上每 5 dB 扣去 0. 1ms，如校正后的 ILD 超过 0. 3ms 即为阳性。Prosser 及 Arslan（1987）提出鉴别耳蜗与蜗后病变的“诊断指数”（diagnostic index），ΔV = Lp（90）－Ln（90－X）

Lp（90）为较差耳 90dBHL 的波 V 潜伏期；Ln（90－X）为 X 是患耳 2000～4 000Hz 的纯音平均听阈，Ln（90－X）是正常的“90dBHL－X”刺激级的波 V 潜伏期；ΔV 大于 0，为阳性（蜗后病变）；ΔV 小于 0 为耳蜗病变。

另一种耳间波 V 潜伏期差的计算法是在两耳都能检出清晰的波Ⅰ和波 V 时，比较两耳的波 Ⅰ～V 峰间潜伏期。这是对比两耳相同感觉级的脑干反应的波 Ⅰ～V 峰间潜伏期。如相差 0. 4ms 以上，则为异常。Eggermont 等将正常波 Ⅰ～V 峰间潜伏期的平均值为标准，如波 Ⅰ～V IPL 大于平均数加 2ms 则可能有听神经瘤；大于平均加 3ms 则为肯定异常的指征。Maurer 等将超过 2. 5ms 的才认为是异常的。在未记录到波 Ⅰ 时，可用 ECochG 的 APN_1 代替波 Ⅰ 来计算波 Ⅰ～V 潜伏期。

1. 听神经瘤及脑桥小脑角肿物的诊断　听神经瘤或其他脑桥小脑角肿物在 ABR 上主要表现为波 V 潜伏期延长（图 8－4－14）和波 V 消失（图 8－4－15）。一般认为两耳波 V 潜伏期差（ILD）≥ 0. 4ms，Ⅰ～V 间期大于 4. 5ms 即为蜗后病变的阳性指征。我们观察了 101 例脑桥小脑角肿瘤的病人，其 ABR 表现为各波均消失；仅有 Ⅰ 波；多数表现为 Ⅰ～V 波间期延长（>4. 5ms），其中主要表现为 Ⅰ～Ⅲ 波间期延长，提示肿物靠近周边。本文资料中未见波 V 幅度小波 Ⅰ 的表现。本组 101 例中，除有 16 例未引出反应，不能判断是否有蜗后病变外，能引出 ABR 波形者 85 例，其中 80 例 ABR 异常，5 例正常，其中 ABR 异常率 94. 1%（80/85）。其中患侧 Ⅰ～V 波间期大于 4. 5ms34 例占 40%（34/85），对侧 Ⅰ～V 波间期大于 4. 5ms17 例占 20%（17/85），患侧仅有 Ⅰ 波者 29 例，占 34. 1%（29/85）。5 例 ABR 正常者，其中 3 例经 CT 及 MRI 检查证实为听神经瘤，2 例经手术证实为胆脂瘤。ABR 的表现形式可能与听神经瘤的生长方式及大小有关，可能有时肿瘤还未足以压迫听神经使 ABR

异常。本组病例中 ABR 正常仅占 5.9%，说明 ABR 检出率较高。Dornhoffer 报道，即使是直径小于 1cm 的听神经瘤，ABR 的检出率仍不低于大肿瘤。ABR 是一种快速无损伤的可靠检查方法，可作为一种早期诊断脑桥小脑角占位病变的筛选手段（表 8-4-6）。

表 8-4-6　脑桥小脑角占位病变 ABR 主要表现

病变	例数	各波均消失	仅有Ⅰ波	患侧	对侧	正常
				Ⅰ~Ⅴ>4.5ms	Ⅰ~Ⅴ>4.5ms	
听神经瘤	84	13	26	27	15	3
胆脂瘤	8	0	2	4	0	2
其他肿瘤	9	3	1	3	2	0
合计	101	16	2	34	17	5

表 8-4-7 显示当肿瘤 <1cm 时，ABR 正常 2 例（2/8，占 25%），或主要表现为Ⅰ~Ⅴ波间期 >4.5ms（3/8，占 37.5%）；肿瘤 >1.1cm 后，其 ABR 各波形消失增多，且出现对侧Ⅰ~Ⅴ波间期 >4.5ms，说明当肿瘤较大时，可引出对侧 ABR 改变。因此，当用最高声级刺激仍引不出 ABR，很难判断是否为蜗后病变时，要注意观察对侧的 ABR，如果出现异常，可能病变范围较大，仍可确定为蜗后病变。所以，双侧 ABR 检测应作为常规。

表 8-4-7　不同大小听神经瘤的 ABR 表现及 AP 出现情况

肿瘤直径	例数	类型			波间期			正常	AP	
		各波消失	仅有Ⅰ波	仅Ⅰ波消失	Ⅰ~Ⅴ>4.5ms		Ⅰ~Ⅲ>2.5ms		存在	消失
					患侧	对侧	患侧			
<1cm	8		3		3	0	1	2	8	—
1.1~3cm	38	14	10	0	14	6	10		28	10
>3.1cm	17	8	5	2	2	6	1		11	6
合计6	3	22	18	2	19			2		

注：Ⅰ~Ⅲ波间期 >2.5ms 的例数实际包含在患侧Ⅰ~Ⅴ波 >4.5ms 例数以内。

在 ABR 检测过程中，患者听力损失的程度及听力曲线的类型对准确解释 ABR 结果具有一定影响。因此，在作 ABR 检测前，病人必须先进行纯音测听，以明确听力损失情况。从本资料可以看出，极重度聋及重度聋者 ABR 各波消失多（28/50，占 56%），必须结合其他检查判断有无蜗后病变；但在极重度聋患者 31 例中有 6 例 ABR 仅出现Ⅰ波，占 19.4%（6/31），其他异常表现 5 例占 16.1%（5/31），二者合计占 35.5%，可确定为蜗后病变。因此，对极重度聋患者不可忽视 ABR 检查。而在中轻度聋患者，甚至是正常听力者 ABR 也出现异常，仅有Ⅰ波存在或Ⅰ~Ⅴ波间期 >4.5ms，均可提示为蜗后病变（表 8-4-8）。

表 8－4－8 不同程度听力损失患者的 ABR 表现

听力损失	例数	类型				波间期		正常
		各波消失	仅有Ⅰ波	仅Ⅲ波消失	仅Ⅰ波消失	Ⅰ～Ⅴ＞4.5ms 患侧	Ⅰ～Ⅲ＞2.5ms 患侧	
极重度	31	20	6	1	2	2	0	0
重 度	19	8	5			6	3	0
中 度	22	—	10	3		8	7	1
轻 度	14	—	5	1	6	5	2	
正 常	15	—	2	—	11	7	2	
合计	101	28	28	5	2	33	5	

表 8－4－9 显示脑桥小脑角占位病变患者 EcochG 的异常表现为 AP 消失（17/81，占 21.0%），－SP/AP≥0.4（25/81，占 30.9%）二者合计为 51.9%，余为无－SP 或－SP/AP＜0.4，占 48.1%（39/81）。AP 消失表示耳蜗或听神经受损严重而无法诱发出动作电位. 当听神经瘤＜1cm 时，AP 存在占 100%，（8/8），直径大于 3.1cm 时，AP 存在占 64.7%（11/17），提示肿瘤增大，AP 的出现率降低。若脑桥小脑角占位病变患者 ABR 异常合并－SP/AP≥0.4，则可能为肿物压迫动脉致供血不足引起的继发性蜗性病变，也有人认为是神经冲动同步化变差所致。

表 8－4－9 81 例桥小脑角占位病变 EcochG 的表现

病变	例数	AP		－SP/AP		
		存在	消失	＞0.4	＜0.4	无－SP
听神经瘤	70	55	15	21	10	24
胆脂瘤	4	4	0	2	2	0
其他肿瘤	7	5	2	2	2	1
合计	81	64	17	25	14	25

听神经瘤可引起同步前庭功能障碍，最常见的前庭症状是行走不稳，偏倒，重者出现眩晕，因此前庭功能检查，特别是冷热试验对诊断具有较大的价值。在本组病例中，患者半规管功能异常者占 92%，ABR 表现正常的 5 例患者均出现半规管功能低下。因此前庭功能检查对于脑桥小脑角占位病变的诊断具参考意义（图 8－4－14、图 8－4－15）。

由上可见，Ⅰ～Ⅴ间期较波Ⅴ潜伏期似乎更有意义。Clemis 等指出，若 ABR 出现，波Ⅴ潜伏期与正常平均值差异较大；双耳间差大于 0.3ms（听力损失大于 65dB 时 0.4ms）；阈上 90dB 刺激情况下，仍无电反应时，结合临床症状可诊断为听神经瘤。Glasscock 等将 ABR 测听结果与其他检查结果比较，表明除后颅窝脊髓造影外，ABR 测听是诊断听神经瘤病人最有效的办法（表 8－4－10）。特别是早期诊断更有价值。我们曾观察一病人，头晕、共济失调。第一次检查时，双耳听力正常，CT 阴性，但 ABR ILD＝0.52ms，Ⅰ～Ⅴ＝4.56ms，提示左侧蜗后病变。5 个月后作第二次检查，左耳全频听力重度下降，未引出 ABR，只引出高振幅的 CM 和低幅度的 AP－N_1，明确提示蜗后病变，再行 CT 扫描证实为小脑蚓部肿物（图 8－4－16）。此病例病情发展过程及 ABR 变化过程证明，早期病变也许听力

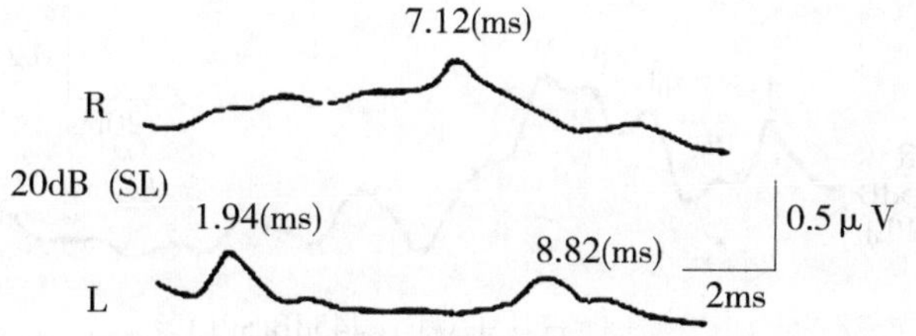

图 8-4-14　患者，男，45 岁，术前左耳听力下降，左 ABR Ⅰ ~ Ⅴ = 6.88ms，与健耳（右）比较，ILD = 1.70ms，手术证实为 3 cm（直径）的听神经瘤

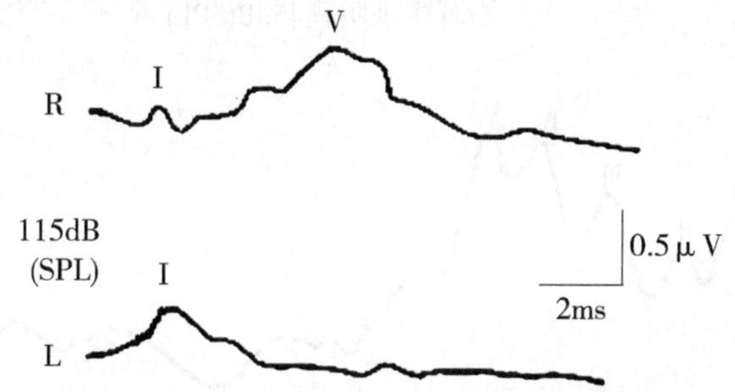

图 8-4-15　患者，女，48 岁，术前左耳听力下降，ABR 右侧正常，左侧只能引出 I，V 波消失，手术证实 4cm（直径）听神经瘤

无障碍，但 ABR 已有异常改变。在早期诊断方面似乎 ABR 测听比 CT 还敏感些。

表 8-4-10　内听道或脑桥小脑角肿瘤患者各项检查结果

项目	音衰试验	短增敏感指数试验	镫骨肌反射衰减试验	ERA	岩锥 X 线照像	CT	后颅窝脊髓造影
检查倒数	48	48	48	49	41	40	38
正常（%）	37.5	29.2	18.8	2	22	50	0
异常（%）	62.5	70.8	81.2	98	78	50	100

从部分资料统计情况看，ABR 测听判断听神经瘤的准确率是比较高的，均在 90% 以上（表 8-4-11）。

听神经瘤的位置和大小与 ABR 的关系：ABR 波形和肿瘤的位置、大小有密切的关系，在较大的肿瘤常记录不出 ABR。一般将肿瘤的直径大于 1.5cm 者归于大的。Bergenous 等（1983）报告 10 例大于 1.5 ~ 1.7cm 的患者中 7 例检不出 ABR，12 例小于 1.5cm 的患者中 2 例检不出 ABR，Eggerment 等（1980）报告 28 例大于 1.5 ~ 1.7cm 的患者中 11 例检不出 ABR，43 例小于 1.5cm 的患者中 4 例检不出 ABR。在小肿瘤中 ABR 正常，呈假阴性（Legatt 等，1988）。

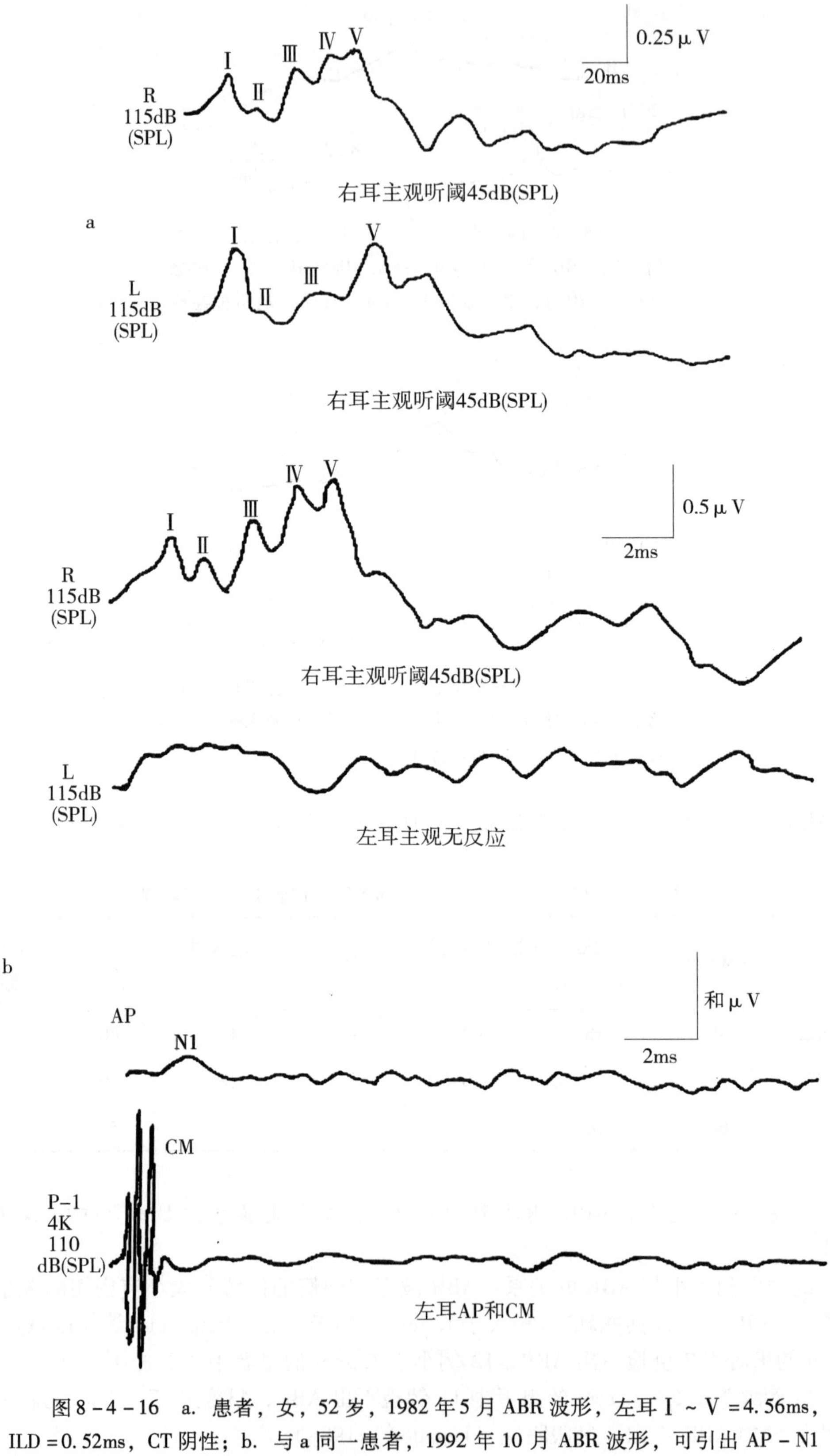

图 8－4－16　a. 患者，女，52 岁，1982 年 5 月 ABR 波形，左耳Ⅰ～Ⅴ＝4.56ms，ILD＝0.52ms，CT 阴性；b. 与 a 同一患者，1992 年 10 月 ABR 波形，可引出 AP－N1 和 CM，CT 扫描小脑蚓部肿瘤

表 8-4-11　听神经瘤患者脑干反应测听结果比较

年代	作者	检查倒数	假阴性	阳性率（%）
1977	Selters&Brackmann	46	0	100
1977	Brackmann	20	0	100
1979	Glsaacock et al	49	1	98
1979	Clemis & McGee	27	2	93
1979	House & Brackmann	146	3	98

Feblot 及 Uziel（1982）报告肿瘤大小与Ⅰ～Ⅴ间期明显相关。但 Musiek 等（1986）认为这种关系很差。多数作者都同意大肿瘤的 ABR 潜伏期多异常的看法，但这并不等于潜伏期的延长和肿瘤的增大之间有一定的函数关系。肿瘤大小和 ABR 异常的关系虽不密切相关，但肿瘤的位置、硬度，是否压迫供血等则对 ABR 异常起一定的作用。如图 8-4-17 所示在内听道中的小肿瘤可引起很明显的同侧 ABR 异常，而在脑桥小脑角的肿瘤则可影响较小。在脑桥小脑角的大肿瘤可引起 ABR 某些成分的不可捉摸的改变（有时纯音听阈、言语识别率并无明显异常）。可能肿瘤增长速度在引起 ABR 异常的方面起一定的作用。

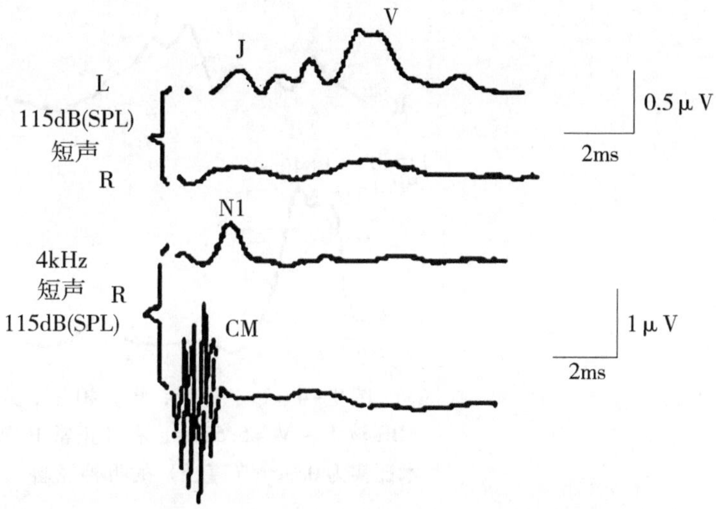

图 8-4-17　患者，男，49 岁，右耳听力严重下降，内听道 1 cm 直径的听神经瘤

脑桥小脑角肿瘤对对侧 ABR 的影响：许多文献报告了一侧脑桥小脑角肿瘤对对侧 ABR 的影响（图 8-4-18）。局限于内听道的和小于 2cm 的肿瘤不会对对侧耳给声所引起的 ABR 有什么影响。如果对侧耳给声，引出异常的 ABR（同侧耳给声也引出异常的 ABR）则很可能是颅后窝中大于 2～3cm 的肿瘤的表现。对侧 ABR 的异常表现可为Ⅰ～Ⅲ间期正常而Ⅲ～Ⅴ间期延长，或Ⅰ～Ⅲ间期延长而Ⅲ～Ⅴ间期正常，或Ⅰ～Ⅲ和Ⅲ～Ⅴ间期都延长，或检不出波Ⅴ而Ⅰ～Ⅲ间期正常或延长。Maurer 等（1982），Moller（1983）报告有对侧 ABR 异常的占全部听神经瘤患者中的 20%～35%。Musiek 及 Kibbe（1983）报告 70% 以上的大肿瘤（大于 3cm 的）示对侧 ABR 异常。图 8-4-18 示患者一侧未引出 AP 和 ABR，虽难判断，但左侧 ABR 波Ⅴ消失，提示一侧病变较大，引起双侧 ABR 异常。

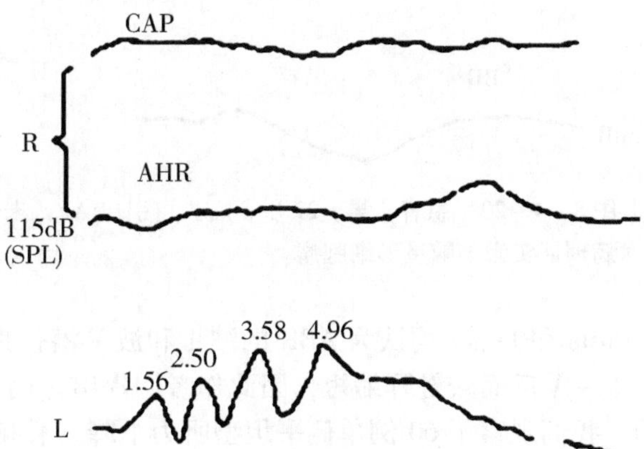

图 8-4-18　患者，男，28 岁，右：未引出 AP 和 ABR；左：ABR 的Ⅴ波消失，CT 证实为 4cm 直径的听神经瘤

听神经瘤对侧 ABR 异常应与其他原因致

的双侧 ABR 异常相区别，例如双侧听神经瘤，又如双侧 I 或Ⅲ波不能辨认的重度听力损失。对侧 ABR 异常也有助于判断肿瘤大小，而且可以预计在术后对侧听力有望改善。

肿瘤影响 ECochG 及 ABR 的机制可能有以下两种：①对第Ⅷ脑神经牵扯或压迫，使神经传导速度改变或使第Ⅷ脑经纤维去同步化（desynchronization）；②机械性能干扰第Ⅷ脑神经和压迫引起耳蜗的供血不足，造成耳蜗病变，故出现优势 - SP（图 8 - 4 - 19），而对对侧 ABR 的影响则可能是肿瘤使脑干移位，从而使对侧脑干听区间受压。Musiek 及 Kibbe（1986）还认为同侧外侧丘系核受压可使由脑脑下部处的交叉纤维去同步化，从而影响对侧波 V，如图 8 - 4 - 20 示一患者为小脑星形细胞瘤，双侧 ABR 均异常，压迫对侧的同时也可有脑室系统受压，引起颅内压增高。

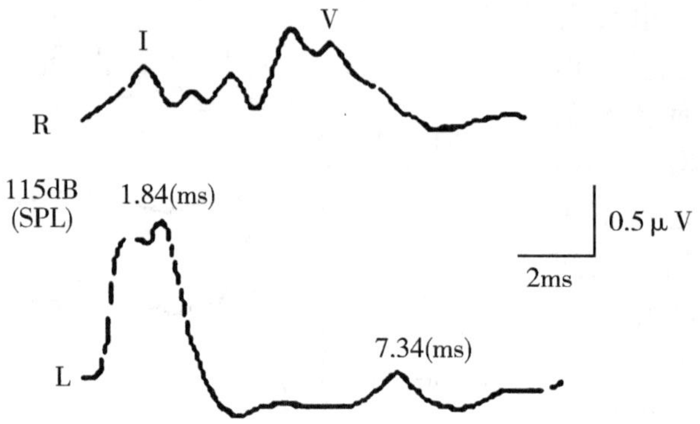

图 8 - 4 - 19　患者，男，40 岁，左耳听力下降，ABR 波 Ⅰ ~ Ⅴ = 5. 50ms，右耳正常 ILD = 0. 04ms，手术证实为 0. 9cm（直径）的听神经瘤

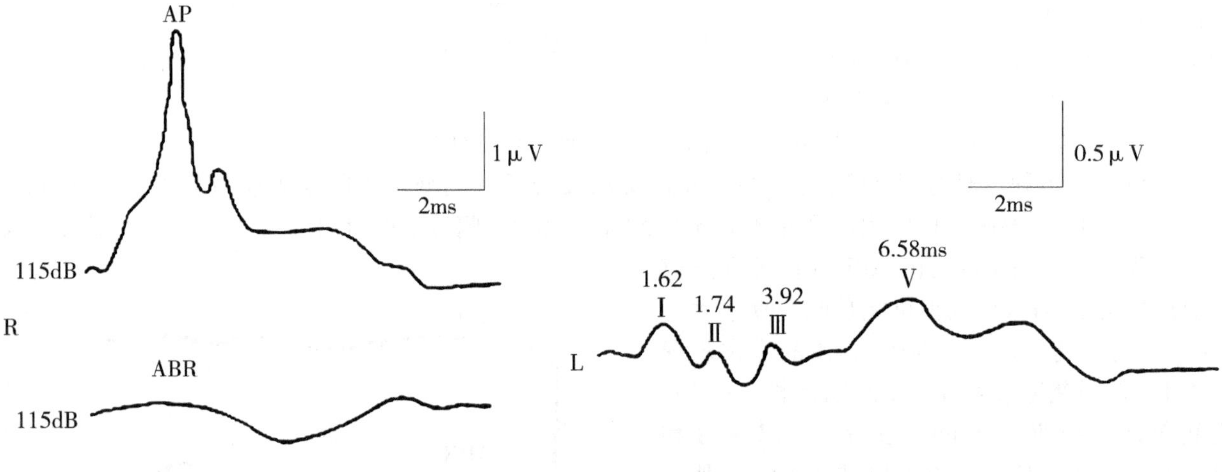

图 8 - 4 - 20　患者，男，27 岁，右：可引出 AP，未引出 ABR；左：ABR Ⅰ ~ Ⅴ = 4. 88ms，Ⅲ ~ Ⅴ = 2. 66ms；手术病理证实为小脑星形细胞瘤

Costs 和 Jerger 均认为 ABR 的波Ⅰ和波Ⅴ潜伏期变化均与听力图有关，陡降型听力下降（蜗性）者，Ⅰ ~ Ⅴ反而较健耳缩短，因此作者们提出，用Ⅰ ~ Ⅴ间期来鉴别中枢性损害还是周边性损害是可取的。我们观察了 60 例单侧平坦型听力下降（伴响度重振现象）患者（其中 48 例梅尼埃病，12 例突发性聋）用同一感觉级（SL）强度刺激，分别引导两耳的 ABR，发现患耳的波Ⅴ潜伏期反而比健耳的短（称做负 ILD），而且 ILD 的负值与 dB（SL）高度相关（图 8 - 4 - 21）。于是对于纯音测听确定为感音神经性聋患者，可用图 48 来区分蜗后病变、高频听力陡然下降，以及平坦型听力下降（伴响度重振）患者。蜗后患者分布在图的右上部分，陡降型听力下降者分布在右下部分，平坦型听力

下降者（伴响度重振）则分布在图的左面。可见用 ABR 测听不仅可鉴别耳蜗性还是蜗后病变，还可区分耳蜗性聋的不同类型，但不能区分梅尼埃病还是突发性聋（图 8-4-22）。

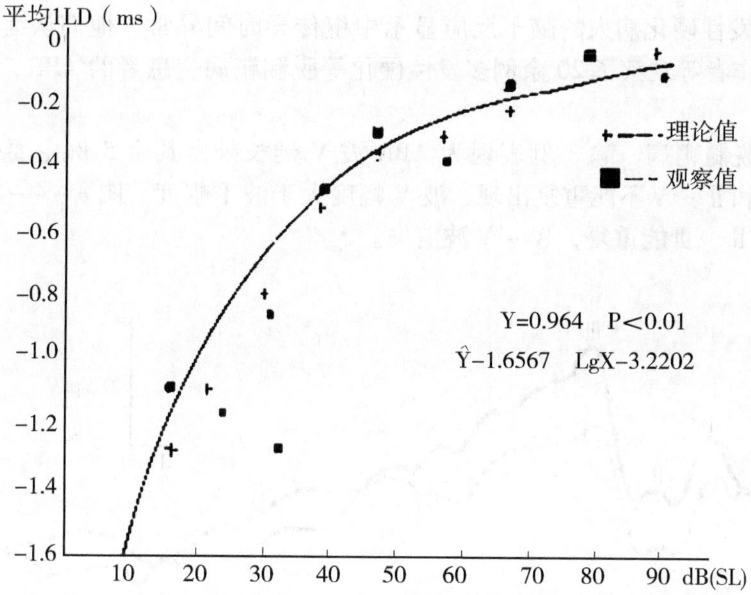

图 8-4-21 单耳平坦型听力下降（伴响度重振者）LD（ms）与 dB SL 之关系曲线

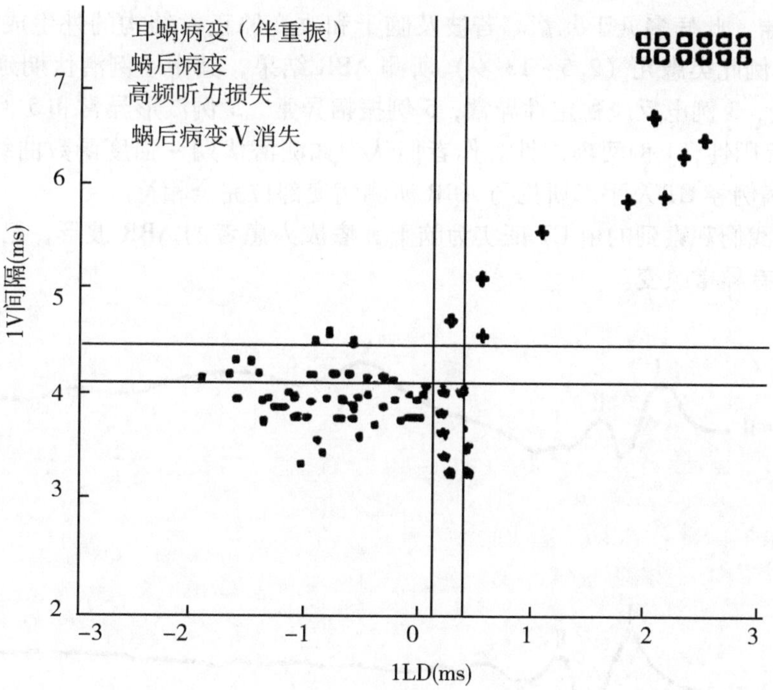

图 8-4-22 耳蜗性和蜗后病变患者 ILD 与Ⅰ~Ⅴ间期分布示意

图粗线示正常人平均值，细线示蜗后病变的界限。

综上所述，对于脑桥小脑角占位病变及脑干肿瘤患者进行诊断时，不应限于单一的纯音测试或 ABR 检查，而应将 EcochG，前庭功能检查亦列为其参考指标。

2. 听觉中枢系统疾患的诊断

（1）多发性硬化症　它是一种脱髓鞘疾病，只影响中枢神经系统，故波Ⅰ多正常。Robinson 和 Rudge 的研究表明，经临床证实有脑损害的多发性硬化症的病人，51% 可见到波Ⅴ异常。Shanon 等则观察到多发性硬化病人的 ABR 波Ⅰ～Ⅴ间期延长，波Ⅱ～Ⅵ明显减小或消失，同时波Ⅴ变得较宽大。Glasscock 等也发现多发性硬化病人的脑干反应显示中枢传导时间异常。他们认为脑干传导时间延长与脱髓鞘过程有关。作者等观察了 20 余例多发性硬化等脱髓鞘病变患者的 ABR，有近半数病例结果可疑异常或不正常。

我们观察到 9 例脱髓鞘病，除 3 例表现为 ABR 波Ⅴ延长外，其余 5 例主要表现为波Ⅱ～Ⅴ或Ⅲ～Ⅴ或Ⅳ～Ⅴ消失和Ⅱ～Ⅴ不能重复出现，波Ⅴ幅度大于波Ⅰ幅度。图 8－4－23 为脱髓鞘病患者 ABR 变异波形，Ⅰ、Ⅱ、Ⅲ能重复，Ⅳ～Ⅴ波消失。

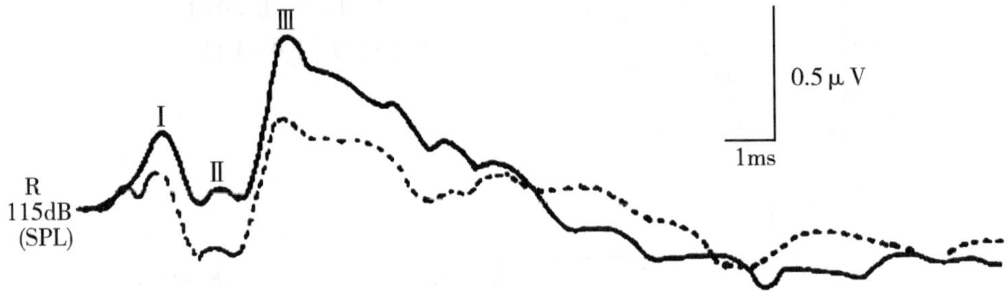

图 8－4－23　患者，男，54 岁，脱髓鞘病
右Ⅰ、Ⅱ、Ⅲ能重复出现，Ⅳ～Ⅴ消失。

（2）脑干胶质瘤　此病多见于儿童。若波及脑干和改变原正常结构的外生成分，会发生精神紊乱。Nodar 等报道 7 例此类患儿（2.5～13 岁）所测 ABR 结果，其中 4 例潜伏期延长，5 例波的时程异常，4 例间期改变，3 例电反应稳定性异常，5 例振幅异常，5 例波形异常和 5 例波形消失。全部 7 例中有 6 例 4 项指标阳性，1 例两项阳性。作者们认为如测潜伏期－强度函数曲线和波Ⅰ～Ⅴ间期，可无假阳性。这些病例经 CT 及手术所见与 ABR 所测病变部位完全相符。

图 8－4－24 是我们观察到的由 CT 证实为脑干肿瘤成人患者的 ABR 波形，已侵犯到双侧听觉通路，使双侧 ABR 均有异常改变。

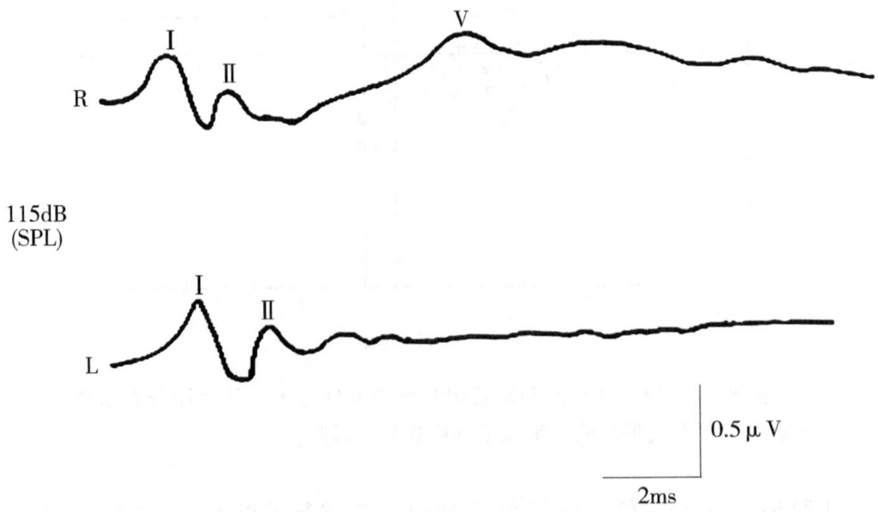

图 8－4－24　患者，男，36 岁，脑干胶质瘤
右：波Ⅲ消失，波Ⅴ潜伏期延长；左：波Ⅲ、Ⅳ、Ⅴ消失（与 CT 结果相符）。

(3) 脑白质营养不良 Ochs 等报告 10 例 ABR 测试结果，其中 7 例为家族性脑中叶硬化，2 例肾上腺素性脑白质营养不良，1 例为其他脑白质营养不良。全部患者 ABR 中仅见波Ⅰ，偶见微弱的波Ⅱ，其他各波均消失。这种方法能尽早发现无神经症状的早期病人，若结合 EEG 有助于确定病人的原发部位和病变范围。

(4) 脑外伤 Seales 等曾对 17 例颅脑钝性外伤做 ABR 测试（60dB）。有 3 例脑死亡者无电反应，2 例早期异常，但持续不变，终至死亡；而追踪观察的 12 例 ABR 结果，不论最初是异常（3 例）还是正常（9 例），都恢复正常。作者们认为早期（创伤后 31h 内）ABR 异常提示脑损害为可逆性，追踪（创伤后 3～6 天）行 ABR 测试能判定病人的预后，并有助于判断脑干损害的程度和治疗效果。Makino 等研究伴有听觉障碍的头颅部损伤患者，凡表现有神经系统障碍者 ABR 波Ⅰ～Ⅴ间期及波Ⅳ、Ⅴ振幅与正常人相比有明显异常。

我们观察到 4 例脑外伤患者，均伴听力障碍（3 例单侧听力全频重度下降，1 例双侧低频听力下降），除 1 例有视力减退外余无其他明显的脑神经症状，ABR 均出现异常变化，其中 3 例仅出现Ⅰ（或 AP－N_1）而Ⅱ～Ⅴ消失，1 例波Ⅲ～Ⅴ间期为 3.54ms，显著延长（图 8－4－25）提示病变部位在上橄榄核以上。

脑干疾患 ABR 的主要表现见表 8－4－12，其中可见一例波Ⅴ幅度小于波Ⅰ。

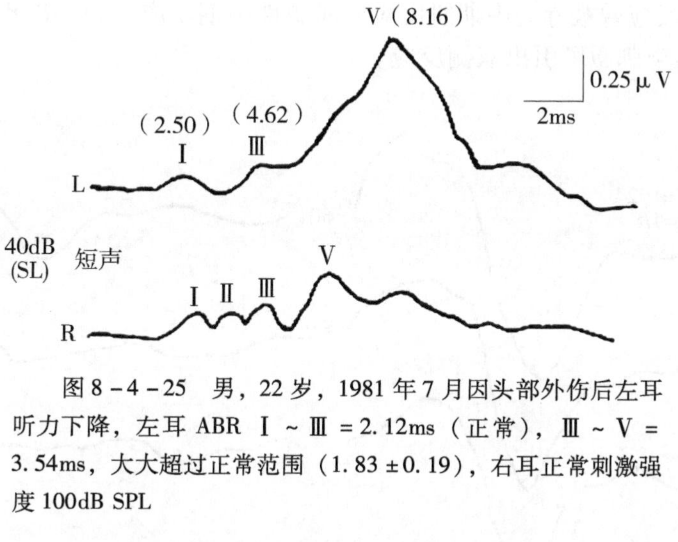

图 8－4－25 男，22 岁，1981 年 7 月因头部外伤后左耳听力下降，左耳 ABR Ⅰ～Ⅲ＝2.12ms（正常），Ⅲ～Ⅴ＝3.54ms，大大超过正常范围（1.83±0.19），右耳正常刺激强度 100dB SPL

表 8－4－12 脑干疾患 ABR 的主要表现

病变类型	Ⅴ潜伏期延长		仅有Ⅰ（或 AP），Ⅱ～Ⅴ消失	Ⅰ能重复 Ⅱ～Ⅴ不能重复	仅有Ⅰ、Ⅱ、Ⅲ，Ⅳ～Ⅴ消失	仅有Ⅰ、Ⅱ，Ⅲ～Ⅴ消失	Ⅴ振幅小于Ⅰ	合计
	ILD 超过 0.4ms	Ⅰ～Ⅴ超过 4.45ms						
脑干肿瘤	－－	－－	－－	－－	－－	1	－－	1
脱髓鞘	(2)	3	1	2	1	1	1	9
脑外伤	(1)	1	3	－－	－－	－－	－－	4
脑血管	(2)	2	－－	－－	－－	－－	－－	2
小计		6	4	2	1	2	1	16

（5）其他　不少作者认为对于昏迷患者、颅内压增高与脑疝、脑死亡、脑麻痹、胆红素脑瘤、幼儿惊厥等各种神经系统疾患，ABR 测试可以提供极为有价值的资料，为病变诊断及正确治疗提供可靠的依据。

脑干反应测听法确实对某些用常规神经耳科学检查方法不能确定，甚至经检查表明无蜗后或脑干病变可疑的病人，经脑干反应测听，能有力地提示蜗后或脑干部位病变的存在。这项测试方法现已越来越受到耳科学家，听力学家以及神经耳科学家的重视，并仍在继续发展。

三、中期反应、40Hz AERP 及临床应用

听性中潜伏期反应（auditory middle latency response，AMLR）：1958 年 Geisler 等首先用头皮电极记录到短声引出的潜伏期为 8 ~ 30ms 的电反应，认为这是神经源性的。1963 年 Bickford 等报告并为后来一些学者所确认的从耳后电极记录到的潜伏期为 8 ~ 40ms 的电反应为肌源性的。然而，至少有些从顶区头皮记录到的潜伏期为 8 ~ 60ms 的反应是神经源性的。Mast（1963、1965）认为从顶骨区（parietal）及颅顶电极记录到的反应含有肌源性和神经源性两成分。这种看法已得到不少作者的支持。Davis（1976）认为这两种成分有时相位不同，而肌源性反应可抵销神经源性反应。

（一）中期肌源性（声动）反应及临床应用

耳后肌（postauricular muscle，PAM）反应是声动（肌源性）反应中的一种（Davis，1965）。前几年曾有一些作者对 PAM 反应做了大量的研究，并曾用于临床估计儿童听阈和诊断脑干病变（多发性硬化）。听诱发 PAM 反应曾被称为中期肌反应或肌源性中期反应，为一出现在 13 ~ 30ms 的三相波（图 8 - 4 - 26），单耳给声刺激可引出双侧反应。

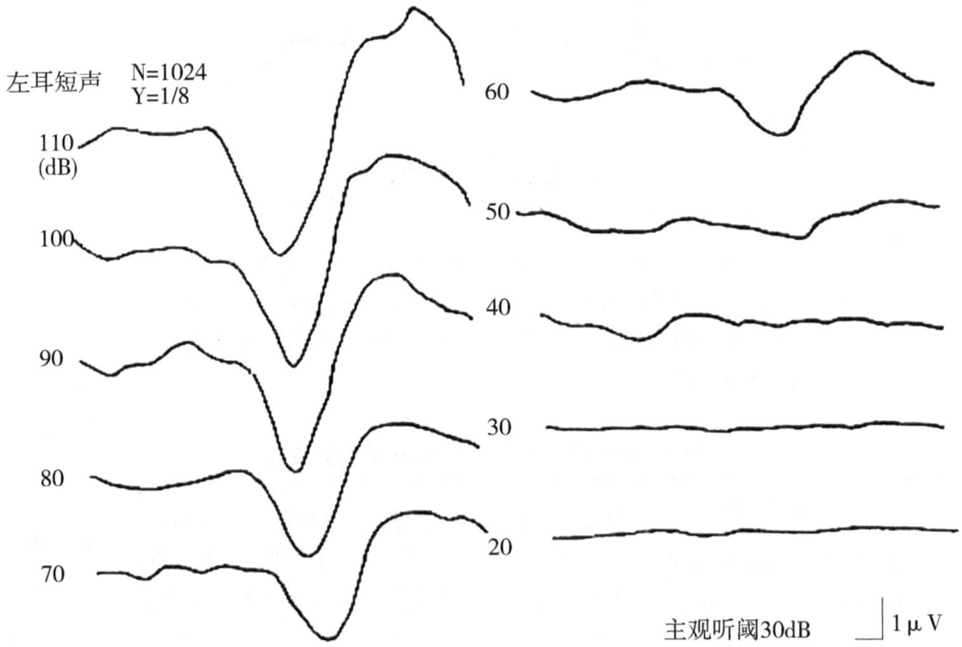

图 8 - 4 - 26　听力正常者声动反应波形

Robinson 及 Rudge（1977）报告在正常人刺激同侧 10% 的受试者引不出 PAM 反应，40% 双侧都引不出反应，PAM 反应的振幅有较大的差异（5 ~ 15μV）。PAM 反应受受试者紧张、低头或仰头的影响（图 8 - 4 - 27）。

1. 测试方法　刺激信号为短声（方波，波宽为 90μs）每秒 10 次，耳机给声，刺激强度可调范围 0 ~ 115dB（SPL），放大器滤波范围为 80Hz ~ 1. 5kHz，叠加次数一般用 256 ~ 1 024 次。

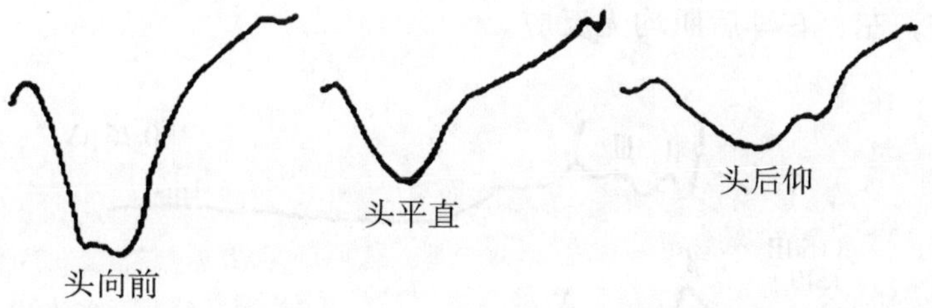

图8－4－27　肌张力对声动反应的影响，受试者男，54岁，重复记录能获得稳定的波形

受试者平躺于床上，一般情况头向前倾，亦可将头偏向刺激耳对侧，使之保持一定的肌紧张状态。受试者必须配合，注意倾听。刺激一耳，作同侧或对侧记录。

2．电极位置　记录电极放在耳后肌处，参考电极放在耳垂，前额接地，可获得比较大振幅的耳后肌声动反应；将记录电极放在耳后肌处，参考电极放在颅顶，同样记录到和上述波形相似、出现时间基本一致的反应。

3．特征　①肌紧力增大时，反应增大；②双侧性；③阈值较高；④潜伏期在12ms左右。

4．临床应用　因为耳后肌收缩反应其反射弧同镫肌收缩的反射弧，所以可用来诊断此通路上的病变。

（1）面瘫诊断　如图8－4－28所示是一位左侧面瘫的病人，从右侧记录均能有声动反应的波形，从左侧则未能记录到。

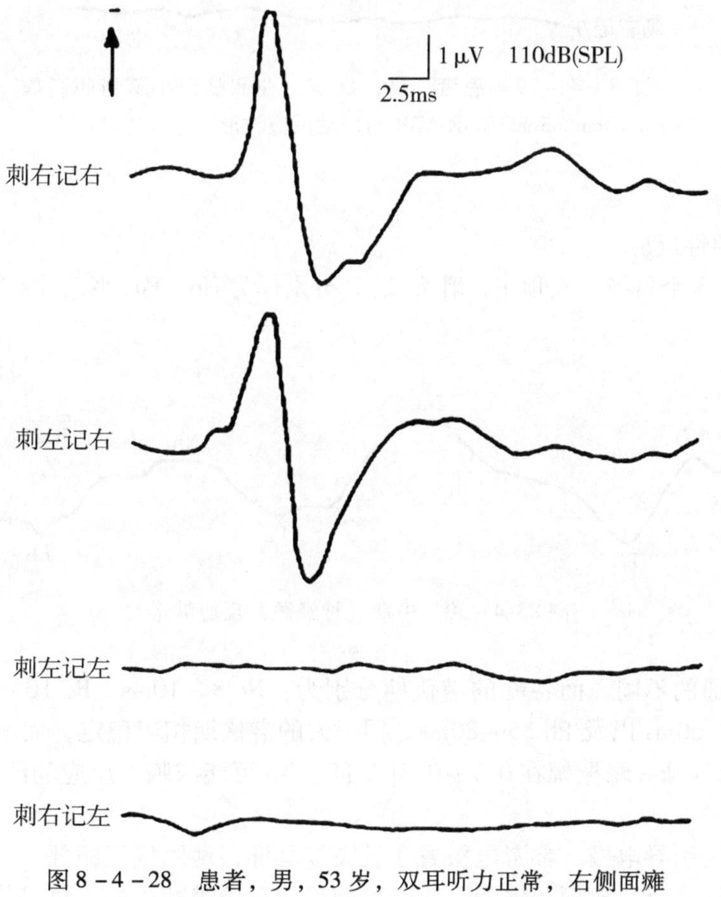

图8－4－28　患者，男，53岁，双耳听力正常，右侧面瘫

（2）听神经瘤　如图 8－4－29 所示为左侧听神经瘤，刺激右侧时左右耳后肌均能显示反应（箭头所示），刺激左侧时，左、右耳后肌均无反应。

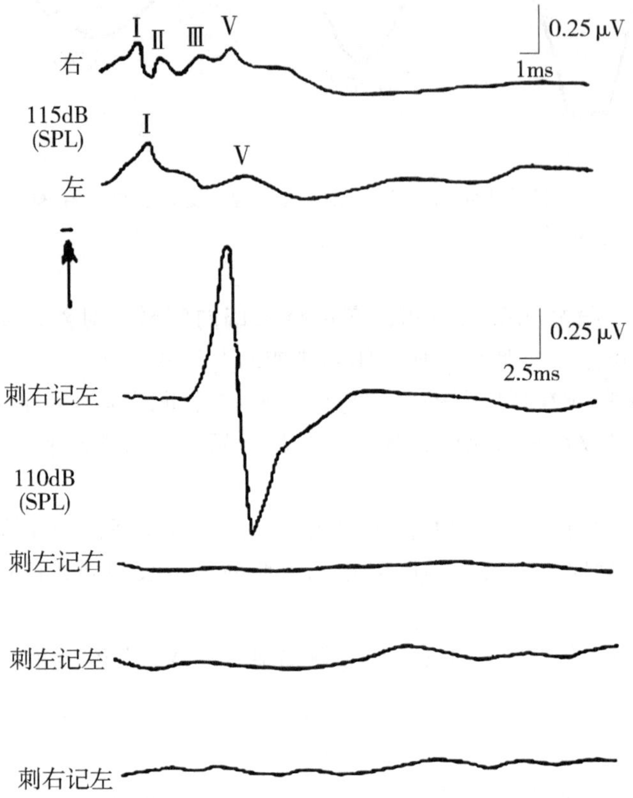

图 8－4－29　患者，男，43 岁，左侧脑桥小脑角胆脂瘤（6 cm×3cm×3cm），示 ABR 与声动反应波形

（3）多发性硬化症。

（二）中期神经源性反应

主要由 2 个正峰，3 个负峰（头顶正，乳突负），分别标为 No、Po、Na、Pa 和 Pb（图 8－4－30）。

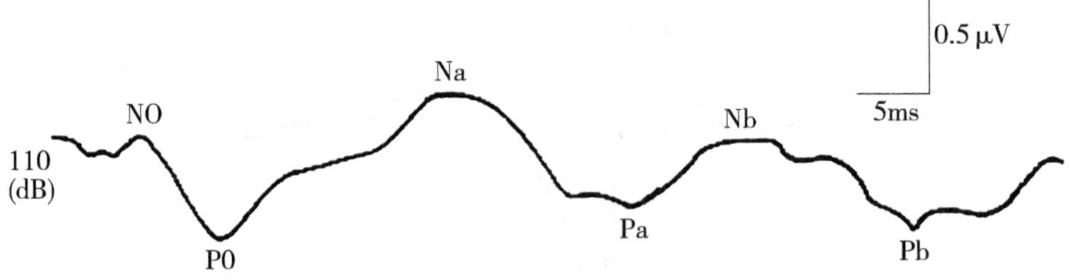

图 8－4－30　中期（神经源）反应波形

因所用放大器带通的不同，而各峰的潜伏期分别为：No 8～10ms，Po 10～13ms，Na 16～30ms，Pa 30～45ms，Nb 40～60ms 以及 Pb 55～80ms。同一人的潜伏期相当稳定，而 Pa 是最稳定的一个峰。Nb 的振幅最大。各峰的峰－峰振幅在 0.7～0.3μV 间。No 可能与脑干反应的波 V 相当。

操作方法：

电极：颅顶电极为引导电极，参考电极置于乳突或耳屏，地线接于额部。

受试者平躺于测试台上，放松，安静。深睡除使反应振幅稍减小外，对潜伏期无影响。儿童可在镇静剂催眠下进行测试。

测试参数：滤波频带：32～300 Hz，扫频时间：50ms，校准电压：0.5μV，灵敏度：50μV 或 100μV，叠加次数：1024～2048 次。

刺激声：要求上升时间快，持续时间在 1.5～4.0ms 间。刺激重复率每秒 6～10 次。用短声引出的反应振幅较大。也有用短音为刺激声的。刺激声相位交叉，刺激间隔 75ms，耳机给声，同侧刺激，同侧记录。

中期神经源反应可用于估计 500～1000 Hz 的听阈。Musick 等报告中期反应阈比脑干反应阈更接近主观听阈，可以准确地反映听阈。Davis（1981）认为中期反应在将来有可能成为中枢神经系统定位诊断的测试方法之一。

在脑干听径路神经同步差而引不出 ABR 的病人却可引出 MLR。当用短声刺激，滤波带宽为 80 Hz～1.5kHz 时，可同时记录出 ABR 和中期神经源性反应，而且也是双侧特性。

（三）40Hz AERP 及临床应用

40 Hz 听觉事件相关电位（40 Hz auditory event related potentials，40 Hz AERP），又称 40 Hz 稳态诱发电位（40 Hz steaty－stale evoked potentials，40 Hz SSEP）。顾名思义，是指给予 40 次/s 的声刺激诱发的由 4 个间隔 25ms 的准正弦波成分构成的一组电位（当扫描时间为 100ma 时）。

40 Hz AERP 的起源至今无统一的认识。不少作者认为 40 Hz AERP 实际上是短纯音按 40 次/s 诱发的中潜伏期反应，与 MLR 一样产生于大脑皮层。但临床病理报告证明，经影像学或手术证实的中枢病变患者 40 Hz AERP 受影响，而颞叶病变者对其不影响，故提出 40 Hz AERP 来自中枢或丘脑；破坏颞叶的动物模型证明，对 MLR 振幅影响很大，但对 40 Hz AERP 影响则不大，而损伤下丘后，40 Hz AERP 及 MLR 均消失，进一步提示，40 Hz AERP 和 MLR 一样，下丘参与了 40 Hz AERP 的形成，但下丘并非是唯一的来源。

一般认为 40 Hz AERP 的形成机制有两种假说，即在适宜的周期性刺激输入的情况下对神经系统及其网络的固有节律产生谐振（tuned oscllator），40 Hz AERP 则被认为是该谐振器在不同激活状态下的输出；第二种假设认为 40 Hz AERP 是 40Hz 的稳态刺激过程中，由单个短声诱发的 MLR 的线性相加。

1．40 Hz AERP 的特征及其临床应用

（1）40 Hz AERP 最主要的特点　具有频率选择性，但受年龄、睡眠、安眠镇静药及全麻药的影响（图 8－4－31、图 8－4－32）。

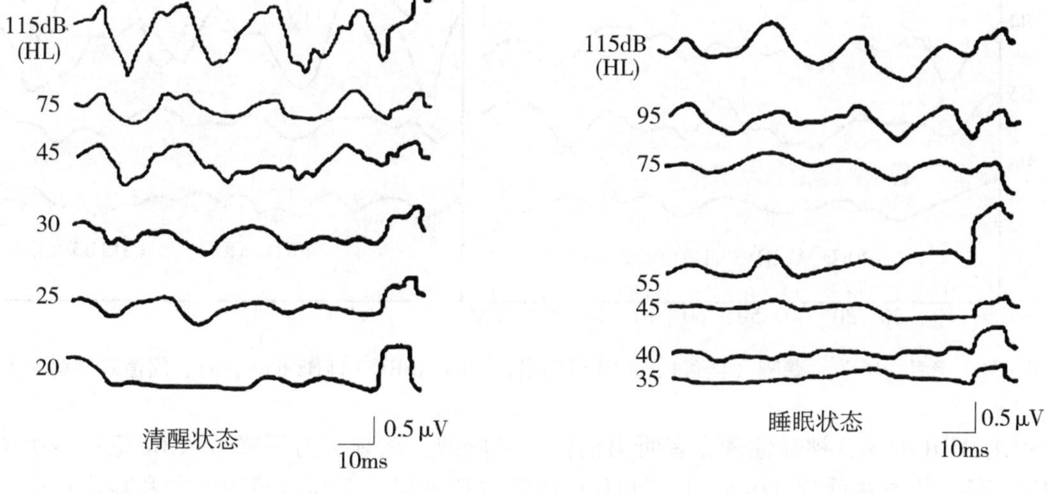

图 8－4－31　同一受试者清醒与睡眠状态 40Hz AERP 比较（1kHz 短音）

40 Hz AERP 波形稳定，重复性好，幅度大，易于辨认，能判断阈值，且由于可用频率特异性较好的短纯音或短声诱发，故其反应阈值非常接近实际纯音阈水平。有报道，500Hz 短纯音诱发的 40 Hz AERP 反应阈与行为听力相差 -10 ~ 30dB，1000Hz 诱发者为 ±20dB。因此可弥补 ABR 在反映低频听力时之不足。在客观评价婴幼儿的听力和选配助听器时，40 Hz AERP 更显示其独特的优越性（图 8 -4 -33）。

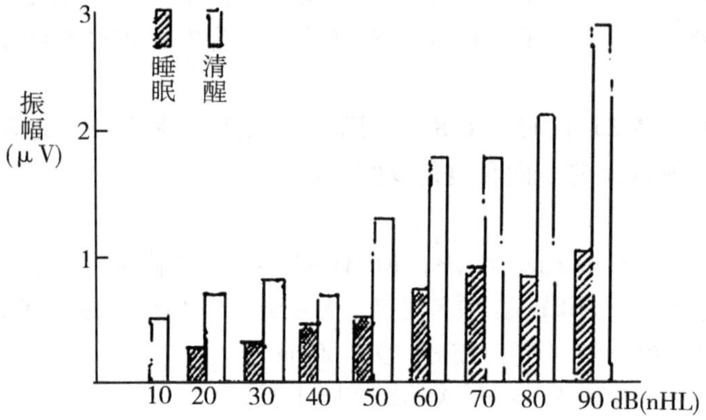

图 8 -4 -32　不同强度睡眠与清醒状态 40Hz AERP 振幅比较

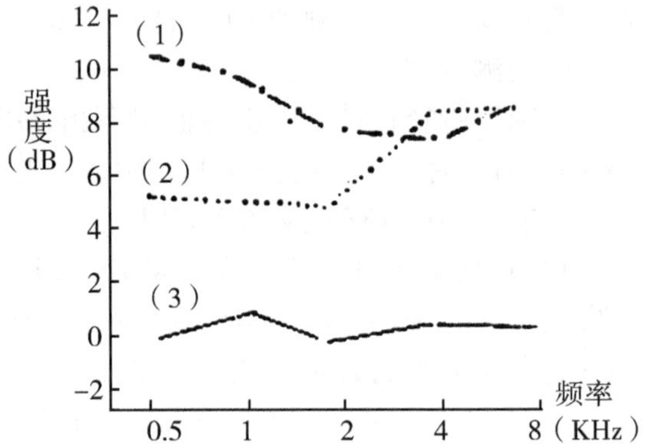

图 8 -4 -33　40Hz AERP 阈值（2）与纯音听阈（1）、短音听（3）的比较（$\chi \pm S_{\chi}$）

（2）临床应用　了解聋哑患儿的残余听力：有助于选配助听器及其进行早期语言训练（图 8 -4 -34）。

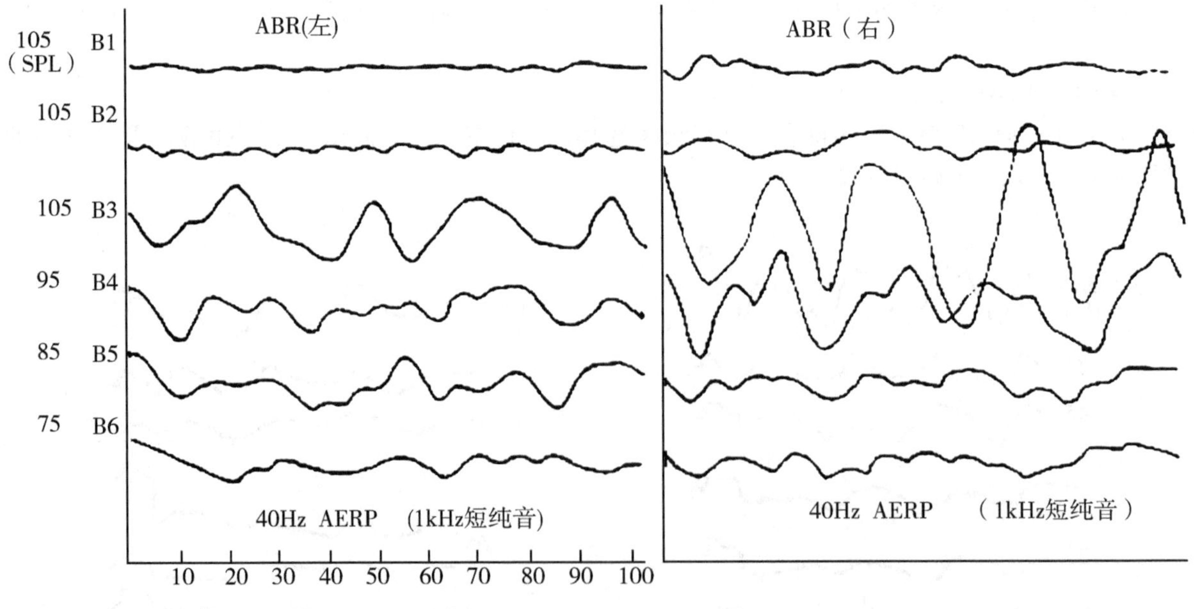

图 8 -4 -34　患者，16 岁，聋哑（全聋），ABR 未引出，40Hz AERP（1kHz tone pip），阈值双侧均为 85dB SPL

对未引出 ABR 的感音神经性聋患者听力估价：一般纯音高频听力下降者 ABR 很可能引不出，但往往 40 Hz AERP 阈值在低频（0.5、1、2kHz）接近主观听阈。尤其对药物中毒和噪声性聋患者，用 40 Hz AERP 评价其听力较 ABR 更有优越性。

鉴别诊断脑干病变：包括多发性硬化症、脑干上部病变患者，其 ABR 正常，40 Hz AERP 异常。和 ABR、CAP 检测结合诊断低频中枢性感音神经性聋（图 8－4－35）。

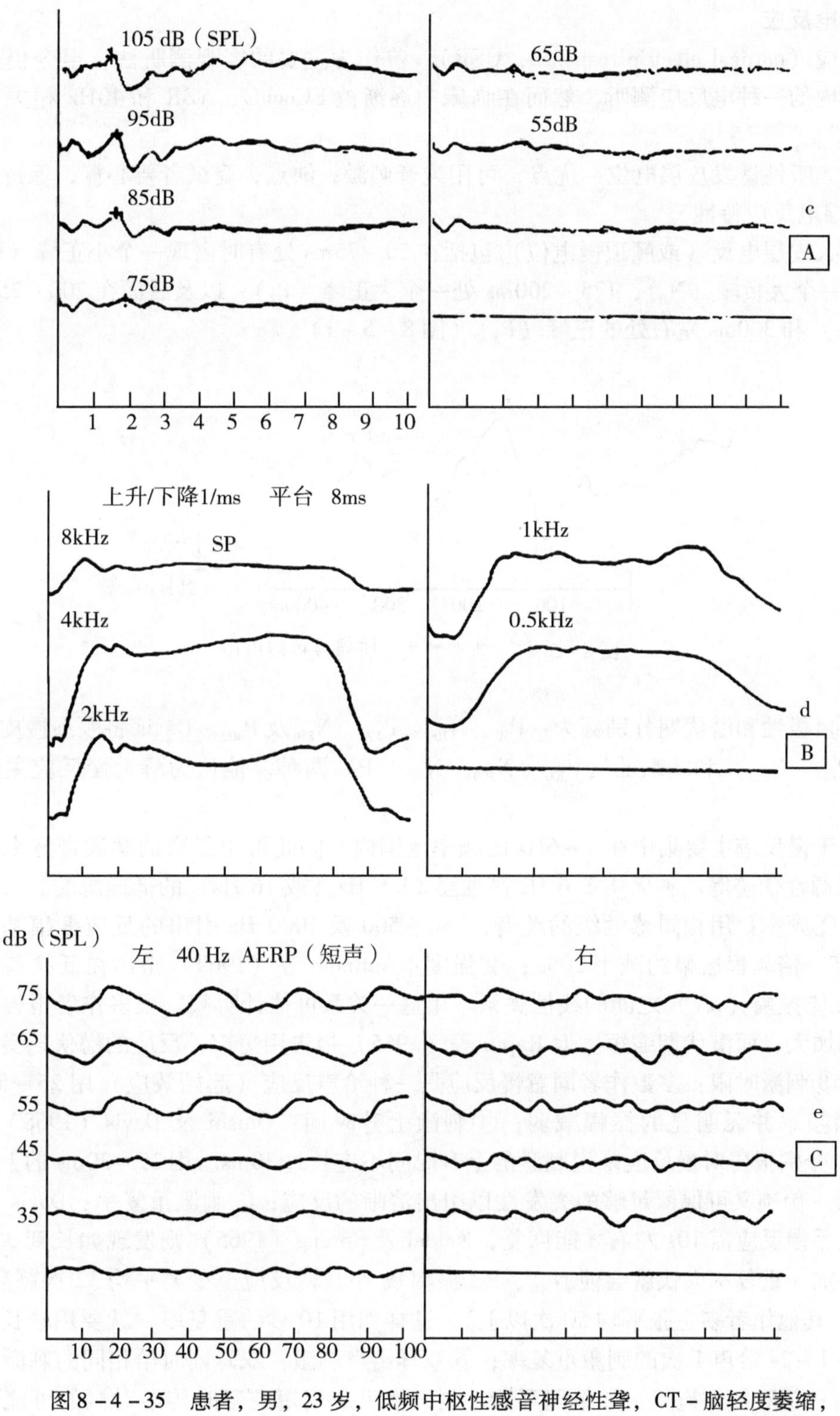

图 8－4－35　患者，男，23 岁，低频中枢性感音神经性聋，CT－脑轻度萎缩，ABR 未引出，40Hz AERP 阈值，（C）左 35dB SPL，右 45dB SPL，纯音听力低频下降，PBmax 全部听不清，但 CAP 和 SP 仍可引出（A，B）

第五节　皮层电反应及伴随负变异（CNV）

一、皮层电反应

皮层电反应（cortical electric response，CER），曾作为主要的客观测听法，至今仍是可测得整个言语频率范围内的一种电反应测听，然而在临床中逐渐被 ECochG、ABR 和 40Hz 相关电位所代替或超过。

典型的成人听性诱发皮层电位：优点，可用纯音刺激；缺点，受试者要心算，保持清醒。

（一）皮层电反应特性

典型的成人皮层电反（或颅顶慢电位）包括在 50～75ms 处有时出现一个小正峰（P_1），在约 100～150ms 处的一个大负峰（N_1），175～200ms 处一个大正峰（P_2），以及后面在 200～250ms 处出现一个低负峰（N_2）和 300ms 左右处的正峰（P_3）（图 8－5－1）。

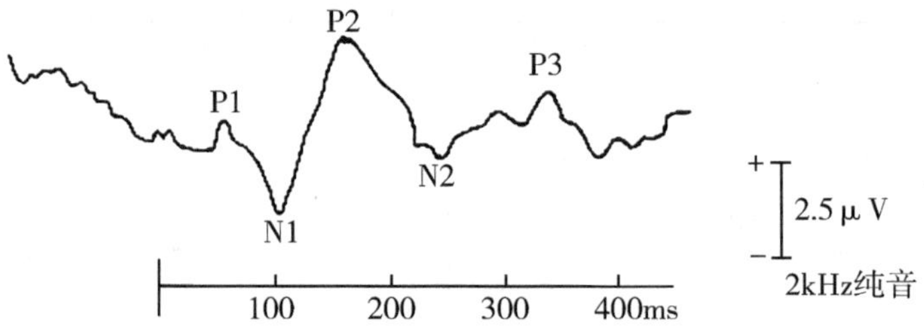

图 8－5－1　典型的成人听诱发皮层电位

按峰的正负极性和潜伏期分别标为：P_{50}、N_{100}、P_{200}、N_{250}及 P_{300}。Davis 将颅顶慢皮层反应分为醒觉的（$N_{90}-P_{180}-N_{250}$）和睡眠的（$P_{200}-N_{300}$：$N_{600}\rightarrow P$）两种。他认为醒觉慢反应主要来自一级皮层投射区。

滤波：由于慢反应主要集中在 4～6Hz 的频率范围内，因此可用很窄的滤波带宽来排斥电源干扰（50 Hz）及肌源性伪迹等。临床用 1.6 Hz 高通至 13.6 Hz（或 16 Hz）的低通滤波。

声信号：①频率：用相同感觉级的纯音，250、500 及 1000 Hz 引出的反应振幅基本相等，1000 Hz 以上每提高一倍频程振幅约减小 20%；②强度：Autinoro 等（1969）得出在低频和中频时刺激强度（dB）和反应振幅（μV）之间的线性关系。用这一关系可估计听阈。很多作者报告刺激强度增加时，谷峰振幅加大，而潜伏期缩短。但 Rapin 等（1965）报告用短声，反应的潜伏期受刺激强度变化的影响很小；③刺激时限：多数作者同意慢反应是一种给声反应（起始效应）用 25～50ms 的刺激时限即足以辨别频率并无明显的振幅减弱；④刺激上升时间：Onishi 及 Davis（1968）和 Skinner 及 Jones（1968）分别报告对慢反应来说刺激的上升时间不应长过 30ms。用 25～30ms 的上升时间既可防止喀嗒（click）伪迹又可保留足够的突发性以引出清晰的反应；⑤刺激重复率：Davis 等（1968）报告在每次刺激后慢反应需 10s 左右才能恢复，Keidel 及 Spreng（1965）则发现如长到 30s 左右反应振幅还会稍有增加。重复率太快就会使 N_{100}、P_{200}振幅减 小。慢反应至少要平均 32 次刺激的反应（Davis 等，1966，其他作者多主张平均 50 次以上），这样如用 10 秒的重复率，就要用较长的时间。所以临床一般用每 1～2s 给声 1 次的刺激重复率；⑥双耳给声刺激：双耳同时给相同的刺激会使 $N_{90}\sim P_{180}$ 增大 20% 左右；⑦对侧加掩蔽：如单侧耳聋，测试慢反应用短纯音时传至对侧的可能性和一般纯音测听相同。然而对于儿童等难以了解其听力情况的受试者，加噪声掩蔽更为困难；⑧不规则地重复给声：随机地不规则地重复给声，反应振幅大，有利于平均器排斥规则的干扰（如 EEG 的 α 节律等），并有助于改善受试者的注意力。

（二）测试步骤

成人易于合作，可舒适地坐于椅中，以枕垫头使颈放松。在测试过程中不活动。进行心算以保持清醒。必要时对侧耳加掩蔽。

从估计听阈以上的声强开始，以后每 20dB 一档地下降，直至反应引出。如欲得出较精确的听阈可在最后以 5～10dB 一档测试。为节省时间，可只测 500、1000 及 2 000Hz。作单耳测试时必需用耳机，如为了了解有无听力，则可用扬声器测试幼儿。

（三）皮层电反应测听的临床应用

1. 对儿童，“癔病”或“非器质性”听力减退者测试听阈。但单靠 CERA 不能区别是听感觉障碍，还是听辨觉能力障碍。

2. 为法医、医疗、劳保等作鉴定。

3. 在耳蜗病变有响度重振者，CERA 也有响度重振的表现。但 CERA 在耳神经学的定位诊断方面，没有肯定的价值，至少没有可作为鉴别诊断的肯定依据的报告。

CERA 不适合于：①癫痫，②肌肉阵挛、抽搐，③具有大振幅的慢 EEG 的脑创伤者，④不适于用镇静剂，因此在幼儿常难以测试。

在幼儿诱发电位可不典型，越小反应越有变异。到七八岁以后才和成人的相同。

Salmivalli 同时记录来自两侧听皮层的颅顶电位，比较其振幅，病变侧的反应振幅和波形都可异常（表 8－5－1）。

表 8－5－1　两侧皮层反应振幅差的临床意义

	例数	平均振幅差	标准差	意义	平均年龄
正常	31	1.16	0.14	－－	38
多发性硬化	5	1.45	0.65	××	30
偏侧综合症	3	1.33	0.18	××	37
肿瘤	4	1.77	0.84	×××	43
血管病	11	1.28	0.34	×	54
弥漫性脑病	26	1.28	0.30	××	35
脑干病	4	1.33	0.16	××	27
癫痫	4	1.16	0.11	0	30
小儿智能差	9	1.39	0.40	×××	13
Periferic 病	5	1.28	0.27	×	14

××：显著；×××：极显著。

二、颅顶慢反应（slow vertex response，SVR）

电极位置及极间电阻要求同 ABR 引导方法。

1. 测试参数　滤波低频截止频率为 0.8Hz；高频截止频率为 30Hz 或 80Hz；扫描时间为 500ms 或 1000ms；校准电压 0.5μV；灵敏度 50μV；叠加次数 32～128 次；耳机给声。

2. 刺激声类型　一般用短纯音持续时间可采用 32ms 或 90ms，刺激间隔 1525ms，刺激声相位交替。

3. 受试者平躺于床上，但注意力要集中，保持清醒状态。

三、事件相关电位（event－related potential）

于脑的辨别、综合和注意功能有关的刺激后 50ms 以上出现的诱发电位主要反映丘脑和皮层的活动，刺激后潜伏期在 70～500ms 之间的听诱发电位常用 N_1、P_2、N_2 等表示。P_1 认为是 MLR 的一个成分（Pb）或是长潜伏期的一个成分。

在醒觉的受试者，出现在约100ms的负波 N_1，可由不同的过程产生——有些成分主要受刺激的物理和时间方面的特性和受试者的全身状态所决定，而另一些成分则决定于辨别、记忆和认知。

在颅顶中线记录的 N_{1b} 的潜伏期为100ms左右。而在颞叶记录的 N_{1c} 则在100ms处呈一正峰，继之以在150ms处为一负谷。它们对刺激的物理和时间特性作出反应。Perrant 及 Picton（1984）认为，McCallum 及 Curry（1979）报告的 N_{1a} 成分是同一大脑活动过程的反映。此外，还有随刺激起止的持续电位（基线负向偏移），可能为刺激时限作出反应的听皮层神经元的活动。

（一）负失配（mismatch negativity）

N_1 可被一串重复的相同刺激串所引出，如果在这一串相同刺激中插入一个在物理属性（频率或强度）方面不同的刺激，N_1 仍可引出，但出现一个更加负的偏移。这个更加负的偏移即“负失配”（MMN）。MMN为对声刺激微小变化的中枢处理（central processing）活动。在标准刺激和插入刺激之间相差8Hz或5dB即可引出，甚至在刺激差接近心理物理听阈处也可引出。MMN可用在频率、强度、时限、空间（方位）和音素（phoneme）改变引出，是神经元素对各种声刺激辨别的反映。MMN是被动引出的，不需要加以注意或作出行为反应即可记录到。在儿童或成人睡眠状态下也能记录到。在动物睡眠或用巴比妥类药物麻醉时也可记录到MMN。MMN可作为交流（communication）困难者或语言、学习障碍儿童的客观检查方法，还可用于检查耳蜗植入者、失语症或精神分裂症的成人。MMN可在约235ms处见到对插入刺激的反应，用标准刺激的反应和插入刺激的反应相减法可记录出MMN。

（二）P_{300}

P_{300} 反应是对刺激声的注意和刺激声差异的识别所引起的，在一系列预期的刺激中出现一些非预期的信号编成“怪异的刺激串”（oddball paradigm）。让受试者计算那些出现较少的非预期信号（靶刺激），这样在300ms左右会出现一个正波，听诱发 P_{300}（或称为 P_3）只需20~30次，靶刺激可记录到一个大的正波。P_{300} 还可分为 P_{3a} 和 P_{3b} 两个波。P_{3a} 在刺激有大的差异时出现（不论受试者是否作出反应），P_{3b} 则只出现在受试者作出主动辨别两类刺激时出现。P_{300} 在颅顶中心区记录最清楚。

注意、听觉辨别、记忆和语义的预期的过程在产生 P_{300} 波中起一定的作用。P_{300} 可能与那些和序列性信息的处理、短期记忆或决断等的神经活动有关。

（三）N_{400}

N_{400} 是反映对语言的语义处理的内源性电位。N_{400} 和 P_{300} 相同，也是可以由不同感觉道（听觉、视觉和符号语言刺激）引出的。诱发 N_{400} 的刺激时用语义不协调的，如“我喝咖啡加牛奶和狗”（如用“我喝咖啡加牛奶和糖”就不会引出 N_{400}，而会引出一慢的正反应）。刺激越复杂越出乎意料，N_{400} 反应应越大。

下面对 P_{300} 作较详细的介绍。P_{300} 波是英国人 Sutton 于1965年首先发现并创用的。事件相关电位 P_{300} 是脑诱发电位（BEP）的晚成分，是一个事件相关电位的正相波，又称认知诱发电位（cognitive evoked potential），因该波通常于刺激后300ms左右出现故名，以下简称 P_{300}。

P_{300} 可通过任何种刺激引出，通常有视觉、听觉和体感3种。听觉可有多种选择，但多以高频的滤过短声为靶刺激，以高频音诱发的听觉 P_{300} 最稳定。

1. P_{300} 的来源　多数认为 P_{300} 部分甚至全部产生于皮层下结构。因为研究发现头顶部记录到的 P_{300} 活动最大，额部较小；有的采用双侧深部埋藏电极检查，结果发现海马和杏仁核的 P_{300} 波幅明显大于头皮电极记录。但也有人认为 P_{300} 与识别、发现和感知环境变化相联系，还需记忆系统参与，而颞叶与记忆的再现及比较有关，故推测其来源与颞叶有关。Sutton 认为 P_{300} 是内源性成分，Donohin 认为 P_{300} 是人遇到意外事件并修改他原来所予见情况这一心理过程的表现。所以更多的认为 P_{300} 是联合皮层活动的结果，与复杂的多层次心理活动（认知过程）有关，是感觉、知觉、记忆、理解、学习、判断、推理及智能等心理过程的电位变化反映。因此，现已作为判断大脑高级功能的一种客观根据。

2. 诱发 P_{300}的条件

环境：隔声、屏蔽室。

对受试者要求：全部肌肉放松，闭目，并始终保持头脑清醒及集中注意力。

向病人指出有两种不同音调的短音，令其选听高音调的短音，并用心计算出现的总次数（高音调短音为不规则随机出现）。

电极位置：参照国际脑电图学会 10/20 标准，记录电极分别置于 P_2、C_2 和 F_2 点。如果要比较半球 P_{300}及地形图观察则增加 P_3、P_4、C_3、F_3、F_4 等部位，双耳 R_1 和$_{P1}$为参考电极，F_P 接地，电极间阻抗小于 2kΩ，通过平均器对两种信号进行叠加平均，除去伪迹和其他噪声，用鼠标自动测量和计算各指标，通过打印机打印输出。

刺激声：用两种音调（一种高频，一种低频）的正弦脉冲滤过短声输至立体声耳机，双耳给声，刺激频率 0.7 次/s，刺激持续时间 10ms，灵敏度 5μV，带通滤波 1～40Hz，扫描时间 600ms，叠加 200 次。非认知波即非靶刺激（notarget，NT），强度为 60dB（SPL），是规律的、经常出现的，占 80%。认知波即靶刺激（target，T），强度为 95dB（SPL），随机出现且穿插在非靶刺激中，仅占 20%。

采用两套触发系统，两套刺激系统，两种信号，由叠加仪分别处理，及两个独立的分析时间窗口。

3. 正常人 P_{300}基本波形 P_{300}基本波形包括刺激后负相的认识波（P_{300}），非认知波及认知波前后的若干成分（图 8－5－2）。

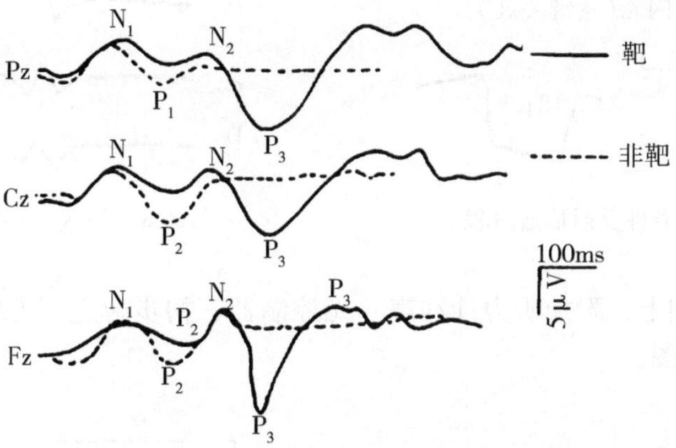

图 8－5－2 正常人的 P_{300}基本波形

4. P_{300}的特征 P_{300}相对稳定，（前后相隔约 7 天）测试结果无明显差异，观察指标主要为靶指标的 N_1、P_2、N_2、P_3；非靶指标 N_1 和 P_2。左、右半球 P_{300}的潜伏期和波幅均接近。

性别比较：有人报道，非靶 N_1 潜伏期男性长于女性，靶 P_2 波幅女性高于男性，其余指标无差异。

年龄比较：有作者报道年龄跨 20～30 岁，P_{300}各指标除靶 N_2 和非靶 N_1、P_2 外，其他指标均在一定的正常范围内。

有关临床应用及其价值如何有待进一步积累临床资料。

四、偶发负变异（contingent nagative variation，CNV）

当受试者听到一个声信号等待另一种预期的信号，并对第二个信号必须作出行为反应时，发出的脑电图基线的慢直流电变化。

CNV 的形成过程，如图 8－5－3 所示。

CNV 的波形，如图 8－5－4 所示。

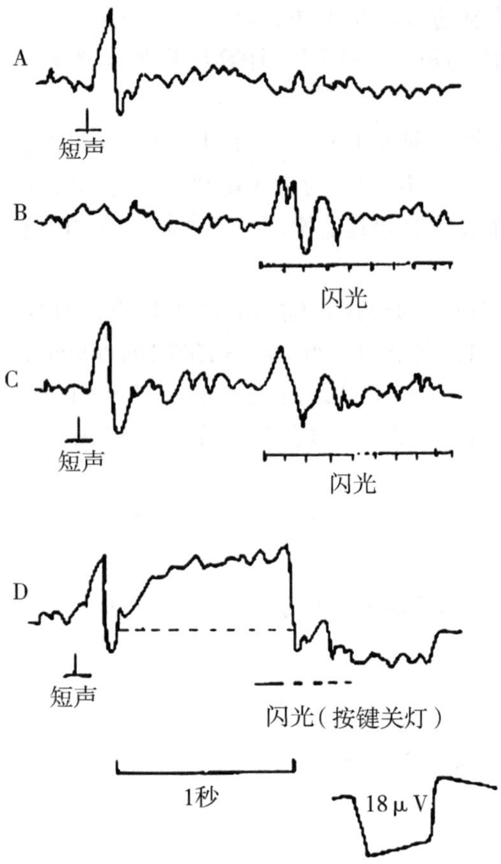

图 8－5－3　CNV 像条件反射形成过程

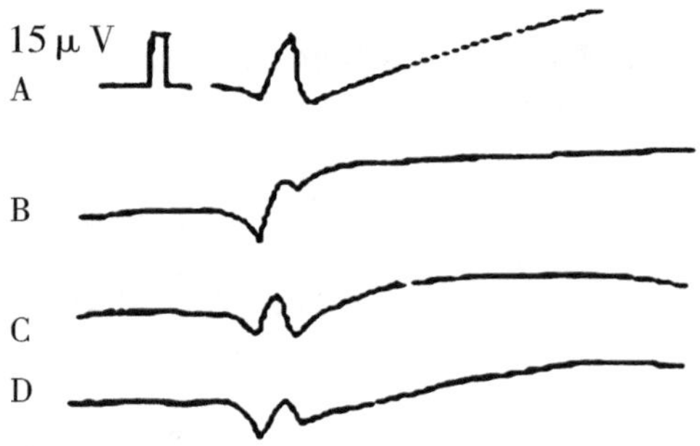

图 8－5－4　一些常见的 CNV 波形

国内在进行 ERA 基础上，附加听力计和声－光控制器，初步建立了 CNV 测听法，如图 8－5－5 所示各仪器组合连接示意图。

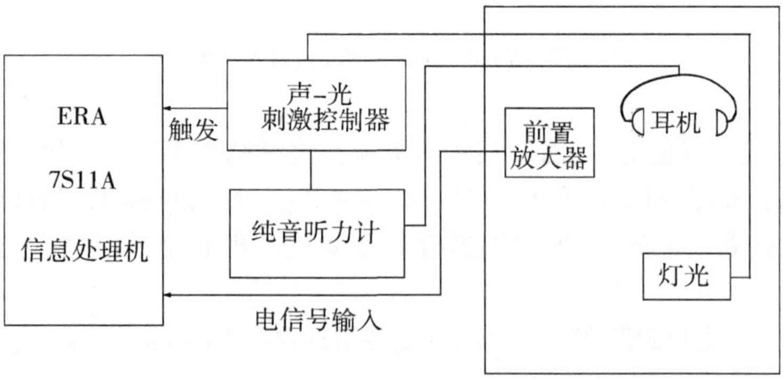

图 8－5－5　CNV 测听仪组合连接示意图

CNV 的刺激条件和分析程序，如图 8－5－6 所示

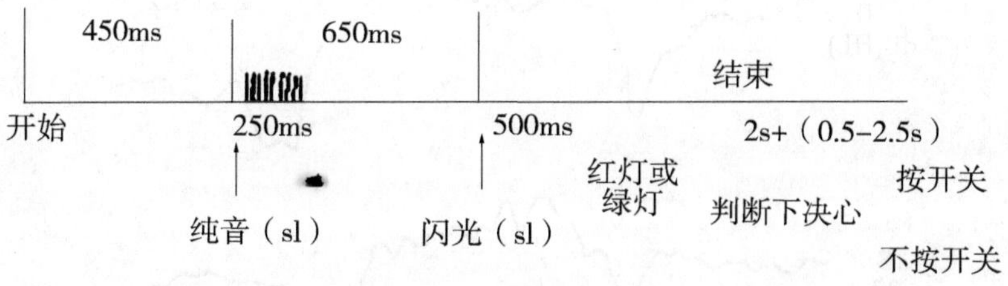

图 8－5－6　CNV 模式的刺激条件和分析方框图

CNV 的幅度决定于受试者的注意力和“期待”程度。

优点：可用纯音或语言作为刺激，CNV 反应阈与主观纯音听阈接近，如图 8－5－7、图 8－5－8 所示。

缺点：受试者必须配合，精神病患者无 CNV。

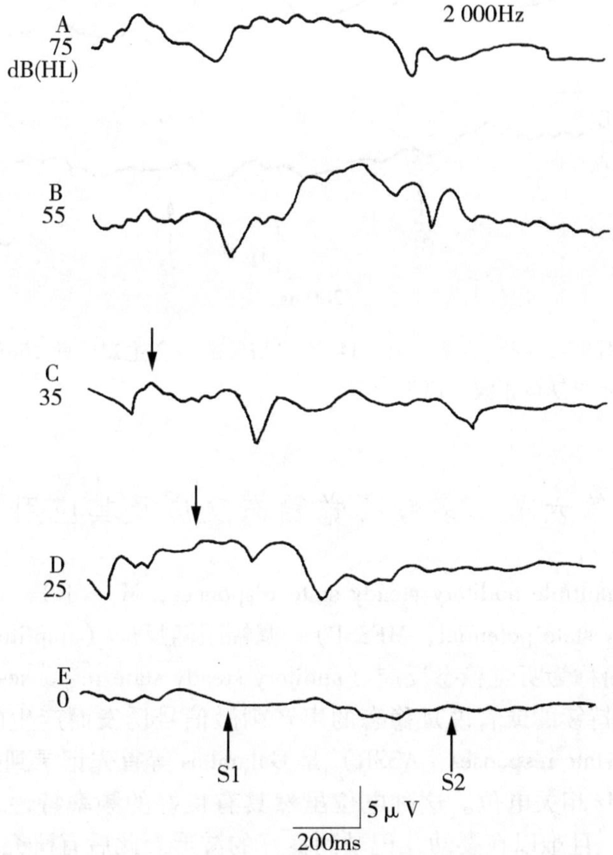

图 8－5－7　患者，男，49 岁，2kHz 的纯音主观听阈 25dB，B 的 CNV 振幅高于 A 的 CNV 振幅，C 和 D 出现早期负相波（箭头所示）

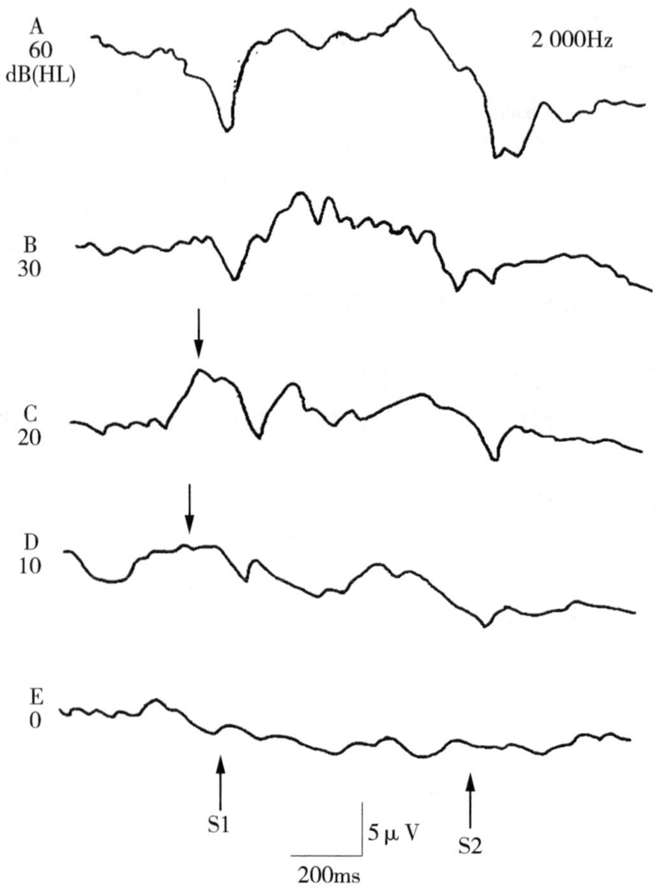

图 8－5－8 患者，男，34 岁，2kHz 的纯音主观听阈 15dB，C 和 D 示早期负相波（箭头所示）

第六节 多频听觉稳态反应及其应用

多频听觉稳态反应（multiple auditory steady state responses，MASSR），也称多频稳态听觉诱发电位（multi－frequency steady state potential，MFSSP），调幅跟随反应（amplitude modulation following response，AMFR），有的也简称为听觉稳态反应（auditory steady state responses，ASSR）。

MASSR 是由多个频率持续的或者说是稳态的声音刺激信号诱发而产生的大脑反应。最初的听觉稳态反应（auditory steady state responses，ASSR）是 Galambos 等首先记录到的。当时他采用的是 30～50 Hz 的刺激频率，即 40Hz 相关电位。这种电位虽然具有良好的频率特性，波形易于辨认，但易受睡眠、麻醉等因素的影响，且难以在婴幼儿记录到良好的波形。此后有研究者发现这种稳态反应在相当大的频率范围内均存在，且当调制频率大于 70Hz 时，睡眠、麻醉等因素对反应几乎无影响，可应用于婴幼儿乃至新生儿，这使得其应用更加广泛。如果同时给出多个调制频率的刺激信号，根据快速傅立叶变换原理（ fast Flourier’ transformation），借助计算机技术可同时得出多个频率的听觉反应，这便是 MASSR 检测技术。

一、MASSR 的发生原理

（一）刺激信号

要说明 MASSR 刺激信号的特性，首先要介绍一下载波频率（carrier frequency）和调制频率

（modulation frequency）如图 8－6－1a 所示。Fc 为频率 1 000Hz 的持续刺激信号，如果将它的振幅按照图 8－6－1b所示的 100Hz（Fm）进行调制，即在 1 秒钟内 Fc 的振幅发生 100 次由 0%～100% 的周期性变化，所得刺激信号则包含了 Fc 的基本频率特性和 Fm 的包络形状，如图 8－6－1c 所示。这里 1 000Hz的基本频率为载波频率（carrier frequency），100Hz 的频率为调制频率（modulation frequency）。在一固定的载波上可以进行不同振幅和不同频率的调制，分别称为振幅调制（AM）和频率调制（FM）。应用调幅加调频的混合调制信号因反应振幅明显增大而优于单独使用调频或调幅。John 等人的试验表明，这种混合调制（mixing modulation，MM）信号的振幅仅比由 AM 与 FM 分别引出的反应振幅之和小 10%～20%。因混合调制信号有良好的信噪比，故目前常用。

由于载波 Fc 加载了振幅调制正弦波 Fm，其声能将扩散至 Fc－Fm～Fc＋Fm 的频率范围，上例中即 900～1 100Hz，调制后的声音能量分布在载波频率上下这一相当小的范围内，如图 8－6－1d 所示。调频调制音也与之相似。可认为调制对载波频率特性的影响很小。这种调制测试信号类似于儿童测听中的啭音，可被认为是连续的短纯音系列。

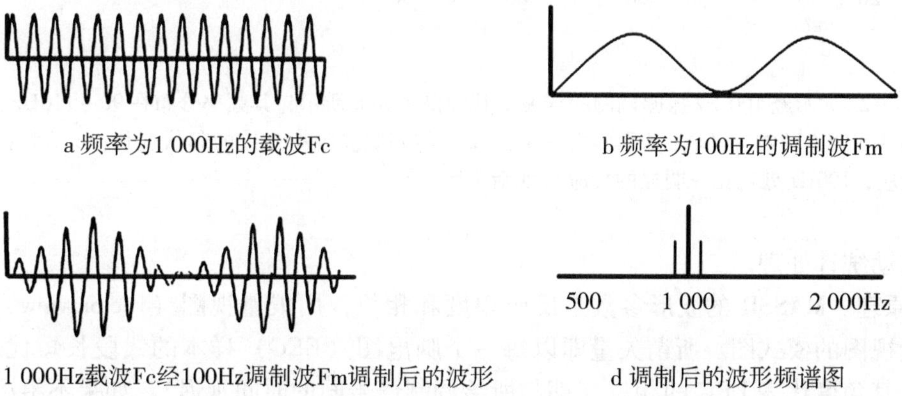

图 8－6－1　载波、调制波及振幅调制后的波形及频谱图

MASSR 常用的调制频率为 75～110Hz，因为在这种调制频率下不易受睡眠、麻醉等因素的影响，并且可在儿童乃至新生儿得到可靠的结果。虽然有研究者在 160～190Hz 较高频率上记录到了这种听觉稳态反应，但目前应用少见。

（二）MASSR 的发生

当调制信号等于或高出听阈时，耳蜗中相对于载波频率区域的毛细胞及由于调制频率造成的上下相当窄的区域毛细胞被兴奋，冲动沿着听觉通路向听觉中枢传递，这种兴奋的发放频率与刺激信号的调制频率一致，脑电图（electroencephalogram，EEG）将在原来基础上出现与调制频率同步或跟随的反应。这种与调制频率同步或跟随变化的脑电图活动即锁相现象（Phase Lock），它构成了 MASSR 的基础。图 8－6－2 表示的是一载波为 1 000Hz，调制频率为 100Hz 的刺激信号所产生的诱发反应，可见它的波形带上了调制频率的特征。如果在脑电图基础上能检测到与调制频率一致的这种反应，即说明大脑对这一信号有相应的稳态反应 。

目前对稳态电位的发生源并不十分清楚。一般认为来源于脑干。听觉稳态反应形成的机理有两种假说。一是在适宜的周期性刺激输入的情况下对神经系统及其网络的固有节律产生谐振（tuned oscillator），听觉稳态电位则被认为是该谐振器在不同激活状态下的输出；第二种假设认为是单个短声诱发的听性中潜伏期反应（auditory middle lateney response，AMLR）在一定调制频率的稳态刺激过程中线性相加的结果。

（三）MASSR 的检测

检测给出测试信号后被测试者的脑电图（EEG）中是否存在相应的听觉稳态反应，目前采用的方

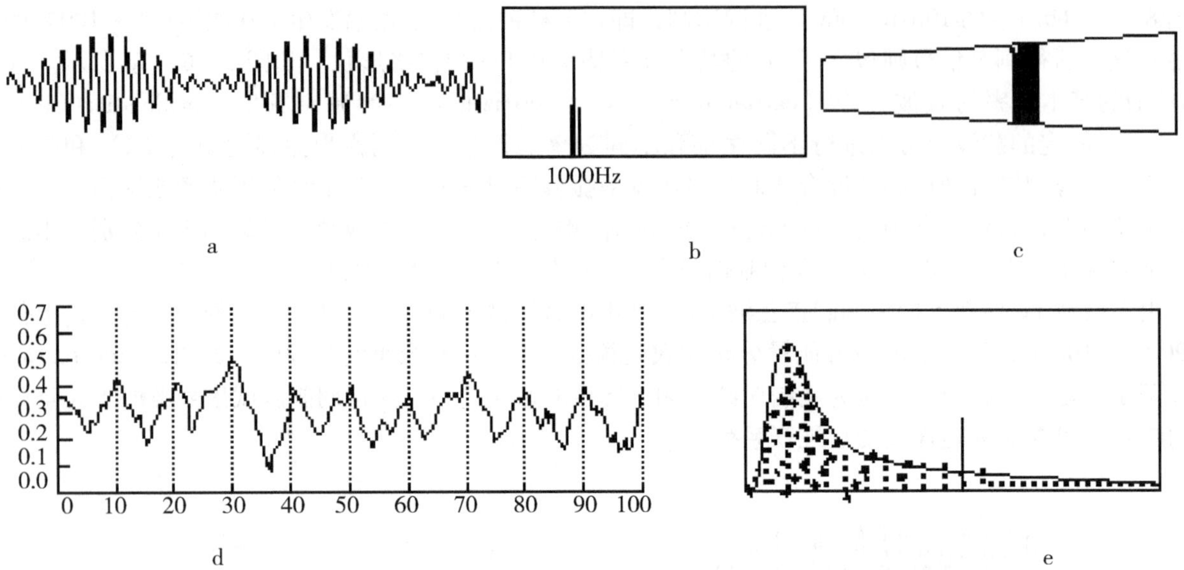

图 8-6-2　a 示经 100 Hz 振幅调制的声波，其频谱图如 b 所示，其频率分布在 90～110Hz 间；c 示该调制波在耳蜗基底膜上的响应区域；d 示脑电图上出现了与调制波频率一致的起伏变化；e 示大脑皮层所记录到的稳态反应，100Hz 处可见一明显的反应（如箭头所示）

法是计算机自动统计处理。

1. 基本原理　MASSR 的波形参数是反应幅度和相位，用矢量视图（vector view）表示，图 8-6-3是一矢量视图的模式图。所谓矢量即以每一个脑电图（EEG）样本的线段长短代表 EEG 电位的大小或振幅，其角度代表 EEG 的相位（即与所给调制信号间的时间延迟）。如果不给测试者测试信号或给低于其听阈的信号，计算机得到的 EEG 信号反映在图中线段分布是随机的，即图中线段的长度和方向分布均匀，如图 8-6-3a；如果给出一高于听阈的一特定频率稳态刺激信号，图中将出现“成簇”的矢量线段，即线段相对集中于某一区域，即出现锁相现象（Phase Lock），如图 8-6-3b。有锁相现象存在说明存在着大脑对这一调制测试信号的反应。有无听觉稳态反应的判定是通过计算机自动进行的，计算机对所得到的结果进行统计学分析，在给定的统计水平上判定有无 MASSR 存在。因为 MASSR 是否存在的判定是建立在统计学基础上的，即反应信号与噪声信号的统计学比较，为此存在着“假阴性”和“假阳性”问题。例如，把假阳性率定为 1%，则意味着把本不存在 MASSR 的 EEG 误认为存在 MASSR 的概率为 1%，确实存在 MASSR 的概率为 99%。

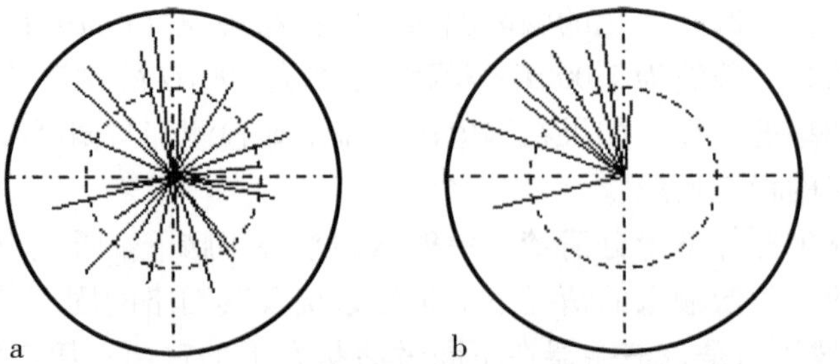

图 8-6-3　示稳态诱发电位矢志量线段视图

a 示 EEG 样本无测试信号或信号低于听阈时得到的矢量线段：矢量线段长短不等，相位随机分布；b 示调制信号诱发产生了稳态诱发电位，矢志量线段成簇出现，存在着锁相现象。

用于 MASSR 检测的统计学方法有 HT^2 检验（hotelling T^2）、循环 T^2（circle T^2）检验、F 检验或隐含周期性 F 检验（test for hidden periodicity）以及相关性平方数（magnitude of squared coherence）等，研究证明这些统计方法均可用于 MASSR 的检测。

多频听觉稳态反应（MASSR）即同时测定多个频率的听觉稳态反应。该测定方法是建立在快速傅立叶变换原理（ fast Flourier’ transformation）上的，即任何一个复杂的波都可分解成多个单一的波形。当多个频率的刺激声同时给出并高于听阈时，只要每一个刺激信号用不同的调制频率，那么反应在频谱图上，每一个刺激信号所产生的反应都会出现在与该刺激调制频率相对应的频率上，即如果用不同的调制频率即使载波频率相同，其诱发的反应信号也是可以通过其特征性调制频率而区分的，如图 8－6－4 所示。当多个频率同时给声时，相邻频率的声刺激对所测频率的反应振幅有一定影响，但试验证明当载波频率间大于一个倍频程（octave），调制频率在 75～110Hz 间，调制频率相隔 3Hz 以上时，这种影响是很小的。但也有许多不同的结果报道，认为同时给声时高频对低频的反应有抑制作用而使低频听阈升高，尤以 500Hz 为明显。多频测定时 4 000Hz 处听阈也有提高。为此测定 500Hz 及 4 000 Hz 时主张提高一定的刺激强度以期加以校正。

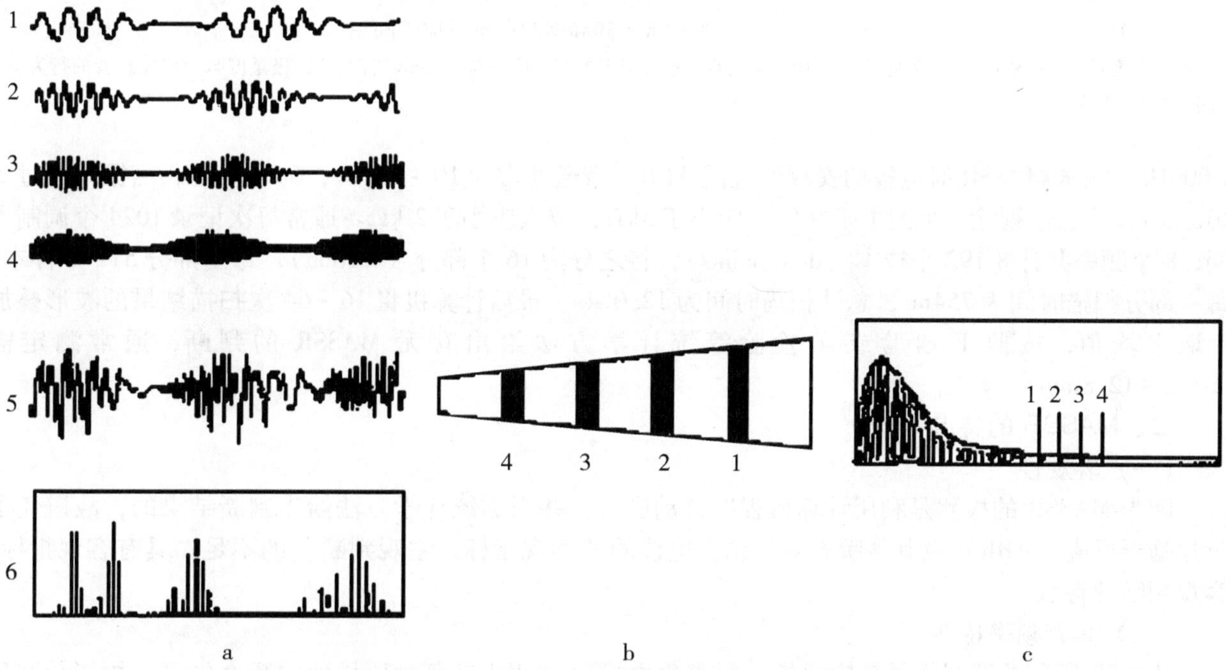

图 8－6－4　多频稳态诱发反应示意图

a：1、2、3、4 分别为 500（75）、1000（80）、2 000（85）及 4 000（90）Hz（括号内为调制频率）声音信号合成后的声学波形（5）及频谱（6）；b：合成声波在耳蜗基底膜上兴奋的相应部位；c：大脑皮层记录到的多频稳态反应。

实际测试中通常同时测定双耳，每侧耳 4 个不同的测试频率，即总共 8 个特征性测试频率。当所采集的样本经计算机自动统计处理得出的阳性结果且样本数大于一定数量如（60 个样本）后，计算机自动停止继续给声刺激，并给出结果；如果给出相当多的样本数量（如 256 个样本）后仍无阳性结果，计算机也自动停止给声并给出阴性结果，即无 MASSR 出现。这种测试过程使得 MASSR 的测试快速、简便。测定中把能引出 MASSR 的最低刺激信号强度定为阈值。用这种方法可以得出各个频率的阈值，常用的为 250、500、1 000、2 000、4 000Hz 等，并可以象纯音测听一样绘出如图8－6－5所示的 MASSR 听阈图。

2. 测试方法　MASSR 常用的调制频率为 75～110Hz，载波频率为 250、500、1 000、2 000、

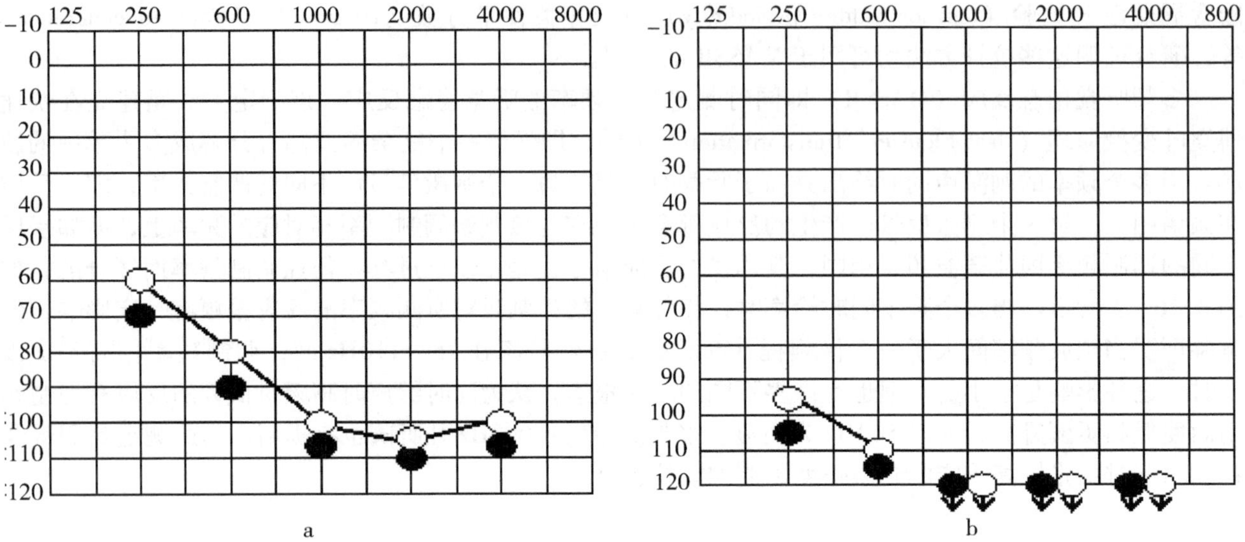

图 8-6-5　行为测听听阈和多频稳态反应听阈图

○示行为测听听阈；●示 MASSR 听阈。a：中、重度听力损失患者的行为听阈与 MASSR 听阈；b：极重度听力损失患者的行为听阈与 MASSR 听阈。

4 000Hz。测试 MASSR 时电极的安放位置同 ABR，带通通常为 10～300Hz，6dB/倍程，当振幅超过 ±40μv 时作为伪迹剔除，极间电阻在幼儿应小于 5kΩ，成人应小于 2 kΩ。通常每次记录 1024 个调制周期，8 个频率共计 8 192 个样本（date points），将之分为 16 个部分（section），每个部分 512 个样本。每一部分扫描时间为 754ms，总计扫描时间为 12.064s。最后计算机将 16～64 次扫描结果的波形叠加后取平均值，按照 F 检验或 T 检验等统计学方法给出有无 MASSR 的判断，通常测定需要3.2～12.8min。

二、MASSR 的特点

（一）客观性

因为 MASSR 的检测是利用计算机程序自动进行，并根据统计学方法给出判断结果的，故避免了听觉脑干反应（ABR）及其他瞬态听觉诱发电位的"客观指标，主观判断"的不足，具有客观指标，客观判断的特点。

（二）具有频率特性

MASSR 所用的调制信号是持续的，可避免由短声（click）刺激所导致的频率失真，故能较准确地反应相应载波频率的特性，从而可得出相应频率的听阈。与之相比，ABR 则通常采用的是短声，存在明显的频率失真而无频率特性，难以对局限于某一频率的听力损失做出准确的诊断。

（三）最大声输出高

通常 MASSR 测试信号可给出 120HL 的声刺激，这对于重度听力损失患者测定残余听力十分必要。而通常 ABR 所给出的短声（click）时程很短，只有 100μm，其最大输出约为 130dB SPL（peak），通常只能测试 100dB nHL 及以下的听阈水平，高于 100dB nHL 的重度听力损失者的听阈不能测出。同样的缺陷也存在于耳声发射测试中，当被测试者听阈在 35dB HL（TOAEs）和 50dB HL（DPOAEs）以上时即不能引出反应。对于这部分患者可采用 MSSR 测定残余听力。Rance 等对 108 例 ABR 检测无反应的婴儿进行 MSSR 检测，发现 250～4 000Hz 间各频率均有约 1/4 能通过 MSSR 检测出残余听力，其听阈与行为测听结果很接近。

（四）不受睡眠和镇静药物的影响

MASSR 是叠加在 EEG 波上的很小的诱发电位，因为睡眠时 EEG 波形稳定，可增加信噪比，使得

MASSR 容易检出。实验证明当调制频率大于 70Hz 时，麻醉、昏迷等不影响检查结果。Aoyagi 等证明在不同年龄的儿童包括新生儿用 MASSR 进行听力检测都可得到可靠的结果。这使得 MASSR 能很好地应用于不能配合的婴幼儿和智力障碍患者的听力检查。

（五）快速简便

MASSR 测定仪通常可以同时测定双耳 250～4 000Hz 的多个频率，并自动打印听阈图，而且由于测试是自动给声并经计算机自动进行统计处理的，一旦结果满足统计学检验水准则自动停止给声。所以 MASSR 的测定通常比 ABR 和纯音测听更快速。对于检测难以配合的婴幼儿及智力发育障碍的患者通常一次给予镇静麻醉药物即可完成听阈的测试，而在 ABR 的测试中常因患儿醒来难以一次完成测试，尤其是有较重听力损失时，因这时波形及其潜伏期常不易辨认，需反复测试。

三、MASSR 的临床应用

目前 MASSR 主要应用于两个方面：一是对婴幼儿及智力发育障碍者进行详细的分频率的听力评估，做为普遍新生儿听力筛查的后续测试；二是对婴幼儿和有智力发育障碍的患儿进行客观的分频率的听力测试，为验配助听器并评定助听效果提供听力学依据。另外，随着对 MASSR 进一步的研究，如快速调制频率下的 MASSR，可能对某些神经性听功能障碍的测定及其发生机制的研究有所帮助。

（一）听力评估

实验证明，无论正常人还是听力损失患者，从 MASSR 测试所得到的预测听力图与行为测听有良好的可比性（表 8－6－1），由裸耳得到的 MASSR 听阈与行为测听听阈相关系数介于 0.72～0.98 之间，（表 8－6－2）。通常由 MASSR 得出的听阈比纯音行为测听听阈高，（表 8－6－3），其差值在 10～20 dB之间，听力损失越重 MASSR 与纯音听阈的差值越小，用 MASSR 估计纯音听阈的准确性越高。在听力正常和轻度听力损失者，纯音测听和 MASSR 所测听阈的阈值差在 20dB 以内；对于中度听力损失者，二者之差在 10dB 以内；而对于重度到极重度听力损失者，二者所测的阈值差异小于 5dB。其原因可能为与听力正常人相比，接近听阈时的声刺激能使有听力损失患者的反应振幅快速升高（重震现象），但该解释只适合于耳蜗病变的患者。在婴幼儿 MASSR 的反应波形幅度小，故得出的听阈较成人为高。此外，还与时间整合作用有关，正常人的时间整合作用较异常人好，因此行为测听阈值后者比前者高。而 MASSR 则不能完全反映中枢的整合作用。

另外，MASSR 的阈值与行为测听阈值间的差异与频率有关，即随频率增高而缩小（表 8－6－1）。低频处阈值差异较大的原因可能有以下几个：①环境噪声多为低频，故低频处阈值受环境噪声的影响较大；②同时给声时高频对低频的反应有抑制作用而使低频听阈升高，尤以 500Hz 为明显；③调制信号在低频处与纯音的可比性相对较差，如 4 000Hz 加载 100Hz 的调制频率其频率特性的变化在 ±2.5% 的范围内，而 500Hz 载波经 100Hz 频率调制后频率变化在 ±20% 范围内，相对来说旁带的带宽要大的多；④低频信号引出的神经反应同步性差，产生的反应振幅小。

表 8－6－1　MASSR 与行为测听听阈之差

观察对象	500Hz	1 000Hz	2 000Hz	4 000Hz
正常儿童（Lins，1996）	34 ± 13	20 ± 10	18 ± 8	24 ± 10
听力损失儿童（Lins，1996）	9 ± 9	13 ± 12	11 ± 10	12 ± 13
无 ABR 反应的中重度及以上听力损失儿童（Rickards，1998）	6.3 ± 7.1	4.1 ± 6.4	3.1 ± 6.4	5.6 ± 6.6
正常成人（Lins，1996）	11 ± 15	14 ± 8	9 ± 8	10 ± 10
正常成人 10 人（Picton，1998）	21 ± 9	26 ± 13	18 ± 13	20 ± 10
佩戴助听器者（Picton，1998）	17 ± 8	13 ± 8	14 ± 8	17 ± 13

表 8-6-2 行为听阈与 MASSR 听阈的相关系数

观察对象	500Hz	1 000Hz	2 000Hz	4 000Hz
听力损失儿童（Lins，1996）	0.72	0.70	0.76	0.91
5 例正常，16 例感音神经性聋患者（Picton，2002）	0.86	0.94	0.96	0.98
31 听力损失患者和 14 例正常成人（Dimitrijevec，2002）	0.85	0.94	0.95	0.95
助听后（Picton，1998）	0.69	0.75	0.81	0.71

表 8-6-3 正常成人及新生儿 MSSR 听阈（dB SPL）

观察对象	500Hz	1 000Hz	2 000Hz	4 000Hz
正常成人（Lins，1996）	39±10	29±12	29±11	31±15
正常成人（Picton，1998）	37±10	32±15	30±7	30±7
正常新生儿（Rickards，1994）	41	24		35
正常新生儿（Lins，1996）	45±13	29±10	26±8	29±10

（二）验配助听器及其助听效果评估

听力是儿童言语及认知能力得以发展的必需条件，婴幼儿早期是学习语言的关键时期，及早发现小儿的听觉障碍并及早（出生后几个月）得到必要的辅助听力和听力语言康复是非常必要的。助听器验配过程中所需的诸多听力学指标如裸耳听力曲线、助听后听阈、言语识别能力等均需客观准确地判定。然而，婴幼儿早期和智力发育障碍的儿童常因不能配合行为测听测试而难以得到客观准确的听力图，并且助听效果也难以得到客观而准确的评估。

ABR 测试能反应出受试者是否能听到声音并分辨该声音，在某种程度上反应整个听觉系统的功能状态，长期应用于听觉功能障碍的评估，但因不能满足选配助听器所需的对频率特性及刺激强度等要求，且所需测试时间长，小儿常在测试中途醒来使操作被迫中止，尤其在中重度听力损失的患儿波形不易判定，往往需反复测试，这使得 ABR 对中重度听力损失患儿听阈的判定相当困难。另外，ABR 不能应用于自由声场测试，难以评估助听效果，使其在助听器选配和效果评估上的应用受到一定限制。近年来，国外许多研究者将 MASSR 应用于婴幼儿验配助听器及其助听效果的评估中，发现其具有诸多优越性。

助听器的选配分为听力损失的判定、选则合适的听力补偿以及对实际助听效果的评估等步骤。

1. 各频率听力损失的判定　MASSR 具有的客观、快速、有频率特性、声能量输出高等特点，是目前评估婴幼儿听觉功能的较好的方法。试验证明 MASSR 与行为听阈有着良好的可比性，可通过前者预测婴幼儿的行为听阈，如前所述。

2. 助听器助听效果的判定　助听效果不能用助听器的增益值简单地判定，一是介入增益值（insertion gain of the hearing）因个体外耳道情况各异而不同于助听器给出的增益值；二是虽然助听后纯音听力提高是必需的，但单用助听后纯音听阈难以估计助听效果，因为听到声音不等同于能识别言语，而且由于现代化助听器的非线性放大作用，使得用助听后言语听力难以用助听后纯音听阈判定。简单地说即听到声音不等于能听清言语。因此，佩戴助听器后言语识别能力提高的程度才是判断助听效果的最直接的依据。如何用客观的方法代替主观测试从而估计尚不能配合言语测试的婴幼儿佩戴助听器后的效果？这一直是该领域令人困惑的问题。

言语分辨包括听到声音、声音的辨别（即声音的频率、强度等物理特性的辨别）和声音的理解3个步骤，它与听觉系统的3个不同水平上的功能状态有关即耳（听到声音）、脑干（辨别声音）、和大脑皮层（理解声音）。

目前普遍的观点认为对阈上声音强度的辨别能力和对声音频率的辨别能力是反应言语识别能力的两个重要的因素。MSSR为我们提供了反映强度分辨力（intensity - discrimination）、频率分辨力（frequency - discrimination）和听觉系统时阈分辨力（temporal resolution of the auditory system）的客观指标。首先我们可以将载波按不同振幅进行调制从而得出相对应的强度分辨力（intensity - discrimination limen）；同样将载波进行不同的频率调制从而得出频率分辨力（frequency - discrimination limen）；通过对不同调制频率所引发的反应波形的分析可以推测听觉系统的时阈分辨力（temporal resolution of the auditory system）。John和Dimitrijevic等研究了正常耳的强度和频率分辨力（limen）在1 000 Hz短纯音，调制频率为82Hz时，电生理测听反应强度分辨力为20%，行为测听强度分辨阈为6%；频率分辨力分别为5%和1.4%。目前已有研究利用独立调频、调幅MSSR的方法（independent amplitude and frequency modulation，IAFM）进行助听后频率分辨力及强度分辨力测定，并与言语分辨进行了比较，其相关系数为0.55，得出了满意的效果。据以上的研究我们可以设想通过MSSR测定助听后的振幅和频率分辨力，对尚不能进行行为测试的助听后婴幼儿行初步的助听效果评定。但目前该研究尚处于初步阶段。

MASSR可用于佩戴助听器后的自由声场测试助听听阈，并可较准确地估计助听后听阈。更重要的是MASSR可反映阈上言语听觉能力。因为MASSR的引出是基于不同调制信号在脑电图出现特征性反应，这不仅反应听觉通路的完整，尚可反应听觉中枢对频率的辨别能力，而这正是决定言语识别能力的重要因素。

目前在发达国家广泛应用于助听器的验配，而在我国除部分医疗机构如北京聋儿康复中心等单位外，大部分地区该项检查尚未广泛开展。有关用MSSR预测婴幼儿听力及助听效果的研究尚处于初期阶段，诸如测试条件、影响因素以及某些结果的解释尚待更多的研究和探索。

（三）阈上听觉障碍的研究

有研究证实MASSR可在更高调制频率时引出，这为研究某些阈上听觉障碍如听神经病等提供了又一客观的依据。阈上声音信号的快速频率和强度的分辨力是影响听觉功能的一重要指标。听神经病患者常出现的症状是能听到声音但言语分辨力很差，临床上表现为实际言语听力与纯音听力有着较大的差距。可能的病理机制即听神经对声音的时阈编码功能（temporal coding）或时阈调制转导功能（temporal modulation transfer function）下降。MASSR利用不同的频率调制和振幅调制可反应出听觉神经通路对声音频率和强度的辨别能力，更接近语频的较高的调制频率引发的MASSR可为相关的研究提供良好的试验依据。

尽管MASSR有着上述诸多优越性，但目前临床应用为时较短，尤其是在国内，可能有许多特点尚未被认识。目前阶段ABR、OAE、纯音测听、行为测听等任何一项检查都不能被其他项目完全取代，临床上要综合运用，取长补短。

小结　听觉诱发电位的主要应用范围

1. 器质性耳聋与功能性耳聋的鉴别诊断，耳蜗电图、脑干诱发电位、颅顶慢电位和多频听觉稳态反应均可采用，对伪聋的鉴别也比较容易。

2. 耳蜗病变与蜗后病变的鉴别诊断，例如梅尼埃病与听神经瘤等，主要根据耳蜗电图与脑干听觉反应。

3. 对突发性耳聋的病因分析与预后的估计，主要根据耳蜗电图，必要时配合脑干听觉诱发电位。

4. 婴幼儿、智力障碍者及其他不合作的儿童与成人的客观听力评定。可使用清醒状态下的颅顶慢电位及多频听觉稳态反应。

5. 神经科脑干病变的定位诊断，主要用脑干电反应测听。

6. 听觉病变及脑干病变治疗效果的观察指标。

7. 鼓室成形型手术与听神经瘤手术中可用 ERA 作监测手段，可指导手术的进行。

8. 听觉生理学与心理声学领域的研究工作，可在无创的条件下观察人的听觉特征。

9. 在人工听觉研究工作中作为测试指标。

10. 昏迷的鉴别与预后估计，甲状腺功能低下等内分泌疾患的辅助诊断，婴儿神经系统发育完整性的评价等。

11. 判断大脑认知功能等。

（卢云云　李兴启）

参 考 文 献

1. Davis H. Principles of electic response audiometry. Ann. Otol. Rhinol. Laryngol, 1976, 85:1~95.
2. Katz J. Handbook of clinical audiology 4th ed. Baltimore: Williams & Wilkins, 1994, 317~123.
3. Hall Ⅲ JW. Handbook of audiotory evoked response. Boston: Allyn & Bacon, 1992.
4. Gorga MP & Thorton AR. The choice of stimuli for ABR measurement. Ear Hear, 1989, 10:217~230.
5. Coats AC. The summating potential and Meniere's disease. Arch Otolaryngol, 1981, 107:199~208.
6. Thomason JE, et al. Acoustic neuroma and non-tumor retrocochlear patients: audiologic features. Scand Audiol, 1993, 22:19~23.
7. Hecox KE. Role of auditory brainstem response in the selection of hearing aids. Ear Hear, 1983, 4:51~55.
8. Kileny PR, et al. Effects of cortical lesions on middle latency auditory evoked responses (MLR). Electroencephalgraph Clin Neurophysiol, 1987, 66:108~120.
9. Gu R. & Fu BT. Diagnostic significance of the staggered spondaic word test and 40-Hz Auditory event-related potentials. Audiology, 1988, 27:8~16.
10. 李兴启，等. 动作电位和电位复合波相对波宽对 Meniere 氏病诊断价值的探讨. 中华医学杂志，1986，66:81~82.
11. 李兴启，等. 脑干和其他中枢病变时 ABR 和 ECochG 的变化. 中华医学杂志，1992，18:35.
12. 李兴启，等. 中期声动反应的特征及临床应用. 中华耳鼻咽喉科杂志，1982，(17):3.
13. 李兴启，等. CNV 测听法及其改进. 心理学报，1986，4:413~416.
14. 顾瑞，等. 聋儿听性脑干反应和 40Hz 听相关电位测试. 中华耳鼻咽喉科杂志，1989，24:130.
15. 李兴启. 脑干反应的测试方法及正常值. 军医进修学院学报，1982，3 (1):30.
16. 李兴启. 耳蜗电图在临床上的诊断价值及耳蜗毛细胞生理机能的观察. 军医进修学院学报. 1982，3 (1):27.
17. 纪维刚，顾瑞，李兴启. 豚鼠中耳局部应用红霉素的电生理及病理观察. 中华耳鼻咽喉科杂志，1985；20 (3):157~159.
18. 李兴启. 脑干病变时听性脑干反应变化的分析. 中华医学杂志，1985，21 (2).
19. 李兴启. 耳蜗性感音神经性聋脑干反应的观察和分析. 中华耳鼻咽喉科杂志，1985，21 (2):65.
20. 杨伟炎，姜泗长，李兴启. 经迷路后听神经瘤切除术. 中华耳鼻咽喉科杂志，1986，21 (1) :1~4.
21. 李兴启. 耳蜗电图与突聋预后的关系. 中华耳鼻咽喉科杂志，1987，22 (3).
22. 李兴启. 记录豚鼠耳蜗电位的外耳道慢性电极道植入法. 生理学报，1987，39 (4).
23. 李兴启. 滤波短声诱发的 AP 和短纯音诱发的 AP-AP 复合波之比较. 听力学及言语疾病杂志，1993，1 (1):15.
24. 李兴启. 脉冲声暴露后豚鼠耳蜗电位及毛细胞形态学变化的实验观察. 中华耳鼻咽喉科杂志，1991，24 (4):18.
25. 于黎明，顾瑞，李兴启. 听诱发电位的时变滤波. 第五届全国语言图象通讯信号处理学术会议，1991. 10.
26. 李兴启. 突聋临床听力学表现及疗效的关系. 中华耳鼻咽喉科杂志，1992.
27. 孙建和，李兴启. 豚鼠耳蜗外毛细胞传出神经末梢分布 Ach 酶的研究. 中华耳鼻咽喉科，1993，28 (4):239.
28. 孙建和，李兴启. 豚鼠耳蜗传出神经末梢及乙酰胆碱酶活性量变的关系. 中华耳鼻咽喉科杂志，1993，28 (4):239.
29. 李兴启. 脉冲声暴露后豚鼠耳蜗 SP+、SP-的变化. 声学学报，1993，18 (3):48.

30. 李兴启. AP－SP复合波－SP积分面积对美尼尔氏病诊断价值的探讨. 临床耳鼻咽喉科杂志，1992.
31. 李兴启. 脉冲声暴露后豚鼠耳蜗传出神经和AchE变化的定量分析. 中华耳鼻咽喉科杂志，1992，28（增刊）：35.
32. 李兴启. 豚鼠畸变产物耳声发射（DPO）和耳蜗微音电位（CM）. 声学学报，1995，20（3）.
33. 孙伟，李兴启. 白噪声暴露对耳蜗末梢细胞胞内电位变化. 军医进修学院学报，1997，18（3）.
34. 孙伟，李兴启. 用同一微电极在中阶同时记录EP、SP和CAP. 解放军军医进修学院学报，1994.
35. 李兴启，孙建和. 响度重振现象机理的探讨. 听力学及言语疾病杂志，1994，2（4）：90.
36. 于黎明，李兴启，仇春燕. 耳声发射在耳蜗病变早期诊断中的应用. 听力学及言语疾病杂志，1996，4（3）：128～129.
37. 李兴启，孙伟，孙建和. 响度重振与耳蜗电位幅度"重振". 中国学术期刊文摘，1997，3（2）：250.
38. 李兴启，叶胜难. 101例桥小脑角占位病变的听力学表现. 头颈耳鼻咽喉科杂志，1997，3（4）：1～3.
39. 李兴启，孙建和. 豚鼠耳蜗电位幅度"重振"现象的实验观察. 声学学报，1998，23（4）：327～332.
40. 郭维，张素珍，李兴启. 瞬态耳声发射的主频对梅尼尔氏病的诊断价值. 听力学及言语疾病杂志，1998，10（6）：171～176.
41. 周娜，于黎明，李兴启. 畸变产物耳声发射正常值及探测音强度差对其影响. 临床耳鼻咽喉杂志，1999，13（7）：305～306.
42. 谭祖林，李兴启. 噪声暴露对耳蜗传入途径的影响. 声学学报，2001，26（4）.
43. 于宁，李兴启. 外源性谷氨酸灌流对耳蜗电位CM、CAP的影响. 解放军医学，2001，26（6）.
44. 于黎明，李兴启. AP－N1或ABR波Ⅰ潜伏期判断响度重振现象. 听力学及言语疾病杂志，2001，9（4）.
45. 孙伟，丁大连，李兴启. 豚鼠耳蜗螺旋神经细胞电压依赖性离子通道的研究. 中华耳鼻咽喉科杂志，2001，26（3）.
46. 李兴启，孙伟. 不同频率短纯音（tone burst）在中阶记录SP的特点. 听力学及言语疾病杂志，1995，2（1）.
47. 李兴启，孙建和，孙伟. 缺氧豚鼠耳蜗总和电位（SP）和毛细胞形态学实验观察. 中华耳鼻咽喉科杂志，1994，29（2）：74.
48. 李兴启，卢云云. 听觉诱发电位的神经生物学基础及应用. 听力学及言语疾病杂志，2005，13（1）.
49. 李兴启，郭明丽. 听性稳态反应. 听力学及言语疾病杂志，2007，15（2）.
50. 李兴启主编. 听常诱发反应及应用. 人民军医出版社，2007.

第九章 耳声发射

耳声发射现象的发现是20世纪后叶听觉生理学和听力学研究最重要的进展。对耳声发射的研究是对听觉生理及病理机制研究的一部分。耳声发射来源于耳蜗，反映了耳蜗内的主动机械活动，在临床听力学检查中可用于了解耳蜗Corti器外毛细胞的功能。目前，随着有关研究的深入，对耳声发射的研究工作已不再限于耳蜗，而是进一步通过耳声发射来观察蜗后结构及听觉中枢的生理活动，并试图通过对耳声发射的观察而了解听觉系统有关结构的病理机制，为临床诊治有关疾病提供依据。

耳声发射的发现者是英国人David T Kemp。他最初从事物理学研究，在大气层物理学研究领域颇有建树，后来由于对音频信号与听觉的兴趣而进入听觉研究领域。在研究中观察到的听阈曲线的"微细结构"现象以及其他相关现象，促使他考虑耳蜗内是否存在声波折返，并进而考虑Gold（1948）提出的听觉灵敏的耳蜗内存在着电—机械换能活动的"主动机制"这一长期被人遗忘了的假说的正确性。为了验证这一假说，Kemp于1977年开始了耳声发射的探索性实验。他将耳机/传声器组合探头放置于人外耳道内，通过耳机发出瞬态声（短声）刺激信号，同时用高灵敏度传声器记录外耳道内的声信号。他发现外耳道声场中除了迅速衰减的刺激信号外，还有一延迟数毫秒出现、持续十余毫秒以上的音频信号。在排除了其他可能性之后，Kemp认为这一信号来自耳蜗，是由耳蜗内耗能的主动活动所产生，将其称为"耳声发射（otoacoustic emissions，OAEs）"（Kemp，1978）。在Kemp报道短声诱发的耳声发射之后不久，又陆续发现了各种其他形式的耳声发射。耳声发射的发现为耳蜗主动机制的假说提供了直接证据，使人们对耳蜗功能的认识发生了根本性变化，为听觉生理学研究提供了全新的概念和研究方向。它的发现是现代听觉生理学具有划时代意义的重大突破。在临床上，耳声发射现已广泛应用于临床听力学检查。

第一节 耳声发射的基本概念

一、耳声发射的定义

Kemp对耳声发射做了如下定义：耳声发射是一种产生于耳蜗、经听骨链及鼓膜传导释放入外耳道的音频能量（Kemp，1986）。

Kemp的这一定义明确指出耳声发射的能量来自耳蜗，这些能量是经过中耳结构的传导进入外耳道而被记录到的。了解耳声发射的定义对于正确理解耳声发射的本质及其在实验研究和临床应用中的意义十分重要。

耳声发射以机械振动的形式起源于耳蜗。经过大量研究，目前已确认这种振动能量来自外毛细胞的主动运动。外毛细胞的这种运动可以是自发的，也可以是对外来刺激的反应，其运动通过Corti器中与其相邻结构的机械联系使基底膜发生各种形式的机械振动。这种振动在内耳淋巴液中以压力变化的形式传导，并通过卵圆窗推动听骨链及鼓膜振动，最终引起外耳道内的空气振动。上述过程大体上是声音传入内耳的逆过程。在人类和多数哺乳类动物，这种振动的频率多在数百到数千赫兹（Hz），属声频范围（20～20 000 Hz），因而称之为耳声发射。在某些动物，耳声发射的频率可以达到20 000 Hz以上。简而言之，耳声发射是由耳内发出的声音，其实质是耳蜗内机械振动能量经声音传入内耳的逆过程以空气振动（声音）的形式释放出来。

二、耳声发射的分类

（一）按是否由外界刺激所诱发分类

耳声发射可以分为“自发性耳声发射”（spontaneous otoacoustic emissions，SOAEs）和“诱发性耳声发射”（evoked otoacoustic emissions，EOAEs）两大类。在诱发性耳声发射中依据由何种刺激诱发，又可进一步分为：瞬态声诱发耳声发射（transiently evoked otoacoustic emissions，TEOAEs）、畸变产物耳声发射（distortion product otoacoustic emissions，DPOAEs）、刺激频率耳声发射（stimulus frequency otoacoustic emissions，SFOAEs）、电诱发耳声发射（electrically evoked otoacoustic emissions，EEOAEs）。

1. 自发性耳声发射（SOAEs）　它是耳蜗在没有任何外界刺激的情况下持续向外发射机械能量，在外耳道内记录到的声信号，表现为单频或多频的窄带谱峰，其形式极似纯音。

2. 瞬态声诱发耳声发射（TEOAEs）　它是指耳蜗受到外界短暂脉冲声（一般为短声或短音，时程在数毫秒以内）刺激后经过一定潜伏期，以一定形式释放出的声频能量，其形式由刺激声的特点决定。由于这种形式的耳声发射具有一定潜伏期，有人也称之为“延迟性诱发耳声发射”（delayed evoked otoacoustic emissions，DEOAEs）。此外，由于它能重复刺激声的内容，类似回声，又是 Kemp 最早报告的耳声发射形式，也有人称之为“Kemp 回声”（Kemp's Echo）。

3. 畸变产物耳声发射（DPOAEs）　它是一种特殊形式的耳声发射。任何非线性系统在有外来信号输入时，其输出可以有两种形式的畸变（失真）：谐音畸变和调制畸变。其中调制畸变出现在输入含有两个以上频率的情况下。耳蜗功能系统为一非线性生物系统，当其受到两个具有一定频率比关系的纯音（称为原始音，primary tones，以 f_1 和 f_2 表示，$f_1 < f_2$）作用时，由于其主动机制的非线性调制作用，使得其释放的声频中出现具有 $nf_1 \pm mf_2$（n 和 m 都为整数）关系的畸变频率，称为畸变产物耳声发射，常见的有 $2f_1 - f_2$ 和 $f_2 - f_1$。

4. 刺激频率耳声发射（SPOAEs）　耳蜗受到一个连续纯音刺激时，在经历一定潜伏期后，也会将与刺激音性质相同的声频能量发射回外耳道。由于这种耳声发射的频率与刺激频率完全相同，故称之为刺激频率耳声发射。

5. 电诱发耳声发射（EEOAEs）　对耳蜗施以交流电刺激能够诱发出与刺激电流相同频率的耳声发射。

（二）近年有人提出按耳声发射的产生机制分类（Shera and Guinan，1999）

1. 线性反射机制产生的耳声发射　自发性耳声发射，反射性耳声发射（诱发性）。

2. 非线性畸变机制产生的耳声发射　畸变产物耳声发射（诱发性）。但这种分类法未被普遍使用。

三、耳声发射的特性

（一）非线性

强度增长的非线性（饱和性）是耳声发射的一个重要特点。诱发性耳声发射的振幅在低强度刺激下可随刺激强度增加而呈近乎线性的增长，当刺激强度增加到接近 40 ~ 60 dB SPL 时，耳声发射强度增长减慢并趋于饱和。这一特点反映了耳声发射来源的生物学属性，也是对其进行确认的一个重要特征（图 9 - 1 - 1）。

图 9 - 1 - 1b 为一正常成人的短纯音诱发耳声发射的输入 - 输出函数曲线，10dB peSPL 左右的短纯音开始引出 OAEs，随刺激声的加大，TEOAEs 也增大，刺激声加至 40dB peSPL 左右 TEOAEs 饱和，随后尽管刺激声继续加大，OAEs 也不再增大，表现出强度增长饱和的非线性。

（二）锁相性

耳声发射的相位取决于声刺激信号的相位，并跟随其变化而发生相应的相位变化。Kemp 正是根据耳声发射的这一特点，结合其非线性特点提出了“一个 3 倍正反应加 3 个负反应”的技术以减少记录伪迹。这一特点也是将 SFOAEs 与刺激频率相区分的基础，并被利用来测量耳声发射的相位。

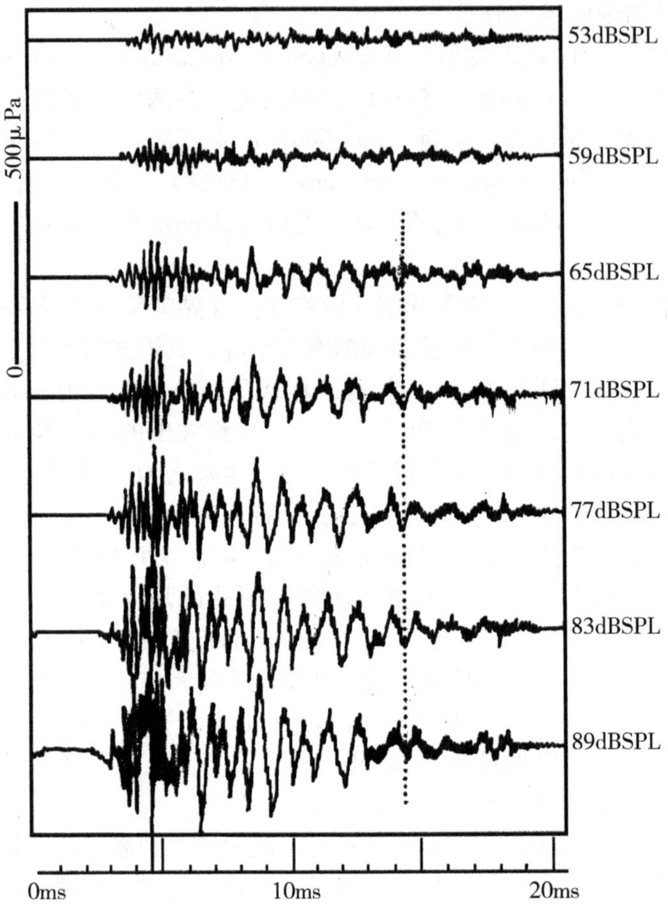

图9-1-1a 正常 TEOAEs 的时域波形，注意其幅度增长在高刺激强度下呈饱和趋势（虚线标明尤为明显，在65dB SPL 时便基本饱和）

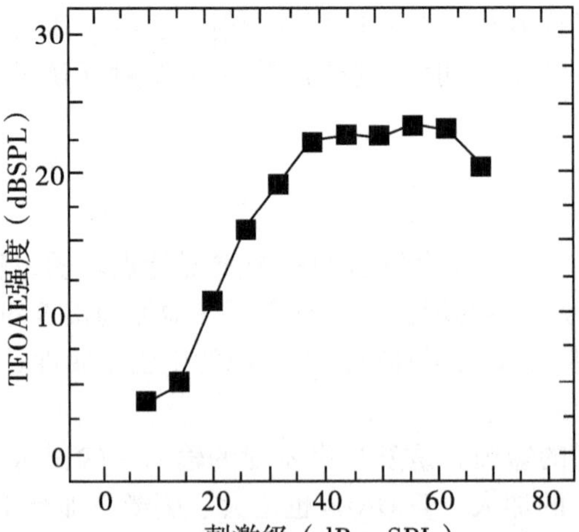

图9-1-1b 一听力正常耳的 1 500 Hz 短纯音诱发耳声发射的输入-输出函数曲线，在刺激级 40dB peSPL 左右，TEOAEs 幅度开始饱和，呈非线性增长

（三）可重复性和稳定性

正常耳 TEOAEs 的时域波形存在明显的个体间差异，但在个体自身则具有良好的可重复性和稳定性。正常耳的诱发性耳声发射反应可连续数年无明显变化，如 DPOAEs 强度变化在 1 小时内一般不超过 1 dB，一周之内小于 3 dB。

（四）与听力状况的关系

耳声发射的产生和记录依赖于耳蜗外毛细胞和中耳传导结构的功能完整。耳声发射在传导性耳聋一般很难记录到，这主要是因为产生于耳蜗的耳声发射能量很低，难以克服中、外耳传导机制障碍所带来的阻力。在蜗性耳聋，当听力损失超过 40 ~ 50 dB 时，耳声发射明显减弱甚至消失。耳声发射与蜗后性听力损失的关系不是十分确定。中枢性听力障碍一般不会影响耳声发射，但听神经瘤引起的听力损失常常会伴有耳声发射的减弱，这主要是因为内听道内的占位性病变可以压迫内听动脉，影响耳蜗血供，从而导致耳蜗损伤。

（五）耳声发射的强度

耳声发射的强度很低，需用高灵敏度的传声器并在安静的环境中才能够测量到。正常情况下，无论何种类型的耳声发射的强度一般在 -5 ~20 dB SPL 之间，很少超过 30 dB SPL。

第二节　耳声发射的机制及意义

一、机制探讨

如上所述，目前已知耳声发射是耳蜗主动机制所产生的机械能量的发射（或称“外泄”），但耳声发射产生的详尽机制仍未完全明了。

（一）听觉机制的基本特点

人耳听觉有着惊人的效率和极其精细的分辨力。在强度感受方面，人耳既灵敏到可以听到引起鼓膜振动幅度仅相当于质子直径大小的频率在 1000 Hz 左右的声音，又能够感受强度相差 120 dB（一百万倍）的声音。在频率方面，人耳可感受在 20 ~20 000Hz 范围内不同频率的声音，能够辨别频率相差仅 0.2% 的两个音调。听觉这样高的灵敏度、这样精细的分辨力和这样大的感受动态范围，一直是听觉生理学研究的重要课题。由于以往一直认为上述听觉效率是中枢听觉系统对听觉信号进行多次加工、分析的结果，因此这类研究的注意力曾主要集中在中枢听觉生理（或称神经听觉生理）上，希望从神经活动中找到听觉高效率的根源所在。然而，中枢听觉神经活动实际上是对听觉信号的二次加工过程，因而其最终效果无疑受限于初始信号的质量，亦即耳蜗内机械/生物电转换前及转换过程中的耳蜗机械振动过程。难以想象仅靠一个“被动”工作的耳蜗作为转换器就能提供高保真的初始信号而使听觉具有上述的精细、高效性。因此，对耳蜗内机械活动的研究成为听觉生理学研究的重要内容之一。

耳蜗是一种特化了的感受器，与外耳、中耳一同组成外周听觉器官。外耳与中耳对声音信号进行最初级的处理，如放大和简单滤波，随后耳蜗将声音转化为神经冲动。作为上述理论的一部分，耳科学过去一直认为耳蜗是被动的机械/生物电换能器，“被动”地对外界声刺激发生反应，将经由外耳、中耳传入的声音振动能量按比例转换为生物电能，进而形成神经冲动沿听觉传导径路向中枢传导，投射到颞叶听皮层，引起听觉。这里的“被动”是指耳蜗仅负责将机械振动过程转化为有一定对应关系的神经放电现象，而未通过耗能的生理活动“主动”地对转化前的机械过程进行加工、使之发生改变。

早在 1948 年，Gold 即首次从理论上提出耳蜗内可能存在一个耗能的主动生理机械过程，这一过程有助于使耳蜗调谐变得更加精细。1960 年 Bekesy 通过实验提出了耳蜗基底膜振动的行波学说。该学说指出不同频率的振动在基底膜上有各自相应的调谐点，即耳蜗内存在着机械调谐过程（Bekesy，1960）。尽管 Bekesy 所显示的耳蜗行波调谐十分粗糙，在今天看来属于“被动耳蜗”的反应，但它毕竟使人们认识到耳蜗对声音的处理不仅仅是一个简单的被动换能过程，而是在机械运动的水平上已开始了对声信号的加工。1971 年 Rhode 报告了基底膜运动的非线性特点，即基底膜振动随刺激声强增加而增大的比率小于 1 dB/dB。他同时还发现基底膜反应的非线性具有频率选择性，即仅能在最佳频率（best frequency，BF）附近观察到非线性。从理论上看 Rhode 实验中所使用的声刺激强度是不会引起一个被动系统产生非线性反应的，因此，他观察到的耳蜗的非线性反应表明基底膜运动并非一个简单的被动过程，而是有其他机制的参与。这些发现促使对耳蜗的研究逐步深入，但由于当时科技水平及研究方法的限制，仍未能为耳蜗内存在主动活动提供直接的证据。

（二）耳声发射产生于耳蜗

在耳声发射发现之初，对其是否来自耳蜗曾经有过一些疑问。经过许多学者的研究，最终确认耳声发射来源于耳蜗，主要论点可归纳如下：

1. 耳声发射是在听神经活动出现之前产生的，与突触传递无关。用化学制剂阻断第Ⅷ脑神经传递（Arts 等，1990）或切断第Ⅷ脑神经（Siegel 及 Kim，1982；Martin 等，1987）之后，不再能测得声刺激引起的听神经反应，但仍可记录到耳声发射。

2. 耳声发射不受刺激率改变的影响，这与听神经反应不同。

3. 诱发性耳声发射有频率离散（dispersion）现象，即耳声发射的频率愈高则潜伏期愈短，总体上耳声发射的潜伏期短于听神经反应潜伏期。

4. 诱发性耳声发射的振幅与刺激强度相比是非线性地增长的，达到一定的刺激强度后，耳声发射的振幅不再增长。

5. 耳声发射的调谐曲线或掩蔽曲线与心理物理调谐曲线及第Ⅷ脑神经调谐曲线相似。

6. 耳毒性药、强噪声、缺氧等损伤耳蜗的因素，都可影响耳声发射。

7. 在耳蜗性损害耳，听力损失在 40～50dB 以上的频率区引不出耳声发射，但听阈正常的频率区仍可引出耳声发射。

上述证据从不同方面支持了耳声发射来源于耳蜗的学说，而最强有力的证据来自 Brownell 于 1985 年报道的耳蜗外毛细胞的电能动性（详见下文）。

（三）主动机制不在中耳

鼓膜、听骨链和耳蜗内诸结构构成的传导系统可以被看作是一个机械阻尼系统。在一个被动的阻尼系统中，从系统内输出的能量永远不会等于或超过外界输入到系统中的能量。而实验观察发现，在低声强刺激时，耳蜗所产生的耳声发射强度可接近甚至超过刺激声强度，即由耳蜗输出的能量接近或超出了输入的能量。因此，整个系统中需要有某些部位为振动或行波提供能量，以补偿能量消耗，甚至起到放大作用，这是主动系统与被动阻尼系统的根本区别所在。据计算，正常耳蜗中特征频率处基底膜上行波的振幅可以是被动耳蜗模型的 100 倍，即主动机制使行波振幅增加了 40 dB（Kemp，1986）。中耳结构的阻抗、耳蜗组织的质量和劲度、耳蜗内液体的黏滞度等构成了该传导系统的阻尼，当由振动输入耳蜗引发的基底膜行波从蜗底向蜗顶传播及逆向传回蜗底和传向外耳道时，必须消耗其能量以克服系统阻尼。若想要维持行波振幅不变，甚至使之增长，系统中必须有某些部位为振动或行波提供能量。

曾有人认为这一能量来自中耳。但中耳结构中除肌肉外，多为被动活动的结构（如听骨、韧带等），不具备通过主动活动为振动提供能量的能力，而中耳肌肉收缩的频率很难达到几百 Hz 以上，也绝难同时包含多种频率，因而这种假设由于明显缺乏证据而未被接受。随着颞骨组织学和听觉生理学的发展，人们较多的注意力集中在向耳蜗内寻找动力来源，最终集中到了 Corti 器的外毛细胞上。

（四）外毛细胞的能动性

外毛细胞与内毛细胞在细胞结构和神经支配上的不同提示着二者功能有所不同。外毛细胞呈圆柱状，座落于 Corti 隧道外侧，远离较为固定的螺旋缘基底膜附着处。有人形容外毛细胞似一圆柱状水囊，具有一定抗曲挠性。其顶端有纤毛嵌入盖膜中，底部经支持细胞与基底膜耦合，与周围结构建立了密切的联系，能够有效地将自身活动传递到其周围结构，从而对基底膜的运动产生影响。在神经支配上，外毛细胞直接接受传出神经纤维，而内毛细胞不直接与传出神经纤维形成突触联系；传入神经纤维有95%分布于内毛细胞，只有5%分布于外毛细胞。超微结构研究发现，在外毛细胞内有类似肌细胞肌质网样结构的表面下池（subsurface cistern），推测此结构也有与肌质网类似的功能。进一步的研究已经证实，外毛细胞内存在肌动蛋白和肌凝蛋白。这种神经支配和细胞结构提示着其功能与机械活动有关。肌质网样的结构和收缩蛋白的存在说明外毛细胞具备产生机械活动的结构基础；外毛细胞与周围结构的关系使其可以将自身活动有效地传给周围结构；而神经支配的特点更表明外毛细胞的主要功能并非向中枢传入信息，而是对中枢传出的指令做出反应。

Brownell（1985）首先发现了哺乳类动物外毛细胞的能动性，他发现，离体外毛细胞在受到电刺激时胞体的长度能够发生与电刺激频率相同的快速伸缩变化。这一发现为耳声发射的来源以及耳蜗主动机制的存在提供了直接证据。现已确认，哺乳类动物外毛细胞有两种活动方式：一种为受细胞膜电位控制的胞体长短的快速变化，其伸缩运动的频率可高达几万赫兹，涵盖了耳蜗的听觉范围，这是耳蜗主动机制（或称“耳蜗放大器”）的功能基础。这种快速运动只取决于膜电位的变化，亦即受控于外毛细胞的感受器电位，而与通过外毛细胞的转导电流大小无关，也不依赖于胞内ATP的存在。胞体伸缩运动的幅度可达细胞长度的3%～5%，这种长度变化所产生的力量可推动数倍于外毛细胞自身的质量，电刺激后出现胞体伸缩运动的延迟约在100μs以内。外毛细胞胞体的长短变化与肌细胞最主要的不同之处在于它是双向运动。当基底膜的机械运动使外毛细胞顶部的纤毛向长纤毛一侧摆动时，细胞膜去极化，胞体缩短；而纤毛向相反方向摆动时，外毛细胞膜电位出现超极化，胞体伸长；外毛细胞的另一种活动为胞体长短和直径的缓慢变化，由耳蜗内多种神经活性物质调控，其作用可能是通过改变外毛细胞与盖膜之间的机械耦合关系而调节耳蜗的听敏度。近年，作为外毛细胞能动性物质基础的运动蛋白——快动蛋白（prestin）已在分子水平得到确认（Zheng等，2000），这是外毛细胞能动性和听觉研究极为重要的突破性进展。

有人提出外毛细胞顶端的纤毛可能也参与耳蜗主动机制。在两栖类和鸟类等动物，外毛细胞的胞体不具备能动性，而其纤毛束在电刺激时具有快速摆动的能力，因此其耳蜗主动机制是由纤毛束的主动运动完成的。在哺乳类动物，在相当长的时间里未发现外毛细胞纤毛束的电能动性。最新的研究表明由钙离子介导的纤毛机械敏感性离子通道的电活动使哺乳类动物外毛细胞纤毛束具备电能动性（Kennedy等，2005），这些纤毛的快速摆动速率可高达数万赫兹。因此，外毛细胞纤毛束的能动性可能是耳蜗放大器的另一个动力源，也是耳声发射的另一个来源。

（五）耳蜗内声波的逆向传播及耳声发射的形成

耳声发射的发现还证明耳蜗内声波的传播呈双向性。一个迄今广为接受的推测是行波不仅可以如Bekesy所描述的那样由蜗底传向蜗顶，也可反向传回蜗底，耳声发射即源自逆行传向蜗底的行波（“逆向行波”）。但是最近有研究结果提示，基底膜的逆向行波可能并不存在，耳蜗内声波的逆向传播可能是以压缩波的形式实现的（Ren，2004）。

Kemp曾提出，基底膜可由于各种原因而致其机械阻抗在某些部位呈现不均匀分布的情况。当行波通过时，其能量运行在这些部位受到干扰和阻碍，部分能量可由该处发生折返，逆向传向镫骨底板，振动听骨链、鼓膜并传入外耳道，形成耳声发射。人与猴的耳蜗形态学研究发现第四排外毛细胞在中、低频相应蜗回出现率较高，且纤毛扭转角也较多而明显，其频率定位大致与所记录到的自发性耳声发射（SOAEs）和瞬态声诱发耳声发射（TEOAEs）的谱峰相对应。而在自发性耳声发射和瞬态声诱发耳声发射出现率很低的啮齿类动物，第四排外毛细胞几乎不存在，且毛细胞纤毛排列也远较人和猴规整。因此推测是上述解剖因素造成了局部基底膜阻抗的“不均匀”，使行波部分能量于该处折返，形成相应的自发性耳声发射和瞬态声诱发耳声发射。此为耳声发射形成的机制之一，称为“解剖学说”。

当同时受到两个不同频率的纯音（称为“原始音”）作用时，由于耳蜗的非线性调制作用，两个原始音在基底膜上一定部位以特定形式相互作用，其行波在基底膜上的原始音特征频率（characteristic frequency，CF）区域发生干扰，引起一定频率能量的逆行折返，形成调制畸变产物耳声发射（DPOAEs）的短延迟部分；畸变产物的行波在产生后也可以沿基底膜向蜗顶到达其自身特征频率区，在该处调谐并放大，又逆向返回蜗底而形成畸变产物耳声发射的长延迟部分。此为耳声发射形成的“功能性机制”。由于已知中耳结构对声音的反应在一定频率和声强范围内是线性的，而破坏原始音特征频率区的外毛细胞可以使畸变产物耳声发射消失，因而可以确定畸变产物耳声发射产生于原始音特征频率区的外毛细胞，这一点在利用掩蔽调谐曲线进行的实验中也得到了证实。

（六）基底膜的主动反馈机制

有人认为基底膜上的结构存在主动反馈机制。图 9-2-1 是耳蜗内可能存在的两种反馈机制。其中机制 A 对本段基底膜呈正反馈效应，而对邻近段基底膜表现负反馈，而机制 B 则是一个典型的直接正反馈机制。此机制的正常工作除具有放大作用外，还有利于基底膜的精细调谐。如果该机制工作不稳定（这在高灵敏度系统中较易发生），则或因本段基底膜呈过高反应，或因邻近的基底膜负反馈作用减弱，都可使基底膜发生振动，产生行波并将能量传向蜗底，并可持续不止，引起耳声发射。人们认为这是产生自发性耳声发射的主要机制。实验显示，一侧的噪声刺激可以使对侧耳的诱发性耳声发射受抑制，而一侧一定频率的纯音也可改变同侧和对侧自发性耳声发射的频率及强度。显然，这一作用是通过耳蜗传出神经系统的交叉或非交叉橄榄耳蜗束实现的，证明神经机制是上述主动反馈机制的重要部分。

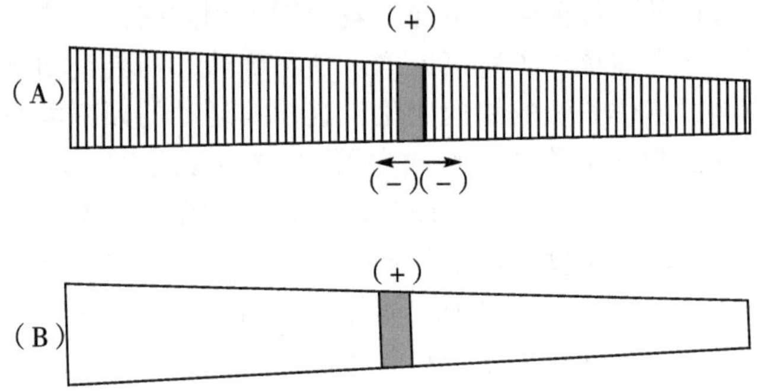

图 9-2-1　基底膜的主动反馈机制

A. 在正反馈段的两侧呈负反馈；B. 直接正反馈，本段基底膜呈过高反应，振动基底膜产生行波并将能量传向蜗底。

（七）耳声发射之间的相互作用

不同的耳声发射之间可以相互作用，产生干扰；而相同的耳声发射其不同成分之间也可以相互作用，直接影响耳声发射的输出结果。当有多个 SOAEs 存在的时候，相邻的 SOAEs 可以相互作用而产生其自己的 DPOAEs。在具有 SOAEs 的个体，DPOAEs 的幅度及输入-输出函数曲线的表现会受到邻近频率的 SOAEs 的影响，TEOAEs 也常易出现持续振荡的现象，特别是当刺激声的频率与 SOAEs 频率接近的时候。利用 DPOAEs 强度-频率曲线制作的“DP 听力图”上常可在一些频率区见到耳声发射的强度随频率变化而发生波动所形成的若干“峰-谷”，称为听力图的“细微结构”（fine structure）。这种强度的强弱变化是因为 DPOAEs 的不同成分因相位的差异而在不同频率相互增强或相互抵消所形成的，SOAEs 的存在也可影响 DP 听力图细微结构的形状。

（八）耳声发射的机制尚需进一步研究

总的讲，耳声发射产生的机制尚不完全清楚。关于在外耳道中记录到的耳声发射是由单一机制产生或是有一个以上机制参与，目前仍不能定论。研究表明，使用高强度刺激声（>60 dB SPL）诱发的耳声发射与使用低强度刺激声诱发的耳声发射的生物学表现有所不同，后者对各种影响耳蜗功能的因素更为敏感。因此推测至少在高强度刺激下，有部分非生理性的被动机制参与形成耳声发射。但也有研究认为高强度原始音和低强度原始音诱发的耳声发射同属一种产生机制，只是所包含的非线性成分多少不同而已。本文作者的研究还发现，使用非等强原始音诱发的 DPOAEs 对声暴露的敏感性高于使用等强原始音诱发的 DPOAEs，且恢复速度较慢，从另一个角度提示二者的产生机制有所不同。对于不同形式的耳声发射是否来自同一发生器也有不同意见，但一般同意它们均来自耳蜗内共同的主动机制（Probst，1991；石勇兵等，1989）。

二、耳声发射的意义

需要指出的是，耳声发射是耳蜗主动机制的副产物，它本身并无任何生理作用。但耳声发射代表着耳蜗内耗能的主动性机械活动，这种主动活动是正常耳蜗功能的一个极重要的部分。因此，耳声发射的意义在于它能够反映耳蜗的主动机制，或者更具体地说，反映耳蜗外毛细胞的功能状态。对耳声发射及相关的耳蜗生理的研究使人们确信听觉的高度灵敏和精细的频率辨别来源于耳蜗对声信号的主动性加工。有人提出耳蜗具有放大和滤波的两重作用。

声信号引发耳蜗基底膜行波而兴奋感觉细胞，最终引起相应听觉。听觉的灵敏度将取决于行波是否能有效地兴奋感觉细胞，引起神经冲动的发放；听觉的分辨力也与行波能否准确地兴奋相应感觉细胞有关。低强度声的行波除本身幅度原本很小外，其在耳蜗内的运行也因需要克服各种阻力而使其能量逐渐减弱，在到达相应感觉细胞的部位时，其振幅将会十分有限。在完全被动的耳蜗中，仅以基底膜被动物理特性为基础的机械调谐是十分粗糙的，产生的分辨率也远不够精细。耳蜗主动机制以外毛细胞主动运动的形式向基底膜注入机械动力，可以为行波运行增加能量，从而补充因克服阻力而耗散的能量，并在特征频率附近增强基底膜振动的幅度而发挥“耳蜗放大器”的作用。如前所述，据实验和理论计算，上述放大机制可在低声强刺激时使行波峰顶处的振幅增加达 40 dB 以上。因此听阈附近 40 dB 的听力是依靠主动机制的放大完成的，当外毛细胞功能丧失时听力损失即可达到 40 dB 左右（图 9－2－2a），调谐曲线的“尖部”上升并变钝（图 9－2－2b），声刺激引出的反应增长曲线（或称“输入—输出函数曲线”）的非线性特征消失而出现线性增长（图 9－2－2c）。主动机制可以使基底膜的振动得到精细的加工，使特征频率处的基底膜振动调谐变得十分锐利，从而使耳蜗对声音振动

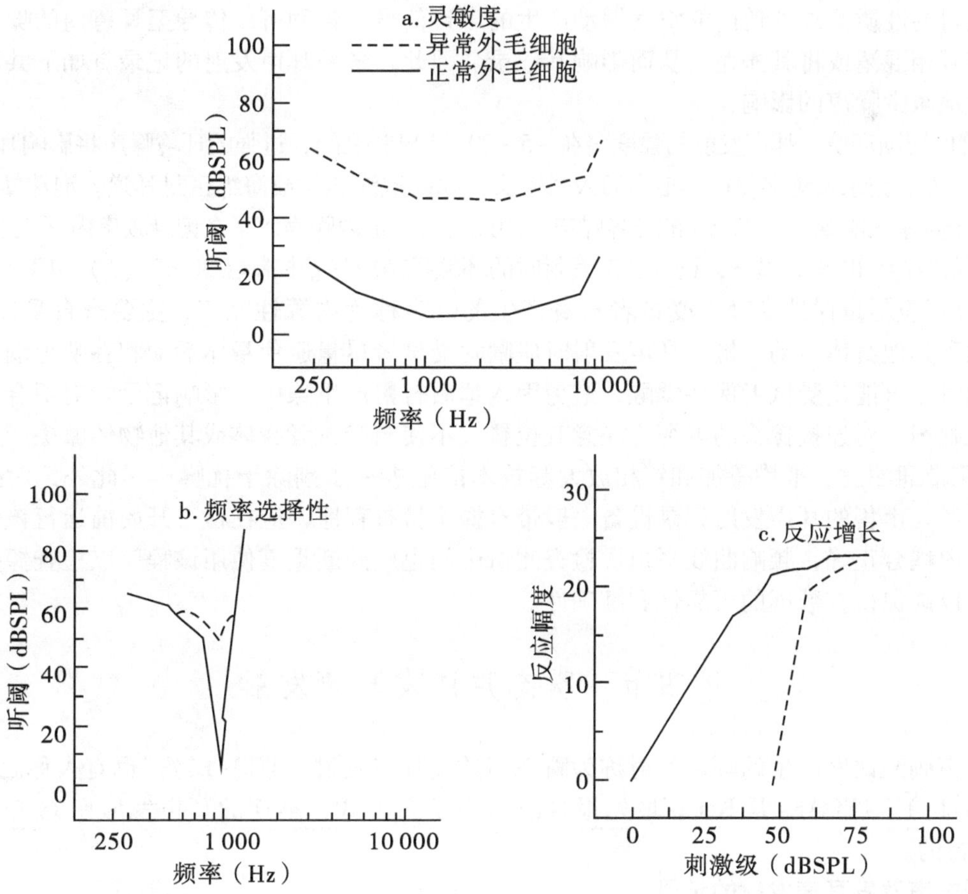

图 9－2－2　外毛细胞缺失或受损对听敏度、频率选择性及 OAsE 反应增长的影响

的分辨力大为提高，与被动耳蜗有截然的区别。基底膜振动调谐曲线的敏锐度与听神经动作电位调谐的敏锐度极其相似，足以证实这一点。

外毛细胞周围的机械耦合状态，使得外毛细胞可以通过自身的主动运动直接或间接地影响内毛细胞（感觉细胞）的活动状态。这种外毛细胞与内毛细胞的关系不仅可以使听觉灵敏度和分辨力增加，还可以通过改变高声强时内毛细胞的机械耦合状态而扩展听觉动态范围。

听觉传出系统对外毛细胞有一定的调控作用，可以通过它改变耳蜗对声信号的加工处理过程，扩大耳蜗放大器的动态范围，从而对传入的听觉信号产生影响。此外，传出系统对外毛细胞的调控作用在噪声环境中对耳蜗具有一定的保护作用。

可以把从外耳道开始到听觉皮层所构成的听觉系统看成是一个精密的信号分析系统。耳蜗，或更具体地讲，听毛细胞的声/电转换相当于该系统的传感器或信号采集部分，而听觉神经系统是复杂的信号分析部分。在任何一个分析系统中原始信号的采集都是十分重要的，外周初级传感器的灵敏度、分辨率将决定其后的分析结果如何。如果原始信号过于粗糙，其后的精细分析则无从谈起。耳蜗内的主动机制正是通过主动的机械活动增加了听觉系统初级传感器——毛细胞换能器的灵敏度和分辨力，并有助于控制其增益，从而为听觉神经系统的精细分析提供了丰富的信息。由此可见，主动机制是耳蜗听生理的机制的一个极重要部分，临床上部分感音神经性聋的听阈提高、分辨力变差及出现重振（动态范围减小）可能即是源于外毛细胞受损造成的主动机制障碍。

第三节　耳声发射记录中需注意的问题

耳声发射的性质是外耳道内的空气振动产生的声音信号。各种可以传导至耳道内的噪声都可以与耳声发射信号相混淆或将其掩盖，从而影响其记录。因此，各种耳声发射的记录有如下共同要求，以求最大限度地减少噪声的影响：

1. 安静的周围环境　耳声发射的强度多在 -5 ~20 dB SPL 之间，过强的环境噪声将影响耳声发射的记录。目前耳声发射记录系统多使用耳道内插入式探头，并以泡沫塑料或海绵密封耳道。泡沫塑料耳塞式耳机可以在言语频率区隔绝 30 ~40 dB 的外界噪声，因此为使耳道内噪声水平在记录频率内（人主要为 250 ~8 000 Hz）保持在 0 dB SPL 以下，记录耳声发射时的环境噪声应尽量控制在 30 dB（A）以下。

2. 受试者应尽量保持安静　受试者自身产生的噪声称为内源性噪声，主要来自受试者的呼吸、心跳、吞咽和其他身体运动。检查耳声发射时应嘱咐受试者尽量避免身体活动和吞咽等动作，保持平静呼吸。同时尽可能使受试者保持觉醒，避免因入睡后打鼾产生噪声，影响记录。对不合作的小儿可使用镇静催眠剂。对连接探头的电缆应注意其位置，不使与受试者身体或其他物体摩擦产生噪声。

3. 采用带通滤波、平均叠加和锁相放大等技术措施进一步剔除干扰噪声。此外，对探头的放置也需十分注意。市售的耳声发射记录设备一般带有探头检查程序，应在检查开始前运行该程序，确保探头在耳道内耦合正确，频响曲线平坦。检查测试中间也应间断重复使用该程序以检查探头位置是否发生变化，以确保检查数据的可靠性和准确性。

第四节　瞬态声诱发耳声发射

以短暂声刺激诱发产生的耳声发射称为瞬态声诱发耳声发射（TEOAEs），也有人称之为 Kemp 回声（Kemp echo）。TEOAEs 是 Kemp 最先报告的耳声发射形式，早期的耳声发射研究工作多是围绕 TEOAEs 进行的。

一、瞬态声诱发耳声发射的记录

（一）TEOAEs 测试所需的设备

记录 TEOAEs 所用的探头内除含有记录耳道声场变化的微音器外，尚需一个用于给予声刺激的微型耳机。微音器的质量（如灵敏度、线性范围、频率响应特性等）十分关键，现在国外市售的耳声发射测试仪均采用专门生产的高灵敏度微音器。微型耳机的质量和探头的声学特性也十分重要。用于给声的声刺激器应能输出短声、短音及短纯音。由探头微音器拾取的信号经放大后送至平均叠加仪进行时域上的平均叠加，以提高信/噪比，并以时域图形的形式进行显示和记录（图 9-4-1）。这些数据还可进一步进行频域处理及其他分析。刺激声也可通过骨导给予。

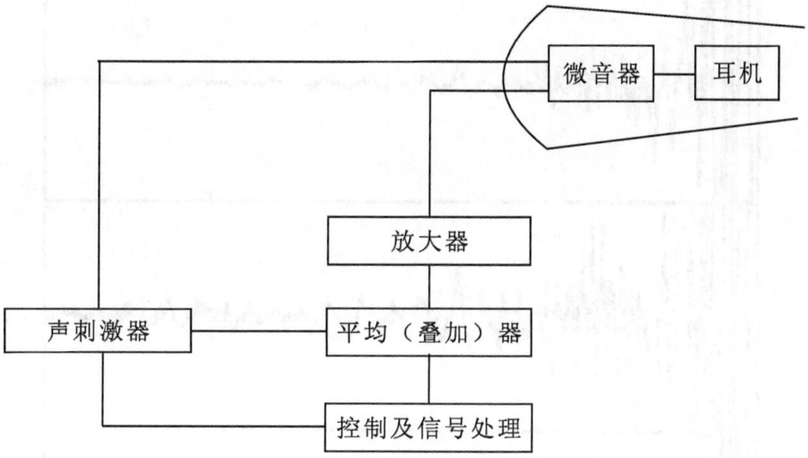

图 9-4-1　TEOAE 记录系统构成示意图

（二）非耳声发射信号的消除

对 TEOAEs 记录来说，外耳道声场内声信号污染的控制良好与否，是决定能否得到清晰、灵敏记录的关键。降低声信号污染的措施有如下几种：①提高探头质量，使其时间响应特性和频率响应特性达到一定要求（在 2 ml 耦合腔内，当耳机输出的声强为 60 dB SPL 时，声刺激信号的振荡长度应不大于 5 ms，频率响应在 300 ~ 6 000 Hz 范围内应基本平坦，振幅波动应小于 3 dB）；②探头与外耳道耦合良好有助于降低噪声污染；③采用物理门控或延迟触发，不仅可以去除记录开始数毫秒内的刺激声信号（一般在 3 ~ 5 ms），而且可以避免因过强刺激信号使放大器饱和而出现长时程电路低频振荡所产生的电伪迹；④使用带通滤波器降低噪声污染（一般取 300 ~ 6 000Hz，斜率 24 dB/倍频程）；⑤利用 TEOAEs 的锁相性和非线性特性进行信号加减处理。先以密相短声刺激并平均叠加，得出一条曲线，再用减低 10 dB 的疏相短声刺激并记录出另一条曲线。对线性变化的成分来说，降低 10 dB 后其幅度约为原幅度的 1/3。但对呈非线性变化的耳声发射来说，刺激信号降低 10 dB 并不能使其幅度也下降 10 dB，故其幅度将大于原幅度的 1/3。现在将第二条曲线乘以 3，则这条曲线中的线性成分的幅度正好与第一曲线相等，但相位相反。而非线性的耳声发射部分的幅度将大于第一条曲线，相位亦相反。此时将二曲线相加，则线性成分因幅度相等相位相反而抵消，仅留下非线性的耳声发射信号（图 9-4-2）；⑥非线性相消法。使用 3 个 1 倍振幅的正向方波和 1 个 3 倍振幅的反向方波产生的短声诱发耳声发射，将每个短声刺激诱发的外耳道声信号相加，道理与⑤相同（图 9-4-3）。

（三）TEOAEs 的识别

除探头的各项特性外，探头在耳道内放置的好坏对记录结果的可靠性也有着决定性的影响。在目前市售的 TEOAEs 记录系统中，Otodynamics 公司的 ILO88 系统装备有探头耦合检查程序，有助于对探头放置情况的判断。在检查过程中应经常运行此程序，防止因探头移位影响记录结果的准确性（图 9-4-4）。

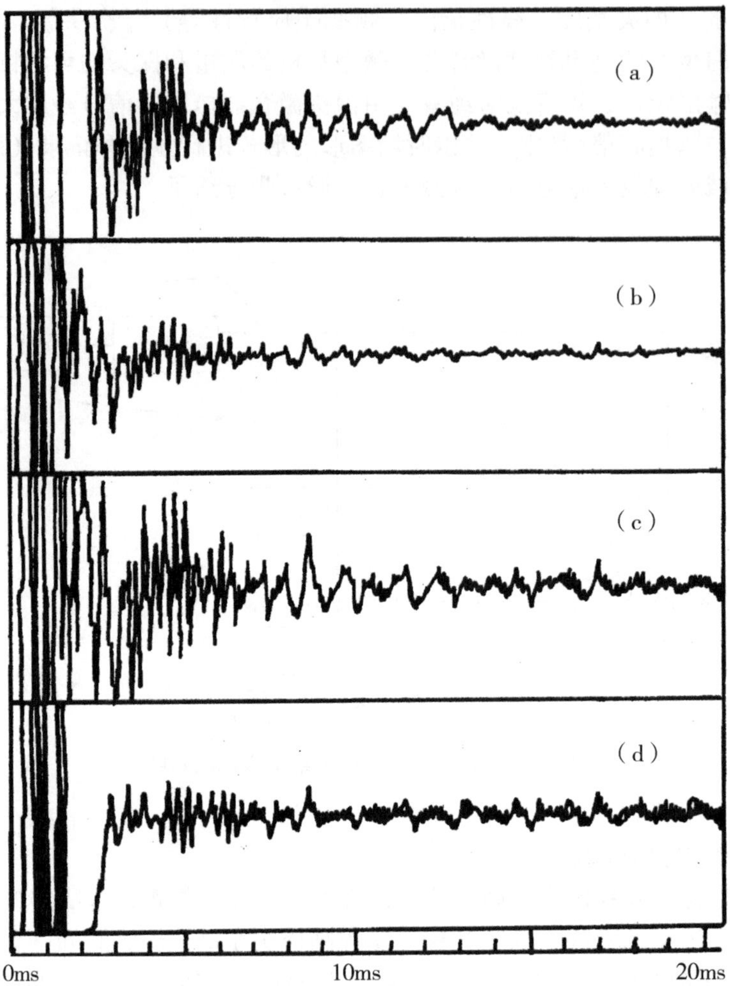

图 9-4-2 利用 TEOAEs 的锁相性和非线性增长特点进行波形加减，减少噪声伪迹，波形（b）的刺激强度为（a）的 1/3；（c）=（b）×3，而（d）=（c）-（a）则是噪声减少后的波形，注意最终波幅虽有所减小，但 <5ms 时间段的伪迹也明显减小

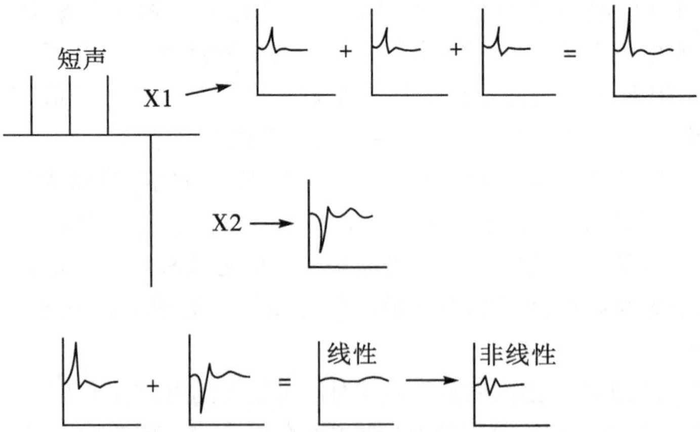

图 9-4-3 非线性相消法

X1 为 80μs 短声，每个短声相隔 200 ms，X2 为振幅等于 X1 的 3 倍的 80μs 短声，3 个 X1 和 X2 引出的声反应信号相加后，线性成分被抵消，只剩下非线性的 OAEs。

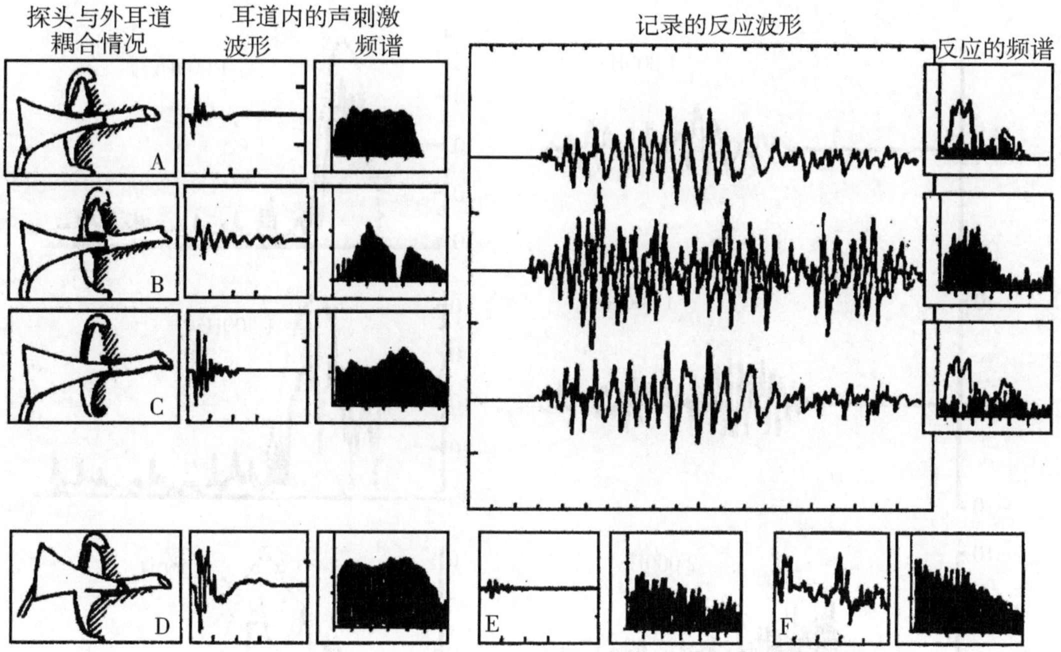

图9-4-4　探头耦合情况

A：良好；B：探头与外耳道未密合，耳道中振鸣，主频为2kHz；C：橡皮头不配，耳道振鸣，主频为4kHz；D：探头堵塞或顶住外耳道，异常大的振幅和低频尾部的波形；E：探头脱出；F：受试者咳嗽或活动。

判定TEOAEs反应主要依据：①非线性变化；②良好的可重复性；③随刺激强度减低，其反应潜伏期延长；④频率离散现象，即在时域上不同频率的反应出现的时间不同（图9-4-5、图9-4-6）。

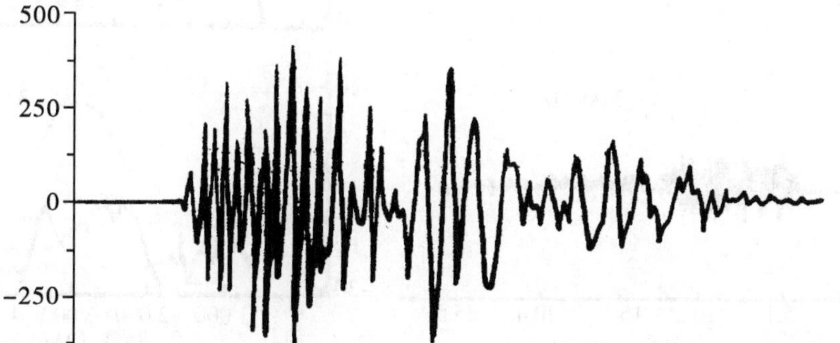

图9-4-5　TEOAEs的频率离散现象

为用80μs短声40dB peSPL诱发的正常TEOAEs波形，TEOAEs的波形呈频率离散性，即高频潜伏期短而低频潜伏期长。

对记录到的耳声发射时域图形还可进一步做其他处理，如频谱分析、重合率、反应阈、双耳间阈差等等。

在对侧耳施加声刺激（可以是各种连续或间断声）可以使记录侧的耳声发射幅度下降。这种交叉抑制现象是由包括脑干水平的耳蜗核、上橄榄复合体在内的听觉传入/传出神经系统介导完成的，因此利用这种检查手段可以帮助检测影响这一神经环路的低位听觉中枢神经系统病变（图9-4-7）。

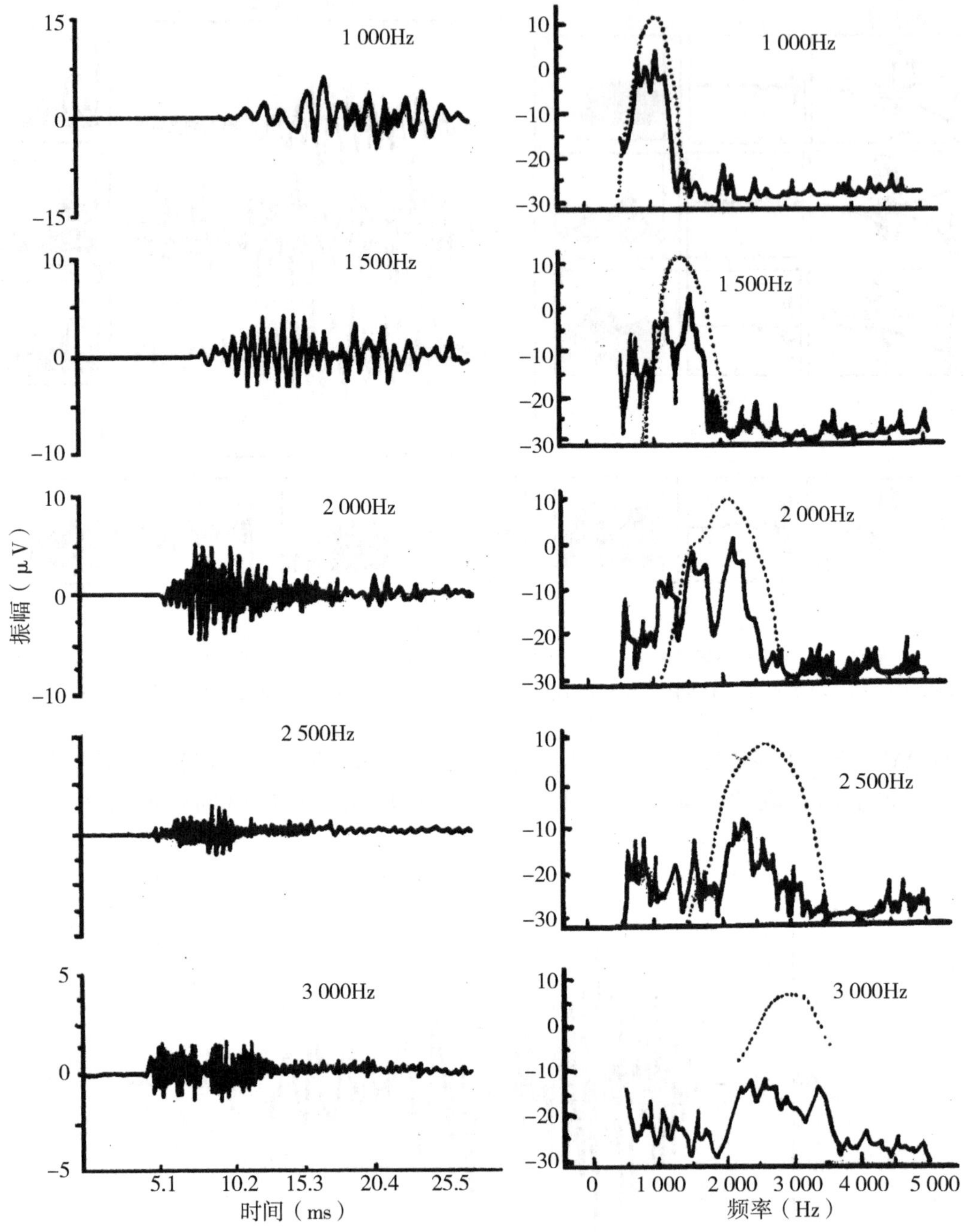

图 9－4－6　短纯音诱发的耳声发射

左侧为不同频率短纯音诱发的耳声发射波形，右侧为不同频率短纯音诱发的耳声发射的频谱（实线），虚线为刺激声（短纯音）的频谱。

（四）TEOAEs 的图形

不同厂家设计的 OAEs 检测仪所记录到的的 OAEs 反应图形可略有不同，本文以 IL 088 的主图为例（图 9－4－8）进行描述。

1．“刺激（stimulus）”　显示记录开始前 5 ms 时窗的刺激声波形，标准的波形是在 1 ms 的时间内在零线上下 0.3 Pa 范围内振荡几次。

2．键入受试者的姓名、检测耳、日期等。

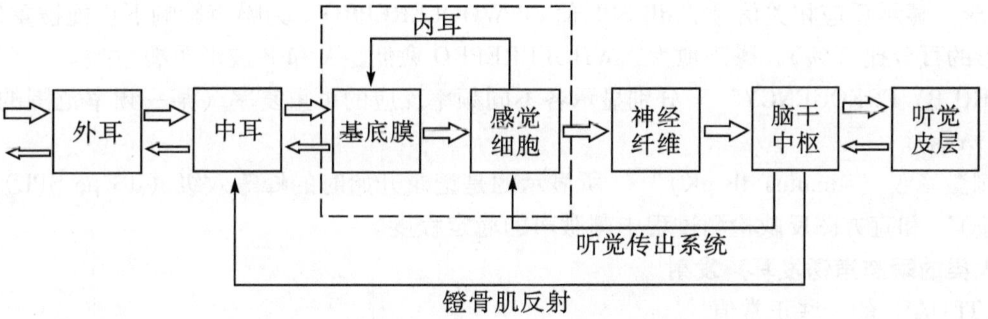

图 9－4－7　听觉传入、传出系统示意图

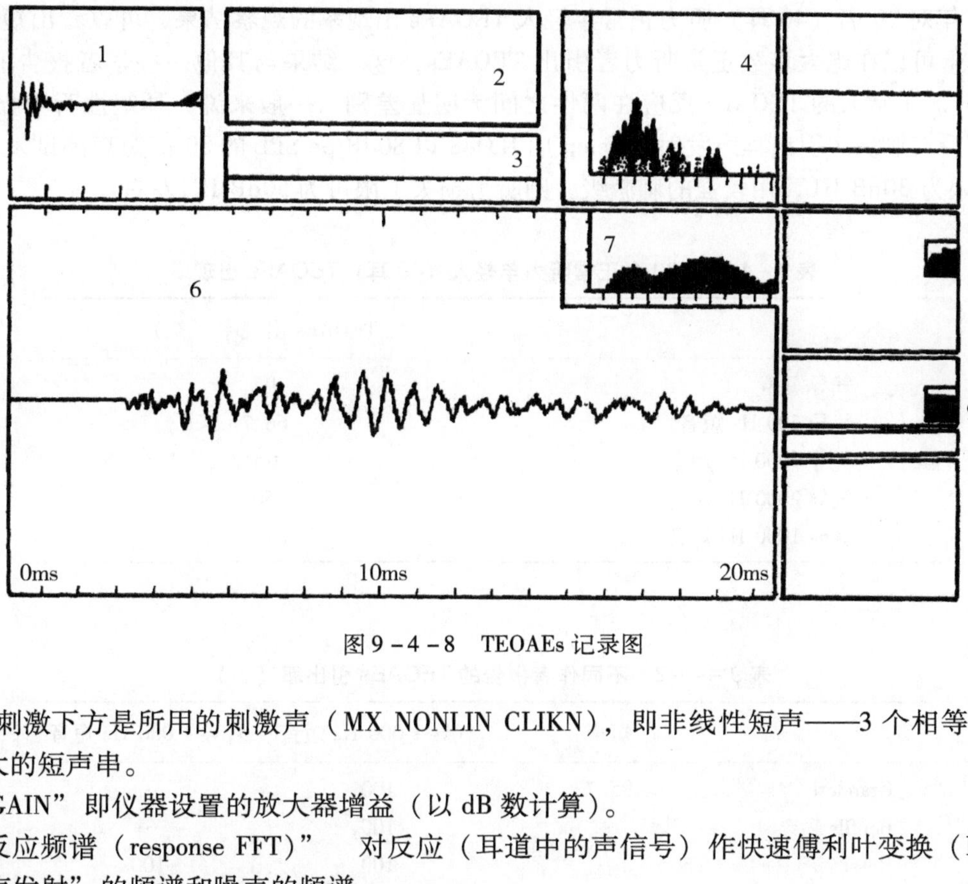

图 9－4－8　TEOAEs 记录图

3．在刺激下方是所用的刺激声（MX NONLIN CLIKN），即非线性短声——3 个相等的和一个反相的 3 倍大的短声串。

“DB GAIN” 即仪器设置的放大器增益（以 dB 数计算）。

4．“反应频谱（response FFT）”　对反应（耳道中的声信号）作快速傅利叶变换（FFT），分别显示“耳声发射”的频谱和噪声的频谱。

5．显示外耳道内的输入噪声级和排斥限度　噪声级应明显低于排斥限度。还显示整个记录过程中“安静（QUITE）期”和“嘈杂（NOISY）期”各占多少（每一“计数”为贮存器 A 存入 4 次扫描图，贮存器 B 存入 4 次扫描，共 8 次短声刺激）。“全部数据（ALL DATA）”为反应的平均声压级。“A－B DIFF”为 A 贮存器和 B 贮存器的叠加波形相减得出的声级。如果反应含有重复好的信号，则 “ALL DATA” 的 dB 数应大于 “A－B DIFF” 的 dB 数。如二者相等则可能含有一些可检测的信号，应进一步分析。

6．波形反应　显示检出的反应（TEOAEs）的时域波形，观察 A 和 B 两个通道记录的波形是否重叠良好，初步从时间前后对耳声发射的不同频率成分作约略的分析，高频在先，低频在后。由于在信号采集时使用了约 2.5 ms 的触发延迟，因此刺激声信号不被采集和显示。

7. 刺激声频谱。

8. 反应 显示反应相关信号的 dB SPL 值。“WHOLEREPRO” 为噪声影响下仍能被重复的 A 和 B 通道的波形的百分比（%），噪声愈大，WHOLEREPRO 愈低，A 和 B 波形重叠愈差。

“REPRO BY FREQUENCY” 下分别显示各不同频率反应的可重复率（某一频率范围的噪声越低，越易重复 OAEs）。

9. “刺激峰级（stimulus dB pK）” 所显示的是记录开始时的峰等效级（dB pe SPL）。“稳定性（stability %）” 和直方图反映检测过程中刺激声的稳定程度。

二、人类的瞬态声诱发耳声发射

（一）TEOAEs 的一些正常值

TEOAEs 主要见于人类和其他灵长类动物，其强度在正常人多在 -5 ~ 20 dB SPL 之间，绝少超过 20 dB SPL。TEOAEs 在正常人群的出现率：60 岁以下者为 100%，大于 60 岁则出现率下降，可降至只有 35%。其反应阈多在 -5 dB SL 左右，90% 以上正常人的双耳间反应阈差小于 10 dB。表 9-4-1 为作者 1988 年对 20 名（40 耳）听力正常年轻人 TEOAEs 出现率的观察结果，可以看出短声和 1 000 Hz 短音基本上可以在绝大多数正常听力者引出 TEOAEs，这一结果与其他一些学者报告的极为接近（表 9-4-2）。正常人的 TEOAEs 反应在两性之间无明显差别。一般来说，耳蜗性听力损失超过 40 dB 就不能用瞬态刺激声引出耳声发射。Kemp 用 ILO88 以 80dB pe SPL 的 80μs 短声测试发现 TEOAEs 的听阈级上限为 30dB HL，用较强的刺激级，则听力损失上限可为 50dB HL 左右。

表 9-4-1 20 名正常听力年轻人（40 耳）TEOAEs 出现率

	TEOAEs 出现率（%）
气导短声	95
气导 500 Hz 短音	66.7
气导 1000 Hz 短音	100
气导 2000 Hz 短音	50
骨导 1000 Hz 短音	87.5

表 9-4-2 不同作者报告的 TEOAEs 引出率（%）

	短声	气导 1 000 Hz 短音	骨导 1 000 Hz 短音
Grandori	95.7	100	…
Bonfils	…	100	…
Rossi	…	100	100
本文作者	95	100	87.5

（二）TEOAEs 的特性

1. TEOAEs 的潜伏期 TEOAEs 的潜伏期长于理论上声波进出耳蜗所需的时间，有人认为这反映了 TEOAEs 的生物学属性，即该潜伏期包含了双向换能及滤波过程所需的时间。也有人认为 TEOAEs 的潜伏期或许并非很长，只是其起始部分隐于刺激声信号中，不易识别而已。但有研究表明，TEOAEs 的长时程部分较其短时程部分含更多的非线性成分，支持 TEOAEs 潜伏期具有生物学属性的理论。耳声发射的潜伏期与频率有关。据 Kemp 报告，5 000 Hz 的耳声发射的潜伏期约为 4 ms，而 500 Hz 耳声发射的潜伏期则约在 12 ms（Kemp，1980）。

有学者发现长潜伏期 TEOAEs 成分（一般在 10 ms 以上）对各种损伤因素更为敏感。本文作者也发现对侧声刺激对同侧不同潜伏期的 TEOAEs 有不同的作用，对长潜伏期 TEOAEs 成分（>12 ms）表现抑制，而对短潜伏期者（<10 ms）则或无作用或表现出增强效应。另有学者将 TEOAEs 按持续时间是否超过 20 ms 分为“长 TEOAEs”和“短 TEOAEs”两类，并观察到长 TEOAsE 与频率离散现象和刺激强度变化时 TEOAEs 波形的变化有更密切的关系，因此认为长 TEOAEs 往往伴随多频率 TEOAEs 出现（Probst 等，1986）。

2. TEOAEs 的频谱及优势频率　TEOAEs 的频率多在 0.5～5 kHz 范围内，以 1～3 kHz 为主。这种频率分布可能与外耳、中耳结构的传导特性有关。TEOAEs 在一定频率范围内可基本反映刺激信号的频率内容。正常人短声诱发的 TEOAEs 频谱可分为宽阔连续谱形和多峰状谱形，后者的谱峰多与 SOAE 相应频率相吻合。多峰状谱多见于年青人，其谱峰被称为 TEOAEs 的优势频率（dominant frequencies），60 岁以上者少见此种谱形。TEOAEs 的优势频率一般不随刺激强度变化而改变，可能反映了耳蜗内存在着位置固定的 TEOAEs 发生器（generator）。婴幼儿 TEOAEs 与成人相比有较明显差别，其平均振幅一般大于成年人平均振幅；以宽频刺激声（如短声）诱发时，其 TEOAEs 频率成分中含有的高频成分（主要指 4 000Hz 以上）较成年人多。短声诱发的耳声发射具有频率离散的特点，即在时间上其高频成份出现在先，其后依次为中、低频成份。这种频率离散现象的出现主要是因为不同频率的行波在基底膜上传播的距离不等。高频由于定位于距离镫骨底板很近的耳蜗底转，故其发射首先出现在外耳道中；而低频行波需要行进至较远的顶转，故其发射返回得较晚。

3. TEOAsE 的反应阈及非线性　TEOAEs 的反应阈在正常听力者一般低于受试者对刺激声的主观感受阈，这从另一方面反映了耳声发射是一种神经前反应。在 TEOAEs 反应含有优势频率者，其 TEOAEs 反应阈一般低于频谱为宽阔连续谱形者，这可能是因为前者有一定自发性耳声发射（SOAEs）倾向，因而诱发其 TEOAEs 所需能量较小。40 岁以后 TEOAEs 反应阈呈上升趋势，反映了耳蜗功能的退化。有人因此提出，TEOAEs 测试是观察老年性听力减退的更为灵敏的指标。作者在一组正常听力年轻人观察到的 TEOAEs 反应阈与主观感受阈大致相当（石勇兵等，1989）。应当指出，无论 TEOAEs 引出率或 TEOAEs 反应阈，其高低都在一定程度上受 TEOAEs 记录系统灵敏度和本底噪声的影响。

TEOAEs 强度在正常人以中等强度刺激声（60～80 dB SPL）刺激时多在 -5～20 dB SPL 之间，其随刺激声强度增加的增长曲线（输入/输出曲线）在低强度时呈近乎线性，当刺激声强度达到 20 dB SL（约为 50 dB SPL）时 TEOAEs 增长趋向饱和，表现出明确的非线性。这种非线性在长潜伏期 TEOAEs 成分表现得更为突出。

4. TEOAEs 与听力图　有人将耳声发射频谱与心理物理测听的细微结构听力图（fine - structure audiogram）进行了比较。细微结构听力图是以 50～100 Hz 为一档变化测试频率得到的纯音听力图，能更精确地反映受试者对不同频率声音的主观听力。研究发现，TEOAEs 谱峰多与细微结构听力图上的听觉灵敏频率相对应，提示主动机制的活跃与听觉灵敏度有直接关系。

5. TEOAEs 与 SOAEs　在存在 SOAEs 的受试耳，SOAEs 与 TEOAEs 之间的相互干扰可以使 TEOAEs 的表现出现不稳定倾向，对其波形、反应阈和增长曲线都会产生影响。同侧掩蔽声对 TEOAEs 幅度可以产生影响，但只限于同步掩蔽、后掩蔽和持续掩蔽，前掩蔽声对 TEOAEs 无作用，提示前掩蔽主要是神经系统反应，而其他掩蔽效应则有耳蜗活动的参与（Kemp 及 Chum，1980）。持续声暴露可以使 TEOAEs 幅度下降，尤以长潜伏期成分表现明显，反应了声暴露引起的耳蜗功能的疲劳。

6. 对侧声刺激　对侧声刺激可以使同侧 TEOAEs 幅度下降，同时伴有 TEOAEs 时域波形相位的变化（相位前移）。这种现象被认为是由听觉传出系统中交叉的内侧橄榄耳蜗系统（medial olivocochlear system，MOC）介导的，是听觉传出系统对耳蜗生理活动的反馈调节。目前对这种反馈调节的意义尚未完全了解，有学者认为其负反馈作用在强声暴露时可能有助于保护内耳的毛细胞。另据本文作者研究发现，双耳间同步、同性质声刺激的强度差与时间（相位）差可以影响 TEOAEs 的交叉掩蔽抑制程度。这种强度差和时间差是听觉空间定位的重要线索，因此推测上述由交叉传出神经系统介导的反馈调节机制可能参与双耳听觉空间定位过程（Shi 等，1997）。

（三）TEOAEs 的临床研究

1. TEOAEs 与感音神经性聋　感音神经性聋是耳科最大的难症之一，其病因及病理十分复杂，从耳蜗开始至听觉皮层之间听觉传导通路的病变都可造成感音神经性聋。对病变的定位及定性诊断对了解病变、指导治疗和预防具有重要意义。以往临床常用的检查手段除心理物理方法外，主要是对电/神经活动的检查，对耳蜗内机械活动状态无法观察。耳声发射为我们提供了一个无创的直接了解耳蜗机械活动状况的窗口。因此，在其发现后不久，就有诸多学者利用这一检测手段对多种感音神经性聋进行了观察研究，并不断探讨其临床应用价值。如前所述，现已确认耳声发射来自耳蜗，是耳蜗内机械活动（具体说是外毛细胞主动活动）的结果，因此测试耳声发射有助于对耳蜗功能的评估和感音神经性聋的定性及定位诊断。

耳声发射是音频能量沿声音传入耳蜗的相反途径自内耳传至外耳道，因此中耳结构的正常和外耳道的通畅是记录耳声发射的必要条件。外耳道的阻塞性病变除可以影响探头的放置外，还直接阻碍耳声发射能量传导至探头内的微音器，使记录难以进行。中耳病变主要通过妨碍耳声发射振动能量向外传导而使传到外耳道内的耳声发射减弱或消失。研究表明，渗出性中耳炎、咽鼓管功能不良等都可以使耳声发射幅度减低或消失。因此，在进行耳声发射检查前，必须询问中耳疾病史，并详细进行耳镜检查，以排除外耳和中耳病变。

2. TEOAEs 与儿童听力筛选　在耳声发射发现以前，有条件的医院里多采用听性脑干电反应（ABR）作为检查新生儿听力的方法。目前，应用诱发性耳声发射进行新生儿听力筛选已在发达国家的医院里普通开展，它具有快速、简便、无创、灵敏的优点。由于出生后第一、二天时新生儿中耳内可有羊水残留，影响对耳声发射的记录，故一般主张在新生儿出生 3 天后检查，一般选择午后新生儿进食后入睡时进行检查，此时新生儿较为安静。作为听力筛选，测试环境噪声低于 40 dB SPL 即可。以 60 dB SPL 的短声或 1 kHz 短音测试，有肯定的 TEOAEs 反应即可判为外周听力正常。目前也有新的系统采用 DPOAEs 进行测试，效果相同。双耳检查所需时间在 10 分钟以内。检查前应注意排除外耳、中耳病变。新生儿如无中耳疾患，其诱发性耳声发射反应可准确反映耳蜗功能正常与否。与 ABR 的对照研究表明，在 ABR 反应阈高于 30 dB nHL 者，诱发性耳声发射一般为阴性。正常新生儿 TEOAEs 阳性率为 100%，反应频谱与正常成人一样分为宽谱或多峰型，但其强度平均高于成年人，反应中的频率成分较为丰富，高频成分较多（Johnsen 等，1988）。

3. Meniere 病的 TEOAEs 表现　Meniere 病的病变在耳蜗，因膜迷路积水导致内淋巴压力增高，膜性结构张力加大，引起流体动力学和机械动力学改变，久之毛细胞等结构可出现萎缩。由于耳声发射产生于耳蜗，故上述病理可以通过耳声发射反映出来。临床观察发现部分 Meniere 病耳也可出现耳声发射反应，但随着听力损失的增加，耳声发射的检出率下降、反应阈增高。当听力损失超过 40 dB 时，耳声发射一般消失。甘油试验可以在改善听阈的同时降低耳声发射反应阈，或使反应由阴性转为阳性，证明上述耳声发射的改变的确反映了 Meniere 病所造成的耳蜗病理状况（Bonfils 等，1988）。有学者发现多数正常人 TEOAEs 反应的频谱中都存在一个 1.0 ~ 1.6 kHz 左右的优势频率谱峰，而在 Meniere 病患者 TEOAEs 的优势频率谱峰则向低频移动，出现在 0.8 ~ 1.1 kHz。使用利尿药后，这些患者的 TEOAEs 优势频率谱峰向高频方向移动，可以接近正常人。该作者认为 TEOAEs 的这种变化可能是膜迷路积水改变了基底膜运动方式造成的，可以随耳蜗内环境的改变而逆转（Tubo 等，1995）。

4. TEOAEs 与其他感音神经性聋　TEOAEs 的出现率在不同耳群有明显差别。在正常耳为 100%，在耳蜗病变患耳则是随着听力损失的加重，出现率下降，当听力损失超过 40 dB HL 时 TEOAEs 反应趋于消失（Kemp，1986；Collet 等，1990）。一般认为凡病变累及耳蜗引起听力损失，都会使耳声发射下降或消失。临床可见由耳毒药致聋且病史较久者，耳声发射均为阴性。噪声性聋、突发性聋及渐进性遗传性聋也可由耳声发射部分地反映出其病变在耳蜗的变化过程。耳声发射耳群阳性率随年龄增大而降低，反映出老年性聋部分地是由耳蜗功能退化引起。蜗后病变（如听神经瘤患耳）约有 50% 引不出 TEOAEs，可能系因耳蜗血供受累，而中枢性聋者则反应与正常听力耳完全相同。解放军总医院耳鼻咽喉科曾观察到一组蜗后病变引起感音神经性听力损失患者，其中多数（71.4%）可以引出接近正常听力者的 TEOAEs；而与之相比，同时观察的一组耳蜗病变引起听力障碍者则完全引不出 TEOAEs（图 9-4-9）。TEOAEs 双耳间反应阈差也可反映单耳的早期感音神经性听力损失。正常人一般双耳间反应阈差值在 10 dB 以内，大于 10 dB 者应考虑有一侧感音神经性听力损失的可能。正常耳 TEOAEs 反应的频谱常表现为多峰（>60%），而感音神经性聋患耳的 TEOAEs 中此种类型者少（常 <20%）。曾有学者观察在 Corti 器遭到破坏的麻疹和风疹致聋患者，以高强度声刺激也可得到阈值高、幅度小且缺少长时程成分的 TEOAEs 样反应，认为这是由于基底膜在大幅度振动时的轻度非线性造成的。对接触噪声或使用耳毒性药物者，有学者建议使用耳声发射进行监测，以期发现早期的耳蜗损伤，及时治疗，避免出现不可逆的耳蜗病损（Probst，1987）。

5. 听觉传出神经对 TEOAEs 的影响　耳蜗传出神经的内侧橄榄耳蜗系统（MOC）分布于外毛细胞，其活动对外毛细胞的生理活动有一定的调控作用，一般情况下表现为抑制作用。一定强度的对侧声刺激能够兴奋 MOC 而使 TEOAEs 幅度降低 1～3 dB。因此，在临床听力学检查中，利用对侧声刺激（一般用中等强度的白噪声）对耳声发射的抑制效应可以探测内侧橄榄耳蜗系统的功能，有助于感音神经性听觉异常的定位诊断（郑杰夫等，1996）。在听神经病（auditory neuropathy）及部分其他原因的感音神经性聋、耳鸣、听觉过敏患者，TEOAEs 幅度正常或高于正常，但不能被对侧声刺激所抑制，提示内侧橄榄耳蜗系统功能受损。

三、动物的 TEOAEs

文献中记载的能引出 TEOAEs 的动物有：猴、狗、猫、兔、栗鼠、豚鼠、大鼠、小鼠、和蝙蝠。其中蝙蝠的 TEOAEs 引出率较高，有报告 100% 者。同时蝙蝠 TEOAEs 的频率也在超声波范围（Kossl 及 Vater，1985）。仅次于蝙蝠的是灵长类动物 TEOAEs，有报告在猴 TEOAEs 引出率可达 65% 以上。猴 TEOAEs 的表现，包括其频率范围和输入/输出曲线等，都与人十分接近（Wit 及 Kahmann，1982）。在啮齿类动物，TEOAEs 的引出率很低。如在机制探讨一节中提到的，灵长类动物（特别是人类）的 Corti 器结构与啮齿类动物有明显的差别，主要表现在灵长类动物的 Corti 器中存在不规则的第四排外毛细胞（OHC4），纤毛扭转角较多

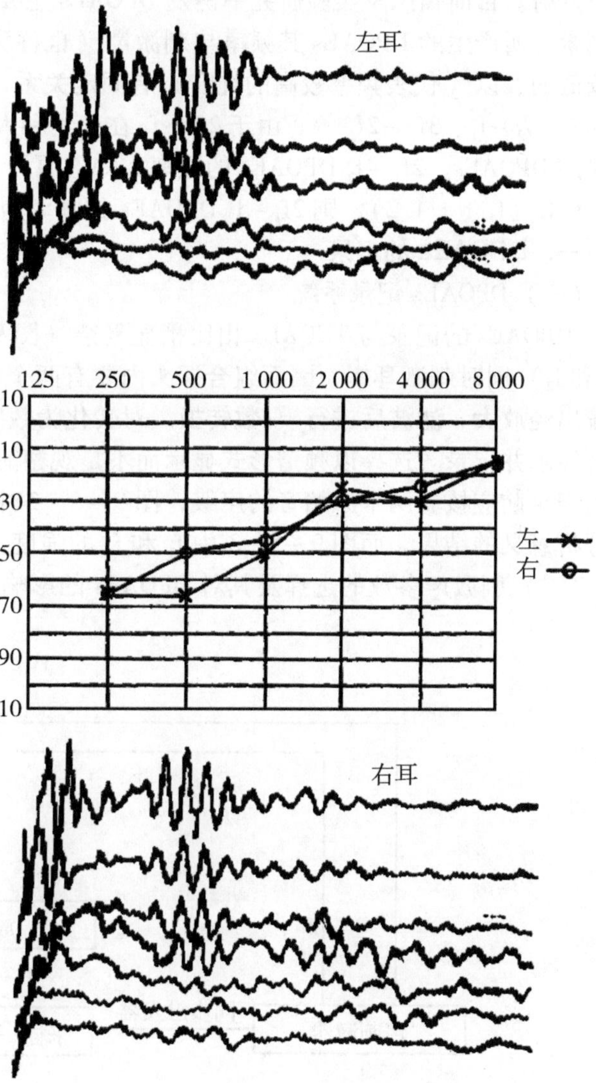

图 9-4-9　患者男性，20 岁，无明确原因双耳进行性听力下降 1 年余，有时头昏，精力不集中，偶有左耳鸣，幼时有高热史，无耳毒药物使用史，双耳感音神经性聋（气导听力如听力图），双侧 ABR 无反应，双耳 TEOAEs 反应阈接近正常

而明显，而在啮齿类动物，OHC4 几乎不存在，其毛细胞纤毛排列也较人和猴规整得多。有人认为这种结构上的不规则可能是 TEOAsE 产生的基础，并以此解释灵长类与啮齿类动物之间 TEOAEs 的差别。另外，观察发现，在以豚鼠为代表的啮齿类动物引出 TEOAEs 的潜伏期明显多在 3 ~4 ms 甚至更短（Zwicker 及 Manley，1981）。因此，也有人认为潜伏期短是造成其 TEOAEs 引出率低的原因之一。

第五节　畸变产物耳声发射

在 Kemp 首次报告发现 TEOAEs 后次年就有了畸变产物耳声发射（DPOAEs）的报告。由于 DPOAEs 在反映频率特性方面比 TEOAEs 有明显优势，其临床应用已日益广泛。

当耳蜗受到一个以上频率的声音刺激时，由于其主动机制的非线性活动特点，会产生各种形式的畸变，在其释放返回到外耳道的耳声发射中就含有刺激声频率以外的其他畸变频率，统称为畸变产物耳声发射。目前临床及实验研究中诱发 DPOAEs 主要使用具有一定频比关系的两个连续纯音对耳蜗进行刺激，所产生的 DPOAEs 其频率与刺激声（也称为“原始音”，primary tones，常以 f_1 代表其中频率较低的、以 f_2 代表频率较高的纯音）有固定关系，以公式表示为 $nf_1 \pm mf_2$（n 和 m 都为整数），如 $2f_1-f_2$、f_2-f_1、$3f_1-2f_2$ 等。由于 $2f_1-f_2$ 在动物和人均有较高的强度，便于记录，因而是最常记录和研究的 DPOAEs。$2f_1-f_2$ DPOAEs 的频率在知道原始音 f_1 和 f_2 后很容易计算。设 f_1 为 1 000 Hz，f_2 为 1 200 Hz（$f_2/f_1=1.2$），则 $2f_1-f_2$ DPOAEs 的频率为 2 ×1 000 －12 00 =800 Hz。

一、DPOAEs 的记录

（一）DPOAEs 记录系统

DPOAEs 的记录与 TEOAEs 相比稍显复杂（图 9－5－1）。它需要两个具有一定频比关系的纯音（f_1 和 f_2）同时刺激耳蜗，因而组合探头内要有两个耳机和一个记录耳道声场信号的微音器。微音器的输出经放大、滤波后进行模/数转换。对转化为数字形式的信号进行 FFT 变换，形成频域功率谱后进行显示并记录。选择以频谱形式显示而不是观察时域波形的原因是频域 DPOAEs 信号便于辨认。在开始记录前应核验两个原始音的声级，图 9－5－2 中 f_1 和 f_2 声级以及 f_1 和 f_2 的强度比稳定，可得出有分析意义的结果，而图 9－5－3 中 f_1 和 f_2 的强度比不稳定，得出的结果不可靠。

（二）刺激声参数的选择及其对 DPOAEs 的影响

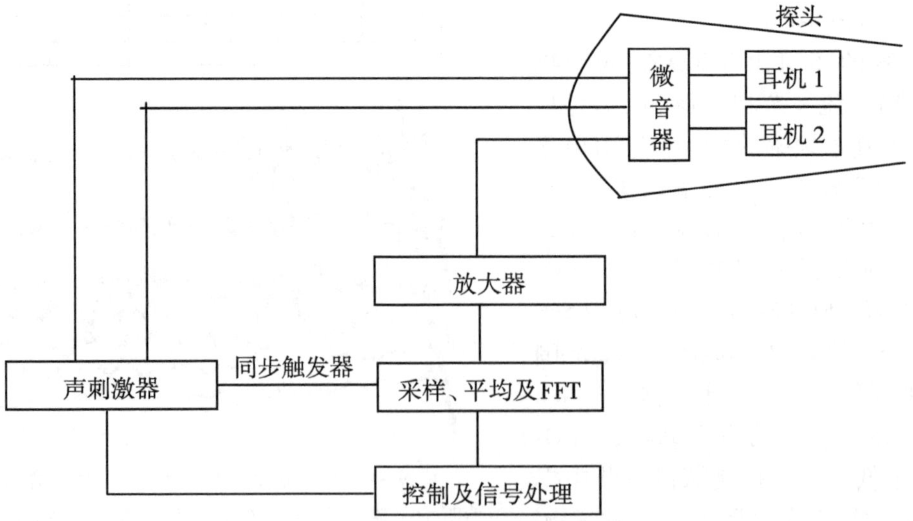

图 9－5－1　DPOAsE 记录系统构成示意图

FFT（快速傅利叶变换）将时域信号（波形）转化为频域信息（功率谱），以便于对信号的识别和判读。

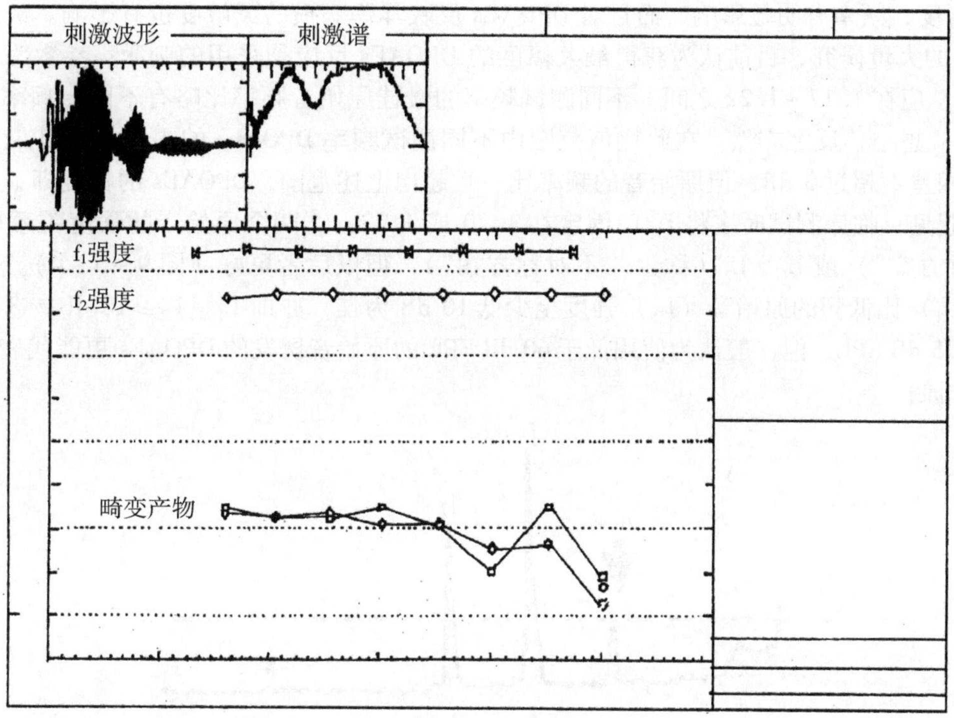

图 9－5－2　f_1 和 f_2 的声级和强度比稳定

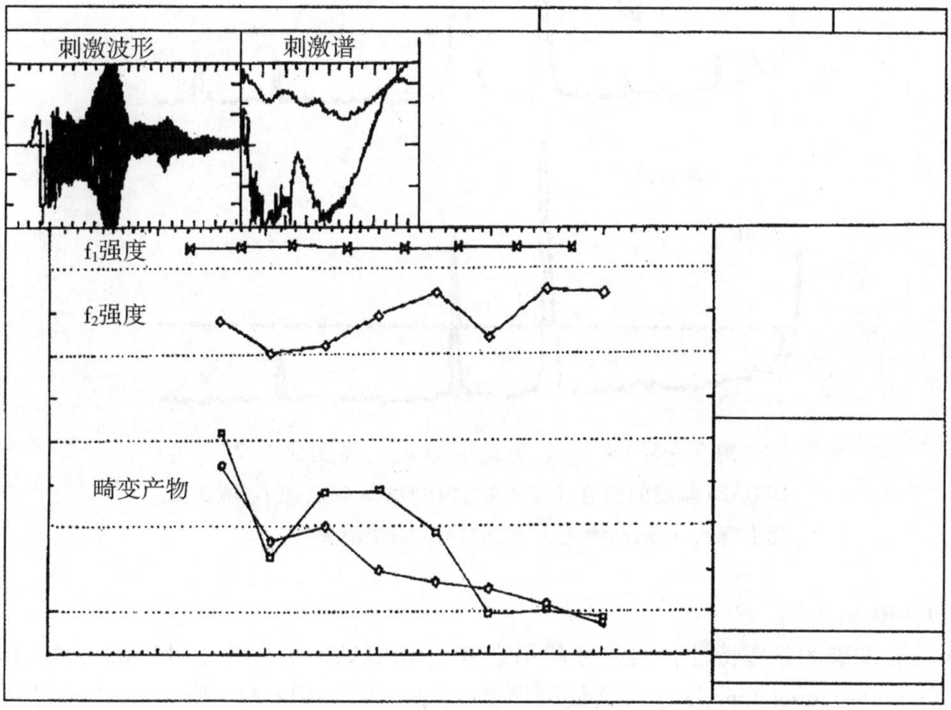

图 9－5－3　f_1 和 f_2 的强度比不稳定

DPOAEs 的判定较容易，它出现于与原始音 f_1 和 f_2 有关的固定频率上（如 $2f_1-f_2$ 或 f_2-f_1 等），在频谱上表现为纯音样的窄带谱峰，一般以高于本底噪声 3 dB 为确认标准。刺激声参数不仅对 DPOAEs 的幅度、频率有明显影响，而且对 DPOAEs 反映耳蜗病损的灵敏度也有影响。经过众多学者长达 10 多年的大量研究，目前认为获得最大幅度的 DPOAEs 反应须采用的刺激声参数为：①原始音的频率比 f_2/f_1 应在 1.17～1.22 之间。不同测试频率的最佳原始音频率比略有不同，频率越高，所用的 f_2/f_1 比值应越小，反之亦然。在此比值范围内不同测试频率 DPOAEs 的幅度与用其最佳频率比所诱发的反应相差不超过 3 dB，但原始音的频率比一旦超出上述范围，DPOAEs 的幅度即显著降低。因此，为方便起见，临床测试时多将 f_2/f_1 固定在 1.20 或 1.22；②两个原始音的强度关系可为 $L_1=L_2$（称为"对称方案"）或 $L_1>L_2$（称为"不对称方案"），但以后者更好（图 9-5-4）。一般以高频的原始音（L_2）比低频的原始音（L_1）强度至少低 10 dB 为佳，亦即 $L_1-L_2\geq10$ dB；③原始音的强度可在 30～75 dB SPL，但一般认为使用低于 60 dB SPL 的原始音诱发的 DPOAEs 更能代表生理状态下的耳蜗主动机制。

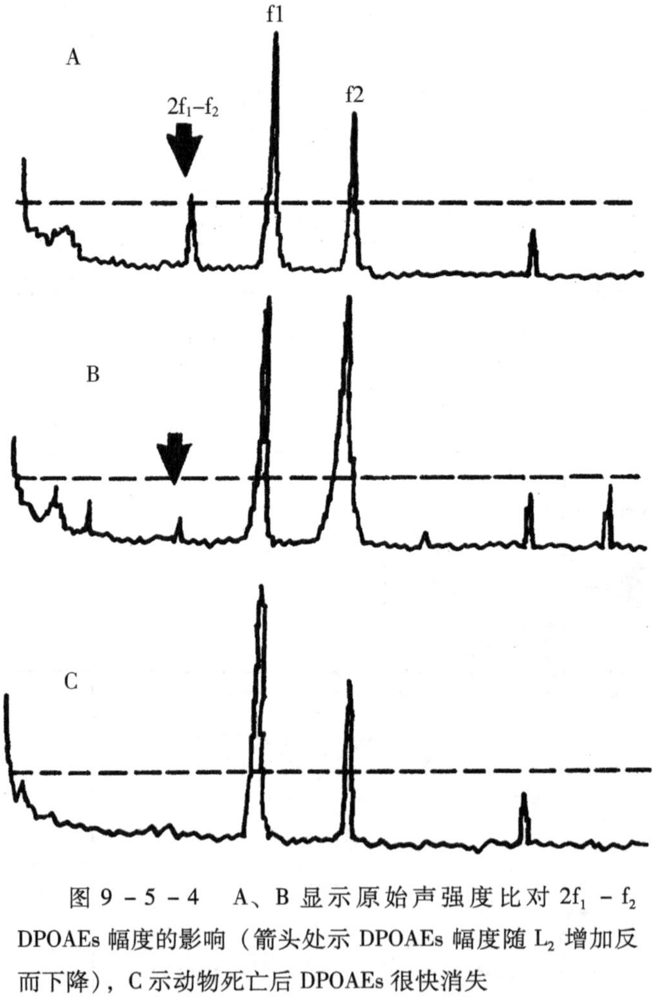

图 9-5-4　A、B 显示原始声强度比对 $2f_1-f_2$ DPOAEs 幅度的影响（箭头处示 DPOAEs 幅度随 L_2 增加反而下降），C 示动物死亡后 DPOAEs 很快消失

（三）DPOAEs 听力图

DPOAEs 具有准确的频率特性，因此可利用它制出 DPOAEs 听力图（DPOAEs audiogram）、输入/输出函数图（input - output function）、掩蔽调谐曲线等。制作 DPOAEs 听力图时固定原始音的强度（多用 $L_1=65$ dB SPL，$L_2=55$ dB SPL）和频比，而以 f_2 或 f_2 与 f_1 的几何均数频率代表所表达的被测频率（作为 DPOAEs 听力图的横坐标），将各频率 DPOAEs（目前多测量 $2f_1-f_2$ DPOAEs）的强度连接起来，便形成了 DPOAEs 听力图（图 9-5-5）。可以根据需要选择 DPOAEs 听力图的测试频率间

隔。通过 DPOAEs 听力图可以较直观地了解各频段外毛细胞的功能情况。制作某一频率上的输入/输出函数图时使用固定的频比，逐渐增加原始音的强度（标记为图的横坐标），将不同原始音强度下 DPOAEs 的相应强度记录并连接起来，就得到输入/输出函数图。原始音变化可以以 3 dB 或 5 dB 一档进行。输入/输出函数图可以反映 DPOAEs 的非线性表现，某些病理状态下或记录不准确时，输入/输出函数图会有与正常耳不同的表现。

同样，在对侧耳给予声刺激也可使记录耳的 DPOAEs 幅度降低，其所代表的意义与 TEOAEs 的对侧声抑制意义相同。

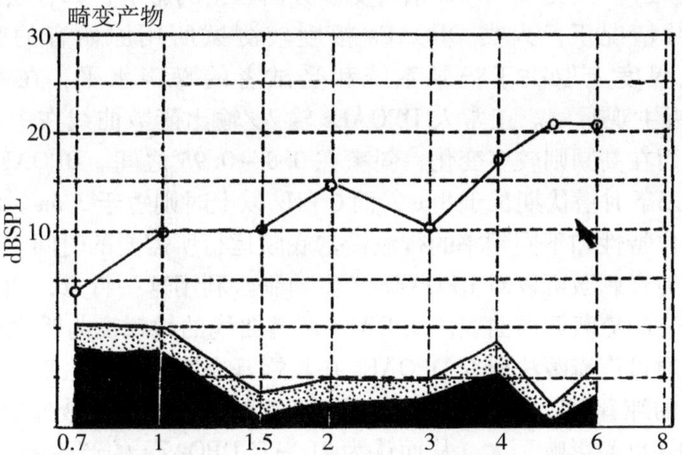

图 9-5-5　DPOAE“听力图”

$L_1 = L_2 = 75$dB SPL，$f_2/f_1 = 1.22$。

（四）DPOAE 的潜伏期

以往由于技术上的限制，对 DPOAEs 的潜伏期很少进行测量。但 OAEs 潜伏期可能也包含了有关耳蜗功能的重要信息，因此最近已有人进行了有关工作。记录 DPOAEs 潜伏期的关键在于确定 DPOAEs 到达外耳道所需的周数。在此基础上加上所余相位角，即是 DPOAEs 潜伏期的全部周波数；以其乘上该 DPOAEs 的周期（频率的倒数），则是以时间表示的潜伏期（一般以 ms 表示）。确定 DPOAEs 的所余相位角十分容易，但了解其到达耳道前所需的整周波数则需要一点技巧。一种解决办法是相位梯度法：用一种 f_2/f_1 频率比得到一个具有一定频率（一般是 $2f_1 - f_2$）的 DPOAEs；增加 f_2 的频率使 $2f_1 - f_2$ DPOAEs 的频率较前次增加 10%（或一定比率），即后者的周期较前者短 1/10；二者的相位每个周期相差 1/10 周，并随周波数的增加而递增，因此如果知道二者总的相位差，也就知道了其中任一 DPOAEs 潜伏期的整周波数；在此基础上加上所余相位角，即是全部周波数。Otodynamic 公司出品的 ILO92 耳声发射系统配有利用这一原理测量 DPOAEs 潜伏期的软件，通过选项可以同时报告以周波数和毫秒表示的 DPOAEs 潜伏期（图 9-5-6）。

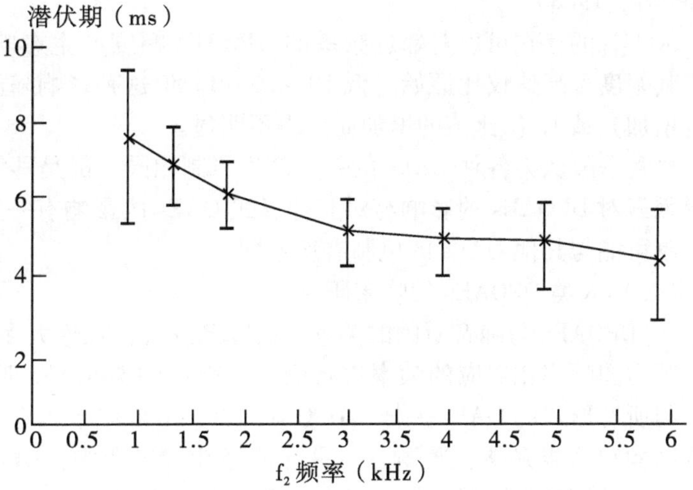

图 9-5-6　DPOAEs 潜伏期随频率增高而缩短

二、人类的 DPOAEs

（一）人类 DPOAEs 的特性与耳蜗功能

人类 DPOAEs 幅度一般较啮齿类动物低约 20 dB，同时，人类 DPOAEs 幅度有着较明显的个体间差异。

1．人类 DPOAEs 的基本特点　多数作者报告正常人耳 DPOAEs 的引出率在 90% 以上，有的报告高达 98%，甚至 100%（Longsbury - Martin 及 Martin，1990）。不同实验室引出率的差别部分地可能是由于所使用的设备和技术不同而造成的。DPOAEs 引出幅值较高的频率范围在 1 ~ 8 kHz 之间（以 f_2 或 f_2 与 f_1 的几何均数代表）。人类 DPOAEs 幅值受多方面因素的影响，如各项测试参数，以及受试耳本身的生理特性。多数情况下，人类 DPOAEs 幅度较测试所用原始音的强度约低 60 dB 左右。DPOAEs 反应阈在极大程度上取决于记录系统和受试者的噪声水平，在噪声控制好的条件下，DPOAEs 反应阈可以接近主观听阈。正常人 DPOAEs 输入/输出函数曲线在中、低频率较为一致，斜率较小，在 0.8 以下；而在高频则较多变化，斜率在 0.8 ~ 0.95 之间。DPOAEs 潜伏期随测试频率的变化而变化，在 1 kHz 以下时潜伏期长于 8ms，而 6 kHz 以上时则短于 3 ms。潜伏期的这种变化反映了耳蜗基底膜的频率定位特性和不同频率的行波沿基底膜运行所需要的时间。

一定频率和相位的纯音刺激可以对 DPOAEs 产生抑制。利用这一特点，通过连续变化抑制音的频率，便可以得到 DPOAEs 的掩蔽调谐曲线。DPOAEs 调谐曲线的敏锐度与听觉神经通路结构的调谐曲线不相上下。另有学者通过声掩蔽法研究 DPOAEs 在耳蜗基底膜上的产生部位，并发现频率位于 f_2 或 f_2 与 f_1 的几何均数附近的纯音可以对 $2f_1 - f_2$ DPOAEs 产生最大程度的掩蔽抑制，而频率相当于 $2f_1 - f_2$ 的声音对 $2f_1 - f_2$ DPOAEs 反而影响不大，从而认为 $2f_1 - f_2$ DPOAEs 的产生部位在基底膜上 f_1 与 f_2 频率定位处之间靠近 f_2 处（Brown 及 Kemp，1983；Martin 等，1987）。

2．对侧声刺激对 DPOAEs 的影响　在对侧耳给予声刺激可通过兴奋耳蜗传出神经的内侧橄榄耳蜗系统而抑制同侧耳的 DPOAEs。国内的研究表明，对侧白噪声（一般为 55 ~ 65 dB SPL）持续刺激可以使同侧 DPOAEs 下降达 3 dB 以上（郑杰夫等，1996）。这表明正常情况下听觉传出系统（具体为内侧橄榄耳蜗系统）参与耳蜗主动机制的调控；同时表明通过 DPOAEs 交叉抑制试验，有可能发现蜗后涉及听觉传出通路但却并未引起听力明显改变的病变。

3．DPOAEs 可反映耳蜗功能状态　耳声发射的出现代表着并依赖于耳蜗的正常生理功能，因此凡对耳蜗功能有不利影响的因素均可使 DPOAEs 发生变化。用阿司匹林进行的实验表明，DPOAEs 可以被阿司匹林所部分抑制，但抑制幅度小于 SOAEs。同时发现，阿司匹林对以低强度原始音诱发的 DPOAEs 的抑制大于以高强度原始音引出的 DPOAEs，提示在耳道记录到的 DPOAEs 成分的多样化（Wier 等，1988）。

SOAEs 的存在可以对邻近频率的 DPOAEs 幅度产生影响，这种影响一般是使 DPOAEs 的幅度增加，其幅度可高达仅比原始音低 10 ~ 20 dB。但这种影响随原始音强度的增加（所产生 DPOAEs 的幅度也增加）或 f_2/f_1 比值的增加而变得不明显。

尽管一般认为各种 OAEs 的基本产生机制相同，都是耳蜗内生理性主动机械活动的结果，但某些外界因素对 DPOAEs 的影响与对其他形式 OAEs 的影响有一定差异，因此也有学者提出 DPOAEs 的产生机制可能与其他 OAEs 的机制有所不同。

（二）人类 DPOAEs 的临床研究

1．DPOAEs 与纯音听阈的关系　研究已发现，在绝大多数正常耳均可引出 DPOAEs，并可以用与纯音听力图频率相对应的频率进行测试，得出的 DPOAEs 听力图与常规纯音听力图也有一定对应关系。与所有形式的 OAEs 一样，DPOAEs 的引出依赖于内耳机制的完整和功能正常，同时要求中耳、外耳结构和功能完整、通畅。在感音神经性聋患者中，DPOAEs 的阳性率随纯音听力损失加重而下降，并且其幅度也降低。有人提出，如果测试频率处纯音听力损失不超过 15 dB HL，则 DPOAEs 一般可以引出；而如果被测处听力损失大于 35 ~ 40 dB HL，则很难记录到 DPOAEs。以作者的经验和其他一些学者的报告认为，DPOAEs 能否引出并不单纯取决于纯音听力的损失程度，在很大程度上也与造成听力损失的病因有关。临床上有由于耳蜗后病变引起听力障碍，虽纯音听力损失超过 80 dB HL 而 DPOAEs 仍几乎正常者（如“听神经病”）；也有因耳蜗病变听力损失仅 20dB，而 DPOAEs 完全消失者。

2. 耳蜗性听力损失时 DPOAEs 的表现　临床上对噪声性损伤、Meniere 病、遗传性聋、突发性聋、听神经瘤以及一些原因不明的感音神经性聋进行了 DPOAEs 的观察研究。当病变累及耳蜗时，纯音听阈大于 30 dB HL 的频率上 DPOAEs 幅度一般会低于听力正常耳。与 TEOAEs 略有不同的是 DPOAEs 似乎较 TEOAEs 对听力损失有更高的“耐受性”，在中度以下听力损失情况下常仍能记录到幅度降低的 DPOAEs。在此类听力损失者，DPOAEs 听力图与纯音听力图之间有一定程度的对应关系。在与常规听力学检查进行的比较中发现，DPOAEs 在反映耳蜗功能变化方面甚为敏感，如接触噪声者听阈在 20 dB HL 时 DPOAE 即可出现幅度上的降低，而在 Meniere 病患者 DPOAEs 也可以在甘油试验前后反映出耳蜗功能状态的变化。同样，在突发性聋患者除观察到 DPOAEs 常常随听力损失增加而幅度降低、甚至消失外，也见到随治疗显效 DPOAEs 由无到有或幅度由弱到强。DPOAEs 主要反映耳蜗内主动机械活动的状况，因此上述变化提示这些疾病引起听力下降的病因在于耳蜗功能受到损害，从而在一定程度上为临床上治疗提供了指导。同时，基于临床上的这种观察和发现，有人提出可利用 DPOAEs 的敏感性和频率特异性对高危人群实施听功能（主要是耳蜗功能）监测（Longsburg Martin 及 Martin，1990；Martin 等，1990）。

3. 蜗后病变与 DPOAEs　蜗后病变与包括 DPOAEs 在内的 OAEs 的关系，取决于病变是否累及耳蜗。有一定数量的蜗后病变患者的 OAEs 表现不正常。在听神经瘤患者，约有近一半的患耳引不出 DPOAEs，这可能是因为内听道或脑桥小脑角处的占位性病变压迫内听血管，影响了耳蜗的血供所造成的。在临床观察中也可见到由于蜗后病变对耳蜗生理未造成损害，因而虽主观听力（纯音听力）很差而 DPOAEs 却基本正常者。解放军总医院耳鼻咽喉科观察到一类以低频感音神经性聋为主要特征的听力损失患者，其各种 OAEs 反应（包括 DPOAEs）可表现接近正常，与纯音听力不符，同时伴有 ABR 反应阈升高或 ABR 反应消失、镫骨肌声反射消失、言语识别率变差，这种临床表现反映这些患者听力障碍是由某种低级听觉中枢部位的病变造成的（顾瑞等，1992；石勇兵等，1993）。这与“听神经病”（auditory neuropathy）的听力学表现相一致（Starr et al，1996）。

关于耳蜗传出神经对 OAEs 的抑制现象的研究是近年来 OAEs 研究领域的一个重点，通过此现象可了解从耳蜗到脑干之间听觉传入－传出神经反馈环路的功能。多种对侧声刺激可以兴奋耳蜗传出神经的内侧橄榄耳蜗系统而影响同侧 DPOAEs，这种影响主要表现为使其幅度减低，以白噪声的抑制作用较强。

三、DPOAEs 的动物研究

（一）动物 DPOAEs 的基本特性

啮齿动物的 DPOAEs 较人强 20～30 dB，可达 30 dB SPL 以上，故大量的 DPOAEs 研究工作是利用啮齿动物（豚鼠、大鼠、沙鼠和家兔）进行的，另外也还在猫和猴等动物进行了有关研究。DPOAEs 幅度在后两种动物较啮齿类动物略低，相差 10～20 dB。已观察研究的动物 DPOAEs 中除有文献及前文中反复提到的 $2f_1-f_2$ 外，还有简谐畸变和其他形式的调制畸变产物（如 f_2-f_1，$2f_2-f_1$ 等）。但 $2f_1-f_2$ DPOAEs 的幅度较其他 DPOAEs 高且稳定，并且在各种动物均可稳定记录到，因此仍是动物研究中最常用的 DPOAEs 形式。以下文中如非特别指明，所述资料都来自对 $2f_1-f_2$ DPOAEs 的研究。

动物 DPOAEs 幅度个体间差异较人类为小，一般仅在 10 dB 左右。不同频率区的 DPOAEs 幅度有所不同，最高幅度一般出现在该种动物的最佳听力频率区。文献报告在多数动物产生 $2f_1-f_2$ 的最佳频比（f_2/f_1）在 1.2～1.3 之间，而当 f_1 强度（L_1）较 f_2 强度（L_2）大 5～10 dB 时可产生最高幅度之 DPOAEs。这些基本测试参数的要求与人类没有太大差别。DPOAEs 强度随刺激声增强而增大，斜率在 1 左右，但很快出现非线性，当刺激声达 60 ~ 70 dB SPL 时出现饱和。DPOAEs 幅度的这种随原始音强度的变化（输入/输出关系）也可因测试条件的变化（如 f2/f1、L1/L2 的变化）而有所不同。在高频区域或使用较低的 f_2/f_1 频比测试时，DPOAEs 输入/输出曲线常可表现出波折（非单相性），即在低强度原始音作用下表现一种增长斜率，出现饱和后又再次以另一种斜率（一般高于前一个斜率）增长（图 9 - 5 - 7）（Brown，1987）。对这种现象尚无经过证实的解释，有人认为在高强度原始音刺激下，DPOAEs 中可能会含有耳蜗主动机制以外的听觉结构非线性活动，其输入/输出特性与耳蜗主动机制非线性会有所不同。动物 DPOAEs 的反应阈一般在 20 ~ 40 dB SPL 之间，但在很大程度上受测试条件（主要是各种噪声条件）及测试技术的影响。动物 DPOAEs 潜伏期的测量在很大程度上受到测试参数设置的影响，不同类型 DPOAEs 之间也不相同，并可随频率而发生变化。文献中报告的动物 DPOAEs 潜伏期一般在 1 ~ 3 ms 之间。

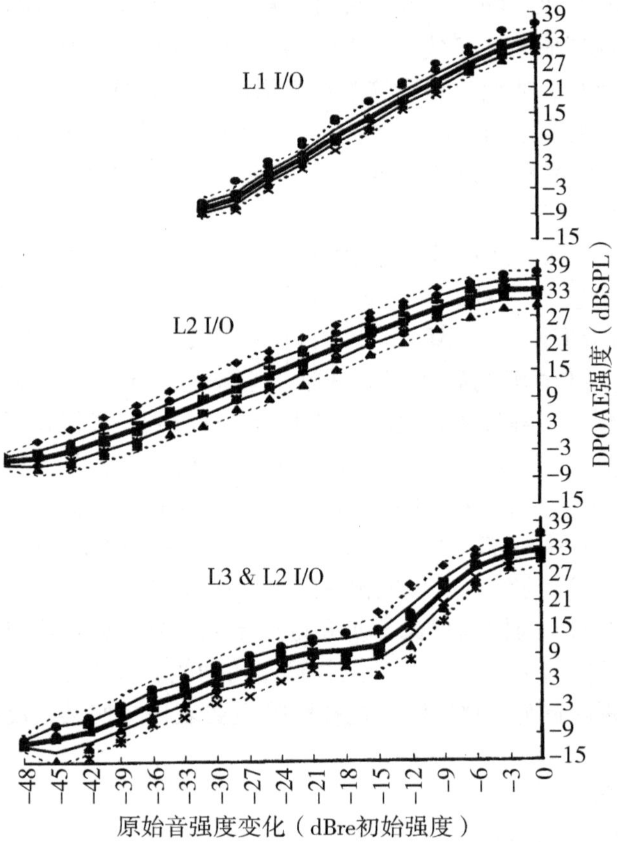

图 9 - 5 - 7　2f1 - f2 DPOAEs 幅度输入/输出增长曲线

f1 初始强度（L1）为 75dB SPL，f2 初始强度（L2）较 L1 低的 10dB，f2/f1 比值为 1.22。粗实线代表平均值，细实线和虚线分别代表加减 1 个或 2 个标准差，上图单独变化 L1，中图单独变化 L2，而下图则同时变化两者，注意单独变化 L1 或 L2 产生单相增长曲线，但斜率有所不同；而同时变化二者则产生多相变化增长曲线。

（二）高强度和低强度 DPOAEs

动物死亡后 DPOAEs 的变化可分为两类：原始音强度大于 70 dB SPL 者，其 DPOAEs 在死后 2h 内缓慢下降；而原始音强度低于 70 dB SPL 者，DPOAEs 在死后 10 ~ 30min 内消失于噪声背景中。对这种现象有人认为原始音强度大于 70 dB SPL 时 DPOAEs 中有非主动机制的成分，造成死后 DPOAEs 的持续存在；也有学者提出 DPOAEs 的产生存在多种机制的学说，认为原始音强度大于 70 dB SPL 时有另外的 DPOAEs 产生机制参与 DPOAEs 的形成，其证据是动物死亡后存在的 DPOAEs 仍可为强声刺激所抑制，并可在撤除声刺激后有所恢复（Whitehead 等，1992）。

（三）DPOAEs 的形成

DPOAEs 是成对原始音相互调制畸变的产物。相互调制畸变是耳蜗非线性特性的一个重要表现，畸变产物与原始音的频率关系提示其产生部位就在耳蜗。两个不同频率原始音的相互调制畸变称为"两音畸变"（two - tone distortion），是研究得最多的一种相互调制畸变，而通常的 DPOAEs 也就是指的两音畸变。Brown 等（1992）认为两个原始音相互作用的部位在由 f_1 和 f_2 引发的行波之间相互重叠的区域靠近 f_2 处（图 9 - 5 - 8）。在该区域，非线性过程产生了畸变音，该畸变音既向耳蜗基底端传播并发射到外耳道（形成耳声发射），也向蜗顶方向传播到达与畸变音频率相应的部位（如图中 $2f_1 - f_2$，$3f_1 - 2f_2$），引起相应的听觉，并可再传回耳蜗基底端、发射到外耳道。对 DPOAEs 掩蔽抑制的研究发现，影响 DPOAEs 掩蔽的因素除各种测试参数外，还有 DPOAEs 的类型。对 $2f_1 - f_2$ DPOAEs，掩蔽调谐曲线的尖端位于原始音之间靠近 f_2 处的频率，而 $2f_2 - f_1$ DPOAEs 的调谐曲线尖端则位于稍高于 $2f_2 - f_1$ 的频率。还有作者将 DPOAEs 与耳蜗电图、听性脑干诱发电位做对照性研究，并进行掩蔽调谐观察，证实 DPOAEs 系神经前反应，其调谐精度说明耳蜗内主动性机械活动是听觉辨别功能的重要基础之一（Brown 及 Kemp，1985）。对侧声刺激同样对同侧记录 DPOAEs 产生以抑制为主的影响，这种影响在切断脑干中线听觉内侧传出通路后消失，表明听觉传出系统能够影响 DPOAEs 的形成（Puel 及 Rebillard，1990）。

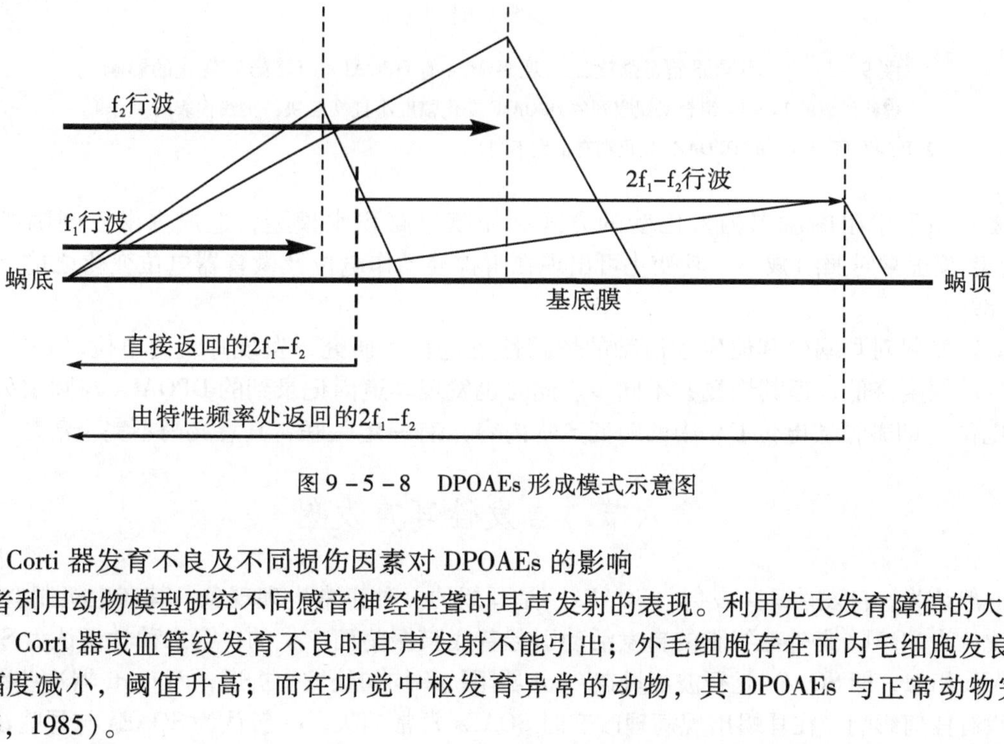

图 9 - 5 - 8 DPOAEs 形成模式示意图

（四）Corti 器发育不良及不同损伤因素对 DPOAEs 的影响

有学者利用动物模型研究不同感音神经性聋时耳声发射的表现。利用先天发育障碍的大鼠进行的研究表明，Corti 器或血管纹发育不良时耳声发射不能引出；外毛细胞存在而内毛细胞发良不良时，DPOAEs 幅度减小，阈值升高；而在听觉中枢发育异常的动物，其 DPOAEs 与正常动物完全相同（Horner 等，1985）。

研究已发现多种药物对 DPOAEs 有影响，其中包括利尿酸、氨基糖苷类抗生素、阿司匹林、顺铂等。利用豚鼠进行的研究显示，庆大霉素可使 DPOAEs 幅度下降，下降处对应的频率相当于外毛细胞受损区域。这种 DPOAEs 改变可在扫描电镜未见到明显变化之前出现。观察中也发现药物对 DPOAEs 的作用在某些情况下小于对其他形式 OAEs 的作用，并且这些作用在使用低强度原始音时更为显著。麻醉药物对 DPOAEs 的幅度有一定的影响。

噪声暴露可以使 DPOAEs 幅度下降，其程度以及持续时间的长短取决于暴露声的性质、强度和暴露时程，并与耳蜗组织形态学改变一致。噪声暴露后 DPOAEs 的恢复过程与听觉神经单纤维电位和复合动作电位的恢复过程酷似（Kim 等，1980）。解放军总医院耳鼻咽喉科的研究发现，使用 $L_1 = L_2$ 的原始音与使用 $L_1 > L_2$ 的原始音所诱发的 DPOAEs 在噪声暴露后所表现的幅度变化及恢复过程截然不同（图 9－5－9）。另外的研究发现，中等强度对侧声刺激能够减轻强声引起的 DPOAEs 下降的程度并减小受累的频率范围，提示传出神经对耳蜗有一定程度的保护作用，这种保护作用通过内侧橄榄耳蜗系统（MOCs）发生在外毛细胞水平（郑杰夫等，1998）。

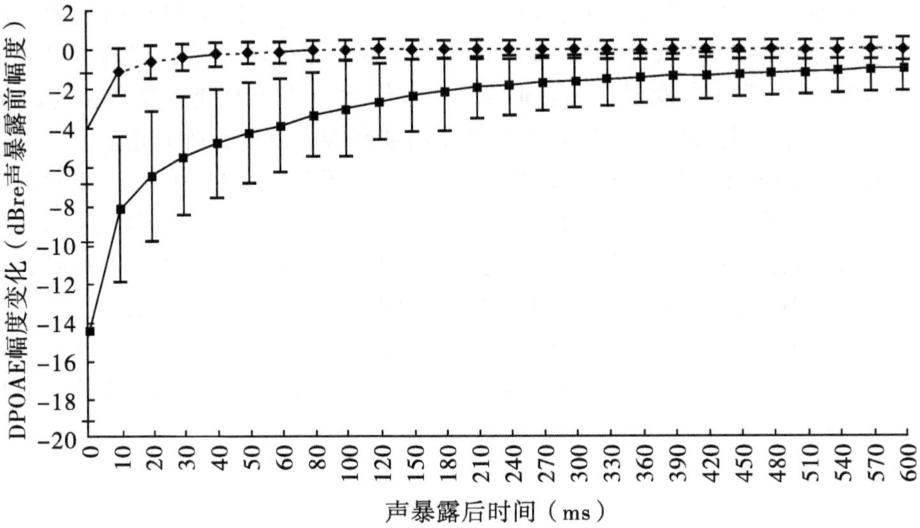

图 9－5－9　不同原始音强度比对观察 $2f_1 - f_2$ DPOAEs 声暴露后变化的影响

虚线代表的 $L_1 = L_2$ 组合所观察到的 DPOAsE 变化幅度小且恢复快；实线代表的 $L_1 = L_2 +$ 12dB 组合所观察到的 DPOAEs 变化则有很大不同。

有学者利用手术阻断豚鼠内淋巴管的方式制作膜迷路积水模型，造成内淋巴间隙扩大，发现 DPOAEs 幅度较正常对照组减小，其变化可出现在听神经动作电位及微音器电位变化之前（Horner 及 Cazals，1989）。

关于耳声发射对耳蜗内其他生理活动的依赖性也进行了研究，发现耳蜗内电位（EP）的下降伴有 DPOAEs 的幅度降低，但其恢复并不同步。同时也发现耳道内记录到的 DPOAEs 与圆窗处记录到的畸变产物电位（即微音器电位 CM 中的畸变产物内容）有一定关联，其意义尚不完全清楚。

第六节　自发性耳声发射

目前一般认为，自发性耳声发射（SOAEs）是耳蜗的一种正常生理现象。其产生机制有两种学说，第一种学说认为 SOAEs 是外毛细胞的自发活动引起基底膜振荡而产生的；第二种学说认为 SOAEs 的产生与 TEOAEs 相似，即 SOAEs 是行波能量在 Corti 器阻抗不均匀处发生折返，而 Corti 器这些结构的不均匀对听力没有任何影响。在耳蜗出现病理改变时 SOAEs 常常消失。一般认为 SOAEs 与耳鸣没有明确的关系。SOAEs 在临床上应用相对较少，有关的研究文章也较 TEOAEs 和 DPOAEs 为少。

一、SOAEs 的记录方法

SOAEs 的记录方法相对较为简单（图 9－6－1）。用一个含高灵敏度微音器的探头与外耳道紧密地耦合，微音器与一个低噪高增益放大器相连。来自微音器的时域模拟信号被转化为数字信号后经快速傅利叶变换（FFT）转变为频域信号（功率谱）加以显示。SOAEs 只有在功率谱上才能够较为清晰地显示、辨认和测量。

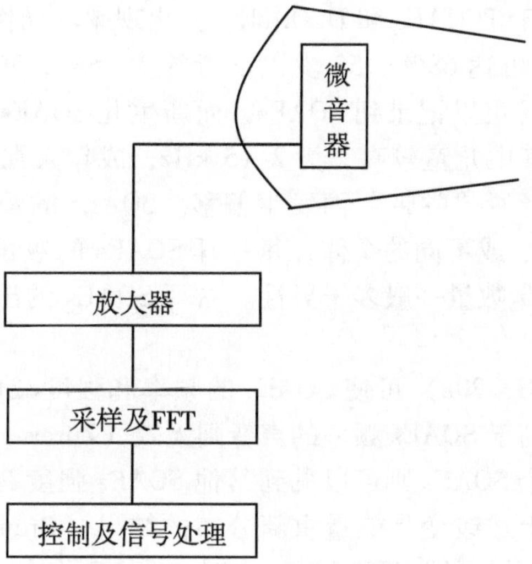

图 9－6－1 SOAEs 记录系统构成示意图

FFT（快速傅里叶变换）将时域信号（波形）转化为频域信息（功率谱），便于对信号的识别和判读。

SOAEs 的性质近似纯音，在频谱上表现为一个或多个不同频率和幅度的窄带谱峰（图 9－6－2）。SOAEs 的判定通常以高于本底噪声 3 dB 为标准。在同一耳可同时存在数个 SOAEs，其频率及强度多较为稳定，但可为某些药物（如阿斯匹林）抑制。

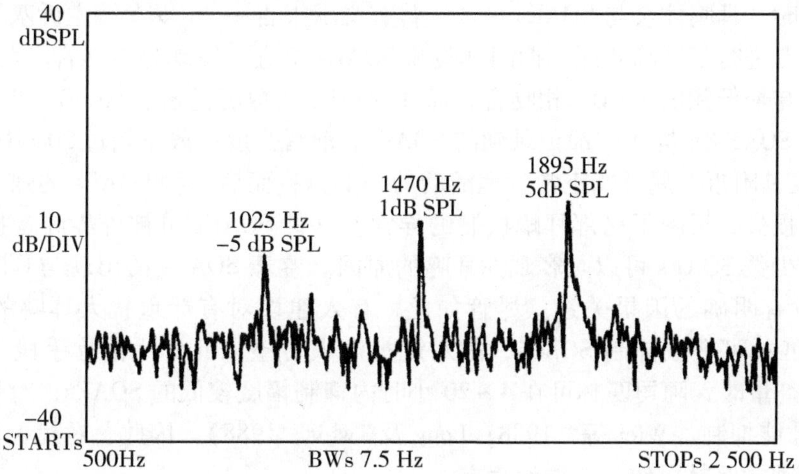

图 9－6－2 SOAEs 频谱

现行的耳声发射记录系统多是与计算机配合的记录设备。以英国 Otodynamic 公司生产的 ILO 系列产品为例，该系统由探头、放大器、插入计算机的信号处理卡和 IBM 兼容微机构成。其探头可以保证耳道频率响应在 250～6 000 Hz 范围内基本平坦，使得在这一频率范围内记录的 OAEs 准确可靠。进行 SOAEs 记录时，系统对外耳道的声音信号进行同步采样，信号经放大、滤波后进行模/数转换，并进行时域叠加，降低噪声、改善信噪比。此后，对信号进行 FFT 处理，产生频域功率谱。将此功率谱再行叠加、进一步改善信噪比后显示在计算机屏幕上。经这样处理后的信号，其典型噪声水平在多数频率可以低至－10 dB SPL 以下，并使得 SOAEs 十分容易辨认。

二、人类的 SOAEs

人类 SOAEs 的出现率远低于 TEOAEs 和 DPOAsE，其出现率不同作者的统计有不同结果。有报告 10 岁以下儿童 SOAEs 的出现率可达 68%，55 岁以下者约为 35%，70 岁以上少见。据新近的资料，约 60% ~70% 的青年听力正常耳可以记录到 SOAEs，而新生儿 SOAEs 的出现率可高达 85%。SOAEs 的频率成分随年龄略有不同，其中儿童较高，为 2 ~5 kHz，成年人在 1 ~3 kHz。其频率一般较为稳定，但可被与其频率接近的声音所“卷带”而发生偏移。SOAEs 的幅度有一定程度的波动，最多可达 10dB。在同一个体的不同耳、或不同的个体，每一耳 SOAEs 的数量、频率、幅度都不一样。在有 SOAEs 出现的耳，女性的 SOAEs 数量一般多于男性。右耳 SOAEs 的出现率一般多于左耳，且数量也较多。

同侧短时强声暴露（105 dB，30s）可使 SOAEs 的频率和强度减低，以 SOAEs 频率下 1/8 ~5/8 倍频率程的音调较为有效，而高于 SOAEs 频率的声音则无效（Zurek，1981）。在有多个 SOAEs 的耳，以一定频率的纯音抑制其中一个 SOAEs 则可以见到其他 SOAEs 强度有所增长。有人认为这是因为耳蜗内主动活动的总能量不变，上述改变是能量重新分布的结果（Bruns 等，1985）。当通过对侧耳给声使耳蜗传出神经的内侧橄榄耳蜗系统（MOC）兴奋时，SOAEs 的幅度可受抑制，并发生频率偏移。另外，在 MOC 对 DPOAEs 的传出抑制中，当 DPOAEs 的邻近有 SOAEs 时，抑制作用增强。

总之，SOAEs 的存在可表明耳蜗状态正常，有较高的灵敏度，但 SOAEs 不存在也不能说明一定有听力障碍。在成人，如听力损失超过 25dB，则 SOAEs 消失。

三、SOAEs 与耳鸣

在 SOAEs 被发现之初，曾有人推测 SOAEs 的出现与耳鸣有关。但临床观察发现，在耳鸣患者中能测出 SOAEs 的不到 40%，其中仅有少部分患者可明确指出耳鸣音调与 SOAEs 频率一致。造成 SOAEs 与耳鸣不符合的原因在于耳鸣这一主诉的成因甚多，可以是神经源性的，也可以是蜗性的。而蜗性者也不都是由基底膜机械振动引起，有可能来自异常的电生理活动。只有当耳鸣的原因是由基底膜的异常振动造成时，耳鸣才会与 SOAEs 一致。曾有文献报告一 26 岁女性主诉双耳多音调、多变的扰人耳鸣，对该患者进行了耳鸣匹配、抑制试验和 SOAEs 检查，发现外界纯音可与其耳鸣声音匹配。该匹配纯音的频率与最低频的 SOAEs 相吻合，而其 SOAEs 的幅度竟超过 50 dB SPL。多数学者认为这种强度明显异常的 SOAEs 不同于一般记录到的 SOAEs。前者强度一般不超过 20 dB SPL，频率多集中在 1 ~3 kHz 范围及其附近，属耳蜗正常生理活动的一部分；而后一种 SOAEs 的强度明显增大，相对应的频率处有听力损失，反映了局部耳蜗机制的异常。这种 SOAEs 可被外界纯音抑制，同时所伴的耳鸣消失。这表明少数 SOAEs 可以是客观性耳鸣的原因。鉴于 SOAEs 的出现与耳鸣不完全吻合，因此 SOAEs 与耳鸣没有明确的因果关系。尽管如此，有人建议对有严重扰人耳鸣的病人还是应检查 SOAEs。由于阿司匹林可有效抑制 SOAEs，故对此类病人可望以此作为治疗手段。有人观察在使用 975mg，4 次/日的剂量时，阿司匹林可在 4 ~20 小时内抑制幅度较低的 SOAEs，对幅度较大的 SOAEs 则需 40 ~70 小时才能抑制（Wier 等，1988；Long 及 Twbis，1988）。因此，对扰人耳鸣如能证实来自异常 SOAEs，服用阿司匹林可作为一种治疗方法。

四、动物的 SOAEs

在绝大多数常用实验室动物都很难记录到 SOAEs，只有一些偶然的报告，而且这些偶然记录到的 SOAEs 的性质类似与在人类记录到的“病理性”SOAEs，强度很高。文献中报告曾记录到 SOAEs 的动物有蛙类、沙鼠、豚鼠、蝙蝠和灵长类动物，其中蛙类 SOAEs 具有季节性，与动物的生理状况有关；而对沙鼠进行噪声暴露可以引发其 SOAEs。相比之下，猴的 SOAEs 记录更多一些，其引出率可以达到 7% ~9%。最近的实验研究发现，豚鼠 SOAEs 的频率可高达 14 kHz 以上，而且观察到与 SOAEs 相应的自发性基底膜振动，这直接证实了 SOAEs 来源于基底膜的自发性振动（Nuttall 等，2004）。

第七节　刺激频率耳声发射和电诱发耳声发射

此二者在临床及研究中都进行得很少。刺激频率耳声发射（SFOAEs）的记录探头与记录其他诱发性耳声发射所用的相同，但声刺激采用连续纯音，并逐渐变化其频率；耳道声场记录的信号经放大后测量其幅度。虽然由内耳返回的 SFOAsE 与耳机输出的刺激音频率等特性完全相同，但由于其具有一定潜伏期，且其潜伏期随频率的变化而发生变化，因而 SFOAEs 与刺激音在相位上不断出现相对变化，其幅度相加或相减，使耳道声场的信号总幅度呈现不断的高低变化（图 9－7－1）。这种现象随刺激强度增加而饱和消失。区别 SFOAEs 与刺激声信号有一定难度，需要一些特殊的信号处理技术。一般认为 SFOAEs 的产生机制和意义与 SOAEs、TEOAEs 及 DPOAEs 相似。

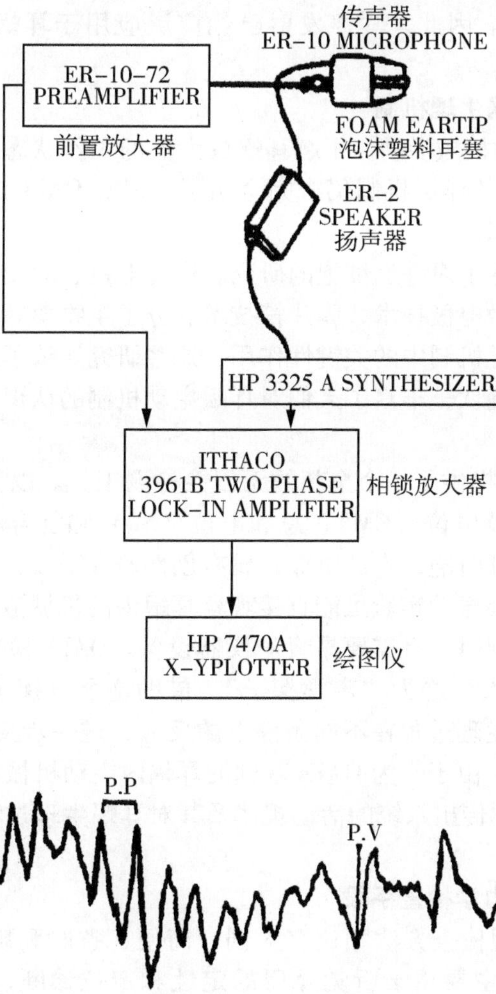

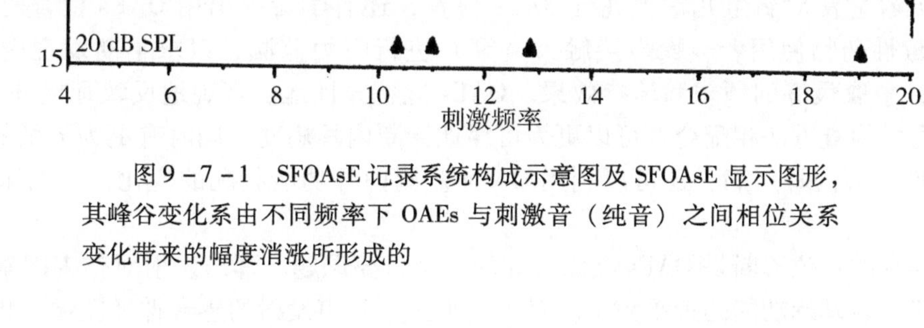

图 9－7－1　SFOAsE 记录系统构成示意图及 SFOAsE 显示图形，其峰谷变化系由不同频率下 OAEs 与刺激音（纯音）之间相位关系变化带来的幅度消涨所形成的

电刺激诱发耳声发射（EEOAEs）是利用埋植在耳蜗的电极向耳蜗内输入交流电刺激，耦合在外耳道的微音器探头可记录到耳道声场中与刺激电流频率相同的耳声发射信号。目前认为，刺激电流直接引起外毛细胞胞体的快速伸缩运动，从而引发 EEOAEs。EEOAEs 目前仅限于在动物实验中研究活体外毛细胞的电能动性，尚未用于临床。

第八节　耳声发射的应用

耳声发射来源于耳蜗内的主动机制，这种主动机制是听觉敏锐的灵敏度、精细的分辨力和巨大的动态范围的生理基础。耳声发射实际上是这个主动机制活动的副产品，又在某些方面和一定程度上反映了该机制的工作状态。了解耳声发射有助于了解耳蜗听觉生理，通过耳声发射可以判断耳蜗的机械活动状况和过程。OAEs 检查与其他听力学检查手段相配合，可以更全面地了解耳蜗乃至整个外周听觉系统的功能状态和生理过程。因此，耳声发射已经广泛应用于耳蜗听觉生理研究和临床听力学检查。

一、耳声发射用于研究耳蜗生理机制

通过 OAEs 可以观察耳蜗的机械活动，了解耳蜗放大器的工作状态。尽管对 OAEs 的产生机制及 OAEs 参与耳蜗放大、调谐功能的详尽机制仍未完全明了，但对 OAEs 的研究在极大程度上促进和丰富了我们对耳蜗生理功能的认识。

首先，耳声发射的发现促进了对外毛细胞的研究。通过电镜、激光共聚焦显微镜、高分辨率显微摄像术、免疫细胞化学、玻璃微电极技术、膜片箝技术、分子生物学等手段，人们从不同角度发现和深入探讨了外毛细胞在耳蜗听觉机制中的关键性作用，这些研究导致了外毛细胞能动性的发现及在分子水平对外毛细胞运动蛋白的确认，丰富了人们对耳蜗主动机制的认识，也为深入研究耳蜗生理开辟了新的方向。

OAEs 本身为研究耳蜗生理提供了一个全新的无创性检测工具。以往对耳蜗功能的研究多采用电生理研究手段，观察诸如微音器电位（CM）、总和电位（SP）和复合动作电位（CAP）等耳蜗电生理活动。这些方法常常需要打开听泡，安放电极，属有创性研究手段，同时对耳蜗内机械活动只能进行间接的观察、推测。而基底膜振动实验虽能直接观察耳蜗内的机械活动，但需打开耳蜗，对听敏度有一定的损害，实验难度大而费时，且需要昂贵的仪器设备。OAEs 检查提供了简便、快捷的直接观察耳蜗内机械活动的途径，有人称之为“声学探子”。借助这个“探子”，利用各种病理动物模型，可以研究耳蜗内结构及代谢、生理过程在不同条件下的反应，进一步揭示耳蜗生理及病理，为诊断、治疗内耳疾病提供指导。同时，由于作为 OAEs 基础的耳蜗内主动机械活动直接受听觉传出系统的影响，所以 OAEs 测试为了解听觉传出系统的活动规律及其对耳蜗生理过程的调控作用提供了直接简便的手段。

二、耳声发射作为临床听力学检查手段

OAEs 与目前常用的电生理检查方法相比有无创、简便、省时和敏感的特点，而且能特异性地反映外毛细胞的功能，在临床主要用于听觉障碍的定性和定位诊断、听力筛选及听力监测。目前国外发达国家已经立法对新生儿常规进行 OAEs 检查，还有学者提出用 OAEs 检查对听觉损害的高危人群（如耳毒性药物使用者、噪声接触人员等）进行听力监测，以求早期发现内耳损伤，及时采取相应措施，争取最好的预防和治疗效果。OAEs 能特异性地、客观地反映耳蜗外毛细胞的功能，与其他传统听力学检查方法相配合，可以更为可靠地诊断内耳病变，同时有更为灵敏的优点。在 Meniere 病和突发性聋等内耳疾病，还可以利用 OAEs 监测内耳功能状况的变化，为临床治疗提供指导（图 9-8-1）。

感音神经性聋的定位诊断是 OAEs 临床研究的一个重要课题。耳声发射对伤害因素极为敏感，因此其检出可明确代表耳蜗功能的近乎完整。对可检出正常耳声发射的感音神经性聋，我们可以判定致

聋病变存在于蜗后，如同时有ABR异常及镫骨肌声反射消失，可以确诊。通过观察对侧声刺激对耳声发射的抑制作用，可探测内侧橄榄耳蜗系统的功能，有助于蜗后病变的定位诊断（蜗后病变累及耳蜗传出神经系统时可出现内侧橄榄耳蜗系统功能障碍，表现为耳声发射不被对侧声刺激抑制）（图9－8－2、图9－8－3）（郑杰夫等，1996）。目前，耳声发射的检查以及对侧声刺激对耳声发射抑制作用的测试已成为“听神经病”听力学诊断的一个重要项目。耳声发射的消失则原因较多，除外耳、中耳及耳蜗病变外，蜗后病变如累及耳蜗的血管供应和神经支配，也可使耳声发射减弱或消失（如在部分蜗后病变中所见的）。因此，对耳声发射消失的感音神经性聋，应结合其他检查（包括其他听力学、电生理及影像学检查），视具体情况进行分析判断。不管如何，在耳声发射消失的病例，如能明确排除外耳、中耳病变，可以确定耳蜗功能受损。

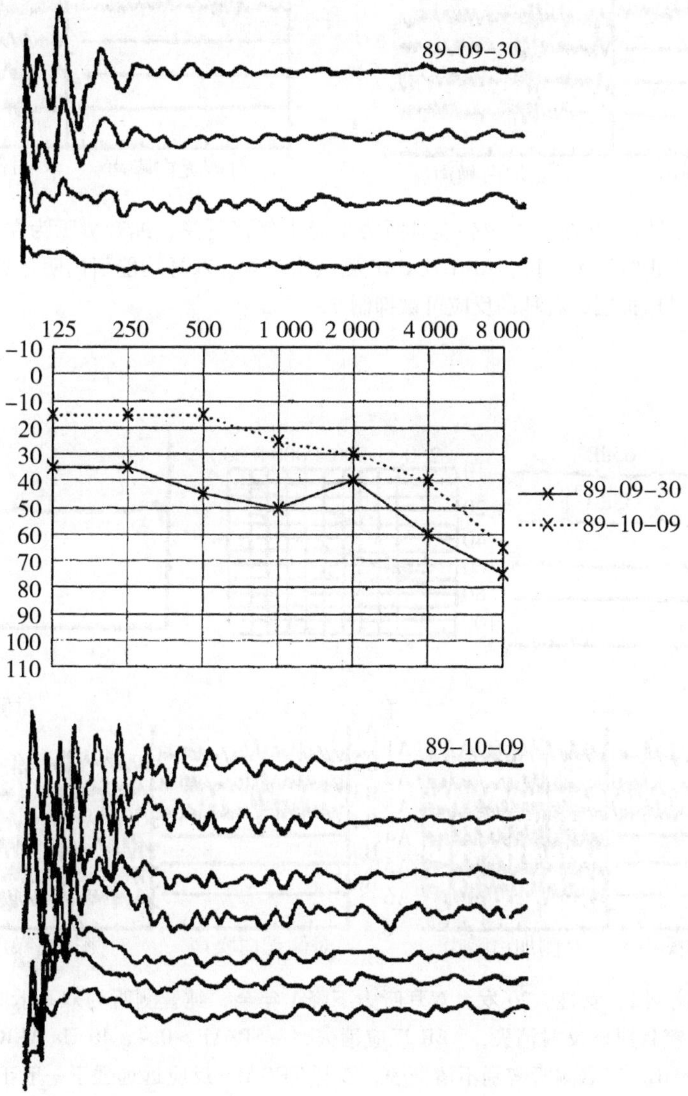

图9－8－1　一位60岁男性突发性聋患者治疗前后听力及TEOAEs变化

OAEs检查主要为了解耳蜗的功能状况提供信息，是临床听力检查方法的一个重要部分。但OAEs的检出受外耳和中耳病变的影响，而且当外毛细胞受损使听力损失到达40 dB左右时就引不出OAEs，使其临床应用受到一定限制，因此不能用OAEs检查替代任何一种其他听力检查方法。不过，作为一

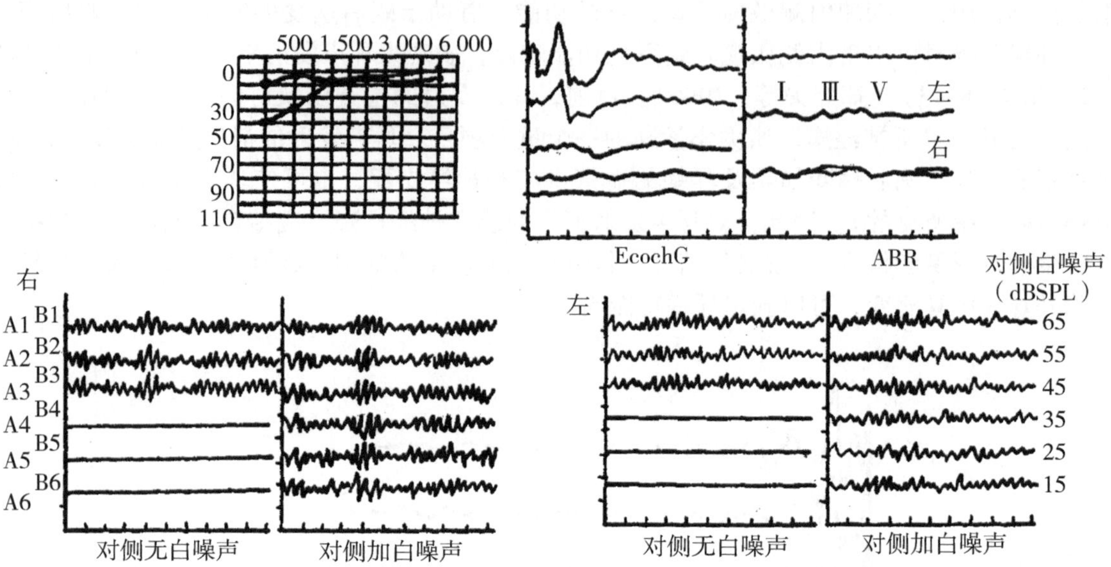

图9-8-2 病例1，女性，30岁，左耳听力下降1年伴耳鸣，纯音测听为左耳低频感音神经性听力下降，右耳听力正常，声导抗，ABR及CAP测试均正常，双耳均能引出明显的TEOAEs，但左耳的反应不被对侧白噪声抑制，右耳的反应可被抑制

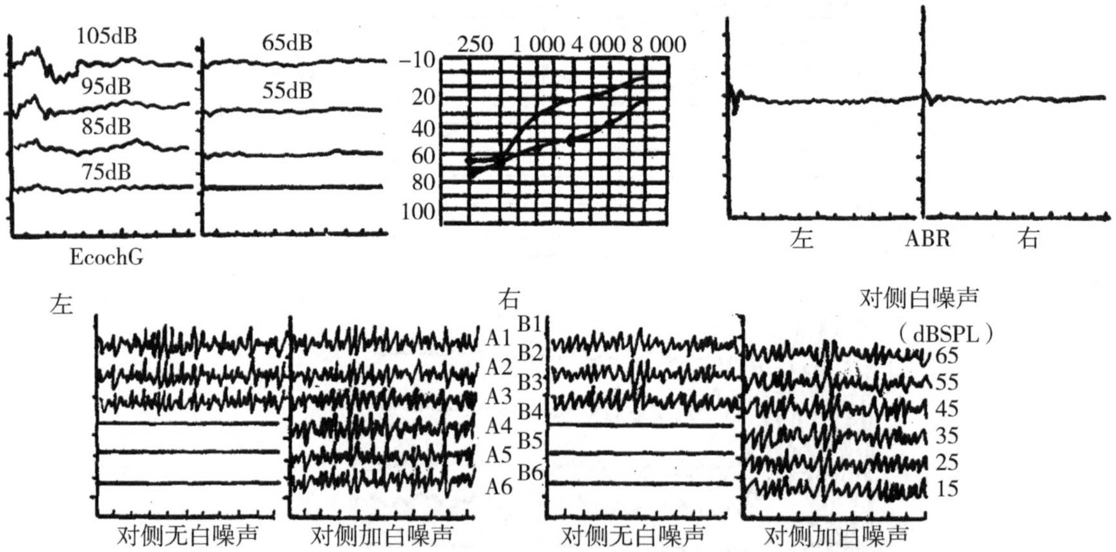

图9-8-3 病例2，女性，20岁，双耳听力下降1年余，纯音测听为双耳低频感音性听力减退，鼓室图正常，双耳镫骨肌声反射消失，ABR反应消失，-SP/AP>0.4，40 Hz AERP反应阈左耳35dB nHL，右耳55 dB nHL，言语测听辨别不清词表，双耳TEOAEs反应远远强于一般正常人，且均不被对侧白噪声抑制

种新的检查手段，耳声发射无疑有着重要的辅助诊断意义。总之，耳声发射的确反应了耳蜗的功能状态，有助于感音神经性聋的诊断和鉴别诊断。

（石勇兵　郑杰夫）

参考文献

1. Gold T. Hearing Ⅱ: The physical basis of the action of the cochlea. Proc R Soc Lond B Biol Sci, 1948, 135:492.
2. von Bekesy, G. Traveling waves as frequency analyzer in the cochlea. Nature, 1970, 225:1207.
3. Rhode WS, Robles. L. Evidence from Mossbauer experiments for nonlinear vibration in the cochlea. J Acoust Soc Am, 1974, 55:588.
4. Kemp DT. Stimulated acoustic emissions from within the human auditory system. J Acoust Soc Am, 1978, 64:1386.
5. Kemp DT, Bray P, Alexander L, et al. Acoustic emission cochleography——Practical aspects. Scand Audiol, 1986, (Suppl) 25:71.
6. Kemp DT. Otoacoustic emissions, travelling waves and cochlear mechanisms. Hear Res, 1986, 22:95.
7. Brownell EW. Outer hair cell electromobility and otoacoustic emissions. Ear Hear, 1990, 11:82.
8. Lonsbury-Martin BL, Martin GK, Probst R, et al. Spontaneous otoacoustic emissions in a non-human primate: Ⅱ. Cochlear anatomy. Hear Res, 1988, 33:69.
9. Probst R. A review of otoacoustic emissions. J Acoust Soc Am, 1991, 89:2027.
10. 石勇兵，姜泗长. 耳声发射-耳蜗主动机制的研究. 中华耳鼻咽喉科杂志，1989，24:246.
11. Kemp DT. Towards a model for the origin of cochlear echoes. Hear Res, 1980, 2:533.
12. Probst R, Goats AC, Martin GK, et al. Spontaneous, click-and toneburst-evoked otoacoustic emissions from normal ears. Hear Res, 1986, 21:261.
13. 石勇兵，顾瑞，姜泗长. 正常年青人耳声发射检查. 中华耳鼻咽喉科杂志，1989，24:349.
14. Harrison RV. Cochlear echoes, spontaneous emissions, and other recent advances in auditory science. J Otolaryngol, 1986, 15:1.
15. Kemp DT, Chum RA. Properties of the generator of stimulated acoustic emissions. Hear Res, 1980, 2:213.
16. Collet L, Veuillet E, Bene J, et al. Effects of contralateral white noise on click-evoked emissions in noamal and sensorineural ears: Towards an exploration of the medial ovlivocochlear system. Audiol, 1992, 31:1.
17. Johnsen NJ, Bagi P, Parbo J, et al. Evoked acoustic emissions from the human ear. Ⅳ: Final results in 100 neonates. Scand Audiol, 1988, 17:27.
18. Bonfils P, Uziel A, Pujol R. Evoked otoacoustic emissions: A fundamental and clinical survey. Otorhinolaryngology, 1988, 50:212.
19. Tubo T, Sakashita T, Kuzuku M, et al. Frequency analysis of evoked otoacoustic emissions in Meniere * s disease. Acta Otolaryngol, [Suppl] 1995, 519:275.
20. Collet L, Gartner M, Moulin A, et al. Evoked otoacoustic emissions and sensorineural hearing loss. Arch Otolaryngol Head Neck Surg, 1990, 115:1060.
21. Probst R, Longsbury-Martin B, Martin L, et al. Otoacoustic emissions in ears with hearing loss. Am J Otolaryngol, 1987, 8:73.
22. Kossl M, Vater M. Evoked otoacoustic emissions and cochlear microphonics in the mustache bat, Pteronotus parnellii. Hear Res, 1985, 19:157.
23. Wit HP, Kahmann HF. Frequency analysis of stimulated cochlear accoustic emssions in monkey ears. Hear Res, 1982, 8:1.
24. Zwicker E, Manley G. Acoustical responses and suppression-period patterns in guinea pigs. Hear Res, 1981, 4:43.
25. Longsbury - Martin BL, Martin GK. The clinical utility of distortion - product otoacoustic emissions. Ear Hear, 1990, 11:144.
26. Brown AM, Kemp DT. Otoacoustic emissions: The iso-suppression tuning properties of the distortion product 2f1-f2 in gerbil and man. Br J Audiol, 1983, 17:123.
27. Martin GK, Longsbury-Martin BL, Probst R, et al. Acoustic distortion products in rabbit ear canal. Ⅱ. Sites of origin revealed by suppression contours and pure-tone exposures. Hear Res, 1987, 28:191.
28. Wier CC, Pasanen EG, McFadden D. Partial dissociation of spontaneous otoacoustic emissions and distortion products dur-

ing aspirin use in humans. J Acoust Soc Am, 1988, 84:230.

29. Martin GK, Ohlms LA, Franklin DJ, et al. Distortion – product emisions in humans. Ⅲ: Influence of hearing pathology. Ann Otol Rhinol Laryngol, 1990, Suppl 147:30.

30. Brown AM. Acoustic distortion from rodent ears: A comparison of responses from rats, guinea pigs and gerbils. Hear Res, 1987, 31:25.

31. Kemp DT, Brown AM. A comparison of mechanical nonlinearities in the cochleae of man and gerbil from ear canal measurements. Physiological bases and Psychophysics. In: Klinke Rand R (eds). Hartmann. (Springer, Berlin), 82.

32. Whitehead ML, et al. Evidence for two discrete sources of 2f1 – f2 distortion – product otoacoustic emission in rabbit. Ⅱ: Differential phyiological vulnerability. J Acoust Soc Am, 1992, 92:2662.

33. Brown AM, Kemp DT. Intermodulation distortion in the cochlea: Could basal vibration be the major cause of round window CM distortion? Hear. Res, 1985, 19:191.

34. Puel J – L, Rebillard G. Effect of contralateral sound stimulation on the distortion product 2f1 – f2: Evidence that the medial efferent system is involved. J Acoust Soc Am, 1990, 87:1630.

35. Horner KC, Lenoir M, Bock GR. Distortion product otoacoustic emissions in hearing – impaired mutant mice. J Acoust Soc Am, 1985, 78:1603.

36. Horner KC, Cazals Y. Distortion products in early stage experimental hydrops in the guinea pig. Hear Res, 1989, 43:71.

37. Kim DO, Molnar CE, Matthews JW. Cochlear mechanics: Nonlinear behavior in two – tone responses as reflected in cochlear – nerve – fiber responses and in ear canal sound pressure. J. Acoust Soc Am, 1980, 67:1704.

38. Burns EM, Strickland EA, Tubis A, et al. Interactions among spontaneous emissions. I. Distortion products and linked emissions. Hear Res, 1984, 16:271.

39. Zurek PM. Spontaneous narrowband acoustic signals emitted by human ears. J Acoust Soc Am, 1981, 69:514 ~ 523.

40. Long GR, Tubis A. Modification of spontaneous and evoked otoacoustic emissions and associated psychoacoustic microstructure by aspirin consumption. J Acoust Soc Am, 1988, 84:1343.

41. 郑杰夫，姜泗长，顾瑞等. 内侧橄榄耳蜗系统功能障碍及其听力学检查. 中华耳鼻咽喉科杂志，1996，31（2）:78.

42. Zheng J, Jiang SC, Gu R, et al. Protective effect of the cochlear efferent system on the outer hair cells against intense sound: evidences from DPOAEs. Chinese Journal of acoustics, 1998, 17 (3):221.

43. Zheng J, Shen W, He DZ, et al. Prestin is the motor protein of cochlear outer hair cells. Nature, 2000, 405:149.

44. Ren. Reverse propagation of sound in the gerbil cochlea. Nature Neuroscience , 2004, 7:333.

45. Shi Y, Pratt H, Polyakov A. Effects of interaural intensity and time disparity on transiently evoked otoacoustic emissions. Hearing Research, 1997, 110:259.

46. Starr A, Picton TW, Sininger T, et al. Auditory neuropathy. Brain, 1996, 119:741.

47. Nuttall AL, Grosh K, Zheng J, et al. High frequency spontaneous otoacoustic emission and basilar membrane oscillation in a Guinea Pig. Abstr Assoc Res Otolaryngol, 2004, 27:342.

48. Shera CA. Mechanisms of mammalian otoacoustic emission and their implications for the clinical utility of otoacoustic emissions. Ear & Hear, 2004, 25:86.

49. Kennedy HJ, Crawford AC, Fettiplace R. Force generation by mammalian hair bundles supports a role in cochlear amplification. Nature, 2005, 433 (24), 880.

第十章　平衡功能检查

第一节　诊室或床旁前庭功能检查

正常人头部处于静息状态，两侧前庭神经元向中枢发出的静息电位相等，一侧前庭器受损时，则传入的信息不等而出现平衡障碍及眼震，在诊室或床旁常无特殊仪器。进行简单的平衡试验，虽不是精确定量检查，但可确定病变侧别及前庭障碍的程度。前庭自发性体征的检查如下：

一、前庭性自发性眼震

狭义而言，当身体正坐位眼平视前方，不加任何刺激，受检者自身存在的一种眼震称“自发性眼震”（spontaneous nystagmus），现主张用广义自发性眼震概念将凝视、体位变化、转颈诱发之眼震统称为自发性眼震，自发性眼震可分为前庭性与非前庭性两类；非前庭性包括生理性、眼性和药物诱发性眼震。

眼震的观察和记录方法：令患者端坐，向前注视距离50cm处检查者示指，然后牵引患者视线向左、向右、向上、向下注视，观察不同方向出现眼震的情况，左右侧视的角度不超过45°，超过此角度易出现生理性眼震即终末眼震，正常人亦可发生，不易判断是病理性或生理性眼震。因眼球的会聚和固视，使较弱的自发眼震不易查觉，为克服此缺点，可给受试者配带 +15～20°的 Frenzel 凸透镜，该镜使受检者看不清外物，消除固视且眼球放大，易于查觉较弱的眼震，镜上附有小灯泡，在暗室检查可看清放大眼球之瞳孔，观察眼震之内容有五：①方向，眼震快相方向易被查觉，临床上定急跳眼震快相方向为眼震方向，若水平眼震快相向左，慢相向右，称左向水平眼震，垂直眼震快相向上则称向上垂直眼震，旋转眼震以时针方向来描述，称顺或逆时针旋转性眼震；②振幅，指眼球偏离中央注视点的幅度（或距离），细小眼震眼球偏移小于5°（距中央注视点偏移1mm），中度眼震，眼球偏移5～15°（1～3mm），粗大眼震，眼球偏移15°（3mm）以上；③强度，临床比较实用的三度分类法，仅向快相方向注视出现眼震，称之Ⅰ度；向快相方向出现眼震，向前亦出现眼震称Ⅱ度，向左、向前、向右各方向均出现眼震称Ⅲ度；④频率，指每分钟眼球往返震动的次数，其中10～40次/分称慢速眼震，40～100次/分称中速眼震，100次/分以上称快速眼震；⑤持续时间，持续时间很短的称顿挫性眼震，持续时间几分钟至几小时或几天者称持续性眼震。根据眼震特点可分为前庭末梢或中枢性眼震。

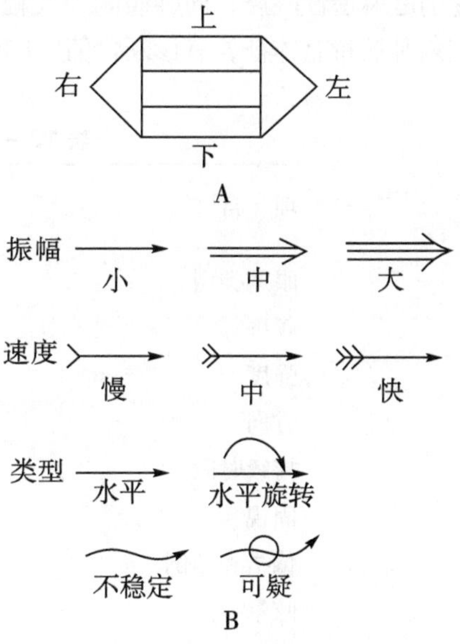

图10－1－1　自发眼震记录法

A. 眼震六边形图案记录图；B. 示眼震方向、幅度、速度。

（一）前庭末梢自发性眼震

它是前庭终器和前庭神经受损引起之眼震，常见于中耳、内耳及前庭神经病变，临床采用六边形图（图10－1－1）简便记录自发及向各方凝视眼震，六边形图表示五个注视方向，在哪个方向出现眼震，以箭头表示。箭头表示眼震的方向，箭身表示眼震的振幅，箭尾表示眼震的速度。

前庭末梢性眼震之简便记录见图10－1－2（a～d），无论向哪个方向看，眼震的幅度、速度有变化，但方向不变，是前庭末梢性眼震的特点。末梢性眼震闭眼时由于消除固视强度加大，持续时间短1～2周后消失，眼震快相与视物旋转方向相同，倾倒和偏指与眼震慢相方向相同。前庭末梢性眼震，易受视固定抑制，微弱的眼震不易察觉，可带+20D Frenzel眼镜，既可消除固视使眼震增强，也可使眼球放大便于观察。根据自发性眼震的特点，可作为临床诊断疾病的依据。

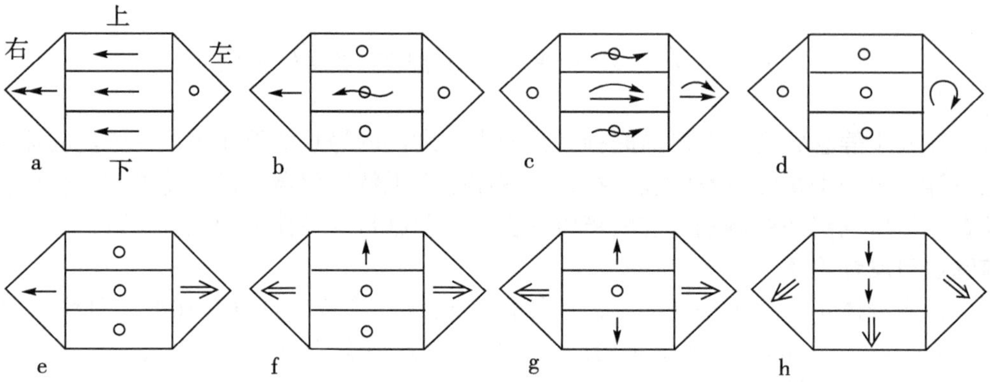

图10－1－2 前庭性眼震示意图

（二）前庭中枢自发性眼震

常见于小脑及脑干之炎症、肿瘤、畸形、椎基底动脉供血不足及脑外伤等病变，如后下小脑动脉梗栓产生延髓外侧综合征（Wallenberg's syndrome），颅颈结合部畸形例扁平颅底、Arnold Chiari 畸形及多发硬化症等病变产生前庭中枢性眼震，眼震平面多为单纯水平、垂直或斜型，频率较慢，强度视病变部位而异，越接近前庭终器越强，特点为不疲劳型持续时间较久之眼震，方向常向注视侧见图10－1－2（e～h），其注视时加剧，遮眼时减弱，眼震和眩晕的强度与自主神经反射不成比例。小脑病变可损害视跟踪系统，出现扫视性跟踪称“齿轮状跟踪”或Ⅲ型跟踪曲线；Arnold Chiari 畸形小脑扁桃疝出枕大孔，有持续向下跳自发性眼震，伴步态不稳平衡失调。脑桥小脑角肿瘤脑干与小脑同时受损，常有注视眼震向健侧为小幅度、快速前庭麻痹性眼震；向肿瘤侧为大幅度、慢频率凝视麻痹性眼震，此种双相眼震称Bruns眼震，是脑桥小脑角肿瘤特有体征，有诊断价值。归纳前庭中枢与末梢自发眼震之鉴别点见表10－1－1。

表10－1－1 前庭中枢和末梢性自发眼震鉴别

项　目	中枢病变	末梢病变
眼震类型	水平，垂直，斜型或摆动	水平或水平旋转
频率	慢	快
强度	粗大	细小
方向	向中枢病变侧或双向	向健侧
持续时间	不易疲劳，持续数月	易疲劳，不超过3周
固视	眼震增强	减弱或消失
偏指和倾倒	不定或向快相方向	向慢相方向
眩晕	轻或无	重
耳部症状	常无	常合并耳聋、耳鸣
其他脑神经症状	有	无

二、直立倾倒试验

（一）机制

Romberg（1846）介绍脊髓痨病人闭目直，立即发生摇晃可随即跌倒，原因是病人深部感觉障碍，闭目时又失去眼的调节和代偿，发生跌倒，这是 Romberg 征的原始记录，后人将其应用于前庭及小脑病变的检查，人在直立时由前庭、深感觉和视觉向中枢传入信息，前庭反射性向躯体运动肌发出离心冲动，恒定维持肌张力，保持体态平衡。一侧前庭兴奋时同侧伸肌、外展肌及对侧屈肌内收肌张力增强，向对侧倾倒，即前庭抑制侧屈肌、内收肌兴奋，倾倒方向与眼震慢方向一致。

（二）检查方法及结果评定

Romberg 试验时，双足并拢，双手下垂，闭目维持 30s，正常直立不倒，身体可有轻度动摇，阳性者身体明显晃动后跌倒；或双脚为维持不倒而移动。脊髓痨病人常倾倒为阳性结果，前庭器损害病人常获假阴性结果，故采用增强难度的 Mann 试验（一足前一足后直立）或金鸡独立试验（单足直立），正常人此两试验不致于跌倒，前庭器病变者向患侧跌倒，此试验对判断病变侧别及程度有参考价值。

三、偏指试验 past pointing test)

（一）机制

Barany 认为小脑是司理同侧上下肢肌张力的中心，负责外展、内收、举起、放下动作，故准确的上肢动作依靠小脑的协同作用和受前庭支配的上肢肌张力，小脑和前庭病变均可出现偏指试验的异常。双侧前庭兴奋性不等可引起双侧肌张力差别，偏指向前庭受损侧，耳石和壶腹嵴病变都可出现偏指征。

（二）检查方法

受检者端坐面对检查者，先睁眼以一手示指触碰检查者手指，检查者手指放在受检者正前方，受检者手臂伸直可触为宜，练习一次后，嘱受检者闭眼重复，双手分别检查。为便于观察该侧手臂倾斜方向和程度，可在受检者面前放一有刻度的弧形尺。正常人一般无偏指征，一侧前庭功能减退者偏指向患侧，与自发眼震慢相方向、倾倒方向一致，配合不好、疲劳、触觉障碍此项试验不准确，故临床价值有限，若为阳性结果与其他测试结果一致时可彼此互为佐证。

四、原地踏步试验（stepping test）

在动态平衡功能检查中，原地踏步试验有重要的临床价值，试验方法为在地上画 3 个同心圆，半径分别为 0.5、1、1.5m，并以 30°等分之，被试者闭目直立于圆心上，在消除声光源刺激情况下，嘱被试者以常速在原地踏步，要求腿部抬平，踏步 100 次，60~70s，停止后观察自转角，原地偏转角及移行距离等，林尚泽根据 650 名健康人检查结果，确定正常值为：移行距离在 1.5m 以内，自转角在 90°以内，偏转角在 45°以内。踏步试验对前庭轻度损害者有实用价值。

五、星状步迹试验（Babinski - weil test）

星状步迹试验的原理与原地踏步相同，用受检者在前进和后退活动中的偏移来判断前庭功能的不对称性。若前进时发生向一侧偏移，后退时向另侧偏移，多次往返形成星状步迹。

检查方法：在地上画一直径 3m 的圆圈，试验时用黑布蒙住受检者双眼，检查前先让受试者睁眼前进、后退各 5 步，然后蒙眼嘱其在圆圈内直线走行，前进 5 步后退 5 步，在缓慢前进、后退时应听从检查者“停、退、停、进”的口令，司令时检查者始终面向受试者，以免受听觉影响结果不准确。来回 5 趟后正常人仍旧能停止在原出发点，或仅有极小差别，第 5 趟回到圆圈内时自转度数不超过 90°，前庭末梢病变时前进偏向患侧，后退偏向健侧，前进后退步迹似星状，经 5 次进退试验后如步迹作逆时针星迹偏转则表明右侧前庭功能低下；如作顺时针星迹偏转表明左侧前庭功能低下。此试只适于前庭功能轻度障碍者。

六、摇头试验（head - shaking nystagmus，HSN）

摇头试验诱发之眼震称摇头性眼震，Vogel（1932）最早描述，前庭末梢与中枢性病变、椎基底动脉供血不足，颈椎病变都可诱发出 HSN，可认为是潜在狭义自发性眼震，正常情况摇头不出现眼震，若出现眼震必然是病理性的。

（一）检查方法

在半暗室受检者端坐，头前倾 30°，检查者双手扶住其头部，轻柔向左右摇动，摇动范围 90°，速度为 2 Hz 时间 20s，通常摇头 15～20 次，裸眼或载 Frenzel 眼镜观察受检者 HSN。

（二）HSN 分类

尚无公认的分类法，一般分为Ⅲ型：Ⅰ型为减退型眼震，摇头后立即出现大幅度逐渐减弱型眼震，多为水平型方向向健侧，持续 30s 左右；Ⅱ型恢复型眼震，摇头后不立即出现 HSN，约 10～20s 后出现小幅度逐渐增强或不规则眼震，向患侧持续 30～100s，可能为病变恢复期出现的眼震；Ⅲ型双相性眼震，摇头后出现Ⅰ型 HSN，数秒后出现反向Ⅱ型 HSN。若出现垂直、斜行眼震，可确定为后颅窝病变。本试验无需特殊设备，方法简单，对判断前庭末梢病变侧别及程度有一定价值，严重颈椎病、老年患者应慎行。

七、扭颈试验

（一）原理

颈反射的感受器位于寰枕关节及最上 3 个颈椎关节囊中，传入径路可能是脊髓丘脑前束，传至前庭下核，故扭颈可刺激颈椎本体感受器，诱发眩晕；另扭颈可刺激颈交感神经、椎－基底动脉、颈肌及韧带导致内耳血管痉挛、前庭血运障碍而引发颈性眩晕和眼震。

（二）检查方法

受检者端坐，快速扭颈转头，其顺序为头直立位→向左扭颈→头回复直立位→向右扭颈→恢复头直立位，每个头位观察 15s，正常无眼震，若诱发出眼震应排除位置性眼震，方法为让受试者颈部固定轮替向左右转体 60°，如仍为阳性则为位置性眼震；颈固定眼震消失称阴性则为扭颈诱发之眼震，此实验简单易行，对椎－基底动脉不足有诊断价值，颈性眩晕是个复杂问题，其发病率可能多于 Meniere 病，在临床工作中应重视此病。

八、甩头试验

检查者将患者头部向一侧快速转 15°，观察患者能否固视于远方的视靶。图 10－1－3 所示患者为右侧外周前庭病变，右侧水平半规管功能严重低下。A、B、C 显示将患者头部向左侧（正常侧）快速转动，患者能够保持固视于远方的视靶。而当检查者将患者头部转向右侧时，该侧前庭眼反射功能受损，患者不能使固视远方视靶，需作不自主的快速扫视眼动使眼球固定于远方的视靶，如图 D、E、F 所示，向右快速转动头部，将出现向左的扫视使视觉重新固定于视靶之动作，为前庭眼反射受损之

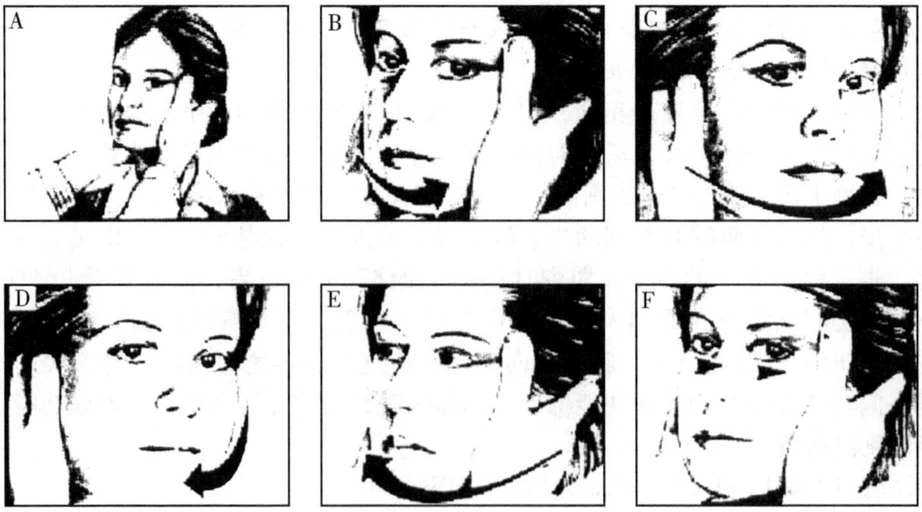

图 10－1－3　甩头试验

表现。常让患者注视检查者鼻尖，作为远方视靶。该项检查要求尽可能快转动头部，以防止平滑跟踪代偿眼动，使重新固视视靶扫视动作不明显。

第二节　眼震电图检查法

前庭终器通过神经纤维与大脑、小脑、自主神经、眼动及脊髓神经有广泛的组织和功能上的联系，鉴定前庭功能状态，单凭1～2项检查很难全面。近50年来前庭系统检查有很大进展，开展了眼震电图（electronystagmography，ENG）和人体平衡台姿势图（posturography）的系列检查，对了解前庭系统功能状态、眩晕病人的诊断、鉴别诊断、前庭代偿情况和判断预后等方面起重要作用。

一、眼震电图描记的发展史

Schott（1922）发现眼球运动时眼眶周围有电位变化。Meyer（1929）首先提出眼震电图描记法，认为是眼外肌动作电位。Mowrer（1936）则明确证实眼球运动时出现角、网膜间电位差，所绘成的图形Meyers称之为眼震电图，Carmichael建议用眼动电图（electrooculography，EOG），EOG有更广泛的意义，包括眼震在内的任何眼动，但临床仍习惯用ENG。Heriksson（1955）设计了专门的电子眼震电图机测定眼震慢相速度。Aschan（1956）、Jongkees（1964）对眼震电图的临床应用进行广泛研究。微机问世后，淘汰了机械热笔、喷水笔记录系统，直接用计算机A/D卡采集和处理信号，打印出眼震、眼动图形，眼震电图可监视记录含眼震的各种眼动，克服了肉眼观察因固视抑制前庭性眼震之弊端，能记录罩眼状态下之眼震。ENG并非直接评价前庭功能状态，通过其记录的自发性和诱发性眼震的性质，来评估前庭和眼动系统功能。ENG可获得眼动的多项参数，包括眼动图形及眼震慢相速度和幅度等各种参数。现国内、外生产红外视频眼动检查系统（video－electronystagmus，VNG），用红外视频技术，实时记录包括旋转眼震在内的各种眼动，无需在眼周贴电极，无空间电磁场及皮肤电阻的影响，结果与ENG相同。VNG问世，是眼震电图检查技术的一大进步，已普及应用于临床。

二、ENG的原理及记录仪

（一）原理

眼球为一双极性球体，角膜荷正电，网膜荷负电，两者构成一电位差，电轴与视轴一致，正视时电位差约1 mV，在头部和眼周构成一电场，眼球运动时眼周电场发生相应变化，两电极间电压差与眼球位移呈线性函数关系。眼球移动所产生电压变化很小每1°约20μV。眼球运动产生的角、网膜电位差有很大个体差异，同一人在不同时间不同环境也有很大差异，眼球呈旋转运动时，即沿视轴转，不发生电位空间变化，两电极之间不出现电位差，故ENG不能记录旋转性眼震。

（二）眼震电图仪

眼震电图仪由电极、放大器和整机3个部分组成。

1. 电极　记录眼动电极是一种换能器，将角膜和网膜电位差形成电位变化导出，输送到前置放大器用生物电放大原理，加以放大而被记录成图形。常用银－氯化银电极，可在使用中出现一对电极之间氯化银的自然平衡，所产生的偏移电压很小且十分稳定，属不易极化电极，电极的大小约为直径10mm的蝶形，使用时经偶合剂与皮肤接触。

2. 放大器　由前置放大器和整机内的二级放大器组成，将角－网膜电位差放大20 000倍后输入整机，前置放大器可采用直流或交流放大，记录眼震最宜采用直流放大，但存在基线漂移使眼震波失真之弊端。采用交流放大器最大的优点为基线漂移小，记录稳定，但因交流放大过程中受电容－电阻充电放大的影响，使输出电压衰减而致信号失真，所以存在选择时间常数的问题。所谓时间常数是交流放大过程中，输出电压衰减到输入电压的37%时所需的时间。必须根据眼震信号的时程设定，时间常数太短易造成信号畸变，眼震电图以观察慢相的变化为主要依据，正常眼震慢相时程多在200～1 000ms，平均600ms，交流放大时为减少失真所需时间常数至少为信号时程的5倍。据此眼震电图机采用时间常数至少应为3s最为实用。近代眼震电图机与微机联机使用，使眼震角速度计算快速而精确。

3. 整机

(1) 信号调节器 检出输入信号中有用部分，将无用干扰信号滤过。

(2) 前置放大器 将输入信号电压提高。

(3) 功率放大器 将提高的电压转换成推动输出转换器所需电流，推动描笔位移。

(4) 输出转换器 是一电流表，将电流转换为描笔位移，走纸机构带动记录纸上描笔移动，记录装置将输入信号描记成图形。电源是将外界电源电压加以变压整流，分别供给记录系统各部。眼球运动时眼周电流相位变化，经放大后以图形方式记录即眼震电图。眼球运动为一独立系统与前庭系统有密切的神经纤维相连，脑干及小脑病变常同时损害眼动及前庭两个系统，且前庭功能状态是通过眼球运动反映，故 ENG 中包括视动中枢检查可弥补前庭系统检查的不足。

三、眼震电图记录导程

总的可分为水平和垂直导程两类，另又可分为双眼水平导程和单眼水平导程，垂直导只有单眼导程，通常采用双眼水平导加单眼垂直导，利用垂直导监测眨眼波及记录垂直眼震。ENG 眼震参数有：潜伏期、持续时间、频率、幅度及快相、慢相角速度，一般认为眼震慢相起源于前庭器，快相源于大脑及椎体外系之纠正反射，故以眼震之慢相角速度，最能代表前庭功能状态反映前庭功能兴奋或抑制程度，其测量方法有计算法和画线法两种（见定标试验），现用电子计算机采样及处理参数，不但出结果快捷，而且使手工无法分析的指标，如慢相速度总合、全程快、慢相速度的动态曲线及其斜率、眼震时间常数、增益、位相及对称性等参数都能计算出，并立即打印出计算结果。

四、常规 ENG 检查程序及注意事项

1. 工作环境 为避免 50Hz 交流电源干扰，受检者能在静电屏蔽室内检查最为适宜，工作室应远离高压电源，如电梯、X 线摄影室等，检查宜在暗室或半暗室，避免光线和受试者的注视对眼震的抑制。

2. 通过病史确定 ENG 检查者，应做耳膜及听功能检查，查前禁食，避免检查过程中呕吐，24 ~ 48 小时内禁服酒精及中枢神经兴奋剂或镇静剂，避免对前庭神经的激惹和抑制产生药物性眼震，特别是巴比妥及苯妥英纳等可诱发眼震之药物。

3. 电极和导联 以不易极化之银 - 氯化银电极最为常用，使用时常裹以聚四氟乙烯或其他无毒稳定性较好的绝缘材料制成外套，电极将眼周的电位差输送到前置放大器。电极经导电膏与皮肤接触，为减少干扰防止基线漂移，眼周皮肤用酒精、乙醚混合液脱脂后装银/氯化银电极（Ag/AgCl），常用直径 1cm 的蝶式电极，皮肤电阻应小于 5 000Ω。用二导联分别记录水平、垂直眼震，水平电极置于双眼外眦稍外 0.5 ~ 1cm 处，垂直电极置右眶上下缘眼球中心垂直线上，地极置前额以消除脑电及 50Hz 干扰，如图 10 - 2 - 1，若双眼分别记录，除电极数随导联增加外，还需多导记录仪记录。

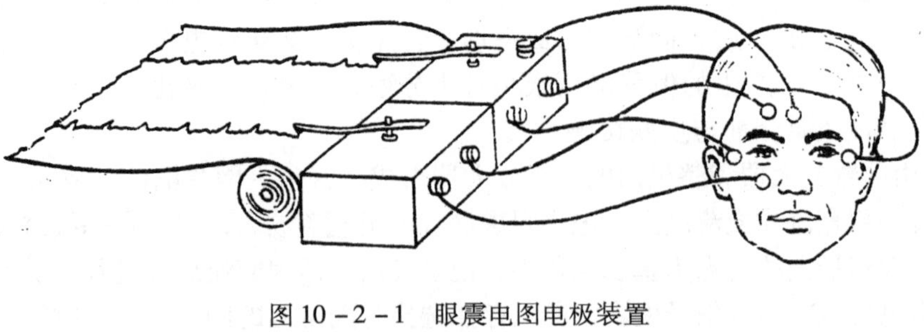

图 10 - 2 - 1 眼震电图电极装置

4. 利用标准电压信号观察描笔偏移程度，调整至标准电压（100 mV）输入时描笔偏移 5 mm 以上，记录纸走 10mm/s。现已用微机与眼震电图仪联机，计算快速而精确，可以摒弃此程序。

5. 在暗室或半暗室条件下检查，可避免因注视引起眼震抑制，检查过程中被检者应进行心算。

五、检查项目

ENG 通常包括 4 个侧面的检查：①自发和位置性眼震；②前庭诱发眼震，常采用旋转试验或冷热试验；③视觉对前庭眼震的抑制情况即固视抑制试验；④视动中枢试验。每个侧面包括 1 ~ 4 项检查，为减少受检者体位变化，具体检查项目及顺序如下：

（一）定标试验（calibration test）

又称视测距障碍试验，ENG 检查前应做定标测定评价眼动系统快速跟踪目标能力，眼要从一个注视点移到另一注视点，眼球需急速跳动，使运动的物象准确地落在黄斑部，定标目的：一是观察眼球扫视运动有无异常，包括眼肌运动和中枢病变之异常眼动；二是 ENG 中需对眼球的位移定量，根据定标值测出眼震慢相角速度大小。一般采用 20°定标，病人与灯标距离为 DC（100cm），按三角函数正切（tan）定标，$tan10° = \frac{对边(BC)}{邻边(DC)} = 0.176$，两光点距离 AB = 2BC 设 DC = 100cm，则 AB = 35.2cm，先测出受检者眼球移动 20°时描笔偏转的幅度，具体操作如图 10 - 2 - 2 所示，受检者视线从 A 点移到 B 点时，眼球偏移 20°角，描笔偏移幅度为 20mm，具体操作中很难定到如此准确，若眼球偏移 20°描笔偏移 22mm，则眼球位移 1 mm = 20°/22mm = 0.91°，常称此值为定标值，用此值换算慢相角速度（SPV），将毫米换算为度数。SPV 相当前庭壶腹嵴偏移程度，用 1s 慢相所偏移的幅度来计算眼震强度，原用手工计算法或画线法，现计算机亦根据此公式计算 SPV。

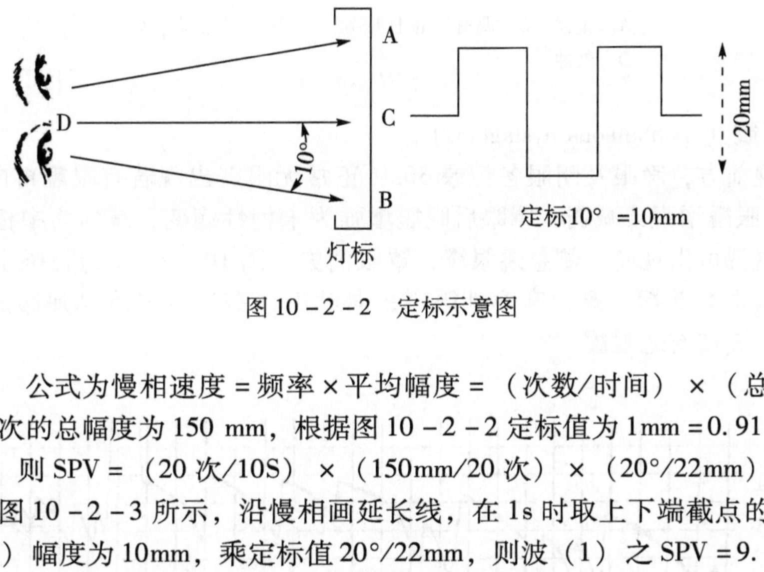

图 10 - 2 - 2　定标示意图

1. 手工计算法　公式为慢相速度 = 频率 × 平均幅度 =（次数/时间）×（总幅度/次数）。若高潮期 10S 内眼震 20 次的总幅度为 150 mm，根据图 10 - 2 - 2 定标值为 1mm = 0.91，定标不是整数值，按 SPV 手工计算法，则 SPV =（20 次/10S）×（150mm/20 次）×（20°/22mm）= 13.6°/S。

2. 画线法　如图 10 - 2 - 3 所示，沿慢相画延长线，在 1s 时取上下端截点的幅度，即该眼震的幅度，如测得波（1）幅度为 10mm，乘定标值 20°/22mm，则波（1）之 SPV = 9.1°/s。波（2）1.8s 之幅度为 16mm，则其 SPV = 16mm/1.8s ×（20°/22mm）= 8.1°/s。

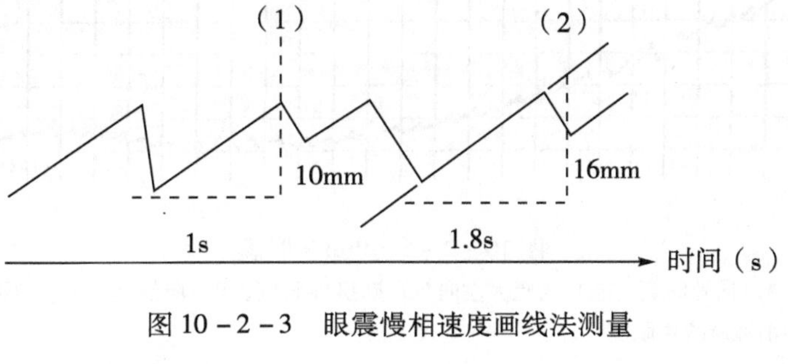

图 10 - 2 - 3　眼震慢相速度画线法测量

小脑病变时捕捉光点障碍，视测距不良常出现眼球动作过度或不足，称过冲或欠冲（图 10 - 2 - 4）；脑干病变时，扫视潜伏期延长，眼速减慢；正常人和前庭末梢性病变，为规则之方形波。

A

B

C

D

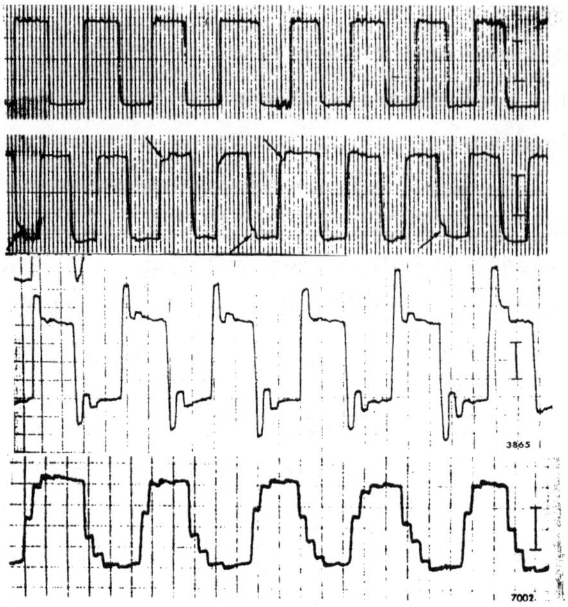

图 10－2－4 定标试验正常与异常图形

A. 正常；B. 偶有矫正性眼跳（箭头）属正常；C. 过冲；D. 欠冲。

（二）自发性眼震（spontaneous nystagmus）

患者端坐位平视前方，睁眼及闭眼各记录 30s，正常无眼震出现若有眼震再向左或右 30°角处各凝视 30s，观察自发眼震增强或减弱，罩眼后眼震增强为末梢性病变，减弱为中枢病变。眼源性为摆动性眼震，向左右凝视可出现向该侧急跳眼震，罩眼消失。图 10－2－5 为脑桥小脑角听神经瘤之自发眼震，向肿瘤侧（左）为粗大凝视麻痹性眼震；向健侧（右）为前庭麻痹眼震，合称之为 Brun's 眼震，是桥小脑角肿瘤特有之眼震。

A

B

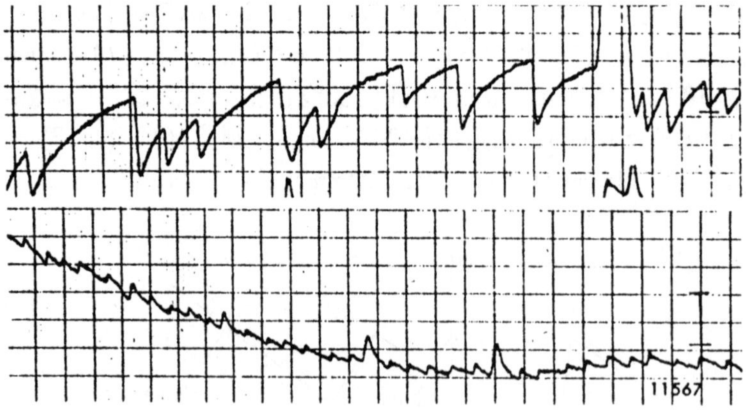

图 10－2－5 Brun's 眼震

A. 向肿瘤侧（左）为粗大左向凝视麻痹性眼震；B. 向健侧（右）凝视为右向前庭麻痹性眼震。

（三）凝视眼震（gaze test）

检查眼位维持系统的功能，受检者端坐，正视前方，凝视右、左、上、下各 30°之灯标，注视

15～20s记录有否眼震出现，正常及末梢病变无凝视眼震；脑桥小脑角肿瘤可出现凝视眼震，侧视 30°位若有眼震，再凝视 20°位。当眼球向侧凝视超过 45°时，约 50% 正常人出现生理性末位眼震，服巴比妥类药物可引起凝视眼震。

（四）平稳跟踪试验（smooth pursuit test）

检查视平稳跟踪系统的功能状态，令受试者固视一个左右摆动的视标，摆动幅度约为 20°，摆动速度不超过 40～50°/s，描记下眼球运动的轨迹，Benitze 分为 4 种图形（图 10－2－6），Ⅰ型为光滑正弦曲线；Ⅱ型是在Ⅰ型曲线基础上叠加眨眼波；Ⅲ型系在正弦曲线上叠加扫视波，呈齿轮状曲线；Ⅳ型为紊乱波形已非正弦曲线。Ⅰ型、Ⅱ型为正常或末梢病变，Ⅲ、Ⅳ型为中枢病变。

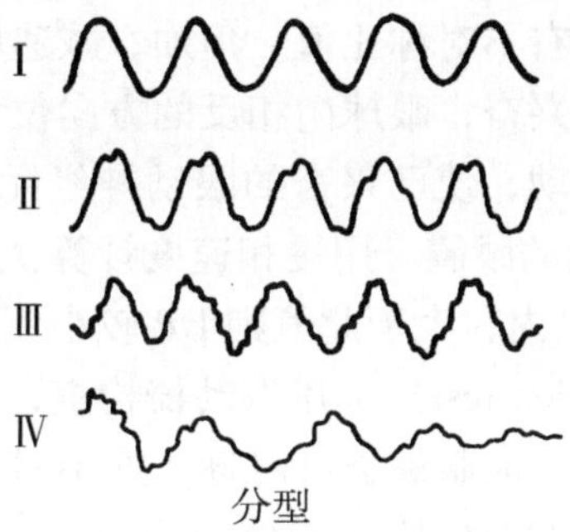

图 10－2－6　平稳跟踪试验四种曲线类型

（五）视动性眼震试验（optokinetic nystagmus test OKN）

检查视动系统功能状态，视动装置诱发出之视动眼震分为水平性和垂直性两种，为生理性眼反射，其慢相为追踪反射所引起，由跟踪系统完成，其快相为大脑皮层的矫正反射，由扫视系统完成，正常人左右向 OKN 相等，如出现视动性眼震两侧不对称，减弱侧表示中枢病变，见图 10－2－7 之 A 为正常或末梢性病变不影响视动性眼震；B 为右桥小脑角肿瘤。

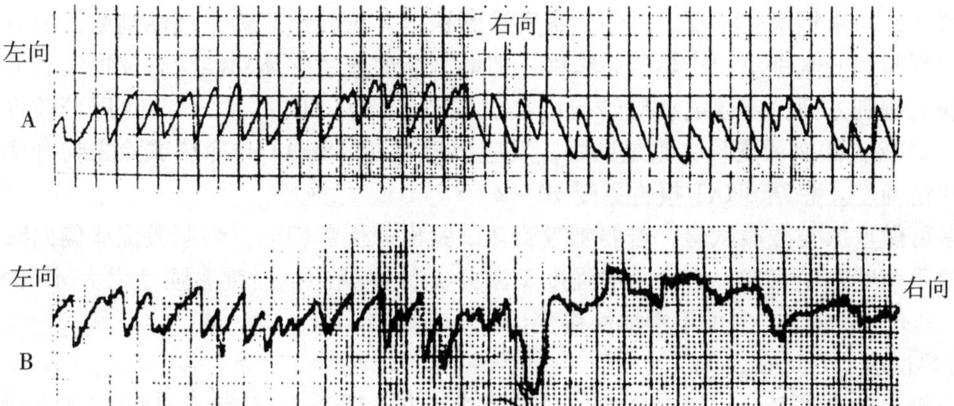

图 10－2－7　OKN 图形

A 为正常左右向 OKN；B 为右脑桥小脑角肿瘤右向之 OKN 明显减弱。

（六）位置性眼震（positional nystagmus test）

在不同体位下诱发之眼震称位置性眼震，常规采用 5 种头位进行检查，每个头位记录 30s，注意缓慢改变头位，不能快于 1s，头与躯体一起变换，避免加速度及颈性眼震的出现，60%～80%之正常人，可记到个别头位小于3°/s的位置性眼震，凡大于3°/s或数个头位出现方向不一致的眼震均为病理性眼震。

（七）变位性眼震（positioning nystagmus test）

又称位置运动试验或Dix－Hallpike变位试验，是诊断良性阵发性位置性眩晕的金标准，快速改变头位，出现水平眼震反复试验，眼震消失谓有疲劳现象表示前庭末梢病变；出现垂直眼震无疲劳现象表示中枢性病变。

（八）旋转试验

1．脉冲旋转试验　头前倾30°，以1°～4°/s^2角加速度旋转，记录旋转中眼震，其方向与旋转方向相同，至90°/s恒速转动至眼震消失后立即骤停，记录旋转后眼震，其方向与旋转中相反，测定眼震持续时间及慢相角速度，并计算左右不对称比值。角加、减速度为半规管之适宜刺激，由壶腹嵴感受刺激，经神经反射使相应的眼外肌兴奋，眼球向相反的方向位移即慢相，前庭冲动同时传入旁中桥脑网状结构，达阈值后发出相反的冲动，使已兴奋的眼动神经元抑制，与之拮抗的眼动神经元兴奋，即产生快相，如此“循环”形成连续的眼震。用慢相速度计算优势偏向（DP），Haimd（1991）认为正常左右向眼震SPV比值差在15%以内，大于此值则DP较小侧半规管功能低下。

2．摆动旋转试验（pendular rotation test）　用摆动椅检查，最大摆动幅度为90°，周期4s～20s，正常人眼震方向与转椅方向一致，左右向眼震强度对称，如不对称表示有方向优势，其结果与旋转试验一样为双耳功能之综合反应。正常左右比值在15%以内。

3．正弦谐波加速度试验（sinusiodal harmonic acceleration test，SHAT）　Wolf 1978年提出SHAT，1990年美国ICS公司生产RVT－50系统检查仪，先向一侧以匀角加速度旋转，达峰速（50°/s）后，再以角减速转直至到零，选用0.01～0.64Hz倍频的频率旋转，计算机提取位相、增益、左右对称性3项参数，位相（phase）指头位与眼位之间的关系，相差180°为零，位相值以度为单位；增益（gain）指转椅的峰速（即头位移）与眼峰速（眼球位移）的比例正常在0.88～1.02之间；对称性（symmetry）为左向最大SPV减去右向SPV除以左右向SPV之合，用百分比（%）表示，正常值在±15%之间，＋为右侧优势，－为左优势。3项参数中位相异常最为常见，增益异常次之，对称性异常率较低。末梢病变早期双侧明显不对称，随病变恢复不对称缩小，中枢性病变早期不对称小，随病情发展不对称增强，与末梢病变相反，可作为鉴别诊断根据。旋转试验为生理性刺激，缺点是同时刺激两侧半规管，判断病变侧别不如冷热试验精确，但能判断前庭系整体功能状态及损失后前庭代偿的程度。在判断病变侧别方面，单频电动旋转与冷热试验吻合率只60%；但Hamid用谐波即SHAT吻合率可达96%，该检查法刺激定量，重复性好，反应敏感客观。SHAT与冷热试验之吻合率高，提高了半规管检查的精确度。总结SHAT报告见图10－2－8。

前庭刺激可做重振与减振试验，若弱刺激旋转试验出现优势偏向，强刺激优势偏向减弱或消失称前庭重振，提示前庭末梢病变；若在一般强度刺激并无优势偏向，当刺激强度增大才出现优势偏向，称前庭减震（decruitment），多见于中枢性病变。

（九）冷热试验（caloric test）

冷热试验最大优点是可分别评定单侧半规管功能状态，Hallpike法为公认的基本方法，受试者平卧，头抬高30°，按一定顺序每次向耳道内注入44℃或30℃水200 ml，并记录每一次眼震方向、潜伏期、持续时间、频率、平均幅度和最大慢相速度，SPV为最可靠参数，以°/s为单位，取眼震高潮10s的波形记算SPV。然后按Jongkees公式计算双侧不对称比值（CP）及优势方向（DP）。CP值在25%以下，DP值在30%以下为正常范围。

Jangkees公式为：

$$DP = \frac{(RW + LC) - (LW + RC)}{RW + LC + LW + RC} \times 100$$

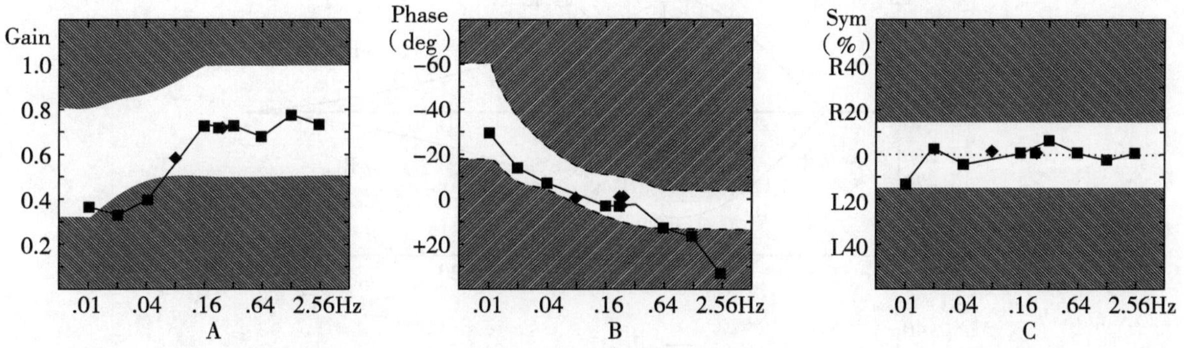

图 10－2－8　SHAT 总结报告

3 图之横轴为转椅频率；A 图为增益（gain）纵轴为头速与眼速之比；B 图为位相（phase）纵轴单位为度；C 图为对称性（symmetry）纵轴为百分比%，阴影为异常区。

$$CP = \frac{(RW + RC) - (LW + LC)}{RW + RC + LW + LC} \times 100$$

式中：RW 为右 44℃诱发之 SPV；RC 为右 30℃诱发之 SPV；LW 为左 44℃诱发之 SPV；LC 为左 30℃诱发之 SPV。

（十）固视抑制失败试验（failure of fixation suppression test）

在行冷热试验中进行视抑制试验（visual suppession，VS），前庭与视网膜间存在着反馈性抑制弧，绒球对来自前庭的信息在通往眼动神经之前，应用视追踪信息加以抑制。方法：冷热诱发眼震高潮期即眼震出现后 60～70s 时，令受检者注视前方灯标，正常人及末梢病变者受视固定影响冷热诱发眼震减弱或消失，中枢病变者眼震不被视觉抑制或反而增强，称固视失败，图 10－2－9 为冷热试验之时程图，灌注 60s 后眼震达高峰期，计算 SPV 后睁眼固视称视抑制（VS），现已量化 VS 值，计算公式为 VS＝（a－b）/a×100，式中：a 为罩眼之 SPV，b 为睁眼之 SPV。VS 值≥50% 为正常；10%～50% 为减弱；＜10% 为消失；负值为固视时眼震增强。或用固视指数（Fixation index，FI）表达，用 FI＝睁眼 SPV/罩眼 SPV 公式计算，正常应为 0.5～0.6 以下。

五、影响 ENG 质量的因素

影响因素来自眼外电极、中枢状态及眼震仪内外噪声。

（一）眼球外电极影响

眼周电场除我们需要的角网膜电位外，还有眼肌、面部肌肉活动电位及颈肌扩散电位，常见的影响电位如下。

1. 瞬目波　在记录过程中常出现瞬目波，特点是频率不规则，可单个也可连续，一般出现在睁眼时，其波形较大容易辨认，明显表现在垂直导上，水平导也可出现微小同步快相。单个瞬目波是骤然出现方向向上急速达高峰，时间不超过 0.2s，然后是描笔复位波，利用垂直导可识别水平导上之瞬目波。

2. 眼睑震颤波　受检者闭目情况下不自主出现眼睑震颤，其特点是频率快，幅度小不规则波形，主要在垂直导上很难消除。

3. 闭眼可抑制眼震　闭眼时出现 Bell 现象，即眼球向上移位，加之眼睑对眼球压迫，使眼震减弱，故应在半暗室带眼罩睁眼检查为宜。

（二）中枢状态的影响

1. 精神状态　大脑皮层活动状态对诱发眼震影响明显，嗜睡或松弛状态可明显抑制眼震使之不规律，令受检者心算或回答问题，转移皮层注意力则容易出现规则眼震波。

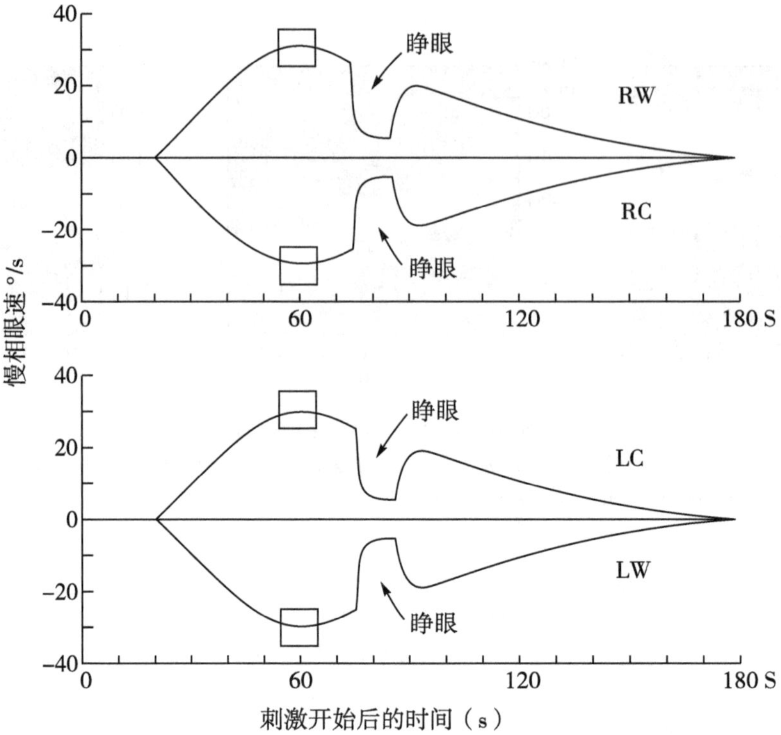

图 10-2-9 冷热试验之模式图

冷热反应时程：横坐标为灌水时间，单位为秒；纵坐标 SPV 以°/s 为单位，右向眼震为“+”，左向为“-”。

2. 药物影响 镇静剂如巴比妥类、抗组胺类药物及酒精，能抑制皮层活动，对眼震有抑制或诱发作用，因此检查前应当停止使用这类药物。

（三）眼震电图仪机内外噪声影响

机内噪声不能大于 3μV，否则使记录出波形畸变。眼震仪内都设有防干扰线路。机外干扰最常见的是电压不稳和 50Hz 电场，室内日光灯和周围电机设备可产生杂乱干扰波，最简单消除方法是用稳压器，仪器应与地线相接，必要时采取屏蔽措施。

六、ENG 检查结果之判断

按扫视、跟踪、视动及体位试验检查顺序，根据图形先提出问题，每题答案可见本章 360 ~ 361 页。

（一）扫视（定标）试验

问题 1：

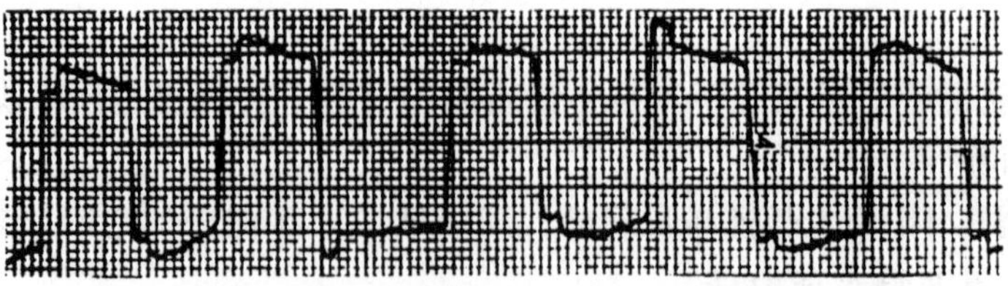

这些扫视是否正常？如果不正常，异常是什么？

问题 2：

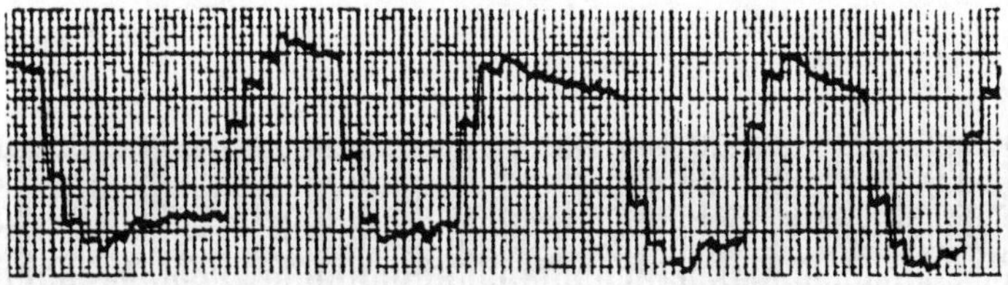

这些扫视是否正常？如果不正常，异常是什么？

问题 3：

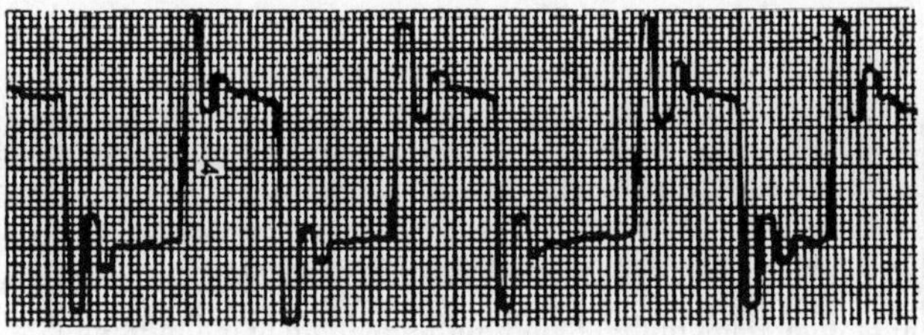

这些扫视是否正常？如果不正常，异常是什么？

问题 4：

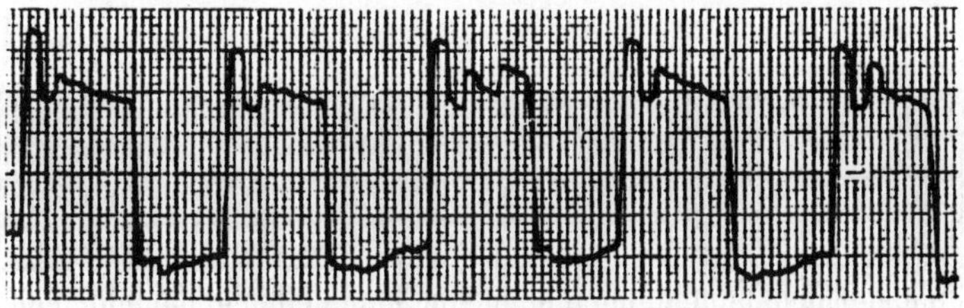

这些扫视是否正常？如果不正常，异常是什么？

问题 5：

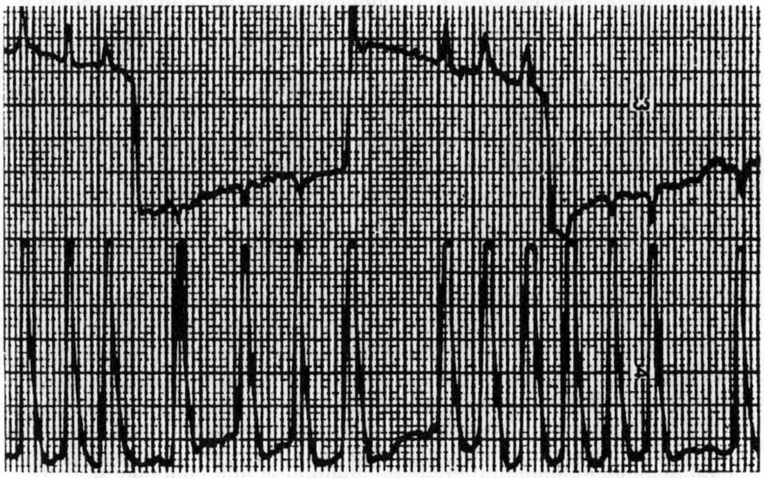

上图为水平导记录眼动轨迹，下图为垂直导记录眼动轨迹。
这些扫视是否正常？如果不正常，异常是什么？

（二）凝视试验

问题 6：

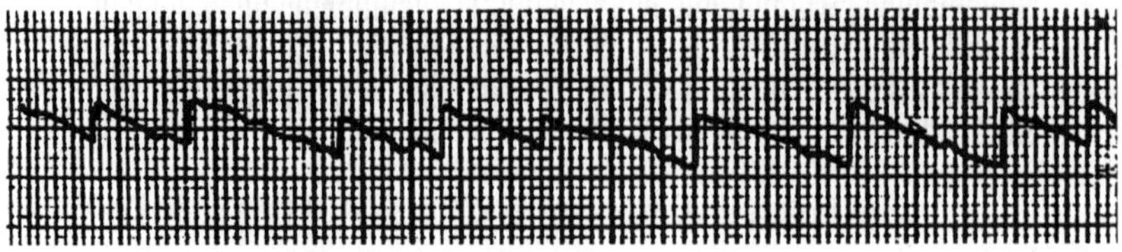

病人闭眼，这些眼动是否正常？如果不正常，异常是什么？

问题 7：

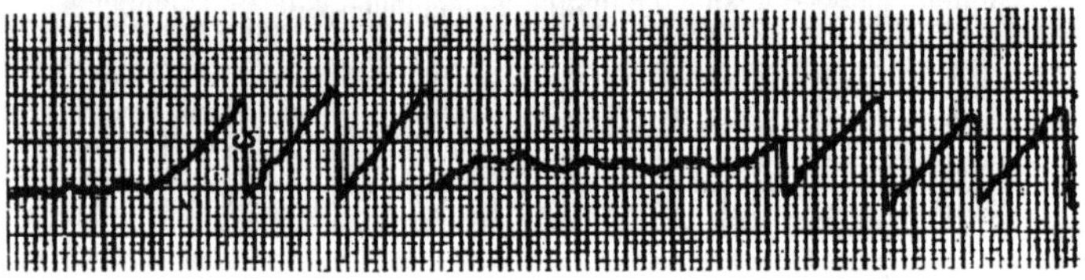

病人闭眼，这些眼动是否正常？如果不正常，异常是什么？

问题 8：

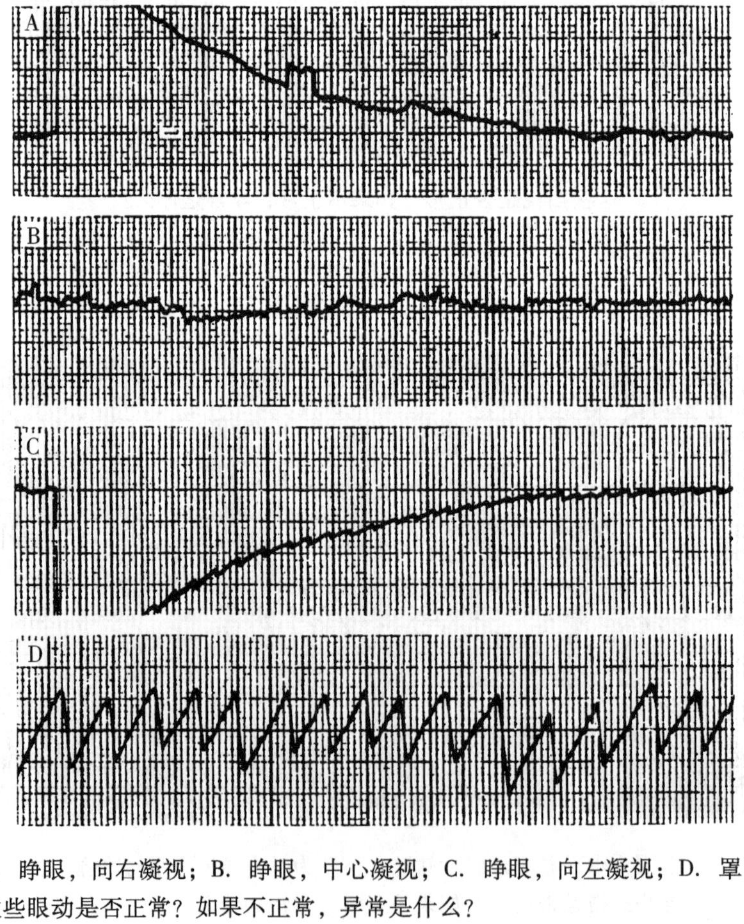

A. 睁眼，向右凝视；B. 睁眼，中心凝视；C. 睁眼，向左凝视；D. 罩眼
这些眼动是否正常？如果不正常，异常是什么？

问题9：

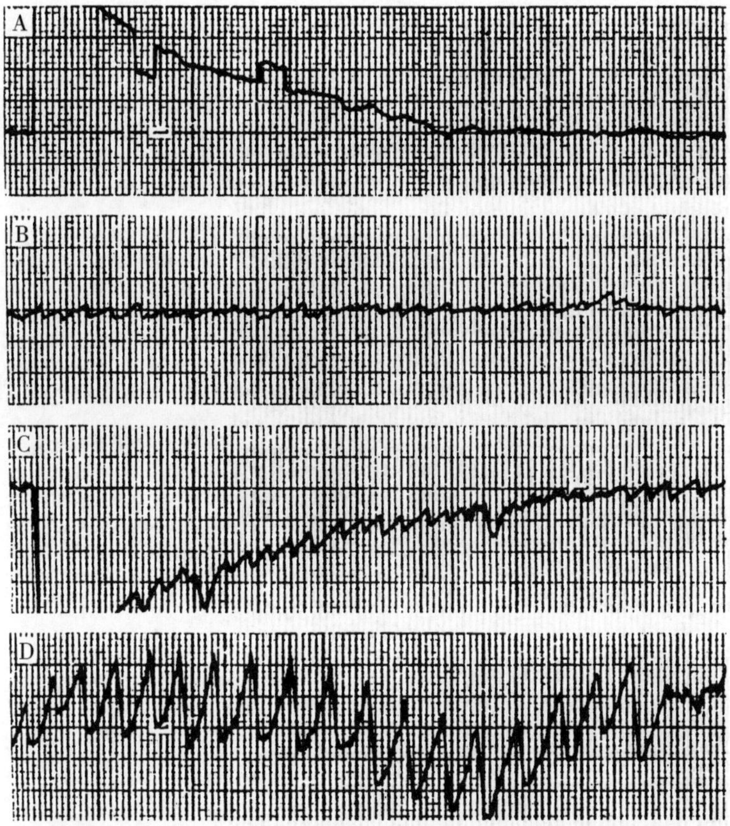

A. 向右凝视无眼震

B. 中心凝视无眼震

C. 睁眼左向凝视，有较弱眼震

D. 罩眼左向凝视，有较强眼震

这些眼震是否正常？若不正常异常是什么？

问题10：

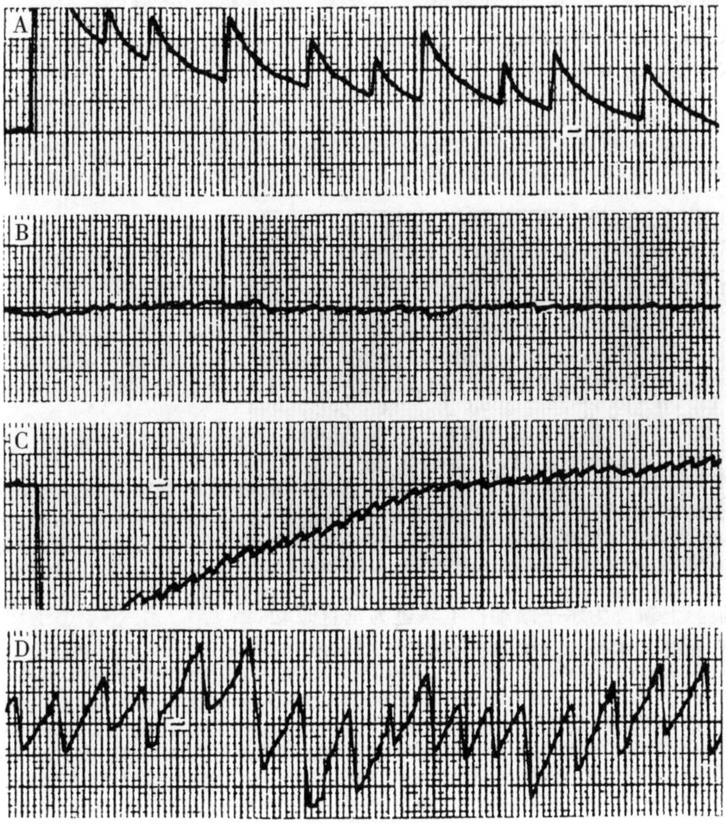

A. 向右凝视有前庭麻痹性眼震

B. 中心凝视无眼震

C. 睁眼向左凝视，有较弱眼震

D. 罩眼出现左向前庭麻痹眼震

这些眼动是否正常？如果不正常，异常是什么？

问题 11：

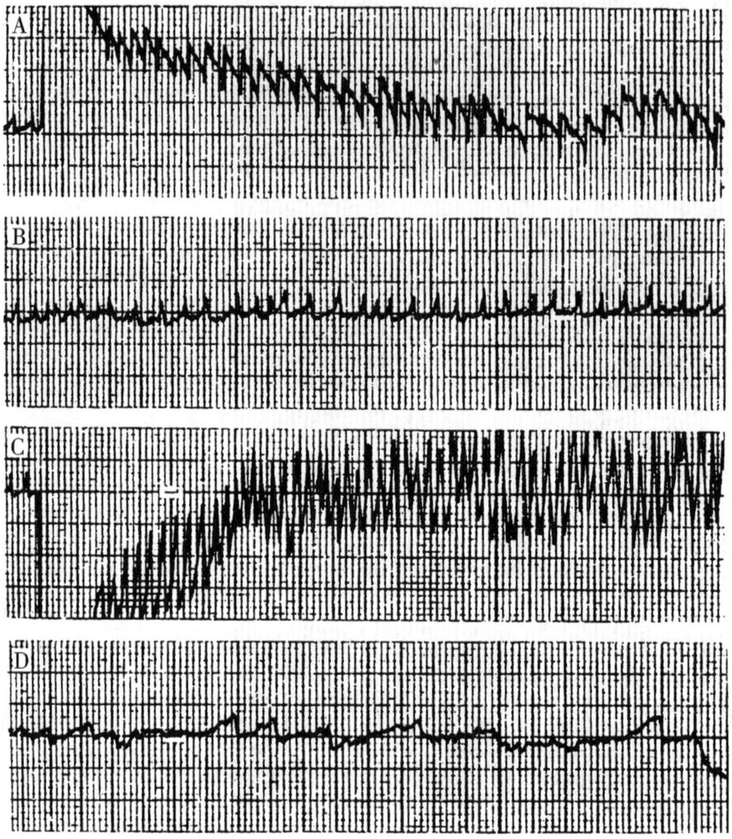

A. 睁眼，向右凝视有右向眼震；B. 睁眼，中心凝视有“尖峰”形眼震；C. 睁眼，向左凝视较强较大之左向眼震；D. 闭眼眼震消失

这些眼动是否正常？如果不正常，异常是什么？

问题 12：

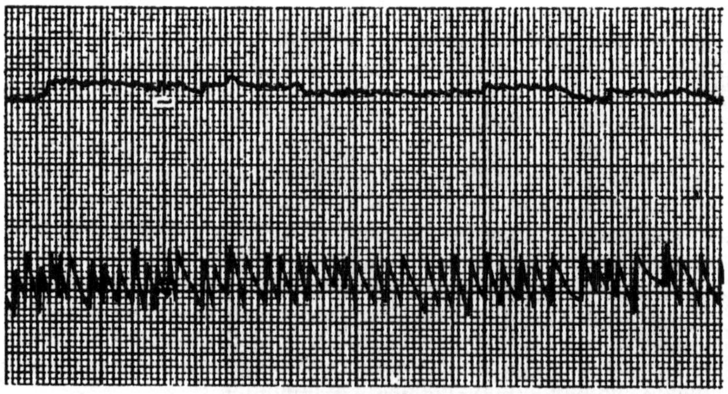

病人向上凝视，睁眼。上轨迹为水平眼动；下轨迹为垂直眼动。

这些眼动是否正常？如果不正常，异常是什么？

（三）跟踪

问题 13：

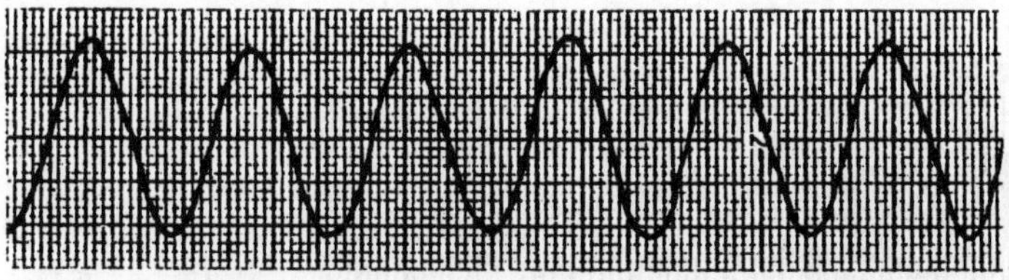

病人跟踪是否正常？如果不正常，异常是什么？

问题 14：

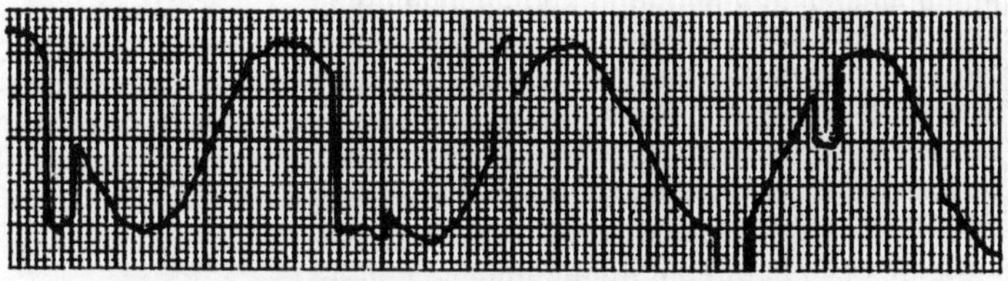

病人跟踪是否正常？如果不正常，异常是什么？

问题 15：

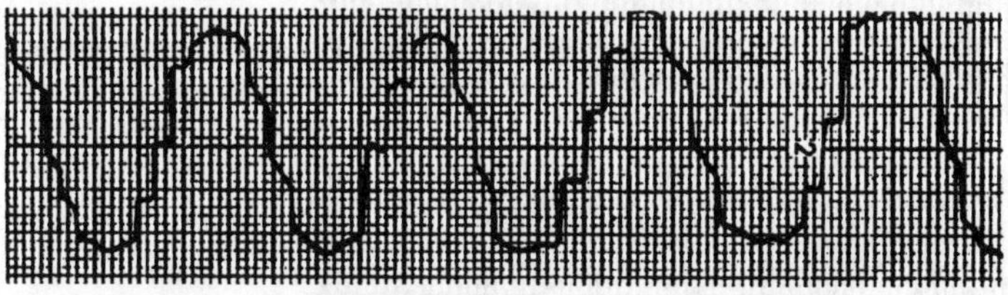

病人跟踪是否正常？如果不正常，异常是什么？

（四）视动眼震（OKN）

问题 16：

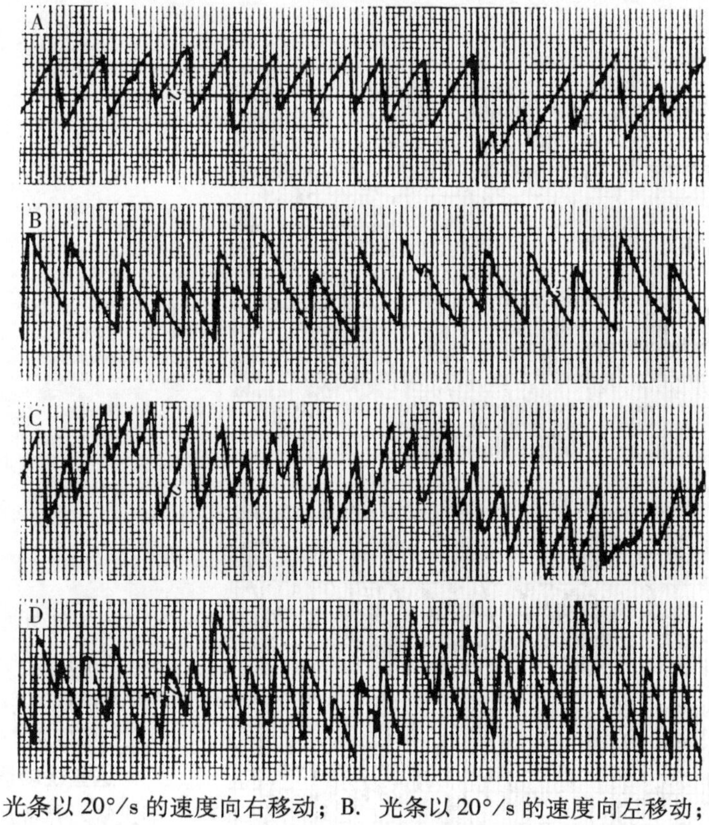

A. 光条以 20°/s 的速度向右移动；B. 光条以 20°/s 的速度向左移动；C. 光条以 40°/s 的速度向右移动；D. 光条以 40°/s 的速度向左移动

这些视动眼震是否正常？如果不正常，异常是什么？

问题 17：

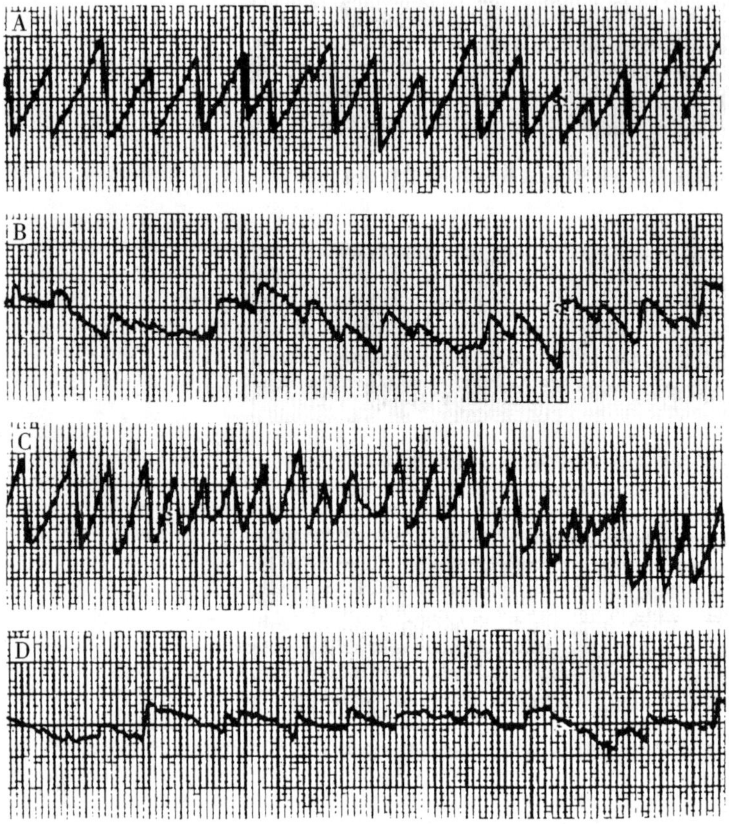

A. 光条以 20°/s 的速度向右移动；B. 光条以 20°/s 的速度向左移动；C. 光条以 40°/s 的速度向右移动；D. 光条以 40°/s 的速度向左移动

这些视动眼震是否正常？如果不正常，异常是什么？

问题 18：

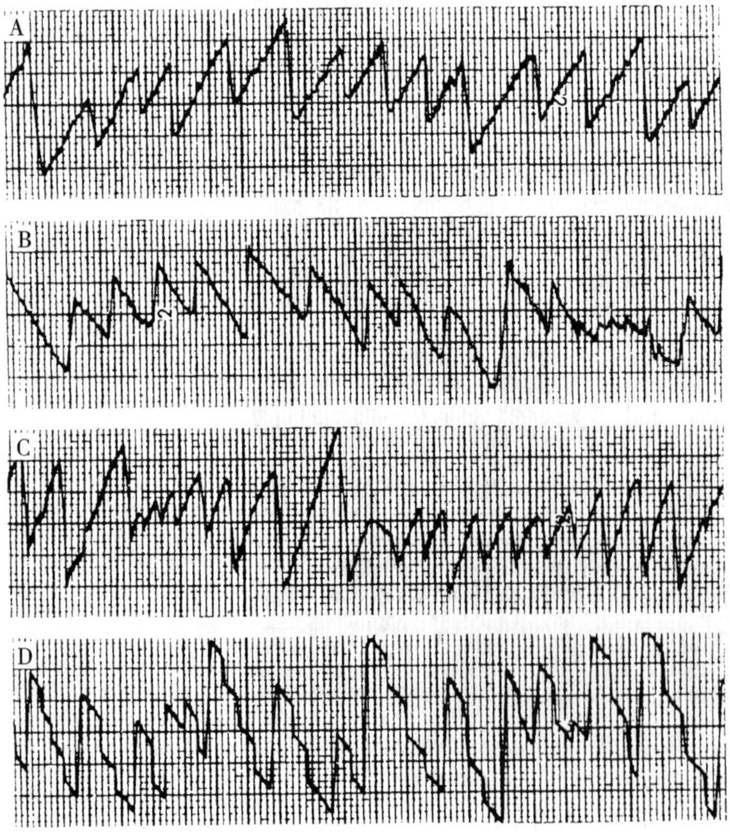

A. 光条以 20°/s 的速度向右移动；
B. 光条以 20°/s 的速度向左移动；
C. 光条以 40°/s 的速度向右移动；
D. 光条以 40°/s 的速度向左移动

这些视动眼震是否正常？如果不正常，异常是什么？

问题19：

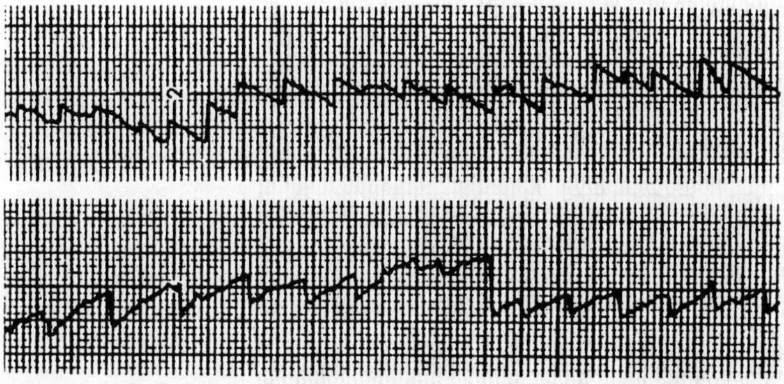

上轨迹光条以20°/s的速度向右移动出现右向视动眼震；下轨迹光条以20°/s的速度向左移动出现左向视动眼震；这些视动眼震是否正常？如果不正常，异常是什么？

（五）位置试验（positional test）

问题20：

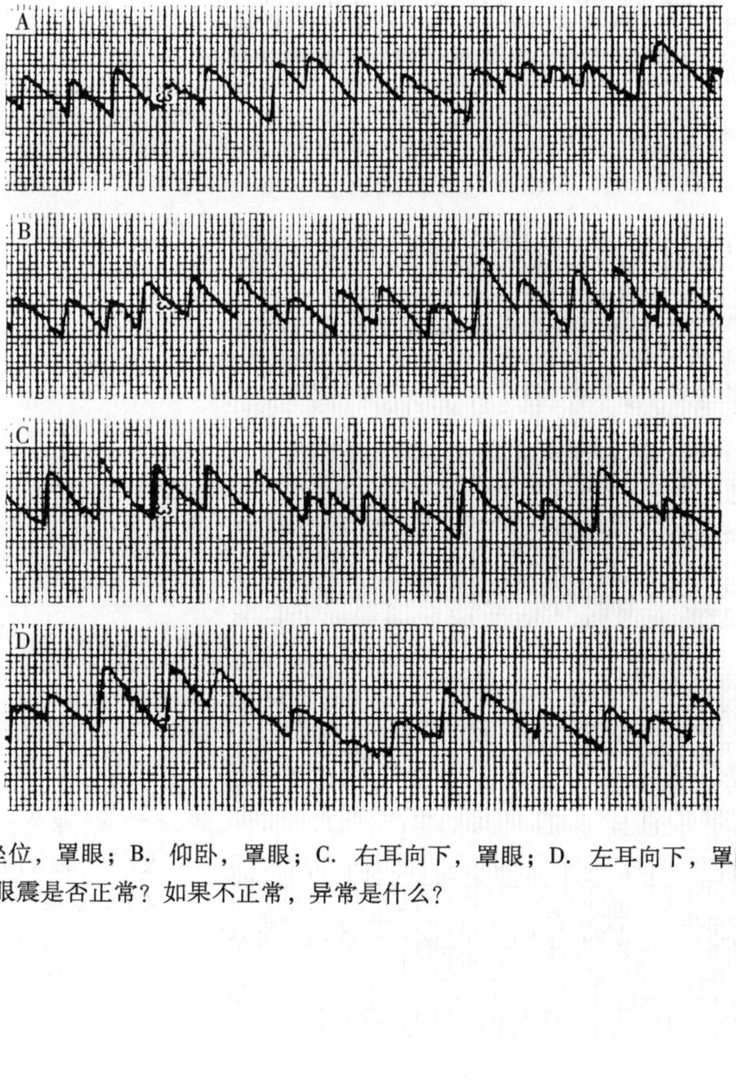

A. 坐位，罩眼；B. 仰卧，罩眼；C. 右耳向下，罩眼；D. 左耳向下，罩眼。
这些眼震是否正常？如果不正常，异常是什么？

问题21：

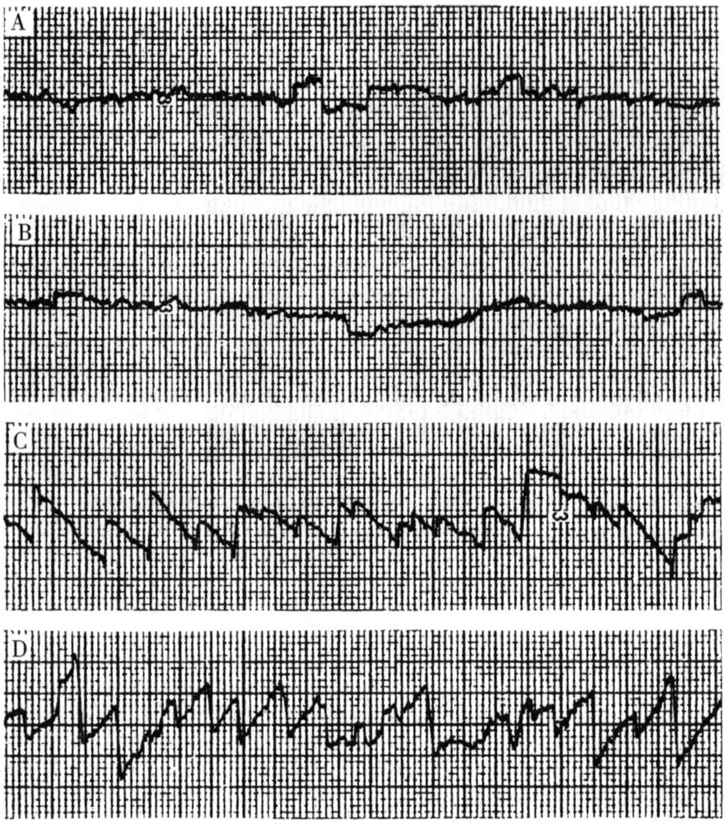

A. 坐位，罩眼；B. 仰卧，罩眼；C. 右耳向下，罩眼；D. 左耳向下，罩眼。

这些眼震是否正常？如果不正常，异常是什么？

问题 22：

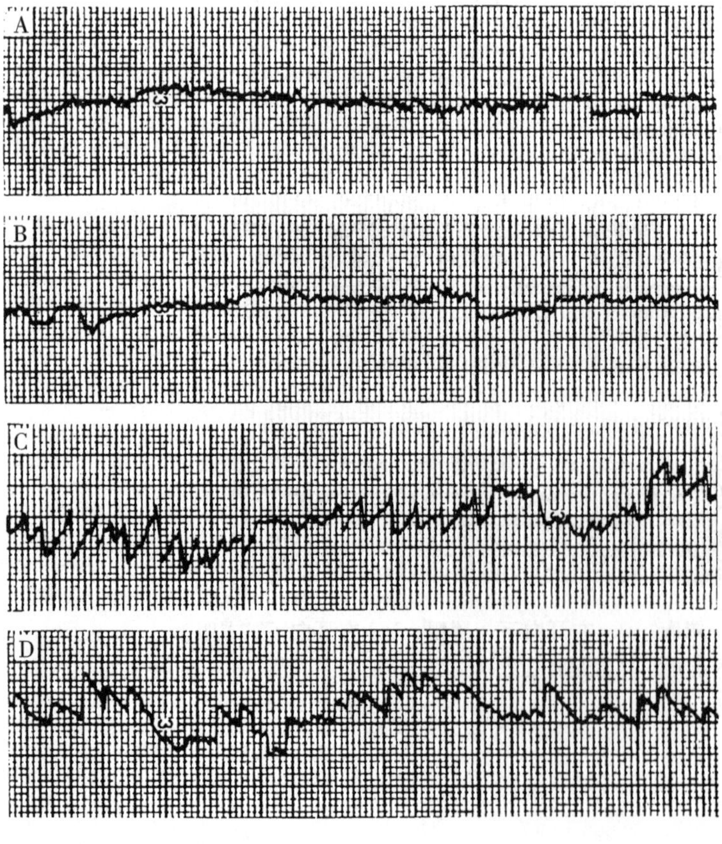

A. 坐位，罩眼；B. 仰卧，罩眼；C. 右耳向下，罩眼；D. 左耳向下，罩眼。转颈没有眼震。

这些眼震是否正常？如果不正常，异常是什么？

问题 23：

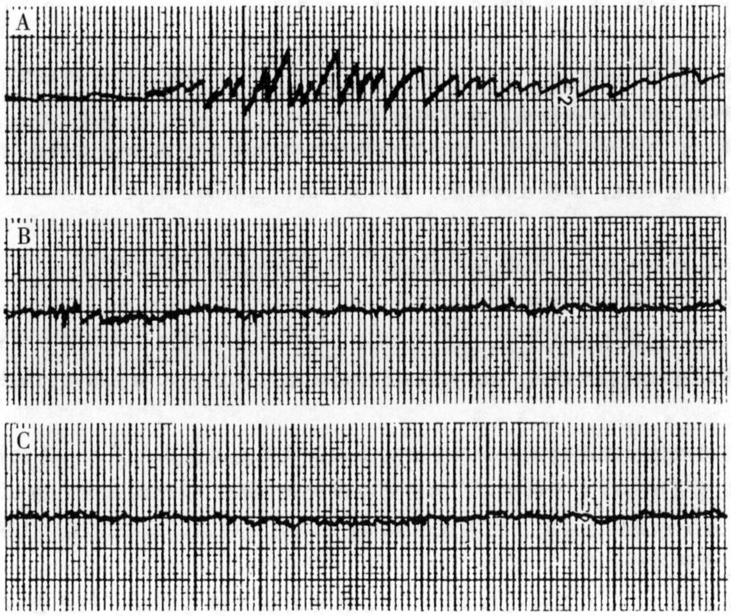

A. 右耳向下，罩眼；B. 右倾头位，罩眼；C. 右耳向下，罩眼（重复）轨迹 A 病人有眩晕感，轨迹 B 和 C 病人无眩晕。其他头位无眼震。

这些眼震是否正常？如果不正常，异常是什么？

附：问题 1 ~ 23 的答案

答案 1：正常。病人在刚开始扫视时丢失 1°或 2°，稍做修正后，又跟上视靶。

答案 2：不正常。病人连续做很小的多频扫视，约 150ms 之后，眼能达到靶点，眼不能一步达靶点者见于中枢神经系统疾病。

答案 3：不正常。病人一直出现过大的扫视，即“过冲”每个扫视之后，眼睛停留约 150ms，然后做修正扫视。过冲与小脑病变有关。

答案 4：不正常。病人的向右扫视过大，向左扫视正常，有单侧过冲扫视。

答案 5：正常。从水平导联轨迹看，似乎有双向眼扑动，但从垂直轨迹看，在水平导上的尖峰是眨眼的伪迹。眨眼在垂直导中总是产生向上的尖波。

答案 6：病人有右跳眼震，这种眼震不一定异常，因最大慢速度小于 6°/s，大约在 4°/s，（见下图）。如果这种眼震至少出现在两个头位即为不正常。

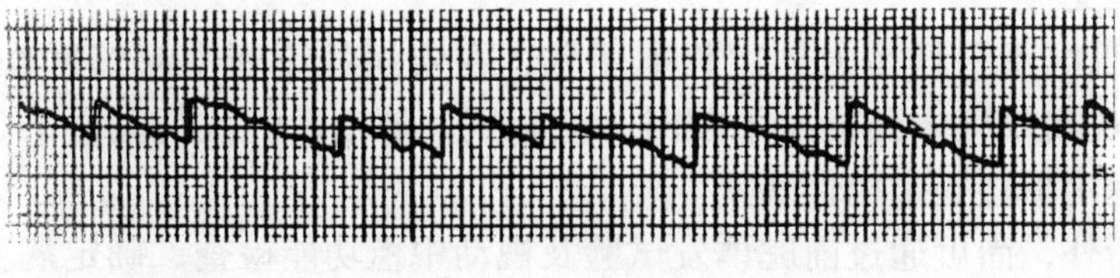

答案 7：不正常。病人有左跳眼震慢相速度超过 6°/s，为 12°/s。因嗜睡或涣散眼震被抑制，让病人心算（箭头处）由于警觉眼震出现，算完之后眼震又抑制。

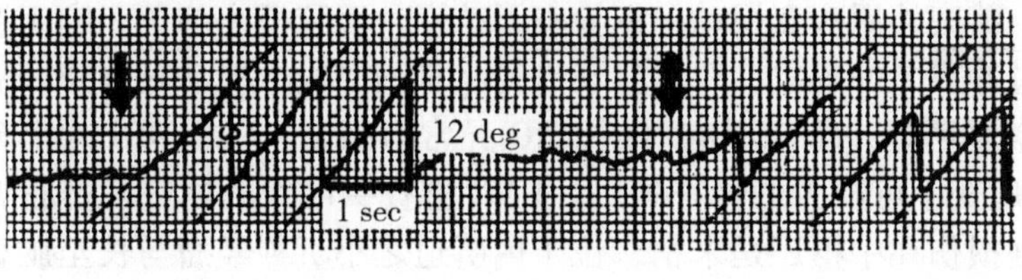

答案8：不正常。病人罩眼时有左跳眼震（D），睁眼不明显（C）。即所谓的“一级眼震”向快相方向凝视有眼震、向中心（B）或慢相方向凝视（A）眼震消失，可以是右侧的迷路或前庭神经损伤。

答案9：不正常。病人有左跳眼震，比问题8的眼震强，睁眼情况下也出现（C），不但在左侧凝视有，中心凝视也有眼震，称作“二级眼震”。

答案10：不正常。病人有Bruns眼震，右听神经瘤且压迫脑干，向右侧凝视麻痹眼震，向左侧前庭麻痹眼震。Bruns眼震是脑桥小脑角肿瘤（常见听神经瘤）最重要的信号。

答案11：不正常。病人有向右先天性眼震。最明显的特征是慢相速度的增加使其形成“尖峰”形眼震（轨迹B的图形）。若改变凝视方向向左凝视，出现左向眼震，在强度和波形上有明显的变化（轨迹C）。罩眼时眼震消失有时会显示余波（轨迹D）。

答案12：不正常。病人有上跳眼震，出现在中心凝视，并且在向上凝视时增强。

答案13：正常。此病人跟踪视靶很精确。

答案14：正常。病人跟踪视靶不十分理想，偶尔看别处，但当他注视视靶时就能够准确的跟踪。

答案15：不正常。病人有双侧扫视跟踪。向右移动光标时的跟踪轨迹，比向左移动的轨迹更差，双侧扫视性跟踪是中枢系统疾病的表现。

答案16：正常。眼震慢相速度在两种刺激和两个方向上与条纹的速度基本相等，与条纹转动方向相反。

答案17：不正常。表现出视动眼震不对称。向右移的条纹无论快慢，眼速均正常；条纹左向移动，向右OKN眼速减弱，在条纹以20°/s运动时清楚地看到，在条纹以40°/s运动时更明显。结论为视动性眼震不对称性。中枢神经系统损伤可引发视动眼震不对称性。

答案18：不正常。条纹以20°/s双向移动和40°/s向右移动时视动眼震正常。但是当条纹以40°/s向左移动时，慢相上叠加有扫视（D图），病人有轻度的跟踪缺损，中枢病变表现。

答案19：不正常。病人的视动性眼震跳动的方向与预期相反：当条纹向右移动时，眼震向右跳；当条纹向左时，眼震向左跳。病人有视动性反向眼震，只发生在先天性眼震。病人不能跟上视动条纹，用扫视来实现其跟踪，实际上眼震的慢相是病人早已存在的先天性眼震慢相，视动性刺激使其线性化。

答案20：不正常。病人罩眼时有右跳性眼震，至少3个头位出现眼震且慢相速度大于6°/s的标准，因强度不随着头位的改变而改变，这种眼震常叫作自发性眼震，前庭病损的表现。

答案21：不正常。病人在罩眼时有方向变化的位置性眼震。右耳向下时出现右跳眼震；左耳向下出现左跳性眼震。也就是产生向地眼震。即眼震跳动指向地面。在坐姿和后仰时无眼震。眼震可能是外周或中枢的前庭系统疾病引起，也可能近期摄入酒精引起。

答案22：不正常。罩眼有方向变化位置性眼震，其方向背离地面。坐姿和仰卧时无眼震。外周或是中枢性前庭系统障碍引起，也可能在24小时内摄入酒精引起。

答案23：不正常。病人第一次处于右耳向下卧位，有短暂的眼震（A）。但病人再一次处于右倾头位（B）或右耳向下位就不再出现眼震。可能为良性阵发性位置眼震。当重复这一过程时，由于反应疲劳的原因，这种眼震消失至少减弱很多。

七、眼震电图的诊断价值及临床意义

ENG本质上与心电图、脑电图、肌电图一样是人体生物电图象，在疾病的诊断中起辅助作用，可根据ENG的特点判断病变部位。当观察或记录到自发眼震时，应甄别其源于眼性或前庭性的，若判为前庭性眼震，尚需区别其源于前庭中枢还是末梢性病变。

临床除通过自发眼震特点鉴别诊断外，尚可通过前庭诱发试验及视动中枢功能检查，确定病变部位、侧别、损害程度。目前视动中枢功能检查，已由定性检查发展到定量检查的高度。前庭功能与视动功能联合检查法，如视前庭眼动反射（VVOR）及前庭眼动反射固视试验（VOR－fix）等项目研究，为脑干功能状态提供重要的信息。前庭外周病变视动中枢检查无改变，而脑桥小脑角、脑干及后颅窝病变，视动功能常异常，扫视有过冲或欠冲现象、跟踪呈现齿轮状Ⅲ型曲线，视动眼震减弱和固视能力下降，脑肿瘤越大视动功能异常越明显，临床上有时因ENG异常再摄脑CT或MRI片而确定诊断，故ENG检查已成为耳神经系统病变不可缺少的检查项目。ENG检查一可判断前庭功能正常与否，二可判断病变侧别，三可判断前庭损伤在中枢还是末梢，位于内听道之小听神经瘤与长至脑桥小脑角的大听神经瘤呈现完全不同的图形，故 ENG 对判断肿瘤部位、大小及确定手术方案有指导意义，是重要的辅助诊断方法。

第三节　静态姿势描记法

前庭系的主要功能是维持人体肌张力达躯体平衡，正常情况下维持人体平衡有视觉、本体觉、前庭三个系统的输入，而输出只有一个系统即前庭脊髓反射（vestibular spinal reflex，VSR）维持肌张力及躯体平衡。人体平衡机能检查包括人体直立检查试验（含 Romberg 试验、Mann 试验及单脚直立试验）、偏指试验、书写试验、步行检查等，其中人体重心动摇检查法是使直立试验检查客观化、定量化的一种方法，目的评估平衡障碍的程度、疾病经过治疗及训练效果。前庭功能检查手段近年来有很大进展，继眼震电图成功应用于临床后，平衡功能测试方面亦有较大进步，姿势摆动测试应用于临床已 100 多年，最初 Romberg（1846 年）应用直立试验鉴别小脑与本体觉病变，例测试脊髓劳患者之平衡功能，后此试验有新的发展，Balser（1929）用天平指针摆动测示人体重心移动，后 Thomas 改弹簧秤测试为电应力刻度传感器测量，20 世纪 80 年代开始与计算机联机，记录人体重心在平台面的连续变化图形及轨迹，采集人体重心动摇的数据定量分析，通过平衡仪描记成图形即姿势图（posturography，PG）。人体重心动摇的测试有动态与静态两种测试方法，静态平衡台测试即量化的 Romborg 试验，受检者站于平台上 60s，重心动摇计将足底压力中心的动摇转换为电信号输入计算机装置，只要被试者站立在检测台上，即得到重心位移的 X－Y 记录图，X 轴表示冠状面重心（左、右）位移，Y 轴表示矢状面（前后）重心位移，站立在平台上自动测试时，将动摇的信号转换成数字信号收入处理装置，分析、打印结果。

一、测试原理及仪器组成

所谓直立不动姿态，实质上人体仍处于前后、左右不停的晃动状态中，故 Nashner 指出，人在静止站立时不停的绕自身平衡点晃动，称生理性姿势动摇，正常人有一定限度，前庭感受器及传导系统任何异常，将导致直立自控障碍，Romberg 试验仅凭肉眼观察很不精确，满足不了临床要求，静态平衡台即应运而生，工作系统由测试平台，放大转换系统及计算机 3 部分组成。工作原理是人体站立平台上重心力点与平台面的交点，确切地说是平台反作用力中心点的变化，在小振幅动摇时，人体重心与平台反作用力中心点基本一致，当人体摇动产生重心移动，导致平台上力点移动；平台下设有传感器，收集力点移动信号，输入计算机，经处理后可获瞬间力点与平台中心的距离，描绘出重心移动的轨迹图形，同时计算出人体重心晃动的轨迹长度、面积、角速度和动摇的频率，检查结果可在荧光屏上显示。

二、检查方法

检查室应安静，亮度适宜，被试者脱鞋站立，足底中心与检查台上基准点保持一致，以两足靠拢直立姿势为准，直立困难者可足尖分开足跟靠拢，双手抱胸或自然下垂，睁眼检查时，应在双眼水平眼线上，设定视点，检查时注视此点，先睁眼测试 60s，为测前庭系统功能消除视觉对平衡的辅助作用，再闭眼测试 60s，闭眼时双眼向前盯住想象中目标，睁闭眼比值为 Romberg 商，睁闭眼检查时，姿势应一致则有可比性，每次检查不是从站上平台开始计量，应从平台动摇稳定后开始计算。图 10－3－1显示闭目站立在平台位置 60s 后人体重心向后移。

三、重心动摇检查项目及结果评定

（一）定性方面

少数人认为，从人体重心移动的平面图形，大致可把握是哪一系统、哪一部位病变。大多数作者认为，姿势图只能判断前庭功能状态，并无诊断价值。从图形移动方向、范围广度、集中趋势，可分为中心、前后、左右、多中心、弥散 5 型（图 10－3－2），正常人及周围性前庭损伤代偿后多为中心型，中枢性前庭病变及双侧前庭受损为前后、多中心或弥散型，尚不能根据图形作鉴别诊断。

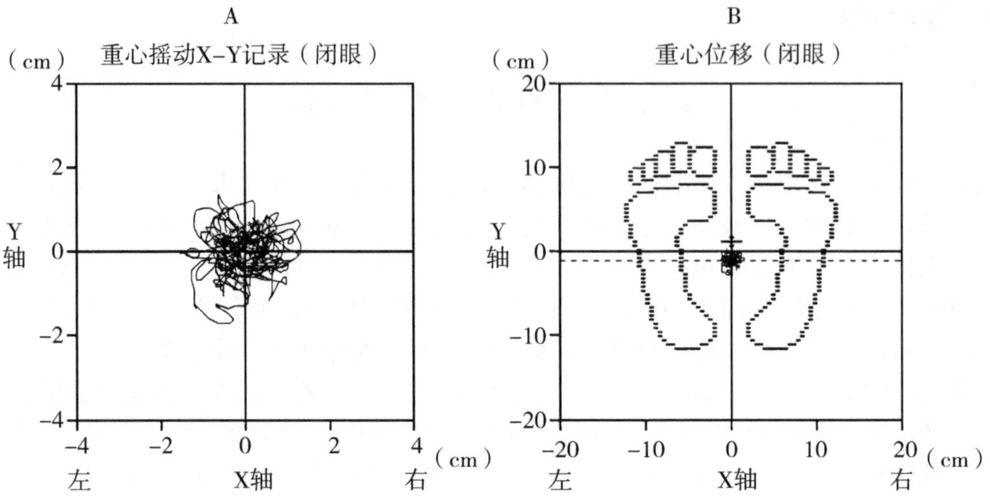

图 10－3－1 闭目测试双足位置。

A. 为闭眼 60s 重心摇动的轨迹图；B. 60s 后人体重心向后（Y 轴）移位。

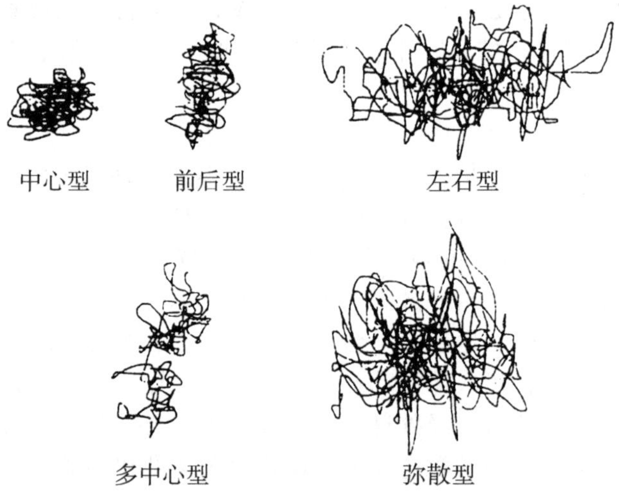

图 10－3－2 人体重心晃动平面图

（二）定量方面

在平衡台站立 1 分钟后，计算机可计算人体重心晃动的轨迹、长度、外周面积、角速度、动摇的频率、睁闭眼比值。日本时田桥将平衡台各参数归纳于雷达图中。

雷达图由 5 个变量制成，A 轴为外周面积，重心动摇大小用外周面积显示表示平衡障碍的程度；B 轴为单位面积轨迹长度（总轨迹长度/外周面积）表示本体觉反射性的微小姿势控制机能，单位时间轨迹长度是把握动摇的程度动摇大小用面积表示；C 轴为冠状面（X 轴）重心动摇中心偏位，目的检查因迷路障碍产生四肢、躯干肌张力左右差别观察；D 轴为矢状面（Y 轴）重心动摇中心偏位检查，目的是检查抗引力肌张力的亢进和低下；E Romber 商是检查睁、闭眼 60s 外周面积之比值，是检查视觉造成直立姿势控制及后索通路，脊髓小脑通路、迷路障碍程度。各轴的最大刻度为 10，健康者各年龄组均值应在中央刻度 5 + 2SD 之内，即在轴刻度 4 ~ 6 之间，并测出正常范围之 95% 可信限各参数在此范围内者属正常（图 10－3－3）。

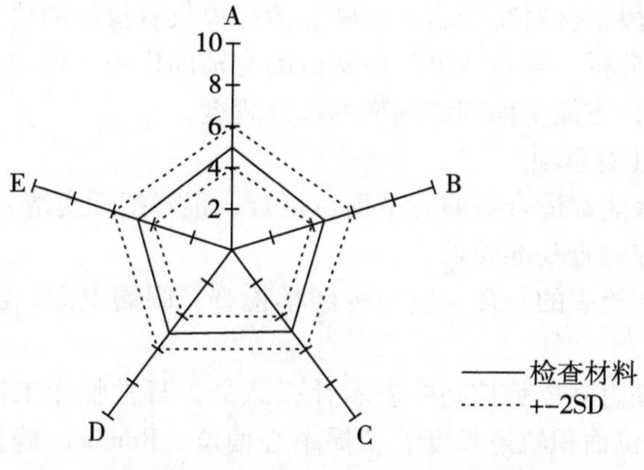

图 10-3-3　评价检查结果之雷达图

A 轴外周面积；B 轴单位面积轨迹长度；C、D. 轴为 X、Y 方向平均中心位移；E 轴为外周面积睁闭眼比值。

用前庭-脊髓反射的十余种参数判断前庭功能状态，由于计算外周面积方法不统一，可比性差，而人体重心晃动的轨迹长度及速度最稳定，计算方法相同有可比性，可作为判断前庭功能依据，作者测定各年龄段正常人闭目 60s 之晃动值见表 10-3-1。

表 10-3-1　不同年龄正常人重心晃动轨迹长度及速度

组别（岁）	例　数	轨迹长度（mm）X ± SD	速度（mm/s）X ± SD
10～	7	884.00 ± 179.62*	14.75 ± 3.33*
20～	16	716.19 ± 161.24	11.44 ± 2.65
30～	8	693.21 ± 156.19	11.57 ± 2.47
40～	9	836.00 ± 173.22	13.44 ± 2.49
50～	9	977.78 ± 198.84*	15.56 ± 3.44*
60～	12	903.00 ± 154.46*	14.42 ± 2.10*

* $P<0.05$，各组与 20～49 岁比较，有统计学差异。

20～49 岁是平衡功能最好的年龄段，也是人生的黄金时代，人体重心摇动的轨迹短、速度小。50 岁以后平衡功能开始减退，摆动轨迹长，速度大。病理研究亦证实，50 岁以后囊斑毛细胞数减少，胞内出现空泡及脂褐素，耳石有脱钙现象，前庭神经节细胞数减少，说明前庭平衡功能降低是有形态学改变为基础的。

（三）姿势图与眼震电图结合检查的临床价值

前庭功能检查对了解前庭功能状态，虽有很大进步，已由定性迈上定量台阶，但尚不能精确定位诊断，姿势图和眼震电图是从两个侧面评估前庭功能状态，很多研究证明，ENG 与 PG 两项检查结果并不完全一致，在前庭功能检查中多数学者认为有眩晕史者，冷、热试验时 ENG 异常率高，无眩晕史者姿势图异常率高，作者观察到无眩晕史之老年人，PG 异常率明显高于 ENG，两种结果不一致有几种解释：①从解剖学上看，ENG 与 PG 有不同的反射通路，前庭器损害在小范围时，两条通路之一受损，可出现不同的试验结果；②ENG 主要是对水平半规管测试，PG 是对半规管和耳石功能综合测试，其敏感性高于 ENG，故有些患者 ENG 正常而 PG 异常；③前庭受损后，前庭-脊髓反射容易被中枢及对侧前庭功能代偿，而前庭眼反射代偿到一定程度后，不能再恢复，故冷热试验 ENG 异常者而 PG 可正常。ENG 及 PG 是分别测试 VOR 和 VSR，各有自己独特作用，不能互相取代，但在诊断中可互补，两者均为为临床诊断提供信息，是其他检查不能替代的。PG 检查将传统的 Romberg 试验量化、精确化，与其他检查手段结合对眩晕病人诊断、治疗提供有价值的信息。雷达图对人体重心晃动的面积、轨迹长度进行综合分析，异常结果对疾病诊断有辅助作用，但很难依靠此项判断病变在中枢还是在周围要结合其他资料，方能全面判断病变部位及程度。

（四）静态平衡台检查注意事项

1. 前庭系中枢及周围疾病都适合做静态平衡台检查，很好把握病情、身体状况后再进行检查。

2. 检查时必须严格遵守检查基准要求。

3. 重心动摇是平衡机能检查的一环，应与神经学检查、眼震电图、影像检查结合来分析雷达图之结果。

4. 有必要理解各变量在直立姿势控制中表示什么意义，日常临床工作中，首先综合分析闭眼时的外周面积、动摇类型、单位面积轨迹长度、动摇中心偏位、Romberg 睁闭眼比值。如有必要再进行动摇力学波谱及矢量检查。

（张素珍）

第四节　动态姿态平衡测试

一、概述

耳科就诊的前庭系统疾病病人，常见头晕、眩晕、错指物位、眼震等症状，同时出现姿态控制的异常。目前，临床研究的重点是找到对前庭功能障碍人群行之有效的代偿策略。如果该策略有效，就能找到一套系统的治疗方案；但要确定代偿的有效性，首先需要一套可靠的检查方法，以确定患者是否存在体位控制异常，以及前庭症状是否由前庭功能障碍引起。因此，对姿态控制的检查和研究是临床耳科疾病研究的重要方向。

目前较为清楚的是，人体姿态平衡的维持依赖于视觉系统、前庭器官、本体感受器信息的输入和中枢神经系统的整合协调。这些系统中任何一个感受器功能不正常，都将产生姿态平衡障碍。临床最早建立的姿态平衡检查是 Romberg 试验，利用闭目直立姿势来测试身体的平衡。随着人们对姿态控制研究的深入，利用计算机技术进行静态姿态平衡测试已成为常规临床测试项目。本章所涉及的动态姿态平衡检测技术，以其可相对分离视觉、前庭觉和本体觉信息的优势；超越静态姿态平衡检查，成为姿态平衡测试中的最佳技术方法。动态姿态平衡测试技术，可以客观地评价和分辨平衡控制过程中的感觉、运动以及中枢适应性功能障碍，这一特性使其成为平衡障碍病人确诊的重要诊断测试手段。虽然它可以确定和分辨与病理过程有关的功能性缺陷，但其本身并不能给出病理诊断，或确切的损伤区域。

二、动态姿态平衡测试的工作原理

（一）动态姿态平衡测试项目

电脑化动态姿态平衡仪（equitest system）由 Nashner1970 年设计，经历 15 年时间完成，于 1986 年应用于临床。其设计原理依赖于人体站立时重心的位置。正常人的重心位于下腹部，踝关节前部，当人向前或向后偏移时，人体重心的垂线在足的支持区域内移动。根据经验已证明人体重心偏移的最大角度为 12.5°，即重心偏移角超过 12.5°时，人就要摔倒。平衡仪设计原理认为在一定时间内（20 秒）重心前后晃动幅度越小，人体姿态平衡能力越强。按以下公式计算平衡分（equilibrium score，ES）。

$$ES = \frac{12.5 - (\theta_{max} - \theta_{min})}{12.5} \times 100 \qquad (10 \cdot 4 \cdot 1)$$

动态姿态平衡测试包括两项内容：感觉整合测试（sensory organization test，SOT）和运动协调能力测试（motor control test，MCT）。感觉整合测试（SOT）又有 6 项状态，见表 10－4－1 和图 10－4－1；运动协调能力测试（MCT）又分为运动控制测试和运动适应性测试。

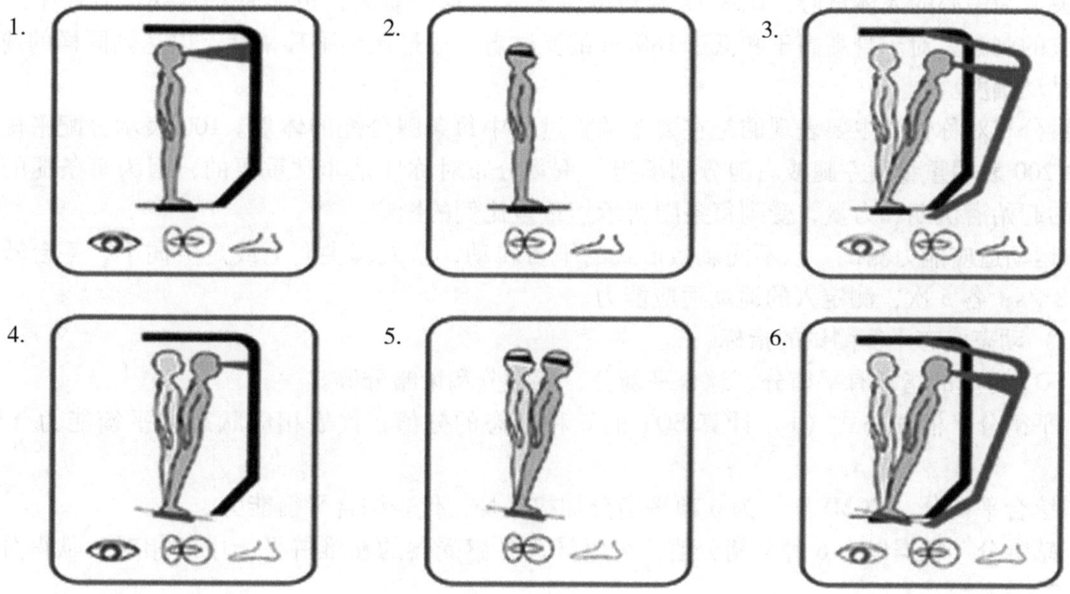

图 10－4－1　感觉整合测试 6 种状态的示意图

1. 感觉整合（SOT）试验　检查有 6 种状态，如表 10－4－1 所示。

状态 1：睁眼站立，测定视、前庭、本体 3 种感受器同时维持平衡能力。

状态 2：闭目，除去视觉定向，测定本体和前庭系统维持平衡能力。

状态 3：视景晃动，随重心偏移而晃动，测试不正确的视信息下，人依赖于前庭、本体维持平衡能力

状态 4：睁眼，平台随重心晃动而移动，依赖于视、前庭系统维持平衡能力。

状态 5：闭眼，平台随重心晃动而移动，依赖于前庭系统维持平衡能力。

状态 6：视景和平台都随重心晃动而移动，依赖于正确的前庭系统信息来维持平衡的能力。

表 10－4－1　感觉整合（SOT）测试的 6 种状态

状　态	视景环境	平　台	确切的感觉反馈	变化的感觉反馈
1	固定	固定	视、前庭、本体	-
2	闭眼	固定	前庭、本体	-
3	晃动	固定	前庭、本体	视
4	固定	移动	视、前庭	本体
5	闭眼	移动	前庭	本体
6	晃动	移动	前庭	本体、视

2. 运动协调能力测试（MCT）　人站立在平台上，平台向前或向后移动，测定人体重心的对称性和人对平台左右脚用力的反应潜时和双脚用力的能力。

在标准 MCT 测试中，支持平台以一定速度在固定时间间隔内进行平移，以达到预定速度和重心偏移幅度。以身高 180cm 受试为例，250ms 间隔的 1.25cm 小幅度平移，将使以踝关节为中心的人体重心，以 2.8°/s 旋转可达 0.7°，这是可能引起自动姿态响应的阈值。300ms 间隔的 3.15cm 中幅度平移，将使以踝关节为中心的人体重心，以 6°/s 旋转可达 1.8°。400ms 间隔的 5.70cm 大幅度平移，将

使以踝关节为中心的人体重心，以 8°/s 旋转可达 3.2°。这一刺激，可能是正常受试者产生最大幅度自动响应的刺激。对于身高高于和低于 180cm 的受试者，通过调整平移幅度，以达到同样的速度和人体重心晃动幅度。

重量分布对称性　主要表现的是在姿态调整过程中每条腿分配的体重。100 表示分配平衡，而分数从 0～200 表明重量由左腿或右腿分别承担。重量分布对称性是非常重要的，因为每条腿的自动姿态调整的起始潜伏期和力量，受到每条腿所承担重量比例的影响。

3. 运动适应能力测试　以不同刺激形式的平台转动，使人脚尖向上或足尖向下，平台转动最大角速度 8°/s，各 5 次，测定人的运动适应能力。

（二）动态姿态平衡测试的指标

与 SOT 对应的指标有平衡分、综合平衡分、感觉分和策略分等。

1. 平衡分　根据公式（1）计算 SOT 的 6 种状态的分值，代表相应状态的平衡能力（SOT1～6）。

2. 综合平衡分（COMP）　为 6 项平衡分加权平均，代表综合平衡能力。

3. 感觉分　根据以上 6 种平衡分值，可以计算各感受器的在维持平衡中的相对贡献得分，如表 10－4－2。

表 10－4－2　感觉分析

比率名称	配对比率	意　义
本体感（SOM）	$\frac{状态1}{状态2}$	利用本体信息，维持平衡能力
视觉（VIS）	$\frac{状态4}{状态1}$	选用视信息，维持平衡能力
前庭（VEST）	$\frac{状态5}{状态1}$	选用前庭信息，维持平衡能力
视优势（PREF）	$\frac{状态3+6}{状态2+5}$	依赖于视信息，甚至当视信息是不正确的，维持平衡能力
动态本体感（DSOM）	$\frac{状态4+5+6}{状态1+2+3}$	本体信息不正确时，维持平衡能力

4. 策略分　指人维持平衡过程中采取的运动策略。策略分接近 100，表示以踝关节策略为主，维持平衡；策略分接近 0，表示以髋关节策略，维持平衡；以髋关节为主的维持平衡策略的人，容易摔倒。

根据 6 种状态的平衡策略，可以确定人体维持平衡的策略类型。

运动策略 = ［1 －（SHmax－SHmin/25）］×100

其中 SHmax 为最大水平切向力；SHmin 为最小水平切向力，25 为理论最大切向力。

运动协调能力反应潜时：指人站立在平台，平台向前或向后移动，测定平台开始移动到人体重心开始移动的时间，此时间即为反应潜时。计算机自动计算每条腿每个方向上主动力响应的潜伏期和身体偏斜的幅度。

（三）姿态稳定极限测试

NeuroCom 公司生产的 Smart Balance Master 产品，主要用于前庭功能障碍病人的康复性训练，其中最为重要的是姿态稳定极限测试（the limits of stability test，LOS）。该测试方法是，在计算机屏幕上呈现围绕中心目标（人）的八个组成为椭圆的靶点，靶点的位置是根据测试者的身高确定的 75%

姿态稳定极限位置。要求病人改变重心位置，追踪屏幕上按一定时间间隔出现的靶点，同时保证脚在平台上的位置不变。检测指标为重心与靶点重合的平均时间，以及重心与靶点的平均偏差，和所错过的靶点数。

三、动态姿态平衡测试的应用

（一）临床医学中的应用

1．CDP检查和临床其他检查的相关性 NeuroCom公司根据多项研究结果给出了采用计算机化的动态姿态图测试（Computerized Dynamic Posturography，CDP）的临床检查诊断量表（表10－4－3）。

表10－4－3 计算机化动态姿态图测试结合其他临床检查进行诊断

前庭功能测试结果	CDP测试结果				
	正　常	前庭功能失调	多感觉整合失调	潜伏期延长	生理冲突
正常	正常	中枢性异常	中枢性异常	脊髓/脑干异常	正常
外周前庭异常	外周前庭异常（已代偿）	外周前庭异常（非代偿）	外周前庭和中枢性异常	前庭外周和脊髓/脑干异常	症状被夸大
中枢性异常	中枢性异常	中枢性异常	中枢性异常	中枢性和脊髓/脑干异常	症状被夸大

为了测试表10－4－3的有效性，对98名病人（51±21岁）进行了独立的临床和CDP检查。所有病人均存在平衡障碍，但所有病人均能独自站立超过1min，无生物力学或经过整形外伤。病例包括卒中、中度或轻度颅脑损伤、前庭系统功能紊乱。对CDP、体检和其他神经学和前庭测试检查独立给出结果，并进行相关分析。临床检查包括眼动检查、视敏度检查、Romberg测试、转椅检查、感觉/运动神经学测试和步态评定。根据临床检查结果将病人分为3类：前庭外周/前庭中枢、脑干/脊髓中枢神经系统、正常。CDP检查结果分为只有SOT异常、（单侧或双侧）潜伏期延长及正常。表10－4－4给出了检查结果，可以看出临床和CDP分类有很好的相关性。91%的SOT异常的病人，患有前庭系统疾病；而运动潜伏期延长的大多数病人（82%）患有脑干/脊髓病变。CDP检查结果正常的病人，有52%的人临床检查正常；有38%的临床检查为前庭外周或中枢异常；由于这部分病人，大部分前庭外周疾患已经代偿，CDP测试无法检测出异常。

表10－4－4 96名病人CDP检查结果和临床检查结果的相关分析

临床检查所确定的病变系统	根据CDP检查结果病人的分类		
	SOT检查异常(%)(n=57)	运动潜伏期延长/外侧不对称(±SOT异常)(%)(n=17)	SOT和运动测试结果正常(%)(n=24)
外周前庭/中枢性异常	91	18	38
脑干/脊髓/外周神经(±前庭)异常	3	82	10
正常或不确定	6	0	52

目前的研究表明，CDP检测中的感觉整合测试，可以准确地反映经过治疗后的前庭代偿是否完全。在日本Mizukoshi等人采用动态姿态平衡仪，检查了20名梅尼埃综合征、18名突发耳聋伴眩晕或姿态不稳病人和8名前庭神经炎的病人。其感觉整合测试的正常值，是基于130名（20～69岁正常人）的测试结果。实验发现在12名眼震检查正常的病人当中，6名SOT检查异常的病人常自诉头晕或眩晕，而SOT检查正常的病人却没有人报告有眩晕和头晕。前者病人可能是前庭－眼动反射神经

束的问题，且代偿并不完全或在恢复当中；而后者说明已经完全代偿。实验中 SOT 检查准确地显示了病人的前庭代偿情况，见表 10 -4 -5。

表 10 -4 -5 无自发眼震及旋转测试结果正常病人（SOT）测试

病例	年龄	性别	诊断	症状	SOT 异常	灌耳 CP
1	31	男	突聋	头晕	4，5，6	+
2	58	女	梅尼埃病	眩晕	6	+
3	61	男	突聋	无	5，6	+
4	48	男	梅尼埃病	头晕	5，6	-
5	47	女	梅尼埃病	眩晕	3，5，6	-
6	34	男	前庭神经炎	头晕	5，6	+
7	54	男	梅尼埃病	无	无	+
8	41	女	突聋	无	无	+
9	53	女	突聋	无	无	+
10	46	女	梅尼埃病	无	无	-
11	32	男	突聋	无	无	+
12	34	男	前庭神经炎	无	无	+

注：CP 为半规管轻瘫。

Sataloff 等人回顾调查了 650 名进行 CDP 检查的前庭疾患病人，发现其中 33 名，ENG 记录温度试验检查结果正常；而 CDP 检查结果异常。所有病人都存在头晕或眩晕症状，其中 69.7% 的人伴有听力丧失，66.7% 的人伴随耳鸣，33.3% 的人伴有耳痛征兆，18.2% 的人伴有头痛，15.2% 的人伴有耳胀满感。表明冷热试验正常者，采用 CDP 可以确定患者的平衡功能异常。

2. CDP 检测在良性阵发性位置性眩晕诊疗中的应用　根据临床现有标准确诊为良性阵发性位置性眩晕（BPPV）的病人，可以采用 Semont 操作对病人进行治疗；可通过 CDP 检查来评价治疗效果，并可把握病人的治疗情况。Girolamo 等人对 BPPV 病人行 Semont 体位治疗，CDP 检查 SOT2 - SOT6 得分均比治疗前显著增高，但仍低于对照；除本体感觉分外，其他视觉感觉分、前庭感觉分及视觉优势分均比治疗前增高；但治疗后 3 天和 1 个月之平衡分无显著差异。姿态控制的改善与位置性眩晕的缓解是平行的，只有部分恢复（甚至在 1 个月后）；因此可以认为 Semont 操作手法可能使半规管功能恢复了，但病人以前的耳石功能异常并没有恢复。临床也可见到，无 BPPV 的纯耳石性的创伤后眩晕需要长时间恢复，说明 BPPV 病人治疗前后的 CDP 检测，可发现由耳石病变引起的长期步态不稳；对该类病人需要采取其他治疗方案进行治疗。Blatt 进行的同样试验表明，耳石复位术只可使部分 BPPV 病人的平衡能力有所恢复；对于恢复缓慢的病人，需要应用其他特异的锻炼，来提高其平衡能力。

3. CDP 检测在梅尼埃病诊疗中的应用　梅尼埃病是外周前庭系统紊乱的疾病，Soto 等对 75 名确诊为梅尼埃病的病人进行了 CDP 测试，主要分析了 SOT5 和 SOT6 的平衡分、平衡综合分、前庭感觉分。结果发现 CDP 分数和听力测试阈值显著相关；且 CDP 检查参数随距最后一次眩晕发作时间的长短有显著变化。他们将梅尼埃发病病人分为 3 类：最近发病（不超过 1 周）、发病后较长时间（1 周 ~60 天）和未发病（发病后 60 天以上），并根据平均值 ±2SD 给出了上述 CDP 的 4 项参数，确定梅尼埃发病类型的数值范围，对现行的梅尼埃症分类系统进行了完善和补充（表 10 -4 -6）。

表 10-4-6　梅尼埃不同时期对应的 CDP 参数范围

测试项目	发病后 1 周内	发病后 1 周到 60 天	发病后 60 天以上
SOT5	22 ~ 46	44 ~ 64	50 ~ 72
SOT6	15 ~ 45	40 ~ 62	41 ~ 71
COMP	49 ~ 67	64 ~ 78	69 ~ 83
VEST	24 ~ 50	46 ~ 66	52 ~ 76

（二）中国人动态姿态平衡的正常值

作者采用购买的 NeuroCom 公司生产的 EquiTest95 型动态姿态平衡仪，对中国人各年龄段的姿态平衡的正常值进行了研究。共检查了 111 人，其中男 69 人，女 42 人，年龄 20 ~ 59 岁（37 ± 12.5 岁），经检查无前庭疾患。

从测试结果中看到中国人动态姿态平衡得分与 NeuroCom 的标准相差不大，中国人在状态 5 中的平衡分值是 69.2 ± 8.7，NeuroCom 值是 69；在状态 6 平衡分值 66.3 ± 11.2，NeuroCom 是 67。SOT 测试国人状态 1、2、3、4 都与 NeuroCom 相同，只有状态 5、6 是中国人得分值分别为 0.265 ± 0.762 和 0.319 ± 0.740，而 NeuroCom 值偏大。

在中等强度时运动控制能力测定的反应潜时是 127.8 ± 5.06ms，强度是 7.92 ± 3.80。NeuroCom 的值分别是 124ms 和 7.0。中国人运动控制能力和适应能力与 NeuroCom 标准没有显著差别。

从感觉整合功能和运动控制协调能力上看，20 ~ 59 岁中国人的能力与 NeuroCom 的标准相一致。姿态平衡的标准值与年龄段的关系有其特殊性。NeuroCom 姿态平衡的标准值是以 20 ~ 59 岁；60 ~ 70 岁；80 岁以上；三个年龄段划分的标准值。20 ~ 59 岁年龄段内姿态平衡的正常值与 Neuro Com 所测值没有显著差别。

（三）CDP 检查法在军事医学中的应用

在航空、航天、航海等军事活动中，前庭刺激通常是长时间存在的，无法去除。前庭刺激引发的定向错觉、运动病等一直是军事医学中探索的重要课题。作者等测试了中国飞行员的姿态平衡，并比较了飞行员与普通人姿态平衡的差异。参加测试的为 40 名男性歼击机飞行员，飞行时间 200 ~ 1 800h，年龄 26 ~ 35 岁。结果发现飞行员 SOT5 分数为 76.40 ± 6.38，平衡综合分为 83.60 ± 3.21，总分平均正常范围是 81 ~ 87。平衡策略分值是 79.2 ± 5.2，感受器的视觉分值是 90.88 ± 0.05，前庭觉的分值是 80.76 ± 0.07，视觉优势分值是 96.71 ± 0.05（表 10-4-7）。普通人 SOT 分数和平衡综合分低。飞行员运动控制能力测定的反应潜时，在高、中等强度（向前）时分别是 120.8 ± 8.29ms、118.8 ± 20.65ms；普通人反应潜时长。飞行员的本体感觉、视觉、前庭觉的分值明显高，运动控制能力的反应潜时显著低。说明飞行员的特殊工作性质，决定了飞行员本体感觉、视觉、前庭觉良好，有良好的维持姿态平衡和空间定向的能力。

航天员在经受前庭刺激或失重刺激后，会出现姿态平衡障碍，同时伴随运动病症状的出现。运动病与姿态平衡皆与前庭功能有关。为探讨运动病与姿态平衡的关系，作者进行了平行秋千摆动（线加速度）刺激诱发运动病对动态姿态平衡的影响研究。17 名（18 ~ 20 岁）健康男性参加了实验。实验中根据 Graybiel 运动病评分法，将平行秋千耐受时间大于 10min，且运动病严重程度为轻度或中度的受试者为运动病不敏感组；其他为运动病敏感组。受试者在秋千刺激前后分别进行动态姿态平衡测试。秋千摆动刺激时间最长 15min，刺激过程中出现中等程度的恶心时终止刺激。结果发现，秋千刺激前后所有受试者姿态平衡综合分有非常显著降低；单项平衡分、策略分、感觉分无显著差异。秋千刺激前、后，运动病敏感组（12 人）的平衡分 SOT4、SOT5、SOT6 和 COMP 有显著降低；策略分

STRAT4 和 STRAT6 有极显著降低；前庭感觉分（VEST）和动态本体感（DSOM）有显著降低。运动病不敏感组（5 人）秋千刺激前、后皆无显著性差异。秋千刺激前，运动病敏感组的 SOT2 和视觉分（VIS）显著低于不敏感组；秋千刺激后，不敏感组 SOT3 的策略分显著高于运动病敏感组。他们认为线性加速度后运动病敏感组姿态平衡有显著变化；运动病不敏感组维持平衡能力较稳定。而在刺激前后，运动病敏感组与不敏感组两组之间的姿态平衡和运动策略有显著差异，提示运动病与姿态平衡有较强的相关性，运动病敏感性与姿态平衡和运动策略有关。

表 10－4－7　飞行员与正常人各感受器的感觉得分比较

感觉状态	飞行员		正常人	
	X	SD	X	SD
本体感（SOM）	99.49***	0.02	99.19	0.02
视觉（VIS）	90.88***	0.05	86.00	0.07
前庭觉（VEST）	80.76***	0.07	73.49	0.09
视觉优势（PREF）	96.71	0.05	97.43***	0.05
不动/移动本体感	121.51	0.08	130.62***	0.05

*** $P<0.001$ 飞行员与正常人相比较。

作者等研究了科里奥利加速度刺激对动态姿态平衡的影响。10 名 18～22 岁的健康男性受试者参加了实验。实验中受试者进行间隔为 1min、刺激时间为 1min 的间断科里奥利加速度刺激；转椅匀速旋转时，受试者进行头与躯干呈 90°的前倾头动，累加刺激 10min 或出现轻度运动病症状时终止实验。这种间断科里奥利加速度累积刺激后，发现出现自主神经反应症状者：轻度 1 人，中度 5 人，重度 3 人，1 人发作运动病。实验后 SOT2 平衡分显著升高，其他参数实验前后没有显著差异。另外 18 名健康男性，连续科里奥利加速度刺激前后的动态姿态平衡变化。在转椅持续旋转的条件下，受试者进行左右滚转头动；刺激时间为 10min 或出现轻度运动病症状时终止实验。结果发现，刺激后运动病敏感组（14 人）的动态姿态平衡综合分有显著升高；可见通过科里奥利加速度刺激可使部分平衡指标有改善，提示科里奥利加速度刺激可能是前庭训练的好方法，尤其对提高运动病敏感人群的空间适应能力。

Paloski 等利用 EquiTest system 动态平衡仪，测定返回地面后航天员的再适应。结果发现，飞行后 2～4 小时所有受试人员平衡能力下降，恢复呈双指数曲线；飞行后 8～10 小时比飞行后 4～8 天平衡的恢复要快。飞行后平衡的不稳定性与前庭反馈通路的变化有关，飞行后更依赖于视觉和本体觉，反映了对前庭反馈系统能力降低的代偿。

Black 等人发现，航天员飞行后重心晃动明显高于飞行前；返回后当天，睁眼和闭眼时平衡分比值增加；返回后当天和第二天平台不动与平台晃动测试平衡分的比值增加；4～8 天后该姿态不稳现象消失，恢复到飞行前水平，说明返回后一段时间内，航天员姿态控制更依赖于视觉和本体觉，反映了空间与地面的不同定向方式。

（四）CDP 检测在运动医学中的应用

计算机化的动态姿态测试由于能测试人体运动控制能力，使其成为运动医学中的较好测试方法。在运动训练中轻度颅脑损伤后的运动员，是否可以安全地返回赛场，对随队医师来说是非常重要的。通常，医师根据运动员的主观症状来进行判断，而由于运动员过于紧张，往往主观症状汇报的不全面；有些时候在颅脑损伤后尽管已经出现了病理改变，而主观症状却很快恢复了，因此需要采用客观的方法来判断。

轻度颅脑损伤（MHI）通常在加速或减速动头时，出现无意识或不超过 20min 的意识丧失，Glasgow 昏迷分数不大于 12，神经影响学临床检查为正常，可能存在损伤后贫血，但时间不超过 24 小时。至少有上述几种评判规则，但至今持续 MHI 是否可以安全归队，仍存在很多争议。Guskiewicz 等人探索了采用 CDP 测试和认知功能检测方法，判断轻度颅脑损伤。22 名 MHI 受试者（16 男、6 女）在损伤后 1、3、5 和 10 天进行了测试，11 名正常人作为对照。认知功能测试采用了跟踪记录测试、Wechsler 数字拓展测试、Stroop 测试和 Hopkins 动词学习测试。研究发现 MHI 后的最初几天中，运动员存在感觉相互作用问题；损伤后平衡维持能力下降，大约持续 3 天左右；最终 10 天后恢复到与匹配正常人相同的平衡分数。CDP 结果表明 MHI 不能有效地根据视觉信息来控制身体平衡；而 4 项认知能力测试敏感度不足以评判运动员持续的 MHI。因此提示，如果有条件，可采用 CDP 测试来客观地检测 MHI 后存在的姿态平衡损伤；并建议患 MHI 的运动员，在所有症状恢复之前，不能参加比赛；至少在受伤后 3 天内，不能参加竞技比赛。

（五）CDP 检测在康复医疗中的应用

临床上通常把急性颈部扭伤作为轻度颅脑外伤来处理，而根据神经外科康复治疗的要求，必须对疾病进行明确的诊断。因此，将轻度颅脑损伤和急性颈部扭伤区分开来是十分必要的。Mallinson 等人对 19 名急性颈部扭伤病人和 17 名轻度颅脑损伤病人，在临床三期和四期进行了眼震电图（ENG）和动态姿态平衡的检测。这些病人症状至少持续了 2 年。结果发现不管是否有颅脑损伤，病人所报告的症状相似；两组病人均出现 CDP 的异常，标准 ENG 检测，包括温度试验，只在颅脑损伤病人出现异常。对两组病人的姿态异常进行了分析，发现姿态异常类型和损伤种类相关。虽然 ENG 是常规检查，但姿态图能更敏感地区分异常；而且姿态图能够反映损伤引发的症状，是由所使用代偿策略引起的，还是所采用的代偿策略产生了效果。从另一个侧面，该实验证明了动态姿态图测试，对了解病人恢复状况十分有效；这对医师制定病人康复计划，同时监测计划效果，并作相应调整非常有利。

Black 等人采用动态姿态平衡测试，进行了近 20 年的临床实验，并最早证明了个体化前庭康复训练，对外周前庭紊乱病人姿态不稳定的治疗效果，远好于临床的药物治疗。他们工作的成果取决于良好的实验设计及辛苦的临床实践。在实验中他们共选用了 3 组受试人员，其中 A 和 B 组人员均来自诊断为外周前庭功能紊乱的病人，但 A 组病人进行个体化的前庭康复治疗，而 B 组病人进行常规临床治疗，C 组为正常人。结果发现，A 组病人进行康复治疗后 SOT 测试分数均升高，且分值从异常进入正常范围；28 人中 24 人进行前庭症状打分问卷调查，其中 23 人均报告有症状改善，只有 1 人感觉情况变差；28 人中 27 人进行每日生活运动调查，其中 26 人有改善，可以完成日常活动；1 人没有任何提高，但其动态姿态平衡的综合分显著升高。B 组病人 SOT 综合分没有显著改变，测试中摔倒的情况也没有改善。9 人中 4 人有主观症状改善，4 人没有变化，1 人感觉轻微恶化。C 组测试均正常，C 组在 SOT1 和 SOT2 测试中分数显著高于 A 组。前庭康复治疗并不是新的治疗技术，早就被认为是临床上治疗外周前庭紊乱病人的有效方法。但这种治疗方法通常只在前庭损伤、已经发展稳定的病人中有效。本实验结果表明，在病人的病情确诊后，根据每个病人特异的功能缺陷，制定适合病人自身的前庭康复治疗方案；将治疗融入病人的日常生活，并对治疗方案的制定进行适当的监测和调整；最初旨在使他们恢复正常的活动能力，进而达到恢复前庭功能的目的。这种方法适合于治疗除 PLFs（外淋巴瘘）外比较广泛的前庭功能失调。实验中 A 组病人中包含 7 名男性，21 名女性，这跟临床上就诊分布即 65% 女性和 35% 男性是一致的；同时在实践中，女性比男性更容易接受康复治疗，并坚持到底，而更多男性拒绝康复治疗方式，或难以坚持到疗程结束。而且大多数 A 组病人在康复治疗时，并没有进行抑制前庭功能治疗，其中 3 人服用了低剂量的盐酸敏克静，还有 3 人服用了低剂量的盐酸氟西汀。一般来讲，抑制前庭功能治疗延缓代偿或对代偿产生干扰，因此很少使用。

四、小结

CDP 测试虽然无法替代目前临床上所用的前庭功能检测方法，但它是对前庭－脊髓反射的客观检查手段。其检测结果不仅与临床检测结果具有极好的相关性；而且对于检测外周前庭代偿是否完全有良好的准确性。同时，该检测手段作为前庭系统疾病疗效的检测手段，也有着十分重要的意义。

（王林杰　裴静琛）

第五节　耳石器功能检查

多年来一直用四柱秋千检查耳石器功能，由于没有定量检查限制了人们对耳石器疾病的认识，近年来主观垂直视觉和前庭诱发肌源性电位的临床应用，使耳石器疾病的诊断水平提高了一步。

一、主观垂直视觉（subjective visual vertical，SVV）：椭圆囊功能检查

（一）生理基础

正常人在无视觉参照的情况下仍能将视杆调成垂直或水平，误差在2°以内。前庭神经切断前患者调整视杆的偏斜角度在正常范围内（<2°）。术后向患侧偏斜超过15°。此时患者将垂直的视杆看成偏向健侧，所以把视杆调向患侧时，才感知为垂直。术后6周视杆方向在恢复中，6月后还有4°左右的偏差。因此，一侧前庭损伤后可能长期存在一定程度的主观垂直视觉的同侧偏斜。这种错误感觉可能是耳石向前庭核传入明显失衡的结果。但也有人不支持这种看法，他们认为，尽管一侧前庭损伤，病人未感觉到身体的偏斜，在暗处也象正常一样。换句话说，尽管患者把视杆调向患侧，并不是用视觉偏斜抵消身体的偏斜。主观垂直视觉偏斜另一可能的原因是眼位的扭转偏斜。眼球倾斜反应是一种姿势联动反应，包括头位偏斜、眼球会聚性扭转、下斜视，这些都是同向的。一侧外周前庭损害以后，病人可出现向患侧一过性的张力性眼球偏斜反应，包括会聚性眼扭转等。一侧前庭损伤后都会出现向患侧的张力性扭转性偏斜眼位，垂直线向患侧偏斜。一侧前庭损伤一周后，有15°的向患侧的扭转偏斜。扭转的振幅与主观垂直视觉的平衡状态紧密相关。眼扭转与主观垂直视觉密切相关。1月后，眼扭转和主观垂直视觉的平衡状态是一周时的一半。4～5°眼扭转和主观垂直视觉的失衡状态可能是永久的特性。实验研究证实，眼扭转眼位和主观垂直视觉的平衡性紧密相关，眼扭转就可导致视觉的变化。一侧前庭损伤眼扭转的机制可能与自发性眼震机制相似，由于同侧椭圆囊初级传入的丧失，前庭核神经元损伤侧静息电位下降，产生张力性眼扭转。

（二）前庭病变与主观垂直视觉

临床研究显示，急性自发性一侧外周前庭病变如前庭神经炎，也不能将视杆调成垂直或水平，始终是偏向患侧。急性局灶性脑干病变也出现主观垂直视觉的偏斜。包括前庭核在内的低位脑干，偏向患侧；而涉及间质核（Cajal 核）上位脑干病变、影响到小脑结节的小脑病变，将视杆调向健侧。大多数病人有与主观垂直视觉同向的扭转性眼位的张力性偏斜。主观垂直视觉的振幅与眼球扭转的联系不象外周病变那样紧密，两眼间差别可能很大。如延髓外侧梗死通常累及前庭核，病变侧眼睫状体向外扭转比对侧眼睫状体向内扭转大。

（三）检查方法

用主观垂直视觉仪（图10－5－1）测主观重力垂直线判断的误差，开机后，将重力垂直线调至随机位置（角度），受试者将头部固定后，点击鼠标将直线调整到垂直位置。分别检查双眼、左眼和右眼的主观垂直视觉偏斜情况。检查时，以重力垂直线为基准，重力垂直线定义为偏斜0°，右向的偏斜为正“+”，左向的偏斜为负“－”，正常人左、右、双眼检查应无差异，2°偏斜属主观垂直视觉正常范围（表10－5－1）。

表 10-5-1　不同检查条件下主观垂直视觉偏斜（单位:°，n=22）

预置位置	左眼	右眼	双眼
+	1.33±0.19	1.30±0.19	1.40±0.19
-	1.10±0.19	1.29±0.19	1.36±0.19

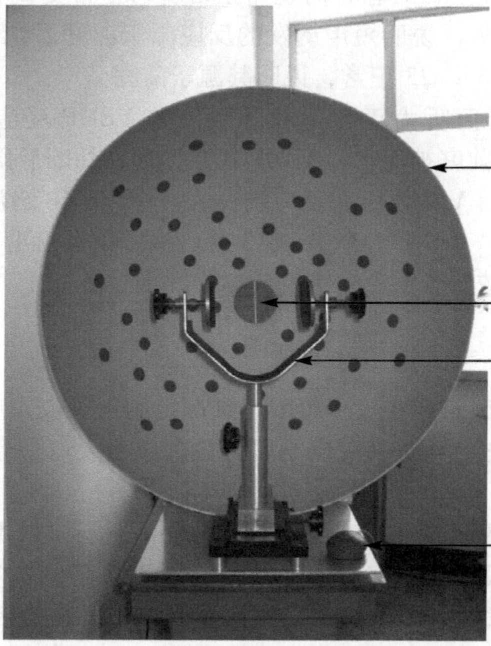

图 10-5-1　主观垂直视觉检查仪

（四）临床意义

主观垂直视觉准确的标准化测量可以提供有价值的诊断信息。向患侧偏斜提示患侧前庭终末器官、前庭神经或低位脑干病变；而向对侧偏斜见于上位脑干或小脑尾侧的病变。偏斜程度越大，病变越广泛，很多病人都会遗留一定程度的偏斜。由于偏斜的产生依赖前庭核神经元张力性静息活动，主观垂直视觉检查对双侧对称性的耳石功能损害不适用。

二、球囊功能的检查：前庭诱发的肌源性电位

前庭诱发电位的引出较脑干、视觉和体感诱发电位困难。争论主要集中在：①在旋转刺激中，眼震反应是加速与减速的均值；②记录到的反应是双侧反应，无法识别受累侧别；③反应是否来源于前庭还有争议；④方法复杂、引起受试者明显不适。所有这些都表明前庭诱发电位尚不能应用于临床，而实际上目前也只是处于动物实验的水平。尽管神经源性的前庭诱发电位还有争议，但晚近出现的声诱发肌源性电位强烈提示来源于前庭。这种电位被命名为短声诱发的前庭丘脑反应或前庭诱发的肌源性电位（vestibular evoked myogenic potentials，VEMPs）用以与神经源性的前庭诱发电位相区别。

（一）VEMP 的来源与反射通路

球囊作为直线加速度的感受器，在很多低等动物确有声音感受器的作用。短声敏感的前庭神经元就来源于前庭。尽管人类的球囊主要的作用是平衡感知，但也可能仍保有声敏感特性。人类声刺激引发前庭症状首见于 Tullio（1929）的描述，声刺激引起眩晕称 Tullio 现象，见于 Meniere's

病、梅毒骨迷路炎，正常人镫骨环韧带松弛也可出现 Tullio 现象。现认为，该现象是前庭对声音敏感性增加所致。VEMP 源于球囊的主要证据是：①球囊是前庭器官对声音最为敏感的部分，可能是因为它恰位于蹬骨足板下，最易受到鼓膜传来声波的影响；②不仅是对短声敏感的前庭神经元对倾斜起反应，大多数起源于球囊斑，并投射到前庭外侧核和降核以及其他结构的神经元都对倾斜起反应。VEMP 可间接通过测量前庭颈反射得到，该反射通过前庭内侧核外侧前庭脊髓束传递。VEMP 的潜伏期及波形限于一侧提示其由双突触通路介导，并很有可能是内侧前庭脊髓束。下列工作支持 VEMP 来源于球囊。

1. 感觉神经性聋　一侧感音神经性全聋的患者而迷路正常者与正常受试者反应均正常。感音神经聋和一侧前庭功能丧失者，VEMP 消失，说明短声诱发的反应源于前庭系统而非耳蜗。3 例一侧重度感音聋而冷热试验正常的受试者，p13 - n23 正常，说明其源于前庭。

2. 前庭缺陷　双侧前庭神经元炎而听力正常者双耳引出的 VEMP 反应均正常，说明正常的 VEMP 依赖于正常的前庭。相反，切断前庭神经前，VEMP 存在，而在切断后则消失。

3. 前庭神经病变　前庭神经切断后 VEMP 所有反应均消失。在 VEMP 诸波中，只有一波依赖于前庭神经的完整性，而余下各波不依赖。前庭神经切断后 3 月，一波仍未引出，而余下各波正常。其进一步的研究又证实，一波 p13 - n23 依赖于前庭传入的完整性，而二波 n34 - p44 则可能依赖于耳蜗神经的完整性。

（二）前庭诱发的肌源性电位

1. VEMPs 反应的特性　正常人中记录到在短声刺激后颈部得到正负波，反应振幅与颈肌收缩有关，与头位无关。颈肌放松该电位消失。所以该反应是肌源性的，主要起源于颈肌。VEMPs 的振幅与肌张力明显正相关。

2. 反应的特点　波形：早期采用 Bickford 等对波形的命名较多，现多采用 Colebatch 的命名。其命名是根据峰值的平均潜伏期，前面缀以小写字母。左右侧的潜伏期无显著差异。Robertson 等的研究也得出一侧短声刺激反应波形和潜伏期相似的结果。研究发现，正常受试者单耳声刺激 90% 可引出反应；3% 无反应；7% 至少一耳一波（p_{13}）或二波（n_{23}）消失。而低频短纯音引出的反应更为一致。正常人一波出现率为 100%，二波出单侧和双侧有 40% 未引出。一般认为一波出现的一致性较好，而二波一致性较差。单耳短声刺激引出胸锁乳突肌双侧反应（p13 - n23），且以刺激侧振幅大。但目前，保持胸锁乳突肌收缩有 3 种方法，受试者卧位，对称性一侧颈肌收缩或一侧颈肌收缩为主，双侧颈肌收缩。不同的颈肌收缩状态对 VEMP 的引出有很大影响。既往所有的研究采用高强度（120dB SPL）短声刺激。随着短声刺激强度降低，VEMP 的振幅降低，在 90 ~ 100dB SPL 时反应已不能引出。VEMP 的阈值在 75 ~ 85dB HL 之间。而 p34 - n44 的阈值低一些。VEMP 的振幅随短声强度增加而提高，其间的函数关系为：$y = 8.3x - 650$（x 代表声强 dB HL，y 代表振幅 μV）。目前的反应部位主要在胸锁乳突肌和耳后肌，两者的反应相似，但以颈肌记录反应一致性为佳。VEMP 可反映球囊 - 丘脑反射的完整性，并通过声、振动或电刺激引出。但每种刺激方式都有其局限性。短声：正常人短声刺激，VEMP 的引出率为 98%，振幅越大，潜伏期越短；短纯音：正常人引出率为 88%，振幅较小，引出率低于短声；骨导刺激：中耳病变或中耳传音机构障碍，VEMP 可通过敲击的骨导刺激方式引出反应，引出率为 91%，而通过骨导耳机短纯音引出率仅为 59%；电刺激：直流电刺激可以鉴别是外周感受器还是神经通路病变。较为常见的是单耳刺激方式，但由于单耳刺激方式受试者需要至少 6 次纪录，一般受试者完成有困难，临床应用受到限制。同时，由于需要最后比较双侧对称性，这种纪录方式存在缺陷。双侧给声，双侧同时记录较为理想。

总之，VEMP 的第一波比第二波一致性更好，出现率更高。低频声刺激更易引出反应。VEMP 的一致性和振幅依赖于刺激强度。对于刺激方式无中耳病变或传音机构障碍的受试者，最佳的刺激方式是短声，而存在中耳病变或传音机构障碍的患者，最佳的刺激方式是敲击或骨导刺激。

3. 记录方法　VEMP 的记录比较简单，记录 ABR 的设备都可用来记录 VEMPs。由于 VEMP 与短声强度呈线性关系，要求短声测量正确并且记录矫正的胸锁乳突肌背景 EMG 活动。VEMPs 缺失或小于 50mV，可能的原因是传导聋和胸锁乳突肌收缩功能异常。VEMP 不引起眩晕，128 次短声 3 分钟即可完成。3 次平均值的叠加通常就可有较好的结果。患者卧位接受检查，抬头可激活胸锁乳突肌。检查需患者合作，意识不清、颈痛的病人和其他不能配合的病人不能进行此项检查。双耳功能可通过比较 VEMP 得出，较小的潜伏期差别可能是电极放置位置变化或肌肉解剖变异引起的。临床筛选 3 次叠加（128 次 ×3，100dB）即可。通过与矫正的背景 EMG 比较，可以排除肌肉活动差别的影响。更准确的做法是，改变张力活动的水平，反复观察。2.5∶1 可作为一侧前庭功能低下的指标。作者的实验室正常值为 2∶1。

（三）临床应用

目前认为，VEMP 可用于诊断前庭神经炎、内淋巴积水、上半规管裂孔综合征（SCD）、听神经瘤及一些神经 - 感觉的退行性变等。

1. 前庭神经炎　前庭神经炎后 1/3 的病人在 3 月内会出现良性阵发性位置性眩晕（BPPV）。值得注意的是，前庭神经炎后的 BPPV，VEMPs 是正常的，即正常的 VEMP 可能是前庭神经元炎后 BPPV 出现的必要条件。可能是这些病人只有支配上迷路的前庭上神经受累。而前庭下神经支配后半规管和球囊，后半规管 BPPV 和 VEMP 的存在提示未累及前庭下神经。一些前庭神经炎的病人存在后半规管的 BPPV 支持这种解释。前庭神经元炎是一侧前庭的不完全受损，这种部分损伤只累及前庭神经上支，感受水平半规管和上半规管冲动的前庭上神经。前庭神经元炎发生的原因是，人类前庭神经节隐匿的单纯疱疹病毒被激活，且中间神经和前庭上神经之间存在吻合。VEMP 存在与否与冷热试验、纯音测听和 ABR 的结果没有确定的关系。直流电直接刺激乳突，可引出 VEMP。前庭神经炎一些病人主要表现为迷路损害。大多损害前庭神经，多数患侧 VEMP 都未引出，但仍有患者 VEMP 正常。

2. Tullio 现象　Tullio 首先描述声音可诱发眼震，人类强声也可引出眼震。病人出现 Tullio 现象时，主要是振动幻视而不是眩晕。振动幻视是由垂直扭转性眼震引起的，这种眼震应来源于上半规管。这些病人可能有不同的耳病。一些病人可能患蹬骨足板过度活动，也可能是上半规管裂隙。这些病人的 VEMP 的特征性改变是 VEMP 异常增大，阈值异常降低。正常受试者一般为 90 ~ 95dB。Tullio 现象时阈值 > 20dB。VEMP 的振幅在 100 ~ 105dB nHL 时 > 500mV。若 70dB nHL 即可引出，提示存在 Tullio 现象（图 10 - 5 - 2）。

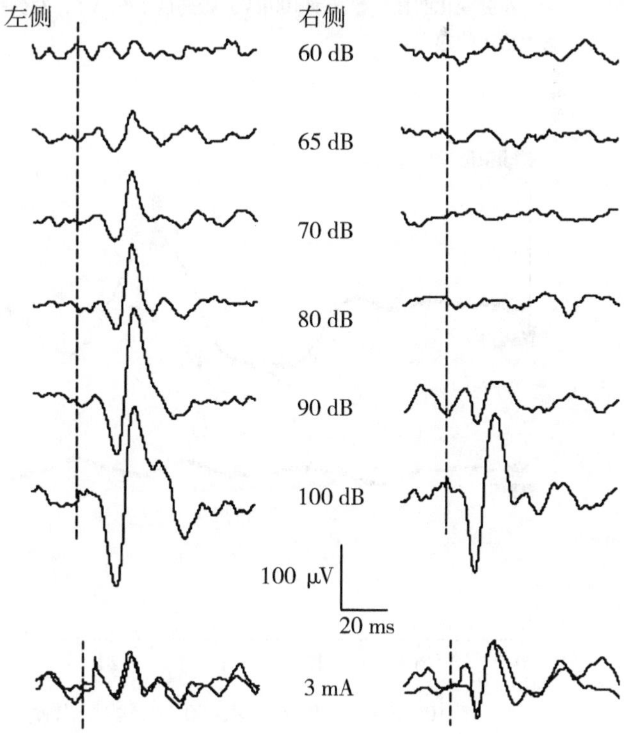

图 10 - 5 - 2　Tullio 现象的 VEMP

两侧强声反应相似，但患侧阈值明显降低（左侧，65dB nHL），健侧阈值正常（右侧，90dB nHL）。

3. 内淋巴积水　VEMP 可评价梅尼埃病患者的耳石器功能，甘油试验前后 VEMP 可由异常到正常（图 10 - 5 - 3）。

4. 上半规管裂孔综合征　研究发现 SCD 也表现出异常的声前庭诱发肌源性电位。VEMP 阈值低，尤其在 0.5 ~ 1kHz 刺激声。但对于敲击颅骨引出球囊刺激的反应，因绕过中耳，VEMP 不会增大。这表明，声诱导和敲击颅骨诱导的反应可用以区别内耳正常的 VEMP 和由于裂隙存在产生的异常大的反应。只有 SCD 才能产生与敲击相似的 VEMP。强短声可引出胸锁乳突肌的诱发电位。称为短声诱发的肌源性电位，可用于鉴别前庭源性的急性眩晕。对于前庭外周疾病，与冷热试验相比短声诱发的肌源性电位敏感度 59%，特异性 100%。

5. 听神经瘤　听神经瘤的诊断意义主要在于根据 VEMP 的表现确定受累的神经。如果正常提示前庭下神经可能未受累。大多数听神经瘤的病人有一侧听力损失，但只有一些病人出现前庭性共济失调。因为听神经瘤大多起源于前庭下神经，VEMP 可缺失或呈低振幅。因此，对于听神经瘤 VEMP 检查的重要性在于：即便 ABR 不能引出、冷热试验功能正常，VEMP 仍可检出异常。

6. 神经退行性变　一项研究发现 70 例多发性硬化中，主观垂直视觉异常者 21%，31% VEMP 异常。因此认为 VEMP 可以作为评价脑干功能异常的辅助诊断工具。此外，脑干病变如出血（图 10-5-4）、肿瘤等病变，都可出现 VEMP 异常。

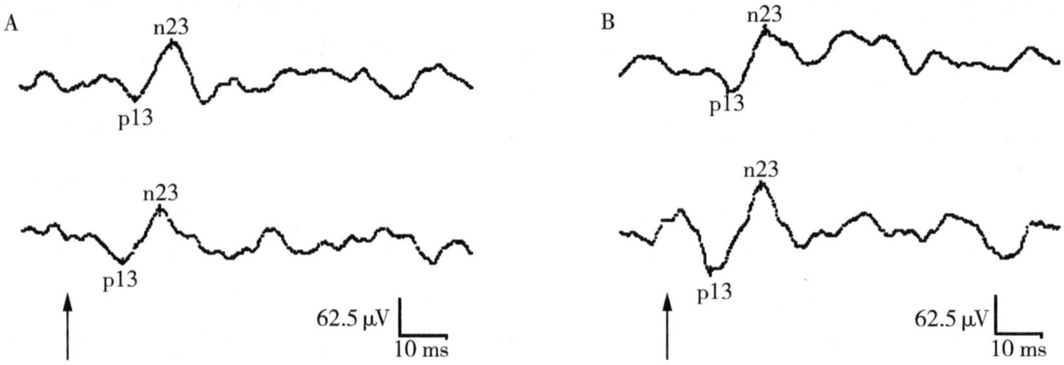

图 10-5-3　左侧 Meniere's 病给呋塞米前后 VEMP 的变化

左侧变化明显（给药前 100μV，给药后 170μV），右侧变化不明显（给药前 100μV，给药后 120μV）。箭头为给声的起点。

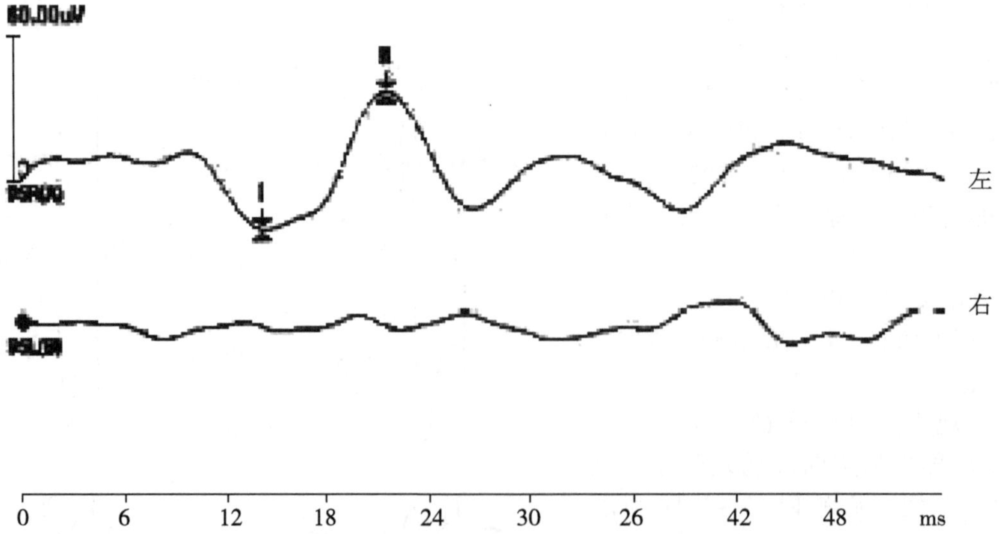

图 10-5-4　患者，女，60 岁。脑干出血。VEMP 左侧正常，右侧未引出，Ⅰ-p13，Ⅱ-n23

第六节　高刺激率 ABR 在神经耳科学中的应用

一、听觉脑干电位对椎 - 基底动脉短暂缺血性眩晕的诊断

（一）椎 - 基底动脉短暂缺血性眩晕概况

后循环又称椎 - 基底动脉系统，由椎动脉、基底动脉和大脑后动脉组成，主要供血给脑干、小脑、丘脑、枕叶、部分颞叶及上段脊髓。后循环缺血（posterior circulation ischemia，PCI）是常见的缺血性脑血管病，约占缺血性卒中的 20%。后循环缺血导致的眩晕在血管性眩晕在眩晕疾病中所占的比例较大，由于后循环供应内耳迷路、第Ⅷ脑神经及脑干、脑干邻近的大脑半球后部、小脑等部位，临床表现取决于血供障碍的部位、血管阻塞程度、阻塞时间等。伴发其他神经系统症状时诊断较为容易，如果只有眩晕，明确诊断有一定困难。

（二）检查方法

高刺激率 ABR 检查是比较 11Hz 和 51Hz 两个刺激率频率条件下的 ABR Ⅰ - Ⅴ波潜伏期，差值大于 0. 28 为异常（解放军总医院正常值，图 10 - 6 - 1）。11 次/s 与 21 次/s 的潜伏期及波间期无差异，故以 11 次/s 作为较低频率的代表；高刺激率指刺激率为 51 次/s 或大于 51 次/s 的短声，刺激率 51 次/s 可以说明高刺激率对潜伏期的影响，故以刺激率 51 次/s 作为为高刺激率 ABR 测试。检查采用自身比较，可以减少个体间差异且不受听力损失的影响，故以高刺激率 ABR 与刺激率 11 次/s 的波潜伏期及波间期差值（51 次/s - 11 次/s）作为高刺激率 ABR 测试的分析参数。

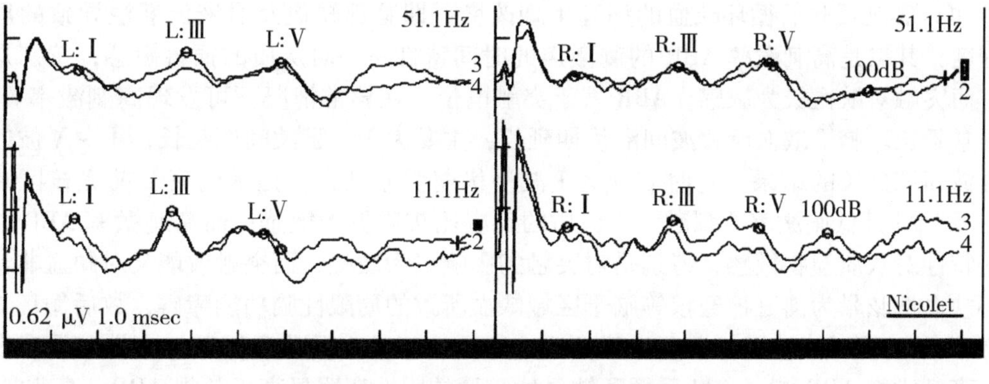

图 10 - 6 - 1　高刺激率 ABR 的潜伏期计算

左侧 51. 1Hz 与 11. 1Hz Ⅰ ~ Ⅴ波间期的差值为 4. 32ms - 4. 04ms = 0. 28ms；右侧 51. 1Hz 与 Hz Ⅰ ~ Ⅴ波间期的差值为 4. 16ms - 4. 08ms = 0. 08ms。

（三）听觉脑干电（ABR）对后循环缺血性眩晕的诊断意义

应用高刺激率 ABR 可提高后循环缺血性的眩晕诊断的阳性率。研究发现，后循环缺血患者常规低刺激率 11 次/s 和高刺激率 51 次/s 的 ABR 测试，高刺激率组与正常组比较各波潜伏期及波间期延长均有显著性差异，与 11 次/s 组各波潜伏期也有显著差异，高刺激率 ABR 的测试结果可用于后循环缺血性眩晕的辅助诊断。

动物实验研究发现，将豚鼠椎动脉和颈动脉结扎造成缺血模型，在结扎 5、10、15、20min 后分别测试 ABR，随着结扎时间的延长，ABRⅢ波、Ⅴ波潜伏期逐渐延长，振幅减小。结扎家兔单侧椎动脉造成脑干缺血，连续记录结扎 1h 内的 ABR 的变化过程，发现Ⅰ波、Ⅲ波和Ⅴ波潜伏期逐渐延长，其中，Ⅴ波潜伏期延长最为明显，Ⅰ ~ Ⅲ、Ⅲ ~ Ⅴ、Ⅰ ~ Ⅴ波间期均明显延长。可见，ABR 可观察后循环缺血脑干功能变化。面罩吸入低浓度 CO_2，造成轻度缺氧，使血氧饱和度达到 75% ~85%，然后在缺氧 10、20 和 30min 分别测试 ABR，波Ⅴ潜伏期随缺氧时间增加而逐渐延长。

（四）高刺激率 ABR 用于诊断后循环缺血的原理

ABR 主要由五个波组成，Ⅰ波与听神经颅外段电活动有关；Ⅱ波可能有两个起源，一为听神经颅内段的电活动，另一为耳蜗核的电活动；Ⅲ波与内侧上橄榄核或耳蜗核的电活动有关；Ⅳ波与Ⅴ波与外侧丘系神经核群的电活动有关，Ⅴ波可能与下丘的中央核团电活动有关。通过对各波（主要是Ⅰ、Ⅲ、Ⅴ波）的波潜伏期（PL）和波间潜伏期（IPL）等的分析，可以了解脑干听觉通路的功能。

内耳迷路及脑干的血液供应皆源于后循环系统，是 ABRⅠ、Ⅲ、Ⅴ波的代表区。前庭核的血液供应来源于小脑后下动脉和小脑前下动脉。内听动脉供应耳蜗和迷路，此动脉 80% 来源于小脑前下动脉，20% 自基底动脉。耳蜗神经传至延髓和脑桥交界处的耳蜗神经核，从耳蜗神经核发出的大部分纤维交叉并与小部分的非交叉纤维组成外侧丘系，同时，耳蜗核发出纤维到同侧或对侧脑桥的上橄榄核。正常情况下，声频刺激 10ms 内可以记录到起源于听神经的Ⅰ波。起源于耳蜗核或上橄榄核的Ⅲ波和起源于外侧丘系的Ⅴ波。后循环缺血时，听觉通路缺血和发生水肿，一方面可导致部分神经纤维传导阻滞，另一面可导致部分纤维脱髓鞘。前者可以导致神经干复合动作电位波幅降低，突触传递过程中空间总和数目减少，时间总和相应延长，后者使有髓纤维动作电位跳越式传导变为电泳传导，从而传导速度降低。另外，缺血可导致细胞内 Na^+ 聚集和 K^+ 外流，细胞内外 K^+ 浓度差降低，细胞膜兴奋性下降。同时，缺血还可使神经细胞突触小体内神经递质含量减少。以上诸多原因可使 ABRPL 和波间潜伏期延长。一般说来，眩晕伴有听力障碍Ⅰ波潜伏期及Ⅰ～Ⅲ 波潜伏期延长时，病变往往就在外周前庭系统；当Ⅰ～Ⅲ 或/和Ⅲ～Ⅴ波潜伏期延长时揭示病变在脑干。

后循环缺血性眩晕是后循环短暂缺血性发作造成耳蜗前庭及其中枢的神经细胞缺血缺氧，导致前庭系统神经元的突触功能障碍而出现前庭症状。高刺激率 ABR 检查诊断后循环缺血的机制有两种：其一，ABR 可以客观反映后循环缺血的病理生理改变，即脑部缺血及血液低灌注导致的局限性脑功能障碍的程度；其二是高刺激率 ABR 的刺激声的时间特性——对灰质的损害敏感，特别是对突触的影响更大，而突触对缺血极为敏感，ABR 属于突触电位，在异常情况下可发现高刺激率 ABR 正常人波潜伏期异常延长。脑干缺血所致波间潜伏期延长，主要为Ⅰ～Ⅲ波间期延长，Ⅰ～Ⅴ波间期延长主要是Ⅰ～Ⅲ波间期延长的结果。有时表现为Ⅰ波潜伏期明显延长，提示前庭及前庭核区缺血。常规 ABR 测试，采用的是低刺激率的刺激声，白质的反应比灰质更为敏感；而高刺激率 ABR 测试，因刺激声的时间特性对灰质损害敏感，特别是对突触的影响更为敏感，而突触效能又对缺血非常敏感。

后循环缺血性眩晕为前庭神经核等脑干区域缺血所致的局限性脑功能障碍，故后循环缺血性眩晕患者高刺激率 ABR 测试时波潜伏期更为延长比一般要比正常人及非后循环缺血性眩晕患者敏感、阳性率更高。高刺激率 ABR 测试诊断后循环缺血性眩晕的阳性率明显高于常规 ABR，高刺激率 ABR 测试是诊断后循环缺血性眩晕的可靠而敏感的方法，可为后循环缺血性眩晕提供一种客观的神经电生理依据，也有助于早期诊断。

（五）高刺激率 ABR 对 PCI 的病情变化的动态监测及年龄的影响

后循环缺血性眩晕是短暂缺血性发作造成耳蜗前庭及中枢的神经细胞缺氧，导致前庭系统神经元的突触功能障碍而出现的前庭症状，而前庭神经核在脑干不但与耳蜗核同属特殊躯体感受器，而且接受前庭感受器传人的信息，发出纤维与小脑、眼、脊髓、脑干网状结构相联系，共同协调躯体平衡，这些区域缺血后出现眩晕及其他症状、体征。眩晕发作的持续时间是眩晕疾病的重要特征，大致可反映前庭系统的缺血时间和严重程度。动物脑血流阻断时间越长，诱发电位变化越明显，说明神经传导功能障碍随缺血时间的延长而加重，缺血时间越短，程度越轻，神经功能障碍越易于恢复。

ABR 是脑干功能的客观检测方法，可敏感地反映后循环缺血患者脑干神经通路生理功能情况并可动态评估病情变化。钟乃川等用高刺激率 ABR 对后循环缺血进行测试，并比较同一患者发作期和缓解期动态变化。结果显示，51 次/s 与 11 次/s 的波Ⅴ潜伏期、Ⅰ～Ⅴ波间期的差值变化最为明显。不同发病时间组上述差值异常率以 1 ～ 7 天为最高，随着发病时间的延长而逐渐下降。同一病人 11 次/s 的刺激率的发作期与缓解期无差异，但 51 次/s 的发作期潜伏期比缓解期明显延长。51 次/s 与

11 次/s 的差值，缓解期与对照组无差异，发作期明显长于缓解期。年轻人组（20 ~ 27 岁，平均 23.7 岁）听阈在正常范围，老年组（62 ~ 78 岁，平均 69.3 岁）听阈正常或有轻度提高，ABR 刺激率分别为 11 次/s、25 次/s、50 次/s、75 次/s，随着刺激率的增加波 V 潜伏期、Ⅰ ~ Ⅴ波间期增加，两组人群无显著差异；但老年组高刺激率 ABR Ⅰ 波的振幅下降明显。

（六）其他可能与内耳缺血有关的眩晕的诊断

1. 突发性聋（伴或不伴眩晕） 突发性聋的患者也可发现高刺激率 ABR 异常。

2. 良性阵发性位置性眩晕 研究一组原发性 BPPV 患者，高刺激率 ABR 异常者占 60%（30/50）。由于高刺激率 ABR 反映听神经通路的血供情况，异常说明存在内耳的低灌注状态。尽管椭圆囊的血供与耳蜗的血供来源于不同的内耳动脉的分支，但两者还是有密切的关系，同为内耳的终末动脉，因此可能内耳低灌注影响到椭圆囊，导致耳石脱落。上迷路和椭圆囊的供应血管前庭前动脉管径细、为终末动脉，因此上迷路和椭圆囊选择性地易受椎 - 基底动脉缺血的影响。另一方面，高刺激率 ABR 正常与异常者的平均年龄差别不显著，同时 BPPV 很少见于儿童及青少年，因此供应耳石器的血管功能状态在 BPPV 发病中可能是重要的因素之一。

3. 偏头痛性眩晕 在一项偏头痛性眩晕的研究中，高刺激率 ABR 的异常率达 45%，高刺激率 ABR 对处于急性期和亚急性期偏头痛性眩晕的诊断有参考价值。

二、微小听神经瘤

ABR 用于诊断较大的听神经瘤敏感性可达 98%，但对于毫米级的听神经瘤要求更为敏感的 ABR 检查方法。ABR 检查步骤在 20 世纪 60 ~70 年代应用以来，变化不大。而在影像学领域的变化却非常显著，CT 更为清晰，MRI 的应用也很普及。由于目前对 MRI 检查的重视，ABR 等电生理的重视程度大不如以前。MRI 成像检查效听神经瘤的更为有效，患者的花费也大大增加。因此，电生理检查如果能够更为敏感，仍然有其实用价值。在过去 30 年里，关于提高常规 ABR 检出微小听神经瘤的努力一直没有停止，人们尝试用波 V 绝对潜伏期、耳间波Ⅴ潜伏期和 Ⅰ ~ Ⅴ波间期来判断听神经瘤，虽然阳性率可高达 82% ~92%，但其假阳性率是其致命缺点。

关于 ABR 诊断≤1.0 cm 大的听神经瘤的诊断很少的几篇文献报道敏感性可达 80%。在 2001 年的一篇报道中，阳性率也仅达 58%。高刺激率 ABR 检查方法是在 20 世纪 70 年代提出的，基本原理是在听神经系统损伤后，高刺激率刺激使神经恢复的最小时间发生变化，可表现为波 V 潜伏期延长报道，刺激率达 88 次/s，肿瘤诊断的敏感性为 100%，特异性为 97.9%。刺激率改变，引起的改变包括：振幅降低、波 V 潜伏期延长和 Ⅰ ~ Ⅴ峰间期延迟。在 25 ~75Hz 的范围内，波潜伏期呈线性增加，但超过 75Hz 后，则为非线性表现。刺激率从 11 次/s 增加到 500 次/s，波Ⅴ潜伏期延长达 1.3 ms，梯度增加刺激率如从 25 次/s 增加到次/s 和从 50 次/s 增加到 75 次/秒，波 V 潜伏期延长均约为 0.20 ms。

目前，ABR 诊断脑桥小脑角占位病变主要看波 V 潜伏期延长和峰间潜伏期延迟。增加刺激频率用于诊断的动议起于 1970s，基本的原理是，听神经损害后波 V 潜伏期明显延长，增加刺激频率后也可观察到这一现象。当采用 31.1、45.1 和 61.1/s 的刺激率检测 ABR 时，波Ⅴ潜伏期会发生相应的变化，如刺激率为 31/s，波 V 的潜伏期延长 0.094ms。波 V 潜伏期在 61.1/s 时，采用 2 个标准差，波Ⅴ潜伏期 6.25 ms 作为正常值的下限，而此时，常规 ABR 检测正常。

三、多发性硬化

研究发现，多发性硬化患者在高于常规刺激率时，男性在 51 和 61 次/s 波Ⅲ的绝对潜伏期明显延长；而女性，在超过 30 次/s 的刺激率时，波 V 的绝对潜伏期也明显延长。Ⅰ ~ Ⅲ波间潜伏期多发性硬化患者明显高于正常人。因此，可疑多发性硬化时，可行高刺激率 ABR 检测。并主要比较低刺激率与高刺激率 Ⅰ ~ Ⅲ波间潜伏期的变化。

总之，高刺激率 ABR 检查有助于后循环缺血性眩晕的早期诊断。它可以客观评估后循环缺血性眩晕的脑缺血程度、脑功能障碍程度、病程转归与神经电生理改变，同时也可反映其后循环缺血性眩晕的病理生理过程。此外，高刺激率 ABR 检查还可用以监测后循环缺血性眩晕。常规的 ABR 用于诊断脑桥小脑角占位病变敏感性低，但采用高刺激率 ABR 检查，可以发现微小听神经瘤，也有助于诊断多发性硬化。

（吴子明）

参考文献

1. Abel SM, Barber HO. Measurement of optokinetic nystagmus for otoneurological diagnosis. Ann Otol – Rhinol Laryngol, 1981, 97 (Suppl):90.
2. Bagger – Sjoback D. Clinical examination of the Neurotologicalpatient; Luxon LM & Raglan E. Neurological examination of the hearing impaired and dizzy patient. In: House JW & O'connor, AF (eds). Handbook of Neurological Diagnosis. Marcel, Dekker, Inc. NewYork & Basel, 1987, 1.
3. Baloh RW, et al. Balance disorders in older persons: quantification with posturography. Otolaryngol Head Neck, 1998, 119:89.
4. Baloh RW, et al. Voluntary control of the human vestibulo – ocular reflex. Acta Otol (Stockh), 1984, 97:1.
5. Baloh RW, Honrubia V. Clinical neurophysiology of the vestibular system. Philadelphia FA Davis Co, 1979.
6. Barber HO, Stockwell CW. Manual of electronystagmography. 2nd ed, St Louis MO, CV Moshy, 1980:1.
7. Black FO, et al. Disruption of postural readaptation by inertial stimuli following space flight. J Vestib Res, 1999, 9:369.
8. Black FO, et al. Outcome analysis of individualized vestibular rehabilitation protocols. Am J Otology, 2000, 21:543.
9. Blatt PJ, et al. The effect of the canalith repositioning maneuver on resolving postural instability in patients with benign paroxysmal positional vertigo. Am J Otol, 2000, 21:356.
10. Brown KE, Whitney SL, Wrisley DM, et al. Physical theray outcomes for persons with bilateral vestibular loss. Laryngoscope, 2001, 111:1812.
11. Burkard RF, Sims D. The human auditory brainstem response to high click rates: Aging effects. Am J Audiol, 2001, 10:53.
12. Cohen B, Suzuki J, Raphan T. Role of the ototith organs in generation of horizontal nystagmus: Effects of selective labyrinthine lesions. Brain Res, 1983, 276:159.
13. Cohen B. Examination of the vestibular system and of the vestibular ocular reflex. In. Oosterveld (ed). Otoneurology. John Willey & Sons Ltd, Chichester, New York, 1984, 87.
14. Cohen B, Suzuki J, and Raphan T. Role of the otolith organs in generation of horizontal nystagmus: effects of selective labyrinthine lesions. Brain Res, 1983, 276:159.
15. Di Girolamo S, et al. Postural control in benign paroxysmal positional vertigo before and after recovery. Acta Otolaryngol (Stockh), 1998, 118:289.
16. Era P, Avlund K, Jokela J, et al. Postural balance and self – reported functional ability in 75 – year – old men and women: a cross national comparative study. J Am Geriatr Soc, 1997, 45:21.
17. Flock A, Orman S. Micromechanical properties of sensory hairs on receptor cells of the inner ear. Hear. Res, 1983, 11:249.
18. Gresty MA, Bronstein AM, Brandt T, et al. Neurology of otolith function. Peripheral and central disorders. Brain, 1992, 115:647.
19. Guskiweicz KM, et al. Alternative approaches to the assessment of mild head injury in athletes. Med Sci Sports Exerc 1997, 29 (7 Suppl):S213 ~ S221.
20. Hain TC, Ramaswamy TS, Hillman MA. Anatomy and physiology of the normal vestibular system. In: Herdman SJ (ed). Vestibular Rehabilitation. Philadelphia: FA Davis Co, 2000.
21. Hain TC, Ramawamy TS, Hillman MA. Anatomy and physiology of the normal vestibular system. In: Herdman SJ (ed). Vestibular Rehabilitation. 2nd ed. Philadelphia. FA. Darisco, 2002, 3.
22. Hamid MA. Determining side of vestibular dysfunction with rotatory chair test. Otolaryngol Head Neck surg, 1991, 105:40.

23. Hytonen M, Pyykko I, Alte H, et al. Postural control and age. Acta Otol, 1993, 119:122.
24. Jacobson GP, et al. Handbook of balance function testing. Mosby - Year Book Inc, St. Louis, MO, 1993, 259.
25. Jacobson J, Murray T& Deppe U. The effects of ABR stimulus repetition rate in multiple sclerosis. Ear and Hearing, 1987, 8:115.
26. Kudo Y, Nomura Y. The vestibular nerve: its course to the anterior and lateral ampullae. J Otorhinolaryngol Relat Spec, 1996, 58:208.
27. Lightfoot GR. ABR screening for acoustic neuromata: the role of rate - induced latency shift measurements. British Journal of Audiology, 1992, 26:217.
28. M allinson AI, Longridge NS. Dizziness from whiplash and head injury: Differences between whiplash and head injury. Am J Otol, 1998, 19 (6):814.
29. Mizukoshi K, et al. Comparison between dynamic posturography and ENG recording in patients with peripheral vestibular disorders. In: I Kaufman Arenberg (ed). Surgery of the Inner Ear. Amsterdam/New York: Kugler Publications, 1991, 467.
30. Mutu C, Govsa F, Unlu AA, et al. The variational anatomy of the external aperture of the human vestibular aqueduct. Surg Radiol Anat, 1991, 19:303.
31. Nordahl SH Asent, Dyrkorn BM, et al. Static stabilometry and repeated testing in a normal poputation. Aviat Space Environ Med, 2000, 71 (9PT1):889.
32. Norre'ME, De Weerdt W. Treatment of vertigo based on habituation. J Laryngol, 1980, 94 (7):689.
33. Paloski WH, et al. Recovery of postural equilibrium control following space flight. Ann N Y Acad Sci, 1992, 656:747.
34. Payman RN, Wall C, Bernal AR. Otolith function tests in the patients with unilateral vestibular lesions. Acta Otolaryngol, 1995, 115:715.
35. Peterka RJ, Black FO. Age - related changes in human posture control: Motor coordination test. J Vest Res, 1990, 1:87.
36. Santos MA, Munhoz MS, Peixoto MA, et al. High click stimulus repetition rate in the auditory evoked potentials in multiple sclerosis patients with normal MRI. Does it improve diagnosis? Rev Laryngol Otol Rhinol (Bord), 2004, 125:151.
37. Sataloff RT, et al. Abnormal computerized dynamic posturography findings in dizzy patients with normal ENG results. Ear Nose Throat J, 2005, 84 (4):212.
38. Schmidt RJ, Sataloff, RT, Newman, J, et al. The sensitivity of Auditory brainstem response testing for the diagnosis of acoustic neuromas. Archives of Otolarygology Head Neck Surgery, 2001, 176:19.
39. Seo T, Node M, Yukimasa A, et al. Furosemide loading vestibalar evoked myogenic potenlial for unlateral meniere' s disease. Otol Neurotol, 2003, 24:283.
40. Soto A, et al. The usefulness of computerized dynamic posturography for the study of equilibrium in patients with Meniere's disease: Correlation with clinical and audiologic data. Hear Res, 2004, 196 (1-2):26.
41. Tokita T, Miyata H, Koizumi H. Labyrinthine control of upright standing posture in humans. In: Pompeiano O (ed). Vestibular spinal control of posture and locamotion. Elsevier, Amsterdam, 1988, 291.
42. Tomlinson RD, Saunders GE, Scnwarz DWF. Analysis of human vestibulo - ocular reflex during active head movements. Acta Otolaryngol (Stockh), 1980, 90:184.
43. Uemura T, Suzuki JI, Hozawa J, et al. Neuro - otological examination, University Park Park Press & Igaku Shoin Ltd. Baltimore London Tokyo, 1977.
44. Viirre Tweed D, Milner K, Vilis T. A reexamination of the gain of the vestibular - ocular reflex. J Neurophysiol, 1986, 56:439.
45. Weber PC. Cass SP clinical assement of postural stability. Am J Otol, 1993, 14:566.
46. Working group on evaluation of test for vestibular function. Evaluation of test for vestibular functions. Aviation Space & Emvironmetal Medicine. Suppl 1992, 63 (Suppl): A5.
47. Zappia JJ, O'Connor CA, Wiet RJ. et al. Rethinking the use of auditory brainstem response in acoustic neuroma screening. Laryngoscope, 1997, 107:1388.
48. Zee DS, Hain TC. Clinical implication of otolith - ocular reflexes. Am J Otol, 1992, 13:152.

49. 古华光，等. 秋千摆动和倒视刺激对动态姿态平衡的影响. 中华航空航天医学杂志 2000，11（2）:88.
50. 金西铭. 眼震电图及其经验体会. 见：魏新邦等主编. 耳鼻咽喉医师进修必读. 北京：人民军医出版社，1997，259.
51. 李学佩主编. 神经耳科学. 贵阳：贵州科技出版社，1990，37.
52. 刘铤. 前庭生理. 见：姜泗长、顾瑞、王正敏主编. 耳科学. 第2版，上海：上海科学技术出版社，2002，138.
53. 裴静琛，等. 动态姿态平衡检查及应用前景. 中华航空医学杂志 1996，7（4）:252.
54. 宋江顺，钟乃川. 高刺激率 ABR 对发作期椎基底动脉缺血性眩晕的早期断意义. 中风与神经疾病杂志，1995，12:98.
55. 王博畅，王丽雯. 耳神经学. 北京：人民军医出版社，1987，39.
56. 王尔贵，吴子明译. 前庭康复——前庭系统疾病诊断与治疗. 北京：人民军医出版，2004，23.
57. 王福田，等. 人体姿势描记图形分类及临床应用. 中华耳鼻咽喉科杂志，1994，29:271.
58. 王林杰，等. Coriolis 加速度刺激对人体动态姿态平衡的影响. 中华航空航天医学杂志，2003，14（2）:83.
59. 吴子明，张素珍，杨伟炎，等. 耳石器前庭的临床检查. 国外医学医学鼻咽喉科分册，2003，27:194.
60. 吴子明，张素珍，杨伟炎，等. 前庭诱发的肌源性电位原理及应用. 中华耳科学杂志，2004，2（1）70～72.
61. 吴子明，张素珍，周娜，等. 偏头痛性眩晕的神经耳科学特征. 中华耳鼻咽喉－头颈外科杂志，2006（10）:726
62. 吴子明，张素珍，杨伟炎，等. 耳石相关疾病. 听力与言语疾病杂志. 2003，2:152.
63. 吴子明，张素珍，周娜，等. 良性阵发性眩晕的听－前庭功能研究. 中华耳鼻咽喉－头颈外科杂志，2006，(9):669.
64. 吴子明. 博士后工作报告. 椭圆囊前庭检查仪的设计与临床初步应用. 解放军进修学院，2004.
65. 于立身，刘森. 前庭功能检查技术. 北京：人民军医出版社，1994，40.
66. 张连山，等. 眼源性眼球震颤. 中华医学杂志，1982，62:399.
67. 张素珍，等. 正常人与眩晕患者姿势图的定量检查. 中华耳鼻咽喉科杂志，1994，29:161.
68. 张素珍，姜泗长，王赋冰. 空气变温前庭功能检查. 解放军医学杂志，1985，10（6）:447.
69. 张素珍，杨伟炎. 枕大孔区畸形的神经耳科学表现. 中华耳鼻咽喉科杂志，1991，25（4）:211.
70. 张素珍，郗昕，赵承军. 正常人与眩晕患者姿势图的定量研究. 中华耳鼻咽喉科杂志，1994，26:161.
71. 钟乃川，金晶，段家德. 高刺激率听性脑干反应诊断椎基底动脉短暂缺血性眩晕. 临床耳鼻咽喉科杂志，1992，6:66.

第十一章　中枢听功能检查

在体内神经电脉冲通过神经组织传递。中枢神经系统（central nervous system，CNS）中的细胞体有轴突和树突两类突出。轴突将脉冲从细胞体传出，信息是通过树突传递到细胞体的。有3种类型的神经元，一种是双极的，每个细胞体只有一个树突和一个轴突，一种是单极的，只有将信息传递出去的一个轴突，这个轴突离开细胞体后分成一个轴突和一个树突。另一种是多极的，有多个输入树突和一个输出轴。在神经系统电活动是单向的。听神经系统包括从耳蜗到皮层的传入神经元和从皮层到耳蜗的传出神经元，以及在传入和传出神经元之间的连接神经元三个系统。

传入径路　在桥脑平面来自耳蜗内、外毛细胞的传入神经纤维进入脑干，止于耳蜗核团的前复核、后复核及背核。听传入径路从耳蜗核处的第一个突触开始。连接耳蜗内、外毛细胞和脑干的30 000神经纤维于桥脑平面进到脑干止于耳蜗核的二级神经元。耳蜗核分耳蜗背核、耳蜗前腹核和耳蜗后腹核3部分。从耳蜗核，一些二级纤维跨过中线与对侧上橄榄复合体突触，一些纤维穿过上橄榄复合体跨过中线与下丘突触，还有一些纤维与同侧的外侧丘系（lateral lemniscus）及下丘突触。大量的神经元从耳蜗核到对侧外侧丘系。这就有并行的双侧的听信息传至下丘。从下丘有同侧的和对侧的上行径路，对侧径路跨过下丘的连合到达对侧的下丘和内侧膝状体；同侧径路为下丘臂到内膝体。丘脑的内膝体的3个主要部分为腹部、内侧部和背部。内膝核是听系统的丘脑传输区。输入到内膝核的传入神经束，是含来自下丘、外侧丘系和上橄榄复合体的神经纤维的下丘臂。Brodmann41和42区为一级听知觉区。

在耳蜗神经核以上各级中枢都接受双侧耳蜗传来的信息。因此，在耳蜗核以上的中枢听觉系统的病损常无明显的听阈改变。神经病学和解剖学常将第Ⅷ脑神经以下称为外周系统，耳蜗核平面以上称为中枢听觉神经系统（central auditory nervous system，CANS）。中枢听觉神经系统在解剖上分脑干和大脑两部分。脑干下部包含耳蜗核和上橄榄核；脑干上部包含下丘。听觉接受（reception）区为大脑半球颞上回的中后部——Heschl颞横回。除听觉接受区外，整个大脑的其他部分都是“非听觉接受区”。

早在20世纪40年代Rasmussen就报告从上橄榄体至对侧耳蜗的传出神经通路——橄榄耳蜗束。Mountcastle（1980）指出听觉神经通路包括平行的上升和下降两套系统，但对下降的、对耳蜗传入信息进行调控的传出系统，至今尚不完全清楚。而左右两耳传入信息之间的相互作用，中枢听觉系统中的一些神经元对另一些神经元是起着激励性的效应还是起着抑制性的效应，以及这些效应在对听信息的处理加工过程中的意义都还有待深入认识。

中枢听功能检查的目的不仅是了解听阈和诊断病变部位，而且要了解受试者对体内信息的处理能力，为听力言语的治疗康复计划提供依据。

一、内余力和外余力

从耳蜗核平面以上，两侧听觉神经通路在多层次的交叉传递，使单侧听觉通路上的病损不易为常规的测听方法所检出。例如，在一侧颞叶全切除术后，纯音听阈测试结果仍可正常。这种虽有一部分功能障碍却能由功能正常的另一部分补偿的现象，可称为听觉神经系统的内余力（intrinsic redundancy）。中枢听神经系统（central auditory nervous system，CANS）是一个以多层面的传入和传出听信息的和对听信息并行地进行听处理的神经网络系统。许多CANS损害的表现是不很清晰、含糊的，在不同个体的表现可不同。有的有明显的CANS结构异常，却无明显的功能障碍。有的影像检查无明显结构改变，而中枢听功能测试却有功能障碍的表现。中枢听功能障碍表现的复杂性，很大程度上与

"内余力"有关。此外，脑的可塑性（plasticity——一个区域的功能，可为另一个区域所补偿）在儿童较多见。CANS这种富余的，备用的处理在处理正常的听信息之外，还有处理不完整的输入的听信息的能力，可称为听神经系统的内余力（intrinsic redundancy）。在CANS中的内余力（internal redundancy）对复杂情况下进行听处理。传入的声信号携带大量的信息。在中枢听神经系统功能正常者，只需接受输入信息中的一部分，即足以理解其意义，例如言语信息，除区别特征外，还有富余的信息，也可在知觉中起认知线索的作用。这种富余的（可以视为后备的）信息，称为：外余力（external redundancy）。CANS中的内余力和言语信息的外余力，是富余的、起备用作用的能力和材料；不是冗余的累赘。正常的CANS有可以正确地认知不完整的言语的内余力，有缺陷的CANS可以听懂正常的有富余线索（外余力）的言语。中枢听功能检查要用比常规测听所用的信号复杂的、失真的，减少外余力的测试材料。

对中枢听觉神经系统的检查，常用减少外余力或用不同于通常测听的给声条件，给声方式有：单耳、双耳、双耳分听（dichotic）测试声：纯音、噪声、言语——无意义音节、单音节词、扬扬格词、短句设计安排特殊的检查法。

Bocca等在20世纪50年代中期首先开展中枢听觉神经系统的测听检查，他们用单耳畸变（滤波）言语试验检查中枢病变的病例，他们还报告颞叶病变的患者诉在病变对侧听到的声音"变质"和"不清楚"，并认为这是位于皮层的"心理"听功能改变的表现，这以后对中枢听觉神经系统的检查不断有研究报告。然而，中枢听觉神经系统的听力学检查在临床并未普遍开展。这可能是由于中枢听觉神经系统的解剖和生理仍有一些问题还不十分清楚；一些中枢听觉功能紊乱的现象难以在实验中进行研究；而且中枢听觉神经系统的功能障碍的临床表现很隐晦而且变异性较大，不是常规测听方法所能检出的。中枢听觉神经系统检查需具备专门设备或条件，费时，而且新发展起来的影像学检查（CT、磁共振等）和电反应测听等在诊断中又具有明显的优势。因此在临床工作中中枢听觉神经系统的听力学检查常被忽视。

二、开展中枢听功能测试的必要性

在临床工作中究竟有无开展中枢听觉功能测试的必要？听力学工作者不可避免地会面对一些因中枢听觉功能障碍而来就诊的病人，不做中枢听功能测试，就不可能对这些病人的问题有正确的认识。特别是对脑创伤的病人和言语-语言学习障碍的儿童，更有对他们的中枢听功能作全面的检查的必要。在有些中枢神经系统疾病患者因听力问题来就诊时，如不作中枢听功能测试，就有延误诊断的可能。相反，在发现中枢听功能测试异常时，就有可能建议患者去有关科室会诊检查，及时得到治疗。从医疗费用的角度考虑，中枢听功能测试用费远比影像学检查所需的少。此外，还有一些病变（如退变性疾病、生化改变、细微的神经缺陷等），并不是CT或磁共振所能检出的。这些先天或后天的病变可影响到较高层次的听处理（auditory process）（参阅第二十二章）功能，只有用中枢听觉神经系统测听法才能检出。

近来一些实验报告证实分泌性中耳炎、耳蜗切除、听神经病损，都可引起中枢听觉神经纤维退变。例如，Harrison（1993）报告儿童在出生后一年内中枢听觉通路逐渐发育成熟，而有适当的听刺激对这一成熟过程是必要的。毛细胞损伤可使听阈和耳蜗编码功能受到影响，进而影响较高平面的听功能。Welsh报告在有些曾患过分泌性中耳炎的儿童，会并发中枢性听知觉障碍。对这类儿童不作中枢听觉神经功能测试，就有可能将听觉方面的问题用外周性听觉障碍来解释，忽略了对中枢听处理功能的"治疗"。实验证明，破坏耳蜗或听神经、噪声性听力损伤、耳毒性药物等都可能引起中枢听纤维退变，只有作中枢听觉功能测试，才能对聋儿的听力言语训练拟定出正确的康复方案。在老年，外周和中枢听觉系统都可退变。言语听力的障碍程度往往是只有用中枢听功能测试法才能作出正确评价的。

有些疾患，如听神经瘤，不仅可表现为耳蜗神经损害的听功能障碍，也可以因压迫耳蜗供血而有蜗性听力损失的表现，这在临床工作中是众所周知的。然而，听神经瘤压迫脑干以及它所引起的脑积水所致的脑干或大脑的听功能障碍则常被忽略。长期以来临床医师只将中枢听觉神经系统测试，视为协助诊断（定位诊断）中枢神经系统病变的一种可有可无的技术。对不少中枢性听功能障碍的问题，只凭外周性听力学测试的结果来解释；对既有外周性听功能障碍又有中枢性听功能障碍的，也只注意其外周的问题。这就使中枢性听觉障碍得不到正确的处理，对一些听功能紊乱的现象作不出适当的解释。

中枢听功能测试还可用于监测神经系统疾病和一些听力问题患者的病情，用于比较术前和术后的功能状态，协助评估脑外伤病人的伤残程度和评估听力－言语康复训练的效果。

总之，听觉不仅包括外周听觉的灵敏度，还包括中枢听觉系统对听信息的处理；外周听功能检查结果正常者，并不等于没有听觉障碍。有外周听功能障碍者，不能将一切有关听觉的问题都归咎于外周听觉系统。

三、中枢听觉功能测试的基本条件和要求

（一）设备和测试环境

与测定纯音听阈相同，作中枢听觉功能测试也必须对测听设备进行校准。测试环境的噪声应不超过言语测听的要求。测听设备和用于测试中枢听功能 录音材料，应没有足以影响测试结果的噪声或失真。由于听觉神经系统和知识在童年都有一个发育成长的过程，这都可能影响中枢听功能的测试结果，因此有些测试法应根据儿童在言语－语言方面的发育水平来安排设备；而且几乎所有测试法的正常值，都应有 12～14 岁以下各个年龄组的修正值。由于各种中枢听觉测试法都没有公认的基准值，不同单位所用的设备也都是自行组装的（在商品听力计等测听设备之外添加部件组装而成），测试信号多无统一的校准基准要求，各个单位都应建立自己的测试结果正常值。

（二）测试前的准备

在进行中枢听功能测试前，除应按纯音听阈测听和言语测听前对受试者作耳镜检查，询问病史，进行有关检查步骤和如何配合检查的说明外，还应作纯音听阈测定期，导抗测试（包括声反射阈测试）和电反应测听。

（三）中枢听功能测试法分类

中枢听功能测试法可分为用非言语声和言语声作为测试信号两大类。在给声至单耳或双耳的方式上，可分为单耳（monotic）、双耳（binaural）和双耳两分（dichotic）3 种。从测试的功能分类，有频率辨别－认知、强度辨别－认知、时间关系的辨别－认知。从加大信号辨别－认知的难度或减少信号的外余力的角度分类，有在同一耳或对侧耳加噪声或其他竞争信号的时程、音歇时间、次序，或将信号异常地延长或缩短的等等。除这些行为测听法之外，电反应测听在中枢听功能测试方面的应用也受到注意。

（四）外周性听力损失对中枢听功能测试的影响

外周性听力损失对中枢听功能测试结果的影响。不少中枢听功能测试的结果会受到外周性听力损失的影响，中枢听功能测试结果异常可能是外周性听力损失的表现，不能误认为是有什么中枢性听觉障碍存在。在时间压缩辅－元－辅单音节词、低通滤波言语、快速两耳交替言语、双耳两分语句、两耳融合（binaural fusion），双耳两分辅－元音节等试验都会在外周性听力损失者得出“不正常”的结果。有些中枢听功能测试法则受外周性听力损失的影响很小，如双耳两分数字、双耳两分语句辨认、时间样式（duration pattern）等。

由于听性脑干反应测试是用短声作为刺激声，因此受试者如有外周性高频听力损失就可得出不正常的结果。中潜伏期反应等可用有频率特性的短纯音作为刺激声，可用于有些同时伴有外周性听力损失的病人。

中枢听觉神经系统测听检查的设备选择依据有三：

1. 余力（redundancy）　Bocca 及 Calearo（1963）认为正常人能够毫不费力地听明白言语，是由于复杂精细的中枢听觉神经系统具有分析处理声信号的内余力（intrinsic redundancy），而发音清晰的语言中含有大量重叠的信息——外余力（extrinsic redundancy）。中枢听觉神经系统健全的人可以听明白外余力减少的、发音不清晰的语言；内余力减少的患有中枢听觉神经系统疾患的人可以听明白发音清晰的言语。只有减少言语的外余力才能检出中枢听觉神经系统的听功能障碍。

2. 病损部位和听功能障碍的关系　由于听觉纤维传至对侧者占优势，听功能异常表现常出现在病变的对侧耳。大多数听皮层病损或功能障碍者，听功能检查异常发现常表现在对侧耳。然而在深在的左颞叶后部病损时，异常发现常为双侧的或同侧的，在有听处理功能普遍性缺陷的成人或儿童，则没有那么明确的只在对侧耳出现异常的表现。大脑半球间联结（胼胝体）疾患的中枢听觉神经系统检查结果常异常，特别是用双耳两分刺激测试时（这类患者常表现为左耳的得分低）。脑干病损的测试结果则视损害部位而定，可为同侧也可为对侧。Jerger 及 Jerger（1975）认为髓内（intra - axial）病损常表现为单耳或双耳的难以捉摸的效应，髓外（extra - axial）病损则多为同侧耳蜗核及第Ⅷ脑神经的症状。

3. 按病人的情况选择有关的中枢听觉神经系统检查法　例如，可在单音节词测试的基础上作以下敏化措施：加噪声、滤波、融合（两耳听不同通带的滤波言语，并将两侧的融合为一）、时间压缩等。

由于中枢听觉神经系统检查费时、诊断价值不十分肯定，需作这些检查的病例少有被介绍来听力学专科的，所以绝大多数单位都不作或少作中枢听功能检查。然而对：①检出占位性病变；②检查中枢听觉处理缺陷；③监测中枢听觉神经系统疾患的变化；④为选配助听器作准备，等则有检查的必要。

中枢听觉神经系统测听检查（CANS 检查）的分类：

CANS 的测试材料可分为：①非言语声；②言语声。言语声又可分为：单音节、扬扬格词、语句。

CANS 检查的给声法可分为：①单耳给声；②双耳给声；③双耳两分给声。

CANS 检查可通过以下方法减少外余力：①滤波；②加竞争声，又可分为同侧竞争、对侧竞争；③改变时间（时间压缩）。

CANS 检查可针对听处理（auditory processing）的不同功能而设计，例如检查在复杂声学环境中专注于听某一特定信号的能力——将众多信号分开专注其中的某一种或某一些信号的能力；检查将两种信号综合为一的功能；检查信号的时间特性的辨认功能——信号的次序先后等；检查对信号的记忆能力；检查听觉与其他感觉模式的关系，听觉与言语语言的关系等等。

20 世纪 90 年代对中枢听神经系统的中枢听功能检查，积累了丰富的经验。优选出一些诊断效率和特异性高的试验，也淘汰了一些效率低、特异性差的试验。

第一节　用非言语信号测试

一、掩蔽级差（masking level difference，MLD）

MLD 通过检测掩蔽声和低频（或言语）信号之间的相位变化得出的掩蔽阈差，检查听系统对相位变化的灵敏度。对声信号相位的处理是在脑干下部进行的。脑干下部损害可导致 MLD 异常。

具体测试 MLD 的方法是：①用耳机给一耳听响度舒适的噪声；②同一耳加给 500 Hz 脉冲纯音；③将纯音调至恰好听不见，得出标准的掩蔽阈；④在另一耳给相同的噪声，听者能清晰地在先前耳听到纯音；⑤在另一耳加给相同的纯音，双耳都听不到纯音；⑥如果将一耳纯音的极性反转（相位与另一耳的纯音反向——两侧纯音相差 180°）则又可清晰听见纯音；⑦减小纯音到听不见纯音，这个减小的 dB 数值，即从掩蔽中解脱出来的量。这一不同相位关系下掩蔽阈相差的 dB 值即为“掩蔽级差”。

测试 MLD 的刺激声和噪声可按不同的耳间相位、不同的时间延迟、不同的耳间强度比、不同的耳间噪声的关系以及单耳和双耳聆听等条件组合。采用的给声组合方式及它们的代表符号是：

以 S 代表信号（纯音或言语），以 M 代表掩蔽声或以 N 代表噪声，单耳给信号和噪声，以 SmMm

表示［S——信号，m——单耳，M——掩蔽声，Sm——单耳信号，Mm——单耳掩蔽声。其他

SmMm——信号和掩蔽声给同耳（单耳）；

SoMo——信号和掩蔽声给双耳，双耳同相（同相）；

SπMπ——信号和掩蔽声给双耳，一耳和另一耳反相（反相）；SmMo——信号给一耳，给双耳的掩蔽声反相；

SmMπ——信号给一耳，同相掩蔽声给双耳；

SπMo——给双耳的信号反相，给两耳同相的掩蔽声，（反向）；

SoMπ——给双耳同相的信号，给两耳的掩蔽声反相，（反向）；

SoMu——给双耳同相的信号，给两耳互不相关（由两个发声源产生的噪声）的掩蔽声；

SπMu——给双耳反相的信号，给两耳互不相关的掩蔽声；

SmMu——给一耳信号，给两耳互不相关的掩蔽声。

在心理声学，常用弧度表示相位角，用度或弧度表示瞬间相位。

$360° = 2\pi$（弧度）

$180° = \pi$

$90° = \pi/2$

$270° = 3\pi/2$

在掩蔽级差（masked level difference. MLD）试验中，如果左耳和右耳所给的信号的开始相位是一致的，两个信号是同相的，两耳信号的相位角之间相差“0 弧度”这种给声条件，称为 S0。如果右耳声信号的开始相为 0°，左耳声信号的开始相为 180°则两个信号的相位是相反的，相差 180°或 π（弧度），这种给声条件，称为 Sπ。

掩蔽级差的具体测试法：

用具备将信号及噪声的相位变换的听力计（或听力计附加装置）。测试信号可用 500 Hz 纯音或者说言语（扬扬格词）。测试时先给两耳听 60 dB SL（感觉级）的白噪声（在测试信号为 500 Hz 纯音时可用以 500 Hz 为中心上频率的窄带噪声；在测试信号为言语时可用言语噪声）。给噪声的方法可以是先给一耳听 60 dB SL 的噪声，再调节另一耳的噪声至感觉噪声在颅中线为止；也可一开始就两耳分别给各耳阈上 60dB 的噪声。

在双耳给 60dB SL 掩蔽声的同时，分别测得两耳对纯音或言语声的掩蔽阈，即测得纯音（或言语声）恰能被掩蔽的 dB 值。这样得出的是信号及掩蔽声相位相同的掩蔽阈（即 SoMo 的掩蔽阈）。

然后改变一耳信号的相位至两耳信号相位相反（即 SMo），测 SMo 的掩蔽阈。

改变一耳掩蔽声的相位至两耳掩蔽声相位相反（两耳信号的相位相同），测 SMo 的掩蔽阈。

SoMo 掩蔽阈减 SMo 的掩蔽阈，即 SMo 的掩蔽级差。

二、时域模式试验

（一）时域模式试验（temporal pattering tests，SPT）

20 世纪 60 年代初 ~ 中期 Milner（1962）、Shankweiler（1966）以时间次序（temporal Ordering）或时间顺序（temporal sequencing）试验检查 CANS 疾患；发现患者对音的顺序的知觉能力减退。这以后学者们开始试图用间隔察觉（gap detection）、声偏侧（sound lateralization）、和时域次序（temporal ordering）等非语言声试验进行诊断中枢神经系统病变的 CANS 功能检查。这类方法，包括用不同的声音、声音序列的安排、不同的给声方式（单耳、双耳分听或二者混用）。到 1976 年 Pinheiro 将“频率模式试验”（frequency patterns test）用于临床。

音调模式顺序（pitch pattern sequence，PPS）　Pinheiro（1977）设计儿童版和成人版两套音调模式顺序（PPS）试验。由两个高音调（1 480 Hz）测试项和一个低音调（880 Hz）测试项，或两个低音调（880 Hz）测试项和一个高音调（1 480 Hz）测试项，以任意的次序发送到一耳。儿童版每间隔 300 ms 给时程为 500 ms 的纯音；成人版每隔 150 ms 给时程为 200 ms 的纯音。让受试者单耳聆听，

并以“非语言的”和“语言的”方式做出反应。非语言的用哼或发哨音，语言的用表示音调的词如“高-低-高…”，还有用敲击表示高、低的物件、或点击指示高、低的键钮做出反应的。用语言做出反应，听者必须用“语言”符号标志无意义的信号（用“高”标志高音调，用“低”标志低音调）。点击和敲击也含有给每个音赋予符号的过程，与用语言做出反应在“符号化”方面无多少差异。在一些严重的中枢听处理障碍的患者，可以准确地用非语言的方式对频率模式和时间顺序做出反应；但很多中枢听处理障碍的患者用语言的方式检查时，对要用“语言符号”标志每个无语义的测试项有障碍。这种用语言反应有困难的患者，难于在日常交谈中运用超音段信息（重音、声调、抑扬顿挫等），也不能从语言本身所具有的富余得到助益。这些刺激的声学轮廓的处理主要是右侧脑半球的功能。因此从任一侧耳传入的有关声学轮廓的神经脉冲都要传至右半球处理。如果右半球损害，双耳听声顺序的能力就会受到影响。而右半球完好左半球或半球间径路损害的患者，则难于用语言报告听到的顺序。用“哼吟”反应的音调模式顺序试验是检测右半球损害的灵敏度高的试验；用语言反应的音调模式顺序试验去检测左半球或两半球间径路损害。

（二）时程模式顺序（duration pattern sequence，DPS）

DPS 是 Musiech 等（1990）设计的不受外周性听力损失影响而对皮层病变的检出灵敏度高的试验。随机给时程长短不同的 1000Hz 纯音脉冲，让受试者识别测试信号的时程的模式（即“长-长-短-长……”）。并以与 PPS 试验相同的非语言及语言方式做出反应。有胼胝体病变的患者难于用语言做出反应。DPS 是评估听整合的有用的中枢听处理检查法。

（三）听时域间隔察觉阈（auditory temporal gap detection threshold，ATGD）

听觉包括对声音的频率、强度和时域（持续时间的长短等）的感觉。听时域间隔察觉阈试验是评估个体对时域的听敏度的经典方法之一。听时域间隔察觉阈试验是在连续刺激声中插入短促的无声间歇（间隔）。让受试者听到无声的间隔时做出反应。检查时，将间隔的时程（duration——持续时间）逐渐缩短，直至短到不能察觉有间隔存在。能察觉的时程最短的间隔，即间隔察觉阈。间隔察觉阈受刺激频率和刺激强度的影响。间隔察觉阈大（如在有些听力障碍者，在刺激为低频窄带噪声和（或）低感觉级的刺激时，）听者可察觉与全时程相关的或与全部能量相关的额外的线索，而不是真正察觉到间隔，这种情况下，受试者的间隔察觉阈实际比测得的（做出的反应的）高。

三、交替双耳响度平衡试验

交替双耳响度平衡试验（ABLB）是检查有无响度重振、诊断耳蜗性听觉障碍的检查法。但由两耳分别给声，这就涉及双耳听觉问题。如果在中枢听觉通路有高位的病变，两耳在相同感觉级给声时，则病变对侧耳的声强级必定会比同侧耳的声强级高许多，也就是说高位中枢听觉通路病变时，病变对侧耳的声级（dB HL）要比同侧耳的声级（dB HL）要高很多时才会觉得两耳的响度相等。如果病变在低位中枢听觉通路（中脑），则不会有这种响度异常的现象，也就是两侧声级相等时，两耳感到的响度相等。然而如果不是用双耳交替给声，而是两耳同时给声，就会出现声音在头的中线面（median plane）定位受到影响的结果（参阅声源定位及偏侧）。Mencher 等（1973）报告颞叶病变患者不能有效地利用来自两耳的声信息，这可解释高位中枢病变患者 ABLB 试验时，病变时对侧耳的声级高于同侧的现象。

四、声源定位和偏侧

同时双耳正中面偏侧试验（simultaneous binaural median plane lateralization（SBMPL）两耳同时给以同一频率相同强度的纯音，颞叶病变者将噪声源定位在病变的对侧。脑干病变可将两侧的 2 000 Hz 以上的声音，听成为在中线的印象；但对低频声音则不能得出此结果。SBMPL 利用动作电位（AP）起始的同步性，得出声音在中线的印象。脑干下部的上橄榄复合体可能是这种得出中线印象的处理区。印象是位于中线还是偏在一侧（偏侧——lateralization），决定于两耳之间声音的时域同步性。皮层损伤不会影响 SBMPL 功能。

偏侧试验是用耳机给声，让受试者判断声音偏在头顶哪一侧。决定声源定位和偏侧的关键因素是声波到达两耳的时间差和强度差。由于用耳机给声易于控制生发送到两耳的信号的时间、强度等参数，所以在检查中枢听神经系统时，能得出较灵敏准确的结果。声源定位、噪声中听言语等双耳听功能和脑干下部的功能有关，听性脑干反应（auditory brainstem response，ABR）可用于听处理检查。在听力学，常以听刺激诱发的锁时的反应为观察分析的指标。听处理障碍的 ABR 改变主要是诱发电位的重复性差，而不是通常着重观察的潜伏期延长。两耳分听言语试验结果异常的患者，常会得出两耳 ABR 显著不对称的结果。

第二节 用言语信号测试

一、用单音节间作 CANS 检查

单音节词是外余力最少的语音（linguistic）单位，最易于通过滤波、时间压缩、加竞争噪声等措施使之畸变而增加听明白的难度，在双耳两分（dichotic—双耳同时听不同的声信号）试验，选用单音节词也较易调准对位（两耳听到的时间先后一致）。虽然常规言语识别率检查得出言语识别曲线回跌（rollover）现象等可为中枢听觉神经系统疾患的表现，但从增加检查的灵敏度和命中率的角度考虑，畸变言语等才属于 CANS 检查法的范畴。

（一）单耳低外余力言语试验

50 年前 Bocca 等开始用滤波言语（filtered speech），测试颞叶病变患者，开创了中枢听神经系统的听力学检查。低通滤波言语（low - pass filtered speech），使刺激信号的外余力减少，提高了检出中枢听神经系统病变的灵敏度。敏化的（低外余力的）言语测听材料还有带通滤波言语（band - pass filtered speech）、压缩言语（compressed speech）、噪声中的言语（speech recognition in noise）、间断的言语（interrupted speech）和识别率言语强度函数（performance - intensity function，PI）。外周性听力问题可影响这些试验的测试结果，但半球间经路损害一般不影响测试；为中等灵敏度的检出中枢听神经系统病变的试验。

Ivey（1969）用 500Hz 截止频率，18dB/倍频程斜率的低通滤波的 CNC50 词表，得出正常人平均识别率为 88%（74% ~98%），这一方法被 Willeford（1976）引用为 CANS 言语套查的一项内容。这使各家所用的不同词表、不同截止频率、不同斜率的低通滤波言语检查法趋于统一，表 11 -2 -1 为 3 种不同截止频率的低通滤波言语在正常人得出的平均值。

表 11 -2 -1 Auditer NU6 滤波言语试验成人的正常值

试验（截止频率）		表 1	表 2	表 3	表 4
500Hz	平均值	46. 1	49. 9	40. 6	43. 9
	SD	13. 3	12. 0	21. 2	10. 5
	范围	26 ~ 27	20 ~ 66	8 ~ 64	8 ~ 64
750Hz	平均值	78. 4	75. 2	74. 0	79. 3
	SD	10. 2	12. 0	13. 2	11. 9
	范围	64 ~ 100	59 ~ 94	48 ~ 94	52 ~ 94
1 000Hz	平均值	89. 3	91. 5	93. 3	91. 0
	SD	7. 1	5. 8	5. 0	6. 4
	范围	68 ~ 100	76 ~ 100	80 ~ 100	76 ~ 100

我们对程锦元等编录的普通话词表104甲和104乙，750 Hz低通滤波（斜率60dB/倍频程）在21名听力正常青年人测得的平均识别率为45.5%。程锦元等（1983）曾报告不同截止频率的低通滤波和高通滤波的汉语普通话单音节词、双音节词及成语的清晰度。

Bocca等用800 Hz低通滤波双音节词于50 dB SL测得颞叶病变对侧耳识别率为50%，同侧耳为65%～75%（正常识别中高级为70%～80%）。Jerger用500 Hz低通滤波语音平衡词表检查2例颞叶肿瘤患者，病变对侧耳识别率比同侧耳低30%左右。我们测两例颞叶肿瘤切除术后的患者（750 Hz低通），对侧耳识别率为36%和16%（同侧为52%和20%）。Hodgson比较常规言语识别率检查所得的最大识别率和低通滤波言语识别率，左大脑半球切除术后患者右耳的最大识别率与低通识别率之比明显大于左耳。我们上述2例颞叶切除术后患者病变对侧耳的最大识别率与低通识别率比为54%和52%，同侧耳的为42%和38%。比较常规言语识别率和低通言语识别率之比，对颞叶病变的诊断有帮助。

（二）噪声中言语测听

在同侧耳加白噪声或言语噪声测言语识别率（方法参阅言语测听），一般用0 dB至+10 dB的信噪比。表11-2-2为Bass（1983）归纳各家在信噪比为0 dB时白噪声竞争下的平均言语识别率。

表11-2-2 正常人噪声竞争下言语识别率

作者	言语材料	平均识别率（%）	SD	范围
Rupp及Phillips（1969）	CID W-22	72	-	36～92
Keith及Talis（1972）	CID W-22	82	-	-
Sever（1973）	NU #6	48	11	30～66
Olsen等（1975）	NU #6	74	-	56～94
Schwartz等（1977）	NU #	63	21	-
Humes等（1978）	NU #6	68	21	-

用噪声干扰言语（在同一耳给言语材料的同时给噪声）是用一般听力计都可以操作的方法。开展这一检查，各单位应首先得出不同年龄组的言语识别率正常值，一般用40 dB SL（语频平均上40 dB）测言语识别率和在信噪比为0 dB时的言语识别率正常值，所得的正常值的标准差和范围都较大。由于重复测试的结果可有一些差异，如果两耳的识别率或加噪声与不加噪声的识别率相差在10 dB以内，在分析其意义时就应取慎重态度。

1959年Sinha报告皮层病变患者对侧耳的噪声下言语识别率低，后来陆续有报告指出在第Ⅷ脑神经病变、髓外和髓内脑干病变、颞叶病变及裂脑（脑中线切开）病人，多发性硬化病人，以及学习障碍的成人，都可有噪声下言语识别率降低。Olsen等（1975）报告正常人和噪声创伤、梅尼埃病、第Ⅷ脑神经病、多发性硬化和颞叶病损在安静环境和噪声竞争下的言语识别率差（表11-2-3），认为二者相差40%以上即属异常，并认为噪声下言语识别率检查可检出听功能障碍，但没有定位诊断的意义。

表 11－2－3　正常及 5 种疾病组和言语识别率差发生率（%）（安静－噪声竞争差,%）

组	识别率差（安静－白噪声干扰）									
	0～8	10～18	20～28	30～38	40～48	50～58	60～68	70～78	80～88	90～98
正常	0.7	16.6	60.6	22.0	0.7					
噪声创伤	2.6	10.0	40.0	40.0	8.0					
梅尼埃病		8.0	20.0	24.0	16.0	24.0		4.0	4.0	4.8
第Ⅷ脑神经病			23.8	14.3	14.3	23.8	14.3	4.8		
多发性硬化	4.0	16.0	44.0	22.0	6.0	8.0				
颞叶肿瘤			22.6	35.0	19.2	7.7	3.3	7.7	3.8	

（三）时间压缩言语（time－compressed speech）

将言语信号的时间特性改变也会减少外余力，可加快说话的速度，或快速重放说话的录音材料。现在用电子时间压缩法可减少录音言语信号的时程而不改变其频率特性，一般用减少了多少百分数的时间来表达时间压缩言语，例如“30%时间压缩言语”是从各个小单位中去掉了30%信号的言语。

Beasley 等（1972）报告从压缩 30%至 60%单音节词的识别率逐渐减少，压缩 70%识别率急剧减少。言语的感觉级改变时，识别率随之改变，当感觉级加至 32dB 压缩言语的识别率最高；继续加大感觉级，识别率不会增加。不同单位录制的不同词表的压缩言语材料正常值不相同。在临床上进行此项检查前应得出自己的正常值。

时间压缩言语检查可用于皮层病变的患者，Kurdzied 等（1976）报告弥漫性颞叶病变患者的病变对侧耳的言语识别率低——60%压缩言语更明显（图 11－2－1）。在听力损失识别率降低者，不能用此法检出中枢病变。

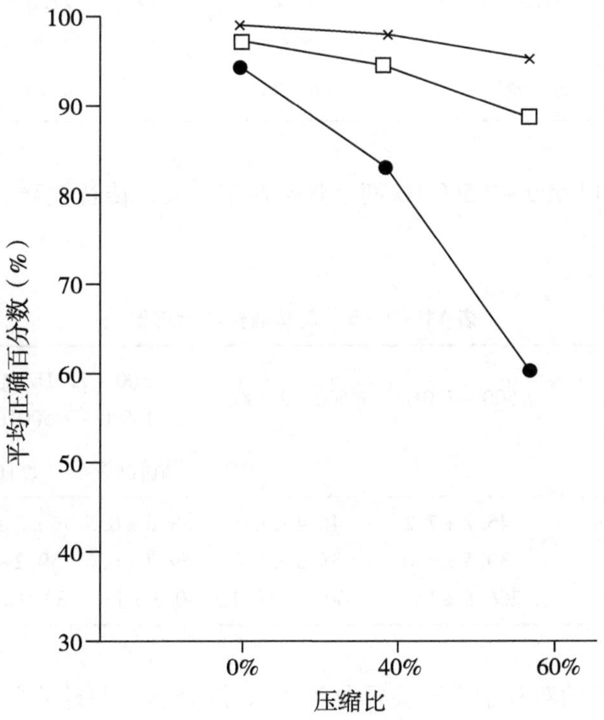

图 11－2－1　压缩言语识别率

×—×正常人；□—□颞叶病变同侧耳；●—●颞叶病变对侧耳（仿 Kurdziel 等，1976）。

（四）双耳相互作用试验（binaural interaction test）

20 世纪 50 年代学者们对双耳听力 - 双耳相互间的关系的研究，观察到声源定位和中枢神经系统病变的关系。与双耳听力互动有关的试验还有双耳融合试验、双耳快速交替言语识别试验及掩蔽级差试验。这些试验须要受试者将双耳的听信息分开并以某种方式将它们合并。这些行为是在脑干进行处理的。因此这些试验能用于检查脑干病变和中枢听处理。

双耳融合（fusion）试验：Matzker（1959）用一耳听低频带，另一个同时听高频带的方法，让受试者将两个频带合成完整的信号。当单耳给低频带或高频带时，识别率很低，当两耳分别给低和高频带时，正常人就可将两侧输入的信号综合听到一完整的信号，得出高识别率。Matzker 用此法诊断脑干疾患，Smith 和 Resnich（1972）用单音节词，低频带为 360 至 890 Hz 高频带为 1 750 至 2 220 Hz，检查四组成年人（正常、双侧耳蜗病变、颞叶病变和脑干病变，得出以下几种给声法的识别率：①双耳两分（dichotic）——两耳同时分别听低频带和高频带；②双耳（diotic）——两耳同时都听低和市两上频带。正常人双耳听的识别率并不比双耳两分听的识别率高。外周性病变和颞叶病变的融合能力也正常。脑干病变者双耳听的得分比双耳两分听的得分高 18% ~24%。Noffsinger 等（1972）将 NU6 表滤波成 250 至 750 Hz 和 1 250 Hz 至 1 750 Hz 两个频带，在 36 名多发性硬化患者中，8 名结果不正常，但是 Smith 和 Resnich 的不同，双耳听得出的不正常结果比双耳两分听的多，而且在高于脑干的与双耳综合机制有关部位的病变较常见。

Wilson 及 Mueller（1984）报告 Auditec NU6 双耳融合试验的正常值，表 11 -2 -4。

表 11 -2 -4 双耳融合试验正常值

试 验	左耳低频 右耳高频	右耳低频 左耳高频	左耳高 和低频	右耳高 和低频
平均值	81.5	83.2	77.8	76.9
SD	8.9	7.5	9.8	9.9
范围	60 ~92	66 ~94	58 ~92	48 ~88

我们用 500 ~750 Hz 和 1 600 ~2 500 Hz 两个频带在正常人、传音性聋、感音神经性聋病人的测试结果为表 11 -2 -5。

表 11 -2 -5 双耳融合试验结果

	耳数	500 ~750Hz	1 600 ~2 500Hz	500 ~750Hz 加 1 600 ~2 500Hz		一耳 500 ~750Hz 另一耳 1 600 ~2 500Hz
				单耳听	双耳听	
正常	42	45.2 ±7.2	46.4 ±7.0	58.6 ±0.5	66.5 ±5.9	69.5 ±5.6
传音性聋	116	39.5 ±8.0	38.5 ±9.7	59.7 ±6.6	59.2 ±3.4	73.3 ±6.4
感音神经性聋	14	266.8 ±14.1	30.3 ±14.1	40.3 ±13.2	33.0 ±16.7	51.1 ±12.0

两例颞叶肿瘤切除术后的双耳融合试验得分为 30% 和 35%，与感音神经听力损失者的得分无显著性差异。

目前的资料表明双耳融合试验对 CANS 病变的诊断意义还有待探讨。

（五）双耳分听言语试验（dichotic speech tests）

20 世纪 60 年代 Kimura 开始用双耳同时分别听不同的言语材料作中枢听检查。传入主要径路是到对侧大脑半球的，而大多数人脑的认知区在左半球。颞叶病变患者的病变，双耳分听试验对侧耳有显著的错漏。有些左半球病变的患者，呈双侧缺陷的表现。左半球损害，对侧（右耳）错误率高，而左耳则因为右半球接受的信息需要经半球间径路传递到左半球进行进一步处理认知，位于左半球的认知区损害使同侧（左耳）错误率也高。Kimura 提出双耳分听试验后，学者们设计用单音节词、无意义音阶、扬扬格词、语句等言语测听材料编制了双耳分听测试法。在双耳分别同时停重叠的材料外，还有听交错先后出现的和重叠出现的音节组合的“交错扬扬格词试验”。这些试验对检出皮层病变和半球间传递功能都有较大的诊断意义。

1．“双耳分听数字试验”（dichotic digits test） 用 6 个数字（除双音节的 7 - seven）即两组 3 对，一组给左耳，一组给右耳，双耳同时给声（例如左耳听 3 的同时右耳听 8；左耳听 5 的同时右耳听 2……）。要求受试者复诵双耳全部听到的。Musiek（1983）用 50dB SL 的强度给每耳听两个数字（例如左耳听 2、5 的同时，右耳听 3、8），从 1 ~ 10 除 7（指英语的“seven”）外都可用，让受试者随便按什么次序说出这 4 个数字，在脑干和大脑半球病变的患者可用此检查法，听力正常者正确率为 90% 以上，外周听力损失者正确率在 80% 以上，低于 80% 的应作进一步的 CANS 检查。

Mueller 等用 3 个数字一组的双耳两分数字试验检查头外伤的越战退伍军人，他们认为有些病人得分低是由于不能记忆 6 个数字，“而不是 CANS 功能障碍所致”。颞叶损伤者的测试结果与其他作者报告的相同，即左颞叶损伤者两耳得分都低，右颞叶损伤者只左耳得分低，脑的其他部位损伤者得分正常。脑深在的病变侵及将右半球信息传递至左半球的胼胝体纤维束时，可出现左耳得分减少而右耳得分正常（图 11 - 2 - 2）。

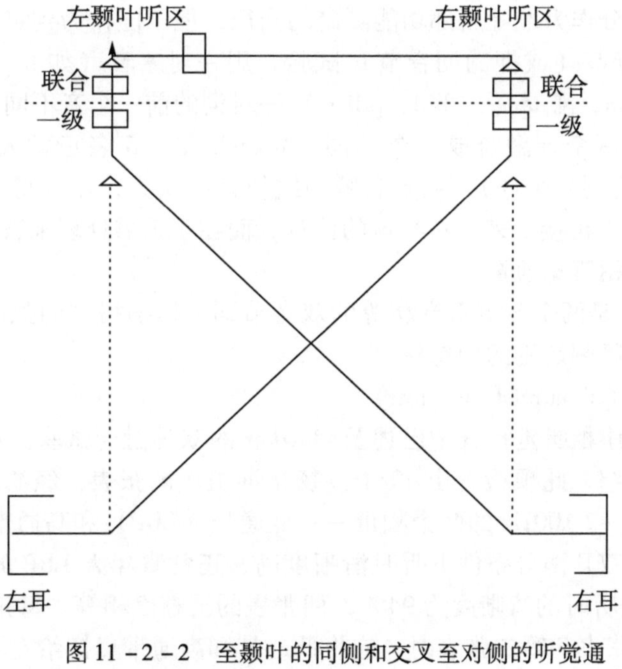

图 11 - 2 - 2 至颞叶的同侧和交叉至对侧的听觉通路，以及通过胼胝体的大脑半球间通路

双耳两分数字试验可以检出单耳检查法所不能检出的中枢听功能障碍，而且外周性听力损失对本法的影响较小，是临床可用的一种快速易行的筛选检查法（Musiek，1983）。Rodriguez 等（1990）报告在老年人此法的得分也低。此法还可用于检查学习障碍的儿童和成人。

2．双耳分听辅 - 元音试验 Berling 提出双耳分听辅 - 元（dichotic consonant - vowel）试验比双

耳分听数字试验难，由 6 个闭塞辅 - 元音节（pa，ta，ka，ba，da，ga）组成。一般两耳所给的辅 - 元音节开始的时间稍稍错开（一耳的比另一耳的延迟 15、30、60 或 90ms）。Berlin 等（1975），Olsen（1983）报告延迟 30 ~ 90 ms，正常人比同时给声得分高；颞叶切除的患者则没有 30 ~ 90ms 得分比同进给声高的现象。Olsen 在 50 名正常人得出的正常值见表 11 - 2 - 6。

表 11 - 2 - 6　50 名正常人的双耳分听辅 - 元检查的平均得分和得分范围（%）

	左耳延迟 90ms		0ms		右耳延迟 90ms		平均	
	右	左	右	左	右	左	右	左
平均	86.3	79.3	69.3	59.2	87.7	79.2	81.1	72.5
范围	63 ~ 100	56 ~ 100	97 ~ 93	93 ~ 77	69 ~ 100	50 ~ 100	66 ~ 95	60 ~ 89

引自：Olsen，1983。

Berlin 等报告 3 名颞叶切除和 4 名半球切除的病人双耳分听辅 - 元检查的结果。颞叶切除对侧耳的得分低，半球切除对侧耳的得分也低，但在同侧耳单耳给辅 - 元听则得分高于正常人。

Olsen（1983）在 50 名正常人和 67 名左或右侧颞叶前部切除的病人，双耳分听辅 - 元检查的结果表明，正常听力者得分的范围很宽，颞叶切除者之中 40% 得分在正常范围内，而且不能根据检查结果判断皮层病变在哪一侧耳。

Mueller 等在越战头外伤军人计算双耳分听辅 - 元检查的双重正确得分（double - correct score——即两耳的辅 - 元都正确的）。正常人双重正确反应只有 40% ~ 45%，颞叶损伤者明显低于正常人。他们认为可以用双重正确得分作为颞叶后部功能障碍的指征，但不能作为判定是哪侧病变的依据。

3. 双耳分听无意义音节（或押韵词音节）试验　用一对塞音（如 b，p，d，t…）开始的辅 - 元 - 辅词组成（例如班 ban，滩 tan，…bill，pill…）一对词的前一个音不同，后面的音相同，两耳在时间上对位好，听者常将两个词融合成一个单词。Musieh 在 115 名正常人得出的得分为 50% 左右（即每两个相当的词中只听到一个词），在 6 名脑中线切开的病人，左耳得分低于正常，右耳高于正常（这可能是由于左半球不再接受来自右半球的信息，而在于只需处理来自右耳的信息）。

二、用扬扬格词作中枢听觉检查

扬扬格词（spondee）是两个音节重音相等的双音节词，扬扬格词的强度稍增加即可使清晰度有明显的增加，为作言语听阈测定用的理想材料。

（一）双耳融合试验（binaural fusion test）

在前面用单音节词作中枢听觉检查中已述及 Matzker 的双耳融合试验。这里再对 Ivey（1969）的双耳融合试验作简单的介绍，此项检查由 40 个扬扬格词组成两张表，经滤波或排斥率为 36dB/倍频程的 500 ~ 700Hz 和 1 900 ~ 2 100Hz 的两个频带——低通带（LBP）和高通带（HBP）。单独听低通带和高通带时清晰度低，在双耳两分条件下听时清晰度高，正常青年人 LBP 的清晰度为 18%，HBP 的清晰度为 29%，双耳两分听时的清晰度为 94%，两张表的清晰度相等。每张表 20 个扬扬格词每个词记分为 5%。两耳听第一张表和第二张表时，应将低通带和高通带交换给左右耳（即左耳听第一张表的 LBP，第二张表的 HBP；右耳听第一张表的 HBP，第二张的 LBP；或反过来安排）。让受试者跟着说所听到的词。

在 25dB SL 双耳两分系统下给声，正常青年人的识别率为 90%（Ivey，1960）。Willeford（1977）报告的不同年龄组的正常值见表 11 - 2 - 7。

表 11－2－7　30dB SL 双耳融合试验正常值

年龄	人数	平均（%）		范围（%）	
		右*	左*	右*	左*
6	40	74.1	75.0	55～985	55～100
7	40	76.0	75.5	55～100	55～100
8	40	76.8	76.8	65～100	60～100
9	40	79.9	78.8	55～100	55～100
10	40	89.2	87.6	80～95	75～95
成人	20	89.3	90.5	75～100	75～100

*注：右，左——指听 LBP 的耳，即右耳听 LBP 和左耳听 HBP，或左耳听 LBP 和右耳听 HBP 的正确率。

White（1977）发现听第一张表与听第二张表（49 名 6～10 岁的正常儿童）的正常值相差 13%（表 1－71%，表 2－58%）。目前尚无汉语普通话双耳融合试验的不同年龄组的正常值的报道。

早期的研究认为双耳的融合为脑干的功能之一，两耳输入的信息首先在上橄榄复合体的平面互相作用、融合为单一的听印象。Ivey 和 Wileford（1988）还认为双耳再组合（resynthesis）决定于脑干的上橄榄以上平面的将不同的但系互补的信息重新组合的机制。

Wileford（1977）对在校的学习障碍儿童作双耳融合试验（此法和竞争语句、低通滤波言语、快速交替言语组成配套检查），发现在 150 名学习障碍学童中 64% 双耳融合功能异常（比其他几项检查灵敏）。Welsh 等（1980）报告在口吃检查（7～18 岁）79% 双耳融合试验异常。

Dempsey（1977）认为双耳融合试验得分低，可能是脑干平面双耳重组合功能障碍所致，这可能是左侧颞叶缺陷余力减少而言语识别能力下降的结果。如果两耳听两个通带识别率能达到正常水平，就表明是双耳重组合缺陷，而不是颞叶缺陷。

（二）交错扬扬格词试验（staggered spondaic words test，SSW）

交错扬扬格词试验是双耳分别由同一人以相同的强度朗读的两组以下列方式交替重叠的扬扬格词。左侧的扬扬格词的第二个音节和右侧的扬扬格词的第二个音节相重叠（“左先”）。然后右侧扬扬格词的第二个音节和左侧扬扬格词的第一个音节重叠（“右先”）。按“左先－右先”轮替朗读完整个词表。举例如下：

AB　　　AB
左耳　世界　　兄弟
右耳　　小学　　见面
CD　EF　CD　EF
右耳　　信箱　　工厂
左耳　　大门　　车床
GH　　GH
AB　　AB
左耳　飞机　　轮船
右耳　　红旗　　月亮
CD　　CD

A 左不竞争；B 左竞争；C 右竞争；D 右不竞争；B 和 C 双耳同时听；
E 右不竞争；F 右竞争；G 左竞争；H 左不竞争；F 和 G 双耳同时听。

用录制的 SSW 词表通过听力计耳机在 50dB SL（纯音平均听阈上 50dB），让受试者听并复诵。正常人能按先后次序准确地复诵。

使 B 和 C 同时听到——互相竞争，F 和 G 同时听到——互相竞争，A 和 H 由一耳单独听到，D 和 E 由另一耳单独听到——不竞争。

1. 如此安排两耳分别听不同的信号，就形成以下几种情况（如果整张检查表是左耳先听）：

（1）A、H 为左耳听不竞争的信号（左不竞争，L－NC），D、E 为右耳听不竞争的信号（右不竞争，R－NC），B 和 G 为左耳听竞争信号（左竞争，L－C），C 和 F 为右耳听竞争信号（右竞争，R－C）。

（2）AB、CD 在先后次序上，是左耳先听；EF、GH 在先后次序上，是右耳先听，比较 ABCD 和 EFGH 得分差，可了解“耳效应（ear effect）”。

（3）AB、EF 为第一词，CD、GH 为第二词，按第一词和第二词计分，比较二者的得分差为次序效应（order effect）。

（4）正常情况下，受试者依次复译 ABCD 和 EFGH，如出现 CDAB 或 GHEF，或 XDAB（经表示听漏了），则为“颠倒”（reversal）。

按 L－NC，L－C，R－C 和 R－NC 累计听错数（包括听漏在内）；并计算耳效应、次序效应和颠倒数。

自从 1962 年 Katz 提出交错扬扬格词试验以来，此法已被用来作为中枢听觉系统检查的一种常用方法，也常被用于测试言语－语言障碍儿童的听处理（auditory processing）问题。现在不仅有美国英语的 SSW 测试磁带出售，而且也有“英国英语”、“印度英语”、“土耳其语”、“希伯来语”、“日语”、“葡萄牙语”、“西班牙”、“丹麦语”和“加拿大法语”的 SSW 测试材料。我们编制的汉语普通话 SSW 检查材料已应用十余年，其正常值与 Katz 等报告的英语材料基本相同（表 11－2－8）。

表 11－2－8　SSW 的正常值

作　者	例数	词表	年龄	年龄范围	总组 SSW	总校正 SSW	校正 SSW 标准差
Katz	20	1A	20	15～28	98.8	－0.4	1.5
Katz & Fishman（1964）	10	1B	22	20～29	98.3	0.8	1.9
	10	1B	35	31～39	97.7	1.4	1.9
	10	1B	44	40～49	97.7	1.3	1.9
Burgess（1964）	10	1B	55	51～59	97.0	3.0	2.6
Goldman & Katz（1966）	24	1B	24	18～39	98.3	－0.3	2.2
Katz Myrick（1965）	10	C－EC	23	19～29	97.8	－1.3	2.2
Brunt（1969）	80*	EC	45	16～61	97.1	－4.6	4.97
本文	20	Ⅰ	25	13～53	99.1	－1.9	2.1
	20	Ⅱ	25	13～53	97.6	－2.1	2.2

* 40 名糖尿病病人，40 名非糖尿病病人。

每张表含42对扬扬格词（前2对可作为试听练习用），以50dB SL的声级由耳机发送给受试者听（如受试者感到太响而受不了，可减低到25dB SL，如有20dB以上的传音性听力损失，可降到30dB SL）。

计算听错数——粗SSW听错数（R－SSW），将常规言语识别率测定所得的听错百分数，减去C－SSW百分数，得出校正的SSW听错数（C－SSW），具体计分包括两部分，一是定量计分，二是定性计分。

2. 以下图（图11－2－3）为例，在听漏、听错、听颠倒处一一作出记录，最后计算出：

（1）R－SSW　①R－NC，R－C，L－C，L－NC的R－SSW；② A－D的R－SSW和H－E的R－SSW；③ 总R－SSW。

（2）耳效应　右耳先的听错数，左耳先的听错数。

（3）次序效应　A＋E，B＋F，C＋C和D＋H的听错数及第一词的听错数与第二词的听错数。

（4）总颠倒数　R－SSW（粗听错数）按百分数计算。扣除常规言语识别率检查的听错数，即为校正SSW（C－SSW），例如言语识别率为92%，听错8%，R－SSW为6%，则C－SSW为－2%。由于言语识别率是用单音节词测得的，SSW试验用扬扬格词，识别率应比单节词的高，所以在正常人常得出负值的C－SSW。

<table>
<tr><td></td><td colspan="2">A　B</td><td colspan="2">C　D</td><td>颠　倒</td><td>错　漏</td><td></td><td colspan="2">E　F</td><td colspan="2">G　H</td><td>颠　倒</td><td>错　漏</td></tr>
<tr><td>31</td><td colspan="2">教室</td><td colspan="2">农场</td><td></td><td>1</td><td>32</td><td colspan="2">蜜蜂</td><td colspan="2">白菜</td><td></td><td>1</td></tr>
<tr><td>33</td><td colspan="2">牛肉</td><td colspan="2">下雨</td><td></td><td></td><td>34</td><td colspan="2">②香①蕉</td><td colspan="2">树　枝</td><td></td><td>2</td></tr>
<tr><td>35</td><td colspan="2">辣椒</td><td colspan="2">电车</td><td></td><td>2</td><td>36</td><td colspan="2">老人</td><td colspan="2">牙　膏</td><td></td><td>1</td></tr>
<tr><td>37</td><td colspan="2">工作</td><td colspan="2">厂长</td><td></td><td>2</td><td>38</td><td colspan="2">③大门</td><td colspan="2">①飞②机</td><td>倒</td><td>1</td></tr>
<tr><td>39</td><td colspan="2">①茶④杯</td><td colspan="2">③世②界</td><td>倒</td><td></td><td>40</td><td colspan="2">③葡④萄</td><td colspan="2">①饼②干</td><td>倒</td><td></td></tr>
<tr><td>小计</td><td>0</td><td>3</td><td>2</td><td>0</td><td></td><td></td><td>小计</td><td>0</td><td>2</td><td>2</td><td>1</td><td></td><td></td></tr>
<tr><td>共计</td><td></td><td></td><td></td><td></td><td></td><td></td><td>共计</td><td></td><td></td><td></td><td></td><td></td><td></td></tr>
</table>

右先RNC　RC　LC　LNC

耳效应共错	右先5	左先5
颠倒　　真 3　　可能　　可疑		

左先LNC　LC　RC　RNC

次序效应	1	2	3	4
	0	5	4	1
第一词5	第二词　5			

总计		RNC	RC	LC	LNC
	A-D　~~E-H~~	0	3	2	0
	H-E　~~D-A~~	1	2	2	0
	共计	1	5	4	0

图11－2－3a　交错扬扬格词试验结果记录

姓名________ 性别________ 年龄________ 门诊/信院号________ 测听号________

初步诊断________ 通讯处________ 检查日期________

纯音听阈平均 右 左 右 左

P B 右 左 BSR1-V

声反射阈/听阈 右 左 I-V

声反射衰减 右 左

	A B	C D	颠倒	错漏		E F	G H	颠倒	错漏
31	教室	农场		1	32	蜜蜂	白菜		1
33	牛肉	下雨		1	34	②香①蕉	树枝		2
35	辣椒	电车		1	36	老人	牙膏		1
37	工作	厂长		2	38	③大门	①飞②机	倒	1
39	①茶④杯	③世②界	倒	1	40	③葡④萄	①饼②干	倒	

小计	0	3	2	0			小计	0	2	2	1			
共计							共计							

右先 RNC RC LC LNC

耳效应共错	右先 5	左先 5
颠倒 真 3 可能 可疑		

左先 LNC LC RC RNC

次序效应	1	2	3	4
	0	5	4	1
第一词 5 第二词 5				

		RNC	RC	LC	LNC
总计	A-D ~~E-H~~	0	3	2	0
	H-E ~~D-A~~	1	2	2	0
	共计	1	5	4	0

图 11-2-3b 交错扬扬格词试验结果报告单

耳效应是比较两耳的错误数，用 REF/LEF（右耳错/左耳错）表示，例如耳效应 3/13 是表示“右耳先”错 3 个，“左耳先”错 13 个，由于 3 的数字低，13 的数字高聚物，可以将此称为耳效应低/高（L/H）。

次序效应，把先听的 AB 和 EF 相加，和把后听的 CD 和 GH 相加，如果第一词错 31，第二词错 3，则次序效应比为 31/3，也可称为次序效应高/低（H/L）。

校正交错扬扬格词错误率的诊断意义。

在耳蜗性听力损失 C-SSW 得分一般接近于零，只要语频听力损失不在中度以上，C-SSW 得分不会是很大的负值或很大的正值。在听神经病变时，单音节的言语识别率一般都低，而扬扬格词的识别率则高于单音节识别率。在听神经病变时，单音节的言语识别率一般都低，而扬扬格词的识别率则高于单音节识别率，C-SSW 得分常为较大的负值，脑干下部肿瘤患者的患侧耳的 C-SSW 常为负值，上部脑干病变两耳的纯音听阈多相等，但病变同侧的 C-SSW 则错误率很高（平均达 +53）。两侧大脑半球的 Heschl 回病变对侧耳的 C-SSW 平均为 +52。大脑病变未侵及听区者（例如颞叶前部切除术、额叶肿瘤、枕叶梗塞等）SSW 常正常。然而胼胝体中部或后部病变可对 SSW 有明显的影响。SSW 试验对视皮层（枕叶）后上顶叶区等的病变没有诊断价值。

按 C-SSW 得分进行功能障碍部位初步分析。表 11-2-9 为不同年龄组的 C-SSW 值，表 11-2-10为反应偏倾的正常范围。

表 11－2－9 不同年龄组的校正 SSW 正常值

年龄组（岁）	R－NC			R－C			L－C			L－NC		
	$\bar{x}$	sd	范围上限	$\bar{x}$	sd	范围上限	$\bar{x}$	sd	范围上限	$\bar{x}$	sd	范围上限
5	5	8	13	36	15	51	40	19	59	7	13	20
6	3	7	10	17	13	30	30	17	47	2	8	10
7	1	5	6	8	7	15	18	11	29	1	5	6
8	1	4	5	6	7	13	10	8	18	0	4	5
9	1	3	4	4	5	9	8	8	16	0	3	3
10	－1	5	3	3	5	8	7	7	14	0	3	3
11	－1	3	2	1	3	4	5	6	11	－1	4	3
（1sd）12－59	－1	2	1	1	2	3	1	4	5	－1	2	1
2（sd）13－59	－1	2	3	1	2	4	1	4	9	－1	2	3
60－69	－2	5	3	1	7	9	49	9	14	－3	6	3

表 11－2－10 不同年龄组的反应偏倾正常范围

年龄组（岁）	颠倒（数）	次序效应		耳效应		A 型差
		H/L	L/H	H/L	L/H	
5	3	7	7	4	4	4
6	6	7	7	7	5	5
7	5	7	7	7	5	5
8	4	6	6	7	5	5
9	3	6	4	7	5	4
10	3	4	4	5	5	4
11	3	4	4	5	5	2
12－59	1	4	4	4	4	2
59－69	4	6	6	6	6	2

TEC 分析 T（total）代表总 SSW 数，E（ear）代表耳的 SSW 数，C（ccondition）代表各种条件（RNC，RC，LC 和 LNC）的 SSW 数。以总 SSW 数，和以左耳和右耳的以及各种条件的最正（最高）及最负（最低）得分分组（表 11－2－11），可驿功能障碍的部位诊断提供参考。这只适用于成人，不适用于在儿童检查听处理障碍。

表 11－2－11 C－SSW/A－SSW* 分级表——为分析成人功能障碍的部位提供参考

得 分	过度校正	正 常	轻度异常	中度异常	重度异常
总（T）	≤～5	－4～5	6～15	16～35	36～100
耳（E）	≤～7	－6～10	11～20	21～40	41～100
条件（C）	≤～10	－9～15	16～25	26～45	46～100

首先将测试结果中的 C－SSW 总分，查表判定哪一级（例如＋3 属正常，＋38 属重度异常）。而后选两个耳得分的最极端值（即最大或最小，最正或最负值）。如果两耳的都是正值或都是负值，则很简单，选其中最正或最负的即可，如一耳为正，一耳为负，则应分别考虑，例如一耳为－20，另一耳为＋20，则 E 为过度校正（C）和轻度异常（Mi）。

在 R－NC、R－C、L－C 和 L－NC 不同条件下的得分中确定最负的和最正的（例如 R－NC＝－30，R－C＝－10，L－C＝＋40，L－NC＝＋30，则最负的是－30，最正的是＋40，而这两个数值分别属过度校正和中度异常，应分别记录分析。

3．将 T、E 和 C 得分结合分析　将 T、E 和 C 的得分综合为一种意见，可按以下几点分析。

（1）明显正的和明显负的得分要分开考虑　例如一耳正的得分可见于高位脑干病变，而负得分可见于重度耳蜗疾患，如果一部分结果为过度校正（C），一部分结果为中度异常（Mo），则应考虑有双重病变存在。

（2）只有在全部得分都正常而没有任何一项为不正常的情况下，才能认为“正常”结果是有意义的。

（3）如果 T、E 和 C 的得分都属于同一类（例如都属轻度异常），则可作为 TEC 轻度异常的结论，如果 T、E 和 C 的得分分属不同组，则以最多的一组为准（例如二个中度，一个轻度，就判为“中度异常”）。但在上一条中已说明只有全为正常才算“正常”，所以如果 TEC 是正常、轻度异常，则应归入“轻度异常”。如果 3 项的分级都不同，则取中间的一级为准，例如在轻度、中度和重度异常的 TEC 得分时，将其归于“中度异常”。

（4）在 E 和 C 可以出现双重组别的情况　例如左耳过度校正右耳中度异常，R－C 过度校正，L－NC重度异常等情况时，首先将过度校正提出单独作出分析，然后按第 3 条分析。

（5）TEC 分级与病变部位　①正常 TEC：外周与中枢听觉系统正常，传音性听力损失者用 30dB SL 检查 SSW 也得出正常的结果，约一半耳蜗病例 TEC 正常，大脑非听区病例中约一半 TEC 正常；②过度校正 TEC：过度较正者的言语识别率都低，因此第Ⅷ脑神经和脑干下部病损者的病变同侧的 C－SSW 可为过度校正 TEC，还有一半左右的耳蜗病变可呈过度校正的结果；③轻度异常：见于一半非听区脑病损，20%（特别是单侧的）耳蜗病变，10% 传音性病变可呈轻度异常，在有轻度异常 TEC 的听区病损者中少于 10% 的病例则难以作出诊断；④中度、重度异常 TEC：几乎高位脑干病例都为中度或重度 TEC 异常，听区病变 90% 属这一组。非听区病变可呈 TEC 中度异常得出“假阳性”的结果。5% 的非听区病变和 5% 的单侧耳蜗损害，可呈中度 TEC 异常；⑤其他径路：由于确诊的病例较少，而且位置、年龄、性别等对表现的不同影响，两条交叉径路，胼胝体及前联合（anterior commissure）的 SSW 检查结果较难分析，侵及前联合和（或）胼胝体中或后部的肿瘤，约 80% 患者示中度或重度 TEC 异常。胼胝体前部病例（除 60 岁以上者外）示轻度 TEC 异常。老年病例示中度 TEC 异常，而且主要是左耳异常（特别是左耳竞争条件下的得分差）。

按 TEC 分级，应考虑的病变（功能障碍）部位及应进一步检查的项目可归纳如下（表 11－2－12）。

表 11－2－13 为学习障碍者与对照组的 SSW 检查结果，表 11－2－14～表 11－2－17 为我们编录的交错扬扬格词在 20 名正常人检查结果。

表 11-2-12 病变部位分析

TCL 分析	过度校正	正常	轻度异常	中度/重度异常
应考虑的诊断	①耳蜗	①正常	①大脑非听区（无听力损失）	①听皮层
	②第Ⅷ脑神经	②大脑非听区	②耳蜗	②胼胝体/前连合
	③脑干下部	③耳蜗	③大脑非听区及耳蜗	③脑干上部
			④脑干中部（如为"轻度"—"过度校正"双重 TEC 及有蜗后症状）	
应进一步检查	耳蜗与蜗后	①及②ERA 及其他 CANS 检查	①ERA 及其他 CANS 检查	①及②竞争语句及其他 CANS 检查
		③听阈及耳蜗	②及③有时难以鉴别	③音衰减及声反射衰减
			④ARB，声反射	ABR 及其他耳蜗与蜗后检查

表 11-2-14 汉语普通话 SSW 检查 20 名正常人的校正 SSW

		R-NC	R-C	L-C	L-NC
表Ⅰ	平均	0.13	0.25	2.38	0.88
	范围	0~2.5	0~0.25	0~5	0~5
表Ⅱ	平均	0	0.5	0.25	0.25
	范围	0	0~2.5	0~2.5	0~2.5

表 11-2-15 20 名正常人的总 C-SSW 平均值和标准差

	平均年龄	年龄范围	最大识别率	总 C-SSW	SD
表Ⅰ	25.0	13~52	96.4%	-1.9%	2.1
表Ⅱ	25.6	13~52	98.4%	-2.1%	2.1

表 11-2-16 20 名正常人 SSW 耳效应、次序效应

	耳效应		次序效应	
	错数 平均值	范围	右耳先	左耳先
表Ⅰ	1.75/1.88	0~12.5/0~7.5	0.4%（0~5）	3.2%（0~10）
表Ⅱ	0.38/0.5	0~5/0~5	0.5%（0~25）	0.5%（0~5）

表 11-2-17 SSW 颠倒数

	$\bar{x}$	s	范围
表Ⅰ	1.75	1.59	0~4
表Ⅱ	1.2	1.4	0~5

反应偏倾（response bias）。在 SSW 试验中有一些反应是有其独特意义的，这些称为“反应偏倾”的特殊表现包括：颠倒（reversal）、次序效应（order effect）、耳效应（ear effects）和 A 型样式（type A pattern）。颠倒指在受试者复育时不按测试材料发声的先后次序，但在这一检查项（一对扬扬格词）中没有两个或两个以上的错漏时）。（图 11 -2 -3 中第 34 项有两个错漏，所以不判为颠倒。第 38！40 只有一个错漏，所以次序说错的才判为“颠倒”！）如果成人有 2 个以上颠倒，就有意义。

次序效应指前半节检查项比后半节检查项错漏少（例如“工人、厂长”、“大米、白菜”…前两个词（工人、大米）比后两个词（厂长、白菜）错漏少。耳效应指左耳先听的检查项的错漏数和左耳先听的检查项的错漏数之差。次序效应可按前面的扬扬格词错多，还是后面的扬扬格词错多，将结果分为“高 - 低”（前 - 词错多）和“低 - 高”（后 - 词错多），同样右耳先错多称为“高 - 低”，左耳先错多称为“低 - 高”。当有许多错误表明在大脑平面有 CANS 功能明显减退而无明显的耳效应或次序效应问题时，可以认为“处理中枢”未受影响，而是大脑前部和颞叶后部受侵害。

A 型样式，在 A、B、C、D、E、F、G、H 8 项数据中出现极不对称的结果，例如只有其中 1 项错漏特别多，如：

A	B	C	D	E	F	G	H
0	1	0	0	1	7	1	0

则称为 A 型样式。A 型样式的 3 项指标为：①在 1 项中错漏数比任何其他项的错漏数至少多 1 倍；②错漏数最多的 1 项比错漏数第二多的 1 项，至少多 3 个错漏；③错漏最多的必须是 F 或 B 项（常为 F 项）。

将反应偏倾和 TEC 分级结合起来分析，对大脑功能障碍部位的诊断有帮助，但反应偏倾不是诊断病变在哪一侧半球的依据，可结合听力损失分析（表 11 -2 -18）。

表 11 -2 -18　SSW 试验提示的功能障碍部位

反应偏倾	提示的受累部位（只适于成人）
次序效应低 - 高	颞叶后部，听皮层
高 - 低	脑前半部
耳效应　高 - 低	颞叶后部，听皮层
低 - 高	额 - 顶叶
颠倒	颞叶前部，感觉运动带及附近的额区
A 型	对判定病变部位不很可靠，但见于 1/3 的胼胝体病例，及高百分数的丘脑病例

反应快慢。有些受试者在不到 0.5s 的时间内能作出正确的反应，有些要慢几秒钟才作出反应（反应也无错漏）。延迟反应可能与音素解码（phonemic decoding）有关。快反应可能与记忆消退迅速有关。

SSW 检查在听处理问题方面的应用。

在听处理功能障碍学习障碍或言语 - 语言障碍的儿童及成人，SSW 试验是一种很有用的检查法。除 5 岁以下儿童需根据情况改用其他检查表处，其他检查步骤都与前面所述及的用于检查病变部位的步骤相同。在检查听处理问题时，SSW 试验是用于判断有无听处理问题，是什么问题。表 11 -2 -9 是不同年龄组的校正 SSW 和偏倾的正常值（Katz 偏录的 SSW 检查材料，5 岁组只用检查词表的前半部）表 11 -2 -10 列出了反应偏倾的正常范围。目前尚无汉语普通话 SSW 测试材料的不同年龄组的正常值。

Katz（1955）报告287例对照和171例听处理障碍伴学习障碍的SSW试验结果，92%听处理障碍者至少有1项结果不正常（对照组只有23%不正常）。

Katz和Smith（1991）提出4类听处理障碍。

解码型（decoding type）SSW试验示RC和LNC殿堂，次序效应为“低－高”，耳效应为“高－低”。患者音素（phoneme）解码能力差，表现为语音能力差（影响读和拼），及在幼年感知语言的能力及发音清晰度差。

怕闹－健忘型（tolerence－fading memory type）SSW试验示次序效应“高－低”，耳效应“低－高”，表现为难以排除背景噪声的干扰，和短期记忆差。这类儿童不像解码型那样在学习上很困难，但在课堂中的表现很引人注意事项，例如明显的漫不经心及多动。在学习上一般在阅读理解力和在说与写的表达力方面有困难。书法差，但不是不会写。这一型是在SSW试验中表现为LC（左竞争）条件下得分差的两种学习障碍中的一种。

合成型（integration type）A型样式SSW试验结果伴有听－视或其他合成问题。SSW试验常示左竞争（LC）错误率高（即使不能满足A型样式所要求的指标）。患者还有反应时间明显延长（在噪声下反应延迟，甚至在回答问题时也有长时间延迟。这一型又分两个亚型，一是严重的听－视合成困难，严重的读和拼的功能障碍，语音极差，诵读困难。另一在学习方面问题较轻，有些像怕闹－健忘型，有时有一些特殊行为，例如对纯音检查反应很差（不能配合），可因为不 听从指导而被视为“非器质性”或“故意的”。

条理型（organic type）SSW试验出现相当多的颠倒数，表现是在“条理化”方面有问题。可表现为草率、拼音差，难以按次序安排事物。有些儿童也有视觉颠倒，如b/d，上/下，条理困难也常伴于“怕闹－健忘型”，但最多的颠倒一般见于兼有怕闹－健忘型和音素解码缺陷的病例。

听处理障碍的检查和处理请参阅第二十二章。

第三节　用语句作中枢听觉功能检查

用语句作为检查材料可用于诊断病变的部位，也可作为检查听处理功能的方法之一。常用的有“合成语句识别试验、竞争句试验”。

一、合成句识别试验（synthetic sentence identification test）

Jerger等用7个词一句的不按语法和上下文规律组成的语句作为检查材料，受试者用闭式反应法只要指出听到的是10个句子中的是哪一句（指出句子的编号），例如在一组10个句子中，指出听到的是第几句。为了增加试验的难度，Jerger等提出在同侧或在对侧加竞争噪声，竞争声为郎读短文。同侧加竞争声的称为“同侧竞争信息－合成句识别试验”（SSI－ICM），对侧加竞争声的称为“对侧竞争信息－合成句识别试验”（SSI－CCM）语句用可得出100%的识别率的刺激级（一般用50dB SL），信号－竞争比（MCR）在CCM用0至－10dB，每档步距20dB（从相等的声压级至竞争声比言语信号大40dB）在同侧竞争（ICM）用＋10～－20dB的MCR。正常人SSI－CCM在各MCR都100%正确，在SSI－ICM，随竞争声加大，得分从100%渐降至20左右。

Jerger及Jerger（1974）用SSI检查耳蜗核平面以上的脑干髓内病变，11例病人在ICM条件下，6例两耳都反应差，5例对侧耳识别差。没有一例只同侧耳单侧识别差的。用CCM条件检查脑干病人，8例双耳得分正常，只有3例在一耳反应差。

在用Jerger法作竞争句识别试验时，有视觉的和视－听组合的参与。蔡才根比较了自然句和合成句（凑合句）在53%正常人，25名传音聋，和41例感音神经性聋，及17例单侧颞叶病变，15例大脑非颞叶病变的ICM和CCM结果。结果表明单侧颞叶病变患者纯音及最大言语识别率接近正常，但病变对侧耳CCM 13例阳性，ICM 6例阳性。认为对侧耳竞听时阳性率更高。

二、竞争句试验（competin sentence test）

1968 年 Willeford 提出竞争语句试验，用配对的简单自然语句，和合成句不同。在时间上、语音上、上下文结构和所涉及话题上，每对语句相匹配。我们编录了 4 张配对的语句，每张 10 名，每句 7 个字。每对所说及的内容性质相同。如：

今天可能会下雨　早晨刮的风很大

下午 3 点钟开会　他迟到了 8 分钟

你烧的菜很好吃　这盘鱼做得真香

由一男声录于双轨录音带上。录音时不对任何词加重语气或在一句中停顿，每对句子的开始和结束时间大致一致。测试时一耳用 35dB SL，另一耳用 50dB SL，同时分别给两耳听。让受试者仔细听 35dB SL 的句子并复诵。这里 35dB SL 为测试句，50dB SL 为竞争句，信 - 竞比（signal - competion ratio，SCR）为 -15dB。

对 20 名听力正常者进行测试，4 张句表为难度无明显差异（表 11 -3 -1，表 11 -3 -2）。

表 11 -3 -1　四张句表的平均错字率

句表	Ⅰ	Ⅱ	Ⅲ	Ⅳ
例数	20	20	20	10
平均	0. 6	0. 15	1. 7	1. 3
标准差	0. 753	0. 370	1. 261	1. 689
标准误	0. 134	0. 034	0. 380	0. 358

表 11 -3 -2　右耳与左耳 CST 错字数

句表	右耳				左耳			
	Ⅰ	Ⅱ	Ⅲ	Ⅳ	Ⅰ	Ⅱ	Ⅲ	Ⅳ
错字数	7	2	17	12	5	1	19	14
共计			38				39	
正确率（%）			98. 64				98. 61	

Ivey（1969）编录的竞争语句检查材料，为每张互 25 对语句，检查时一耳用 35dB SL（500，1 000至 2 000Hz 平均听阈 = 0dB SL）给测试句，另一耳用 50dB SL 给竞争句，信 - 竞比（signal - competing ratio，SCR）为 -15dB，受试者注意听着复诵测试句（35dB SL 的），而不要注意另一耳中的竞争句（50db SL 的）。然后将测试耳和竞争耳对换（原先听 35dB SL 的听 50db SL 的，原先听 50dB SL 的听 35dB SL）。Ivey 比较右耳和左耳的测试结果得出右耳比左耳稍好——在 1 000 句中右耳听对 994 句，左耳听对 980 句，右耳听对的多 14 句（表 11 -3 -3）。后来发现在成人只要每耳听 10 句就可以检出皮层病变，便将检查方法改为每耳在 35dB SL 听 10 句测试句（另一耳给 50dB SL 的竞争句），剩下 5 对语句都在 50db SL 分别同时给双耳听，看受试者能否将一对中的两句语句都复诵对（表 11 -3 -4）。Lynn 和 Gilroy（1977）报告健康青年人可 100% 听对。

表 11-3-3　20%正常成人竞争句试验的结果（Ivey，1969）

耳	发送句数	表 A		表 B		合计	
		正确	错误	正确	错误	正确	错误
右	500	497	3	497	3	994	6
左	500	494	6	486	14	980	20
合计	1 000	991	9	983	17	1 974	26

表 11-3-4　Willeford 竞争句双侧反应试验，正常值（每耳 50dB SL 的得分，%）

数	年龄	平均分	SD	范围	反应次序	
					左	右
20	6	46.0	16.3	20～70	3.6	6.5
0	7*	54.5		30～80	3.5	6.5
20	8	62.8	13.6	45～100	3.6	6.4
20	9	73.0	11.8	45～90	3.7	6.3
20	10	80.5	10.4	50～100	4.3	6.7
20	11	83.5	10.0	65～100	5.1	4.9
20	12	85.3	9.9	65～100	4.8	5.2

在 5～10 岁的儿童，一般一耳听对 100%，而另一耳则较差，多数儿童听对 100% 的为右耳，约 13% 左耳听对的较多，这表明有一耳为"强耳"，一耳为"弱耳"（表 11-3-5）。

表 11-3-5　Willeford 竞争句检查儿童组正常值

年龄（岁）		5	6	7	8	9	10
例数		25	40	40	40	40	40
平均值（%）	强耳	94.0	96.5	97.5	98.0	98.8	99.2
	弱耳	24.8	59.5	67.8	83.0	93.0	98.4
范围（%）	强耳	90～100	90～100	90～100	90～100	90～100	90～100
	弱耳	0～80	0～100	0～100	10～100	70～100	90～100

三、竞争语句检查用于中枢听功能检查

在颞叶后部病变，竞争语句试验和 SSW 试验都是很灵敏的诊断方法。Lynn 及 Gilroy（1975）报告用竞争语句检查颞叶外的肿瘤，在侵及胼胝体的深在顶叶肿瘤，单耳畸变言语检查（滤波言语等）两耳无明显差异，双耳分听检查（包括语句检查）不论是左侧还是右侧半球损伤，左耳得分都差。Lynn 及 Gilory（1975）报告 2 例惯用左手的顶叶浅部肿瘤患者（一在右半球，一在左半球），均为右耳得分低，11 例额叶肿瘤患者中，4 例对侧耳得分低。他们认为这和肿瘤的位置、大小、压迫和浸润的范围有关。

Bergman 等（1987）报告在广泛的颅脑损伤和脑血管意外的病人，中枢听功能障碍发生率很高，142 名颅脑损伤者 43% CANS 检查结果异常（其中 79% 左耳得分低，15% 右耳得分低，其余 4 例双耳

均差）。34 例脑血管意外患者听力都正常，有轻度至重度的失语症，其中右半球损伤者对侧（左）耳得分低。其中一半不能正确复诵语句，但可用同侧（右）耳听，并得分相当高。然而左半球损伤者，两耳得分都差，或左耳（同侧耳）较差。

竞争语句用于学习障碍儿童。

在学习障碍儿童，用竞争语句检查时，较难评分。如果在单耳反应时，受试儿童能大致说出语句意思，或不把两个句的言语搞混淆，就可评为“正确”。如果指着一耳说“没有声音”，或说“我听不到”，“我不知道”，“我听不明白”，“这只耳不让那只耳听”，则评为“失败（错）”。

Menyuk（1969）说“儿童不是简单地复诵他听到的而是用他自己的话说出”，例如在一对语句

测试句（35 dB SL）　烤羊肉串很好

竞争句（50 dB SL）　请把酱油给我

正确的回答可能是“我爱吃羊肉串、羊肉串好吃、我要吃羊肉串、我喜欢羊肉”。

不正确的回签可能是：我不知道、要加些酱油、加酱油好吃、羊肉串太咸了。

在儿童评分时要注意在不同年龄时强耳与弱耳的正确值，如果得分低于平均值减 1 个标准差，则为异常。

第四节　中枢听觉神经系统病变的检查结果分析

一、不同部位病变的检查结果

（一）脑干病变的检查结果

听性脑干反应（ABR），掩蔽级差（MLD）、双耳融合、快速交替言语感知（rapid alternating speech perception，RASP）及合成句同侧竞争辨认（synthetic sentence identification with ipsilareral compting message，SSI－ICM）等检查法对脑干病变有诊断价值（在皮层病变时测试结果正常）；可用于区分脑干病变和大脑半球病变。但 Musiek 及 Lamb 认为 RASP 和双耳融合试验对脑干病变检出的灵敏度较低（可出现假阴性结果）。

低通滤波言语（low pass filtered speech，LPFS）双耳两分数字，竞争语句，时间压缩言语及各种声定位（sound localization）测试法在脑干和大脑皮层病变都可得出异常的结果，不能鉴别脑干病变与皮层病变。只有交错扬扬格词（staggered spondaic words，SSW）试验既可鉴别脑干和皮层病变，也可鉴别脑干上部和脑干下部的病变，有些对脑干病变有诊断意义的测试方法已在前面的章节中述及（如镫骨肌声反射、听性脑干反应在下部脑干的诊断意义等），不在本章赘述。

另一类常用于中枢听觉神经系统检查的耳间时间关系检查法，例如比较声音到达两耳的时间先后相差多少。在多发性硬化病的患者，比较是左耳还是右耳先听到短脉冲噪声，Matathias 等（1985）报告在检出多发性硬化病人的脑干功能障碍方面，耳间时间差检查法比掩蔽级差试验、快速双耳交替言语试验及听性脑干反应更灵敏。

脑干病损的范围不同，中枢听功能检查的结果也可不同，脑干中听觉系统通路或交叉或不交叉，行为测听和电生理学检查可表现为同侧、对侧或双侧改变，这种不同的表现与病损部位、病损范围大小，以及是髓内（intra－axial）型或髓外（extra－axial）型的有关。Jerger 及 Jerger（1975）认为髓外型的表现与第Ⅷ脑神经病变的表现相似，多引起同侧的症状；而低位各位髓内型病损则因侵及上橄榄复合体和交叉听纤维束，常引起双侧的表现。脑干上部侵及传递来自对侧耳的输入信息的上升纤维的病损常表现为对侧测试结果异常。

在成人的大脑中，耳蜗核与外侧丘系相距不过 3cm，一个小或中等大的病变就可作用于不同结构，引起多种症状。大的、扩散的病灶则可压迫脑干两侧的听觉路径，引起双侧的症状。大的占位性病变还可使脑干位移，压迫对侧结构，在分析检查结果时，还应考虑到所用刺激的性质，例如 ABR 用短声刺激，这种比较简单的刺激可以只需很少的听纤维参与编码和传递，因此可以通过较小的但又

是较快的同侧径路传入，因而在较小的病变时只有同侧 ABR 异常。如果用言语作为声刺激，则这种很复杂的刺激需要用较长的和较能处理大量信息的对侧径路编码传递，因此脑干病变的言语检查多有对侧异常的表现。

脑干较低部位的病变常有听脑干反应（ABR）异常的发现，而丘脑及其以上的病变 ABR 则正常。丘脑和一级听皮层的病变，中潜伏期反应（MLR）常异常。晚期听诱发反应（LAER）和 P300，用于检查皮层功能。近年用负失配（mismatch negativity response，MMN）反应检查患者对某些刺激的识别或选择的能力。Näätänen（1985，1990）比较“注意”对“负失配”（mismatch negativity，MMN）和对 P300 的影响。结果表明负失配（MMN）不受“注意”的指向所影响。重复刺激会使 MMN 适应；当将刺激参数稍作改变，后续阶段的行为就会重新受到很大的影响。MMN 发生在刺激开始后约 170 ms 时，这在回声性记忆的时间范围内。然而注意对晚于 MMN 的反应，如 P300（发生在刺激后 300 ms）等则有明显的影响。这表明“注意”这一处理过程发生在 200～259ms 以后，

ABR 是检查脑干的最佳技术。ABR 决定于神经元对声刺激反应发放阵列的同步化。从听神经到脑干的神经病变，若发放同步化差，ABR 就异常（记录不到 ABR，或波形异常、波间期延长）。

神经元脱髓鞘影响同步化。脱髓鞘的原因有：多发性硬化，肿瘤压迫，外伤激发的神经纤维牵拉、扭曲，血管病变引起缺血、代谢障碍等。

短期记忆是在个人的有意识的知觉下进行听处理的阶段。

耳间定时（inter - aural timing）的检查，是检查脑干功能的很有用的行为测听技术。

检测脑干的行为测听还有交错扬扬格词试验（SSW）、双耳分听（dichotic）数字、单音节词、压缩言语试验。声反射测试也是常用的检查脑干的技术。对侧噪声对诱发性耳声发射的内侧橄榄耳蜗传出抑制功能检查，也是了解脑干功能状态的一种有用的技术。对侧噪声对诱发性耳声发射的抑制失败，和镫骨肌声反射异常（消失或衰减）以及 ABR 波Ⅲ以后异常，为脑干病变的表现。

（二）皮层下和皮层病变的结果

皮层病变的实验表现为脑病变的对侧耳功能缺陷。双耳分听言语检查，如 SSW 试验、竞争语句、双耳分听数字（或词或辅 - 元音节）、合成语句识别 - 对侧竞争等，都表现为病变对侧耳的结果异常。单耳低余力言语检查及单耳时间压缩、言语加噪导报、阻断言语等，也有对侧异常的趋势。

用非言语刺激检查皮层和半球病变，如声源方位及偏侧，或不能将两侧的声音调整至感到声音在中线，或听错方位，脑病变对侧耳的短纯音频率辨差阈增大。

对频率花样序列或时程花样序列辨别能力检查，任一侧半球的病变，都可得出两耳的辨别力都差的结果，这和在解码和作出语言反应时需双侧半球共同工作有关。右半球对样式编码（例如认知频率高低的先后次序），左半球作出语言反应（例如说“高 - 低 - 高”）。过去认为对频谱信息的处理主要是右半球的功能，Divenyl 及 Robinson（1989）的实验则表现包括频谱信息的处理在内，多数听功能是双侧的。Thompson 及 Abel（1992）报告左颞叶病变患者对频率、时程、辨别辅音的能力比右颞叶病变患者的差；左侧或右侧皮声能病变患者比正常人或听神经瘤患者的差。

（三）一些试验既可用于检查脑干听功能，又可用于检查皮层和皮层下的听功能

在皮层听系统有相当多的富余度（redundance）某些区域的损伤可无明显的症状。检查要视情况而选择。

1．行为试验的对侧耳效应—由听觉器官传入的神经纤维主要到对侧皮层。因此皮层病变常表现为病变对侧耳的听功能障碍。在病变使神经径路的冗余度减小时，需要较多神经参与的较复杂的信号就可出现功能障碍的表现。病变使来自对侧径路病变对侧的知觉失真（扭曲），而全面地影响知觉的准确性，特别是给对侧耳听的信号的知觉。如果病变大到严重地阻断或扭曲由对侧和同侧输入到知觉区和处理区的信号，可表现出严重的对侧功能障碍。对局限于一侧的病变，用双耳分听试验比用低冗余度的单耳言语试验，较有利于检出病变对侧耳有较明显的缺陷。

用语言还是用哼吟对模式感知试验作出反应——用语言作出反应要双侧半球参与互动。右半球认

知听信息的声学包络和模式的整体特点。左半球解析顺序和用语言标示构成模式的成分。有的病人难于在短时间窗内完成这一处理过程的全部活动；而不能在两耳都完善地作出反应，个别人只能在一耳作出正确反应。

模式感知试验偏侧的信息不多，难于用来判断有无半球或胼胝体的病变。但用哼吟代替语言作出反应，如病人能正确地哼吟出模式，则表明右半球完好，而左半球或胼胝体功能可能有问题。右半球不需左半球参与，即可触发哼吟反应。用语言报告是什么模式，则需要左半球、右半球和胼胝体共同工作。

2. 半球间径路病变的表现　半球间径路包括胼胝体和连接同侧及对侧大脑各区的贯通纤维等中线结构。两半球间的主要传递径路在胼胝体的候补。大多数人超音段信息（重音、音调和时程模式）的处理在右半球，语言信息（节段音征、词汇、语义等）的处理在左半球。左大脑处理的语言信息主要是由右耳传入的，右大脑处理的超音段信息主要是左耳传入的。信息在两大脑半球跨胼胝体的高效的传递。胼胝体到 11 岁左右才充分发育成熟。幼儿在双耳分听（dichotic）右耳优势（右耳利）。在日常生活中，胼胝体功能缺陷，可表现为在噪声环境中听取在患者右侧的说话声音时感到困难；难于整合潮音段的语言信息；以及可能难于整合大脑半球间的听觉－视觉信息。传输两半球间的视、听的胼胝体后部（压部）女性的一般较壮实，因而女性比男性能较好地将来自两个半球的视、听信息加以整合。学习障碍男性比女性多。

切断胼胝体后部的纤维，导致“听分裂状态”（auditory disconnection profile）：①两耳对低冗余的言语试验正常；②双耳分听言语试验，左耳差；③两耳对用语言作反应的频率模式和实践模式试验差。

（1）两耳对低冗余的言语试验正常　虽然胼胝体切断使对侧左耳到右半球的径路不能传递信息，（右半球不能接受左耳的信息），但左耳同侧传入能正常工作，没有分听刺激的抑制，所以两耳对低冗余的言语试验正常。

（2）双耳分听言语试验，左耳差　胼胝体切断或病变，影响信息在两半球间的传递，所有涉及信息在两个半球间传递的试验都受到影响。由于同侧传递受损害，又因胼胝体病变信息不能传至对侧半球，出现典型的双耳分听言语试验左耳异常。右耳接受的信息传至左侧一级听皮层，左侧的信息传递到右侧听皮层。如果是言语刺激，而不是非言语刺激，到达右半球的信息，要经半球间径路传至左半球作最后的处理和认知。切断胼胝体听区，便不能完成这种传递，也就使左耳听言语刺激的能力严重地减退。这种典型的表现出现在双耳分听言语试验，是由于同侧径路受到两耳同时刺激的抑制时。

（3）两耳对用语言作反应的频率模式和时间模式试验差　在模式认知试验，受试者用语言或哼吟做出反应。用语言说出模式认知试验的时间或频率顺序，需要右半球参与用语言来标志认知的模式。胼胝体后部损害使右半球不能用语言标志。而用哼吟表示听到的声音顺序，则不需要右半球参与用语言表示信号的顺序，不受胼胝体损害的影响，两耳的模式认知试验都可正常。

胼胝体和 P300 的发生无多大关系，但两半球间连接切断后，右半球处头皮电极记录的 P300 振幅大于左半球头皮电极记录的 P300。这种不对称，可能是由其他脑病变所致的。

3. 脱出竞争（release from competition）　双耳分听言语试验示双耳识别率低的患者，在胼胝体后部切断后，左侧对双耳分听言语试验有严重缺陷，而右耳的识别率却得到改善，接近正常。这是因为胼胝体后部切断后，左半球不再接受来自右半球的竞争信息，而脱出竞争的干扰。而右半球只有为数不多的同侧（竞争信号）传入，主要的目标信号不能传到右半球。

二、影响结果分析的因素

（一）诱发电位中的电极位置和耳效应

皮层和皮层下病变可用 MLR，N1－P2，P300 和 MMN 等诱发电位检查。最好用多电极记录 MLR，N1－P2 复合波。MLR 有一个长时间的成熟过程，在选用此试验于某些目的时，应谨慎。在儿童，

MLR 的振幅个体差异很大，以振幅为指标检查 MLR 应对此有充分的认识。在较大的儿童和成人，要比较位于两个半球的电极记录的振幅。不论是给哪一耳声刺激，接近病变的电极所记录的振幅常小于位于其他部位的电极记录的振幅。这种差异，称为电极效应（electrode effect）。MLR 检查电极效应差异达 50%，（甚至相差不足 50%）即有临床诊断意义。

此外，在分析 MLR 时，还要考虑耳效应（ear effect）的问题。不论电极位置如何，给一耳声刺激引出的各电极记录的振幅都明显不同于给另声刺激引出的 MLR 振幅。振幅相差 50% 以上，有诊断意义；但诊断意义不如电极效应。中枢听神经系统疾患，P1 - N2 潜伏期虽可延长。但对 CANS 病变的诊断意义不大。

Musick 等（1999）提出分析 MLR 检查结果的"受者作业特征"（receiver operating characteristics, ROC）：①振幅比潜伏期更有诊断意义；②只做对侧测试（比较"右耳/左半球"和"左耳/右半球"比其他单项测试法或组合测试法，更灵敏和更具诊断特异性；③对侧测试所得的振幅差（在 50% 至 20% 间）是最佳诊断指标。

P1 - N2 用于临床诊断的价值不大，但可用于研究听系统的成熟过程。

1. P300　P300 用于临床诊断的报道不多。Knight 等报告在人类颞 - 顶叶结合部的病变，P300 的振幅明显小于只有顶叶病变的患者。听区的或接近听区的病变，导致 P300 异常，（潜伏期延长和/或振幅减小）。Knight 等和 Musick 等还报告限于一侧的病变，不会有明显的"偏侧"表现。然而可有电极效应。P300 可受非听病变的影响，不适用于有些职业的工作者。

2. MMN（负失配）　在额叶病变 MMN 振幅减小（在病变半球侧电极和于病变半球同侧耳刺激的导联 - 刺激条件下较明显）。MMN 可用于测试与听识别相关的生理指标。可用于检查学习障碍 - 中枢听处理障碍的儿童。

（二）年龄的影响

年龄对听处理测试结果有较大的影响。从幼儿到 10 岁听处理能力随年龄增加。此后在中年成人期一般只有少许正常听处理的变化。老年人听处理有个体差异。从 60 岁以后变差，到 70 岁以后有典型的中枢听功能障碍。80 岁以上处理试验的结果可有明显的减退。

不同年龄组的单耳试验结果一般有较大的差异，要有明显的单耳或双耳减退，或两耳有显著的不对称，才能认为是异常。双耳分听言语试验结果随年龄增长而见成熟。学龄前的正常儿童，每个耳的得分相同，在低年级儿童，右耳的得分迅速地进步。到 10 至 11 岁，左耳也逐渐接近右耳。左耳的差距，至少有一部分是和胼胝体或其他两半球连接径路的发育成熟有关。听处理障碍和学习障碍的儿童的双耳分听言语试验结果，常为左耳异常。

听系统随年龄到增加而正常地发生组织结构和生理功能变化，出现老年性听功能减退。高龄听力障碍，可能是外周性听功能障碍或中枢听功能障碍，还可能与认知缺陷有关。因此有作这三方面的功能检查。对高龄人的听力问题，要着重注意以下三方面的问题：①言语听力；②听懂言语的能力；③在噪声中听懂言语的能力。此外，还要了解对频率分析、在空间和时间处理，以及双耳分听信号的竞争等因素的影响。

Rodriguez 等检查 25 例体格基本正常，认知能力完好的老人，他们的心理状态检查正常，检查中枢听功能检查包括单音节词表（monosyllabic word lists），合成语句识别 - 同侧竞争试验（synthetic sentence identification - ipsilateral competing message test，SSI - ICM），双耳分听数字试验（dichotic digits test）和交错扬扬格词试验（ staggered spondaic word test. SSW）用 Boston 失语症诊断试验和修正 Token 试验检查语言能力。结果表明：中枢听力问题，可在没有外周听力减退也没有认知功能问题和没有竞争言语的情况下发生。在所用的试验中，SSI - CM 对测试老年人的中枢听处理功能（central auditory processing abilities）最灵敏。

然而整个 CANS 功能的能力和效能在高龄都可减退，不同个体 CANS 老化的程度、发病的年龄不同，CANS 不同结构退变的程度不同，中枢听功能试验的结果应综合分析。

用纯音听阈测定、言语识别阈和识别率测试，以及响度重振试验等外周性测听技术，只能反映检查高龄人的外周听功能状态。

对中枢听神经系统老龄变化所引起的听功能障碍，如“音素退化”（phonemic regression）、在噪声中言语听力差等，则须用中枢听功能测试，才能做出适当的评估。1993 年 Jerger 等报告 3 例双耳纯音听力对称性损失，而言语识别能力不对称的 3 位高龄患者，双耳试配助听器时，发现在双侧都用助听器时，较佳耳助听的效果显著地减小。在他们，双耳配用助听器，不如单耳用助听器的效果好。通常认为双耳配助听器有利于双耳总合效应（binaural summation effect），但在这类患者，双耳用助听器反而导致较大的听力困难，不如单耳配用助听器。在这些患者的 MLR 测试中，比较刺激单耳音出的结果与在双耳刺激下的 MLR。从一耳得出可分析的记录，从另一耳得出不可研读的纪录。双耳刺激引出的反应明显差于单耳刺激引出的反应。这种现象不是外周病变或外周听器老化改变所致的，也不是外周听测试法所能检出的。这也是试配助听器工作中应注意的一个问题。

我国有 1.44 亿人口年龄在 65 岁以上。老人的言语听力差，特别是在噪声中听懂言语的能力差。这种现象有用外周病变或认知障碍解释的，也有强调是脑干及听皮层与皮层下的听处理障碍其主要作用的。

与高龄相关的神经萎缩，神经元减少，神经元、底细胞体、细胞和（或）树突变小，听皮层细胞丢失，特别是颞上回，CANS 中各神经核的与年龄相关的改变程度不一，个体之间也有差异。

（三）外周听力损失的影响

传导性听力损失阻断或减少声信息的输入，可影响中枢听功能测试。感音神经性听力损失常是中枢听功能测试结果的分析时的一个难题。当纯音听力损失和言语识别率为对称的，在分析中枢听测试时，可视为测试是在双耳功能相同的条件下进行的。如果一侧结果异常，即可认为是中枢性的障碍。但如果中枢听试验结果为双侧异常，则难于确定是外周性的还是中枢性的。在一耳听力异常，于听力正常耳测得异常的中枢听试验结果，则可认为是中枢的功能障碍。而在听力异常耳测得的中枢听试验结果异常，则可能是外周性的。在不对称的感音神经性听力损失，和在中度以上的对称性听力损失，中枢听试验的结果往往难于分析。外周性听力损失影响 ABR 的阈值、振幅和波Ⅰ潜伏期，波Ⅰ~Ⅲ。Ⅲ~Ⅴ波间期，一般不受外周听力损失的影响。轻、中度外周性听力损失可影响 MLR 的阈值和潜伏期。在对称的外周性听力损失时，MLR 异常对中枢听径路病变的诊断有参考意义。P300 为内源性反应，听力损失可影响其反应阈值。潜伏期与刺激强度相关，可能影响 P1 - N2 复合波。P300 的波形和振幅不仅受刺激级的影响，也决定于对刺激的辨别、认知、注意等因素。

三、中枢听觉神经系统的配套检查

任何中枢听觉神经系统的检查都应从采集病史开始。耳鸣、听觉，在噪声环境中或在混乱环境中听不清楚，对声源的方位辨别不清，难以听明白复杂的口头讲解（指令…）等等，都提示中枢听功能问题，并为选择检查方法提供参考。

外周听功能检查，既可了解外周听觉功能状态，又可在选择中枢听觉检查时，避免选那些会受到外周听力影响的检查方法。

选用的检查方法应是既灵敏又准确的，用尽可能少的几项检查法，得出最多的信息。检查法至少应包括：①检查脑干功能的主观和客观方法；②检查皮层/半球和半球间功能的言语和非言语检查法。主要检查项目的诊断意义。

1. 脑干　掩蔽级差，ABR，声反射，对耳声发射的传出抑制，合成语句识别 - 同侧竞争，这些都对脑干下部病变有较灵敏的诊断意义。

2. 双耳分听言语检查　双耳分听数字检查可用于检查脑干和皮层病变。

3. 双耳分听言语检查　如竞争语句，SSW，用于检查脑干和听皮层病变。

4. 听次序检查　半球和半球间病变。

5. 声源方位和偏侧　脑干和皮层。

6. 中潜伏期反应和 P300 听觉神经系统的较高平面。

7. 参阅下一章听处理功能检查的配套检查。

小结

中枢听觉神经系统检查不仅有助于对中枢听觉神经系统病变作定位诊断，也对听处理问题的诊断处理有极重要的意义。在很多情况，只作影像检查或只满足于外周听功能状态的了解，是不能真正认识患者中枢听觉神经系统和听处理功能的实际情形的，广泛开展中枢听觉神经系统的检查，对认识听觉的生理、病理机制，对耳科、耳神经学、听力 - 言语 - 语言功能障碍及听力言语 - 语言康复都有重要意义。

（顾　瑞）

参 考 文 献

1. 顾之平，郭　敏，郑中立. 掩蔽级差测定及期正常值范围. 中华耳鼻咽喉科杂志，1985，20 (2):69.
2. 顾　瑞，仇春燕. 掩蔽级差的正常值. 中华耳鼻咽喉科杂志，1985，20 (2): 71.
3. 蔡才根. 汉语竞争能力句测听及其应用. 中华耳鼻咽喉科杂志，1985，20 (1):53.
4. 顾　瑞，等. 交错扬扬格词试验和竞争语句试验. 中华耳鼻咽喉科杂志，1988，23 (2):97.
5. 程锦元，等. 滤波汉语的清晰度初步介绍. 中华耳鼻咽喉科杂志，1983，15 (3):138.
6. 顾　瑞，等. 低通滤波言语和两分双耳综合试验. 军医进修学院学报，1984 (纪念专集二):130.
7. Guaranta A，Cervellera G. Masking level differences in central nervous system disorders. Arch Otolaryngol，1977，103:452.
8. Olsen WO，Noffsinger D. Masking level differences and brainstem lesions. Ann Otol Rhinol Laryngol，1979，85:820.
9. Schoeny ZG，Talbott RE. Nonspeech procedures in central testing. In：Katz J (ed). Handbook of clinical audiology. 4th ed，Baltimore；williams & Wilkins，1994，212.
10. Musiek FE，Lamb L. Central auditory Assessment. An overview. In：Katz J (ed). Handbook of clinical audiology，4th ed. Baltimore：Williams & Wilkins，1994，197~211.
11. Mueller HG，Bright KE. Monosyllabic procedures in central testing. In：Katz J (ed). Handbook of clinical audiology. 4th ed. Baltimore：Williams & Wilkins，1994，222~238.
12. Katz J，Lvey RG. Spondaic procedures in central testing. In：Katz J (ed). Handbook of clinical audiology，4th ed. Baltimore：Williams & Wilkins，1994，239.
13. Willeford JA，Burleigh JM. Sentence procedures in central testing. In：Katz J (ed). Handbook of clinical audiology. 4th ed. Baltimore：Williams & Wilkins，1994，256.
14. Rodriguez GP，DiSarno，NJ，Hardiman CJ. Central auditory processing in normal hearing elderly adults. Audiology，1990，29:85.

第十二章　感音－神经性听力减退的神经生理学

听（hearing）是一个复杂的过程，包括耳将声刺激转换成神经冲动，并经听神经系统传递到大脑，感知和认识，了解阐明其意义，同时意识到有声响。人们关心听力问题，主要是听不到，就难于交流。听的第一个阶段纯粹是机械性传递声能的过程。机械性传递声能的过程包括中耳结构的传递和在耳蜗内的传递。减少传导到耳蜗的声音，导致“传导性听力损失”。强噪声、耳毒性药、病毒感染、老年等多种因素可损伤耳蜗，使外毛细胞、内毛细胞、支持细胞、耳蜗供血损伤或改变。这些耳蜗损伤可明显地改变从耳蜗输出到中枢神经系统的神经编码。外周损害也会导致中枢神经系统内的神经活动模式本身的改变。内毛细胞对声音的换能的活动减少，听神经纤维传递冲动的活动异常，或中枢听径路的听处理失调等所致的听力损失，统称为“感音神经性听力损失”（sensorineural hearing loss）。耳蜗毛细胞病变所致的感音性听力损失的机制及听力学表现，和耳蜗后病变所致的神经性听力损失的机制及听力学表现不同。而听神经（听神经系统的周边部分）的功能障碍，和包括脑干听觉径路和大脑的中枢听神经系统的功能障碍又各有其特征。螺旋神经节细胞及其突的退变可为原发性的或继发性的。继发性的耳蜗神经元退变可发生于螺旋器（organ of Corti）损害后。耳蜗和耳蜗神经的病变以及毛细胞和听神经末梢间的触突损害常同时存在。本章主要讨论耳蜗性听力减退和听神经病变所致的听力问题的病理生理学，在感音神经性听力减退发生的神经径路中的神经活动的模式，和它们的听力学表现。

感音－神经性听力减退以听阈上升，言语识别（speech recognition）下降为特征，特别是在噪声环境中言语识别下降更加明显。感音－神经性听力减退的患者还可有耳鸣、异常的响度重振，和在声信息时间方面处理（temporal processing）的障碍等其他症状。无法治疗的感音－神经性听力减退，可以配助听器补偿损失的听力。但耳蜗损伤所致的神经编码紊乱（如重振、时域的解析和频率的解析功能）或听神经病变所致的听功能障碍，以及中枢听神经系统的听处理（auditory processing）障碍，则是一般助听技术所难以满意地解决的。助听技术的改进在一定程度上改善了对异常的响度重振，在噪声环境中或在混响环境中的言语识别能力下降等其他症状。了解耳蜗和听神经系统的生理－病理学基础知识，对诊断处理听功能障碍个发展改进助听技术都是必要的。

一、耳蜗病变

频率在耳蜗内按频率的高低分布，Schuknechtc 从颞骨病理学的材料，Koenig 从生理实验的数据得出人类耳蜗中的频率分布位置（图 12－0－1）。

不同区域的毛细胞损害，表现为各相应频率的听力损失（表 12－0－1）。

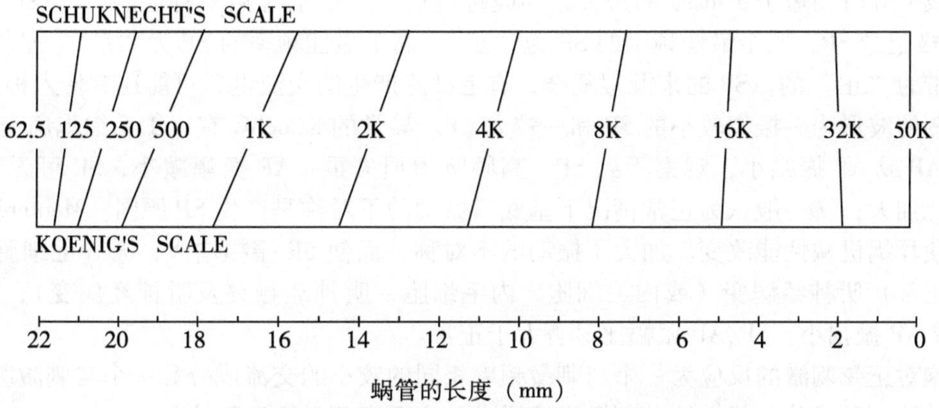

图 12-0-1 Koenig 的和 Schuknecht 的频率分布位置对比

表 12-0-1 人类耳蜗内频率的特定区域

频率（Hz）	与蜗管末端的距离（全长的%）
35	0
63.5	1.3
125	4.3
250	10.3
500	21.9
1 000	36.6
2 000	51.2
4 000	65.9
8 000	80.6
16 000	94.6
20 000	100

可以记录到的短声或瞬时的短纯音引发的耳蜗内反应有 CM、CAP、SP 和耳声发射。CM 是静纤毛偏斜产生的外毛细胞的交流（ac）接受器电流的反应。CAP 是主要来自耳蜗底圈传入纤维的同步放电。反映由耳蜗毛细胞产生的直流（dc）接受器电位的 SP，反映了耳蜗的非线性。OAE 是外毛细胞功能的声副产物。

在耳蜗圆窗附近可记录到的耳蜗微音电位（CM）主要来源是外毛细胞，Davis 等（1972）用氨基糖苷破坏外毛细胞，但不损伤内毛细胞，CM 振幅比正常的小 30～40 dB，表明在正常耳记录到的电位中，由内毛细胞产生的电位可以忽略。在外毛细胞损伤听力损失 40 dB 以上时，记录不到反映外毛细胞能动性的耳声发射。

用正弦刺激，不仅可引出正弦的交流电位 CM，还可在给刺激时出现一基线移动，或平均电位的改变，称为总和电位（summating poential，SP）。SP 是一种可用连续音（如短纯音）或瞬态音（如短声）诱发的直流电位，可为正电位，也可为负电位。（通常用短声记录 ECochG 的波形，SP 和 AP 的极性相同，用高频短音刺激得出的 SP 可为负，与 AP 的极性相反。）在耳蜗电图中，SP 波形呈复制刺激波形的基线偏移。因此波形决定于刺激持续时间。临床测试常用短声记录耳蜗电图的 SP 和 AP。用滤波短声或上升时间短于 5 msec 的短音，和鼓岬电极，可记录有频率特性的 AP。SP 用差分（differential）电极记录 SP，低于最佳频率的 SP 为“正”，高于最佳频率的 SP 为“负”。平均电位，只在很窄的高频带为“正”的。SP 的来源很复杂，有毛细胞产生的交流电，可能还有传入神经树突电位。正常耳蜗电图的波形为一振幅较小的 SP 和一较大 AP。异常的 ECochG 有：①毛细胞病变耳的 ECochG 没有明确的 AP 或 AP 振幅小，观察不到 SP，高频听力损失重，AP 振幅减小，SP 可无明显的改变，SP/AP 振幅比加大；②一般认为正常情况下基底膜振动的不对称是产生 SP 原因。Mentere 病，内淋巴压力增高，使耳蜗机械性能改变。加大了振动的不对称，而使 SP 振幅增大；③外毛细胞正常（诱发性耳声发射正常）听神经病变（或内毛细胞、内毛细胞 - 听神经触突及听神经病变），ECochG 没有明确的 AP 或 AP 振幅小，SP/AP 振幅比显著大于正常。

内毛细胞对正弦刺激的反应为一个与刺激频率相同的较小的交流成分和一个与刺激级成函数关系的直流成分。这两种成分都线性地随刺激强度增大，直至高刺激级达到饱和。

耳蜗螺旋器（organ of Corti）有换能和传递神经活动的传入部分（毛细胞和传入神经纤维）和帮助调谐及换能过程的传出部分（外毛细胞及传出神经纤维）。传入部分的疾患“耳蜗传入失调（cochlear afferent disorder）”导致的感音神经性听力损失，可称为“耳蜗性听力损失”（cochlear hearing loss）。外毛细胞的能动性对传入的声刺激以主动活动响应，起着基底膜精细的调谐作用和使听力敏锐的作用；进行外周性听处理（peripheral auditory processing），进行响度和频率编码。内毛细胞和与之相连的传入神经纤维将声信息传送到听中枢。耳蜗毛细胞病变除使听阈改变，还导致异常的响度重振，频率分辨障碍，在噪声环境中或在混响环境中的言语识别能力下降等症状。

声波进入耳蜗，引起行波，在耳蜗中从底回到蜗尖依次渐降地反映不同频率，高频在底回，低频在蜗尖。基底膜毛细胞静纤毛弯曲，毛细胞去极化，释放神经递质。听神经产生‘全 - 或 - 无’的峰放电。从毛细胞到中枢听神经系统的传入听神经纤维约有 30 000 ~ 50 000 根。其中只有 5% ~ 10% 的和外毛细胞接触（每根纤维和约 20 个外毛细胞突触），而 90% ~ 95% 的纤维只和单个内毛细胞突触。哺乳动物的外毛细胞主要起着调谐作用，而不是感觉。

传入听神经纤维是细胞体在螺旋神经节中的有髓鞘的双极神经元。传入神经纤维中 95% 为 Ⅰ 型神经元，分布于内毛细胞。单个内毛细胞与 10 ~ 30 个 Ⅰ 型神经元突触，这为放电的同步提供了最佳的条件。5% 为较小的 Ⅱ 型神经元，分布于外毛细胞。每个 Ⅱ 型神经元和多个外毛细胞接触。

二、灵敏度和频率选择性

（一）听神经自发活动

听神经纤维产生自发的动作电位，从单个神经元记录的自发放电动作电位，为听神经产生的‘全 - 或 - 无’的尖峰状的放电，称为峰（spike，sp）。单个神经元的在电生理学称为单元（single units）。在没有声刺激时，多数单元的自发放电率为每秒 0 ~ 120 个峰。自发放电（SR）的典型特征是双峰式的，即在一个接近 70sp/s 的峰后随以一个较大的低于 10sp/s 的峰。少数纤维的 SR 在 20 ~ 30sp/s 之间。在没有声刺激时 可有自发放电，在听力减退者的耳蜗某些区域可能会有反常的放电，而产生耳鸣的感觉。

当耳受到适当频率和适当强度的短纯音刺激时，听神经纤维的放电率超过自发放电率。足以使放电率超过自发放电率的短纯音的声级即为单元的阈值。测定一根纤维对较宽范围内的不同频率的阈值，将得出的结果连成频率 - 阈值曲线，即为该纤维的调谐曲线（tuning curve）。调谐曲线可被视为单个单元的“听力图”，每个单元只对不很宽的范围内的频率敏感，调谐曲线的尖部为该纤维的特征频率（characteristic frequency，CF）的最低值（阈值）。在特征频率高的纤维的调谐曲线中，尖端在相应的高频处，阈值最低；尖端高频侧的曲线陡峭，低频段的曲线宽而阈值高。相反，在低频的纤维的调谐曲线中，特征频率低，调谐曲线较宽，尖端两侧较对称（图 12 - 0 - 2）。正常的每个单元都起到一个窄带带通滤波器的调制作用，只允许特征频率及邻近频率的信号通过，排斥带通范围以外的

"杂音"。耳蜗外毛细胞基底膜和听神经纤维的这种带通滤波器的调谐效应，是从环境噪声中辨认信号的能力的基础。外毛细胞、内毛细胞传入听神经纤维功能障碍使听敏度、频率选择性、噪声中辨别信号的能力（噪声中的言语识别率）受到影响。

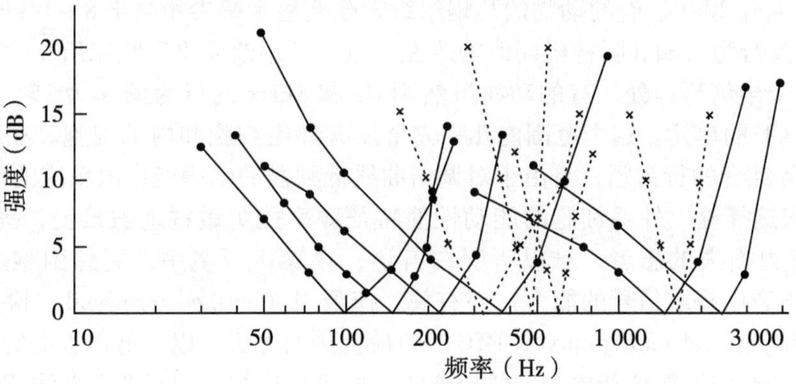

图 12－0－2 调谐曲线

（二）声强编码

刺激声强度越大，神经纤维的发放率越高，但一个神经单元从阈值到饱和的动态范围是有限的，和从听阈到最大限度听觉的动态范围有很大的差距。随声强增大放电的神经单元数也增加；完成声强－响度的编码的过程。

（三）时域反应的模式（temporal response pattern）

神经纤维受到刺激后，峰电位发放的具体时间和特定的给声方法有关。在短纯音刺激后，峰电位出现的时间（post－stimulus time，PST）、峰的总数，和刺激的声级有关。用接近阈值的 18dB SPL 的 200 毫秒短纯音刺激 PST 峰发放率为 50/秒；50dB SPL 的刺激，峰发放率为 250/秒。刺激强度加大，峰发放率也加大；刺激加大到一定强度后，发放率不再增加。单个纤维峰发放率的动态范围远远小于整个耳的动态范围（耳的响度编码的动态范围超过 100dB）。响度编码是一个较复杂的过程，在声刺激超过阈值的低刺激强度时，低阈值的听神经纤维的峰发放率随强度的加大而增加；强度增加到单个纤维的动态范围极限时，CF 邻近的纤维参与发放。耳蜗性听力损失常有异常的响度重振，这可能是单纤维改变了对刺激级的编码方式，以及邻近的纤维参与活动的结果。

（四）神经反应的潜伏期

ABR 波Ⅰ和 AP 的潜伏期和听神经纤维的神经发放密切相关。由于低频在耳蜗蜗隔（partition）中运行的时间较长，所以低 CF 的潜伏期比高 CF 的潜伏期长。高频成分为主的短声是在耳蜗基底部的高频区分析的，故反应的潜伏期时间较短。

（五）神经的适应（neural adaptation）

在一听神经纤维被声刺激所刺激后，有一个不应期，接下来的刺激的反应被抑制（适应），而后逐渐恢复到未被抑制的状态。这一过程即听神经纤维的听适应。先给一个前掩蔽音（forward masking stimulus），然后给一个测试音（probe tone），两个音之间间隔时间越短，探测音的阈值升高越多（比安静时、没有前掩蔽音时的阈值高）。两个音之间间隔时间延长到 100～200ms，探测音的阈值回到安静时、没有前掩蔽音时的阈值。在感音神经性听力损失，前掩蔽的时程延长；这可以导致对复杂的信号不能正常地处理（例如，一个强元音影响其后面的辅音的识别）。听力障碍时的前掩蔽时间延长，是听神经纤维从听适应恢复速率变慢，不应期延长的反映。

（六）感音神经性听力损失对神经编码的影响

患感音神经性听力损失者的耳鸣、在噪声环境中言语识别下降、时间整合（temporal integration）功能障碍和响度重振等症状和听神经纤维的发放模式的改变有关。

1. 阈移（threshold shift） 一般行为听阈和听神经阈移是一致的。但二者之间的关系是可变的。在实验动物，同样暴露在以 4kHz 为中心的一倍频程的 86dB 噪声 5 天。6kHz、15kHz 之间的行为听阈和听神经阈值，都上升 20dB。有的动物的耳蜗组织学改变显示蜗尖相当于 8 ~ 14kHz 的外毛细胞约有 80% ~ 90% 缺失。其行为听阈和听神经阈值的改变一致。耳蜗改变也和临床所见的最大听力损失发生在比暴露噪声高一个半倍频程处。有的动物虽然 4kHz 和 8kHz 的行为阈移为 15 ~ 20dB，但在 5.7 ~ 11.2kHz 间没有有 CF 的单元。这个范围内几乎完全没有外毛细胞和内毛细胞。在高频区毛细胞缺失的动物能检出 8kHz 纯音的行为阈，是由于对调谐曲线低频段的低频能作出反应的单元起的作用。

2. 调谐及频率选择性 外毛细胞的能动性使特征频率能更敏锐地被接受，提高了频率选择性。许多感音神经性听力损失的患者，难以听明白言语，在噪声环境中，更感困难。这和频率选择性（从其他不必要的声音中提取信号的能力）差有关。掩蔽阈（masked threshold）检查是测定心理物理学调谐曲线（psychophysical tuning curve，PTC）的最直接的方法。以一低声级的纯音为探测音，以与探测音邻近的掩蔽音测定恰能掩蔽探测音的掩蔽阈，即可得出与听神经调谐曲线相似的曲线。听力正常区的听神经纤维的和心理物理的调谐曲线有一阈值低的狭窄的调谐尖峰。在调谐曲线，越接近探测音的特征频率的掩蔽阈越低，越接近探测音的阈值。掩蔽音的频率离探测音越远，掩蔽阈和探测音阈之间的差距越大。在重度听力损失区域的听神经纤维的调谐曲线和心理物理的调谐曲线的峰变宽、阈值升高；相当于从正常的窄带滤波器变成一个效率不那么好的宽带滤波器。

在实验动物中观察到：如果只有内毛细胞损伤（外毛细胞正常），则其调谐曲线尖峰仍为狭窄尖锐的，尖峰区和尾侧区的阈值均上升。如果外毛细胞损伤并为 Deiter 细胞的指状突形成的瘢痕所取代，而内毛细胞和它们的静纤毛完整，则听神经纤维的调谐曲线阈值上升且失去尖峰，曲线呈 U 形。这表明外毛细胞主要起着改善调谐曲线尖峰处的灵敏度的作用。当外毛细胞和内毛细胞都受损伤时，不仅尖峰处的灵敏度下降，而且调谐曲线尾部的灵敏度也下降。由于背景噪声可作用于调谐曲线尾部区，特征频率以外的神经单元与特征频率单元几乎同时被兴奋，导致不再有对特征频率的频率选择性。虽然助听器可补偿听敏度，但不能改善噪声性、耳毒性等导致的外毛细胞损伤所致的频率选择性损失。

3. 强度编码和响度重振 响度重振（loudness recruiment）是耳蜗性听力损失常见的临床症状，其特征是在刺激强度加大时，响度异常快速地增长。在听阈级和不适声级之间的动态范围（dynamic range）减小，成为配助听器的一个要解决的问题。

随刺激强度的增大，单听神经纤维的放电率增大，直至饱和。假设从阈值到饱和级，正常听力耳的单听神经纤维放电率在 20 ~ 40dB 强度范围内，再增大刺激级，就会有邻近的单听神经纤维放电参与。在 40dB 耳蜗病变耳也得出同等的听神经纤维放电率；但从病变耳的阈值到饱和级的动态范围缩小，放电率增长的斜率变得很陡。耳蜗病变耳的听神经纤维的输入 - 输出函数相同；不能用单听神经纤维的发放率 - 刺激级异常来解释响度重振。

响度重振的另一种解释是刺激加大时参与活动的听神经纤维总活动量增加。在刺激强度增加时，新的听神经元加入到反应活动中。在外毛细胞受损时特征频率的阈值上升，频率选择性差，听神经纤维的调谐曲线尖峰附近变宽；足以引起反应的刺激声引起更多的单元放电。这就是外毛细胞受损时出现听阈上升、频率选择性差和响度重振的机制。

用强 2kHz 纯音造成高频听力损失 60 ~ 70dB，2kHz 以下频率无明显阈移的动物模型，暴露后 24 小时，于圆窗处记录的 1kHz 短纯音诱发的复合动作电位（AP），AP 的最大振幅明显减小，耳蜗核处记录的电位的灵敏度丧失，AP 的最大振幅也明显减小。在下丘（IC）记录的电位灵敏度也丧失，但 IC 的诱发电位的振幅明显大于正常（强化）。IC 的输入 - 输出函数比正常的陡，而耳蜗核的输入 - 输出函数则比正常的浅缓。诱发反应振幅“强化”只典型地发生在听力损失的低频一侧的频率。在中枢听神经系统导致诱发电位振幅强化的，是中枢听神经系统中 兴奋和抑制的平衡变更所致的。许多耳蜗核和下丘中的单元在调谐曲线的兴奋反应区上方和下方有“单－音”抑制的边带；听神经纤维则没有这种抑制反应区。激活中枢听神经系统神经元抑制边带的声音，起着限制在高强度声刺激时神经元的最大放电率的作用。用声创伤选择性地除掉传入到听中枢神经径路中的单元的抑制性输入，特征频率处的单元的最大放电率会增大。这种听中枢神经径路中的神经活动强化的现象可能与响度重振有关。

4. 神经适应（neural adaptation）和时间的解析（temporal resolution）　在感音神经性听力损失，前掩蔽的时程延长，听神经纤维的短期适应恢复异常慢；因而时间解析能力差。

纯音刺激时间从 10ms 增加到 500ms，正常听力者的听阈改善约 10～15dB。在耳蜗性听力损失者则没有这种时间集成（temporal integration）现象（或不明显），延长声刺激时间，不会有明显的听阈改善。

对这一现象的一种解释是：在耳蜗听力损失时，由于耳蜗的神经输出异常迅速的衰减，虽时间延长，仍只有少许的峰电位可被位于中枢的时间集成器整合，因而听阈不会有所改善。但放电率衰退在正常范围内，不能用此来解释时间集成的变化。在耳蜗损伤时，延长电刺激听性脑干的时间，行为听阈不会有明显的改变。电刺激不经过耳蜗，表明时间集成是在外周进行的听处理（peripheral auditory processing）；外周损伤可影响位于中枢的时间集成。

5. 潜伏期改变　潜伏期在很大程度受到许多不同的神经发生原在时间和空间上的重叠的影响。正常耳 AP 阈 的潜伏期从 2ms，下降到高刺激强度时的 1ms。在相同的较高强度的声压级，正常耳 和耳蜗病变耳的 AP 潜伏期是相同的。在阈级耳蜗病变耳的神经反应的潜伏期比正常耳阈级的长，高强度刺激时，二者相同。短声级加大时，声能向耳蜗基底（高频区）扩散。高频区与蜗窗见的距离比低频区的短高特征频率的潜伏期比地特征频率的短。刺激强度增大到足够大时，耳蜗基底区被激励，潜伏期突然变短。

（七）听神经病变

听神经的病变有原发性脱髓鞘和神经轴的病变。听神经末端的髓鞘来自 Schwann 细胞，听神经近端，穿过蛛膜进入脑干的髓鞘来自少突神经胶质（oligodendroglia）。两种来源的髓鞘的界限在听神经穿过蛛膜/硬脑膜接近耳蜗核处。人类约有 30 000 根听神经纤维。

脱髓鞘的纤维的功能异常，脉冲传递速度慢，不能很好地传递一串串快速连续发放的动作电位，(在正常情况下，高强度的刺激引起高发放率，这在对响度的鉴别和引出中耳肌的反射性活动等方面都起到有利的作用。听神经病变时引不出中耳肌反射，可能是由于的听神经纤维不能建立够高的发放率，而不足以促活镫骨肌的运动神经元。脱髓鞘的听神经纤维对温度升高很敏感，而阻滞传导，在临床出现“温度敏感性听力损失”。脱髓鞘的听神经轴，对机械性的刺激敏感。但听神经纤维所处的位置，使其不易受到机械性的刺激。脱髓鞘的听神经纤维之间可出现神经元间传递（ephaptic transmission）［即窜音（cross－talk）］———根动作中的神经纤维将放电放送到邻近的纤维，使对言语等复杂的声信号的编码发生严重畸变。

因此，如果听神经的全部纤维都同样地脱髓鞘，则传递速度变慢，但复合动作电位的振幅不受影响。如果听神经纤维脱髓鞘的程度互不相同，不同纤维的传递速度变慢的程度不同，则复合动作电位的振幅减小，记录的波形变宽。有时在某一特定点脱髓鞘，而足以妨碍传导通过髓鞘地带（传导阻滞）。此点的原端不会有复合动作电位产生。多发性硬化在脑干听径路的硬化斑远端的 ABR 的潜伏期和振幅正常，产生于硬化斑的近（中枢）侧的 ABR 成分潜伏期延长、振幅减小。偶有波Ⅴ潜伏期延长，振幅正常；反映全部纤维的传递速度都一致减慢。听神经的中枢部分硬化斑的 ABR 波Ⅰ可正常，而后面几个波则消失。

神经轴病变的特征性表现为传导速度相对正常，复合动作电位的振幅减小。神经轴活动的物质基础决定于细胞体，神经轴病变常为从细胞体进一步发展而来的。这可导致远侧突的“逆向退变（dying back)”。逆向退变在轴神经病变很突出，在神经纤维的病变特明显，因为纤维越长，越易于病损。到耳蜗尖部的纤维最长，因此最易发生低频听力损失。

在外周性神经轴病变，如还有神经轴与其所支配的肌肉仍保留一些相互间的营养关系，则通常有比脱髓鞘病变较严重的肌肉异常。遗传性脱髓鞘的病人，常表现为除神经传导速度重度减慢外，肌肉活动仍正常。如果听神经病为神经轴病变，轴及其可能受累的传出纤维和传入纤维，可影响外毛细胞的功能。在听神经病变时，如果有进行性听力减退，听阈上升，和 EOAE 损失，这可能是由于神经轴病变，而不是脱髓鞘的神经病变。这一想法的前提是听神经兵变也累及传出系统，轴及其髓鞘是密切相关、相依共存的。因此轴的和脱髓鞘的神经病变的界限不能总是那么截然分开的。轴的神经病变常伴有组织学的继发性脱髓鞘斑块区，而脱髓鞘的神经病变也常伴有轴的组织学改变。8q2 处的基因改变所致的遗传性听神经病，有 Schwann 细胞和轴之间的信号蛋白失常。

三、听神经病变的病理生理学改变

一组临床表现为耳声发射正常，听性脑干反应波 I 严重异常的听神经病变，被称为“听神经病”(auditory neuropathy)。“听神经病”主要的病理生理学改变是：①脱髓鞘所致的听输入的时间同步(temporal synchrony) 紊乱 (disruption)；②轴损伤所致的传导到中枢径路的纤维数减少；③同时有以上两种改变。

（一）脱髓鞘所致的时间同步紊乱

神经同步改变的导致：第一，失去同步，打乱了对重复信号锁时的听神经反应，而不能记录出 ABR。第二，失去同步，影响那些依靠时间线索（temporal ues）的听感知，如间隔察觉（gap detection)、声源定位（localization），掩蔽级差（masked level difference），振幅调制察觉（amplitude modulation detection)，低频音调辨别（low frequency pitch discrimination）等。第三，失去同步，影响对低频听信号的编码，而有突出的低频听力损失。(但单只是神经同步改变，不足以导致中耳肌反射和橄榄耳蜗反射缺失。)

（二）轴损伤所致的纤维数减少

神经输入减少导致，第一，中耳肌反射和橄榄耳蜗反射缺失，要求能促活较大量的听神经纤维传的阈上强度的信号才能引出声反射。轴损伤输入减少则不能引出声反射。第二，有的病例听力正常，用接近听阈强度的信号，仍可检出 ABR。但如轴损伤严重使输入大量减少，则记录不到 ABR。这一现象表明只有轴损伤输入减少，并不足以解释在多数听神经病变的病例，记录不到 ABR 的现象。第三，时间处理也可受到输入减少的影响。时间处理行为测试，如在轴损伤神经输入减少而信号强度降低时，间隔察觉阈明显提高。

我们能够感知发放速率比单根神经纤维最大发放率还快的“时间结构”。任一个神经元本身的发放速率都不能快到足以对波形编码。听觉的“排放学说”(volley theory) 认为多个神经元可对一快速的时间波形编码。因此，轴损伤（神经元损失）也可严重地破坏对时间快速变化的听信号的编码。轴损伤、脱髓鞘或同时有轴损伤和脱髓鞘，都可破坏对时间变化快速模式的编码。

听神经病变多为低频听力减退，或为平坦型听力损失。支配蜗尖区毛细胞的传入神经纤维长，神经轴损伤这些纤维受损是低频损失的原因之一。脱髓鞘放电失同步，也是导致低频听力损失的原因。接近听阈强度的低频纯音，是以相位同步编码，而不是以放电率的变化编码的。失同步显然会影响对低频的辨别。但不一定会影响对接近听阈的纯音的察觉。中频和高频听力损失，不是由于神经输入失同步；而传出橄榄耳蜗束系统失调影响调谐灵敏度可导致中度中、高频的听力损失（Starr 等，2001)。

四、内毛细胞和听神经触突之间的突触障碍 (synaptic disorders)

内毛细胞底部有储存和释放作用于听神经触突接受点的神经递质；起到产生动作电位的作用。突触障碍包括突触前的内毛细胞的和突触后的听神经触突的神经递质释放和接受障碍。改变声刺激速率，不会使毛细胞产生的 CM 的振幅改变。但在有触障碍的病例 ABR 对刺激速率的改变，非常敏感；

一些突病例用 20/s 的刺激率引不出 ABR，用 11/s 和 3/s 的刺激率则能引出清晰的波 V。在正常人 20/s 的刺激率对突触功能不会有过多的负担。突触障碍则不能承受快速的刺激率，而记录不出 ABR。

（顾　瑞）

参 考 文 献

Beutinar，et al. 1990，there is a disorder of a signaling protein（Kalaydjievay，et al.，2001）between Schwann cells and axons affecting a disruption of both elements（King et al，1999）.

第十三章 毛细胞换能过程的生理和病理生理

从外耳和中耳传入的声波在内耳经过两个步骤转化为神经信号：首先，声刺激使毛细胞顶端的听毛偏移，静纤毛顶端的换能通道（transduction channel）开放，产生换能电流（transducer currents），形成感受器电位（receptor potential）；然后，感受器电位使毛细胞底部的突触释放神经递质，引起听神经峰电位发放，将感受到的声信号传入中枢。毛细胞内的一系列生物物理和生物化学机制则对上述过程进行调节，使声信号的传输极为快速而精确。本章将从机-电换能，突触传递和离子通道调控三个方面对毛细胞的换能过程进行阐述。

第一节 毛细胞的机-电换能通道

一、毛细胞机-电换能通道概述

毛细胞的换能通道位于静纤毛顶端。静纤毛立于毛细胞的表皮板上，主要由肌动蛋白（actin）构成，外面覆以质膜。静纤毛之间由纤维性的交联（cross-link）密切联系，形同一体，称为毛束或听毛（hair bundle）。连接于静纤毛之间的交联包括侧连接（lateral link）和顶连接（tip-link），后者连接于较短静纤毛的顶端与相邻的较长静纤毛的上部，其两端就是换能通道所在的部位，而顶连接则对换能通道的开放或关闭起“门控弹簧”（gating spring）的作用。利用生物物理学技术测出顶连接的劲度（stiffness）为 1mN/m。

每个毛细胞约有 200 个换能通道，电导约为 100pS，为非选择性阳离子通道，对 Ca^{2+} 有高通透性。当声波将听毛推向兴奋侧（较长静纤毛侧）时，顶连接“门控弹簧”的张力使换能通道开放，在 140 mV 的电位差（内淋巴电位为 +80 mV，毛细胞静息膜电位为 -60 mV）驱动下，内淋巴中的 K^+ 和 Ca^{2+} 流入胞内，使毛细胞去极化；当声波将听毛推向抑制侧（较短静纤毛侧）时，顶连接的“门控弹簧”松弛，换能通道关闭，毛细胞超极化。这一过程即称为毛细胞的机-电换能，机-电换能使毛细胞内电位发生变化，形成感受器电位，从而启动突触信号传递。“门控弹簧”理论由美国著名听生理学家 Hudspeth 在 20 世纪 80 年代提出，20 年来一直是解释毛细胞换能过程的经典理论。但最近关于顶连接是“门控弹簧”的观点受到了质疑，下文将会对此做进一步阐述。

毛细胞的机-电换能极为灵敏，在听阈时能感受到幅度仅为 0.3～0.4 nm 的基底膜位移，这仅相当于 10 个氢原子的直径；毛细胞的机-电换能过程也极为快捷，能感受到频率高达 20 000 Hz 的声音，鲸和蝙蝠更能感受到频率高达 200 000 Hz 的声音。毛细胞为何具有如此灵敏的功能？这只能从静纤毛和换能通道的精密结构找到答案。

二、静纤毛的顶连接

自从 1984 年 Pickles 在电镜下首次观察到顶连接以来，其分子结构一直是人们密切关注的问题。最近，有两组科学家破解了这一秘密。他们发现顶连接的主要成分是钙粘附蛋白 cadherin 23，其基因 CDH23 突变可致 Usher 综合征，病人有耳聋和平衡功能障碍等症状；还可引起常染色体隐性遗传性非综合征性聋 DFNB12。在基因突变动物则可见其毛细胞的静纤毛分散，不能形成毛束，且缺乏顶连接。

在电镜下，cadherin 23 分子为一双股螺旋，宽 8～11 nm，长 150～200 nm，像一条紧绷于两根静纤毛间的绳索，而不像一条弹簧。因此，经典的“门控弹簧”理论受到了质疑。最新的看法是，“门控弹簧”是起作用的，但它并不是换能通道外面的顶连接，而可能是存在于换能通道内部的锚蛋白（ankyrin）。

三、换能通道

比顶连接更受关注的是换能通道的分子结构。TRP（transient receptor potential）离子通道超家族是味觉、温觉和昆虫听觉的换能装置，其离子通透性和电导性能也与机械敏感通道相近，自然成为最受注意的候选目标。最近，Corey 等利用基因组搜寻策略，发现一类 TRP 离子通道——TRPA1 蛋白很可能就是人们寻找已久的毛细胞换能通道，至少也是它的一个组成部分。TRPA1 蛋白的一个突出特征是具有多个锚蛋白结构域（ankyrin domains），它们很可能互相串联而构成“门控弹簧”；TRPA1 蛋白的另一个突出特征是能够产生构象变化而使换能通道具有快适应（fast adaptation）的功能，而这一功能又与耳蜗放大器作用密切相关。

四、换能通道的调控机制——适应

当声刺激持续存在时，换能通道将在几十毫秒内恢复到原来的静止状态，称为适应（adaptation）。这一过程可防止换能通道达到饱和状态，保持其最大的敏感性，从而对源源不断持续传来的声音产生反应。适应现象通过两个机制来完成：①快适应（时程 < 10 ms）—— Ca^{2+} 流入换能通道，结合于通道的某一部位，使通道的开放几率减少；②慢适应（时程 > 10 ms）——也受 Ca^{2+} 调控，并涉及依赖于 ATP 的耗能过程，通过位于静纤毛顶端的分子马达——Myolc（属于肌球蛋白 myosin）调节“门控弹簧”的张力使换能通道产生慢适应反应。

第二节　听觉信号的突触传递过程

声刺激使毛细胞去极化，其底侧膜的钙通道开放，Ca^{2+} 流入胞内，导致突触前活性区释放神经递质，激发突触后听神经发放峰电位，将感受到的声信号传入中枢。

一、突触前活性区

内毛细胞的突触前活性区（presynaptic active zone）与Ⅰ型螺旋神经节细胞的周围突形成突触联系。内毛细胞的突触前活性区即突触带（synaptic ribbon），每个突触带由直径 100 ~ 250 nm、电镜下呈致密结构的密体（dense body）与环绕于其周围的约 20 个突触泡（synaptic vesicle）构成。突触带有如突触泡的传送带，使多个突触泡能互相协调地释放（coordinate multivesicular release），保证了不断传来的声波被有效而准确地传输。在 Bassoon（活性区特有的蛋白）突变小鼠，突触带不能锚定，快速胞吐作用和突触同步活动减弱，听力减退，可能代表听神经病的一种类型——突触型听神经病（synaptic audiopathy）。

二、突触后传输过程

耳蜗螺旋神经节神经元的传入纤维形成的突触后终扣（postsynaptic boutons）与突触前活性区相连接。突触前活性区释放的神经递质是谷氨酸，作用于突触后终扣上的谷氨酸受体而产生传入纤维的峰电位发放。过去认为突触后终扣上的谷氨酸受体既有 NMDA（N - 甲基 - D - 天冬氨酸）受体，又有 AMPA（α - 氨基 - 3 - 羟基 - 5 - 甲基 - 4 - 异恶唑丙酸）受体。最新的实验证据表明，在 3 个离子型谷氨酸受体亚型中，听神经传入纤维上记录到的兴奋性突触后电流只由 AMPA 受体介导，没有 NMDA 受体参与，是否还有海人藻酸受体（kainate receptor）参与则尚待探明。AMPA 受体具有快速的门控特性，保证了频率高达几千 Hz 的听神经锁相发放。当受到噪声刺激时，谷氨酸的过度释放将造成兴奋性神经毒性。但听觉末梢与中枢不同，中枢的兴奋性神经毒性往往导致神经元的死亡，而听觉末梢兴奋性神经毒性引起的神经变性只损及周围突的无髓鞘部分，只要毛细胞不死亡，螺旋神经节神经元就能幸免。这就是应用人工耳蜗植入提供传入刺激，以及同时应用神经营养或神经保护类药物治疗神经性耳聋的病理生理基础。

第三节 毛细胞的离子通道调控

毛细胞顶部的换能通道一旦启动，底侧膜离子通道（主要为钾和钙通道）就对随后的换能过程进行调控。

一、钙通道

在毛细胞的换能过程中，从感受器电位形成至神经递质释放之间有一重要纽带，即L型钙通道。根据对牛蛙球囊毛细胞的研究，每个毛细胞约有1800个钙通道和700个钙激活钾通道，呈丛状聚集在约20个突触前活性区，每个活性区约有90个钙通道和40个钾通道。

内毛细胞L型钙通道在膜电位-60 mV时激活，-20~0 mV时钙电流达峰值，此电压范围与内毛细胞的感受器电位（-40mV）相近，有利于触发神经递质释放。钙通道激活过程迅速，激活时间常数τ为0.1~0.8 ms，足以跟上声刺激时听神经的锁相发放速率。钙通道还与钾通道互相配合，参与感受器电位的调节。除L型钙通道外，毛细胞可能还有其他类型钙通道，但毛细胞非L型钙通道的性质和功能意义尚待阐明。

二、钾通道

（一）大电导钙激活钾通道

简称为 K_{Ca}，Bk或maxi K通道，其基因名Slo，最近又命名为KCNM。该通道特点为：在膜电位-40~-60mV时激活，激活速度快（0.2~0.4ms，故文献中又称为 $I_{K,f}$）；单通道电导大（75~250pS）；既被去极化电位，也被胞内 Ca^{2+} 激活，故电流电压关系曲线（I~V）呈N形，示其与 Ca^{2+} 经电压门控性钙通道内流相关；蝎毒charybdotoxin（ChTX）和iberiotoxin（IbTX）为其特异性拮抗剂，能被四乙胺（TEA）阻断，但对4-氨基吡啶（4-AP）不敏感。

在非哺乳类脊椎动物毛细胞和哺乳类的前庭毛细胞，BK与L型钙通道共存于突触前活性区，两者协同作用构成电流回路，导致毛细胞在其特征频率发生电共振（ectrical resonance），或称电调谐（ectrical tuning），使毛细胞对其特征频率的声波发生最大反应。已有确切证据表明，K_{Ca} 通道动力学特性是毛细胞特征频率的决定因素，而Slo基因α亚基的4种剪接变异体（splicing variant）和β亚基在耳蜗音位分布轴线（tonotopic map或tonotopic axis）上的梯度表达又决定了 K_{Ca} 通道的不同动力学特性，足以在非哺乳类动物耳蜗产生调谐感受器电位。除产生电调谐外，K_{Ca} 通道也参与调节突触部位神经递质释放。

多种检测方法均表明 K_{Ca} 通道存在于哺乳动物耳蜗的内、外毛细胞。内毛细胞没有电调谐功能，但 K_{Ca} 通道快速激活的动力学特性使其能够产生高频锁相感受器电位，与基底膜和外毛细胞的敏锐的机械调谐相配合，使哺乳动物获得更灵敏和频率范围更广的听觉功能。K_{Ca} 通道和钙通道相互配合，构成对 Ca^{2+} 内流的负反馈回路，K^+ 外流使毛细胞复极化，而回复到静息电位，Ca^{2+} 内流终止，从而控制传入突触的递质释放。由于 K_{Ca} 电导很大，这一负反馈作用也大，足以在一定程度上保护毛细胞免受噪声损伤。外毛细胞也具有 K_{Ca} 通道，但并不是其钾电流的主体，其功能可能与感受器电位的形成有关。

（二）小电导钙激活钾通道

简称SK通道，基因名KCNN。单通道电导为4~40pS，apamin（蜜蜂神经毒素）为特异性拮抗剂。对胞内钙离子浓度（$[Ca^{2+}]_i$）极为敏感，$[Ca^{2+}]_i$ 在nmol/L浓度即可激活（而激活BK通道的 $[Ca^{2+}]_i$ 需达μmol/L）。SK通道在耳蜗及前庭毛细胞均有表达，其功能为与烟碱型乙酰胆碱受体（$\alpha_9\alpha_{10}$ nAChR）协同作用，在传出递质ACh的作用下使毛细胞超级化，从而完成耳蜗和前庭传出神经的效应。

（三）延迟整流钾通道（迟钾通道）

简称 I_k，属 K_v 基因家族。在耳蜗及前庭毛细胞均有表达。在膜电位 -50 ~ -60mV 时缓慢激活，速度较 K_{ca} 通道慢 10 ~ 100 倍（2 ~ 10ms），故耳生理学文献中称为 $I_{k,s}$，无失活或在数秒内缓慢失活，电导较小（8 ~ 20pS）。一般情况下被 4 - AP 阻滞，而 TEA 和 ChTX 无作用。主要生理意义为使 K^+ 外流，避免在静息放电及去极化时经换能通道内流的 K^+ 在胞内聚积，调节 K^+ 平衡，从而起到调控毛细胞膜电位的作用。

（四）瞬间外向钾通道（A 型钾通道）

简称 I_A，属 K_v 基因家族。耳蜗和前庭毛细胞均有表达，在膜电位 -50 ~ -60mV 时迅速激活，失活亦较快（τ = 70 ms）。被 4 - AP 阻断。其生理意义为在受兴奋刺激时迅速激活，使膜电位迅速复极化，终止递质释放，从而起到调节传入神经冲动发放的作用。I_A 也可能在次声刺激时协助产生低频感受器电位。

（五）$I_{K,n}$ 通道

$I_{K,n}$ 通道可能由钾通道 $KCNQ_4$ 基因编码。因在膜电位偏负的条件下仍能激活而得名（n 代表 negative），由于几乎只在听觉系统表达而又有“听觉钾通道”的称号。该通道在静息膜电位下仍很活跃，半激活电压 $V_{0.5}$ 为 -92mV，无明显失活。Linopirdine 为特异性拮抗剂，半抑制浓度为 0.7μmol/L。$I_{K,n}$ 和 $I_{K,L}$ 为外毛细胞和前庭 I 型毛细胞的主要钾电流，使这两种毛细胞的静息膜电位均偏向超级化（低于 -70 mV）。最近发现内毛细胞也有 $I_{K,n}$。除调节膜电位以外，$I_{K,n}$ 和 $I_{K,L}$ 还构成了 K^+ 再循环通路的一段路径：K^+ 从换能通道流入，经 $I_{K,n}$ 和 $I_{K,L}$ 流到外淋巴。由于激活电位偏负，故该通道可能有利于防止过度去极化时兴奋性毒性作用的发生。另外，电生理和分子生物学证据显示，$I_{K,n}$ 沿耳蜗呈梯度分布，底回 $I_{K,n}$ 较顶回多，因此值得探讨其与频率分析的关系。

（六）内向整流钾通道

简称 K_{ir}，基因名 KCNH。见于非哺乳动物的耳蜗和前庭毛细胞，包括快速激活的 K^+ 选择性通道 I_{K1}，和缓慢激活的 K^+/Na^+ 选择性通道 I_h。当超级化时通道开放，使 K^+ 内流，从而调控静息膜电位，避免过度超级化，对形成感受器电位和产生电调谐均可起到一定作用。至于哺乳动物，有作者报道内毛细胞的 K_{ir} 在出生后不久即迅速减少直至消失，但也有报道成年豚鼠半规管和小鼠椭圆囊毛细胞具有 K_{ir}。

（七）其他离子通道

有作者报道，非哺乳类脊椎动物的成熟的听觉和前庭毛细胞，哺乳动物椭圆囊的部分毛细胞，以及未成熟的外毛细胞有钠通道（I_{Na}）存在。但由于 I_{Na} 在膜电位为 -60 mV 时即完全失活，在 -80 mV 才解除失活，因此在生理状态下 I_{Na} 是不起作用的，被称为 physiologically silent I_{Na}。毛细胞是否确有氯通道尚待探明。另外，毛细胞还具有配体门控离子通道 nACh 受体和 ATP 受体。

三、离子通道病

离子通道病（channelopathy）是近 10 来年才提出的新概念。KCNQ1/KCNE1 钾通道的两个亚基 KCNQ1 或 KCNE1 突变可导致心 - 耳综合征（Jervell and Lange - Nielsen 综合征，JLNS），系隐性遗传病，临床表现为先天性双耳聋和心脏病变（长 Q - T 间期和心律失常），可致猝死。动物实验证明，敲除 KCNE1 基因后，血管纹和前庭暗细胞的 K^+ 分泌功能即丧失，最终导致毛细胞死亡，听觉和平衡功能障碍。

KCNQ4 基因突变可致非综合征常染色体显性遗传性聋 DFNA2，某些病人伴有耳鸣，但并无平衡障碍。KCNQ4 钾通道可能成为耳聋、耳鸣防治药物的作用靶点。由于 DFNA2 表现为持续多年的进行性聋，以及 KCNQ4 在中枢听觉通路也有表达，对 KCNQ4 钾通道的研究也将有助于探讨老年性和中枢性聋。

（苏振伦）

参 考 文 献

1. Howard J, Hudspeth AJ. Compliance of the hair bundle associated with gating of mechanoelectrical transduction channels in the bullfrog's saccular hair cell. Neuron, 1988, 1 : 189.
2. Pickles JO, Comis SD, Osborne MP. Cross – links between stereocilia in the guinea pig organ of Corti, and their possible relation to sensory transduction. Hear Res, 1984, 15 : 103.
3. Siemens J, Lillo C, Dumont RA, et al. Cadherin 23 is a component of the tip link in hair – cell stereocilia. Nature, 2004, 428 : 950.
4. Sollner C, Rauch GJ, Siemens J, et al. Mutations in cadherin 23 affect tip links in zebrafish sensory hair cells. Nature, 2004, 428 : 955.
5. Corey DP, Garcia – Anoveros J, Holt JR, et al. TRPA1 is a candidate for the mechanosensitive transduction channel of vertebrate hair cells. Nature, 2004, 432 : 723.
6. Kennedy H, Evans MG, Crawford AC, et al. Fast adaptation of mechanoelectrical transducer channels in mammalian cochlear hair cells. Nature Neuroscience, 2003, 6 : 832.
7. Khimich D, Nouvian R, Pujol R, et al. Hair cell synaptic ribbons are essential for synchronous auditory signaling. Nature, 2005, 434 : 889.
8. Glowatzki E, Fuchs PA. Transmitter release at the hair cell ribbon synapse. Nature Neuroscience, 2002, 5 : 147.
9. Marcotty W, Johnson SL, Holley MC, et al. Developmental changes in he expression of potassium currents of embryonic, neonatal and mature mouse inner hair cells. J Physiol, 2003, 548 : 383.
10. Housley GD, Ashmore JF. Ionic currents of outer hair cells isolated from the guinea – pig cochlea. J Physiol, 1992, 448 : 73.
11. Roberts WM, Jacobs RA, Hudspeth AJ. Colocalization of ion channels involved in frequency selectivity and synaptic transmission at presynaptic active zones of hair cells. J Neurosci, 1990, 10 : 3664.
12. Heller S. Application of physiological genomics to the study of hearing disorders. J Physiol, 2002, 543 : 3.
13. Kubisch C, Schroeder BC, Friedrich T, et al. KCNQ4, a novel potassium channel expressed in sensory outer hair cells, is mutated in dominant deafness. Cell, 1999, 96 : 437.
14. Platzer J, Engel J, Schrott – Fischer A, et al. Congenital deafness and sinoatrial node dysfunction in mice lacking class D L – type Ca^{2+} channels. Cell, 2000, 102 : 89.
15. Su ZL, Jiang SC, Gu R, et al. Two types of calcium channels in bullfrog saccular hail cells. Hear Res, 1995, 87 : 62.

临 床 篇

第十四章　耳和耳神经疾病的临床听力学评估

听觉系统具有高灵敏度，高度的频率选择性，快速的时间处理及宽的动态范围。其高灵敏度表现在可以精确灵敏地调谐，可以察觉到强度非常低的声音信号，例如：在1 000 Hz的频率，人耳可以听到引起鼓膜振幅仅相当于质子直径大小的声音。其高度的频率选择性表现在20～20 000 Hz的范围内可以辨别不同频率声音的音调，灵敏到能够辨别频率相差不到1 Hz的两个音调；耳蜗的机械转换可以在数十毫秒内完成；人耳具有宽的动态范围，对1 000Hz纯音听阈值声压约为20μPa，痛阈声压为20Pa，二者相差100万倍。快速的时间处理和宽的动态范围使得听觉系统可以快速有效的感受声音信号并作出反应。

外耳和中耳主要完成声波的收集和传递，是一个物理过程，耳蜗也参与了声波的物理传递过程，但耳蜗与第Ⅷ脑神经及中枢听觉传导通路、听皮层主要完成听觉信息处理的生理过程，而听觉的心理处理过程主要开始于脑干和脑桥，然后到达听觉皮层及更高级区域。

临床听力学检查通过采用评价听力的不同方法和策略，来评估听力障碍的类型和程度，以此为依据寻找导致听力障碍的原因，对于听力障碍的诊断具有重要价值。相应检查的结果，如纯音听阈、言语测听、声反射、耳声发射（OAEs）以及听觉诱发电位等，可以帮助验证临床耳科学的检查发现，同时还可以作为量化评价疗效的方法。

疾病本质的不同，听力学检测结果在诊断过程中的价值也不同。例如，中耳病变可以由声导抗和耳声发射轻易辨认，听觉脑干疾病如果功能影响轻微，其听力学诊断可能是阴性。听力学检查在诊断过程中的作用也取决于其他诊断措施的敏感性。例如，随着影像学检查敏感性的提高，借助其可以发现更小的病变，这样就减少了听觉脑干反应（ABR）在第Ⅷ脑神经疾病诊断中的应用，使其成为耳神经疾病的筛查方法，而非确定病变范围的手段。

对耳和耳神经疾病的听力学评估在患者的诊断和治疗中具有重要作用。不论是确诊、鉴别诊断还是量化疗效，听力学结果都是临床检查的有价值的组成部分。本章将综合本书所介绍的临床听力学检查方法，结合引起听力障碍的不同原因，综合介绍听力学检查方法的选择及预期检测结果，以便临床医师在实际的听觉障碍疾病的诊断过程中参考。

第一节　听觉障碍的分类及特点

听觉障碍可分为：①听敏度下降；②阈上听力障碍；③功能性听力下降。听敏度降低是最常见的听力障碍类型，此型听力障碍的特点是听觉机制的敏度降低，需要比通常更高强度的声音才能被察觉。第二种类型的听力障碍是听到或察觉强度在听阈之上声音的能力下降。功能性听力下降是夸大或虚构听力损失。

一、听敏度降低

听敏度降低是患耳将声音从外周向中枢传递的过程中产生异常的强度降低，此种降低可发生于影响听觉机制的任何因素。声音不能被异常的中耳或外耳传导，会导致传导性听力障碍。若耳蜗的感觉或神经机制不复存在或功能异常，导致感音神经性聋。若传导结构与耳蜗都异常，发生混合性听力障碍。感音神经聋也可以由第Ⅷ脑神经或听觉脑干异常引起。这些疾病通常都与蜗后病变分开叙述，因为蜗性起源的感音神经聋与之在诊断、治疗和对听力的影响有本质不同。

（一）传导性听力下降

传导性聋是声音通过外耳和中耳的传音结构中出现的异常声音强度衰减。其量化可通过比较听力图的气导和骨导阈值确定。气导阈值体现了通过外耳、中耳和内耳测到的听敏度。骨导阈值则主要体现了通过内耳测到的听敏度。因此，如果气导阈值高于骨导阈值，就可以推测声音强度的衰减发生于外耳或中耳水平。传导性聋的程度主要体现在听力图上的气－骨导差。由于传音结构的物理性阻塞的部位不同，传导性听力障碍的听力检测从低频到高频有不同的分布。总的来说，导致声传导系统质量增加的疾病主要影响高频听力。如果既影响质量，又影响劲度，则高频和低频均受损。

由于传导性聋主要是声音强度的衰减，其对于阈上听力基本没有影响。那就是说，一旦听力强度足够大，其感受声音的能力就会如同正常。因此，当增加声音信号的强度使其足以克服传导性听力下降时，患者对声音响度增加的感知，辨别响度和音调变化的能力，言语识别能力都会正常。

虽然传导性聋是可治愈的耳科疾病，但传导性聋仍可产生一些隐匿的影响。一些渗出性中耳炎患儿由于听力下降，其语言学习的过程会受到影响，从而影响其阈上听功能和听力技能，还可能对这些儿童未来的学习产生影响。

（二）感音神经性听力下降

耳蜗无法将中耳以机械能的形式传入的声音转化为第Ⅷ脑神经的神经冲动，从而产生 感音神经性听力下降。当耳蜗的感音结构发生某种形式的损伤时，其将机械能转化为电能的能力受损，导致耳蜗的处理发生一系列变化，包括耳蜗感受器细胞的敏感性降低，耳蜗频率分辨能力的降低，以及听觉机制的动态范围的变窄。

感音神经聋其临床特点主要表现在对耳蜗敏感性的影响，在听力图上，如果外耳和中耳功能正常，体现耳蜗敏感度的气导阈值与骨导阈值相等，听阈因病变的轻重不同表现为不同程度的升高。因毛细胞缺失和基底膜损伤的位置不同，感音神经聋的听力图可以表现为低频听力下降型、平坦型、或高频听力下降型等不同类型，一般以高频听力下降比较常见。

感音神经聋对听力的影响主要在三方面：耳蜗敏感性降低，频率分辨能力降低和听觉动态范围变窄。其对言语听觉的影响在许多方面与传导性聋相同，例如，如果传导性聋和感音性聋的程度和听力图相同，其对言语听觉有相同的影响。但二者在阈上水平的差异比较明显。

感音性耳聋的一个重要特征是重振，即响度的异常增加，感音性聋的患耳对声音强度增加引起的响度增加大于正常耳。这种重振缩减了从阈值水平到不适水平的动态范围。

频率分辨能力的降低和听觉动态范围的缩窄可以影响言语感知。绝大多数感音神经聋都可以从听力图预估这种对言语的影响，通常比相同程度的传导性聋更差。频率分辨能力的下降和动态范围的变窄有时严重的限制了残余听力的使用。

（三）混合性听力损失

听力损失同时包含传导性和感音性成分即为混合性听力损失。这种情况下有病变的外耳或中耳将衰减的声音传向有病变的耳蜗。骨导阈值反映了感音成分的程度和分布。气导阈值反映了感音性听力下降和额外的传导性听力下降两种成分。

（四）蜗后性听力损失

蜗后性听力损失是由外周或中枢听觉神经系统的结构或功能异常引起的。从普遍经验来看，损伤的外周成分越多，对听敏度和听功能的影响越大，有时这被称为“瓶颈”原则。相反，中枢损害越大，其影响越小。有人将神经系统想象为一棵树来传达此概念。如果其许多枝条受损，整棵树的整体生长影响甚微。而对于树干的损伤将显著影响整棵树。因此，听神经特定位置上的肿瘤可能显著影响听力，而中脑的病变可能影响轻微。

一些典型病例很好地解释了瓶颈原则，这些病例的病变阻断了耳蜗与脑干之间的联系，使得这些患者听力严重受损，言语辨别能力极差，而耳声发射或第Ⅷ脑神经动作电位提示耳蜗功能正常。一些脑桥小脑角病变的个案，如肿瘤、多发性硬化、粟粒型结核、某些外伤和听神经病等，可以显示一个瓶颈位置的病变如何显著影响听力。这些听觉系统病变的瓶颈在第Ⅷ脑神经进入听觉脑干的部位。

近年才被发现和认识的一种特殊的听觉神经系统疾病——听神经病，其耳蜗功能正常，而第Ⅷ脑神经功能异常。其与内听道和脑桥小脑角的占位性病变有明显不同，因为听神经病患者影像学显示神经与脑干均正常，这恰是一种瓶颈效应疾病的最好例证。

如果瓶颈未受累，更高水平的病变对听力的影响更弱。病变越靠近中枢，其影响加速变弱。例如，瓶颈病变可引起严重听力受损，而脑干病变仅引起轻度的低频听力损失，而颞叶损伤可能根本不影响听力。与此相似，周围损伤对患者安静状态下的言语识别能力影响很严重，而颞叶水平病变几乎没有影响。

蜗后病变，其是否影响听敏度，取决于很多因素，包括病变大小，位置，对正常组织的压迫。第Ⅷ脑神经的肿瘤可引起严重听力受损，取决于其对神经的压力、对神经的损害、对耳蜗血供的影响程度。而颞叶肿瘤基本不影响听力。

二、阈上听力障碍

虽然有一种倾向认为表现为听敏度下降的听力损失可以通过纯音听力图计量，但仍有一些听力损害的类型不伴听敏度损失。这些损害在成人可由疾病、损伤或听觉神经系统的功能减退引起，在儿童，可以由于听觉神经系统发育的延迟或病变引起。

不管什么原因，听觉神经系统的病变对听觉功能会因病变的不同而产生不同程度的影响，可表现为症状不明显的亚临床型，也可表现为可以检测到的听觉损失。当病损由一种迅速发展、可检测的疾病，例如肿瘤或其他占位性病变、创伤或休克性损伤引起时，此时认为是蜗后病变。当病变由于发育障碍或延迟引起，或由于进行性、弥漫性改变，如老化引起时，通常被认为是听觉处理障碍。二者的听力学检查结果可能极其相似，但不同诊断的预后不同，且发生交流障碍后遗症的可能性不同，因此治疗也不同。

（一）蜗后性听力障碍

蜗后病变除引起听敏度下降外，还可导致听功能的其他障碍，影响阈上功能如言语识别能力。一般来说，蜗后病变引发的听力损失与耳蜗性或传导性听力损失对听觉功能的影响截然不同，主要影响患者对言语的感知。传导性聋仅通过声衰减影响言语感知。蜗性听力损失使声音失真，但作用很小且根据听力下降的程度可以预估。蜗后病变使传入的言语信号发生严重畸变，从而限制了听觉的使用。

除了言语辨别受损，还可以发生其他阈上听功能异常。蜗后病变患者感受声音时响度增加异常。与蜗性听力损失导致的快速响度增加不同，蜗后病变会导致反重振，即声音强度增加时响度上升缓慢。蜗后病变也可导致异常的听觉适应。正常听觉系统对与持续的声音可产生适应，尤其是接近阈值的声音，当适应发生时，可听到的信号变为听不到，在更高强度的水平，持续的声音将不发生适应而一直被听到。然而，蜗后病变耳即使是高强度水平的声音也由于过度听适应而使听觉迅速消失。

蜗后病变的影响取决于病变在听觉神经系统中的定位。第Ⅷ脑神经的病变很可能严重影响听敏度和言语感知。脑干病变可能对听敏度无影响，或只对噪音或其他复杂听环境下的言语听力产生负面影响。

（二）听处理障碍

听处理障碍多见于儿童和老人，以阈上听力差为特点，表现为听觉能力与听敏度损失的程度不一致，实际听的能力比听敏度的下降还要严重。最常见的症状是无法从噪音背景中提取感兴趣的信号，患者在噪音中听不清楚。另一个常见症状是很难定位声源，尤其是噪音环境中。这些症状与外周性听敏度损失不同，无法从纯音听力的损失程度来预测。不管病变定位在哪里，听处理障碍都将导致相似的言语理解困难，听处理障碍最显著的特点是患者无法从噪音环境中提取感兴趣的声音信号。这类患者也很难从事与空间立体声音有关的工作。

三、功能性听力损失

功能性听力损失是指对听力损失的夸大或伪装。曾有许多用词来形容此种听力“损害”，包括非器官性听力损失，假性听力减退，诈聋，伪聋等。由于可能有一些器质性因素存在，最好将其理解为夸大的听力损失或器质性损失和功能性的叠加。

许多功能性听力损失的患者，特别是成人，将已存在的器质性听力损失蓄意夸大，通常是为获得安慰。也有些患者经常继发于外伤，为获得经济赔偿或其他利益而蓄意伪装听力损失。

成人与儿童伪装听力损失的原因不同。成人常出于继发的情绪失控或经济方面的原因，因此，一个雇工会以过度暴露于工作场所的声音而要求补偿；一个退役军人可能由于过度噪音暴露而寻求补偿。虽然绝大多数患者有合法观念并提供诚实的答案，仍有一小部分尽量扩大听力损失，错误地认为可以获得更多补偿。也有一些是经历了意外或打架而卷入了对保险公司的诉讼。儿童通常以听力损害作为学校表现差的一个借口，或引起注意。这种想法源于看到同学或兄弟姐妹由于听力损害而受到了特殊待遇。也可能源于一次中耳炎而受到父母的额外照顾。

第二节　中耳和外耳疾病的听力学评估

中耳和外耳疾病的听力学表现与中耳和外耳病变对声音传导结构的影响程度有关，例如：外耳道耵聍有可能影响声音向鼓膜的传导，也可能没有任何影响；鼓室硬化症有可能影响听骨的活动和鼓膜的振动而导致严重的听力下降，但某些部位的硬化对听力可以不造成任何影响。听力检查的第一个目的是确定这些结构改变是否导致听功能障碍。听力检查的第二个目的是这些病变在多大程度上会引起听力下降。在某些情况下，中耳和外耳疾病不会引起明显的听力下降，例如，鼓膜某些部位的穿孔不会引起听力下降，而另外一些部位的穿孔会引起听力下降。

中耳和外耳病变应该行纯音测听检查，以确定听力下降的程度，也可以通过治疗前后的纯音测听检查，来观察听力的变化，用来判断疗效。而声导抗检查用于评价中耳和外耳的功能。有时候还可以行言语测听，来印证纯音测听结果，也可以判断阈上言语识别率。

一、声导抗测试

声导抗测试是检查中耳和外耳病变的有效、灵敏的方法，包括鼓室图、静态声顺值和声反射的测试，这些检查可以提供信息确定是否是以下病变引起听功能障碍：①中耳传音结构质量的增加；②中耳系统的劲度增加或下降；③ 鼓膜穿孔；④中耳的显著负压。

如果声导抗测试的所有结果均正常，基本可以排除传导性耳聋，如果纯音测听有听力下降，应为感音性听力下降；如果声导抗测试显示有中耳功能障碍，再行纯音测听检查可以发现因中耳病变导致的传导性听力下降。

导抗检查可因不同的病变而表现出不同的结果。导致中耳系统质量增加的病变，如中耳积液和胆脂瘤，鼓室曲线一般是 B 型，静态声顺值很低，患耳声反射消失，如为右侧病变，则右耳同侧和左耳交叉声反射引不出，即无论刺激右耳或左耳，右耳为指示耳时，右耳声反射引不出。

导致中耳劲度增加的疾病，如耳硬化症，鼓室曲线一般为 As 型，静态声顺值偏低，患耳声反射消失。

中耳系统声导抗显著增加的典型疾病是听骨链中断，鼓室曲线呈 Ad 型，静态声顺值很高，患耳声反射消失，如为左侧病变，则左耳同侧和右耳交叉声反射引不出，即无论刺激右耳或左耳，左耳为指示耳时，声反射引不出。

鼓膜穿孔的声导抗检查所见与前几种病变相比，另有特点，无法测出鼓室曲线图，容积显著增加，无法引出声反射，如为右耳鼓膜穿孔，则右耳同侧和左耳交叉声反射引不出，即无论刺激右耳或左耳，右耳为指示耳时，右耳声反射引不出。

因咽鼓管功能障碍引起的中耳负压，鼓室曲线呈 C 型（鼓室图峰值小于 -200daPa），静态声顺值正常，患耳声反射消失。

二、纯音测听

纯音测听检查可以量化中耳和外耳病变引起听力下降的程度，如果声导抗检查显示中耳和外耳有任何程度的功能障碍，就应该行双耳气导和骨导纯音测听检查以确定听力下降的程度。

需要强调的是，对于任何程度的传导性听力下降，都要行双耳的纯音气导和骨导检查，因为在传导性听力下降耳行纯音测听检查时，未测试耳应该加掩蔽，如果不知道双耳的气导和骨导听力阈值，就无法准确地加掩蔽。

一般来说，中耳病变在纯音听力图上会显示气导 - 骨导差值。中耳系统质量增加的病变主要影响高频听力，中耳系统劲度增加或减少的病变主要影响低频听力。虽然中耳病变的存在与传导性听力下降有直接关系，但并非完全一致，对中耳病变而言，气导 - 骨导听力阈值的测试没有声导抗测试敏感。因此，有时候纯音测听即使没有发现明显的气导 - 骨导差，仍然有可能存在中耳病变，例如：没有影响听骨链和鼓膜的胆脂瘤、边缘性的鼓膜穿孔等，必须结合临床检查和影像检查所见，综合判断。不过，纯音测听检查对于中耳疾病的诊断是必需的，绝大多数中耳病变表现为不同程度的传导性听力下降，而且测试气导 - 骨导阈值可以将听力下降的程度量化，用以观察治疗前后的听力变化，判断疗效。

三、言语测听

对于中耳和外耳疾病，言语测听的重要意义在于通过测试言语识别阈值来验证纯音测听的阈值，许多听力学家愿意在测试纯音听阈前先了解言语听力的阈值，以便粗略地估计纯音听力的阈值，为纯音测听检查带来方便。特别是为儿童行听阈检查时更有此必要。

中耳病变引起的传导性耳聋，对言语识别的影响很小，可以忽略不计，主要用于评估言语阈值。除非极严重的传导性听力下降，气导 - 骨导差值很大，否则阈上言语识别不会因传导性听力下降而受到影响。

四、听觉诱发电位

传导性耳聋对听觉诱发电位的影响比较小，其影响主要表现为诱发电位的信号衰减，使得波形不易判断。例如，ABR 的潜伏期延长，ABR 的早期波形因强度的减弱而不易辨认。30dB 的传导性听力下降患者，用 90dB nHL 声音诱发的 ABR 波形与正常人 60dB nHL 声音诱发的 ABR 波形相似。另外，ABR 波的潜伏期延长，但波间时间不受影响，因此，在存在气导 - 骨导阈值的情况下，对 ABR 测试结果的解释应该考虑到这些因素。

五、耳声发射

一旦有中耳病变存在，耳声发射一般引不出，耳声发射的存在与否依赖于是否有足够强的声音信号到达耳蜗，中耳是否可以将发射声传到耳道，因此，如果中耳病变导致传导性听力下降的幅度足以妨碍诱发可记录到的发射声，就记录不到耳声发射，与此相似，如果耳蜗产生发射声，但中耳的传声机制不能将声能量传到外耳道，也就记录不到耳声发射。在日常的临床工作中，区分这两种原因并不重要。由于耳声发射的存在与否对于中耳疾病的诊断意义并不大，但可以作为参考以验证其他检查发现。耳声发射的存在，为判断病变的严重程度提供有用的信息。

第三节　耳蜗性聋的听力学评估

临床听力学检查在评估耳蜗病变引起的耳聋时应该直接回答下列问题：①是否存在听力下降？下降的程度如何？②单纯耳蜗性聋还是合并有传导性成分？③是真正的耳蜗性聋还是蜗后后性聋？④听

力下降是波动性的还是稳定不变？⑤听力下降是可治的吗？例如膜迷路积水？

第一个目标是确定是否合并有中耳病变，第二个目标是确定听力下降的程 度和类型，第三个目标是通过仔细分析听力学检查结果，确定是否有蜗后病变的证据。声导抗检查可以用于中耳和外耳功能的评估，可以显示耳蜗性聋的存在，评估第Ⅷ脑神经是否正常，低位脑干的功能是否正常。纯音测听检查可以用来评估听力下降的类型和程度。言语测听检查可以用来验证纯音测听的阈值，并评估阈上言语识别能力。

一、声导抗测听

耳蜗性听力下降的患者，鼓室图正常，静态声顺值正常声反射阈值与感音神经性听力下降的程度一致。如果声导抗测听提示有中耳病变的存在，就应该通过纯音测听检查发现的气导－骨导差值来确定在感音神经性听力下降的基础上，传导性听力下降的程度。如果声导抗检查提示中耳功能正常，但声反射阈值较一般的感音神经性听力减退的阈值高，就应该怀疑是否有蜗后病变的存在。

典型的耳蜗性聋患者的鼓室图正常，静态声顺值正常，声反射阈值正常。但只有气导听力下降不超过 50dB HL 时，声反射阈值才正常，超过 50dB HL 时，声反射阈值与听力下降的幅度呈比例的升高。一旦行为测听的阈值超过 70dB，声反射消失的意义就比较含糊，有可能是耳蜗性聋，也有可能是蜗后病变引起的耳聋。

耳蜗性听力下降，声反射在比较低的感觉级就可以引出。在听力正常者，纯音测听的阈值在 0dB HL 或 0dB HL 左右，声反射阈值在 85dB HL 或 85dB HL 左右，或者说在 85dB 感觉级。而对于一个感音神经性听力下降 40dB 的患者，其声反射阈值仍然在 85dB HL 左右，或者说在 45dB 感觉级。声反射阈值的感觉级减低是耳蜗性听力下降的特征。

耳蜗性听力下降者患耳的 SPARs 也减小。也就是说，通过声反射预估的 敏感性为 15dB 或小于 15dB，提示存在耳蜗性听力下降。

二、纯音测听

纯音测听检查可以定量耳蜗病变引起的感音神经性听力下降的程度，如果声导抗检查完全正常，就应该行双耳气导纯音测听检查，但不必行骨导检查，因为中耳和外耳的功能正常，气导的声音信号足以准确的评估耳蜗的灵敏度。如果声导抗测试不正常，就要行双耳的纯音气导和骨导阈值检查，以确定是否有混合性耳聋的可能性。但两种情况下，均应行双耳检查，因为只有知道非测试耳的气导和骨导阈值，才能在受试耳测试时，对非受试耳进行正确的掩蔽。

纯音测听的另一个重要意义是对比两耳听力下降的程度，是否对称性听力下降，如果两耳听力下降的程度明显不对称或只有一侧耳感音神经性听力下降，如果没有其他病因可以解释，应该怀疑是否存在蜗后病变。

听力图的类型可以为临床上寻找听力障碍的原因提供参考，例如：噪声性耳聋的听力图为陡降型，以高频下降为主；而梅尼埃病早期的听力图为斜坡上升型，以低频听力下降为主。

纯音测听检查还可以用于观察听力的动态变化，为临床诊断提供参考。由于某些耳蜗性聋在听力下降的不同阶段，其听力图各有特点，所以纯音测听检查可以作为病变存在的证据，并且用来观察治疗前后的听力变化，以判断疗效。

三、言语测听

言语测听在以下两个方面用来评估耳蜗病变：首先，言语接受阈可以用于验证纯音测听阈值的可靠性；其次，词语识别和其他阈上测试一起来评估耳蜗性聋对言语识别的影响。也就是说，在多数耳蜗性听力减退的病例，阈上言语识别能力可以通过感音神经性听力下降的听力曲线类型和听力下降的程度来估计。因此，如果词语识别得分与听力下降的程度一致，提示导致耳聋的病变部位在耳蜗，如果词语识别得分与听力下降的程度不一致，超过听力下降的程度，即言语识别得分不呈比例地低于纯音听力，提示导致耳聋的病变部位有可能在蜗后。

四、听觉诱发电位

听觉诱发电位用于耳蜗疾病的诊断方面主要有以下几个目的：

首先，如果怀疑有蜗后病变的可能，应该行 ABR 检查以鉴别导致耳聋的病变部位在耳蜗还是蜗后。耳蜗性听力下降对 ABR 潜伏期和波形的影响是可以预估的，如果这种影响可以用耳蜗病变解释，ABR 检查结果将与耳蜗性听力下降的听力图和下降幅度一致。如果高频纯音在 1 000、2 000、和 4 000Hz的平均阈值超过 70dB，引不出 ABR 反应的临床意义不是很明确，因为耳蜗性聋和蜗后病变都可以出现这样的结果。

其次，如果怀疑听力下降的幅度被夸大了，或者是功能性耳聋或伪聋，诱发电位检查可以作为评估器质性听力下降的程度。一般来说，短声诱发的 ABR 阈值可用于评估高频听力的阈值，晚潜伏期反应或其他诱发电位检查用于评估低频听力阈值。例如 40Hz 相关电位检查主要反应低频听力的阈值。

第三，耳蜗电图已经成功用于梅尼埃病的辅助诊断，大部分梅尼埃病患者总和电位（summating potential，SP）与动作电位（action potential，AP）幅度的比值异常。

五、耳声发射检查

耳声发射（OAEs）检查是确定感音神经性耳聋是否存在耳蜗病变的可靠方法。例如，如果是耳蜗病变，则 OAEs 异常或缺失。虽然 OAEs 异常或缺失并不能排除蜗后病变，但肯定包含有耳蜗病变。相反，如果感音神经性耳聋患者 OAEs 正常，肯定包含有蜗后病变。

耳声发射检查还可以有效地监测耳蜗的功能，特别是用潜在的耳毒性药物为病人治疗疾病时，耳声发射的变化比纯音听阈的变化更敏感。例如，在用耳毒性药物为病人进行化学治疗时，可用 DPOAEs 监测外毛细胞的功能，DPOAEs 对耳蜗功能的变化非常敏感，可以保证及时发现耳毒性药物对耳蜗的影响，其变化比纯音听力图上的变化出现得早。

第四节 蜗后性聋的听力学评估

临床听力学检查在评估蜗后病变引起的耳聋时应该直接回答下列问题：①是否存在听力下降？下降的程度如何？②听力下降是单侧的还是双侧不对称的？③对言语的理解是不对称的或不成比例的较纯音听力差？④声反射阈值正常还是升高？⑤是否有蜗后性聋的其他证据？

第一个目标是确定听力下降的程度和类型，第二个目标是通过仔细分析听力学检查结果，以便发现任何蜗后病变的证据。第三个目标是通过电生理检查，确定第Ⅷ脑神经是否完整、正常，听性脑干反应是否正常。

有许多听力学检查方法可以提醒耳科医师，患者有蜗后病变的可能性。例如，声反射阈值，听敏度下降的对称性，纯音听力图的图形特征和言语识别的测量都为蜗后病变的诊断提供线索。

在高分辨的影像检查技术出现之前，一些特殊的听力学检查是诊断和鉴别诊断听觉神经系统疾病的重要手段。通过行为测听来测量辨别声音和声音增加的敏感性以及听觉适应检查来帮助诊断。20 世纪 70 年代和 80 年代早期，听觉诱发电位是诊断耳神经疾病最敏感的方法，那时候，耳神经功能的检查在诊断蜗后病变方面甚至被认为是比放射影像检查更加敏感的检查手段。但是随着影像检查技术的进步和普及，通过 MRI 和 CT 等影像检查技术，可以发现早期很小的蜗后占位病变。使得以 ABR 检查为代表的耳神经功能检查的重要性下降了。但是，听觉诱发电位检查，如 ABR，仍然在反映第Ⅷ脑神经和听觉脑干功能方面具有重要的使用价值，作为 MRI 或其他影像检查的补充。

而耳声发射检查有助于区分单纯蜗后病变和蜗后病变继发耳蜗功能障碍之后引起的听觉神经系统功能障碍。例如，在某些听神经瘤，听力学检查结果主要反映出神经功能障碍，包括声反射异常、听觉适应异常、言语识别率不成比例地低于纯音听力、ABR 异常，但耳声发射正常存在。而在另外一些听神经瘤，除蜗后病变引起的神经功能障碍外，可能由于肿瘤影响了耳蜗的血供，因而继发了耳蜗功能的障碍，在这样的病例，从听力学检查结果看，更像耳蜗性聋，除声反射异常、听觉适应异常、言语识别率不成比例的低于纯音听力和 ABR 异常外，耳声发射也消失。

声导抗检查主要用于评估外耳和中耳的功能、第Ⅶ、Ⅷ脑神经的完整性以及低位脑干的功能。纯音测听可以反映听力下降的程度和双侧听力的对称性。言语测听可以验证纯音阈值，并估计阈上言语识别能力，也可以反映听力的对称性，并评估患者在嘈杂环境中的听力异常。电声和和电生理测试可以评估耳蜗、第Ⅷ脑神经和听性脑干的完整性。

一、声导抗检查

声反射阈值对于区分耳蜗或蜗后病变具有重要意义，蜗后病变的典型声导抗检查结果包括：正常的鼓室图；正常的静态声顺值；但声反射阈值升高或声反射完全引不出，即给予病变侧声刺激信号时，无论是同侧还是交叉到对侧的声反射阈值均升高或声反射完全消失，例如，右侧听神经瘤的患者，双侧鼓室图和静态声顺值正常，右侧的同侧和交叉声反射阈值异常升高或完全消失。蜗后病变还会导致声反射衰减或异常的听觉适应。当给予阈上的持续刺激而反射收缩不能维持时，产生异常衰减。

区分耳蜗和蜗后病变引起声反射阈值升高的关键是在测试频率的听力损失程度。如前所述，耳蜗性听力下降时，如果听力下降小于 50dB HL，其声反射阈值不会升高，即使听力下降超过 50dB HL，声反射阈值升高的程度与听阈升高的程度成比例；但在蜗后性耳聋，声反射阈升高的程度要比预计的听阈升高的程度要大，即使听力损失在 5 或 10dB 的听力下降，声反射阈值升高可达 20～25dB。如果测得的听力损失超过 70dB 时引不出声反射，其意义就比较模糊，此时仅凭声反射引不出这一项检查，很难判断是耳蜗还是蜗后病变。

从诊断学的角度，为了准确理解声反射测量的意义，我们应该熟悉声反射的反射弧的 3 个组成部分：①感觉或输入部分（传入）；②传递神经信息的中枢神经系统（中枢）；③运动或传出部分（传出）。

单耳的听觉障碍可以引起典型的单纯传入异常，例如：右耳重度感音神经性耳聋或右耳第Ⅷ脑神经的神经鞘瘤（听神经瘤）患者，右耳受到声刺激时，右耳的交叉和不交叉声反射均引不出。

单耳的中耳病变或运动系统障碍可以引起单纯传出异常，例如：右侧面神经麻痹的患者，右耳作为指示耳测量声反射时，右耳的交叉和不交叉声反射均引不出。

脑干病变可以导致声反射中枢传导通路的异常，例如：多发性硬化影响听觉中枢系统交叉传导时，一侧或双侧的交叉声反射会缺失或反射阈值升高，不交叉声反射正常存在。

二、纯音测听

纯音测听检查的重要意义在于确定是否为对称性双耳听力下降，没有明确原因可以解释的不对称性感音神经性听力下降，应该怀疑是否有蜗后性病变。虽然各种类型的听力图都可以在蜗后性聋时出现，但进行性不对称性高频听力下降多数与第Ⅷ脑神经的病变有关，而类似的低频听力下降常常与脑干病变有关，虽然耳神经病变的听力下降常常是隐匿性的缓慢的，但蜗后病变表现为突发性耳聋者并不少见。另外，虽然蜗后病变常表现为不对称性听力下降，但随着影像等诊断技术的提高，也有发现第Ⅷ脑神经病变的患者听力完全正常者，因此，第Ⅷ脑神经病变，如听神经瘤早期，病人的听觉敏感性可以正常，临床诊断中应该注意。

三、言语测听

言语识别检查对于筛查蜗后病变具有重要意义。对于绝大部分耳蜗性耳聋患者，从其纯音听力图中听力下降的程度可以预估他的言语识别能力，例如，对于一个已知听力下降程度和听力图类型的耳蜗性聋患者，他的言语识别能力与类似听力图的患者或类似听力图的患耳大体一致，也就是说，期望的言语识别能力在一定的可预估的范围内。但是，对于大多数蜗后性病变引起听力下降的患者，其言语识别能力不成比例地低于纯音听力，即通过言语测听所得到的言语识别能力明显低于通过听力图所预估的其应具备地言语识别能力。因此，言语测听检查如发现患者言语识别能力不成比例地低于纯音听力，应怀疑是否有蜗后病变。

如果感音神经性听力下降是由第Ⅷ脑神经病变所引起的，言语阈值会升高，言语阈值升高的程度可以通过纯音测听的平均阈值来预估，阈上的言语识别能力会受到严重的影响，言语识别最大得分不成比例的低于纯音听阈，或出现回跌（rollover）现象，即加大言语声强时，言语识别率反而下降。竞争声下的言语识别能力也会受到严重的影响，病变侧的检查结果出现异常。

如果感音神经性听力下降是由脑干病变所引起的，言语阈值也会升高，升高的程度也可以通过纯音测听的平均阈值来预估，阈上的言语识别能力会受到严重的影响，在安静条件下测试的言语识别得分可能表现为正常、降低或出现回跌（rollover）现象。即加大言语声强时，言语识别率反而下降。患耳在竞争声下的言语识别能力也会下降。

如果是颞叶病变引起的听觉障碍，听觉的敏感性可能不会受到影响，言语识别阈和词语识别得分可能正常。颞叶病变时二重听觉测试（dichotic measure）很有可能发现异常。

四、听觉诱发电位

如果临床或测听检查怀疑有蜗后病变，就应该行听性脑干反应（ABR）检查，以确定听觉神经系统的完整性。听性脑干反应检查是第Ⅷ脑神经的完整性和脑干功能的敏感指标，如果 ABR 异常，应高度怀疑有蜗后病变。

近年来，影像诊断技术不断提高，神经系统的细微结构变化有时在功能受到影响之前已经可以发现，因此 ABR 正常并不能完全排除神经系统疾病的存在，可能是病变早期还没有影响功能，而 ABR 异常仍然高度支持蜗后病变的诊断，ABR 对于诊断蜗后病变仍具有重要意义。

ABR 的各组成波，特别是波Ⅰ、波Ⅲ和波Ⅴ容易识别和记录，潜伏期稳定，一般而言，波Ⅰ在刺激信号后 2ms 出现，波Ⅲ在 4ms 出现，而波Ⅴ在 6ms 出现。虽然潜伏期的绝对值在临床上是有变化的，但对某一个个体，潜伏期是相当稳定的，在大多数成人，波Ⅰ和波Ⅴ峰值之间的时间大约为 4ms，标准误差为 0.2ms，因此 95% 的成人的波Ⅰ～Ⅴ间期应小于 4.4ms，如果波Ⅰ～Ⅴ间期超过这个界限，就认为是异常。在不同人群中测试所得的 ABR 潜伏期具有一致性，新生儿的潜伏期较成人长，但在可预估的范围，一旦超过 18 个月，潜伏期与成人一致，且在正常情况下终生保持相对恒定。正是由于 ABR 的潜伏期在同一个体的一生中基本保持不变，而且在人群的不同个体中也基本一致，因此，ABR 潜伏期正常可以作为第Ⅷ脑神经和脑干功能完整性的一个重要标志。

在确定 ABR 是否正常时，常常要从以下几个方面考虑：①两耳之间波Ⅰ和波Ⅴ峰值之间的时间间期（Ⅰ～Ⅴ间期）的差异；②波Ⅰ和波Ⅴ峰值之间的时间；③两耳之间波Ⅴ潜伏期的差异；④波Ⅴ潜伏期的绝对值；⑤两耳之间波Ⅴ和波Ⅰ幅度比值的差异；⑥波Ⅴ和波Ⅰ幅度的比值；⑦晚期波形选择性的缺失；⑧波形的变化。

中潜伏期反应（MLR）和晚潜伏期反应（LLR）在诊断蜗后占位性病变的临床意义没有 ABR 大，有时候听神经瘤可以同时影响 ABR 和 MLR，有些情况下，脑血管意外或其他原因引起的脑损失可引起 MLR 异常，但是，这些检查的意义主要反映听处理的一般障碍，说明存在病变，但很难说明是具体的某个病，例如，在多发性硬化的病人，可以发现 MLR 和 LLR 异常，虽然这两项检查的异常对于诊断是否是该病没有意义，但 MLR 和 LLR 异常对于确定该病引起的听觉障碍很有价值。因此，对于神经疾病的患者有听觉方面的主诉，但不能用纯音听力检查结果或言语测听检查来解释时，MLR 和 LLR 有时对于此类听觉方面的主诉的量化具有一定的意义。

五、耳声发射

尽管在蜗后病变，耳声发射检查结果有时候模棱两可，但耳声发射仍然可用于蜗后病变的评估，如果蜗后病变引起的听力下降是由于影响了第Ⅷ脑神经的功能，即使听力下降，耳声发射仍然可以正常，这种情况下，外毛细胞功能可以认为正常，听力下降是由于神经疾患，换句话说，神经疾病引起听力下降，而耳蜗功能正常。但是，在某些情况下，蜗后病变可以引起耳蜗功能障碍，可能是由于蜗后病变影响耳蜗的血供，引起听力下降和耳声发射异常。因此，在听力下降，但中耳功能正常的患者，耳声发射异常有可能是耳蜗病变，也有可能是蜗后病变。另一方面，存在听力下降，但耳声发射正常的病人，提示病变来自蜗后。

耳声发射在诊断蜗后病变方面的另一个意义是对侧噪声抑制实验，通过内侧橄榄耳蜗系统（medial olivo - cochlear system，MOC）功能检查，在 MOC 功能正常的情况下，EOAE 可被对侧足够大的噪声所抑制。即在记录 EOAE 时，如对侧耳给予足够大的噪声刺激，EOAE 的幅度较无噪声刺激时小，这是由于橄榄周围核通过橄榄耳蜗束对耳蜗的听觉活动进行负反馈调控。在某些蜗后病变患者 EOAE 的幅度不被对侧噪声抑制，是由于橄榄耳蜗系统的传出纤维对耳蜗外毛细胞的抑制作用消失，也就是橄榄耳蜗系统失去对耳蜗外毛细胞负反馈调控，位于脑干的橄榄耳蜗束发生病变。内侧橄榄耳蜗系统负反馈具有保护耳蜗免受噪声损伤、增加在噪声环境中对信号的提取能力和分辨力等方面的意义。

第五节　阈上听处理障碍的听力学评估

20 余年来，以前用于神经疾病的检查技术已经被广泛地应用到因中枢听处理障碍而引起的交流障碍疾病的评估。敏感的言语测听检查已广泛用于听处理能力的评估。

检查内容包括：①所有信号强度范围之内的言语识别评估（the assessment of speech recognition across a range of signal intensities）；②存在竞争信号时的言语识别评估；③双耳两分听力测试（measurement of dichotic listening），评估双耳同时给予不同听信号时的听处理能力。

通过这些检查结果，可以评估病人的中枢听处理能力，并获得病人听觉损害和听处理的完整资料。这些信息对于病人选择合适的听力放大策略或听力康复方法（如选择合适的助听器）提供有价值的帮助。

许多听处理障碍的病人是老年人，伴有不同程度的耳蜗性听力下降，因此，声导抗测听、纯音测听和耳声发射检查不能将这些病人从单纯的周围病变中区分出来，而言语测听检查是将他们区分的最有效和简便的方法。

一、声导抗测听

阈上听处理障碍患者声导抗测听检查一般显示中耳功能正常，听敏度正常或耳蜗性听力下降时，声反射结果与之一致。鼓室图、静态声顺值和声反射阈值一般正常，在异常时与感音神经性听力下降的程度相一致。

二、纯音测听

如果没有中耳病变，纯音测听显示听力正常或感音神经性听力下降。但有证据表明听处理障碍的患者可以表现为低频感音神经性听力下降。

三、言语测听

听处理障碍患者言语测听异常主要包括：①噪声（或竞争声）环境下听力缺损；②时间范围的处理困难（difficulty processing in temporal domain）；③双耳的听力缺损；④空间听力障碍（disordered spatial hearing）。

听处理障碍的最主要特点是患者无法从背景噪声中抽取自己感兴趣的信号，这种能力的缺失可通过多种言语测听技术来测试。检查结果显示听处理障碍患者在竞争声音环境中，存在严重的言语辨别困难，一般来说，竞争声与言语声越相似，对言语理解的影响越大。早期在这一领域的研究主要集中在背景竞争声与言语目标存在于同一耳时单耳言语理解能力，近年的研究发现，当竞争声存在于对侧耳或两耳同时在声场中给予竞争声和言语目标时，听处理障碍患者也存在缺损。

听处理障碍的另一个常见体征是在时间范围（time domain）处理方面的损害，时间处理方面的缺损可以通过以下几项检查来确定，包括言语的时间压缩（time compression of speech）、辨别的持续时间模式（duration pattern discrimination）、持续时间差异阈限（duration difference limens）和间隙察觉（gap detection）。一般认为，时间处理的缺损是导致其他与听觉处理障碍相关的可测试缺损的基础原因。

绝大多数听觉神经系统正常的个体，可以区分给予两耳的不同的声音信号，双耳两分言语信号的测试显示右耳识别言语信号的能力略优于左耳。听处理障碍，特别是胼胝体和听皮层损伤引起的听处理障碍的病人，双耳两分言语测试缺损的特征是左耳的言语分辨能力显著下降。

如前所述，听觉系统对于声音到达两耳的时间不同非常敏感，这种敏感性有助于低频声音的定位，因为声音在不同的时间点到达两耳。评价这种对时间和相位敏感性的一个方法是测试双耳从掩蔽的释放（binaural release from masking）。双耳从掩蔽释放的异常是听处理障碍和低位听觉脑干损害的征象。

另外一种双耳处理缺损是双耳间干扰。正常情况下，双耳听觉较单耳听觉有优势，这种双耳优势表现在声音强弱的判断、言语识别和诱发电位幅度的判断。然而，存在双耳间干扰时，双耳的听觉能力劣于较好耳的听觉能力，在这种情况下，如果双耳言语理解能力不对称，则双耳的言语理解能力劣于较好耳的言语理解能力，很明显，较差耳削弱了双耳的听觉能力，使其低于较好耳的听觉能力。双耳间干扰见于老年患者以及多发性硬化者。

对声音刺激的空间定位能力需要听觉系统整合来自两耳的声音，某些听觉障碍患者很难定位声源的方位。听觉神经系统障碍的患者可以表现为在声场中定位声源位置的能力缺陷。

四、听觉诱发电位

对于听处理障碍的患者，如果听处理障碍继发于低位脑干的神经系统病变，ABR 可以异常，但在多数情况下，ABR 正常。MLR 和 LLR 异常与弥散的脑功能改变继发听处理障碍有关。不过，一般的听觉诱发电位检查均正常，局部的脑地形图检查显示听处理障碍的患者有异常表现。

五、耳声发射

在听处理障碍的患者，OAE 检查或者正常，或者随听觉敏感性的下降而表现为异常。但在某些听处理障碍的患者，OAE 的对侧噪声抑制消失，OAE 的幅度不被对侧噪声抑制。

第六节　典型病例分析

一、中耳疾病

患者，女性，32 岁，渐进性双耳听力下降 4 年，伴双耳耳鸣，无耳溢液史，无耳闷，无耳毒性药物使用史。临床听力学检查结果如图 14－6－1 所示。

纯音测听显示双耳对称性中度传导性听力下降，双耳在 2 000Hz 都有轻度的骨导下降，即存在 Carhart's 切迹。声导抗测听结果显示鼓室曲线呈 As 型，声顺值降低，右耳静态声顺值为 0.1，左耳静态声顺值为 0.2，双耳各频率同侧和交叉声反射均未引出，检查结果提示中耳传音结构的劲度增加，可能与听骨链的固定有关。手术证实为耳硬化症。

二、梅尼埃病

梅尼埃病是一种特发性内耳疾病，基本病理改变为膜迷路积水，临床表现为反复发作性眩晕、波动性听力下降、耳鸣、耳堵塞感，纯音听力早期以低频听力下降为主。

病例，李某，男，27 岁，纯音听力示左侧平坦型听力下降（图 14－6－2）。

声导抗：声反射阈

频率（Hz）	500	1 000	2 000	4 000
右侧（dB）	100	100	110	－－－

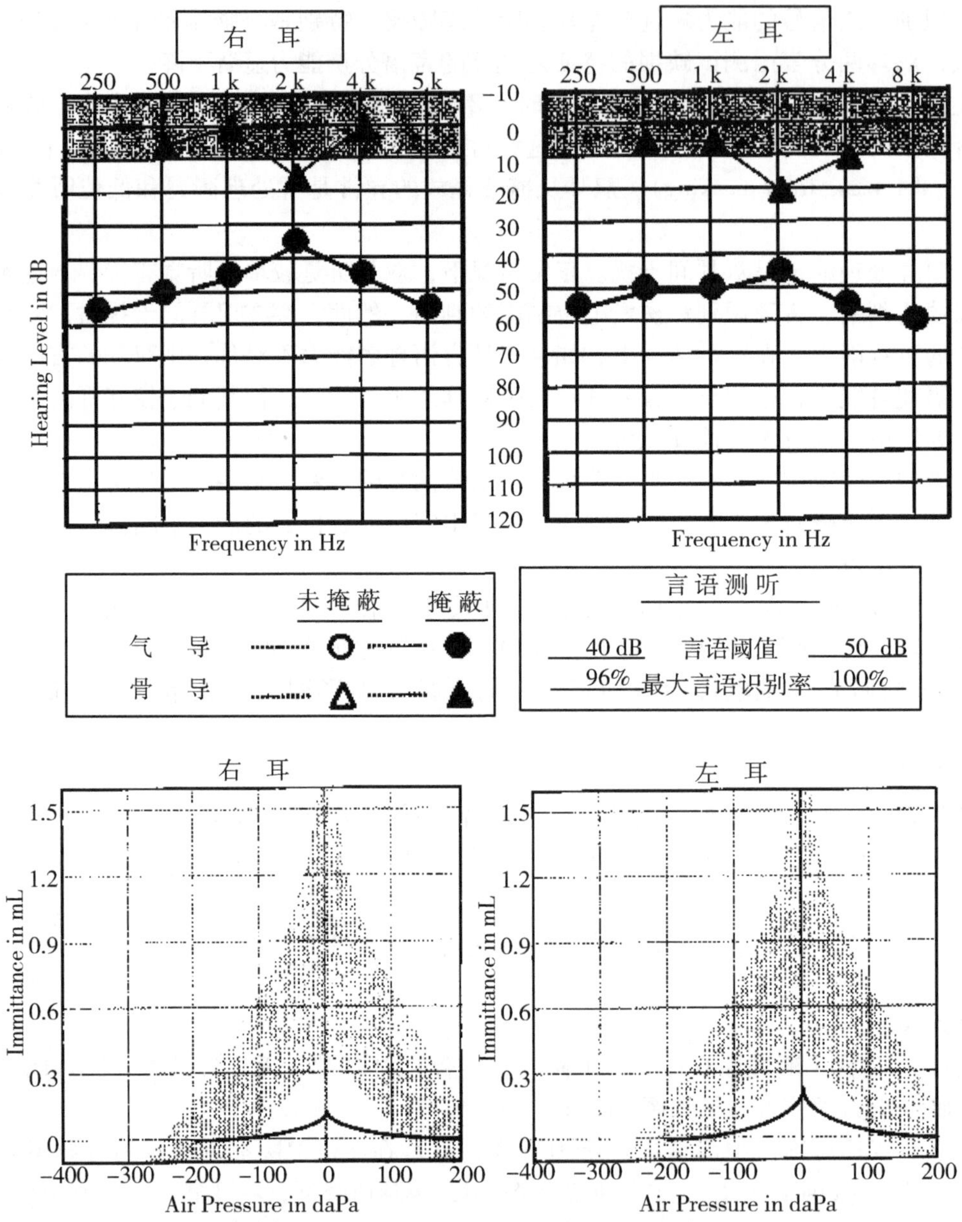

图 14-6-1 一例耳硬化症患者的听力学检查结果

纯音测听（上图）示双耳对称性中度传导性听力下降，声导抗测听结果显示鼓室曲线呈 As 型。

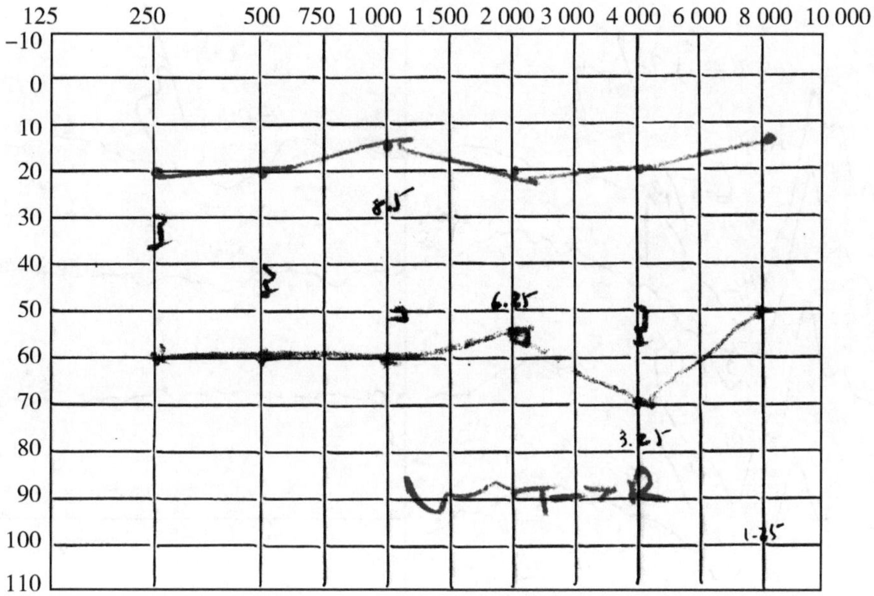

图 14－6－2　一例梅尼埃病患者纯音听力测试图

左侧（dB）110　110　100　110

左侧声反射阈与纯音听阈差值各频率均小于 60dB。ABR 双侧 ABR Ⅰ～Ⅴ间期正常（图 14－6－3）。

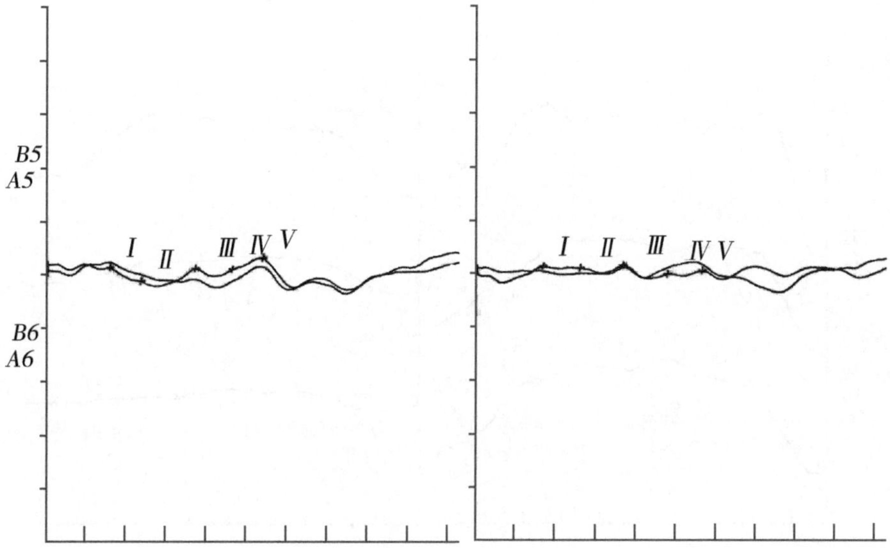

图 14－6－3　一例梅尼埃病人（与图 14－6－2 为同一病人）的听性脑干反应图

耳蜗电图：左侧－SP/AP 比值增大，比值为 0.71；梅尼埃病中耳蜗电图－SP/AP 比值增大的患者阳性率约 60%（正常比值不大于 0.4）（图 14－6－4）。

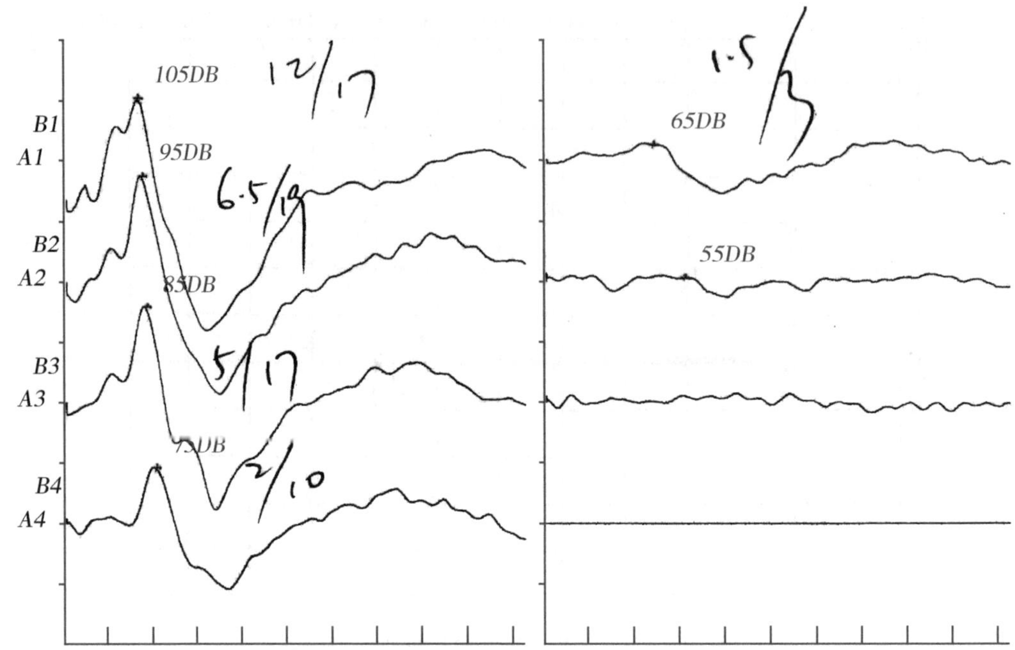

图 14－6－4　一例梅尼埃病患者的耳蜗电图

2 kHz SP 电位（图 14－6－5）。

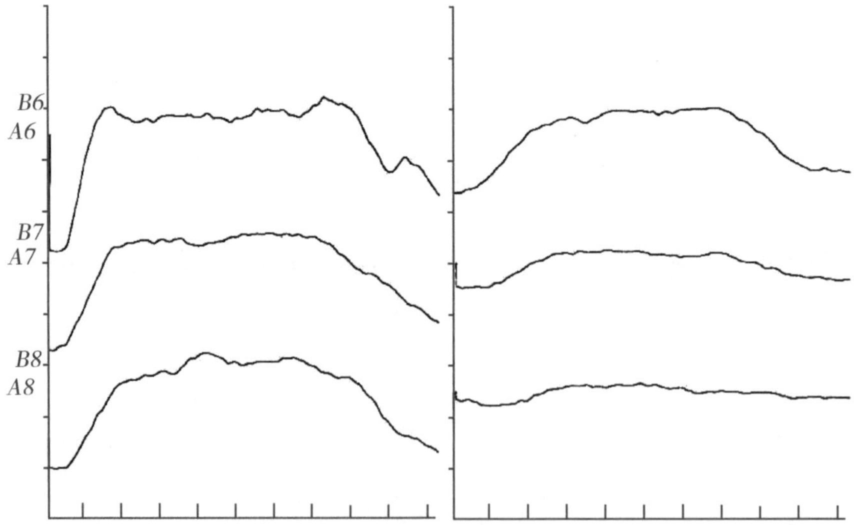

图 14－6－5　2kHz SP 电位

1kHz SP 电位（图 14－6－6）。
4kHz SP 电位（图 14－6－7）。

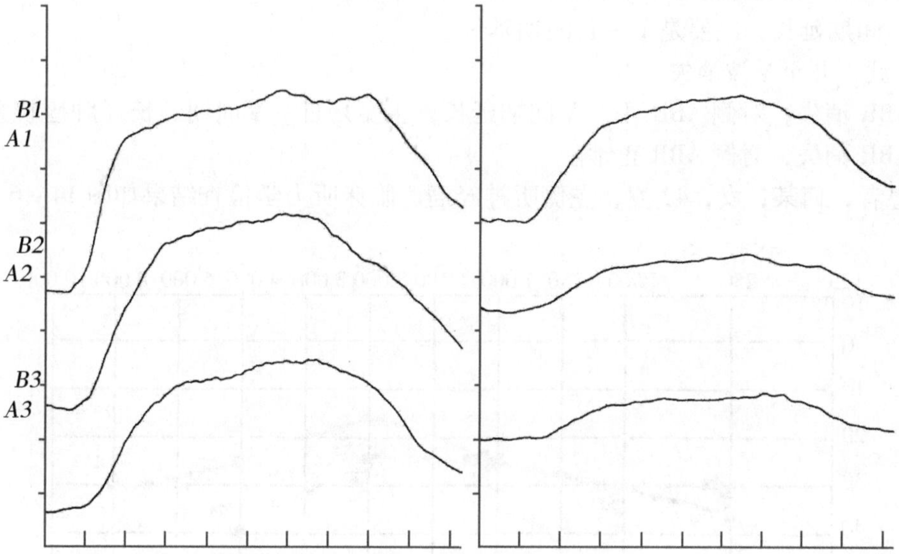

图 14-6-6 1kHz SP 电位图

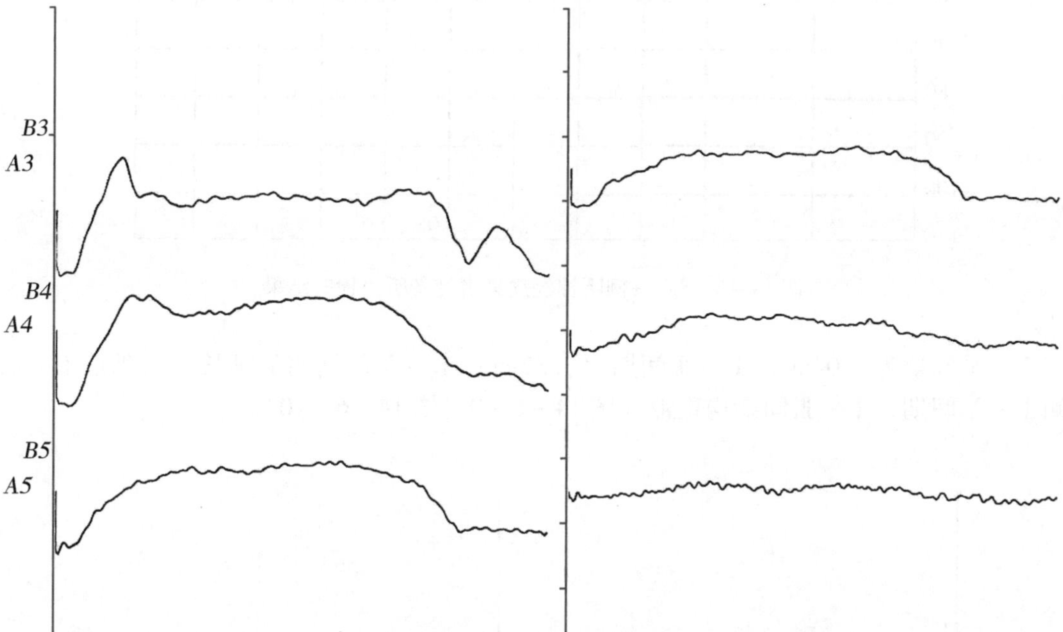

图 14-6-7 4kHz SP 电位图

三、听神经瘤

听神经瘤多数起源于前庭神经 Schwann 细胞，又称前庭神经鞘瘤，占路内肿瘤的 8%；占脑桥小脑角肿瘤的 80%；ABR 用于诊断听神经瘤具有非常高的阳性率，尤其是听力正常的听神经瘤（占 3%~7%）（假阴性率为 9%~17%）和不能行 MRI 检查的病人（如体内有金属异物），当肿瘤大于 3 cm时，ABR 的阳性率为 100%。

（一）纯音测听表现

90% 以上有不同程度的听力下降，近 70% 有耳鸣；以突聋为表现的听神经瘤比率高达 26%（Selesnick 1993），听力正常者占 3%~7%。

（二）ABR 表现

听神经瘤的 ABR 表现主要有以下几种情况：

1. Ⅰ～Ⅴ 间期延长，主要是Ⅰ～Ⅲ间期延长。
2. 只有Ⅰ波，Ⅱ至Ⅴ波消失。
3. 同侧 ABR 消失，对侧 ABR Ⅰ～Ⅴ间期延长，主要是Ⅲ～Ⅴ间期延长（肿瘤较大压迫对侧）。
4. 同侧 ABR 消失，对侧 ABR 正常。

病例 1，患者，何某，女，42 岁，左侧听神经瘤。临床听力学检查结果如图 14－6－8。

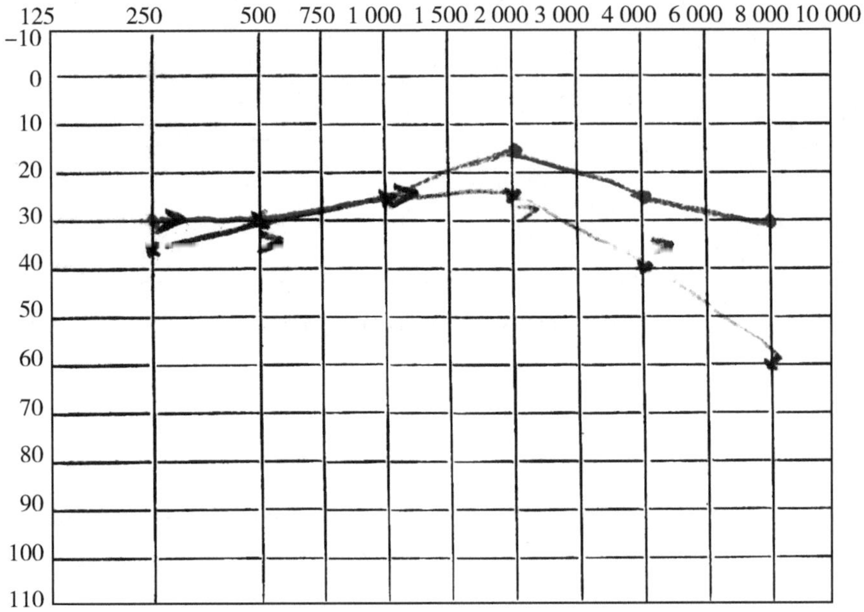

图 14－6－8 一例听神经瘤患者纯音听力检查结果

左侧Ⅰ～Ⅴ间期为 5. 04ms，Ⅰ～Ⅲ间期为 3. 32ms；Ⅰ～Ⅴ间期明显延长，主要是Ⅰ～Ⅲ间期延长。右侧Ⅰ～Ⅴ间期、Ⅰ～Ⅲ间期均正常（图 14－6－9、图 14－6－10）。

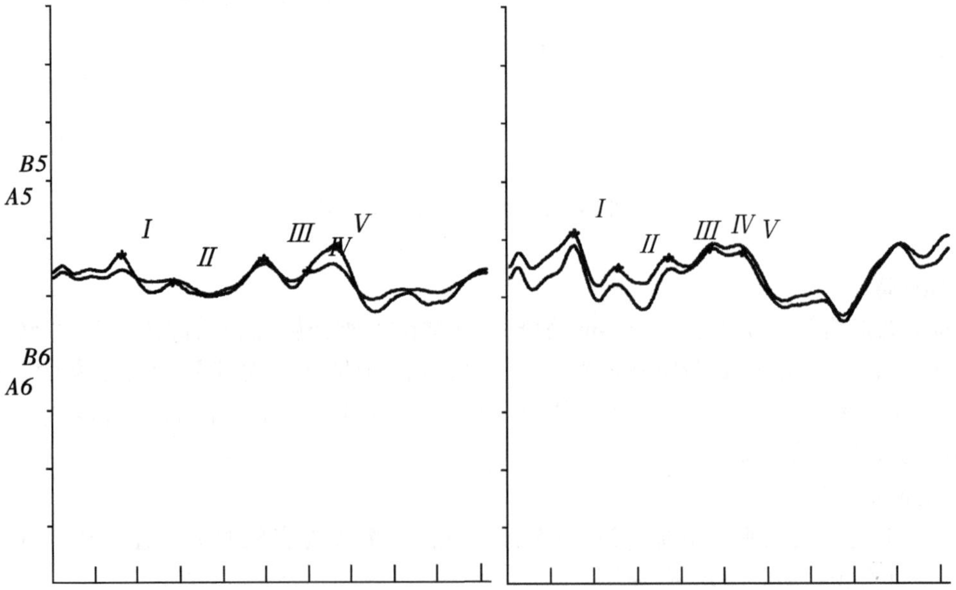

图 14－6－9 例 1 的 ABR 图

ABR

左		右	
Ⅰ	1.680	Ⅰ	1.520
Ⅱ	2.920	Ⅱ	2.520
Ⅲ	5.000	Ⅲ	3.680
Ⅳ	6.020	Ⅳ	4.660
Ⅴ	6.720	Ⅴ	5.400
Ⅰ-Ⅲ	3.320	Ⅰ-Ⅲ	2.160
Ⅰ-Ⅴ	5.040	Ⅰ-Ⅴ	3.880
Ⅲ-Ⅴ	1.720	Ⅲ-Ⅴ	1.720

mv/div	uV/div
1.000	0.62

图 14－6－10

左侧耳蜗电图（图 14－6－11）。

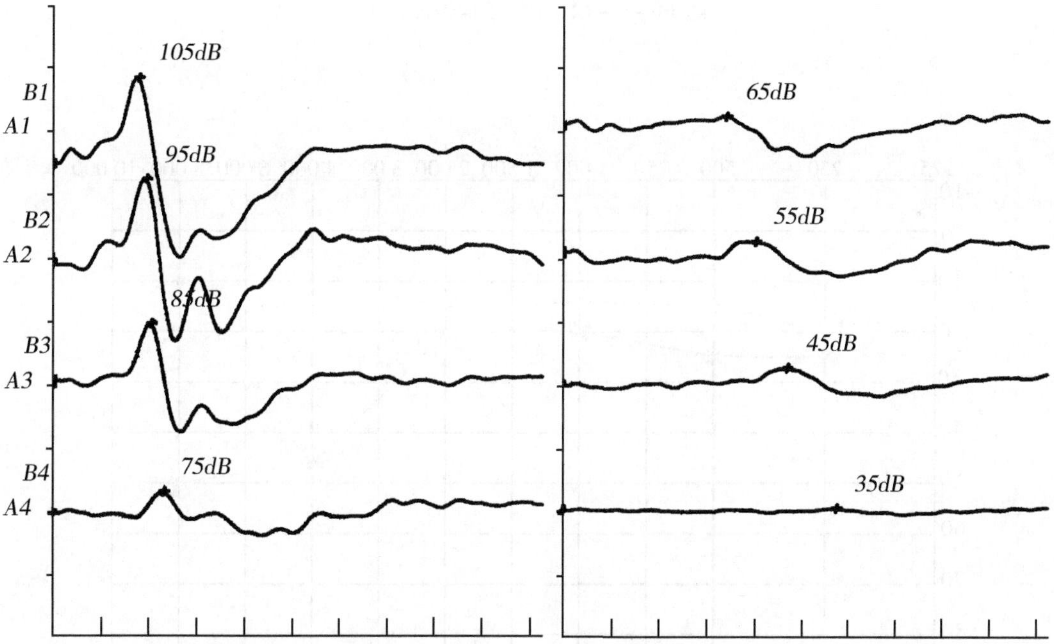

图 14－6－11　例 1 的耳蜗电图

双侧 40Hz AERP 阈值均为 25dB nHL（短声）（图 14－6－12）。

病例 2，朱某，女，45 岁，左侧听神经瘤。临床听力学检查结果如图 14－6－13。

左侧耳蜗电图（图 14－6－14）。

左侧 ABR 只引出波Ⅰ，Ⅱ～Ⅴ波消失；右侧 ABR Ⅰ～Ⅴ间期正常（图 14－6－15、图 14－6－16）。

双侧 40Hz AERP（图 14－6－17）。

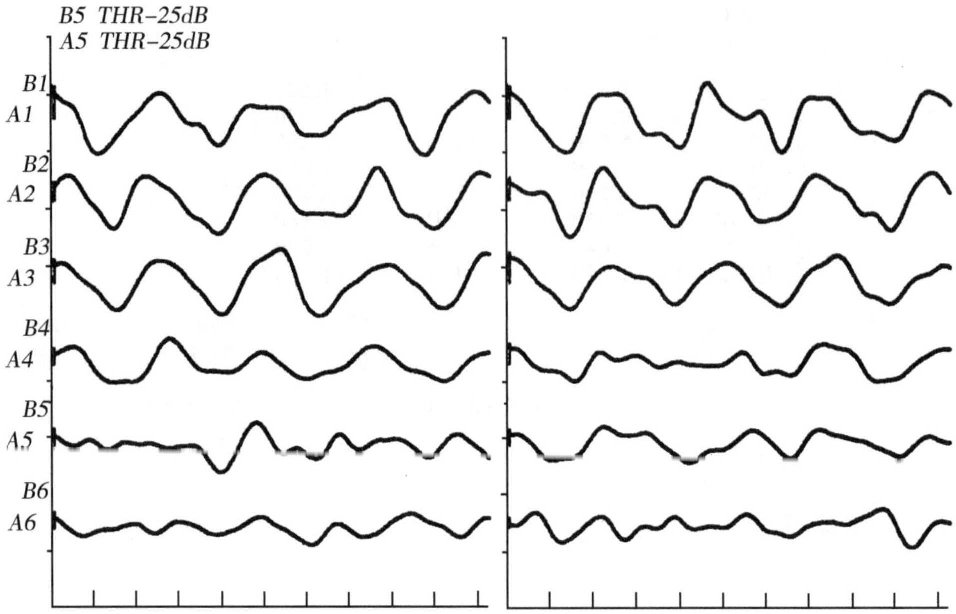

图 14-6-12　例 1 的 40Hz AERP

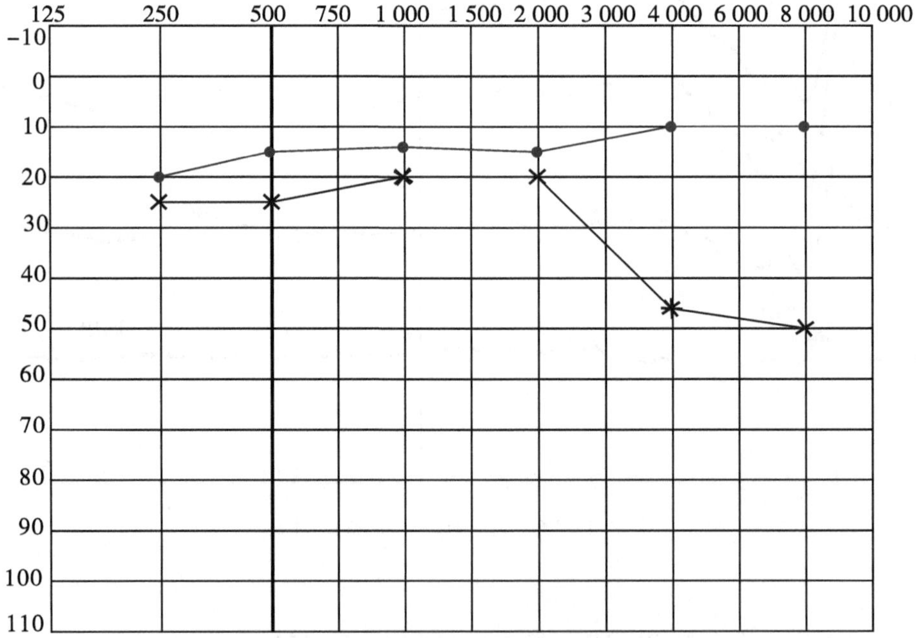

图 14-6-13　例 2 的临床听力学检查结果

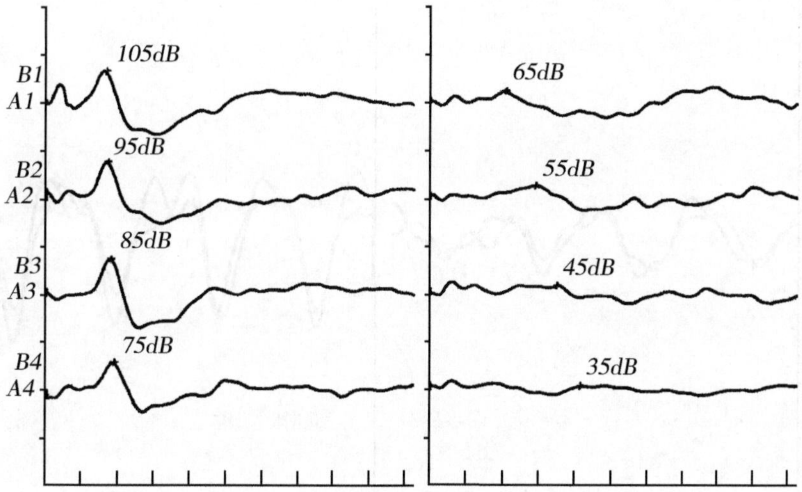

图 14－6－14　例 2 的耳蜗电图

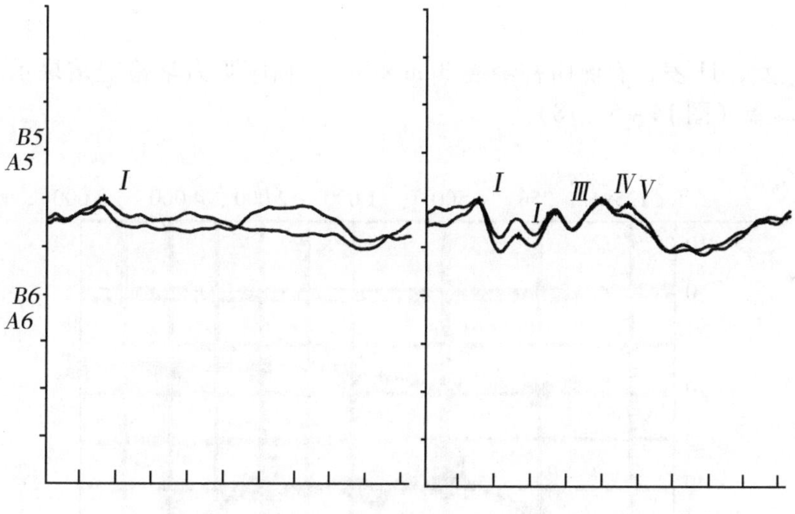

图 14－6－15　例 2 的 ABR

左		右	
Ⅰ	1.600	Ⅰ	1.380
Ⅱ		Ⅱ	2.480
Ⅲ		Ⅲ	3.540
Ⅳ		Ⅳ	4.780
Ⅴ		Ⅴ	5.540
Ⅰ－Ⅲ		Ⅰ－Ⅲ	2.160
Ⅰ－Ⅴ		Ⅰ－Ⅴ	2.000
Ⅲ－Ⅴ		Ⅲ－Ⅴ	

ms/div　1.000　　uV/idv　0.62

图 14－6－16

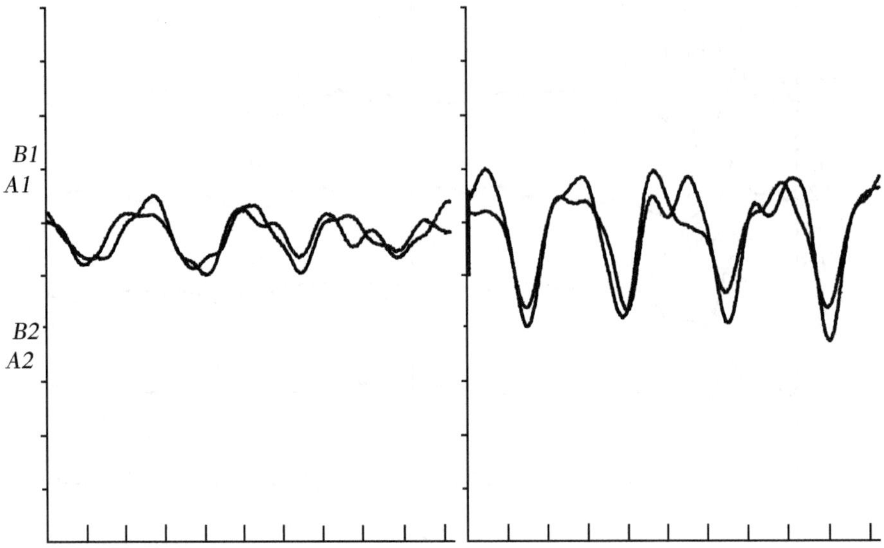

图 14-6-17　例 2 的双侧 40Hz AERP

病例 3，马某，女，41 岁，右侧听神经瘤 3cm×3cm。临床听力学检查结果示左侧听力正常，右侧中度感音神经性耳聋（图 14-6-18）。

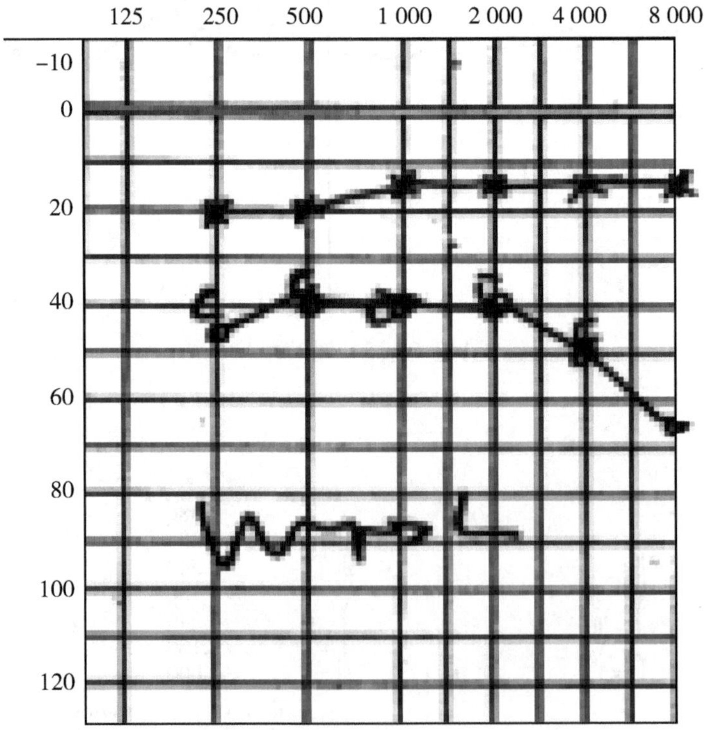

图 14-6-18　例 3 的临床听力学检查结果

右侧耳蜗电图（图 14-6-19）。

右侧 ABR 只有波Ⅰ，Ⅱ～Ⅴ波不能引出；左侧 ABR 正常（图 14-6-20）。

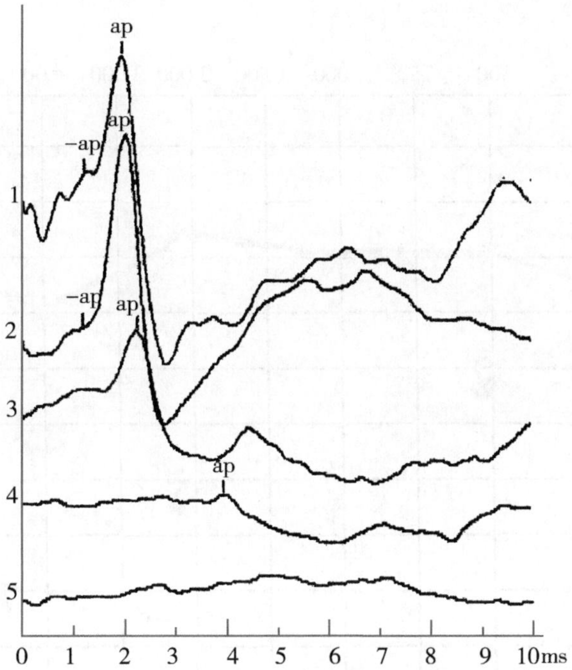

图 14－6－19　例 3 的右侧耳蜗电图

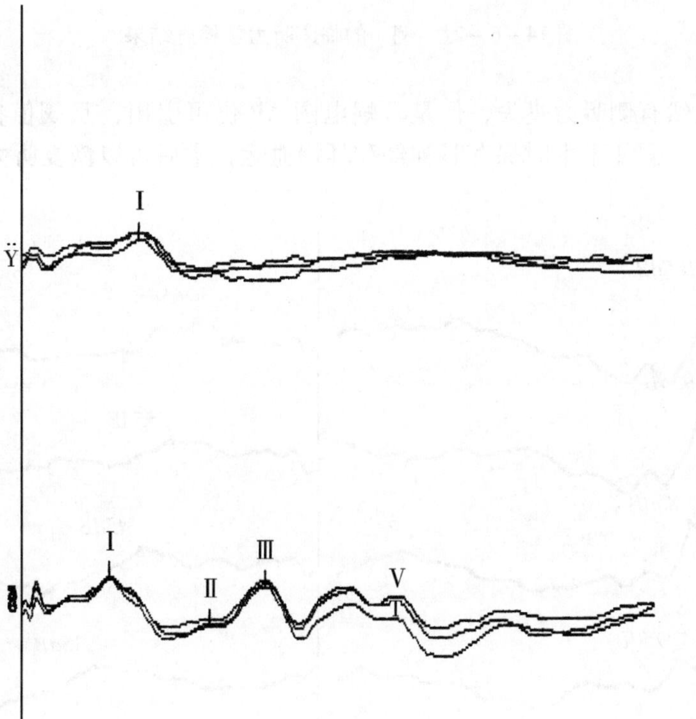

图 14－6－20　例 3 的 ABR

病例4，娇某，男，32岁，左侧听神经瘤。纯音测听示，左侧听力丧失，右侧听力正常（图14－6－21）。

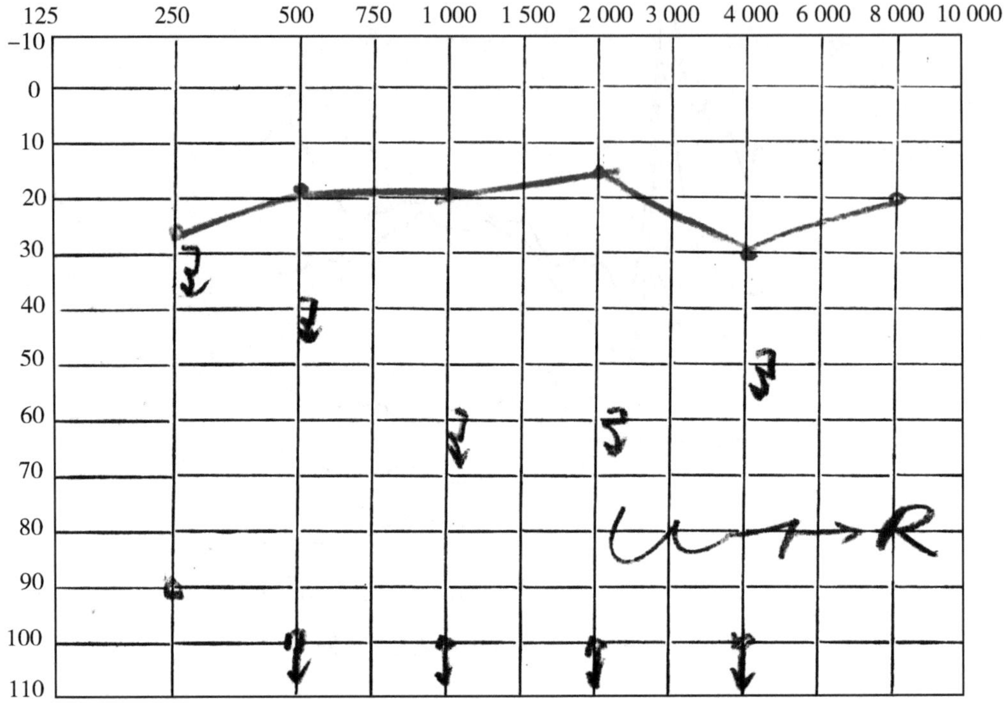

图14－6－21　例4的临床听力学检查结果

左侧耳蜗电图，虽然有侧听力丧失，但是耳蜗电图AP仍可引出，且阈值在35 dB nHL，说明该患者耳蜗功能基本正常，假如手术时保存听神经和耳蜗血运，术后可以恢复听力（图14－6－22）。

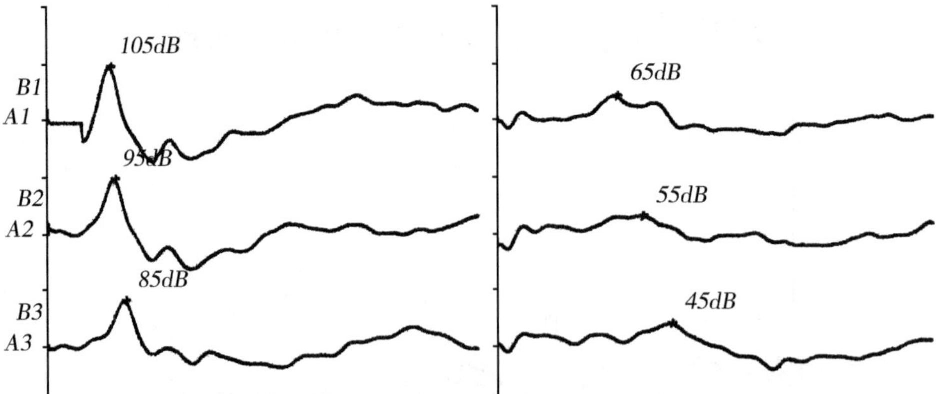

图14－6－22　例4的耳蜗电图

左侧ABR只引出波Ⅰ，Ⅱ～Ⅴ波消失；右侧ABR正常（图14－6－23）。

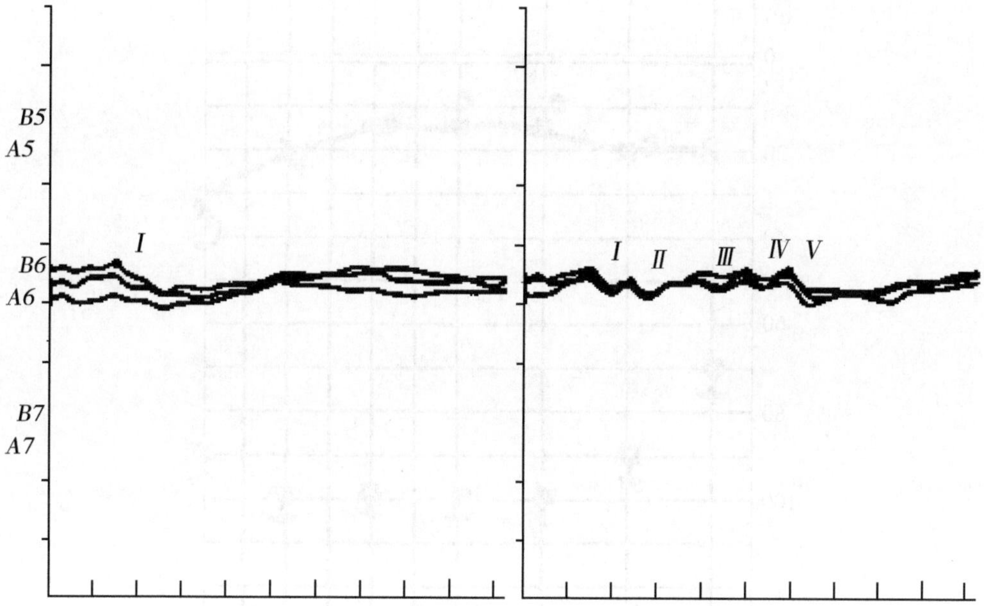

图 14-6-23　例 4 的 ABR

40Hz-AERP，左侧没有引出，右侧波形正常（图 14-6-24）。

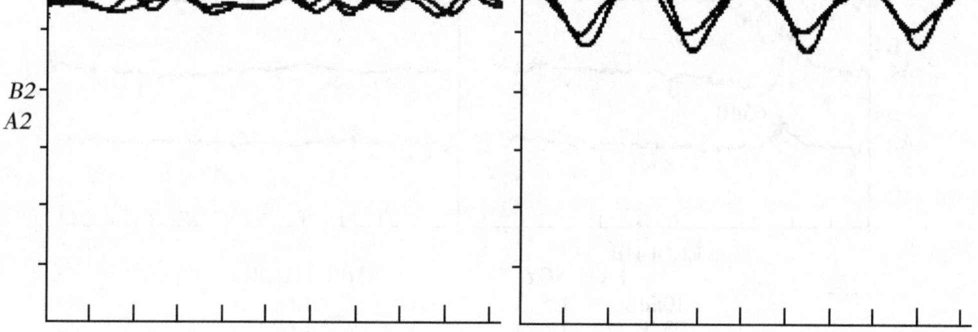

图 14-6-24　例 4 年 40Hz AERP

病例 5，曹某，女，50 岁，右侧听神经瘤，突发眩晕听力下降来医院就诊，检查纯音测听右侧全聋（图 14-6-25）。

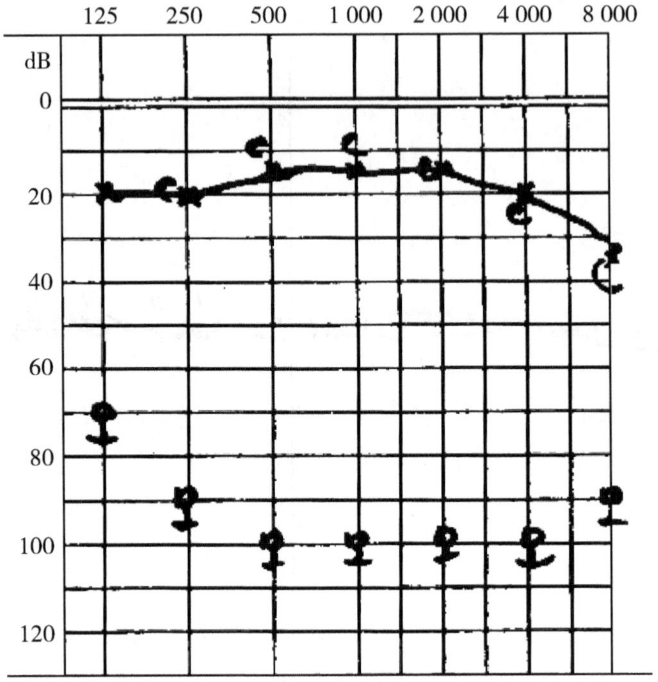

图 14-6-25　例 5 的纯音听力图

耳蜗电图：虽然右侧纯音听力显示全聋，但是右侧耳蜗电图正常，阈值为 25dB nHL（click）（图 14-6-26）。

ABR，左侧正常；右侧只引出波Ⅰ；Ⅱ～Ⅴ波消失（图 14-6-27）。

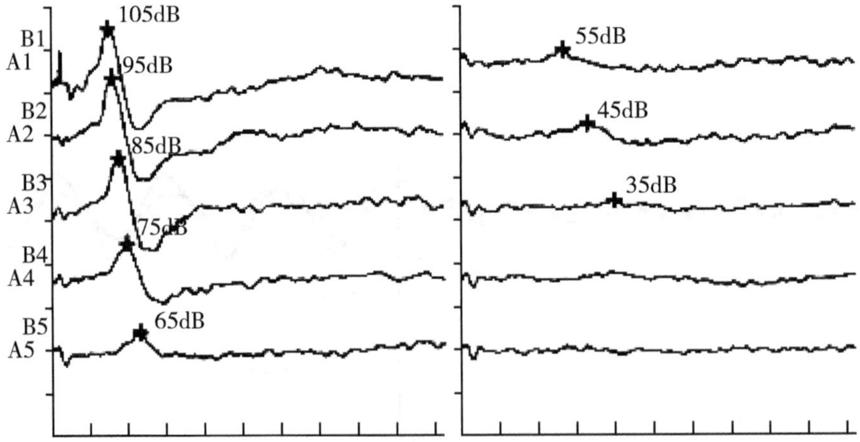

ECOCHB

	LATENCY	AMPL ITUDE
105dB	1.540	1.61
95dB	1.600	1.69
85dB	1.780	1.46
75dB	1.980	1.02
65dB	2.300	0.51
55dB	2.680	0.41
45dB	3.280	0.34
35dB	3.960	0.16

图 14-6-26　例 5 的耳蜗电图

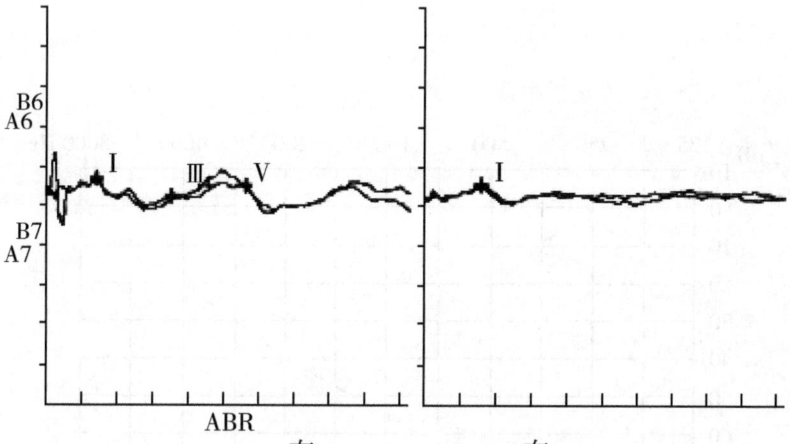

左		右	
Ⅰ	1.360	Ⅰ	1.520
Ⅱ		Ⅱ	
Ⅲ	3.480	Ⅲ	
Ⅳ		Ⅳ	
Ⅴ	5.560	Ⅴ	
Ⅰ～Ⅲ	2.120	Ⅰ～Ⅲ	
Ⅰ～Ⅴ	4.200	Ⅰ～Ⅴ	
Ⅲ～Ⅴ	2.080	Ⅲ～Ⅴ	

图 14－6－27　例 5 的 ABR

四、听神经病

听神经病是听神经受损引起的一种临床表现特殊的神经性耳聋，临床症状：主要表现为原因不明的双耳听力下降（以低频下降为多见），言语识别差，多见于青少年，也可见于婴幼儿，有的伴有其他外周神经病、遗传性疾病及遗传性耳聋家族史。

听力学表现：

1．纯音测听　多数表现为双侧对称性低频听力下降，偶可见单耳下降者，低频多表现 500Hz 以下下降。

2．言语测听　言语识别率差，与纯音听阈不成比例。

3．听性脑干反应（ABR）　多数表现为引不出反应，部分只引出波Ⅰ。

4．耳蜗电图（ECochG）　多数表现为－SP/AP 比值增大（超过 0.4），主要是因为 AP 幅度下降；CM 正常。

5．声导抗　鼓室曲线、压力正常，镫骨肌反射多数没有、部分反射阈增高。

6．耳声发射（OAE）　TEOAE、DPOAE 均正常且不被对侧噪声抑制。

7．40Hz AERP　多数能引出，但是阈值提高。

8．ASSR（多频稳态反应）　多数能引出，阈值提高、与听力曲线不符。

病例 1，患者，男，32 岁。纯音测听示，双侧对称性低频听力下降（图 14－6－28）。

ABR 双侧无反应（图 14－6－29）。

耳蜗电图，AP 幅度明显减小，SP 幅度大于 AP，－SP/AP 大于 1（图 14－6－30）。

40Hz AERP 双侧均能引出，但是阈值明显提高，双侧阈值为 90dB nHL。

双侧 DAOAE 均能引出，且无对侧噪声抑制现象（图 14－6－31）。

TEOAE 正常（图 14－9－32）。

双侧 ASSR 能引出，阈值提高，与纯音听力不符（图 14－6－33）。

病例2，患者，韩某，男，24岁，双耳听力下降3年。纯音听力示双侧对称性低频听力下降（图14－6－34）。

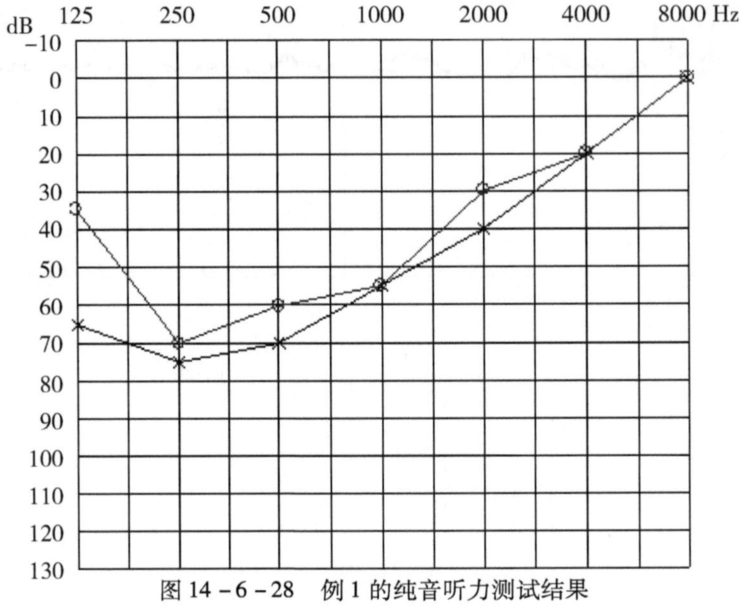

图14－6－28　例1的纯音听力测试结果

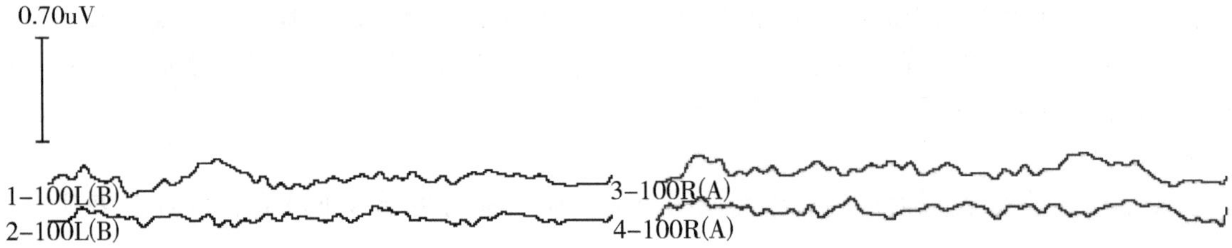

图14－6－29　例1的ABR

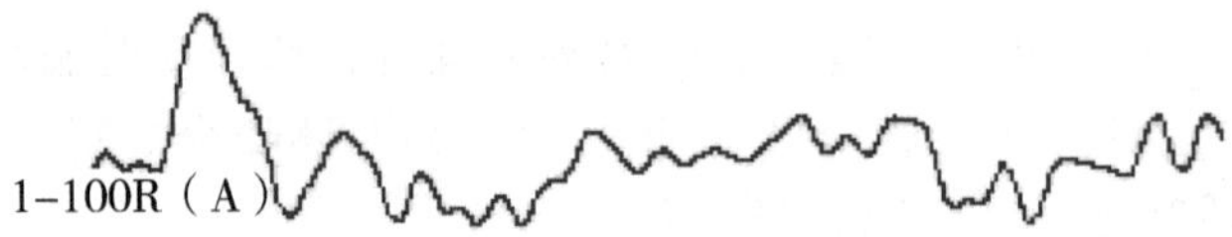

图14－6－30　例1的耳蜗电图

声导抗：声反射阈

频率（Hz）	500	1 000	2 000	4 000
右侧（dB）	110	110	110	– – –

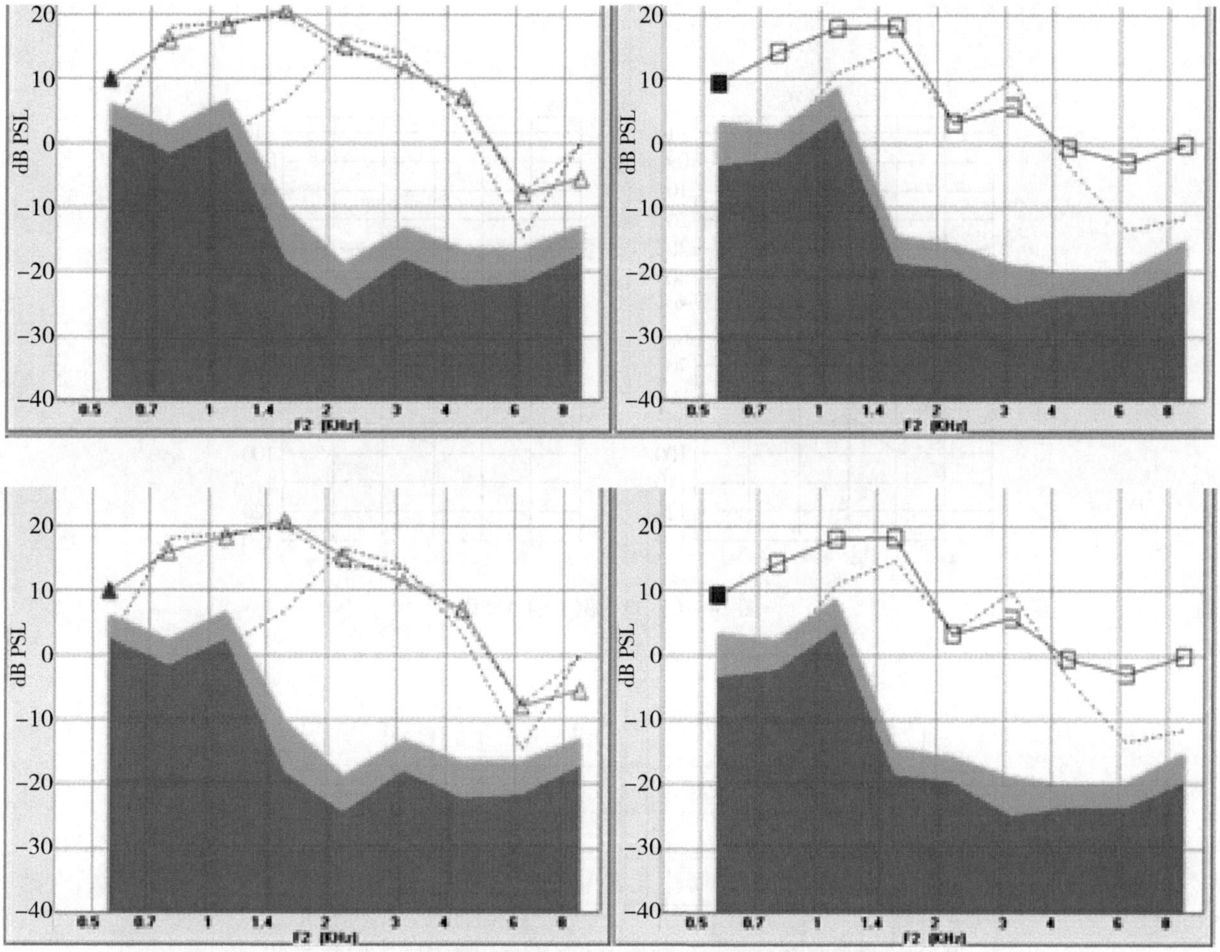

图 14－6－31　例 1 的 DAOAE

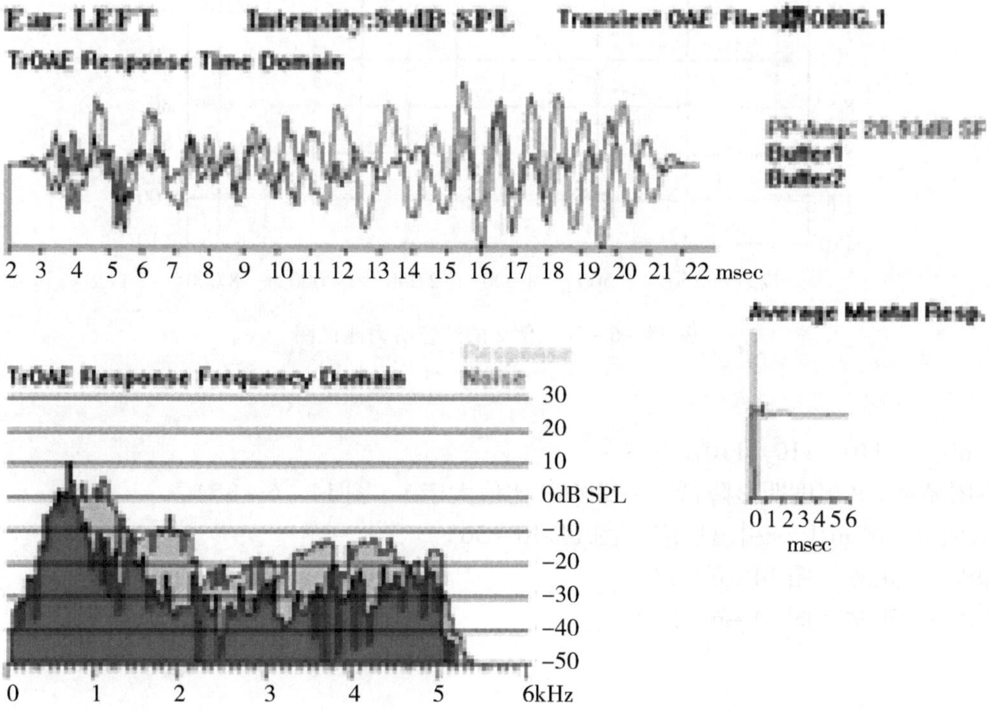

图 14－6－32　例 1 的 TEOAE

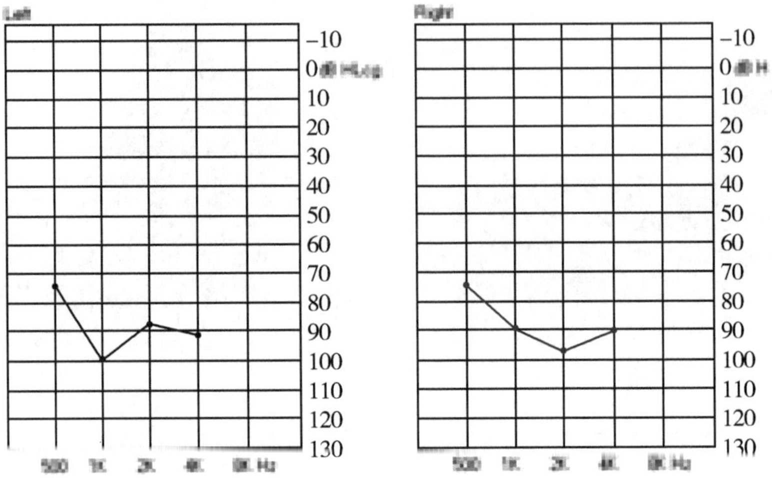

图 14－6－33　例 1 的 ASSR

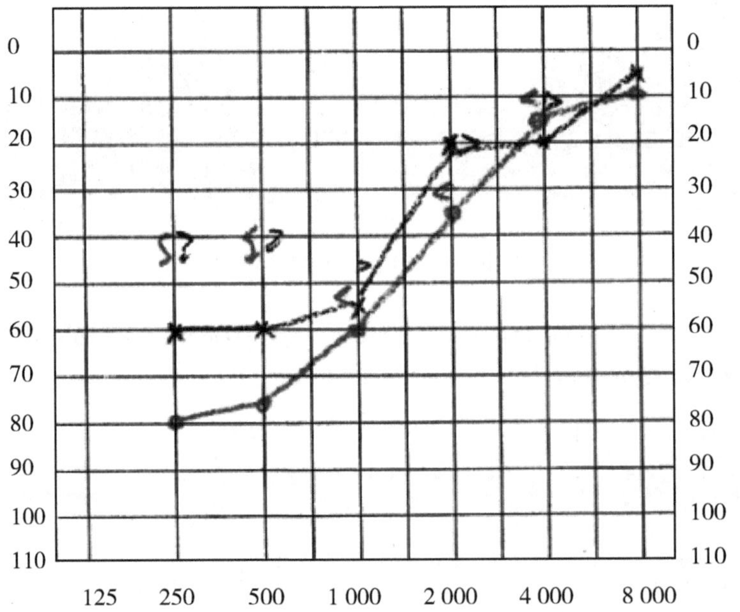

图 14－6－34　例 2 的纯音听力测试图

左侧（dB）　110　110　110　－－－

耳蜗电图显示 AP 幅度明显降低，－SP/AP 比值大于 1（图 14－6－35）。

ABR 双侧 100dB nHL 未引出反应（图 14－6－36）。

左侧 DPOAE 正常（图 14－6－37）。

右侧 DPOAE 正常（图 14－6－38）。

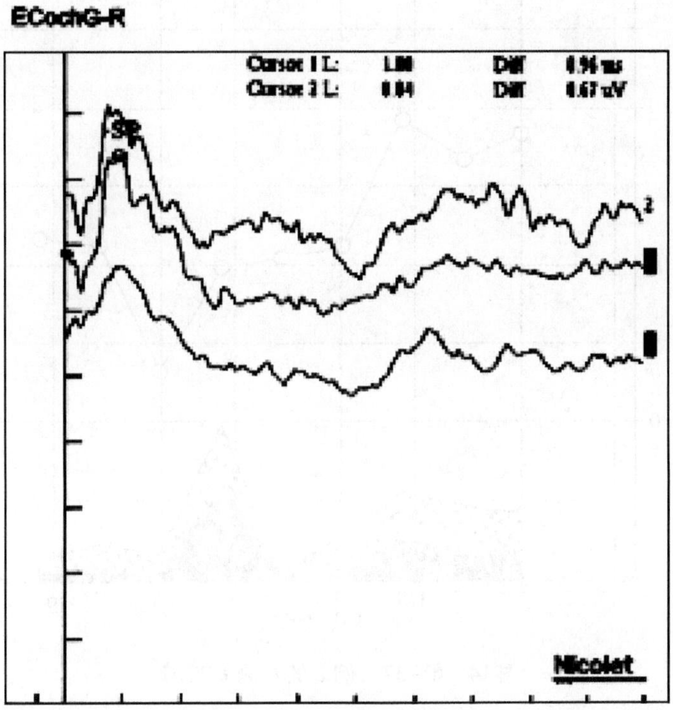

图 14－6－35　例 2 的耳蜗电图

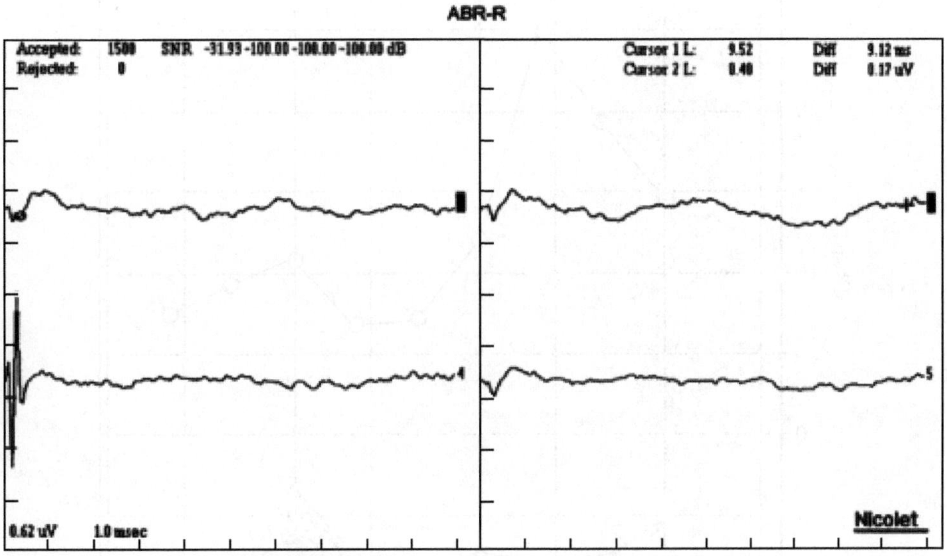

图 14－6－36　例 2 的 ABR

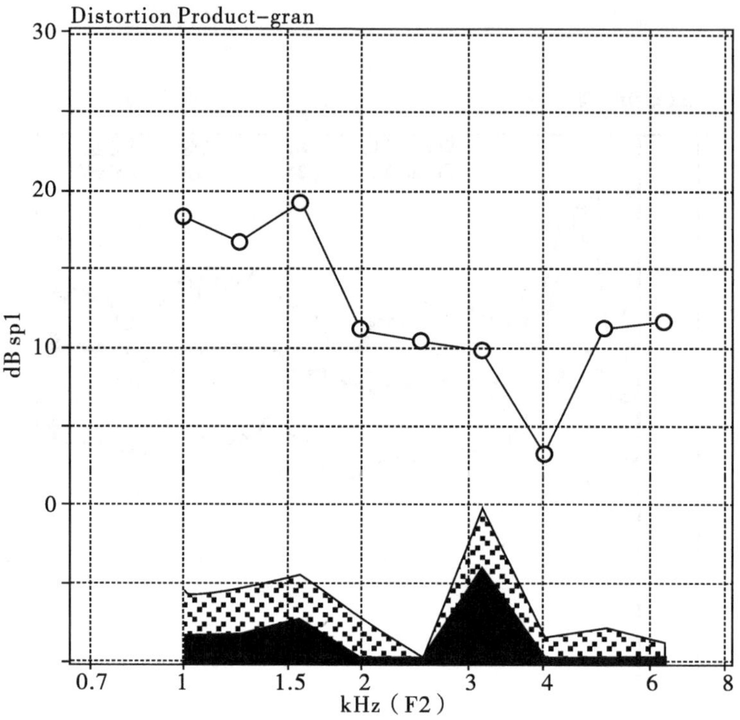

图 14－6－37　例 2 的左侧 DPOAE

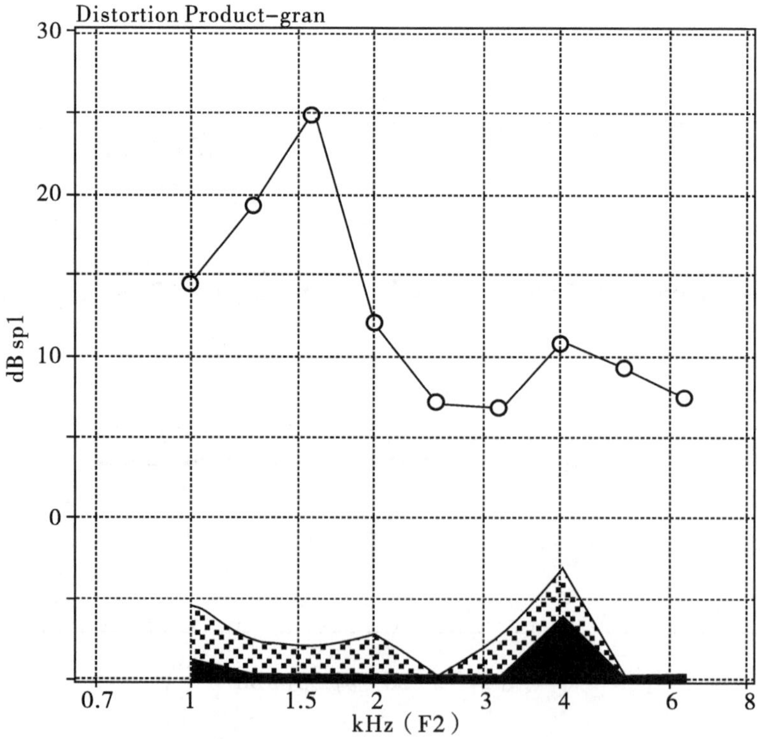

图 14－6－38　例 2 的右侧 DPOAE

临床听力诊断小结

对于前文所述耳和耳神经疾病，特别是蜗后病变的临床听力学评估，总结其要点如下：

1．第Ⅷ脑神经肿瘤的大小和位置很大程度上决定了其对听力的影响，位于内听道内的肿瘤可以严重影响患者的听力；而位于桥小脑脚的较大肿瘤有可能对听力的影响很小。

2．第Ⅷ脑神经的肿瘤对听力的影响主要在两个方面——对第Ⅷ脑神经本身的直接影响以及继发的对耳蜗功能的影响，因此，听力检查的结果可以表现为耳蜗型、蜗后型或两者混合。

3．在阻抗检查中，应结合鼓室图、镫骨肌声反射和静态声顺值的检查结果，一起评估中耳的功能，才能成为有力的诊断工具，如果单纯某一项异常，其意义往往有限。

4．镫骨肌声反射检查中，同侧和对侧声反射结果对于揭示病变的本质具有重要意义，结合ABR波形的完整性和中潜伏期反应，对于定位诊断有重要的参考价值。

5．蜗后病变行纯音测听检查时，病变越靠近外周（例如内听道肿瘤），其对听力的影响越严重，相反，病变越靠近中枢（例如脑梗塞），其对听力的影响越小。

6．对于第Ⅷ脑神经或低位脑干的病变，往往表现为同侧言语测试结果受到影响，病变越靠近外周，越有可能影响词语识别得分（word recognition scores）；病变越靠近外周，越不需要进行敏化的言语测听（sensitized speech measure）。

7．对于听觉中枢神经系统的病变，病变越靠近中枢，越有可能对同侧和对侧的言语听力测试结果同时造成影响，这类病变一般不会影响词语识别得分（word recognition scores），病变越靠近中枢，越需要进行敏化的言语测听（sensitized speech measure）以显示对言语听力的影响。

8．ABR检查有助于周围听觉传导通路上病变的诊断，但病变越靠近中枢，ABR检查结果越有可能正常。

9．如果OAE检查异常，对于蜗后病变的诊断意义不大，但是，对于感音神经性聋患者，如果OAE正常存在，则高度提示存在蜗后病变。

（韩维举　于黎明）

参考文献

1. Cacace AT, Parnes SM, Lovely TJ, et al. The disconnected ear: Phenomenological effects of a large acoustic tumor. Ear Hear, 1994, 15:287.
2. Jerger J, Hayes D. Diagnostic speech audiometry. Arch Otolaryngol, 1977, 103:216.
3. Johnson EW. Auditory test results in 500 cases of acoustic neuroma. Arch Otolaryngol, 1977, 103:152.
4. Jerger S, Jerger J. Evaluation of diagnostic audiometric tests. Audiology, 1983, 22:144.
5. Silman S, Silverman CA. Functional hearing impairment. In: Silman S, Silverman CA (eds). Auditory diagnosis: Principles and applications. San Diego: Singular Publishing Group, 1997, 137.
6. Shanks JE, Shelton C. Basic principles and clinical applications of tympanometry. Otolaryngol Clin North Am, 1991, 24:299.
7. Jerger J, Jerger S, Mauldin L. Studies in impedance audiometry. I. Normal and sensorineural ears. Arch otolaryngol, 1972, 96:513.
8. Stach BA, Jerger J, Oliver TA. Auditory evoked potential testing strategies. In: Jacobson JT (ed). Principles and applications in auditory evoked potentials. Needham Heights (MA): Allyn & Bacon, 1993, 541.
9. Margolis RH, Rieks D, Fournier EM, Levine SC. Tympanic electrocochleography for diagnosis of Meniere's disease. Arch Otolaryngol Head Neck Surg, 1995, 121:44.
10. Robinette MS. EOAE contributions in the evaluation of cochlear versus retrocochlear disorders. Semin Hear, 1999, 20:13.
11. Lustig LR, Rifkin S, Jackler RK, et al. Acoustic neuromas presenting with normal and symmetrical hearing: factors asso-

ciated with diagnosis and outcome. Am J Otol, 1998, 19:212.

12. Hurley R, Musiek FE. Effectiveness of three central auditory processing (CAP) tests in identifying cerebral lesions. J Am Acad Audiol, 1997, 8:257.
13. Kileny PR, Edwards BM, Disher MJ, et al. Hearing improvement after resection of cerebellopontine angle meningioma: case study of the preoperative role of transient otoacoustic emisions. J Am Acad Audiol, 1998, 9:1.
14. Stach BA. Audiologic Evaluation of otologic/neurotologic disease. In: Glasscock III ME, Gulya AJ (eds). Surgery of the ear. BC Decker Inc, 2002, 258.
15. Stach BA. Central auditory disorders. In: Lalwani AK, Grundfast KM (eds). Pediatric otology and neurotology. Philadelphia: Lippincott - Raven Publishers, 1998, 387.

第十五章　新生儿听力筛查

新生儿听力筛查作为保健界的一场革命自20世纪60年代兴起以来，在全世界范围内产生了深刻的影响。新生儿听力筛查作为一项系统化优生工程，在倡议之初就不断地进行着发展与完善。不同范畴不同专业的专家和社会工作者，包括耳鼻咽喉－头颈外科学、听力科学、儿科学、围生科学和妇幼保健学科学、社会科学、教育科学工作者投身到这个具有重大医学应用价值和极为深刻的社会意义的工作中。由此而产生的一系列研究成果经过反复不断的验证和完善而在快速地发展，由此而形成的在不同国情下的新生儿听力筛查诊断的运作模式、筛查规范、筛查诊断技术、筛查诊断的标准以及社会经济效益成效分析报告等成为国际学术研讨的聚焦点。1998年，欧盟在意大利米兰召开新生儿及婴幼儿听力筛查会议，首先在欧盟成员国中推广新生儿听力普遍筛查（universal newborn hearing screening，UNHS）。从此，每两年一次在意大利科莫（Como）湖畔召开的新生儿听力筛查国际会议吸引了来自全世界从事新生儿听力筛查诊断的专家学者，成为新生儿听力筛查临床实践的盛会，其内容已由“筛查”上升为“超越新生儿听力筛查－早期听力检测与干预，婴幼儿听力科学与临床实践”。由此可见，在临床听力学中正在蓬勃兴起的新生儿听力筛查为临床听力学家们提出更高的要求和挑战。

第一节　新生儿听力筛查的概念及意义

一、新生儿听力筛查的概念

新生儿听力普遍筛查（universal newborn hearing screening，UNHS）是指使用客观的生理学方法和主观测试的方法，对所有活产出生的新生儿进行听力筛选测试和对有听力障碍的新生儿和婴幼儿进行早期干预的方案。听力筛选测试是指使用客观的听觉生理测试和一些主观的听力测试方法对所有活产出生的新生儿进行听力筛查。

二、新生儿听力筛查的意义

众所周知，耳聋是导致言语交流障碍的常见疾病，是人类最大的苦难之一。全世界有2.5亿人患有中度以上的听力损失。我国第二次残疾人抽样调查（2006）的数据显示，我国有听力残疾人2 780万，其中单纯听力残疾人2 004万，占残疾人总数的24.16%，多重残疾中有听力残疾的776万，言语残疾127万。我国现有0～7岁聋儿80万人，每年还以3万名的速率递增。为降低耳聋及聋哑发生率，国际社会以美国为代表的早期听力检测和干预计划，即EHDI（early hearing detection and intervention）计划的实施，开展了对新生儿的听力筛查（最好在出院之前进行），并确认3个月内仍未通过筛查的婴幼儿是否为听力损失，从而可以进行早期干预以预防言语障碍的发生。随着EHDI计划的开展和实施，先天性听力损失患儿确诊的平均年龄从24～30月龄提前到了2～3月龄，这是人类关注耳聋、干预聋哑发生的重大进步。目前，美国的各州均已推行了EHDI计划项目，该项目至少在39个州强制执行，约93%的新生儿接受了听力筛查。该项目不仅可以使筛查中未通过而后确诊的患儿获益于早期的干预，同时，还将为研究遗传和环境因素在听力损失中的致病作用提供有价值的流行病学资料，为听力损失在不同种族的变异研究提供依据。

我们知道，正常的听力是进行语言学习的前提。听力正常的婴儿一般在4～9个月，最迟不超过11个月咿呀学语，这是语言发育的重要阶段性标志。而严重听力障碍的儿童由于缺乏语言刺激和环境，不能在11个月前进入咿呀学语期，在语言发育最重要和关键的2～3岁内不能建立正常的语言学习，最终重者导致聋哑，轻者导致语言和言语障碍、社会适应能力低下、注意力缺陷和学习困难等心理行为问题。如果能在新生儿期或婴儿早期及时发现听力障碍的儿童，可通过声放大技术等方法重建其语言刺激环境，使语言发育不受或少受损害。由此可见，早期发现听力障碍在预防聋哑和语言发育障碍中具有举足轻重的作用。但是，用传统的高危家庭登录管理的方法只能发现约 50% 的先天性听力障碍儿童；通过常规体检和父母识别几乎不能在 1 岁内发现听力障碍患儿。惟有新生儿听力筛查才是早期发现听力障碍的有效方法，最终实现使先天性听力障碍儿童聋而不哑的目标。

随着 EHDI 计划项目的推广和实施，逐渐认识和发现先天性听力损失的发病原因是随着时代和人群的改变而变化的。以前，胚胎期风疹病毒感染等环境因素造成的听力损失在自然界很流行，除风疹病毒感染外，其他可以导致听力损失的环境因素包括：早产、出生前及出生后感染、头部外伤、蛛网膜下出血和药物的耳毒性等等也是非常重要的因素。目前，在南美洲，获得性免疫缺陷综合征相关的听觉疾病（包括感音神经性和传导性听力损失）仍然风靡流行。在印度，先天性风疹病毒感染导致的听力损失在出生缺陷性疾病中高居榜首。在发达国家，遗传因素导致的听力损失在儿童听力损失患者中高达 60% 以上。

在我国，2000 年政府以中华人民共和国母婴保健法的形式肯定了进行新生儿听力筛查的意义和必要性，在全国范围内广泛开展了新生儿的听力筛查。然而，随着新生儿听力筛查工作的广泛开展和临床经验的积累，逐渐发现在新生儿听力筛查中存在着局限或缺陷，即并不是所有的听力损失均会在出生后立即表现出来。某些情况，诸如巨细胞病毒感染、Pendred 综合征、非综合征型常染色体显性遗传性听力损失、隐性遗传的前庭导水管扩大以及线粒体 12SrRNA 基因 1555G 和 1494T 突变等均可导致出生时不表现听力损失，出生后出现迟发性听力损失。即便是缝隙连接蛋白致聋的病例，虽然最早认识的是该基因突变与先天性重度听力损失相关，在不同种族中约 18% ~ 50% 的先天性听力损失患者携带 GJB2 突变。然而近年来的报道发现有些族群有一定比例的轻度听力损失患者，少数有进行性的听力损失的变化，可以表现为先天性聋、非先天性的语前聋、语后聋和迟发的听力下降，其发病年龄从 6 ~ 8 个月 ~ 20 岁。有些新生儿通过了标准的新生儿听力筛查，但随后出现 GJB2 突变导致的迟发性听力损失。因此，“超越新生儿听力筛查——早期听力检测与干预，婴幼儿听力科学与临床实践”的理念使我们感到新生儿听力筛查过程中正在面临着筛查理论的更新和技术进步的挑战与机遇。

第二节　新生儿听力普遍筛查的国内外发展概况

新生儿听力筛查经历了 40 余年的风风雨雨，目前已经在世界范围内产生了巨大的影响。回顾历史，可以清楚地看到随着科学技术的进步以及理念的更新为人类健康所带来的收益与帮助。人们很早就认识到出生时未知的听力损失会给言语和语言能力的发育，学业和社会情感发展带来不利的影响。在过去，幼儿中度到重度的听力损失往往在新生儿期过后才能被诊断；而更常见的是轻度的或者单侧听力损失的患儿在学龄期才能被诊断。

1964 年，Marion Downs 等首先提出小儿听力筛选这一概念，应用唤醒（arousal）反应对所有新生儿进行听行为筛选。1970 年，美国成立了婴儿听力联合委员会（Joint Committee of Infant Hearing, JCIH），专门讨论新生儿听力检查事项并发表声明：呼吁要尽早地确认有听力损失的婴儿；加强对筛查影响因素（如刺激、反应模式、环境、婴儿状态及观察者行为等）的研究；强调为确认筛查结果，必须随访。当时因技术和经验不成熟，不鼓励除研究目的以外的常规筛查。1972 年，美国婴儿听力联合委员会列举了 5 条高危因素，认为有高危因素的婴儿应在最初的 2 个月做听力学评估，高危因素包括：①遗传性儿童听力障碍家族史；②风疹或其他病毒宫内感染；③耳鼻咽喉部的畸形，尤其是合并其他综合征的畸形；④出生体重 < 1 500g；⑤血清胆红素达到胆红素脑病水平者。随着时间推移，另外一些高危因素被列入进去，修改后的适用于 0 ~ 24 个月高危因素包括：①一种需要住进新生儿重

症监护病房（NICU）48 小时或更长的疾病状态；②与已知合并感音神经性和（或）传导性听力损失综合征相关的病症或其他发现；③拥有儿童永久性感音神经听力损失的家族史；④颅面部畸形，包括耳郭和外耳道的形态异常；⑤孕母宫内感染如巨细胞病毒，疱疹病毒，弓形虫，风疹病毒等；⑥双亲或监护者对婴儿听力、言语、语言和（或）发育延迟表示忧虑；⑦与感音神经性耳聋相关的生后感染包括细菌性脑膜炎；⑧新生儿期的危险指标，特别是高胆红素血症，其血胆红素水平超过换血要求，与机械给氧有关的新生儿持续性肺压过高以及需要外膜给氧的状态；⑨与进行性听力损伤相关的综合征，如神经纤维瘤病，骨质硬化病和 Usher's 综合征；⑩神经退行性变如 Hunter 综合征或感觉运动神经病如 Friedrieich's 综合征运动失调和 Charot - Marie - Tooth 综合征；⑪头颅外伤；⑫反复或持续性渗出性中耳炎至少发病 3 个月。婴幼儿听力联合会指出，具有以上这些进行性或迟发性听力损失高危指标之一的婴幼儿，他（她）们即使已经通过听力筛查，尚应在 3 周岁前，每 6 个月接受一次听力学监测，还建议新生儿听力筛查应在其出院前进行，最迟不晚于 3 个月，并推荐听性脑干诱发电位（auditory brainstem response，ABR）为主要检测工具。

20 世纪 80 年代后期，当时的美国军医外科主任 Koop 博士鼓励将听力损失的诊断作为一门新技术收录到《Healthy People 2000》一书的国家标准之中。1988 年，妇幼保健局（MCHB），美国健康资源和服务管理部的一个部门，在罗得岛，犹他州和夏威夷提供专项资金进行试点，探讨在出院之前对全州的新生儿进行听力损失筛查计划的可行性。国立卫生研究院通过国家耳聋与其他交流障碍性疾病研究所（NIDCD）在 1993 年发布了《婴幼儿听力障碍的早期诊断》的声明，提出所有适龄儿都要接受听力筛查，同时强调全面的干预和处理的必要性，成为新生儿听力筛查由高危因素登记向全面普查转变的里程碑。同时该报告还具体提出了对听力障碍患儿的早期确诊和干预措施，基本确立了新生儿听力筛查的原则和标准。明确指出：高危因素登记的方法显示被检测的范围小，50% 有听力损失的婴儿会漏诊，且诊断出听力损失的平均年龄在 2 ~ 2. 15 岁，已经偏迟。因此，提出所有婴儿在其出生后 3 个月内都要进行听力筛查，即听力的普遍筛查。推荐耳声发射和听性脑干诱发电位作为筛查方法。公报还指出：听力普查不能代替定期的听力监测，全面的干预和处理不可缺少。JCIH 在 1994 年的现状陈述中认同了对婴儿进行全面听力损失检测的目标，并鼓励继续研究和发展以完善听力损失诊断和干预的方法。随后，美国儿科学会（AAP）在 1999 年提出建议案建议对新生儿进行听力筛查和干预。2000 年，JCIH 引进筛查新技术，并赞成通过 EHDI 整合各学科系统对所有婴儿进行全面筛查。《Healthy People 2010》一书中的目标包括这样一个内容："提高出生一个月内新生儿中接受听力筛查、出生 3 个月内进行听力学评估以及出生 6 个月内接受恰当干预服务的儿童的比例。随后几年的新生儿听力筛查大幅度提高"。在国立卫生研究院发表声明时，全美国只有 11 所医院筛查了超过 90% 在医院出生的婴儿。在 2000 年，通过众议院议员 Jim Walsh（R - NY）的支持，美国国会授权健康资源和服务管理部（HRSA）完善新生儿听力筛查和随访服务，授权疾病控制和预防中心（CDC）开发数据和查询系统，授权 NIDCD 支持 EHDI 方面的研究。到 2005 年，各州均进行了新生儿听力筛查项目，在美国大约有 95% 的新生儿在出院之前接受了听力筛查。美国国会建立各联邦机构之间共同合作，提倡各组织为州 EHDI 系统的完善提供便利和帮助。

遍及美国的 EHDI 项目不仅体现在新生儿听力普遍筛查（UNHS）的可行性，而且充分体现出早期听力检测和干预的优点。越来越多的文献中指出，如果对耳聋或者听力障碍的新生儿在出生六个月之前进行听力检测和干预，这些婴儿的表现在学校相关测试（词汇，发音，理解能力，社会适应性和日常行为）中提高了 20 到 40 个百分点。然而，仍然存在重大的挑战。虽然美国有大约 95% 的新生儿接受了听力筛查，但是大约有一半未通过最初筛查的新生儿未随访以确定是否存在听力损失和（或）接受合适的早期干预服务。各州 EHDI 协调员报告了系列问题，包括不能在 EHDI 实施过程的各个时期以易于理解的方式与家庭进行信息沟通，缺乏完整状态的数据管理和跟踪系统，缺少对新生儿初筛未通过者进行随访的机构和及具有专业知识和经验的人员。目前的数据表明有相当一部分需要接受进一步评估的儿童没有接受适当的随访评估。但是这一情况正在改善，EHDI 项目已经把注意力集中到加强随访和干预上来。

1998 年 5 月，欧洲联盟在米兰召开的科莫新生儿听力筛查会议也接受新生儿听力普查的观点，欧洲耳鼻咽喉科协会、儿科协会、聋儿康复协会联合发表声明，对新生儿听力筛查的时机、方法、监测及干预措施均提出了详细的指南。1998 年，《新生儿听力普查》专著出版，该书详细介绍了新生儿听力普查的方法、工具、随访和评估等内容。1999 年，美国儿科学会发表题为《新生儿和幼儿听力损失：检查和干预》的报告，进一步论证了新生儿听力普查的必要性和可行性；提出实施新生儿听力普查计划（universal new born hearing screening program，UNHSP）。2000 年，美国 JCIH 在《早期听力检测干预的原则和指导方针》的形势报告中确定了新生儿听力普遍筛查（universal newborn hearing screening，UNHS）的内涵。2007 年，JCIH 又出版了“2007 美国早期听力检测与干预项目的原则和指南现状报告”，重申了 2000 年以来 JCIH 陈述中更新的重点部分包括听力损失的定义、听力筛查和复筛方案的选择、诊断听力学评估的方法的个性化处理、医学诊断及咨询、早期干预、保育室的监测和筛查、交流和信息机构建设等。这些最新的研究报告和现状陈述，使新生儿听力筛查更加完善化和整体化，更加有据可依。

我国 1994 年颁布、1995 年 6 月 1 日起正式施行的《中华人民共和国母婴保健法》，提出要在全国逐步开展新生儿筛查。1998 年北京市耳鼻咽喉科学研究所和南京医科大学第一附属医院等单位在国内首先开展了新生儿听力筛查工作。2001 年，卫生部在《关于开展第 2 次全国爱耳日宣传教育活动的通知》中明确提出了“开展新生儿听力筛查，早发现、早干预”的口号，指出实施早期干预工作对于防聋治聋的积极意义。2002 年 8 月，卫生部基层卫生与妇幼保健司颁发了《新生儿疾病筛查管理办法（草案）》。2002 年 9 月，中华医学会牵头，在杭州召开了首届新生儿听力筛查学术研讨会。2002 年 10 月，在北京召开了 21 世纪中美妇幼保健与遗传学研讨会，会上重点讨论了如何开展产前诊断以及新生儿筛查的问题。我国目前开展的新生儿疾病筛查项目有苯丙酮尿症（phenylketonuria，PKU）和先天性甲状腺功能低下（congenital hypothyroidism，CH）。而新生儿听力损失（即听力下降或听功能障碍）属于较常见的出生缺陷，国外报道其发病率为 1‰～3‰，国内不完全统计资料亦表明其具有较高的发病率。由此可见，对发病率远远高于苯丙酮尿症（PKU）和先天性甲状腺功能低下（CH）的听力损失新生儿进行筛查显得更为紧迫和重要。2003 年 4 月，北京市耳鼻咽喉科研究所主编了国内第一部《新生儿及婴幼儿听力筛查》专著。2003 年 12 月，北京市卫生局正式颁发《北京市 0～6 岁儿童听力筛查、诊断管理办法》。2004 年 12 月，卫生部向全国颁布［2004］439 号文件，正式将“新生儿听力筛查技术规范”纳入到《新生儿疾病筛查技术规范》。全国多个省市已经制定了新生儿听力筛查相关法律法规，在有条件的省、市、自治区和县、地区得到了较为广泛的开展。

第三节　新生儿听力筛查的组织实施及法律保障

一、新生儿听力筛查的目标

（一）新生儿听力筛查的总体目标

早期发现有听力障碍的儿童，并给予及时的干预，使其语言发育和其他精神发育不受影响。

（二）新生儿听力筛查的具体目标

1．所有新生儿都应接受听力筛查　在医院出生的平产新生儿应在出生后、在产房内完成听力筛查程序；在医院出生的非平产、需要进行重症监护的新生儿，也应在出院前完成听力筛查；在其他场所出生（包括家庭出生）的新生儿，也要在生后 1 个月内由相关听力筛查中心进行筛查。

2．所有未通过听力筛查者，要在 3 个月内开始相应的听力学和其他医学评估，以明确诊断。明确为永久性听力损失者，要在 6 个月内接受干预。

3．对具有听力障碍和（或）语言发育障碍的危险因素的，即使通过听力筛查，仍然需要长期连续的随访。对怀疑迟发性、进行性、波动性听力障碍，以及听觉神经传导障碍或（和）脑干听觉通路功能异常者，也需要进行长期连续的随访。

4．在筛查直至干预的全过程中，儿童及家庭的权益应该通过知情同意的方式得到保障。筛查和诊断的结果与其他有关医疗信息一样，是儿童的私密性资料，应该予以保护。

二、如何开展新生儿听力筛查

开展新生儿听力筛查涉及宣教工作、知情同意、法律保障、筛查策略、筛查模式和干预手段等各个环节，是一项系统的优生工程。宣教工作中包括宣传母婴保健法及有关新生儿筛查的法律法规。承担助产工作的医疗单位应对入院前后或出院前后的新生儿家长提供新生儿听力筛查的相关知识，包括：新生儿听力筛查的目的、筛查的过程以及听力障碍的后果；为什么每个活产新生儿出院前都要进行筛查；经历新生儿听力筛查的全过程后将是什么结果。进行健康教育，使新生儿家长获得健康知识且自觉地接受新生儿听力筛查，筛查的依从性即筛查对象参加初查、复查的比例。听力筛查工作顺利开展与新生儿家长的支持和配合是分不开的，临床实践及统计显示，健康教育越早，内容越丰富、越生动，筛查的依从性越好，复查率就高，漏筛率就低；反之依从性就差。

进行新生儿听力筛查是有法律依据的。中华人民共和国母婴保健法规定：国家发展母婴保健事业，提供必要条件和物质帮助，使母亲和婴儿获得医疗保健服务。医疗保健机构逐步开展新生儿疾病筛查。1999 年，我国卫生部、中残联等 10 个部委在确定全国“爱耳日”的通知中，明确要求“把新生儿听力筛查纳入妇幼保健的常规检查项目，做到早期发现、早期干预”。卫生部确定和公布全国新生儿疾病筛查技术服务项目参考目录，卫生部疾病筛查管理办法明确规定，先天性甲状腺功能低下、苯丙酮尿症及听力障碍为新生儿疾病筛查病种。因此，新生儿听力筛查不是某个省市、某个单位的独立行为，而是依照相关法律和法规开展的工作。有条件的地区应积极开展普遍性新生儿听力筛查；在卫生资源等各方面条件尚不具备的地区，应根据当地情况至少进行听力障碍高危儿的筛查。

新生儿听力筛查在西方国家立法较早，美国的科罗拉多州、康涅狄格州、马萨诸塞州及密西西比州在 1997 年已通过了相关法律，到现在已有 39 个州以法律的形式确定了新生儿听力筛查的法律地位。我国 10 年前已开展了一些新生儿听力筛查的工作，随着耳声发射等技术在筛查中的应用，局部的广泛筛查在开展。这些均为我国的立法及执法奠定了基础。

开展新生儿听力筛查包括如下几个方面的工作：

1．进行健康教育，告之家长新生儿听力筛查是母婴保健法中规定的内容，接受筛查是每个家长应尽的职责。

2．使每个家长对听力筛查的意义有较详细的了解。

3．告知新生儿听力筛查的管理流程，使家长了解，并给予配合。

4．告知家长筛查的特点及可能出现的问题。

5．要求每个家长在知情同意书上签字，如果家长拒绝筛查则不予筛查，同时必须请家长在相关文件上签字，拒绝签字时则需通知上级机关，并予备案。

6．建立一个由政府及卫生行政部门牵头的，由产科、新生儿科、耳鼻咽喉科、听力、卫生统计、特殊教育、康复专家、社会工作者及聋儿家长代表参加的多学科、多方面联合工作委员会，以固定的时间、形式向不同背景的群体提供社会、法律、技术支持及信息反馈，促进新生儿听力筛查的正常实施。

三、听力筛查中的知情同意

知情同意（informed consent），即患者有权利知晓自己的病情，并可以对医务人员所采取的防治措施决定取舍。新生儿听力筛查工作是在新生儿家长充分理解和自愿的原则下进行的，是一种符合国际标准的行为。

知情同意书包含如下方面的内容：

1．告之家长新生儿听力筛查是母婴保健法中规定内容，接受筛查是每个家长应尽的职责。

2．出院后如进行进一步的检测以完成筛查过程（复筛），医院应向家长提供书面文件以提示复筛的意义及重要性，以及时间和地点。如婴儿复筛未通过，医院应向家长提供第二张书面文件，告之筛查结果，并请家长带婴儿按转诊程序到指定诊断中心进一步诊断。

3. 使家长了解听力障碍高危新生儿及婴儿的定义，让家长知道高危儿的进一步检测、随访及治疗程序，并使家长掌握家庭化婴儿评估的可实施方法。

4. 筛查的特点　筛查通过仅意味此次筛查未发现异常，还有出现迟发性听力损失的可能，有害因素依然存在，因此，听力监测是应该持续不断的。

5. 要求每个家长在知情同意书上签字。

下面是解放军总医院儿童听力诊断中心的新生儿普遍听力筛查知情同意书：

新生儿普遍听力筛查知情同意书

1. 我知道新生儿听力普遍筛查是《中华人民共和国母婴保健法》规定的内容，也是卫生部规定的新生儿筛查项目。

2. 我知道我国有听力语言障碍的残疾人 2 057 万，其中 7 岁以下聋儿 80 多万。如按每年出生 1 900 万人口计算，我国每年新增 3 万 ~4 万听力障碍儿童，新生儿听力筛查可以使先天性听力障碍儿早期发现、早期诊断、早期治疗。

3. 我了解目前采用的耳声发射及（或）自动听性脑干诱发电位技术客观、快捷、敏感、无创，是目前开展筛查的最佳选择；但限于目前的客观技术因素，任何筛查都会存在一定的假阳性和假阴性。

4. 我知道初次的筛查结果将用“通过”和“未通过”来表达，初筛“通过”的新生儿说明其当前听功能基本正常，但其中并不能排除孩子在以后的成长过程中会有进行性或突发性听力下降疾病的隐患；而“未通过”的新生儿（婴幼儿）也不能说明一定有听力障碍，需要进入筛查流程进行诊断及随访。

5. 我了解新生儿听力筛查的程序为生后 48 ~72 小时在出院前在医院内由听力筛查技术人员到产科为新生儿进行初筛，初筛未通过的新生儿需在生后 42 天内复筛，未通过复筛的婴儿需在 3 个月龄内到听力诊断中心进一步检查。

6. 我知道新生儿（婴幼儿）不论筛查结果如何，筛查人员都会进行跟踪随访（请参阅流程图），并留下联系电话便于跟踪随访。

新生儿监护人：________同意孩子在医院进行听力筛查，与孩子关系__________________。

新生儿监护人：________不同意孩子在医院进行听力筛查，与孩子关系__________________。

新生儿监护人联系电话：________________________　______年____月____日

听力筛查人员：________________________　______年____月____日

科室：________________________门诊号：______住院号：______听力筛查编号：__________

第四节　新生儿听力筛查的策略

新生儿听力筛查有听力普遍筛查（universal newborn hearing screening，UNHS）和目标人群筛查（targeted screening，TS）两种策略。我国在现阶段推荐的策略首先是普遍筛查；在尚不具备普遍筛查条件的单位，也可采用目标人群筛查，将具有听力损伤高危因素的新生儿及时转到有条件的单位筛查。

一、普遍筛查策略

通过近 10 年的实践和推广，大量资料不仅证明了 UHNS 策略的可行性、有效性和可靠性，而且报道了早期（特别是在 6 月龄内）开始干预的听力损失儿，在 5 年的干预中他们的语言发育与其认知能力一致。所以，普遍筛查策略已为国际社会公认。根据听力损失程度对婴幼儿发育的影响、现有技术条件、有效干预的可行性及健康筛查原则等因素的综合考虑，现行 UHNS 确定的目标性听损失（targeted hearing loss）指的是：永久性双耳或单耳，感音性或传导性，在语频范围（0.5 ~4kHz）内平均听力损失等于或大于 30 ~40dB。大宗的研究已经证实，在此范围内的听力损失对儿童的交往、认知、行为、情感发育、学习和将来的就业，均有重大影响，必须及早识别和处理，使这种负面影响降到最低。要识别出所有具有目标性听损失的婴幼儿，并及时启动干预和跟踪随访程序。因此，要做好 UHNS，必须贯彻以下原则。

1．普遍筛查　正常的产房和 NICU 的所有新生儿都应在出院前接受使用生理学测试方法的听力筛查。对未通过出院前“初筛”者，应在出生后 42 天前（NICU 的婴幼儿可酌情稍延）进行“复筛”。在开展此工作的 6 个月内，最低初筛率为 95%，以后递增。对“初筛”未通过者，最低随访率为 95%，最低“复筛”率为 70%。

2．3 个月内接受诊断　对所有未通过“复筛”的婴幼儿，应在 3 个月内开始相应的医学和听力学评价，争取尽早明确诊断。开展此工作的 1 年内，由筛查转入诊断程序的最高转诊率为 4%，以后应递减。

3．6 个月内接受干预　凡符合针对性听力损失诊断的婴儿，应在 6 月龄内接受多项跨学科的干预服务。干预应建立在家庭经济能力、家长知情选择、文化、传统和信仰的基础上。一个具有家庭特色的聋儿康复计划应在接受转诊后的 45 天内启动。助听器应在确诊为明确的听力损失后 1 个月内选配和使用。对佩戴助听器的婴幼儿，应连续进行听力学监测，其间隔以不超过 3 个月较好。对接受早期干预的听力损失婴幼儿，应每 6 个月进行交往能力的评估。家长和康复工作者至少每 6 个月检查一次康复计划。专家至少每年 1 次对个体化方案进行评估和必要的修正。

4．跟踪和随访　凡已通过筛查，但具有听力损失和（或）言语发育迟缓高危因素的婴幼儿，都要接受医学、听力学和交往技能的跟踪和随访。另外，具有迟发性、进行性或波动性听损伤相关指标的婴幼儿，以及听神经和（或）脑干传导障碍（如听神经病 auditory neuropathy，AN）的婴幼儿亦应跟踪和随访。

5．权益保障　应贯彻知情选择原则，充分保障儿童和家庭的权益，注意保护隐私。

6．数据库和信息系统　应有规范的数据库和完善的信息系统。应有定期的统计、分析报告，便于管理和监督。

7．质量控制　首先抓好培训工作，尽可能熟练掌握每一环节的要求和技能，减少工作差错。在实践中发现问题后应及时进行再培训。通过信息系统和实地考察相结合的办法，评估各项质控指标，论证其在具体工作中是否遵从法律、法规和规范，保障成本效益，发扬社会效益。

8．多学科结合　新生儿听力普遍筛查是一项系统工程，包括筛查、诊断、干预、跟踪和质量评估 5 个环节。全过程贯穿多学科结合，家长知情同意，儿童权益保障和信息统计服务等原则，社会性和技术性都很强。

9．一个地区在开展此工作之前，必须要有政府干预。要建立一个由卫生行政牵头的，由产科、儿科、耳鼻咽喉科、听力、卫生统计、特殊教育和康复专家、残联组织的代表及聋儿代表参加的联合工作组。

10．根据本地实际情况，制定工作计划和进行分工合作。由于筛查、诊断、跟踪和一部分干预工作均在医院和儿保所进行，卫生行政应起主要的组织、领导和监督作用。

11．特殊教育和康复干预在聋儿康复中心进行，残联在这方面发挥重要作用。产科病房是新生儿听力普遍筛查的第一线，绝大多数“初筛”和“复筛”工作都是由产科病房的护师（士）完成的，所以加强对她们的培训特别重要。

12．产妇围生期的资料对听力损失的诊断有重要价值，而加强围生期的保健又能降低新生儿听力损失的患病率，故产科医师应积极参与。儿科医师可以确定哪些新生儿属于高危听力损失，以便重点监测和跟踪、随访。

13．有 30% ~49% 听力损失的婴幼儿伴有其他疾病，此时，儿科诊断就更加重要。此外，跟踪和随访的工作也大多由“儿童保健专业人员”来进行。

14．由于我国的听力学在历史上一直属于耳鼻咽喉科的范围，所以耳鼻咽喉科医师应当认识到参与此工作是历史的重任和社会的需要，必须在努力学习的基础上，义不容辞的主动承担起更多的责任。开展 UNHS 的最终目的是使聋儿及时得到康复，回归主流社会。所以，康复工作者的素养和水平是最终的决定因素。

二、目标人群筛查策略

自 1972 年美国婴幼儿听力联合委员会（Jiont Committee on Infant Hearing，JCIH）列出 5 条高危听力损失因素后，历经补充，到 1990 年已增到 18 条。符合高危听力损失因素条件的新生儿约占全部新生儿的 9%。由于目标人群小，较易实施筛查，费用也较低，所以该策略在历史上发挥了作用。但其最大的缺点在于：虽然高危因素的范围不断扩充，可仍有 50% 重度到极重度听力损失的新生儿因不属于筛查对象而漏诊。另外，即使在美国，用目标人群筛查策略诊断听力损失的平均年龄在 2～2.5 岁，显然对康复不利。有鉴于此，JCIH 在 1994 年和 2000 年的报告中已不再推荐此策略用于筛查，仅认为对无法开展 UNHS 的地区可能还有作用。现在，高危因素主要不用于筛查，而是作为需要进行连续听力学和医学监测的指标。但结合我国目前的情况，在尚不具备普遍筛查条件的单位，仍可采用目标人群筛查策略，将具有下列听力损失高危因素之一的新生儿及时转到上级单位筛查。

这些高危因素可归纳为：①颅面部畸形或耳鼻咽喉畸形，如耳郭畸形、外耳道异常或低位、唇腭裂等；②出生时体重低于 1 500g；③血清胆红素 >20 mg/100 ml；④长期监护或在 NICU 48 小时及以上者；⑤有感音神经性和（或）传导性听力损失相关综合征的症状或体征者；⑥有儿童期永久性感音神经性听力损失的家族史者；⑦呼吸窘迫综合征；⑧晶状体后纤维组织形成；⑨窒息；⑩神经变性疾病；⑪染色体异常；⑫缺乏出生前监护；⑬孕母高危因素：包括孕母宫内感染，如巨细胞病毒、疱疹病毒、弓形虫和风疹病毒感染等；⑭母亲滥用药物和酒精；⑮母亲糖尿病；⑯母亲多次生育；⑰胎粪吸入；⑱晶状体后纤维组织形成。

三、新生儿听力筛查的模式

新生儿听力普遍筛查的模式受到许多因素的影响，如当地的社会经济条件、文化程度、专业人员的素质和技术水平、母婴住院时间、新生儿状态（正常或高危）以及设定的目标性听力损失的标准等。新生儿听力普遍筛查始终体现质量改进的概念，随着影响因素的变化和科技的发展，模式也会不断更新。根据我国当前的国情，以医院为基础，采用耳声发射（OAE）和自动听性脑干反应（AABR）相结合作为一线筛查的模式为宜。

耳声发射可反映耳蜗外毛细胞的功能状态。耳声发射筛查“通过”（pass），表示外周听力在刺激频率范围内正常。但耳声发射受到外耳道和中耳的影响较大，由此可出现假阳性。此外，在有些情况下，如听神经病等，耳蜗外毛细胞可正常，而内毛细胞和（或）蜗后异常，则不能被耳声发射的检查发现，可造成假阴性。自动听性脑干反应测试反映耳蜗、听神经和脑干听觉径路的功能，较耳声发射有信息范围广和可以初步量化听力损失的优点；且受外耳道和中耳的影响较小，在排除了中耳和耳蜗（外毛细胞）病变后，对诊断听神经病和神经传导障碍特别有意义。所以，自动听性脑干反应测试是耳声发射筛查的很好补充，彼此具有互补性。两者结合是一对听力筛查的好伙伴，两者结合，是现行筛查技术的合适选择。

鉴于绝大多数新生儿的听力损失是蜗性的，所以在普通产科病房里首先用耳声发射筛查，对“未通过”（refer）的新生儿在 29 天或 42 天用耳声发射以及自动听性脑干反应测试复筛，以减少新生儿期由外耳道和中耳影响造成的假阳性。对 NICU 的新生儿，不但听力损失的患病率要较普通病房高得多，更重要的是诸如听神经病等神经传导障碍疾病大多集中在此，所以首先用自动听性脑干反应筛查，以避免假阴性。对“未通过”（显示 refer）的新生儿，在 42 天用耳声发射筛查和自动听性脑干反应复筛并进入诊断流程。

四、听力筛查的流程

UNHS 需始终体现连续流程（continuous process）的概念，筛查、诊断、干预、跟踪随访和质量评估环环紧扣，形成一个系统工程。

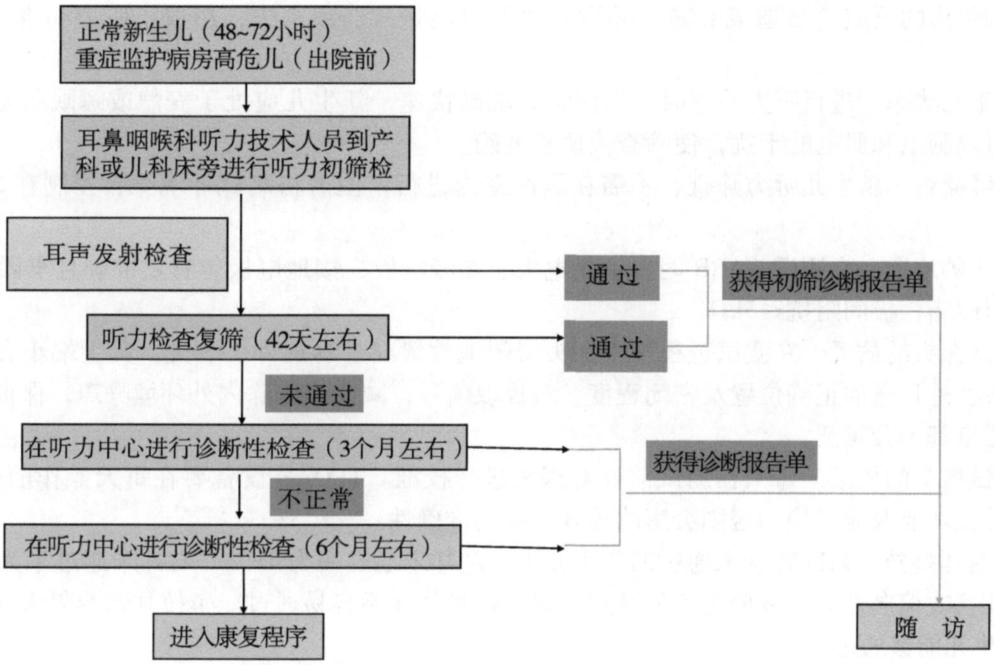

五、听力筛查的跟踪与随访

随着新生儿普遍听力筛查工作的开展，对听力筛查阳性新生儿和婴幼儿的确诊工作凸现其重要性，它是新生儿普遍听力筛查整个工作系统中极为关键的一环，起到承上启下的作用。因此，确立完善的听力评估、跟踪和随访的标准及体系，是促进新生儿听力筛查工作顺利开展的关键，也是摆在耳鼻咽喉头颈外科及其相关学科医师面前的一项崭新的任务。开展新生儿听力普遍筛查是要尽最大努力，采用现代的和可用于筛查的办法，筛查出听力损失的新生儿。目前 OAE 和 AABR 各有优缺点，即使两者联合使用，仍有假阴性的可能。

（一）导致假阴性的可能因素

1. 目标性听力损失（targeted hearing loss）　锁定在语频范围（0.5 ~ 4kHz）内平均听力损失等于或大于 30dB。若平均听力损失小于 30dB，则不能筛出。

2. 新生儿在两种测试频率中均包含有一种或多种频率的正常听力，则两种筛查技术都可能显示“通过”，而事实上，他可能有分离型低频（1kHz 以下）或高频（2kHz 以上）听力损失。

3. 有些听觉障碍性疾病（如听神经病）单用 OAE 是查不出来的。国内外报道听神经病的发病年龄主要在两个年龄段：3 岁以前的婴幼儿，10 ~ 20 岁的青少年。国外 Maddend 等分析过去 8 年听力减退儿童的病例，发现听神经病（22 例）占听力减退小儿的 5.1%。国内研究亦提示本病在听力减退儿童具有较高的发病率。现虽推荐联合应用，极大提高了该病的检出率，但不能保证仍有些潜在的、尚不为我们认识的听觉障碍性疾病被疏漏。

4. 20% ~ 30% 的婴幼儿听力损失是迟发的、进行性的或波动性的。他们在新生儿期的听力筛查可以为“通过”。使用同一技术过多重复测试会增大假阴性的可能。因此，广泛地讲：所有婴幼儿，不论其听力筛查结果如何，都应接受与其年龄相应的听行为和交往技能发育水平的跟踪性监测，当出现任何怀疑时，均要及时接受听力学的系统评估。

（二）导致假阳性的可能因素

1. 新生儿发育不良　早产儿和低体重儿听力传导和神经系统发育可能不成熟，住院期间听力筛查未通过属暂时性，随身体各器官的发育，42 天复查时听力筛查通过率明显提高。

2. 外耳和中耳因素　新生儿期耳道和中耳腔可能有羊水、胎脂、胎性残积物滞留。它们对传入的刺激声和传出的反应信号造成衰减，导致耳声发射能量减弱或消失，造成了听力筛查“未通过”的假象。

3. 新生儿状态　进行听力筛查时，为使结果准确快速，新生儿应处于安静或睡眠状态，全身松弛，可以排除脑电和肌电的干扰，使筛查快速且准确。

4. 环境噪音　新生儿听力筛查，不需在隔声室内进行，但需将测试环境噪音控制在50dB（A）以下。

5. 电极的放置　在测试AABR时，记录电极、参考电极、接地电极位置要准确且牢固。用95%的酒精进行脱脂，极间阻抗≤5kΩ。

6. 测试探头的放置　在测试过程中，探头密闭地放置在外耳道外1/3处，其尖端小孔要正对着鼓膜。探头在外耳道的正确位置及密闭程度，对提取信号，减少或排除内外环境噪声，保证刺激声到达鼓膜的强度都十分重要。

7. 测试探头的校准　每天在测试前要对探头进行校准。TEOAE设备要在每天操作前进行校准，一旦滤音片损坏要及时更换，否则会影响检查结果的准确性。

8. 左右耳差异　初次筛查未通过的新生儿中，左耳未通过率为41%，右耳未通过率为23%。据观察新生儿喜欢偏向左侧，致使左侧外耳道压扁，初筛往往不容易通过。牵拉耳郭或隔天测试时，约80% 的新生儿能够通过。

9. 幼儿声阻抗假阴性现象　两次复筛TEOAE和AABR未通过的婴幼儿，6个月龄做CT显示，中耳腔有阴影，提示中耳病变或胚胎组织未吸收。但声阻抗检查显示，鼓室图是“A”型（226 Hz探测音），226 Hz探测音声阻抗检查对于较小的婴幼儿可能存在假阴性。目前，北京地区各家诊断中心对一岁以内的婴儿采用1000 Hz的探测音行声导抗检查，有效地降低假阴性的发生率。

六、新生儿（出生至28天）需连续跟踪和随访的指征

1. 在NICU 48小时及以上者。
2. 有感音神经性和（或）传导性听力损失相关综合征的症状或体征者。
3. 有儿童期永久性感音神经性听力损失的家族史者。
4. 颅面部畸形，包括耳郭和外耳道异常。
5. 孕母宫内感染，如巨细胞病毒、疱疹病毒、弓形虫和风疹病毒感染等。

七、婴幼儿（29天至2岁）需连续跟踪和随访的指征

1. 双亲或监护人对婴幼儿听力、言语发育觉得忧虑或疑问。
2. 儿童期永久性听力损失家族史。
3. 合并已知有听力损失（包括感音神经性和传导性）的综合征。
4. 与感音神经性听力损失相关的生后感染，包括细菌性脑膜炎。
5. 孕母宫内感染，如巨细胞病毒、疱疹病毒、风疹病毒、弓形虫、梅毒螺旋体感染。
6. 新生儿期的危险指标，特别是具有换血治疗指征的高胆红素血症，与机械通气有关的新生儿持续肺动脉高压，以及需膜肺治疗的状态。
7. 与进行性听力损失相关的综合征，如神经纤维瘤病、骨质硬化病和Usher综合征。
8. 神经退行性障碍，如Hunter综合征、感觉运动神经病、Friedreich运动失调、Charcol - Marie - tooth综合征。
9. 头颅外伤。
10. 反复发作或持续性分泌性中耳炎3个月以上。

凡具有以上指征之一的新生儿或婴幼儿，即使通过出院前听力筛查，也须定期（每6个月）接受听力学监测到3岁。

第五节　新生儿听力筛查的相关操作标准

一、机构设置

（一）筛查机构

1. 取得《医疗机构执业许可证》并设有产科或儿科的医疗保健机构。

2. 取得《母婴保健技术服务执业许可证》。

3. 职责　负责新生儿听力筛查，出具报告，资料登记归档并上报，对家庭进行告知并转诊，对通过筛查的高危儿要建议其定期至儿童保健网络随访。

（二）检测机构

1. 取得《医疗机构执业许可证》的综合性医院或专科医院。

2. 获得所属省、自治区、直辖市卫生行政部门许可开展新生儿听力检测的医疗保健机构。

3. 职责　负责听力障碍确诊，对疑难病例进行会诊，出具报告，资料登记归档并上报，对家庭进行告知，建议确诊患儿进入干预程序。

二、人员要求

从事听力筛查和检测的技术人员必须经省级卫生行政部门考核批准，经岗前培训，取得合格证后方可上岗。

（一）筛查人员

负责新生儿听力筛查的实施，由经过听力学专门培训的技（护）师以上职称的人员担任。

（二）检测人员

1. 业务负责人由具有高级专业技术职务的专业人员担任，负责听力诊断的业务工作。

2. 听力测试人员由从事听力学或耳鼻咽喉科临床工作3年以上的专业人员担任。

3. 文案人员　熟练掌握计算机操作（文字处理及统计）技术且有档案管理的工作经验。

三、房屋要求

（一）筛查机构

设置一间相对比较安静的专用房间，配备诊察床和办公桌椅，面积应在15m^2以上。

（二）检测机构

1. 符合国家标准（GB/T 16403、GB/T 16296）的测听室2间。

2. 诊室1间，并配诊察床，面积至少在10m^2。

3. 综合用房1间。

四、设备要求

（一）筛查诊断设备用途

筛查型耳声发射仪和/（或）自动听性脑干诱发电位仪快速筛查新生儿听力情况，计算机登记、数据分析。诊断型听性脑干诱发电位仪综合评估听力损失的性质、程度并进行鉴别诊断。诊断型耳声发射仪，声导抗仪，便携式听觉评估仪、纯音听力计（具备声场及VRA性能）。

（二）听力筛查诊断参数的设定

1. TEOAE参数

（1）刺激声　短声（click），脉宽80μs。

（2）刺激声构型　非线性短声，3个等幅的同相位短声和一个反相的3倍于前者振幅的短声。

（3）刺激声速率　80次/秒或50次/秒。

（4）刺激声强度　70～84dB peSPL。

（5）扫描时间　12.5ms或20ms。

（6）信号叠加次数　50～260次，信号分别采集到A和B两套缓冲存储器内，经积分和统计处理计算两套缓冲存储器内信号的相关率及频域内信号的功率谱。

2. AABR参数

（1）刺激声　短声，带极性交换功能。

（2）刺激强度　70～90dB nHL。

（3）刺激速率　10.7～30.9次/秒。

（4）叠加次数　1 000～2 000次。

（5）分析时间　10～20 ms。

（6）频率范围　700～5 000 Hz。

（7）扫描速度　34次/秒与37次/秒交替。

（三）操作方法及结果判断

1. 操作方法

（1）环境噪声的控制　45～50 dB（A）以下即可。

（2）检查受试儿的耳道是否干净无异物，如有，需清洁耳道。

（3）测试前准备　用酒精棉球脱脂，贴电极片并连接电极线，位置分别是记录电极于前额部（白色电极线）、接地电极于脸颊部（黑色电极线）及参考电极于后颈部（红色电极线）。

（4）受试儿最好处于安静、睡眠状态，测试耳面向测试者，以便于测试。

（5）选择与受试儿耳道大小合适的耳塞，需使用清洁后的耳塞。

（6）将耳塞放入测试耳，选择需要测试的项目TEOAE、AABR，开始测试。

2. 结果判读　筛查结果有两种："PASS"（通过）或是"REFER"（参考）。

（1）TEOAE结果判读　①"PASS"意味着测试通过，通过指标为A（伪迹率）<20%和S（刺激稳定率）≥80%；②"REFER"可分为"正确的"和"不正确的"的参考："正确"参考是指A和S的数值正常，表示测试条件较好，"不正确"参考是指A和S的数值异常，表示测试条件并非最佳，需对病人重新测试，如果A>20%，说明周围环境噪声过大，需在周围环境安静时重测，如果S<80%，说明探测头可能松动或是在耳道内放置的位置不正确。

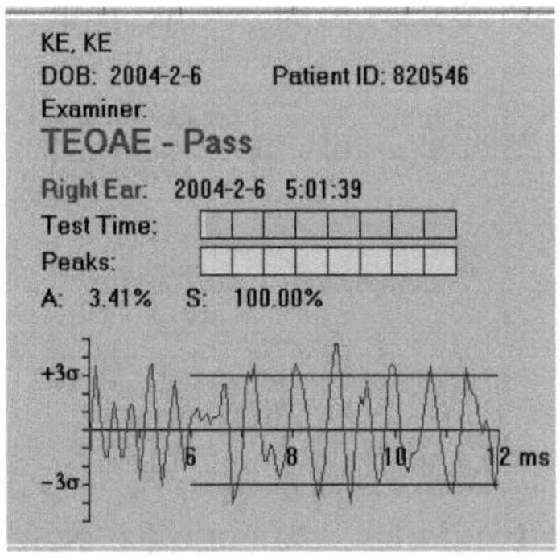

筛查结果显示"PASS"

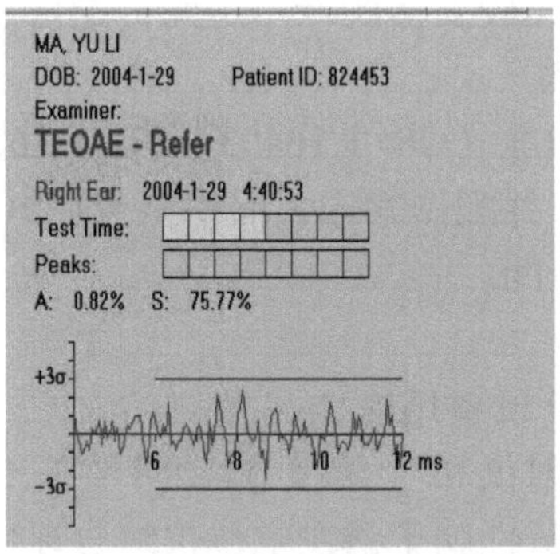

筛查结果显示"REFER"

（2）AABR结果判读　①"PASS"表明受试者35 dB nHL有听性脑干反应，在2～4kHz的频率范围内，无严重听力损失，精确度为99.5%；②"REFER"表明受试者可能有听力损失。当电磁干扰太大时也可能导致结果为REFER，由于婴幼儿在移动吸吮时会产生大量的生物电，其他电磁产品或荧光灯也会产生电磁干扰，可通过观察屏幕上的概率曲线是否接近来判断是否需要重测，如果接近PASS，应在改善环境后重测。

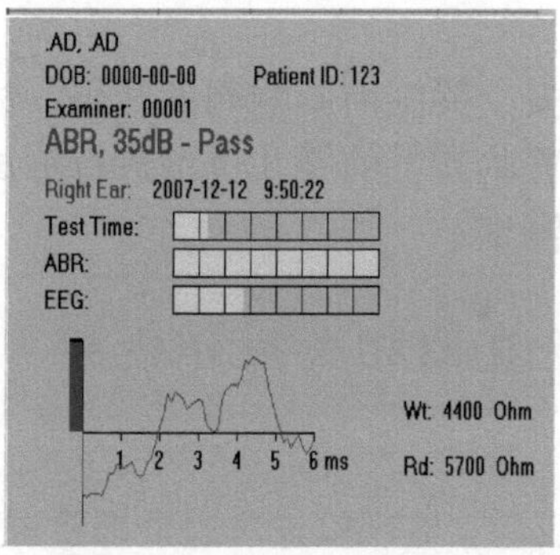

筛查结果显示“PASS”

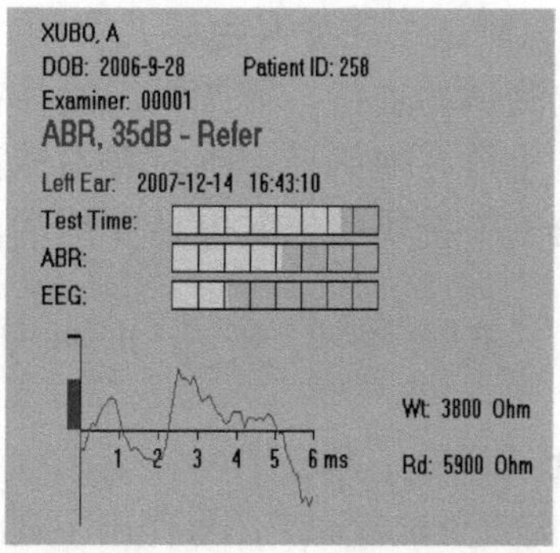

筛查结果显示“REFER”

五、筛查方法的实施

（一）对象

有条件的地方应进行普遍性筛查，不具备条件的地方应根据当地情况，至少进行听力障碍高危新生儿筛查。告知有高危因素新生儿的家长，即使通过筛查仍应结合听性行为观察法，3 年内每 6 个月随访 1 次。

（二）时间

一般初筛测试为出生后 3～7 天，42 天进行第二次听力筛查。早产儿在修正月的 36～44 周，自然睡眠下进行听力筛查。一次未通过者尽量在住院期间进行第二次检查，通过者需随访，NICU 入院高危新生儿即使 OAE 初筛通过者也须进行常规 ABR 检查；两次未通过者，需实施 ABR 检查，无 ABR 设备的，需到上级医院的耳鼻喉科实施 ABR 检查。

（三）环境

应有专用房间，通风良好，环境噪音低于 45dB A 声级（dB A）。

（四）方法

耳声发射测试和/（或）自动听性脑干诱发电位测试。

（五）步骤

清洁耳道；受检儿处于安静状态，必要时可使用镇静剂；两耳分别测试。轻轻放入探头，仪器自行显示结果，如未通过，需重复 2～3 次测试。

六、新生儿听力筛查测试中的影响因素

（一）初检年龄

正常新生儿初检年龄与结果呈明显负相关，初检月龄越大，阳性结果越少。在实际操作过程中发现出生后 24 小时进行听力筛查，“假阳性”发生率最高。但由于产妇住院天数短，而听力筛查的初筛工作要在院内完成，故对自然分娩的婴儿安排在 48 小时后测试或出院前 1 天测试，尽量避免在生后 24 小时进行筛查。

（二）耳道分泌物的影响

目前认为新生儿中耳积液、耳道羊水、分泌物阻塞等使中耳传音障碍及耳道阻塞等，可能是造成假阳性的主要原因。因此在测试前要用棉签擦拭婴儿耳道后再进行测试。尤其对 42 天复查的婴儿注意清洁耳道，选戴合适的耳塞。

（三）出生后评分

1min 评分主要反映出生时小孩的生理状况。有研究表明，生时 Apgar 评分过低是导致听力障碍的一个重要原因，故在为出生后评分低的婴儿测试听力时应引起重视，不要在出生后不久测试听力，最好在病情稳定一周左右筛查听力。出生后一周左右的婴儿，可能影响检查结果的一些因素如耳内残留的羊水被吸收，因此筛查阳性率最低。

（四）婴儿状态测试中注意避免婴儿哭闹

婴儿哭闹影响测试的进行。婴儿饥饿时往往烦躁不安、哭闹而影响测试结果，故安排在婴儿自然熟睡状态下测试，也可在喂奶后1小时左右测试，对安静状态下的婴儿也可进行测试。对不安静的婴儿也可边喂水或给予安抚奶嘴使其保持安静的同时进行测试。

第六节　新生儿听力诊断检查的相关操作规范

一、客观检查

客观检查法不需要受试者对声信号作出主观的判断和反应。客观检查法通常都要求受试者安静地躺着或坐着，婴幼儿常需要口服镇静药来配合完成检查。临床常用的客观测试方法及参数设置介绍如下。

（一）听性脑干反应

1. 听性脑干反应（auditory brainstem response，ABR）引导程序及参数选择

（1）脱脂　用酒精棉球脱脂。

（2）电极位置　采用钮扣式或银盘式电极。记录电极放置颅顶或前额正中紧靠发际处；参考电极分别放置于左右耳垂（或乳突），地极置于鼻根部，极间阻抗 <5kΩ。

（3）滤波　低频截止频率10～30 Hz；高频截止滤波1 500～3 000Hz。为避免肌肉或机械伪迹的干扰，低频截止频率可设置为100Hz。

（4）分析时间　10～20ms。

（5）灵敏度　25μV或50μV。

（6）叠加次数　1024或2048次。

（7）刺激声参数　短声（click），刺激声相位交替，头戴式耳机（TDH－39系列）或插入式耳机（ER－3A系列）给声。最大输出强度100～103dB nHL，刺激声初始强度一般取70dB nHL。

（8）刺激速率　10.7～30.9次/秒

2. 结果判定与分析

（1）潜伏期判定标准　各家听力诊断机构必须建立自己的正常值标准，并注明ABR和40Hz－AERP的0dB nHL等效声压级数值，下列为Gorga等于1989年报道的新生儿3个月至3岁按照月龄统计得出的ABR正常值参考标准（表15－6－1）。

表15－6－1　新生儿3个月至3岁按照月龄统计得出的ABR正常值参考标准

月龄	人数	波V潜伏期（ms）				波I潜伏期（ms）
		80dB	60dB	40dB	20dB	80dB
2～6	79	6.25±0.32	6.73±0.33	7.43±0.36	8.72±0.53	1.59±0.17
6～9	68	6.10±0.26	6.56±0.29	7.28±0.38	8.59±0.38	1.59±0.16
9～12	88	5.90±0.27	6.31±0.29	7.05±0.37	8.31±0.54	1.59±0.18
12～15	44	5.91±0.27	6.30±0.33	7.10±0.45	8.28±0.60	1.59±0.17
15～18	48	5.84±0.27	6.24±0.24	7.00±0.38	8.33±0.61	1.58±0.14
18～21	23	5.74±0.19	6.19±0.18	6.95±0.36	8.22±0.62	1.55±0.12
21～24	23	5.71±0.26	6.14±0.29	6.79±0.33	8.05±0.58	1.57±0.17
24～27	15	5.71±0.19	6.09±0.22	6.89±0.29	8.30±0.46	1.53±0.14
27～30	13	5.60±0.22	6.08±0.28	6.75±0.33	7.98±0.42	1.59±0.19
30～33	45	5.68±0.27	6.08±0.31	6.75±0.32	7.98±0.53	1.59±0.16
33～36	21	5.68±0.27	6.06±0.31	6.82±0.38	8.10±0.68	1.56±0.15

正常值参数设定：刺激声为短声，0.1ms，13/s，单耳刺激，Beyer DT－48耳机，odB nHL＝30dBpeSPL。滤波100～3 000Hz，6dB/oct，放大100 000倍、分析时间15ms，叠加次1 024次。

（2）阈值的判定标准　波Ⅴ反应阈≤30 dB nHL，作为高频反应阈正常指标。

（二）耳声发射

耳声发射是一种产生于耳蜗，经听骨链及鼓膜传导释放入外耳道的音频能量。根据是否有外界刺激所诱发，将耳声发射分为自发性耳声发射和诱发性耳声发射两大类。其中诱发性耳声发射根据诱发刺激声的不同又可分为：瞬态声诱发耳声发射、畸变产物耳声发射、刺激频率耳声发射、电诱发耳声发射。目前临床常用的检查方法是瞬态声诱发耳声发射、畸变产物耳声发射。测试应在安静的房间进行，环境噪声在40～50dB（A）。新生儿生后24～48小时（或更长时间后），选择新生儿安静或睡眠状态下进行。

1. 畸变耳声发射（distortion products otoacoustic emission，DPOAE）　畸变耳声发射是在两个具有一定频率比和强度比关系的纯音F1和F2同时刺激耳蜗后，由耳蜗产生、在外耳道记录到的与刺激声有固定关系的音频能量。畸变耳声发射是目前临床上经常使用的听力学检测手段，它能反映耳蜗性听力损伤的频率特异性特征。

（1）参数设置（仅供操作人员参考）　①刺激声：非滤波短声；②频率比：F2／F1＝1.22；③刺激声强度：L1＝65dB SPL，L2＝55dB SPL；④叠加次数：32次；⑤耳机型号：10D OAE Probe插入式耳机；⑥对侧噪声设置：60dB SPL白噪声。

（2）判别标准（仅供操作人员参考）　①F2测试频率对应的畸变产物耳声发射与该测试频率本底噪声的信噪比（SNR）≥3dB，这是畸变产物耳声发射信号检出的重要标志之一；②记录到的F2测试频率对应的反应信号的潜伏期≥2.5ms；③畸变产物耳声发射增长函数的斜率≤2；④幅值低于－10 dB SPL的畸变产物耳声发射反应信号有可能并非是耳蜗性的生理反应。

2. 瞬态声诱发耳声发射（transiently evoked otoacoustic emission，TEOAE）

（1）参数设置　①刺激声：短声（click）；②脉宽：80μV；③刺激声构型：非线性短声——3个等幅的同相位短声和1个反相的3倍于前者振幅的短声；④给声速率：80次/秒或50次秒；⑤刺激声强度：70～84dB pe SPL；⑥扫描时间：12.5ms或20ms；⑦信号延迟：2.5ms；⑧给声构型：3个等幅的正相波，其后连接1个3倍于前者波幅的负相波；⑨信号叠加次数：50～260次。

（2）判别标准（尚无公认标准，供操作者参考）　①总反应能量≥5dBSPL；②两套缓冲器中的信号重复率≥50%；③5个半倍频分析频率中3个以上频率的信噪比≥3dB。

3. 耳声发射临床应用意义

（1）人工耳蜗　人工耳蜗植入患者要选择非蜗后病变者，以免植入后无法将电刺激传入中枢，因此，如耳声发射检查能引出，ABR严重异常则要考虑听神经或中枢可能有病变，要慎重考虑手术治疗。

（2）新生儿听力筛选　美国婴儿听力联合会（Joint Committee on Infant Hearing）在1994年的述职报告中指出，所有听力损失的婴儿应在3个月龄时被确诊，并在6个月龄前接受干预性治疗。由于OAE源于耳蜗的主动释能机制，能反映外毛细胞和/（或）其周围结构的机械功能状态，其测试又具有快速、无创、灵敏、客观等优点，所以OAE检查被推荐用于新生儿和婴幼儿的听力筛选。

（3）听神经病　耳声发射能够引出而听性脑干诱发电位严重异常现象是听神经病患者的一个特征性听力学表现。因此，耳声发射联合听性脑干诱发电位检查并结合纯音测听行为测听以及言语测听等对诊断听神经病至关重要。同时，也要注意排除早期听神经瘤病变。

（4）噪声性聋及药物中毒性聋　正常听力者在噪声暴露后纯音听阈提高时，TEOAE振值下降，可引出OAE的频率范围变窄。耳毒性药物所致耳蜗损伤时，EOAE变化早于听力改变，有学者建议使用耳声发射进行监测，以期早期发现耳蜗损伤。

（5）伪聋　如能引出耳声发射，证明耳蜗及蜗前无损害。

（6）早期的梅尼埃病　理论上讲，在甘油试验中，耳声发射可改善反应阈或反应由阴转阳。

（7）中枢性病变　耳声发射有掩蔽的特性，如果双侧均能引出耳声发射，在对侧给声刺激后耳声发射阈值会减弱，如无减弱要考虑中枢可能有病变。

（三）小儿中耳声导抗测试

声导抗是临床听力诊断的基本方法之一，其测试包括鼓室声导抗、声反射。对发现中耳病变及面神经病变的定位诊断有很大的诊断价值。

1．鼓室声导抗

（1）测试方法

1）测试前准备　声导抗测试是一种客观测试，病人无需做出任何反应，检查者嘱病人，不要说话、咳嗽、吞咽等动作，对于成人告知测试时耳道将被耳塞塞住，并有一些压力改变的感觉。

2）电耳镜检查外耳道　防止耵聍堵塞耳塞头或过多的耵聍阻挡探测音的传入。同时检查外耳道大小和走行方向，以选择合适的耳塞及快速、准确密封外耳道。

3）密封外耳道　对外耳道进行密封是作声导抗的前提，事先应准备各种大小及形状的耳塞，检查者一手拿探头，另一手将耳郭向后上方牵拉，塞入耳塞后再稍加旋转，使之与外耳道壁紧密闭合。

（2）结果解释

1）根据 Jerger（1980）将鼓室导抗图分为 5 型

A 型：峰值出现在 0daPa（正常范围：－100～＋1 000daPa），峰值幅度 0.3～1.6ml，多见于正常耳。

B 型：鼓室导抗图平缓，无峰型。

C 型：负压型，峰值超过－100daPa，峰值幅度在正常范围，多见于咽鼓管功能障碍。

Ad 型：峰值正常范围：－100～＋1 000daPa），峰值幅度＞1.6ml，多见于鼓膜愈合性穿孔和听骨链中断。

As 型：峰值正常范围：－100～＋1 000daPa），峰值幅度＜1.6ml，多见于镫骨固定。

2）对鼓室声导抗的解释应该关注峰压、幅度及形态

A．与峰压有关的病变：

负压有关的病变：咽鼓管功能障碍；分泌性中耳炎。

正常压力的病变：听骨链骨性固定；粘连固定；听骨链中断；中耳肿瘤；鼓膜异常。

正压病变：中耳炎早期。

无峰压病变：中耳渗出；鼓膜开放；伪迹。

B．与幅度有关的病变：

幅度异常增大：鼓膜异常；听骨链中断。

幅度异常减小：听骨链骨性固定或粘连；分泌性中耳炎；胆脂瘤、息肉或肉芽肿；颈静脉球瘤。

不影响幅度的病变：咽鼓管功能障碍；早期急性中耳炎。

C．与形态有关的病变：

斜度：斜度减小的病变：分泌性中耳炎；听骨链固定；中耳肿瘤。斜度增大的病变：鼓膜异常；听骨链中断。

平滑度：鼓膜异常；听骨链中断；血管肿瘤；咽鼓管异常开放。

在成年人和儿童中，以低频纯音（220Hz 或 226Hz）为探测音的鼓室声导抗测试被证明对于诊断多种中耳疾病、鼓膜异常以及咽鼓管功能障碍有很好的作用。但是目前已经有一些研究表明，它并不适用于诊断婴儿的中耳病变，特别是年龄小于 6 个月的婴儿。国外的一些研究表明，678Hz（或 660 Hz）和 1 000Hz 探测音鼓室声导抗测试很可能成为诊断婴儿中耳病变新的有效工具，但是研究还很不充分。国内学者报告 1 000Hz 鼓室导抗图，在正常受试者中主要表现为单峰型，在中耳功能异常婴儿中主要表现为无峰型，研究结果提示 1 000 Hz 探测音鼓室声导抗测试能够很好地反映婴儿不同的中耳功能状态。因此，目前临床上建议进行婴幼儿声导抗测试时，需要联合应用 226Hz 和 1 000Hz 探测音的鼓室图进行临床诊断。

2．声反射

（1）声反射阈的测试方法　在隔声室内，选择大小合适的耳塞，使探头密封于外耳道内，作鼓室图，于峰压点处给予不同频率的刺激声，应用上下 5 dB 的等级法确定阈值。声反射阈的判断靠肉眼观察，根据曲线偏离基线的幅度，一般以 60μl 作为声反射阈存在的标准，但不同的仪器有不同的标准。在作同侧声反射时，由于探测声混入刺激声，会产生与声反射反向的曲线，此为声反射的赝象。

（2）声反射衰减的测试方法　较长时间的持续刺激声使声反射的幅度明显减小的现象称为声反射衰减。多出现于蜗后病变，测试方法为刺激时程为 10s，刺激声强度为声反射阈上 10dB，于 5s 内，声反射振幅减少 50% 者阳性。

临床应用　当声反射弧上仅存在单一病变时，声反射的临床应用有以下几个方面：① 听力损失的定位诊断；② 听敏度预估；③ 伪聋鉴别；④ 面神经功能测试；⑤ 助听器客观评估；⑥ 新生儿听力筛查和学龄及学龄前儿童的听力筛查；⑦ 声导抗结合行为测听可以对听力损失进行早期及准确的诊断，为进一步的治疗和干预提供依据；⑧ 鼓膜置管及咽鼓管功能测试，了解鼓膜置管的状态。

（四）听性稳态反应

听性稳态反应（auditory steady - state response，ASSR）是由周期性调幅、调频或既调幅又调频的持续调制声或刺激速率在 1 ~ 200 Hz 的短声或短纯音诱发的稳态脑电反应，反应的相位与刺激信号相位具有稳定的关系，故又称为调幅跟随反应或包络跟随反应。目前关于 ASSR 的起源尚无定论，脑电记录、脑磁图、正电子发射断层扫描（positron emission tomography，PET）及潜伏期的研究均显示其源于颅内多个位点，调制频率较低时，ASSR 主要来源于皮层；调制频率较高时，主要由脑干发生器产生。

1．反应记录与结果分析技术

（1）滤波带通　10 ~ 300Hz。

（2）放大器增益　10^5 倍。

（3）电极放置　同 ABR，极间电阻小于 3kΩ。

（4）结果分析　判断的指标是相位相关性，它与信噪比有关。ASSR 的反应和结果判定都是客观的，测试过程无需受试者的配合，结果判定无需检查者的主观参与。

2．听性稳态反应的优点

（1）频率特异性好。

（2）与行为听阈相关性好，二者之差在 10 ~ 20dB 以内。

（3）高调制频率 ASSR 不受醒觉状态及年龄的影响，可以应用于婴幼儿行为听阈的预估。

（4）客观测试，客观分析。

（5）刺激声经喇叭或麦克风放大后无明显畸变，有助于助听器的选配。

（6）检测时能够双耳、多频率同时给声，节省了测试时间，可能会成为今后理想的新生儿听力筛查工具。

（五）40Hz 听觉事件相关电位

40Hz 听觉文件相关电位（40Hz auditory event related potentials，40Hz AERP）是一种稳态的听觉诱发电位，是指当扫描时间 100ms 时，给予 40 次/s 的刺激声诱发的由 4 个间隔 25ms 的准正弦波成分构成的 1 组电位。40Hz 的解剖起源可能与脑干、丘脑有关，而下丘可能对 40Hz AERP 的形成起主要作用。

1．参数设置

（1）刺激声类型　500Hz 或 1 000Hz 短纯音（tong burst），上升和下降时间各为 2ms，持续时间为 4ms。

（2）刺激声强度　通常起始强渡为 80dB nHL，当上述刺激强度记录的 40Hz 相关电位波形难以辨认时，应以 10dB 或大于 10dB 的档次递增刺激强度。

（3）刺激声极性

（4）采样时间　100Ms。

（5）叠加次数　250～500次。

（6）电极放置　同ABR。

2．阈值判别　在100ms的采样时间内，40Hz AERP呈现4个波峰，波间期约为25ms，依反应阈值的高低，临床作为诊断儿童听损失推荐的分类标准为：＜40dB nHL正常；40～60dB nHL轻度聋；60～80 dB nHL中度聋；＞80 dB nHL重度聋。

3．临床应用

（1）了解患儿的残余听力，有助于选配助听器及其进行早期语言训练。

（2）对未引出ABR的感音神经性聋患儿听力评估，尤其对药物重度和噪声性聋患者，用40Hz AERP评价其听力较ABR更有优越性。

（3）鉴别诊断脑干病变　包括多发性硬化，脑干上部病变患者ABR正常，40Hz AERP异常。

（4）用于颞叶病变诊断。

二、主观检查——行为测听

小儿行为测听在婴幼儿听力评估中极其重要。检查时要根据患儿年龄和配合程度的不同而选择不同的测试方法。

（一）行为观察测听

1．测试目的　行为观察测听（behavioral observation audiometry，BOA）是指当刺激声出现时在时间锁相下，观察者决定婴幼儿是否出现可察觉的听觉行为改变来评估婴幼儿听力状况。临床用于于6个月以内的婴幼儿听力测试。

2．测试准备

（1）测听环境　应在隔声室中进行，室内环境噪声≤20 dB（A）。

（2）灯源要求　灯光照亮测试房间，但在孩子视野范围内不能出现测试者活动的阴影。

（3）测试人员　需要2人参与，1人是诱导观察者，另1人是测试者，都需要具有小儿听力学基本知识和经验的人员。

（4）刺激声　经频率标定的发声玩具，从低频至高频、言语声、宽带噪声、电脑合成刺激声（如滤波复合音）、便携式评估仪。

（5）测试距离及位置　30°，30°，30～45cm。

（6）给声时间　持续时间3～5s，间隔时间至少10s；观察反应锁相时间3s内；根据病史确认起始声强度。

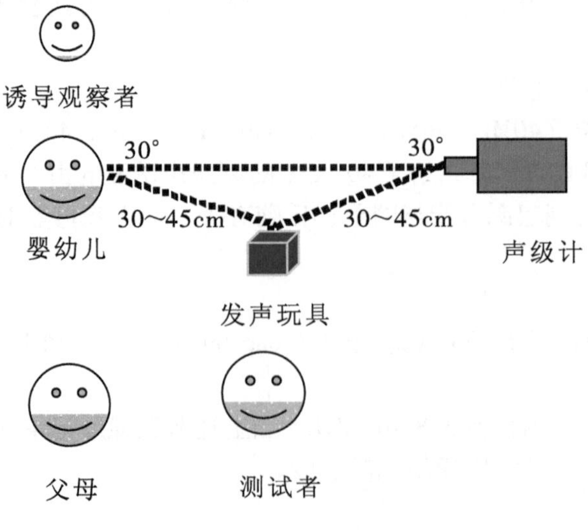

3．测试程序

（1）选择小儿最佳的时间（4 个月以内的小儿最好处于安静、浅睡眠状态）。

（2）采集病史，并向家长解释测试意义和要求。

（3）测试人员和小儿置于合适位置。

（4）给予刺激声观察小儿的反应。

（5）重复并随即使用无刺激声的对照方法。

（6）观察小儿的反应，如惊跳反应（Moro 反射）、听眼睑反射（APR）等听性行为。

（7）记录并解释测试结果。

（二）视觉强化测听法

1．测试目的　视觉强化测听（visual reinforcement audiometry，VRA）是通过给予刺激声和视觉奖励的训练方式，使小儿建立起对刺激声的条件反射，观察小儿对声音反应的一种听力测试方法。适用于6 月以上至2 岁半的小儿。

2．测试准备

（1）测听环境　符合听力测试要求的声场，室内环境噪声≤20 dB（A）。灯源要求，灯光强度要低，光线略为暗些，使孩子更容易看清灯箱中闪亮的奖励玩具。室内布置要简洁明快，墙壁上无吸引孩子注意力的图画，四周无多余的玩具及仪器设备。室内温度要适宜，具有舒适感。

（2）测听设备　纯音听力计、扬声器、玩具灯箱、脚踏板。

（3）人员安排　小儿坐在声场校准点的椅子上，扬声器的位置应与孩子的视线呈 90°（也可选择45°）夹角。奖励玩具应在扬声器附近。

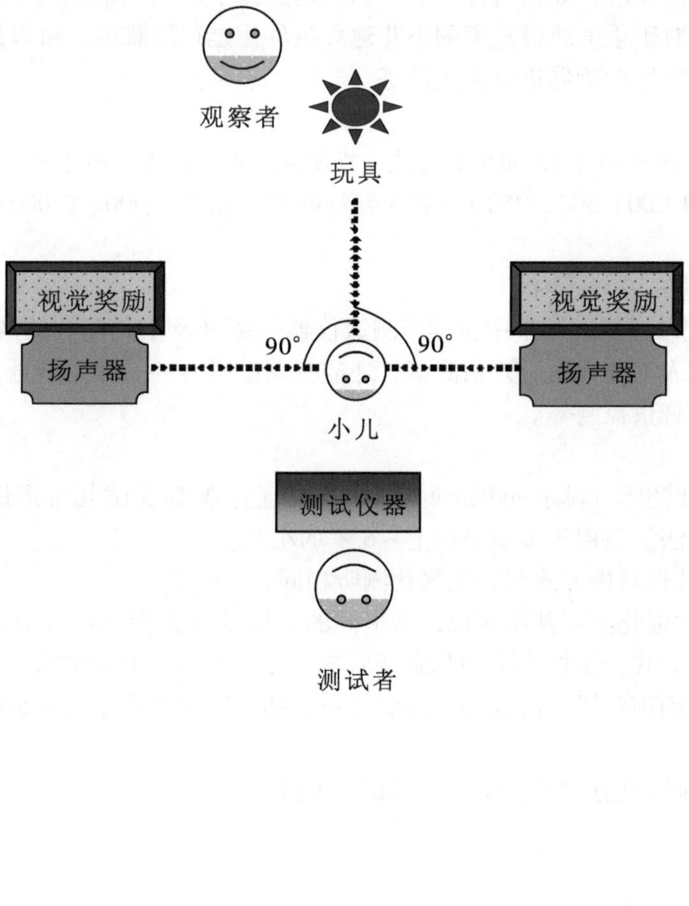

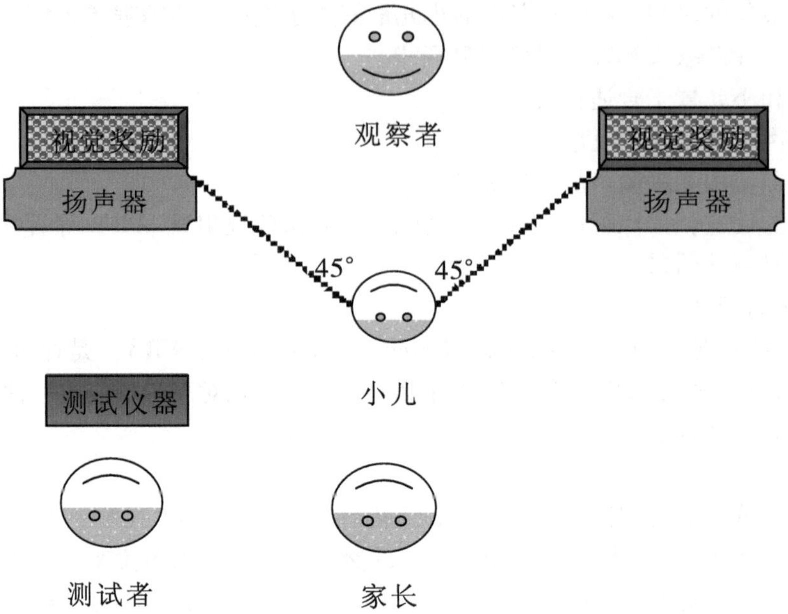

（4）测试音选择　用扬声器给声可选啭音或窄带噪音；用耳机及骨导振子给声可选纯音。

（5）声场测试，只代表好耳听阈；助听听阈评估，要分耳测试。

（6）建立条件反射　测试者给出刺激声，强度为阈上 20 ~ 30 dB nHL，同时给出奖励玩具，观察者引导小儿去看灯箱奖励玩具，并微笑晃动玩具让小儿感觉游戏很有趣，训练 2 ~ 3 次后，仅给刺激声观察小儿能否自愿做出反应，如果听性反应明确，迅速给予灯箱奖励玩具。此时可以肯定小儿对刺激声以建立起条件化。对于重度或极重度的小儿建立条件化是很困难的，可以采用听觉 - 振触觉 - 视觉强化的训练方式，或利用助听器进行多次训练。

3．正式测试

（1）同纯音测试一样采用减 10 加 5 的方法，即听到了减 10 dB，听不到加 5 dB 的方法依次测出 1 000、2 000、4 000、1 000、500、250 Hz 的气导听阈值，以及 1 000、2 000 、4 000、500、250 Hz 的骨导听阈值。

（2）测试时间控制在 30 min 内。

（3）测试结果的记录　测试结果中应标明测试仪器的型号及小儿配合的情况，结果的可靠性等；如果是助听听阈评估或人工耳蜗助听评估测试，还应标明助听器的品牌及型号，音量控制等或人工耳蜗的品牌及测试程序，音量控制等。

（三）游戏测听法

1．测试目的　游戏测听（play audiometry，PA）是通过观察受试儿听声做游戏的方式，判断其听力水平的一种测试方法。适用于 2 岁半以上 ~6 岁的小儿。

2．测试的准备及选择给声方式与视觉强化测听相同。

3．测试方法与视觉强化测听基本相似，所不同的是以受试儿听到声音后自己动手做游戏的方式代替用灯光视觉强化的方式，例如当听到刺激音后自己按灯光玩具启动按钮或听到刺激音后穿珠子、插积木等动作表示已听到声音了。游戏的设计要简单有趣，还要考虑小儿对事物的认识能力注意能力以及身体活动能力。

4．测试结果的记录同视觉强化测听的结果记录方法。

第七节　儿童听力损失影像学检查适应证及注意事项

一、鼻咽侧位像

主要观察儿童的腺样体发育及鼻腔后部至鼻咽腔呼吸道通畅程度，但这种检查的必要性正在遭受考验，更精细的适用于儿童的内镜检查系统可以在避免辐射的情况下获得相同且更直观的信息。

二、高分辨率颞骨薄层CT（水平位＋冠状位）

颞骨主要由骨质和气体构成，此结构特点决定颞骨CT检查成为目前颞骨形态学检查最重要的手段之一，它较X摄像分辨率高很多，可以观察到细微结构的改变和微小病变，通过计算机三维成像手段还可以从多个角度观察颞骨形态。

（一）适应证

1. 先天性畸形　主要包括外耳、中耳及内耳畸形。常见有外耳道狭窄或闭锁、颞颌关节畸形、乙状窦前移、听骨链畸形、面神经畸形、颈静脉球窝高位、内耳Michel畸形、Mondini畸形、前庭水管扩大、内听道畸形等。

2. 中耳乳突炎症　分泌性中耳炎、化脓性中耳炎、中耳特异性炎症等。

3. 胆脂瘤病变　外耳道胆脂瘤、中耳乳突腔胆脂瘤、岩部胆脂瘤等。

4. 颞骨外伤　主要观察骨折情况以及有无听小骨脱位。

5. 颞骨肿瘤　外耳道良恶性肿瘤、中耳良恶性肿瘤、面神经肿瘤、听神经瘤、颈静脉球体瘤等。

（二）注意事项

CT扫描无绝对禁忌证，但射线辐射对人体有害是人所共知的。常规单次CT检查不会对人体造成明显伤害，但儿童由于其特殊生理结构，与成人比较，即使相同的辐射剂量，1岁小儿的余生肿瘤致死危险性是成人10～15倍。在完全相同的CT扫描条件下，儿童受到的辐射剂量也要比成人高，头颈部CT可以较成人高达2.5倍。由于CT图像的质量与辐射剂量直接相关联，所以应尽量通过参数的调整，在获得满意图像和使用最低剂量之间取得平衡，并遵循使用最低剂量原则（as low as reasonably achievable，ALARA）。

三、头颅、颞骨磁共振（MRI）检查

MRI检查可以很好的显示听神经、面神经、膜迷路结构及软组织病变，而MRI水成像技术可以很好的显示膜迷路的三维构成，这是其特有优势。

（一）适应证

1. 先天性畸形　听神经发育不良、面神经发育不良、大前庭水管及各种膜迷路畸形。

2. 颞骨肿瘤　外耳及中耳各种良恶性肿瘤，听神经瘤，面神经瘤，颈静脉球体瘤，颞骨血管瘤，内淋巴囊肿瘤等。

（二）注意事项

体内有各种植入体（心脏起搏器、人工关节等）的患儿不适用此检查，且MRI检查耗时较长，检查时需要给予药物镇静和家长陪同。

第八节　儿童听力损失的病因学诊断

目前，关于听力损失的病因主要考虑环境因素和遗传因素。环境因素引起耳聋的原因包括耳毒性药物、听觉创伤、细菌感染、病毒感染等，在进行听力诊断的常规病史询问中可以初步了解到耳聋的发生是由于环境为主还是存在可能的遗传因素，但最终的病因学诊断主要是结合了上述所有的听力学检查结果、影像学检查结果结合必要的基因诊断结果得出，由此而进行进一步的遗传咨询和指导工作。

在耳聋的病因学诊断中，目前已经形成常规的检测基因主要有3个：药物敏感的相关基因线粒体DNA 12SrRNA 基因的 A1555G 突变检测；先天性耳聋患者 GJB2（connexin26）基因突变的检测以及SLC26A4 基因在前庭水管扩大综合征中的突变检测。

一、进行耳聋基因检测病因学分析的对象

（一）新生儿

作为新生儿听力筛查的病因学检测手段，同时结合新生儿诱发性耳声发射及听性脑干诱发电位的检查结果，综合评定新生儿的听力水平及预知药物性耳聋治病基因携带的危险性。

（二）有遗传性耳聋家族史的易感人群

凡是有家族性发病的耳聋患者的家系成员均应进行如上3个基因的突变检测，可以预知该家系耳聋是否与这些常见耳聋基因的突变相关。

（三）不明原因出现感音神经性耳聋的散发病人

能够帮助医师及病人对耳聋发生的原因进行追查，有利于疾病的诊断及治疗。

二、国内外的新生儿听力筛查和发病率给予的启示

我们知道，新生儿的听力筛查在美国的开展归功于 Marion Downs 一生的不懈努力。她在17 000名新生儿中发现了17名重度－极重度听力损失的患儿，发病率为1‰（17/17 000）。这个数字也许就是我们大家都知道的新生儿先天性听力损失发病率为1‰的最早的证据。这一数值与当时对双侧重度－极重度听力的估计数值相一致。然而随着听力筛查技术的完善，DPOAE 与 AABR 在婴幼儿的不同月龄的联合使用，使婴幼儿迟发型和听神经病患者的发现也逐渐增多起来。然而，由于诊断标准的不同，随访的完整性及筛查的策略使得新生儿听力损失的发病率在不同地区具有一定差异。在英格兰，诊断性检查的依从性较高，患儿的永久性听力损失定义为双侧感音神经性听力损失≥40dB HL，他们所报道的新生儿听力损失发病率为1.33‰。在美国，30%～40%的听力损失是单侧的，因此将双耳中任何一侧听力损失≥35dB HL 的患儿的筛查结果均标识为“refer”，需进行诊断性检查，新生儿听力损失的发病率约为1.86‰，从图15－8－1可见新生儿听力损失中遗传因素在所有病因中占了65%的比例。然而，随着新生儿年龄的增长，永久性听力损失患儿持续增加，5岁之前听力损失患儿的发病率上升到2.7‰，青春期听力损失患儿的发病率达到3.5‰。随着患儿的增加和诊断的完善，各发病因素所占比例也在变化，从图15－8－2可见，在对4岁及4岁以内的听力损失患儿病因进行分析时，遗传因素所占比例为61%～66%。这些数据意味着对于新生儿筛查的听力学监控的时间需要延长，同时也为新的聋病筛查方法的建立提出了挑战。

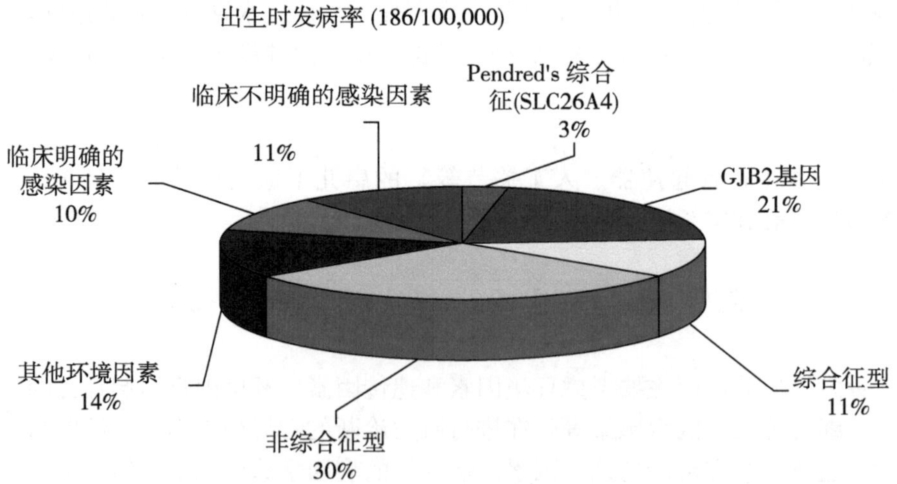

图15－8－1 美国先天性听力损失患儿的病因评估——遗传因素占65%

（引自于 Newborn Hearing Screening－－－A Silent Revolution. The New England Journal of Medicine）

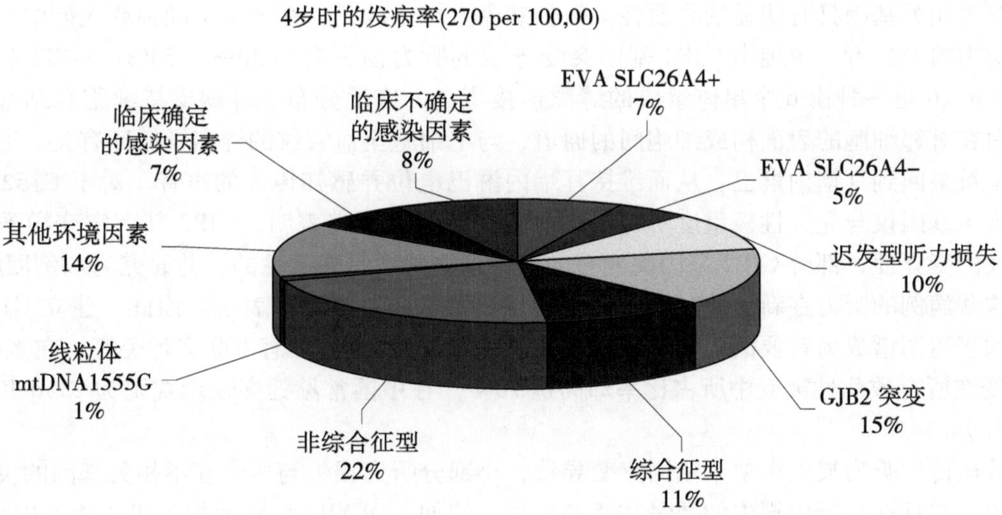

图 15-8-2 美国 4 岁听力损失患儿的病因评估——遗传因素占 61% ~66%

（引自于 Newborn Hearing Screening－－－A Silent Revolution. The New England Journal of Medicine）

那么，让我们再看一看国内的新生儿听力筛查和发病率的数据：实际上目前国际上尚无对同一人群的多致病因素综合分析的资料。因此，国内一些学者的工作在我国新生儿听力筛查早期发现听力损失患儿提供可参考的发病率数据中做出了可贵的贡献，但是其中的数据差别也是很大的。下面仅列举几篇文献报道的发病率供参考和思考。2003 年，聂文英等报道了 2000 年 5 月至 2002 年 5 月出生的 10 501 例新生儿的听力筛查结果，显示先天性听力损失在筛查中的发病率为 5.90‰。2004 年，余红等报道了7 040例新生儿听力筛查，最后确诊 12 例听力损失患儿，发病率为 1.70‰。2005 年，吕秀芹等报道了6 066例新生儿听力筛查的结果，显示诊断为听力损失者 13 例，轻度 7 例，中度 5 例，重度 1 例，发病率为 2.1‰。2006 年，丁怡冰等报道了11 275例新生儿听力筛查，诊断为听力损失者 39 例，轻度 5 例，中度 23 例，重度 5 例，极重度 6 例，发病率为 3.45‰。2006 年，姚敏清等报道了 13 960例新生儿听力筛查，其中正常产新生儿11 610例，诊断为听力损失的为 5 例，发病率为 0.34‰；高危新生儿 2 350 例，诊断为听力损失的为 8 例，发病率 4.3‰，综合的发病率为 0.93‰。同年，潘俊芳等报道了16 567例新生儿听力筛查，诊断双耳听力损失 94 例，单耳听力损失 34 例，发病率为 7.7‰（128/16 567）。综合上述报道的数据，新生儿先天性听力损失的发生率在 0.93‰ ~ 7.7‰不等。由于筛查诊断的策略和技术手段的不同，加之地区性发病率的差异，综合的发病率目前尚不十分清楚。因此，听力损失的病因学分析将为完善新生儿听力筛查，早期发现听力损失提供更为有效的手段和有力的证据。

三、分子遗传学研究进展在诊断儿童听力损失中的作用

遗传性听力损失的致病基因的克隆和分子流行病学研究使我们对听力损失的机制的诠释产生了强烈的信心，为近年来听力损失疾病的诊断和治疗理念上的飞跃产生了深刻的影响。现在我们已经能够做到：当看到一个先天性重度听力损失的患儿时，探究其病因学，可以考虑其 50% 的可能是由于 DFNB1 基因座的 GJB2 基因突变导致的；当发现一个患者对氨基糖苷类药物敏感并检测到线粒体 12SrRNAA1555G 或 12SrRNAC1494T 突变时，可以揭示母系遗传的特征并可以进行有效的预警；当一个患者被检测发现 DFN3 基因座的 POU3F4 基因突变时，提示医师要注意避免实施镫骨手术，患者有镫井喷的危险；当发现患者存在前庭水管扩大时，早期的预防和预警以及基因诊断（SLC26A4）有利于明确病因并可以尽可能地防止听力进行性下降。这些进展为临床疾病的诊断提供了更为全面的手段，为病人提供了更为有效的咨询。

（一）GJB2 基因突变与听力损失

听力损失相关基因具有明显的异质性。但仍然令人惊奇的是，在各个不同种族人群中，极重度非综合征型听力损失患者，单纯由 GJB2 基因突变导致的听力损失高达 30% ~50%。GJB2 基因编码的蛋白 connexin 26 是一种由 6 个单体组成的缝隙连接蛋白，广泛分布于耳蜗支持细胞和结缔组织。缝隙连接蛋白在毗邻细胞的表面构成细胞间的通道，与毛细胞至血管纹的钾离子循环有关。通过这些通道，钾离子被泵回到耳蜗内淋巴，从而维持耳蜗内淋巴电位并感知传入的声音。对于 GJB2 基因的初始了解认为该基因仅与先天性极重度听力损失有关。然而，研究表明，GJB2 基因突变导致的听力损失具有较大的变异性，部分 GJB2 基因突变者的听力损失并不是先天性的，此研究为病例回顾性分析，无法确认这些病例的听力在新生儿时期是确凿的完全正常还是亚临床表现。因此，建立 GJB2 基因突变的全面的表达图谱成为首要的工作。尽管目前已经发现 GJB2 基因有 100 多种突变，在多数人群中，35delG 突变在所有致病性突变中所占比率却高达 70%。在中国常见的突变形式则为 235delC，在致病性突变中占 74.14%。

大多数遗传性听力损失由单个基因突变导致，小部分听力损失与两个互不相关基因的突变间的相互作用有关，并且这类听力损失的数量在逐渐增加。例如，DFNB1 型听力损失可以由 GJB2 基因的两个突变导致，也可由位于 GJB2 基因附近的 GJB6 基因的两个突变导致，甚至是两个分别来自于 GJB2 和 GJB6 基因的突变也可导致 DFNB1 型听力损失。GJB6 基因与 GJB2 基因相似，其编码基因 connexin30 同样表达于耳蜗，可与 connexin26 的亚单位一起构成异侧的缝隙连接蛋白通道，揭示了 GJB2 和 GJB6 两基因突变共同作用导致听力损失的分子病理机制。

对于 GJB2 基因杂合的听力损失患者听力损失的发生机制的解释来自于聋人之间的互相婚配，这种婚配是以手语进行交流的听力损失患者的显著特征，这种现象可以延续数代。因此，导致与听力损失相关的各种罕见基因突变频率较随机婚配明显升高。罕见耳聋基因在古代听力损失人群中的传递导致基因频率的增加，同时使显性遗传性基因导致的听力损失发病率也相应增加，而合并携带 GJB2 基因突变的几率也相应增加。因此，也许可以解释 GJB2 基因杂合的听力损失患者也可以表现为听力损失。

导致 GJB2 基因突变性听力损失高发的原因可能包括如下几方面：频发突变的存在、人口的薄弱环节、杂合优势以及始祖效应（起源于同一个祖先）等等。最近研究显示，聋哑人群遗传适合度（生殖能力）的增加（开始于 400 年前手语在西方社会的介入）与语言选择的同型交配（依据交流方式选择配偶，大约开始于残疾儿童寄宿学校的建立）相结合导致了 GJB2 相关性听力损失在 200 年前的美国大地上成倍增加。计算机模拟试验研究显示这一机制会导致人群中最常见的隐性遗传性听力损失基因 GJB2 优先传递，这个机制能够很好地解释在 15000 ~ 200000 年前，自人类语言相关的第一个基因出现后，其在人类进化史上有一个异常加速积聚的过程。因此，在实行新生儿听力筛查监控时，人们忽略或者是没有意识到遗传累积现象的存在，这有可能使我们曾经非常自信的听力筛查“通过”一词显得缺少了力量，因为，这个“通过”的新生儿很可能是 GJB2 的纯合或杂合突变者，他或她随后还会出现听力问题!

（二）线粒体 12SrRNAA1555G 或 12SrRNAC1494T 突变与听力损失

药物的耳毒性是导致语前听力损失的一个重要的环境与遗传互作因素。在美国，耳毒性药物相关的听力损失患者中，10% 的具有 12SrRNA 基因 1555G 突变，该突变可以增加耳蜗对氨基糖苷类药物的敏感性。美国语前听力损失患者中，1555G 突变患者的发病率约为1/20 000 ~ 1/40 000。在西班牙，1555G 突变与 15% ~20% 的家族性非综合征型听力损失有关，许多年老的家族成员即使没有使用氨基糖苷类药物也可发生因此突变导致的听力下降。在中国，药物性耳聋的发病率超出了原有的想象，在一系列的文章报道中，发现在门诊散发的听力损失患者中的检测发现约 5% 的患者是由于 12SrRNA 1555G 突变导致的，而在聋哑学校这样一个特殊群体，则高达 12% 的患者是由于 12SrRNA 1555G 突变接触氨基糖苷类药物而致聋。同时在中国群体中还发现了 12SrRNAC1494T 突变与药物性耳聋的关系，目前至少已经发现了 3 个大的家系是由于这个突变导致的。因此，药物性耳聋导致的听力损失，如果不应用分子手段筛查很难提前发现和预知。

（三）SLC26A4 基因突变与听力损失

在各种综合征中，Pendred 综合征相对较常见，遗传方式为常染色体隐性遗传，其听力损失的发病多在新生儿期或幼年时期。Pendred 综合征患者的另一临床特征——甲状腺肿大是由于甲状腺细胞碘运输障碍造成的，这一临床特征的出现多在青春期或成人期。因此，青春期的甲状腺肿和幼年的听力损失即成为 Pendred 综合征的典型特征。Pendred 综合征患者的耳蜗存在结构异常，可表现为 Mondini 畸形或前庭水管的扩大。部分患者单纯表现为前庭水管扩大合并听力损失，而无甲状腺肿的表现。研究表明，Pendred 综合征的病人在 SLC26A4 基因检测时常带有两个突变位点，而61%的单纯前庭水管扩大患者仅带有单个突变，这一点提示在 1.7% 的 SLC26A4 基因突变携带者中，超过 30% 的人都可能具有发病的危险。同时也表明，在这些单纯前庭水管扩大患者中，可能存在其他基因的突变与 SLC26A4 基因的单个突变相互作用。最近的研究显示，在 810 名感音神经性听力损失的患儿中，20.8% 的患儿表现为前庭水管扩大合并感音神经性聋。理论上讲，这些患儿出生后即有症状，然而这些症状发现的平均年龄却为 5.8 岁。可以推测，他们之中至少 1/3，即约 7% 的患儿表现为语前听力损失，若当时进行早期检测和干预的话这些患儿会大大受益。

王秋菊、赵亚丽等对 101 个大前庭水管家庭的 107 名患者（包括 95 例前庭水管扩大单一患者家系和 6 例双患者家系）进行了系统的研究，揭示 97.2% 的患者的发病在学龄前，73.3% 的患者表现为重度 - 极重度感音神经性或混合性听力损失，69.1% 的患者具有低频气骨导差。在 6 例双患者家系中，12 名患者均检测到双等位基因的突变，共检测到 6 种突变类型，包括 3 种国际上尚未报道的突变（G209E、E303Q 和 1746delG，1746delG 在单一患者家系也有发生）和 3 种已报道突变（IVS7 - 2A > G、H723R、N392Y）。在 95 例单一患者前庭水管扩大家系的患者中，97.9%（93/95）具有该基因的突变，其中双等位基因突变、单等位基因突变、无突变者分别占 88.4%（84/95）、9.5%（9/95）和 2.1%（2/95）。研究中共发现 38 种突变类型，包括 23 种新的突变：E37X、P76L、T94I、P112S、349delC、387delC、G197R、G204V、D271G、916 _ 917insG、G316X、N392S、Q421P、K440X、Q446X、Q514X、I529S、S532R、N558I、D573Y、1746delG、V659L、R685I；15 种曾经报道的突变：K77I、M147V、IVS7 - 2A > G、A387V、N392Y、1181 _ 1183delTCT、R409H、T410M、S448X、S448L、IVS14 + 1G > A、IVS14 - 1G > C、IVS15 + 5G > A、L676Q、H723R。这些突变位点遍布于除外显子 1、9、20、21 之外的 17 个外显子，其中较易突变的区域包括外显子 8、19、10、15 和 17。位于外显子 8 侧翼序列的 IVS7 - 2A > G 是此人群特异性常见的突变位点，其在所有突变体中约占 57.63%（102/177），75/95 个家系发生了此种突变，占 78.9%；其次为外显子 19 上的 H723R，约占 16.8%。SLC26A4 基因突变及双等位基因突变的高发性、SLC26A4 基因突变的多样性及中国前庭水管扩大患者 SLC26A4 基因特有突变，常见突变、常见突变区域的特异性构成了中国前庭水管扩大患者富有特色的 SLC26A4 基因突变谱。

遗传学的研究和分子流行病学的数据使我们认识到遗传基因在维护听力健康和发现听力异常中的重要性。对于迟发型听力损失，新生儿的听力筛查似乎就更显得无能为力。对于这些迟发性的以及处于亚临床症状的语前听力损失患者的最佳检测方法是对所有新生儿的血斑进行遗传学的分子筛查，以便发现这些人是否具有引起迟发性听力损失的高危病因，若有则将这些新生儿列为持续听力监测的对象。GJB2 基因和 A1555G 基因突变相关性听力损失的分子检测容易开展。而 SLC26A4 基因较大，具有 21 个外显子，但如若对几个热点突变所在外显子进行检测，Pendred 综合征或大前庭水管综合征患者中 70% 的杂合子以及 90% 的纯合子可以被发现。如果对所有新生儿进行迟发性听力损失相关的 3 个基因（GJB2、SLC26A4 及 A1555G、1494T 突变）进行检测，再加上对巨细胞病毒感染的检查，那么这些新生儿中具有迟发性听力损失的高危儿中，60% 可在新生儿期做到症状前诊断，也因此检查使先天性听力损失患儿中至少 40% 的可以明确病因。

四、新生儿听力及基因联合筛查的意义及必要性

新生儿聋病易感基因筛查的提出是基于十余年来新生儿听力筛查实施模式的经验积累，遗传性听力损失基因学研究的快速进展，大规模基于不同种族的听力损失分子流行病学的研究以及听力损失基因诊断的开展和技术的日臻完善。

为什么要进行新生儿聋病易感基因的筛查？2006 年，美国的一份研究报告以及我们逐渐发现迟发型听力减退患儿的几率逐渐攀升的现象，使我们不得不动摇了我们最初为患儿得出的“听力筛查正常通过”的结论。Norris 等人在 2006 年报道了 9 名于 1994 ~ 2002 年间出生于亚利桑那州、爱达荷州、伊利诺伊州、密苏里州、北卡罗来纳州、宾夕法尼亚州、得克萨斯州及弗吉尼亚州的患儿，包括在 Gallaudet 大学研究院实施的“儿童和青少年听力损失及听力困难年度调查”中所确认的先证者。这 9 名儿童均接受了采用标准听力学技术的听力筛查，并且通过了新生儿听力筛查，有 4 例最初采用 OAE 筛查，3 例采用 ABR 筛查，另外 2 例我们无法确认其所用的（新生儿）筛查方法。然而，在 12 ~ 60 个月之间被确诊为听力损失。9 例中 3 例为 GJB2 基因的复合杂合突变，6 例为 35delG 纯合突变。所鉴定出的 3 种非 35delG 的突变分别为 312del14、delE120 及 V37I。35delG 和 312del14 为截短突变，而 delE120 和 V37I 为非截短突变。既往有研究提示，上述两种截短突变（纯合子）较一种截短突变合并一种非截短突变的复合杂合突变将会导致更为严重的表型。这项研究报告数据清楚地说明，携带 GJB2 基因突变的儿童并非总是能够通过新生儿传统的筛查方法来鉴别，这可能与诊断听力损失的标准有关，也可能是由于听力损失确实为迟发性。所以，除非出生后同时进行分子水平的筛查，否则很难将这两种可能鉴别开来。

我们再回顾一下美国“新生儿听力筛查中能发现 GJB2 基因突变型耳聋患儿吗？GJB2 致聋的外显率”这份研究报告。在报告中，根据各州的出生档案统计，1994 ~ 2002 年 8 个州共计出生婴儿 1 156 924 名。如果假定婴幼儿中重度至极重度听力损失的发生率为1/1 000，而其中有 20% 的病例是由缝隙连接蛋白突变导致的话，则调查期间共计将有 231 例病例出现。如果我们的调查范围包括这些年来各州不完全外显的每一个病例，则出生后（听力损失）不完全外显的发生率约为 3.8%（9/231）。由于我们无法鉴定出这些州中所有的不完全外显的病例，我们只能得出出生后（听力损失）不完全外显的发生率要高于 3.8% 的结论。显然，对于患有非综合征型听力损失的婴儿或者儿童，即使新生儿听力筛查的结果在正常范围内，诊断上仍不能排除 GJB2 型耳聋的可能。因此，基于美国学者的研究，结合文献的报道，可以清楚地看到并非所有带有 GJB2 致病突变的婴儿出生后就会出现听力损失。若要了解其具体发生的情况，则需进行新生儿听力筛查同时合并听力损失相关基因的分子筛查并且进行长期跟踪随访的前瞻性研究。

国内的研究也为新生儿听力及基因的联合筛查新理念的提出提供了有力的证据。我们知道，除了 GJB2 基因突变与迟发型进行性听力减退相关之外，线粒体 12SrRNA1555G，1494T 以及 SLC26A4 基因的突变患者在出生之时未必表现出听力损失，而是在接触药物和头部震荡外伤后出现听力损失。大前庭水管综合征的患儿，其父母均为隐性携带者，正是父母双方具有隐性基因的携带导致他们孕育了一个基因突变体的患儿。而这些父母曾经均为新生儿，在他们从新生儿到成人阶段没有任何概念了解自己携带有导致听力损失的基因。当家有听力损失患儿的时候，他们非常希望如果早有预知，则可以有效地避免。同样对于耳毒性药物敏感基因携带者，则有太多的实例说明早期的预知是多么的重要。国内对大规模的听力损失人群的分子流行病学调查发现散发听力损失患者的线粒体 12SrRNA1555G 发生率在 5% 左右，而聋哑学校的发生率高达 12%。如果按照我国 0 ~ 6 岁以下聋哑儿童 14 万计算（2006 年第二次残疾人普查），其中 5% ~ 12% 的人群是由于线粒体 12SrRNA1555G 突变导致的，那么我们保守估计约有6 500 ~ 16 800聋哑儿童可以避免厄运的降临。而在 14 万听力残疾者中约 9% 是由于 SLC26A4 基因突变导致的，那么将有12 600的聋哑儿童可以了解病因，监控听力状况，避免突发的永久性的听力损失。如果在 14 万听力残疾者中约 20% 是由于 GJB2 基因突变导致的，那么将有28 000聋哑儿的病因被查明。我们可以综合计算一下，57 400听力残疾者他们曾经均是新生儿，如果在新生儿期对他们进行听力筛查和三个基因的分子筛查，他们可以通过避免药物的接触，避免外伤和在早期发现听力损失而进行有效的干预来有效地降低我国聋哑人群的发病率。

更为重要的是，我们还可以发现大量潜伏的听力损失基因携带者！这些潜伏的听力损失基因携带者，他们拥有正常的听力，但是线粒体基因突变的携带者可以通过母亲将突变传递给患儿，GJB2 和 SLC26A4 基因突变的携带者，在婚配时有 25% 的几率孕育听力损失患儿。还有 GJB2 基因不完全外显的携带率，在美国初步为3.8%。那么我们再计算一下，在我国每年约有2000 万新生儿出生，每年新增3 万聋儿，他们可以通过听力筛查发现。而听力正常者三个基因的综合携带率在5%左右（保守估计），每年则可以发现 100 万的听力损失基因携带者。因此，新生儿听力筛查的目标希望做到聋而不哑，而融入聋病易感基因筛查则可以做到在全社会范围内有效减少听力损失患儿的出生，有效咨询听力损失基因的携带者使他们孕育一个听力正常的新生儿。

五、新生儿听力及基因联合筛查的可行性

尽管特异性的基因异常是语前听力损失最常见的病因，尽管特异性基因检测中可检测的基因越来越多，尽管得到专业组织和新生儿听力联合委员会推荐，但是在大多数筛查项目中，尚未将系统的遗传学评估和咨询作为对已确诊为听力损失的新生儿的常规处理方法。不久的将来，已日渐成熟的 DNA 芯片技术对多个基因及突变的检测技术将运用于分子诊断。当综合征型耳聋可以通过临床表现确诊时，基因筛查则局限于引起该综合征的相应的突变检测。尽管对个别突变或新的突变存在难以解释的现象，但阳性检测结果可以确信是高度精确的。阴性结果不能排除其他特别疾病或其他基因相关性听力损失的诊断。基因检测过程中由于采用仅对听力损失相关基因编码区进行测序的方法，位于非编码区的调节突变作为致病基因或危险因素的可能性是不能排除的。除此之外，对于检测结果中杂合现象的解释也存在一定困难。然而目前令人振奋的是，正在推行的超低价格的全基因组 DNA 测序（所谓的1 000美元基因组测序项目）的目标实现时，如上所述的大多数模糊概念可迎刃而解。尽管目前存在一定的局限性，对于诊断为听力损失的全部新生儿进行分子诊断的项目仍在全球范围内日益扩大，并将成为听力保健的一项标准，代表着对听力损失新生儿临床诊治上的重大进步！

六、新生儿聋病易感基因筛查——方案的选择和策略的实施

在广泛开展的新生儿疾病筛查中融入聋病易感基因筛查的理念并加以广泛的推广和应用虽然具有挑战性和艰巨性，但是具有可行性。因此要从目前已经成熟的新生儿听力筛查网络以及筛查流程中得到借鉴，从点滴做起，做到对专业人员、各妇幼保健院和承担助产工作的医疗单位进行宣教、知情同意、筛查策略、筛查模式和遗传咨询和干预手段等各个环节的宣教和方案的实施。

在进行新生儿聋病易感基因的筛查时，最应该重要强调的是在新生儿听力筛查的基础上进行的聋病易感基因的普遍筛查。基因筛查的结果报告形式可以用“通过”和“未通过”来表示。对于听力筛查通过而基因筛查“未通过”的个体要进行进一步的基因诊断和遗传咨询以及听力学监控和随访；对于听力筛查“未通过”而目前常见的易感基因筛查“通过”的则仍然要进行进一步的听力学诊断和基因诊断；对于听力筛查和基因筛查均通过者进入目前成熟的听力筛查流程，但是不排除其他基因导致的迟发性听力减退的情况。随着科学的进步，筛查的流程还要不断的完善。因此，在开展此项工作中涉及广泛的宣教工作；系统的筛查流程的建立和运行；熟练的技术操作人员的培训；样品输送和申请报表的填写、筛查结果的上传和统计、汇报、汇总；筛查结果的遗传咨询；人员的培训；行业标准与规范的制定等一系列工作。为有效降低我国听力损失发病率从新生儿聋病易感基因筛查做起，在未来的 20～30 年真正实现聋哑发病率和发病人群大幅度降低的目标。

第九节　干预、质量控制与体会

一、干预

（一）针对病因

对可纠正性听觉障碍患儿进行相应的药物、手术治疗。如氨基糖苷类敏感患者及其母亲家族中的亲属要绝对避免使用氨基糖苷类药物；而前庭水管扩大的患者在出现听力波动时要及时进行营养神经扩血管以及激素治疗，可恢复部分听力。

（二）听力补偿或重建

1. 助听器选配　对永久性感音神经性听觉障碍患儿，应首选佩戴助听器，一般可在6月龄开始验配并定期进行调试及评估，以达到助听器效果优化。

2. 人工耳蜗植入　对双侧重度或极重度感音神经性听力障碍患儿，应用助听器效果甚微或无明显效果，要进行人工耳蜗术前评估，考虑进行人工耳蜗植入。

3. 听觉言语训练。

4. 社区家庭康复指导。

二、质量控制

应建立并维护新生儿听力筛查数据库，做好新生儿听力筛查的信息管理工作。数据库应包括下列内容：①基础数据；②听力筛查机构工作质量评估；③听力检测机构工作质量评估；④康复机构工作质量评估。

三、新生儿听力筛查的体会

新生儿听力筛查是一项系统工程，包括筛查、诊断、干预、跟踪和质量评估多个环节，需要多方密切协作。因此，在开展和进行新生儿听力筛查时要考虑以下几个方面。

1. 强有力的组织者至关重要，各省卫生厅的妇幼司、各市县的相关部门、各产院的主要领导的高度重视和组织尤为重要。

2. 承担听力筛查的单位要有专门负责此项工作的经过训练和掌握专业知识的管理人员，在涉及的工作范围内进行大力度的通俗易懂的宣教工作。

3. 筛查相关的知情同意书等法律文书要完备，各种操作规程及管理制度要健全。

4. 筛查和诊断的人员要经过听力学的相关培训并取得合格的上岗证书。

5. 筛查和诊断的设备要有声学检定合格证书，并要进行定期的检定和校准。

6. 随访工作十分重要，因为筛查并不是我们的最终目的，早发现→早诊断→早治疗，建立筛查、诊断及干预的系统网络，真正能够做到聋而不哑，才能体现我们筛查的意义。

（王秋菊）

参 考 文 献

1. Harrison M, Roush J, Wallace J. Trends in age of identification and intervention in infants with hearing loss. Ear Hear, 2003, 24:89.
2. National Center for Hearing Assessment and Management (NCHAM). State UNHS summary statistics (Accessed April 18, 2006, at http://www. infanthearing. org/ status/unhsstate. html.).
3. White KR. The current status of EHDI programs in the United States. Ment Retard Dev Disabil Res Rev, 2003, 9:79.
4. EHDI Meeting, Washington, DC, February 18 - 20, 2004. (Accessed April 18, 2006, at http://www. infanthearing. org/meeting/ ehdi2004/presentations/index. html#PSV.).
5. Gray RF. Causes of deafness in schools for the deaf in Madras. Int J Pediatr Otorhinolaryngol, 1989, 18:97.
6. Green GE, Smith RJ, Bent JP, et al. Genetic testing to identify deaf newborns. JAMA, 2000, 284:1245.
7. Norris VW, Arnos KS, Hanks WD, et al. Does universal newborn hearing screening identify all children with GJB2 (Connexin 26) deafness? Penetrance of GJB2 deafness. Ear Hear, 2006, 27:732.
8. Downs MP, Sterritt GM. Identification audiometry for neonates: A preliminary report. J Aud Res, 1964, 4:69.
9. Downs MP. The identification of congenital deafness. Trans Am Acad Ophthalmol Otolaryngol, 1970, 74:1208.
10. Fortnum HM, Summerfield AQ, Marshall DH, et al. Prevalence of permanent childhood hearing impairment in the United Kingdom and implications for universal neonatal hearing screening: Questionnaire based ascertainment study. BMJ, 2001,

323：536.

11. Kennedy C, McCann D. Universal neonatal hearing screening moving from evidence to practice. Arch Dis Child Fetal Neonatal Ed, 2004, 89：F378.
12. Nance WE, Lim BG, Dodson KM. Importance of congenital cytomegalovirus infections as a cause for pre-lingual hearing loss. J Clin Virol, 2006, 35：221.
13. 2004 annual report. Massachusetts Universal Newborn Hearing Screening Program. (Accessed April 18, 2006, at http://www. mass. gov/dph/fch/unhsp/hear_ screen_ 04_ report. pdf.).
14. 聂文英，宫露霞，刘玉俊，等. 10501例新生儿听力筛查结果. 中华医学杂志，2003，84：274.
15. 余红，沈沛，赵军. 7040例新生儿听力筛查结果分析. 中国农村卫生事业管理，2004，24：61.
16. 吕秀芹，郝晓莉. 6066例新生儿听力筛查结果及相关因素分析. 中华围产医学杂志，2005，8：417.
17. 丁怡冰，王美玲，王洪月. 新生儿听力筛查11275例分析报告. 听力学及言语疾病杂志，2006，14：36.
18. 姚敏卿，陈丽媚，陈倩如. 新生儿听力筛查13960例临床分析. 广东医学杂志，2006，27：1778.
19. 潘俊芳. 新生儿听力筛查16567例相关因素分析及干预. 中华围产医学杂志，2006，9：275.
20. Denoyelle F, Marlin S, Weil D, et al. Clinical features of the prevalent form of childhood deafness, DFNB1, due to a connexin-26 gene defect: implications for genetic counselling. Lancet, 1999, 353：1298.
21. Forge A, Becker D, Casalotti S, et al. Gap junctions in the inner ear: Comparison of distribution patterns in different vertebrates and assessement of connexin composition in mammals. J Comp Neurol, 2003, 467：207.
22. Cryns K, Orzan E, Murgia A, et al. A genotype-phenotype correlation for GJB2 (connexin 26) deafness. J Med Genet, 2004, 41：147.
23. Murgia A, Orzan E, Polli R, et al. Cx26 deafness: mutation analysis and clinical variability. J Med Genet, 1999, 36：829.
24. Pandya A, Arnos KS, Xia XJ, et al. Frequency and distribution of GJB2 (connexin 26) and GJB6 (connexin 30) mutations in a large North American repository of deaf probands. Genet Med, 2003, 5：295.
25. 关静，郭玉芬，徐百成，等. 中国西北地区部分语前聋患者GJB2基因突变的分子流行病学研究. 解放军医学杂志，2006，31：303.
26. Van Laer L, Coucke P, Mueller RF, et al. A common founder for the 35delG GJB2 gene mutation in connexin 26 hearing impairment. J Med Genet, 2001, 38：515.
27. Nance WE, Liu XZ, Pandya A. Relation between choice of partner and high frequency of connexin-26 deafness. Lancet, 2000, 356：500.
28. Nance WE, Kearsey MJ. Relevance of connexin deafness (DFNB1) to human evolution. Am J Hum Genet, 2004, 74：1081.
29. Fischel-Ghodsian N, Prezant TR, Chaltraw WE, et al. Mitochondrial gene mutation is a significant predisposing factor in aminoglycoside ototoxicity. Am J Otolaryngol, 1997, 18：173.
30. del Castillo FJ, Rodriguez-Ballesteros M, Martin Y, et al. Heteroplasmy for the 1555A > G mutation in the mitochondrial 12S rRNA gene in six Spanish families with non-syndromic hearing loss. J Med Genet, 2003, 40：632.
31. 郭玉芬，徐百成，韩东一，等. 中国西北地区线粒体DNA1 2SrRNAA1 555G~IIGJB2基因突变. 中国耳鼻咽喉头颈外科，2006，13：666.
32. Wang QJ, Li QZ, Han DY, et al. Clinical and molecular analysis of a four-generation Chinese family with aminoglycoside-induced and nonsyndromic hearing loss associated with the mitochondrial 12S rRNA C1494T mutation. Biochem Biophys Res Commun, 2006, 340 (2)：583.
33. Zhao H, Li R, Wang Q, et al. Maternally inherited aminoglycoside-induced and nonsyndromic deafness is associated with the novel C1494T mutation in the mitochondrial 12S rRNA gene in a large Chinese family. Am J Hum Genet, 2004, 74：139.
34. Johnson JL, White KR, Widen JE. A multicenter evaluation of how many infants with permanent hearing loss pass a two-stage otoacoustic emissions/automated auditory brainstem response newborn hearing screening protocol. Pediatrics, 2005, 116：663.
35. Campbell C, Cucci RA, Prasad S, et al. Pendred syndrome, DFNB4, and PDS/SLC26A4 identification of eight novel

mutations and possible genotype – phenotype correlations. Hum Mutat, 2001, 17 : 403.

36. Pryor SP, Madeo AC, Reynolds JC, et al. SLC26A4/PDS genotype – phenotype correlation in hearing loss with enlargement of the vestibular aqueduct (EVA): Evidence that pendred syndrome and non – syndromic EVA are distinct clinical and genetic entities. J Med Genet, 2005, 42 : 159.
37. Hulander M, Kiernan AE, Blomqvist SR, et al. Lack of pendrin expression leads todeafness and expansion of the endolymphatic compartment in inner ears of Foxi1 null mutant mice. Development, 2003, 130 : 2013.
38. Preciado DA, Lim LH, Cohen AP, et al. A diagnostic paradigm for childhood idiopathic sensorineural hearing loss. Otolaryngol Head Neck Surg, 2004, 131 : 804.
39. 赵亚丽，王秋菊，翟所强. 前庭水管扩大与 SLC26A4 基因分子流行病学研究. 中国人民解放军总医院硕士学位毕业论文，2006.
40. Morton CC, Nance WE. Newborn Hearing Screening —A Silent Revolution. N Engl J Med, 2006, 354 : 2151.
41. Snoeckx RL, Huygen PL, Feldmann D, et al. GJB2 mutations and degree of hearing loss: a multicenter study. Am J Hum Genet, 2005, 77 : 945.
42. American College of Medical Genetics. Genetics evaluation guidelines for the etiologic diagnosis of congenital hearing loss: Genetic Evaluation of Congenital Hearing Loss Expert Panel — ACMG statement. Genet Med, 2002, 4 : 162.
43. Joint Committee on Infant Hearing 2000 Position statement. (Accessed May 1, 2006, at http: //www. cdc. gov/ncbddd/ehdi/ documents/jcihyr2000. pdf.).
44. Service RF. Gene sequencing. The race for the $1000 genome. Science, 2006, 311 : 1544.

第十六章　突发性耳聋

一、概述

突发性耳聋（以下简称突聋）是一种突然发生的原因不明的感觉神经性听力损失，又称暴聋，特发性突聋，特发性聋等，但目前国内临床常用的名称为突发性耳聋。De Klevn（1944 年）首先描述此病。突发性聋发病率在上升，并趋向“年轻化”，已成为严重危害健康人群听力的耳科常见病。本属正常或基本正常的听力耳突然在短期内不明原因丧失听力，其中多数病例遗留永久性听力损失，有如突发心肌梗死之于心脏，对病人的心理和生理无疑是一个严重的打击，已经引起耳科医师乃至一般人群的认识和重视。其发病急，进展快，治疗效果直接与就诊时间有关，应视为耳科急诊。

突聋是没有明显的原因突然发生的听力下降，一般多为单侧不同程度的感音性聋，可以伴有耳鸣或眩晕。一般单侧发病，个别情况下可以双侧发病。没有特别明确的关于突聋的流行病学报告。根据文献报告：日本每年的新增突聋发病率为 8 ~ 13/10 万人；美国大约为 11/10 万人；奥地利和德国达到 20/10 万人；从全世界来看发病率在 5 ~ 20/10 万人左右。中国目前仍无权威性的流行病学报告。好发年龄为 50 岁，50 岁以后的发病率有下降趋势。男女没有显著性差异，儿童罕见。

二、病因

突聋病因不明，文献记载引起本病的原因共 100 多种，其中许多是罕见的。目前认为可能的因素包括：血管病变、内淋巴水肿、病毒感染、迷路膜破裂或上述诸因素的联合。其中血管病变在突聋发病机制被大多数人认可。推测其病理生理机制为，病理性血管内红细胞凝聚→血液粘度增加→血流速度下降→缺氧→渗透性增加、组织水肿、血液浓缩、小血栓形成→组织损伤。也有作者认为，膜迷路积水是某些突聋的重要原因，比如一些轻、中度突聋，不论有无眩晕，可能是梅尼埃病的不同类型，亦称蜗性梅尼埃病。

三、临床表现

原发症状（按照其出现的频率）：突然发生的主观听力下降，但是根据听力损失的程度以及频率不同，不是所有的病人都有听力下降的感觉；耳鸣；耳闷涨感；眩晕；听觉过敏或重听；耳郭廓周围异样感觉；感觉异常。

继发症状：恐惧感；不适当的疾病评价控制；其他的心理躯体影响。但继发性症状往往被临床医师所忽视。

四、分型

目前国内尚无明确的突聋分型资料。德国耳鼻咽喉头颈外科学会根据听力下降的特点进行分型。

（一）高频听力下降型

高频区域听阈斜形或陡降形下降的原因根据听力损失的程度不同，可能是外毛细胞（最多造成约 50dB 听力下降）或者内毛细胞（至少 60dB 听力下降）。

（二）低频听力下降型

临床以及动物实验表明，低频听力下降的原因可能是膜迷路积水。同样可能出现螺旋韧带的局部供血障碍，组织缺氧损伤以及电解质 - 内环境稳定性的障碍。

（三）中频听力下降型

这种类型非常少见，病因的研究也几乎没有。病因可能是在骨螺旋韧带局部供血障碍，Corti 器的缺氧损伤以及基因缺陷（遗传性聋）等。

（四）全频（平坦型）听力下降型

所有频率范围都出现病变，轻度的听力下降，病人也会感觉听力下降的非常明显。病因主要是血管纹的功能障碍和/或耳蜗供应血管血供障碍以及组织缺氧，血管痉挛。

（五）全聋以及接近全聋的极重度聋

一般涉及所有的频率，而且程度很重。病因可能是耳蜗总动脉或者蜗轴螺旋动脉的血管栓塞或者血栓形成。

（六）其他类型

从听阈曲线来看，这种类型的突聋不属于上面已经介绍的类型。原因不明。这种类型的另外一个特点是听阈有明显的波动，而且治疗的同时，耳聋仍然进一步加重，这种类型的病因可能与脑脊液压力变化以及免疫病变有关。

五、临床检查

（一）耳鼻咽喉专科检查

耳部检查；听力检查（音叉、纯音测听）；声导抗；TEOAE 或 2 种重振检查；ABR；前庭功能检查（包含眼震电图或 VNG）；甘油试验（除外膜迷路积水）；耳蜗电图（蜗性病变，除外膜迷路积水）；言语分辨能力检查；重振检查；镫骨肌反射；鼓室镜检查（除外外淋巴漏）；遗传性聋基因检测。

（二）实验室检查

血常规、红细胞数量、血细胞比容等。CRP、血象鉴别、肌酸酐、纤维蛋白原水平、脂蛋白（如 LDL、胆固醇，血清学检查：支原体、梅毒、1 型疱疹病毒、水痘 - 带状疱疹病毒、HIV 等）。

（三）影像学检查

颅脑 MRI（除外听神经瘤）；颞骨 CT 检查（除外有否内耳畸形，以及颅脑、颞骨、颈椎）；B 超（颈部血管和椎动脉）。

（四）全身检查

如心血管病、糖尿病和神经内科等。

比较常规的检查包括：耳部检查（包括外耳道、耳郭、鼓膜情况等）；听力检查（音叉、纯音测听）；声导抗；DPOAE；ABR；前庭功能检查（尤其对伴有眩晕者）以及颅脑 MRI 和颞骨 CT 检查。

六、诊断和鉴别诊断

根据上述病史、症状和各项检查可以作出突聋的诊断。但应尽可能作出病因诊断和鉴别诊断，以便及早进行合理治疗。

对突聋作出诊断，需要细致进行鉴别诊断，包括：病毒感染（如腺病毒、水痘 - 带状疱疹病毒、腮腺炎病毒、HIV）；弥散性脑炎（多发性硬化）；自身免疫性脉管炎（如 Cogan 综合征）；中毒（如药物、毒品、组织毒剂）；肾功能不全造成透析能力下降；肿瘤（如听神经瘤、脑干肿瘤、岩骨肿瘤）；外淋巴漏（内、外）；压力伤；急性声损伤、外伤、颈椎功能障碍（如外伤、错位）、细菌性迷路炎（如中耳炎、梅毒螺旋体、疏螺旋体）、脑脊液损失综合征（如腰穿后）、脑膜炎；遗传性感音神经性聋、内耳畸形、遗传综合征（如 Usher 综合征，Pendred 综合征）、血液动力学方面的疾病（如红细胞增多症、白血病、脱水症、镰状细胞贫血）、心脏 - 血液循环疾病、精神心理性听力障碍，等等。

临床上常见的鉴别诊断是：分泌性中耳炎、梅尼埃病和听神经瘤。

（一）分泌性中耳炎或咽鼓管功能不良

不少突聋表现为低频听力下降，这些病人初发症状为耳闷及低调耳鸣，酷似咽鼓管狭窄，且通气后又诉轻快感；此外突聋诱因感冒也与咽鼓管狭窄或中耳卡他雷同；听力检查时如不正确使用骨导掩蔽，突聋病人常测出传导性听力曲线。因此，突聋可被误诊为咽鼓管狭窄以致延误治疗。还应注意两病可同时发生。

（二）梅尼埃病

突聋病人常伴有眩晕，但不反复发作，仅一次发作导致耳聋而终结；无中低频听阈的动态变化；重振现象阳性率低。虽二者均可能有末梢前庭障碍，但突聋有时有方向交换性眼震，在发病3天内可见迷路兴奋期快相向患侧的自发性眼震，其后转向快相向健侧的麻痹性眼震。梅尼埃病几乎都有重振现象。

（三）听神经瘤

国内外的文献报告听神经瘤以突聋为表现要比一般认识的更常见。Berg报告133例听神经瘤中17例首发症状表现为突聋，而且有4人在听神经瘤切除术前恢复了听觉功能，因而提出突聋病人，即使恢复，也必须除外小脑桥脑角肿瘤的可能性。

七、治疗

突发性聋的治疗方法很多，包括：血液流变学治疗；抗水肿治疗；离子治疗（改变离子通道）；减轻膜迷路积水（如改变渗透压治疗，脱水治疗）；抗氧化剂；抑制血栓形成；降低纤维蛋白原；高压氧舱治疗等等。但是，目前临床可能还在继续应用而被认为是过时的治疗方法，它们不作为推荐的常规治疗方法，包括：常压下吸氧；臭氧；紫外线；各种类型的激光；心理治疗；单纯的针灸；自体血治疗，全身应用的血管扩张剂（使用只扩张血管的药物可能引起血管的盗血效应，可能减少内耳的动脉血供）。

鉴于目前尚无确切的治疗方法，可以有针对性地进行联合用药。

（一）一般治疗

患者尽可能住院治疗，卧床休息，限制水、盐摄入。

（二）血液流变学治疗

如血液稀释、加快血液流动、降低血浆黏稠度等。目前国内常用金纳多、低分子右旋糖酐、阿司匹林、复方丹参等。国外文献报告，银杏叶中提取的金纳多作为最常使用的治疗突聋和耳鸣的药物。其主要的作用机制是改善血液流变和抗氧化作用。由于其副作用小，被认为是治疗突聋和急性耳鸣的同类药物中的首选。低分子右旋糖酐：可降低血液黏稠度，减少红细胞凝集，改善毛细血管循环。

（三）糖皮质激素类药物

是目前国际公认的治疗突聋的标准治疗方案。建议根据个体差异用糖皮质激素治疗突聋。早期应用效果较佳，包括泼尼松、泼尼松龙及地塞米松等。用药途径包括口服、静脉输液和鼓室内注射等。

（四）降低纤维蛋白原

通过降低纤维蛋白原来降低血液黏稠度，减少血液细胞成分凝聚的倾向，但是是否能够减少终末血管内尚未稳定的纤维细胞聚集尚有争论。目前临床常用的药物为东菱迪芙等。

（五）营养神经类药物

应及早使用维生素A、维生素B_1、维生素B_{12}、谷维素及能量合剂（ATP、辅酶A、细胞色素C）等药物。

（六）混合氧治疗

二氧化碳是有效的血管扩张剂，吸入二氧化碳后脑血流量可增加30%～70%。动物实验示吸入10分钟、20分钟、30分钟后脑血流量增加，动脉供氧量增加，证实5% CO_2加95% O_2混合氧有利于改善脑的氧代谢。在脑血流量和动脉供氧量增加的情况下，耳蜗微循环也得到改善。

（七）高压氧治疗

高压氧治疗突聋的原理是：①提高氧分压，增加血浆中物理溶氧量及血氧弥散率，可迅速纠正组织缺氧，另外，气体的分压差越大，弥散的速度也越快，越是缺氧的部位在高压氧压力下弥散至该处的氧量也越多；②在氧分压增高的情况下，心率减缓，脑血管收缩，动脉血压下降，脑血流量可降低21%，但由于血氧含量增高，组织获氧仍然增加，而血管收缩却可改善或防止内耳组织水肿、渗出和出血。关于高压氧舱治疗突聋还有一定的争议。文献报道，如果药物治疗无效，单独进行高压氧舱治疗部分患者的听力也有所改善，但是突聋的时间不能长于3个月。

八、问题与展望

至今，我国尚无突发性聋发病率的统计，更无完整的流行病学资料，鉴于突发性聋临床表现的特殊性，如病因不明，病程进展，听力损失程度以及其他伴发症状变化较多，影响预后因素复杂，治疗效果尚难判断，部分病例有自愈倾向等等。在临床诊断治疗方法，疗效评价和发病原因或相关内外因素方面，有必要开展系统性的研究，以求摸清临床规律，寻找防止发病和有效治疗方法。①开展前瞻性研究，组织大范围，多中心、大样本量的 RCT 研究，此已是迫在眉睫的任务；②治疗方案的改进，需要有对比的，多临床指标的观察，仅以听阈变化为依据，不足以说明治疗后整体状况的变化，如血压、血脂、血液流变学及微循环开放状态等与用药及听力改善的关系等；③临床试验治疗，包括药物和其他如氧气、物理治疗等等。既要注意总结其有效结果，也要注意其毒副作用或不利影响，注意短期效应和远期疗效。循证医学认为在评估药物疗效时，仅根据局部、暂时表面效果尚不足以肯定药物的总疗效，要确定其效果必须要有大样本、长期、随机对照实验结果。突发性聋的研究，需要我们运用循证医学和临床流行病学的方法进行严格设计、衡量与评价，取得临床研究的科学结论，并以此科学证据推动诊疗水平的进一步提高。

附：中华医学会耳鼻咽喉科学分会和中华耳鼻咽喉科杂志编委会制定的突发性聋有关标准。

1. 突发性聋诊断和疗效评定标准（1996 年，上海）

【定义】 突然发生的原因不明的感音神经性听力损失。

【诊断依据】 发病突然、病因不明的；突然发生的非波动性感音神经性听力损失，常为中或重度；病因不明；可伴耳鸣；可伴眩晕、恶心、呕吐，但不反复发作；除第Ⅷ脑神经外，无其他颅神经受损症状。

【疗效分级】 痊愈：0.25～4kHz 各频率听阈恢复至正常，或达健耳水平，或达此次患病前水平；显效：上述频率平均听力提高 30dB 以上；有效：上述频率平均听力提高 15～30dB；无效：上述频率平均听力改善不足 15dB。

2. 突发性聋诊断和治疗指南（2005，济南）

The Guideline of Diagnosis and Treatment of Sudden Deafness

【定义】 突然发生的，可在数分钟、数小时或 3 天以内，原因不明的感音神经性听力损失，至少在相连的两个频率听力下降 20dB 以上。

【诊断依据】

1. 突然发生的，可在数分钟、数小时或 3 天以内。
2. 非波动性感音神经性听力损失，可为轻、中或重度，甚至全聋。至少在相连的两个频率听力下降 20dB 以上。多为单侧，偶有双侧同时或先后发生。
3. 病因不明（未发现明确原因包括全身或局部因素）。
4. 可伴耳鸣、耳堵塞感。
5. 可伴眩晕、恶心、呕吐，但不反复发作。
6. 除第Ⅷ脑神经外，无其他脑神经受损症状。

【治疗原则】 总体原则：早期综合治疗，积极寻找病因。

1. 一般治疗 注意休息，适当镇静。积极治疗相关病因，如高血压、糖尿病等。
2. 改善内耳微循环药物。
3. 糖皮质激素类药物。
4. 降低血液粘稠度和抗凝药物。
5. 神经营养类药物。
6. 其他治疗 如混合氧、高压氧等治疗。

【疗效分级】

1. 痊愈 受损频率听阈恢复至正常，或达健耳水平，或达此次患病前水平。

2. 显效 受损频率平均听力提高30dB以上。

3. 有效 受损频率平均听力提高15～30dB。

4. 无效 受损频率平均听力改善不足15dB。

（杨仕明）

参考文献

1. 中华医学会耳鼻咽喉科学会，中华耳鼻咽喉科杂志编辑委员会．突发性聋诊断依据和疗效分级．中华耳鼻咽喉科杂志，1997，2∶72.
2. 中华医学会耳鼻咽喉头颈外科学分会，中华耳鼻咽喉头颈外科杂志编委会。突发性聋诊断和治疗指南．中华耳鼻咽喉头颈外科杂志，2006，41（5）∶325.
3. 郭 维，杨仕明，顾 瑞，等．从循证医学分析突发性聋的疗效．中华耳鼻咽喉科杂志，2004，39（4）∶241.
4. 杨仕明，郭维，顾瑞，等．国内突发性聋临床诊治研究论文的再评价．中华耳科学杂志，2005，3（3）∶208.
5. 刘 鋋．梅尼埃病和突发性聋诊治的若干问题．中华耳鼻咽喉科杂志，1997，2∶124.
6. 杨伟炎，杨仕明．关于突发性聋诊断和疗效标准的讨论．中华耳鼻咽喉头颈外科杂志 2006，41（5）∶324.

第十七章　噪声性耳聋

随着人类社会进入工业时代、火器兵器的大规模应用以及现代娱乐媒体的发展，人类暴露于噪声的机会和强度都大大增加了。噪声性耳聋的发生率目前仍在增长。噪声性聋的发生具有一定的隐匿性，不容易早期被人们所认识到。同时，噪声性耳聋属于感音神经性聋，一旦发生，则难以逆转，目前对噪声性聋尚缺乏有效的治疗方法，因而防止噪声性耳聋（以下称噪声性聋）的发生就具有极其重要的意义。

第一节　噪声的声学基础

噪声是声音的一种。声音是可以引起听觉的振动能量，这种振动能量是由一定介质（如空气和水）来传导的。噪声常常被用来泛指一切不悦耳的声音，而在听力学领域，噪声一般指有可能导致听力损害的声音。

一、声音的频率与强度

频率和振幅是描述振动的重要特征，也是记录和评估噪声的重要指标，已在本书第一章详述，在此作仅简要介绍，声音的频率指的是单位时间内振动发生的次数，一般用赫兹（每秒钟内发生的次数）来表达。

声音振幅（强度）的表达略为复杂。人类听觉所覆盖的声音强度范围极为宽阔（百万倍数级），直接使用代表声音强度的度量（声压或声能）不是十分方便。而且，人类听觉的响度感受与声音强度的几何级数增长呈近似平行的关系，因此声学和听力学中对声音强度的表达主要使用被测声音的声压与标准声压比值的常用对数级的 1/10（即分贝）作为单位，其计算如下列公式所示。从公式 17.7.1 中可见，如果被测声音的声压是标准声压的 10 倍，则该声音的强度为 20dB。

$$\text{分贝（dB）}=1\text{og}\left(\frac{\text{被测声压}}{\text{标准声压}}\right)^2\times10 \qquad (17.1.1)$$

需要指出的是，分贝体现的是两个声压之间的比较关系，因此只有当参照标准（标准声压）被确定之后，一个分贝值才能代表一个具体声音强度。声学测量中使用的参照声压是 0.000 2dyn/cm^2（达因/平方厘米），而由此得出的分贝数也被称为声压级（sound pressure level，SPL）。与此相比，听力学测量中由于考虑到人类听觉对不同频率有不同的灵敏度，因此对不同频率使用的是不同的参考声压（由测量正常人群平均听阈得出）。由此得出的分贝值被称为听力级（hearing level，HL）。临床上也常常对两次听力检查的结果进行比较，此时其中一次检查的结果被作为参考声压，得出的分贝值是两次检查结果的比较值。如经过治疗后听力改善了 20dB，则意味着治疗后引起听觉所需的声压是治疗前的 1/10。

二、脉冲噪声与稳态噪声

脉冲噪声指的是单个或者一连串声压峰值。单个声压脉冲一般由一个很陡的上升曲线直达声压峰值，随后是一个相对缓慢的下降曲线回复至静止压力。脉冲噪声在声谱上显现为宽带噪声，即其能量散布在很宽的频率范围上。单个脉冲的长度一般在 1s 以内，如果是连续脉冲，每个脉冲之间的间隔应当在 500ms 以上（自动武器的连续发射除外）。对脉冲噪声的强度一般是测量其峰值强度，表达为 dB P，测量需要使用能够纪录并保持声压强度峰值声级记。

与脉冲噪声相对的是稳态噪声。稳态噪声指的是基本上连续不间断、声强起伏相对较小并持续相对较长一段时间的连续噪声。稳态噪声可以是无规律或者有规律的噪声。多数稳态噪声都是由许多频率构成的宽带噪声。对稳态噪声的测量一般是经过加权后的声压级（如 dB A，B 或者 C）。使用不同的加权计算是考虑到人耳听觉对不同频率的声音有不同的敏感度，因而不同频率的声音对人耳的作用和可能带来的伤害也有所不同。例如，使用 A 加权计算的声音强度更多的表现的是中频声音的强度，而对高频和极低频率声音则相对忽略（图 17－1－1）。

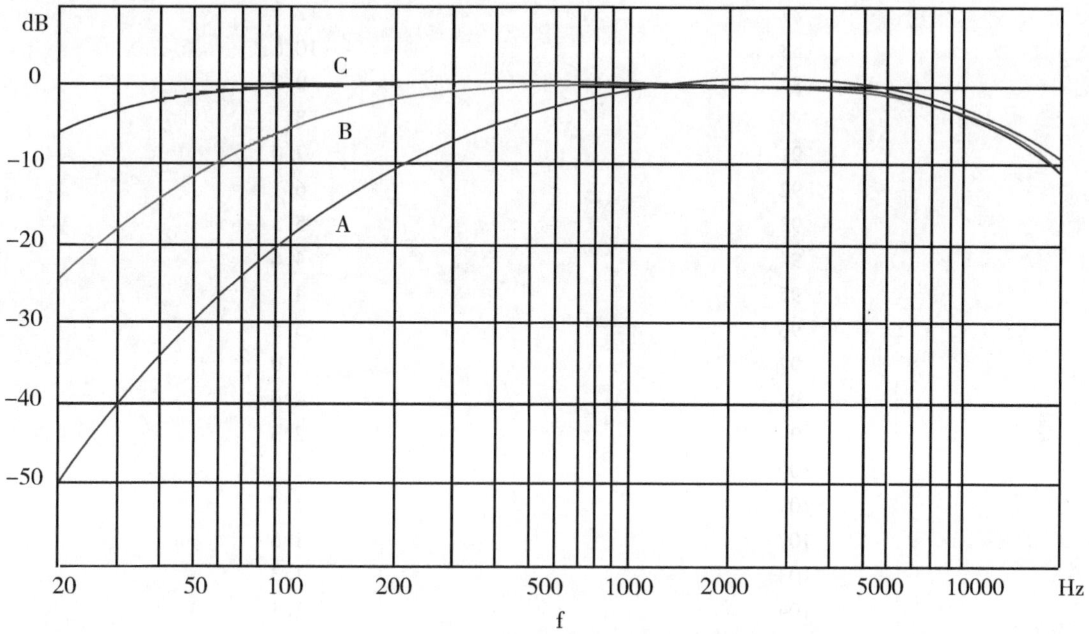

图 17－1－1 噪声测量中的几种加权网络曲线

其中最为常用的是 A 加权网络（测得的结果表达为 dB A）。

三、声强及暴露时间与噪声性聋的关系

噪声对听觉系统的影响不仅是与噪声的强度有关，同时也与噪声暴露时间的长短有关。噪声强度与暴露时间共同构成噪声暴露剂量，并决定对听觉系统影响的大小。国际上一般把 24 小时内在 90 dB A 的稳态噪声下暴露 8 小时视为噪声暴露的安全界限。表 17－1－1 为稳态噪声强度与参考安全暴露时间之间的关系。以此为标准，可以用下面的公式求出每个工作日的噪声暴露剂量（D）：

$D = 100\ C/T$

其中 C 为每个工作日噪声暴露的时间长度，T 是表 17－1－1 中提供的参考“安全”暴露时间。

如果测得工作环境的噪声水平为 80 dB A，每个工作日的暴露时间为 8 小时，则每日实际噪声暴露剂量为参考安全剂量的百分之 25%（D = 100 × 8/32）。同理，如果工作环境的噪声水平为 90 dB A，每个工作日的暴露时间仍为 8 小时，则每日实际噪声暴露剂量已达到参考安全剂量的 100%（D = 100 × 8/8）。

表 17－1－1 噪声水平与“安全“暴露时间

噪声水平（dB A）	参考“安全”暴露时间 T（小时）
80	32
81	27.9
82	24.3
83	21.1
84	18.4

续 表

噪声水平（dB A）	参考“安全”暴露时间 T（小时）
85	16
86	13.9
87	12.1
88	10.6
89	9.2
90	8
91	7.0
92	6.1
93	5.3
94	4.6
95	4
96	3.5
97	3.0
98	2.6
99	2.3
100	2
101	1.7
102	1.5
103	1.3
104	1.1
105	1
106	0.87
107	0.76
108	0.66
109	0.57
110	0.5
111	0.44
112	0.38
113.	0.33
114	0.29
115	0.25
116	0.22
117	0.19
118	0.16
119	0.14
120	0.125
121	0.11
122	0.095
123	0.082
124	0.072
125	0.063
126	0.054
127	0.047
128	0.041
129	0.036
130	0.031

第二节　噪声性聋的临床表现

噪声性聋的临床过程可以分为急性和慢性两种。典型的急性噪声性损伤多见于短时间的强噪声暴露，但噪声性聋最常见的是由长期噪声暴露引起的慢性、渐进性感音神经性聋。噪声引起的听阈改变分为一过性听阈改变（temporary threshold shift，TTS）与永久性听阈改变（permanent threshold shift，PTS）。

一、急性声创伤

急性声创伤一般指噪声暴露过程中或者暴露后立即被患者注意到的听力改变、耳鸣等症状。急性声创伤可以影响双耳或者单耳。对急性声创伤患者的检查应当进行详细地记录，以备日后出现利益纠纷时查考。

（一）病史

急性声创伤一般都有一个明确的强噪声暴露史，噪声源多是短时、高强度噪声，包括脉冲噪声（枪、炮、爆炸、金属撞击等）和其他强噪声源（如重金属音乐和声音巨大的机器设备等）。询问病史时应注意了解噪声暴露过程的细节，包括噪声源的方位，距离患者的距离，暴露的时间长短等。了解这些病史资料在处理有可能引起伤病赔偿的病例尤为有用。对爆炸引起的声创伤还应了解有无合并严重失血或其他重要脏器损伤。在可能涉及赔偿或其他利益行为的病例，询问病史时应注意病史各个环节的前后一致性、合理性和逻辑性，并于身体检查和听力检查结果相对照，以便及时发现诈病行为。多数患者会有听力下降、耳鸣、耳闷等主诉。如果鼓膜有损伤，患者可以有耳痛症状。少数患者也可以有头晕的感觉。

（二）身体检查

在有爆炸接触史的创伤病人，应首先注意生命体征的检查，听觉系统的检查应等待生命体征稳定后进行。对急性声创伤患者的检查主要集中在对听觉系统的检查。耳镜检查时应注意耳道内有无血迹，鼓膜有无充血或破裂穿孔，这些都提示声创伤的存在，并在一定程度上提示着声创伤的严重程度。音叉检查可以发现感音神经性聋（瑞内试验短阳性，韦伯试验偏向健侧或听力损失轻的一侧）或者混合性聋。不论患者主诉双耳或者单耳症状，检查时都应对双耳进行详细检查，以免漏诊。

（三）听力检查

听力检查应当常规包括纯音测听、声导抗测听和言语测听。纯音听阈一般表现为影响高频为主或影响全频的感音神经性聋。如果有鼓膜或中耳损伤，则纯音听阈检查也可以为混合性聋。单纯传导性聋在急性声创伤甚为少见。对于有声敏感主诉的患者应考虑进行最适阈（most comfortable level，MCL）和不适阈（uncomfortable level，UCL）检查，以确定有无听觉过敏（hyperacusis）的存在。

（四）耳鸣与其他耳科症状

多数急性声创伤患者都会有或长或短的耳鸣体验，短者持续数小时至数日（典型的如重金属音乐会后的短暂耳鸣），长者可以为持久性耳鸣（多伴有永久性听力损失）。急性声创伤如果引起感音神经性聋，其伴随的耳鸣多为高调耳鸣；而当听力损失为混合性时，耳鸣则可以包含有中、低调成分。除耳鸣外，多数急性声创伤患者还会有耳闷、耳塞的感觉，主要是由于听力下降导致。如果损伤波及前庭系统，患者也可以感到短暂的眩晕或平衡不稳。听觉过敏是急性声创伤的另一个常见耳科症状。耳科症状一般会随着听力的好转而好转，但如果有残余持续听力损失，患者可以有长期的耳鸣或者听觉过敏症状。

（五）随访检查

条件允许时，应当在声创伤后的头几天内对患者进行跟踪随访，以便及时了解患者听力变化的情况，并确定患者的听力改变属于一过性听阈改变，还是永久性听阈改变。

二、慢性噪声性聋

慢性噪声性聋指长期接触噪声引起的渐进性听力损失。临床上所指的噪声性聋主要是指慢性噪声性聋，多与从事强噪声暴露的行业或者业余爱好有关。随着社会噪声源的增加，噪声性聋的发病率有上升的趋势。噪声性聋是最常见的职业病之一，噪声性聋造成的听力残障和索赔给社会经济带来的影响是十分可观的；噪声性聋有发病缓慢，进展隐匿的特点，往往不容易引起个体的注意和重视；同时，鉴于噪声性聋的极大的可防性和康复困难的特点，提高对噪声性聋的重视程度并加大针对噪声的防护力度，对减少噪声性聋对社会和个体的影响都具有极为重要的意义，应当引起有关人员的高度重视。

（一）病史

长期的噪声暴露史（不论是职业噪声或是业余爱好噪声）是诊断噪声性聋的重要依据之一。典型的职业噪声包括机器噪声、金属敲击声、夜总会从业人员接触的高强度音乐和其他噪声，以及某些军事噪声等。业余爱好噪声则以高强度音乐、动力工具、狩猎等活动中接触的噪声为主。噪声暴露除了噪声强度外，暴露的时间长短也是一个重要因素。典型的噪声暴露史往往长达数年甚至数十年。是否使用防护器具（耳塞、耳罩和其他隔声防护措施）也是需要了解的一个重要方面。了解病史时还应当注意有无其他可以导致听力损失的病史（如感染、头颈部创伤、手术、使用耳毒性或细胞毒性药物等）。除了解患者听力状况和言语交流困难外，询问病史时还应当注意了解其他相关的耳科症状，如耳鸣、听觉过敏等。

（二）身体检查

检查的重点在于排除其他可以导致慢性感音神经性聋的疾患。噪声性聋患者的鼓膜一般是正常的，偶尔可以见到轻度的鼓膜混浊或由于其他既往耳科疾患遗留的耳道或者鼓膜改变。低频音叉的检查结果往往是正常的，高频音叉可以提示感音神经性聋。对听觉、平衡和神经系统应当进行详细的检查，以排除其他可以引起感音神经性聋的耳科或神经系统疾病。

（三）听力检查

在慢性噪声性聋，听力检查的内容与急性声创伤有一致之处，主要也是由检查纯音听阈和言语识别率等组成。对有听觉过敏者也应当检查不适阈与最适阈，而对有耳鸣主诉者在有条件时可以考虑进行耳鸣音调与响度匹配检查。对慢性噪声性聋患者进行听力检查时，应当注意对其他可以引起感音神经性聋的疾病的鉴别诊断（如听神经瘤、老年性聋、听神经病等），并进行相应的检查。有助于鉴别诊断的检查包括有：耳声发射、听性脑干反应（auditory brainstem response，ABR），阻抗声反射（acoustic reflex）等。

噪声性聋的听阈曲线除提示以高频下降为主的感音神经性聋以外，在绝大多数病人都可以见到以4 000或6 000Hz为中心的听阈曲线切迹。这是噪声性聋患者听力的一个标志性改变。详尽的听力检查还可以在部分患者检测到重振（recruitment）现象，表现为最适阈与不适阈之间差距的缩小，或者是阻抗声反射阈与相应听阈之间差距的减小。在听力损失严重的患者，言语识别率等言语测听指标也会出现下降。在老年患者，噪声性聋常常可以与老年性聋相伴同时出现，临床检查和听力检查有时很难加以完全区分，在某些噪声工伤鉴定时会带来一定难度。此时应特别注意病史中噪声暴露的历史。

（四）耳鸣与耳科症状

耳鸣是慢性噪声性聋的常见伴随症状。慢性噪声性聋的耳鸣主要为高调耳鸣，这是因为慢性噪声性聋的听力损失以高频为主。目前认为耳鸣并非一个独立的症状，而是听力损失的结果。耳鸣严重者可以导致出现焦虑、睡眠障碍，甚至抑郁症的发生。对有耳鸣主诉的患者，应当予以重视和妥善的处理。

三、噪声性聋的残障评估

噪声性聋的残障评估目前尚没有一个统一的标准。一般都遵循对言语频率（500~4 000Hz）平均听阈进行评估的原则。下面是美国国家标准协会（ANSI）1969年发布的听力残障评估的计算公式：

公式 17. 2. 1　单耳听力损失计算公式：

$$\left(\frac{500Hz\text{ 听阈}+1\ 000Hz\text{ 听阈}+2\ 000Hz\text{ 听阈}+3\ 000Hz\text{ 听阈}}{4}-25\right)\times 1.5\text{ 听力损失（\%）}\quad(17.2.1)$$

公式 17－2－2 双耳总和听力损失计算公式：

$$\frac{[\text{较好耳听力损失（\%）}\times 5]+\text{较差耳听力损失（\%）}}{6}=\text{总和听力损失（\%）}\quad(17.2.2)$$

运用上述公式可以大致估算听力损失的程度，可以作为听力残障（包括噪声性聋）评估的基础。例如，某患者言语频率的听力资料（听阈分贝）如下：

频率（Hz）	500	1 000	2 000	3 000
左耳	30	35	35	55
右耳	35	45	40	65

则运用上述公式可以得出左耳的听力损失为：

$$\frac{30+35+35+55}{4}\times 1.5=20.625\%$$

而右耳的听力损失为：

$$\left(\frac{25+45+40+65}{4}-25\right)\times 1.5=31.875\%$$

双耳总和听力损失为：

$$\frac{(20.625\times 5)+31.875}{6}=22.5\%$$

第三节　我国职业噪声性聋的诊断和分级

一、听力损失的诊断

听力损失的诊断是对耳聋分级和听力残疾等级评定的重要依据。因此，必须满足以下条件：

1. 必须有受过有关测听检查的理论和实际操作专业培训的合格测试人员。

2. 测听仪器必须符合国家标准 GB/T 7341. 1《测听设备　第 1 部分：纯音听力计》的要求，并在有效的检定周期之内。

3. 测听室的环境噪声必须符合国家标准 GB/T 16403《测听方法　第 1 部分：纯音气导和骨导听阈基本测听法》中 1/3 倍频程最大允许环境声压级（Lmax）的要求。

诊断对象应为职业噪声暴露人员，排除由其他因素引起的听力损失和耳聋。噪声性听力损失可能是暂时性阈移，因此听力测试应在脱离噪声暴露 48 小时以后进行。

纯音气导听阈测定必须由合格的测试人员严格按照 GB/T 16403 规定的测试方法进行操作。

二、噪声性耳聋的诊断分级

噪声性耳聋是噪声性听力损伤引起的听觉功能障碍，即对日常活动中语言交流的影响。对噪声性耳聋的诊断分级，是根据语言频率听阈（HTL）的平均值。为评价语言听力障碍，可采用不同的频率组合测定语言平均听阈值。国家标准 GB/T 14366（eqv ISO 1999）《职业噪声测量与噪声引起的听力损伤评价》中列举了 9 种频率组合测定语频平均听阈，即：

a. 采用 0. 5kHz，1kHz 和 2kHz 的 HTL 平均值；

b. 采用0.5kHz，1kHz，2kHz和3kHz的HTL平均值；
c. 采用0.5kHz，1kHz，2kHz和4kHz的HTL平均值；
d. 采用1kHz，2kHz和3kHz的HTL平均值；
e. 采用1kHz，2kHz，3kHz和4kHz的HTL平均值；
f. 采用2kHz和4kHz的HTL平均值；
g. 用1/10 [2×HLT (0.5kHz)，4×HTL (1kHz)，3×HTL (2kHz) 和1×HTL (4kHz)]；
h. 用2kHz和3kHz的HTL；
i. 用2kHz和3kHz的HTL平均值。

可能是由于世界各国的语言特点，规定了多种语言频率组合。最常见是的a、b、c3种组合。我国习惯用的语言频率是0.5、1和2kHz。20世纪80年代世界卫生组织（WHO）建议语言频率应增加3kHz，后来有些国家采用了0.5、1、2和3kHz 4个频率为语言频率。我国国家军用标准对噪声性听力损失分级和听力残疾等级评定就是用这4个频率组合。到20世纪90年代末，WHO又推荐对听力残疾评定和听力减退分级用0.5、1、2和4kHz的平均听阈值，并将成人较好耳0.5、1、2和4kHz的平均听阈≥41dB，儿童较好耳0.5、1、2和4kHz的平均听阈≥31dB定义为听力残疾。这种语言频率组合已在许多国家关于耳聋和听力减退的流行病学中广泛应用。

人的听觉灵敏度通常随着年龄的增长而逐渐减退，高频听力减退比低频快。在评价不同年龄人群职业噪声性听力损失时，必须知道可比较的非噪声暴露同年龄耳科正常人群的听阈，即与年龄有关的听阈值（HTLA）。在计算噪声性听力损失时，必须考虑HTLA的因素。因此，对纯音气导听阈测试结果应进行年龄因素的修正，即从测听结果中应减去随年龄增长的听阈值。

国家标准GB/T 7582（idt ISO 7029）《听阈与年龄关系的统计分布》中规定了测听频率从125～8 000Hz，年龄从18～70岁的耳科正常人群听阈的统计分布和相对于18岁听阈中值的期望值的计算方法。表17－3－1给出了频率从125～8 000Hz，年龄从20～70岁的男女两性耳科正常人群相对于18岁的耳科正常人群听阈偏差的中值△H。

表17－3－1 不同年龄的耳科正常人相对于18岁耳科正常人听阈偏差的中值△H，dB

年龄（岁）	频率（kHz）																	
	0.125		0.25		0.5		1		2		3		4		6		8	
	男	女	男	女	男	女	男	女	男	女	男	女	男	女	男	女	男	女
20	0	0	0	0	0	0	0	0	0	0	0	0	0	0	0	0	0	0
30	0	0	0	0	1	1	1	1	1	1	2	1	2	1	3	2	3	2
40	2	2	2	2	2	2	2	2	3	3	6	4	8	4	9	6	11	7
50	3	3	3	3	4	4	4	4	7	6	12	8	16	9	18	12	23	15
60	5	5	5	5	6	6	7	7	12	11	20	13	28	16	32	21	39	27
70	8	8	8	8	9	9	11	11	19	16	31	20	43	24	49	32	60	41

单耳语频平均听阈（SFTA）的计算方法：

单耳听力损失是根据该耳各语言频率的听阈经年龄修正后的算术平均值。按下式计算：

$$SFTA = \frac{HL_{0.5kHz} + HL_{1kHz} + HL_{2kHz}}{3} \ (dB) \qquad (17.3.1)$$

或

$$SFTA = \frac{HL_{0.5kHz} + HL_{1kHz} + HL_{2kHz} + HL_{3kHz}}{4} \ (dB) \qquad (17.3.2)$$

式中：$HL_{0.5kHz}\cdots HL_{3kHz}$是各语言频率的听阈（经年龄修正后），dB。计算结果应按数值修约规则取整数。

噪声性听力损失分级主要是根据医学上的法规确定，但也受到各国的社会、政治、经济和职业道德等因素的影响，现在世界上还未制订统一的分级标准。即使采用相同的听力损失等级划分，但由于所用的语言频率组合不同，结果也有差异。表 17－3－2 是 WHO 推荐的听力损伤分级标准。

表 17－3－2　听力损伤分级

听力损伤分级	语频（0.5、1、2 kHz）平均听阈，dB
正常	≤25
轻度听力损伤	26～40
中度听力损伤	41～55
中重度听力损伤	56～70
重度听力损伤	71～90
极重度听力损伤（全聋）	>90

我国国家军用标准（GJB 2121－94）《军事噪声性听力损失诊断标准及处理原则》，就是采用 WHO 的分级方法，所不同的是语言频率是采用 0.5、1、2 和 3kHz 四个频率的组合。

国家标准（GB 16152－1996）《职业噪声聋诊断标准及处理原则》，是按图 17－3－1 和表 17－3－3对听力损失分级。该图表中的语频（0.5、1 和 2kHz）和高频（3、4 和 6kHz）是指一耳任意频率听力损失达到的范围，并非一组频率的平均值。以“＋”号表示语频和高频的组合。

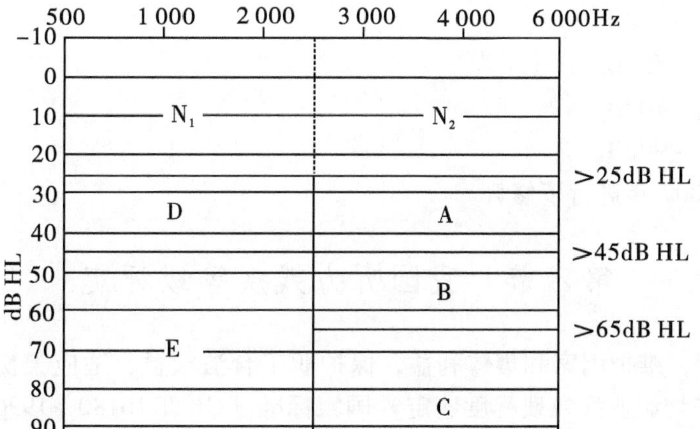

图 17－3－1　职业性噪声听力损失分级图

表 17-3-3 职业性噪声听力损失分级表

语频＼分级＼高频	N_2	A	B	C
N_1	N	Ⅰ	Ⅱ	Ⅲ
D		Ⅱ	Ⅲ	Ⅳ
E			Ⅴ	

注：表中有底纹的组合应排除其他耳聋。

听力损失分为Ⅰ～Ⅴ级：

Ⅰ级：N_1 + A。

Ⅱ级：N_1 + B 或 D + A。

Ⅲ级：N_1 + C 或 D + B。

Ⅳ级：D + C

Ⅴ级：E + B 或 E + C。

如果任一耳听力损失达到Ⅴ级，应根据双耳平均听阈评定听力损伤及噪声性聋。

双耳平均听阈计算方法如下：

a. 将各频率的听阈值进行年龄修正。

b. 计算单耳语言频率听阈的算术平均值。

c. 听力较好耳语率平均听阈乘 4，加听力较差耳语频平均听阈乘 1，其和被 5 除，按数值修约规则取整数。

听力损伤及噪声聋分级：

正常　　　　　≤25dB。

轻度听力损伤　26～40dB。

中度听力损伤　41～55dB。

重度听力损伤　56～70dB。

噪声聋　　　　71～90dB。

该国家标准已于 2007 年进行了修订。

第四节　我国听力残疾等级评定

为了加强安全生产，维护国家和集体利益，保护职工合法权益，适应工伤保险制度改革的需要，我国制订了《职工工伤与职业病致残程度鉴定》国家标准（GB/T 16180－1996）。本标准根据器官损伤、功能障碍、医疗依赖及护理依赖 4 个方面，将工伤、职业病伤残程度分为 5 个门类 10 个等级，作为工伤和职业病患者于国家社会保险法规所规定的医疗期满后进行医学技术鉴定的准则和依据。

一、听力伤残值的计算

（一）听力伤残的评定

职业噪声暴露造成的永久性听力损失所致听力伤残者，应排除其他因素引起的耳聋或伪聋。听力伤残等级的评定，应在脱离噪声暴露环境 1 个月以上进行听力诊断。对测试人员、测试仪器和测试环境必须符合本章第一节第二条的要求。

（二）听力伤残值的计算

首先根据公式 17.4.1 计算单耳听力损失，即经过年龄修正后的单耳语频平均听阈（SFTA），再计算双耳听力损失（听力伤残值 HHS）。计算方法如下：

$$HHS = \frac{\text{听力较好耳}\ SFTA \times 4 + \text{听力较差耳}\ SFTA \times 1}{5}\ (dB) \qquad (17.4.1)$$

或

$$HHS = \frac{\text{听力较好耳}\ SFTA \times 5 + \text{听力较差耳}\ SFTA \times 1}{6}\ (dB) \qquad (17.4.2)$$

计算结果应按数值修约规则取整数。

二、听力伤残分级

在国家标准《职工工伤与职业病致残程度鉴定》（GB/T 16180）中，将听力伤残从全聋到轻度耳聋分为 7 个等级，即从 4 级到 10 级（表 17-4-1）。

为贯彻国务院、中央军委 2004 年 8 月 1 日公布的《军人抚恤优待条例》，国家民政部、社会和劳动保障部、卫生部和解放军总后勤部，参照国家标准（GB/T 16180）制定了《军人残疾等级评定标准（试行）》，听力残疾等级也是从第 4 级到第 10 级分为 7 级（表 17-4-1）。二者区别在于国家标准中的语言频率是 0.5、1 和 2kHz，军用标准中的语言频率是 0.5、1、2 和 3kHz。军用标准从第 7 级到第 10 级都严于国家标准。在这两项标准中，对单耳语频率平均听阈和双耳听力损失的计算方法相同。

表 17-4-1　听力伤残分级

听力伤残分级		听力损失	
伤残等级	分级原则	国家标准	军用标准
4 级	器官严重缺损或畸形，有严重功能障碍或并发症，存在特殊医疗依赖，生活可以自理者	双耳听力损失≥91dB	双耳听力损失≥90dB
5 级	器官大部缺损或明显畸形，有较重功能障碍或并发症，存在一般医疗依赖，生活能自理者	双耳听力损失 81dB	双耳听力损失 80dB
6 级	器官大部分缺损或畸形，有中等功能障碍或并发症，存在一般医疗依赖，生活能自理者	双耳听力损失≥71dB	双耳听力损失≥70dB
7 级	器官大部分缺损或畸形，有轻度功能障碍或并发症，存在一般医疗依赖，生活能自理者	双耳听力损失≥56dB	双耳听力损失≥60dB
8 级	器官部分缺损，形态异常，轻度功能障碍，有医疗依赖，生活能自理者	双耳听力损失≥41dB 或一耳听力损失91dB	双耳听力损失≥50dB 或一耳听力损失≥90dB
9 级	器官部分缺损，形态异常，轻度功能障碍，无医疗依赖，生活能自理者	双耳听力损失≥31dB 或一耳听力损失≥71dB	双耳听力损失≥40dB 或一耳听力损失≥80dB
10 级	器官部分缺损，形态异常，无功能障碍，无医疗依赖，生活能自理者	双耳听力损失≥26dB 或一耳听力损失≥56dB	双耳听力损失≥30dB 或一耳听力损失≥70dB

第五节　噪声性聋的损伤机制

一、急性声创伤的损伤机制

急性声创伤可以由强稳态噪声和强脉冲噪声暴露引起。典型的强稳态噪声多见于重金属摇滚音乐和一些重型设备。强脉冲噪声一般见于各种爆炸、射击和剧烈撞击产生的高强度短时噪声。强脉冲噪声除可以损伤内耳外，还可以造成听觉系统的机械性损伤。

（一）机械损伤

中耳结构的机械性损伤可见于强脉冲噪声暴露引起的急性声创伤，主要由强脉冲噪声的冲击波造成。常见的中耳结构机械性损伤包括鼓膜破裂和听小骨脱位，临床上表现为伴随感音神经性聋存在的传导性听力障碍成分。导致鼓膜破裂的主要是冲击波到达鼓膜时鼓膜两侧瞬时间存在的巨大压力差，而冲击波作用于鼓膜的机械力量可以被传导至听骨链，引起听小骨的位移或者脱位。

（二）耳蜗及神经结构损伤

强稳态噪声与强脉冲噪声都可以作用于内耳，导致耳蜗结构的损伤，如 Corti 器与基底膜分离等（Roberto 等，1989），另外还可以见到纤毛刚度改变、基底膜形态改变以及传入神经纤维末梢肿胀等（Canlon，1988）。强噪声暴露还可以引起耳蜗血流量下降，导致耳蜗内的缺氧状态。

二、慢性噪声性聋的损伤机制

（一）耳蜗损伤

实验研究显示噪声性损伤可以导致耳蜗内的活性氧物质（reactive oxygen species，ROS）水平增加。活性氧物质的存在与毛细胞损伤和死亡（可以以坏死与凋亡两种形式出现）有密切的关系（Henderson 等，2006）。强噪声后还可以在实验动物上观察到耳蜗内盖膜、毛细胞纤毛、纤毛间链接以及细胞内细胞器的结构的改变和功能变化（Saunders 等，1991），这些都可以代表毛细胞的损伤和导致毛细胞死亡。由于耳蜗外毛细胞的电－机械活动为耳蜗主动机制的动力来源，因此毛细胞的损伤和死亡不可避免地会影响耳蜗功能（Sohmer，1997）并导致听力改变。

动物实验显示某些基因可以影响个体对噪声性损伤的敏感程度，这些基因可以影响毛细胞的某种结构蛋白的合成与代谢，从而改变耳蜗对强噪声暴露的反应形式和敏感性（Li，1992；Davis 等，2003）。

微循环障碍可能是噪声导致耳蜗损伤的另一个原因。实验研究显示噪声暴露可以引起耳蜗血流的下降（Seidman 等，1999）。

（二）神经结构损伤

噪声暴露还有可能作用于耳蜗后神经结构上，导致听觉神经通路功能的改变而影响听力。噪声暴露有可能引起兴奋性神经递质（如谷氨酸）的过量释放。过量谷氨酸递质的存在具有兴奋性神经毒作用，可以导致神经系统的功能紊乱和结构损伤。实验研究还显示，噪声暴露后 AMPA/kainate 受体作用下的急性肿胀与突触后结构紊乱可以导致神经功能的丧失。噪声暴露还可以使钙离子进入细胞内，触发一系列代谢改变而导致螺旋神经节细胞死亡（Pujol 与 Puel，1999）。

第六节　噪声性聋的治疗

总体上讲，对噪声性聋目前仍然缺少确实有效的治疗方法。造成这种情况的原因除了因为感音神经性聋往往是不可逆的听力改变外，也与对噪声损伤机制的缺乏了解有一定关系。随着在分子水平上对噪声损伤机制的不断深入了解，新的治疗理念也不断被提出来。

一、急性声创伤的治疗

目前尝试用于急性声创伤的治疗方法包括：吸氧、吸混合氧、高压氧舱治疗、使用扩血管药和皮质激素，另外也有使用中草药制剂对急性声创伤进行治疗者，目的都在于尽可能地促进听力的恢复。临床观察提示对急性声创伤的治疗有一定的时间性，实施治疗越早，听力恢复的可能性和程度可能相对就大一些。治疗的效果在不同的研究中各有差异，而对这些治疗方法的有效性，尚缺少严格对照研究的证实。

对治疗后仍遗留有显著听力障碍者，可以考虑建议佩戴助听器，以改善言语交流功能。对因声创伤导致严重听力损失，甚至全聋者，可以考虑进行人工电子耳蜗移植，以恢复患者言语交流功能。

对遗留有听觉过敏症状者，可以试行声脱敏治疗，使用逐渐增加强度的宽带噪声，期望逐步增加患者对声音的耐受能力，以便恢复正常生活。对同时有耳鸣的患者，如果有影响言语交流功能的听力损失，应积极鼓励使用助听器。在这些患者，成功使用助听器常常可以在改善听力的同时，收到减低耳鸣的效果。

对急性声创伤引起的焦虑、睡眠障碍等伴随症状，应当适当使用药物进行治疗，以改善患者生活质量，促进听力的恢复和其他症状的改善。

最近的动物实验提出了一些新的治疗急性声创伤的理念，主要是应用各种化学药物改进耳蜗微循环、促进耳蜗和听觉神经结构的恢复。这些药物包括：镁离子、谷氨酸受体阻滞剂、成纤维细胞生长因子、三磷酸腺苷、抗氧化物制剂，糖皮质激素、钙离子通道阻滞剂等。这些研究仍处在实验室阶段，距离临床应用仍有一定的距离。

二、慢性噪声性聋的治疗

慢性噪声性聋指多年噪声暴露引起的听力下降，一般为永久性听力损失，通过治疗恢复听力的可能性甚小。在听力损失严重，影响言语交流的患者，佩戴助听器是补偿听力损失、恢复言语交流功能的主要手段。随着人工电子耳蜗适应证的放宽，目前也有在严重噪声性聋患者实施人工耳蜗移植的。

耳鸣是噪声性聋的常见并发症，除在有适应证者使用助听器外，在非助听器适应证患者还可以使用各种声掩蔽器具，以求减低耳鸣对患者的影响。纠正焦虑、抑郁症状和睡眠紊乱在这些患者同样十分重要，必要时应当使用有效的药物。

第七节　噪声性聋的预防

由于噪声性损伤导致的听力损失为永久性的，目前尚缺少有效的治疗手段，因此对噪声性聋的预防就显得尤为重要。工作和个人娱乐环境中的噪声暴露都有可能导致噪声性听力损失，因此噪声防护不仅仅应当是高噪声生产企业的责任，也应当引起每一个个人的重视。

一、强噪声暴露行业的噪声保护

强噪声暴露行业往往涉及使用产生高强度噪声的机器设备，以机器制造、修理和建筑业为典型例子。这些行业对有关人员的噪声防护应当予以应有的重视，以减少噪声损伤的发生。

（一）噪声环境监测与控制

传统上，噪声环境监测与控制属于公共医学与预防医学的范畴，而企业噪声环境监测与控制又与职业病医学有一定关系。耳鼻咽喉科医师往往接触的是已经由于噪声暴露而发生听力损失的患者。由于噪声防护在控制和减少噪声性聋方面具有极为重要的地位，耳鼻咽喉科医师应当在环境噪声控制和防护方面发挥更积极的作用。

涉及强噪声环境的企业应当重视在可能的范围内尽量降低工作人员的噪声暴露水平，这些包括选购、安装噪声强度低的设备，在可能产生强噪声的设备周围设置防护屏蔽，以及为工作人员提供个人防护器具，并对工作人员进行噪声危害及防护的教育。企业还应当定期对工作环境的噪声水平进行测量，并根据测得的噪声水平数据和个人防护条件，确定工作人员在该噪声环境中的噪声暴露剂量和最大允许工作时间长度（表17-1-1）。在噪声测量中应当注意使用适当的加权网络（图17-1-1）。

（二）工作人员的个人保护

对在噪声环境中工作的人员应当进行噪声防护教育，提供并积极提倡使用噪声防护器具。常用的噪声防护器具包括隔声耳塞和耳罩。正规生产的隔声耳罩应当标有隔声指数，通常在20 dB左右。隔声耳塞可以分为普通耳塞和定制耳塞两种。普通隔声防护耳塞一般由泡沫材料制成，使用时捻压成细棒状塞入耳道内，膨胀后即可起到一定的隔声作用，隔声指数可以与耳罩相仿。定制隔声耳塞常使用硅胶材料，按照从个体耳道提取的模具形状制成。定制耳塞如果制作精确，除佩戴舒适，也可以提供更好的隔声防护效果。必要时，耳塞与耳罩可以同时使用，以进一步提高防护能力。同时使用耳塞与耳罩时，其隔声效果并非耳塞隔声指数与耳罩隔声指数的简单相加。这是因为强噪声可以通过骨导传入内耳，并且耳塞与耳罩之间的声学耦合也可以影响噪声向耳内的传导。有观察显示同时使用耳塞与耳罩可以增加4~18dB的隔声作用，其中以对高频噪声的隔断作用增加较多，可能与不同频率噪声通过骨导传入内耳的效率不同有关（Abel与Odell，2006）。因此，估算耳塞与耳罩联合效果的最好方法是进行实地测量。对工作人员使用防护器具应当进行一定的培训，令其掌握正确的使用方法。不当的使用方法可以大大减低器具的防护效果。

对音乐从业人员，如音乐家、乐手等，可以考虑推荐使用专用的乐手耳塞。这种耳塞实际上是一种特制的滤声、隔声装置，可以重点阻挡一定频率的声音，却在一定程度上允许另外一些频率通过，从而在起到一定听觉保护作用的同时，让表演者听到现场的声音。

长期暴露于机舱噪声的飞行人员和其他暴露于引擎噪声的人员应当考虑使用消声耳罩，不仅可以改善语音通讯，还可以在一定程度上起到保护听力的作用。消声耳罩内装有电子装置，取环境噪声倒相后输入耳道内，与耳道内噪声相互抵消，从而达到减低噪声的目的。消声耳罩的消声作用以低频较好，对高频噪声则作用不理想。

二、普通人群的噪声暴露与保护

除从事噪声暴露专业的工作人员外，普通人群也有接触噪声的机会。长期无防护噪声接触也可以在普通人当中导致噪声性聋。因此，对普通人群的噪声暴露问题不应当忽视。

（一）普通人群的噪声暴露

现代生活中普通人群的噪声暴露机会较以前已经大大增加。这一点在都市生活中尤为突出。一些娱乐场所（特别是摇滚音乐会、卡拉OK歌厅、迪厅等处）噪声水平已经达到可以导致噪声损伤的程度（表17-7-1）。一些个人使用的娱乐设备（如MP3和随身听等）的声音输出水平也有可能损伤听力。国际上一些调查显示近年来普通人群的听阈有增加的趋势，一些调查还显示青少年中噪声性听力改变的发生率也有上升的趋势。

表17-7-1 不同声源的声强水平

声音强度（声压级分贝）	环境声源
0	人耳可以听到的最低强度声音
30	耳语，安静的图书馆
60	正常交谈，缝纫机，打字机
90	割草机，动力工具，车流量大的公路、街道
100	链锯，风钻，雪地越野车
115	摇滚音乐会，汽车鸣笛
140	射击，喷气飞机引擎

（二）有关噪声暴露与保护的公众教育

有鉴于普通人群噪声暴露水平的增加，对公众进行噪声防护教育的重要性也日益突出。虽然噪声防护的作用可能不是 立竿见影，但它对日后的听力保存和生活质量有着重要的影响。噪声防护不仅可以减少不可逆的感音神经性聋的发生，还是 减少耳鸣发生率的有效手段。

国际上已经开始试行在中小学生中进行噪声、噪声危害以及噪声防护的知识教育，使人群从早期就开始建立噪声防护意识，以期达到最佳远期噪声防护效果。

对普通人群的噪声教育以科普教育为主，力求生动并易于记忆。图画和模型是进行公众教育的有效手段。

结语

随着现代生活中人类的噪声接触机会的增加，噪声性聋的发生率有上升的趋势。由于噪声性聋往往是不可逆的感音神经性听力损失，目前尚缺少有效的治疗手段。因此，噪声性聋 的预防就显得十分重要。耳鼻咽喉科专业人员应当利用一切可能的机会向病人和社会宣传噪声防护的意义和重要性，以期最大程度地减少噪声性聋对人类的影响。

（石勇兵　陈洪文　韩维举）

参 考 文 献

1. Abel Sharon M Odell, Patricia. Sound attenuation from earmuffs and earplugs in combination: Maximum benefits vs missed information. Aviation Space & Environmental Medicine, 2006, 77 (9):899.
2. Canlon B. The effect of acoustic trauma on the tectorial membrane, stereocilia, and hearing sensitivity: Possible mechanisms underlying damage, recovery, and protection. Scandinavian Audiology Supplementum, 1988, 27:1.
3. Davis RR, P Kozel, et al. Genetic influences in individual susceptibility to noise: A review. Noise & Health, 2003, 5 (20):19.
4. Henderson D, EC Bielefeld, et al. The role of oxidative stress in noise - induced hearing loss. Ear & Hearing, 2006, 27 (1):1.
5. Li HS. Genetic influences on susceptibility of the auditory system to aging and environmental factors. Scandinavian Audiology Supplementum, 1992, 36:1.
6. Pujol R and JL Puel. Excitotoxicity, synaptic repair, and functional recovery in the mammalian cochlea: A review of recent findings. Annals of the New York Academy of Sciences, 1999, 884:249.
7. Roberto M, RP Hamernik, et al. Damage of the auditory system associated with acute blast trauma. Annals of Otology, Rhinology, & Laryngology - Supplement, 1989, 140:23.
8. Saunders, JC, YE Cohen, et al. The structural and functional consequences of acoustic injury in the cochlea and peripheral auditory system: A five year update. Journal of the Acoustical Society of America, 1991, 90 (1):136.
9. Seidman MD, WS Quirk, et al. Mechanisms of alterations in the microcirculation of the cochlea. Annals of the New York Academy of Sciences, 1999, 884:226.
10. Sohmer H. Pathophysiological mechanisms of hearing loss. Journal of Basic & Clinical Physiology & Pharmacology, 1997, 8 (3):113.

第十八章　老年性耳聋

人类随着年龄的老化会出现记忆力衰退，毛发变白，牙齿脱落，肌肉萎缩，血管硬化等衰老现象，听觉系统衰老引起功能障碍即出现老年性耳聋（以下称老年性聋）。目前全世界60岁以上的老龄人口已达到6亿左右。在社会稳定、人民生活水平提高、医疗条件改善的总体条件下，我国人口平均寿命已达71.4岁。2005年对1%人口抽样调查，我国人口总数130 756万,其中60岁和60岁以上的人口为14 405万（占全国人口的11.03%），截至2006年6月1日，中国60岁以上老年人口总数已达14 657万人。60岁以上人口占总人口的10%以上，被认为是人口老龄化的直接的、重要的标志。随着老龄化社会的到来，老年人的听力健康日益引起全社会的关注，老年性耳聋已成为影响老年人晚年生活质量的重要因素。

我国于1999年已进入老年型人口国家。2050年65岁以上人口数将从2000年的0.94亿增加到3.34亿（将占当时人口总数的22.6%）。80岁以上人口将从2000年的12 00万，增加到1.14亿。60岁以上人口到2020年将达到2.48亿，占当时人口总数的17.2%。到2050年60岁以上人口将达到4.37亿，占当时总人口的30%。据卫生部门统计，60岁以上老人慢性病患病率是全国人口的3.2倍，在60岁以上老年人口中，4 416万人为残疾者，有听力障碍的在1 000万人以上。另一份材料报道"我国听力障碍听力残疾者2 057万人，60岁以上人口中深受听力障碍和耳疾所困扰的占30%。

美国65岁以上人口中，80%以上的老人至少患有一种慢性病。慢性病中主要的3种是：关节炎、高血压和听力障碍。听力障碍虽不是影响寿命的重大疾病，但听力障碍引起的交流障碍，严重地影响老人的社会活动和心理状态。在老年人，听力障碍对生活质量的影响是不可低估的。老年人的听力问题，是应对人口老龄化，加强老龄工作中应重视的一个问题。

老年人的听力问题包括：①因年事日高，听觉系统的老年性退变所致的老年性聋；②在老年期因伤病而导致的听力障碍；③在尚未进入老年期之前即已因伤病而导致的听力减退。老年性聋应该是没有其他病因的，纯粹由于生理性的衰老性退变所致的听力减退。其他两类是在老年期听觉系统衰老性退变与新患的或过去患的听力问题相互影响的结果。

老年人的听力问题的共同特点，是衰老性退变所起的作用。临床工作中老人对听力问题的主诉多为在某些场合下听不明白言语声。言语识别能力和纯音听力损失的程度不一致——言语听力明显地差于用PTA估计的言语听力损失程度。

虽然老年性聋是生理性的衰老过程的一种常见表现，衰老是老年性聋的主要原因。但学者们还认为噪声暴露、内科疾患等因素也是助长听觉系统衰老退变的因素。噪声暴露、心血管病等可单独导致听力损失，也可在老年人加重其"老年性聋"的听力损失。慢性病在老年人口的发病率很高。在临床工作中从疾患的病因病理症状，诊断防治的体系出发，有必要将是这类因素助长老年性聋，还是这些因素引起的听力减退加以区别。听力学和卫生学关心的是就诊者或被调查者有无听力问题，听力残障的程度，如何帮助改善因听力问题而降低的生活质量。

在应对人口老龄化，加强老龄工作中，老年人的听力残疾是影响其生活质量的主要因素之一。

第一节　老年人听力残疾的范围和诊断

在过去的人口调查中，有的将听力残疾和言语语言残疾合为一个统计项目。有的资料以国外 65 岁以上人口的听力残疾率估算我国 60 岁以上人口的听力残疾人口数。有些资料将听力障碍 - 听力残疾和其他耳病作为一个项目统计分析。

对“老年人听力残疾”的定义也有进一步推敲的必要。

一、“老年”的定义

2005 年人口普查，我国 60 岁以上的老年人口为14 405万人。将 60 岁定为老年的开始，已是我国做好老龄工作，应对人口老龄化的基本定义。然而人衰老开始的迟早有较大的个体差异。同一年龄的人，体力和智力的健全程度可差异很大。有人四五十岁已开始衰老，有人七八十岁仍耳聪目明。年龄不是界定“老年”的最完善的指标。研究和衰老相关的听力残疾，应包括老年前期（45 ~ 50 岁）的人口在内。

二、老年人听力损失的界定

将“听力损失”定义为“语频平均听阈”（speech frequency pure tone average，SFPTA）≥16 dB HL，对幼儿的语言发育 - 听力康复工作，很有必要。在职业噪声性听力减退的预防、听力残疾鉴定，将听力损失界定为 SFPTA≥25 dB HL，是多数国家部门所通用的，在老年人，“听力损失”的定义应考虑与耳科正常人的听敏度随年龄增长而下降的“听阈偏离”（threshold deviation）的问题。

ISO 7029《声学——听阈与年龄的函数关系的统计学分布》列出的 18 ~ 70 岁的耳科正常人的听阈和年龄的关系，表明：①听阈随年龄增长而改变的总趋势；②听阈随年龄而改变有明显的个体差异；③在相同年龄，男性高频听阈偏移的程度比女性的大，男性老人的听力图多呈双侧对称性高频急降型的感音神经性“听力损失”，女性的听力图多呈双侧对称性高频缓降型的轻 - 中度感音神经性“听力损失”，这些与年龄相关的“听阈偏离”，严格地说，不能称为“听力损失”，然而与年龄相关的听敏度改变有较大的个体差异，较严重的改变可开始于四五十岁（图 18 - 1 - 1、图 18 - 1 - 2）。

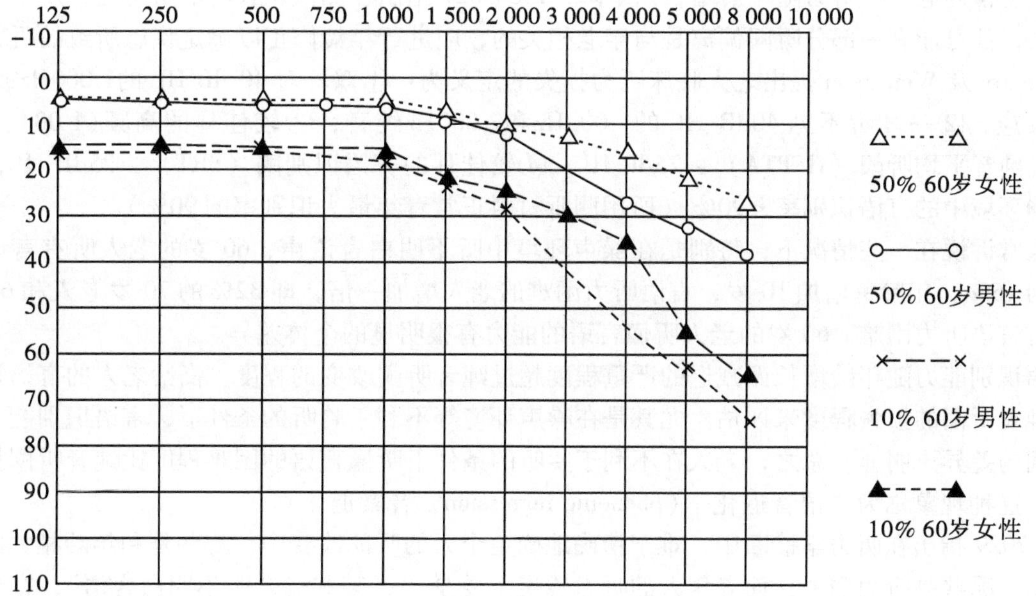

图 18 - 1 - 1　示 50% 的 60 岁男性和 60 岁女性和另外 10% 的男性和女性的听阈

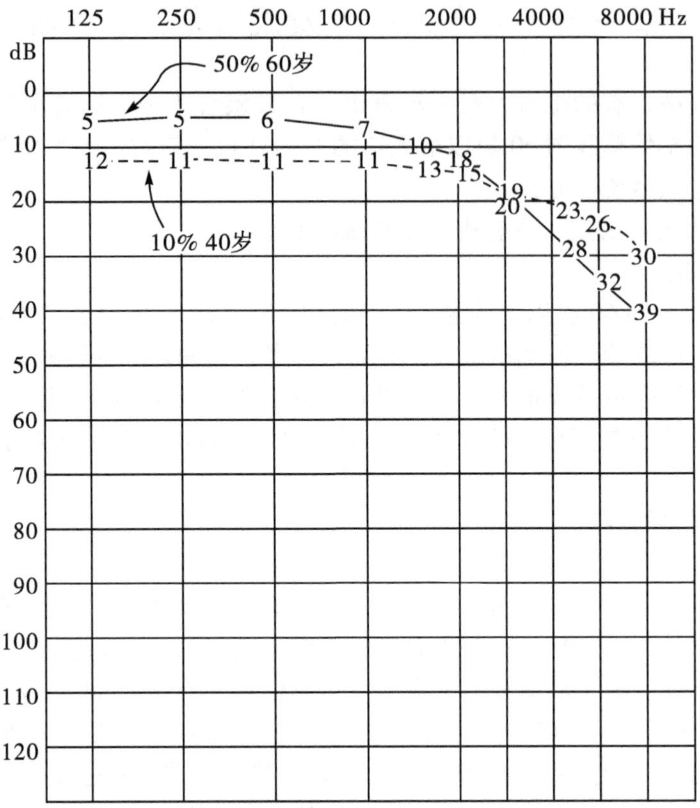

图 18－1－2 示 10% 的 40 岁男性的听阈，表明在 10% 的耳科正常人中，即可有高频听力损失

三、老人听力损失的定义

耳科正常的老人的听力随年龄增长而下降，ISO 7029 指出在测试年长者的听力时，观察到的任何听力损失，都可能有一部分听阈偏离是与年老相关的，应进行年龄修正以确定疾患所致的听力损失的程度。Ventry 及 Weinsteon 提出老人临床听力损失的定义为：①双耳对 40 dB HL 的1 000Hz或2 000Hz纯音无反应；②一耳听不见 40dB HL 的1 000Hz和2 000Hz纯音；③较佳耳的高频（1 000、2 000和4 000Hz）纯音平均听阈（HFPTA）≥25dB HL；④较佳耳的言语识别阈（SRT）≥25dB HL；⑤较佳耳在安静环境中的言语识别率<90%（所用测听材料正常青年最大识别率的90%）。

老人常诉说在一些情况下，特别是在噪声环境中听不明白言语声，60 岁的老人听有言语听力减退的约为 16%，年龄每增加 10 岁，言语听力困难的老人增加一倍，即 32% 的 70 岁老人和 64% 的 80 岁老人有言语听力困难。60 岁的老人听懂言语的能力有很明显的个体差异。

言语识别能力随年龄增长而减退的严重程度超过纯音听阈改变的程度。高龄老人的言语识别能力不能以纯音听阈的损失程度来评估。尤其是在噪声环境等不利于聆听的条件下，言语识别能力和纯音听阈之间的差异更明显。总之，老人在不利于聆听的条件下听懂言语的困难程度比纯音听阈损失所估计的重。这种现象称为“语音退化”（phonenic regression，音素退化）。

ISO 7029 指出在听力学诊断中，难于精确地确定个人的听阈改变中，哪些是和年龄相关的正常的听力偏差，哪些是听力损失，而老年人的听力残疾主要是“在某些场合听不明白言语”，在老人听懂言语的能力，常不成比例地超过“SFPTA 所估计的言语识别能力损失”。因此，用纯音听阈界定听力损失，在老年人是不够的。

通过健康体检的听力筛查和耳科门诊的常规测听检查得出的结果，常与当事人所体会到的听力问题的严重程度不一致，不少有明显的听懂言语困难的老人不能在健康体检中被检出。在耳科和听力学的常规测听（纯音听阈测听和常规言语测听）也常得不出与当事人所诉的听言语困难程度一致的结果。

Ventry 及 Weinstein（1983）曾将“两耳听不见 40dB HL 的 100Hz 或2 000Hz纯音测试音，或一耳听不见 40dB HL 的1 000Hz和2 000Hz纯音信号，定义为有明显的听力损失”。Lichternston 等（1988）在观察《老年人听力残疾量表》问卷调查结果的可信度时，除与上述听力损失定义比较外，还与以下“明显听力损失”的定义作对比：①较佳耳语频平均听阈≥25dB HL；②较佳耳高频（1、2 和 4kHz）平均听阈（HFPTA）≥25dB HL；③较佳耳的言语识别阈（SRT）≥25dB HL；④较佳耳在安静条件下的言语识别率少于 90%。

将 PTA≥16dB HL 界定为听力损失，有利于幼儿语言发育的需要，将听力损失界定为 PTA≥26dB HL，基本保证了青少年和成人的学习工作需要。Ventry 及 Weistein 对临床老人听力损失的定义，基本满足了老人日常生活交流所需的听敏度的要求。然而老人听力问题主要是在某些场合（例如噪声环境中，混响的房间厅堂中，多人交谈时等）中听不清楚，听不懂言语声。纯音测听，言语测听都是在“实验室”的特定条件下进行的，并不能反映实际生活中所处的“聆听条件”下的听行为状况。通常健康体检用秒表、口语等听力筛查，不能将全部有听力问题的患者检出，纯音测听和在安静条件下的言语测听，也不足以检出老人听不懂言语的问题。因此，纯音听阈只能作为评估老年人听力残疾严重程度的参考数据。以 PTA≥26dB HL 为评估听力残障基础的分级标准，用于评估老年人的听力残疾时，应考虑当事人的社会心理功能的障碍情况。

纯音测听得出的纯音平均听阈、言语测听所得出言语识别阈及言语识别率，和老人主观感到的听言语困难的程度可不一致。

不仅纯音听力损失的老人有交流困难，不少纯音听阈基本正常的 60 岁以上老人也感到虽然能听见谈话声，但听不明白话语的意思，在老人听不明白言语声，不能正常交流，是影响其生活质量的主要因素之一。听不清言语声，不能正常交流严重地影响老人的社会活动和心理活动。老人的听力问题主要是交流 - 社会 - 心理方面的障碍。

对老人听力问题的评估，最好的方法是让老人对自己听力残疾和交流残疾进行自我评估，老人的生活质量在很大程度上决定于他的交流能力和与人交流的机会。随年龄增长听敏度降低，听言语的效率降低，识别和理解言语的能力下降，既影响参与社会活动，也在心理上失去与人交流的信心，产生心理压力。

《老年人听力残疾量表——筛查版》（Hearing Handicap Inventory for the Elderly，Sceening Version，HHIE - S）可作为筛查老年人听力残疾的问卷，诊断老年人听力残疾的方法，见表 18 - 1 - 1。

表 18 - 1 - 1　老年人听力残疾量表

说明：本表的目的是为了了解您的听力损失引起的问题，请根据提问，勾出“是”、“有时”、“否”，如果由于您的听力问题而回避提问中的某一种情况，请不要跳过这个问题，如果您戴助听器，请回答在您不用助听器时的情况。

是（4）；有时（2）；否（0）

S1	是否有听力问题而使您减少了打出想要打的电话？
S2	是否有听力问题而使您会见新朋友时感到窘迫？
S3	是否有听力问题使您回避合群？
E4	是否有听力问题使您易于激怒？
E5	是否有听力问题使您在和家人谈话时感到困难？
S6	是否有听力问题使您在参加聚会时感到困难？
E7	是否有听力问题使您感到“笨拙”或“沉默”？
S8	是否难于听别人用耳语说话？
E9	您因听力问题感到残废吗？

S10 当您拜访亲友邻居时，是否因听力问题而感到困难?
S11 听力问题是否使您不再经常参加宗教（公益）活动?
E12 听力问题是否使您紧张?
S13 听力问题是否使您比过去拜访亲友邻减少了?
E14 听力问题是否使您和家庭成员争吵?
S15 听力问题是否使您听电视或收音机困难?
S16 听力问题是否使您减少购物?
E17 您的听力是否有任何困难或问题使您总是烦恼?
E18 您的听力问题是否使您想靠自己过日了?
S19 听力问题是否使您比您和家人谈话比过去减少?
E20 您是否感到您的听力有任何困难限制了您个人的生活或社会生活?
S21 听力问题是否使您和亲友在餐厅中感到困难?
S22 听力问题是否使您感到压抑?
S23 听力问题是否使您比过去少听收音机或电视?
E24 听力问题是否您在和朋友交谈时感到不舒畅?
E25 听力问题是否使您感到在和一群人在一起时被冷落了?

以下由医师填写

总分

E 积分　　E——emotional

S 积分　　S——social

[J Speech and Hearing disorders，1983，48（4）]

表 18－1－2《社会功能活动调查》（social functional activities questionure，FAQ）可作为了解听力残疾者社会活动受影响程度的参考。FAQ 又称 pfeffer outpatient disability questionnaire，POD。

表 18－1－2　社会功能活动调查（FAQ）

1. 平衡每日收支的能力，算账的能力
2. 工作能力，能否写出简单的记录
3. 能否到商店买衣物，日常用品，杂货
4. 有否爱好，会不会下棋，打扑克
5. 会不会做简单的家务，点炉子，泡茶
6. 会不会准备饭菜
7. 能否了解发生的近事
8. 能否参加讨论，了解电视、书、刊
9. 能否记住约会的时间、家庭节日，吃药，等
10. 能否拜访邻居，自己乘公交车

在作言语测听和中枢听功能检查时，由于基本生活能力和动作性能力的情况而影响反应，如反应动作迟缓，记忆力差，注意力不集中等，表 18－1－3 可作为评估残疾程度的辅助参考资料。

日常生活活动能力（activity of daily living，ADL）：评定躯体功能状况的指标，在老年医学中将 ADL 有困难者称为功能依赖（functional dependence）。

ADL 分为基本生活能力（basic ADL——简称为 ADL）和操作性能力（Instrumental ADL——IADL）。

表 18-1-3　日常生活能力的评定表

ADL	IADL
吃饭	购物
穿衣	做饭
洗漱	一般性家务
上下床	较重家务（提 5kg 左右重物，拖地，擦窗户）
室内走动	洗衣服
如厕	剪趾甲
尿便控制	服药（能记住按时，按量服药）
沐浴	管理个人钱财
	使用电话
	乘公共汽车（能独自去乘要乘的那一路车）
	在附近活动（在熟悉的环境中活动）
	能独立在家呆一天

四、听力减退对心理社会状态的影响

听力减退对功能状态、生活质量、认知功能及情绪、行为及社会和谐可有不利的影响，并可抑制独立活动的能力。

听力减退和生活质量之间的关系，可用以下说明：①老年人听力残疾量表；②交流功能量化能（quantfied denver scale of communication function，QDS）；③简易意识状态问卷（short portonle mental states questionnaire，SPMSQ），可了解有关认知的情况；④老龄抑郁级（geriatric depression scale，GDS），检查听力减退的影响；⑤生活功能的自估（self - evaluation of life function，SELF），检查体格残降，社交状况、衰老、抑郁、自尊及自制能力等。

对老年人的听力残关的严重程度的评估，不仅要将纯音和言语测听的结果为参考依据，还要将听力减退对生活质量的负面影响，心理社会活动的负面影响为评估的依据。

第二节　老年性聋的病因及发病机制

一、非遗传因素

临床上可以观察到，老年性聋的听力损失并不与年龄增长呈线性关系，它仅与年龄呈弱相关，提示其病理改变是非均一的，有一个以上的病理过程同时作用于听觉系统，随着时间进展受，遗传与环境因素综合影响，周围和中枢听觉系统均可累及。机体可导致老年性聋的危险因素包括：

（一）听神经退化

老年人全身组织趋于退化，因此听神经也发生退行性改变。人的听觉器官可分为外耳、中耳、内耳 3 个部分，内耳有耳蜗，里面有听觉感受器，即 Corti 器。当人体衰老时，中枢神经发生萎缩，耳蜗基底膜的 Corti 器及支配基底膜的耳蜗神经也发生萎缩，因而导致老年性耳聋的发生。

（二）动脉硬化

老年性聋与动脉硬化有一定的关系。因为动脉硬化可引起听神经组织的变性和内耳血液循环障碍，导致听神经缺乏营养物质，从而诱发耳聋。

（三）代谢障碍

随着机体的衰老退化，机体代谢发生障碍，因而不能充分供给听觉器官所需的能量，结果招致内

耳感受器萎缩变形，从而导致耳聋。

（四）维生素缺乏

维生素缺乏可致红细胞弹性降低，难以通过末梢微血管，导致听觉细胞缺氧，这也和老年性耳聋有关。特别是缺乏维生素 D 时，其代谢衍生物减少，内耳听觉细胞会发生退行性病变。

有几种可导致老年性聋的环境和医疗危险因素已见诸报道，其中包括 Passchier - Vermeer 等提出的长期噪声环境暴露使内耳受到机械和代谢损害学说，在噪声的刺激下，听觉器官和脑血管处于兴奋和痉挛状态，长此以往，听觉器官供血不足，听觉细胞萎缩，导致听力逐渐下降。Aran 等提出耳毒性物质、药物甚至饮食可使人们对老年性聋的易感性增加。除此以外，还有人认为个体因素，如吸烟、高血压、高胆固醇血症等会影响老年性聋的严重程度。

二、遗传因素

尽管一定程度的老年性聋归因于环境暴露，据估计 35% ~55% 的感音性老年性聋归因于基因改变，这一观点来自瑞典的一项研究，该研究在年龄 36 ~80 岁间的 250 对单卵双胎、307 对二卵二胎的兄弟中进行，通过问卷和听力检查两项调查发现 47% 的 65 岁以上的受检对象的耳聋有遗传可能性。在各年龄段之间，环境和遗传因素是导致基因变异的重要原因，随着年龄的增长，环境因素造成的影响逐渐变大。另外一项研究比较了遗传不相关人群（配偶）和遗传相关人群（亲属、兄弟姐妹）的听力状况，提示老年性聋有明确的家族性聚集现象。

在动物实验中也同样证实遗传因素能使老年性聋的患病易感性提高。在小鼠已发现了 3 个与老年性聋有关的位点：位于 10 号染色体的 Ahl1 在至少 10 个种系的小鼠中都是老年性聋的主要致病因素，随后发现定位在鼠科动物 5 号染色体上的 Ahl2 能对 Ahl1 纯合突变基因型小鼠的表型起调节作用。Cdh23 上的同义单核苷酸多态 753G > A 也与老年性聋有关，$Cdh23^{753A}$纯合子能使老年性聋患病易感性显著提高，但此突变并不是耳聋表型出现的惟一原因。事实上，老年性聋易感体质的产生是包括 $Cdh23^{753A}$、$mt-Tr^{9827ins8}$和 Ahl2 在内的多个种系特异性遗传特点共同作用的结果。$Cdh23^{753A}$与上述任何一个“加速”等位基因组合均足以导致老年性聋。另一个遗传因素是 Ca^{2+} ATP 酶 ATP2B2 等位基因，Atp2b2 存在于毛细胞内侧壁及静纤毛，是 Ca^{2+} 水平的重要调控因素。Ca^{2+} ATP 酶 ATP2B2 等位基因和 $Cdh23^{753A}$纯合子共同存在可以引起耳聋表型，而任何一种单独存在则不能。第二个参与因素的遗传异质性决定了它们与 $Cdh23^{753A}$相互作用的间接性。耳钙粘蛋白的粘附性改变和稳定性下降也是导致老年性聋易感性增加的因素。

氧化应激基因变异已被证实能影响老年性聋的易感性，衰老的自由基学说认为活性氧物质参与年龄相关的退行性改变。耳蜗中有能产生活性氧物质的组织，活性氧物质能损伤线粒体 DNA，造成特殊的线粒体缺失，即衰老缺失。在啮齿类动物，mtDNA4，834 缺失被认为与老年性聋相关，在人类老年性聋病人的颞骨组织切片中已经发现 mtDNA4977 缺失。此外，抗氧化物质的丢失也参与了衰老的进程，耳蜗中有两类抗氧化酶：与谷胱甘肽代谢有关的酶（谷胱甘肽 S 转移酶，GST；谷胱甘肽过氧化物酶，GPX1；谷胱甘肽还原酶，GSR）；降解超氧化离子和过氧化氢的酶（如过氧化氢酶，CAT，Cu/Zn 超氧化物歧化酶，SOD1）。谷胱甘肽 S 转移酶催化谷胱甘肽与外源性化学物质结合，被认为在耳蜗的抗氧化保护方面发挥重要作用。谷胱甘肽 S 转移酶家族包含几类基因表达的产物，其中有 GSTM 和 GSTT。在人类，GSTM1 和 GSTT1 表现出高度的变异性。50% 的高加索人为 GSTM1 无效基因型，而 25 ~40% 的高加索人没有 GSTT1。无效基因型表达产物不能结合酶特异的代谢产物，最终导致个体抵抗氧化应激的能力下降，使老年性聋易感性增加。

第三节　老年性聋的病理学

老年性聋的病理学研究开展广泛，目前有毛细胞退化、螺旋神经节细胞退化、血管纹退化等几种观点。1993 年 Schukenecht 等根据老年性聋耳蜗的病理变化和临床特点将老年性聋分为 6 类。

一、感音型老年性聋

纯音听力检测表现为高频陡降的听力曲线。病理表现为耳蜗底圈毛细胞死亡，以外毛细胞为主。

二、神经型老年性聋

听力学表现为言语辨别率下降。病理学诊断标准为螺旋神经节细胞死亡超过新生儿细胞数目(35 500)的50%。

三、血管纹型老年性聋

临床表现为平坦型听力下降曲线，或轻度下降性听力曲线。血管纹的体积减少超过30%，血管纹的3层（边缘细胞、中间细胞和基底细胞）均有不同程度的萎缩，尤以边缘细胞表现明显。

四、耳蜗传导型老年性聋

听力曲线为双侧对称性、下降性曲线，最差听阈和最好听阈之差不少于50 dB，相邻频率听阈差不能超过25 dB，言语辨别能力相对较好。病理诊断标准为患者内耳病理变化不能归类于上述任何一类，也有人推测是由于从基底圈到顶圈基底膜宽度增加和弹性降低。

五、混合型老年性聋

内耳病理变化涉及耳蜗的多个结构，听力曲线可表现为多形性。

六、未确定型老年性聋

病理组织学研究表明，大约25%的老年性聋患者归属于此类，听力曲线为平坦型或陡降性曲线，但没有相应的组织病理学依据来支持他们属于血管纹或感音型老年性聋。在光镜下缺乏明显的病理变化特征。可能的病理变化为，细胞内细胞器损伤，影响细胞内代谢，毛细胞的突触减少，内淋巴的离子浓度变化。

50%的老年性聋患者耳聋为单一的类型，25%的患者耳聋为两种或以上类型的混合，另外25%的患者病理改变与听力损失类型并不相关。

第四节 老年性聋的临床表现及听力学特征

老年性聋的典型症状是不明原因的双耳对称性、缓慢进行性听力减退，并以言语交往困难为主要特征，耳聋起病隐袭、进展缓慢，每于病后体弱则进展加速，一般双耳同时受累，亦可两耳先后起病，或一侧较重。患者对低声听不清，对高声又耐受不了，对缓慢简单的语言尚能理解，若讲话速度较快或环境噪声较强，即感到领会困难。常常伴有高调耳鸣，开始为间歇性的，以后渐渐加重成为持续性的。

老年性聋的纯音听力与言语识别能力不成比例，多数为纯音听力损失轻而言语识别力很差。有些老年人在言语频率听力损失达到55dB期间会产生耳聋突然加重的感觉，这可能是由于他们对一般人50 dB左右的谈话声听起来明显吃力，因此中度耳聋的上限值55 dB可以看作是迫切需要选配助听器的临界水平。尽管轻度耳聋者就应该配助听器，但是很少有人意识到这个必要性。老年性聋者由于与家人及朋友言语沟通困难，亲情相处可产生误会或不和谐，往往有可能导致老年聋者产生一定的心理障碍，诸如心情郁闷、沉默寡言、离群独处、多疑猜忌、烦躁易怒等，使这些老人愈发感到孤独寂寞。

纯音听力图以斜坡渐降型及陡降型曲线为常见，即以高频听力损失为主，也可见到平坦型曲线，其他类型的曲线相对比较少见，属感音神经性耳聋。近年来观察到．有些老年人虽然在常规纯音测听时不表现出任何听力损失，但在用高频听力计检查时，可能在10kHz和12kHz处的纯音听阈明显升高。

声导抗测听的鼓室压图以A型为常见，也可见到与中耳病理相应的其他类型。轻中度老年性耳聋者，多数可引出正常的中耳镫骨肌声反射，重度听力下降者，由于听阈提高，中耳镫骨肌声反射可引不出。

阈上功能检测可有半数受检者呈现重振试验阳性，而音衰试验阳性者并不多见。由此推论，老年性聋的听力损害似以耳蜗病变为主。言语听力减退比纯音听力减退明显，即言语接受阈比言语区纯音平均听阈（PTA）要高。言语识别率可有不同程度降低，可低至80%甚或50%。Gates等报道，老年聋者言语识别率及言语清晰度指数（articulation index）降低，竞争性言语测听结果更差。

在电反应测听方面，张守知等指出，ABR检查发现各波潜伏期随年龄及耳聋程度的加重而逐渐延长，双耳波V潜伏期差不偏离正常范围，各波间期可稍延长，但双侧结果基本对称。

耳声发射测试表明．瞬态耳声发射的检出率明显降低，认为老年性聋者低位脑干听觉核团神经元存在退行性变．Namyslowski等报道，老年性耳聋者 $2f_1-f_2$ DPOAE的振幅明显低于年轻正常听力者。

第五节 老年性聋的临床干预

因为老年性聋是不可逆的退行性变，属于自然衰老过程，临床上目前还没有任何药物能制止或逆转这一过程，即不能治愈。因此，对老年性聋的处理应当实施早期干预的原则，早诊断、早配助听器和早康复，以保持现有的言语交往能力，并防止言语分辨功能继续衰退。老年人的听力障碍，不仅仅是听觉器官本身的功能下降，往往伴有听觉传导通路以及听觉中枢的病理改变，降低了对传入声音信号的分析、处理和应答能力。老年性听力损失限制了其言语接收能力，尤其在喧闹的环境中，加剧对言语理解的困难。目前使用助听器是改善老年人交流困难、减少交流障碍的主要办法。助听器把声音放大到患者听得见，而且感觉很舒适的程度，但不能超出患者对强声的不适阈。新型助听器在设计上的重大改进使老年性聋患者更容易接受助听器。同时，在继续改进助听器功能的基础上，助听器的机械部分也得到提高，比如音量开关、电池仓的开启、FM使用等操作更为灵活，更方便老年人的使用。根据2005年美国最新的助听器使用人群的大型调查报告，老年人仍然是主要的使用者：在75～84岁年龄段使用助听器的患者达到44.1%，而在65～70岁的年龄段使用助听器者达到31.3%，使用者的平均年龄已经增长到70岁。目前助听器能成功改善因听力损失给老年人带来的各种不便和因此产生的社会、心理和功能的障碍。老年听觉康复包括对听力的测试和交流的改善，还包括为听力损失患者和其家人提供的有关听残的咨询服务、指导助听器的选配、随访等手段来确保助听器的正确使用。帮助他们最大程度地优化使用各种感官的交流，如视觉和残留听力等。还可以借鉴为耳聋患者使用的唇读法、手势等，与助听器互补。老年听觉康复过程不应只包括患者，还应包括其家庭成员或其他相关人士，才能使老年人最大程度获益。在助听器验配前，要对老年性聋患者的耳聋原因有尽可能多的了解，尽量排除非耳源性因素导致的听觉障碍，如老年性痴呆、脑血管意外、多发性硬化及脑实质性疾病等引起的耳聋。在问诊时通过有目的的言语交流，了解其行为认知和听觉反应能力，间接判断老年性聋患者对助听器的接受程度以及助听器可能对他们的帮助。助听器验配时要充分认识到老年人的听觉功能特点并加以利用，大部分失聪老人1 000Hz以下的听力相对较好，而从2 000Hz开始有较明显的下降，初次验配助听器时低频部分的听力补偿不要过高，250和500Hz要至少低于目标增益值5dB，同时在耳模或助听器上制备合适的气孔，否则会因为低频噪声的大量涌入和明显的堵耳效应而拒戴助听器。有些因为药物、噪声和外伤等原因导致的耳聋，还会有明显的“重振”现象，如果只根据病人的气导听力图调试助听器，往往不会收到满意的效果，而应该在验配时将骨导听阈、舒适阈、不适阈和言语识别阈一并输入计算机，参考验配软件提示的验配公式，选择适合患者的目标增益值。

人工耳蜗植入术用于老年聋的听力康复，在国内尚未见到报告，在国外已开始应用。据澳大利亚2001年国家统计局公布的资料：65岁以上的老年人植入者已累计580人。Kunimoto等（1999）报告了5例日本老年聋者接受了澳大利亚22导人工耳蜗装置的植入手术。术后经过常规调机和一段时期的适应，患者及其家人都反映效果满意，已基本上解决了他们的言语交往障碍。

老年性聋有个体差异，注意身体保健，可能有助于延缓老年人听力损失的发展。比如营养的合理搭配、多吃蔬菜水果、少吃高胆固醇高脂肪饮食，远离噪声、保持愉快心情，避免过度紧张疲劳。忌烟酒，经常参加增强体质的文化体育活动，积极预防和治疗心血管疾病，定期体检、监测血压、血脂和血糖等。目前，还没有确切证据表明现有的保健食品和营养药品能有效地预防人类的老年性耳聋。

（袁慧军　刘学忠　顾　瑞　韩维举）

参 考 文 献

1. 胡岢. 老年性耳聋的研究进展. 中国听力语言康复科学杂志，2005，2:8.
2. 赵秀云，刘洪源. 各种病因对老年聋的影响。中国现代医学杂志，2002，12（16）:34.
3. David Jiang，邹凌. 老年听力损失现状和干预策略. 中国听力语言康复科学杂志，2006，1:61.
4. Davis A，Stephens D，Rayment A，et al Hearing impairmentsin middle age：The acceptability，benefit and cost of detection（ABCD）. Br J Audiol，1997，26:1.
5. Mulrow CD，Lichtenstein MJ. Screening for hearing impairmentin the elderly：Rationale and strategy. J Gen Intern Med，1991，6:249.
6. 郑宏，于普林，高芳堃，等. 1997 年中国六城市老年人群六种疾病横断面调查. 中华老年医学杂志，2000，19（3）:215.
7. Gates GA，Cooper JC. Incidence of hearing decline in the elderly. Acta Otolaryngol，1991，111:240.
8. Passchier – Vermeer W，Passchier W. Environmental noise exposure. Environ Health Perspect，1998；106（11）：A527.
9. Aran JM，Hiel H，Hayashida T. Noise，aminoglycosides，diuretics. In：Noise Induced Hearing Loss. Mosby：St Louis，1992:188.
10. Boettcher FA，Gratton MA，Bancroft BR，et al. Interaction of noise and other agents：recent advances. In：Henderson D，et al（eds）. Noise Induced HearingLoss，Mosby：St Louis，1992:175.
11. Houston DK，Johnson MA，Nozza RJ，et al. Age – related hearing loss，vitamin B – 12，and folate in elderly women. Am J Clin Nutr，1999，69:564.
12. Cruickshanks KJ，Klein R，Klein B，et al. Cigarette smoking and hearing loss：The epidemiology of hearing loss study. J Am Med Assoc，1998，279:1715.
13. Rosenhall U，Sixt E，Sundh V，et al. Correlations between presbyacusis and extrinsic noxious factors. Audiology，1993，32:234.
14. Brant LJ，Gordon – Salant S，Pearson JD，et al. Risk factors related to age – associated hearing loss in the speech frequencies. J Am Acad Audil，1996，7:152.
15. Karlsson KK，Harris JR，Svartengren M. Description and primary results from an audiometric study of male twins. Ear Hear，1997，18:114.
16. Gates GA，Couropmitree NN，Myers RH. Genetic associations in age – related hearing thresholds. Arch Otolaryngol Head Neck Surg，1999，125:654.
17. Johnson KR，Zheng QY，Erway LC2. A major gene affecting agerelated hearing loss is common to at least ten inbred strains of mice. Genomics，2000，70:171.
18. Johnson KR，Zheng QY. Ahl2，a second locus affecting age – related hearing loss in mice. Genomics，2002，80:461.
19. Noben – Trauth K，Zheng QY，Johnson KR. Association of cadherin 23 with polygenic inheritance and genetic modification of sensorineural hearing loss. Nat Genet，2003，35:21.
20. Seidman MD，Bai U，Khan MJ，et al. Mitochondrial DNA deletions associated with ageing and presbyacusis. Arch Otolaryngol Head Neck Surg，1997，123:1039.
21. 戴朴，姜泗长，杨伟炎，等. 人类颞骨火棉胶切片线粒体 DNA 的扩增及重组测序. 中华耳鼻咽喉科杂志，1998，33（4）:206.
22. 韩维举，韩东一，姜泗长，等. 人听觉器官线柱体 DNA9 77 缺失与老年聋的关系. 中华耳鼻咽喉抖杂志，2000，35（6）:41.
23. Pemble S，Schroeder KR，Spencer SR，et al. Human glutathione S – transferase theta（GSTT1）：cDNA cloning and the characterization of a genetic polymorphism. Biochem J，1994，300:271.

24. Schuknecht HF, Gacek MR. Cochlear pathology in presbycusis. Ann Otol Rhinol Laryngol, 1993, 102:1.

25. Gates GA, Feeoey MP, Higdon RJ. Word recognition and the articulation index in older listeners with probable age - related auditory nouropathy. J Am Acad Audiol, 2005, 14 (10):574.

26. 张守知，等 老年前期与老年期听觉脑干反应的观察. 中华医学杂志，1986，66:614.

27. Namyslowski G, Morawski K, Urbanioc P, et al. The 2f1 - f2 DPOAE amplitudes and Iatencles in the groups of older people with presbyacusis and young people with normal bearing. Otolaryngol Pol, 2000, 54 (4):423.

28. Arlinger S. Nagative consequences of untreated hearing loss——a review. Int J Audiol, 2003, 42 (Suppl 2):2S17.

29. 陈振声，韩睿，李炬，等. 听障老年人的助听器验配. 中国听力语言康复科学杂志，2007，5:14.

第十九章　耳毒性药物引起的耳聋

药物中毒性耳聋是指因使用某些药物治疗疾病或人体接触某些化学制剂所引起的耳聋。多年来，由于大量化学药物和抗生素的广泛应用，已发现近百种耳毒性药物。常见耳毒性药物的种类包括：

氨基糖苷类抗生素：链霉素、庆大霉素、卡那霉素、小诺霉素、新霉素、托布霉素、洁霉素等。

非氨基糖苷类抗菌素：氯霉素、紫霉素、红霉素、万古霉素、卷曲霉素、春雷霉素、里杜霉素、巴龙霉素、尼泰霉素、多粘菌素 B 等。

水杨酸盐：阿司匹林、非那西汀、APC、保泰松等。

利尿剂：呋塞米、利尿酸、汞撒利等。

抗肿瘤药物：顺铂、氮芥、博来霉素、甲氨蝶呤等。

中药：乌头碱、重金属盐（汞、铅、砷等）。

其他：奎宁、氯奎、普萘洛尔、肼苯达嗪、胰岛素、碘酒、洗必泰等。

一、氨基糖苷类抗生素

氨基糖苷类抗生素（aminoglycoside antibiotics，AmAn）因其广谱高效的抗菌作用以及低廉的价格在临床上被广泛用于控制革兰阴性和阳性菌感染，但此类抗生素可导致不可逆转的听力损失。氨基糖苷类抗生素致聋（aminoglycoside antibiotics induced deafness，AAID）患者在我国的发病率为 0.035%，并有逐年上升的趋势，已成为我国聋病的主要病因之一。在 20 世纪五六十年代，AAID 在聋哑人中占 0.36% ~1.2%，到 20 世纪 80 年代比例上升为 12.8% ~66.1%，其中 28% 有家族遗传史。

（一）氨基糖苷类抗生素致聋的发病机制

氨基糖苷类药物的耳毒性机制，首先是正电荷的氨基糖苷类药物的分子被负电荷的毛细胞浆膜所吸附。而后进入细胞，并与磷酸磷脂酰肌醇结合，通过自由基的形成而出现毒性。前庭Ⅰ型毛细胞比Ⅱ型毛细胞较易受氨基糖苷毒害，耳蜗外毛细胞远比内毛细胞易于受氨基糖苷的毒害。损伤首先发生在耳蜗基底部的外毛细胞，导致高频听力损失。继续服用氨基糖苷类药物，毛细胞破坏的范围扩展至低频，至全部毛细胞。

氨基糖苷类抗生素致聋患者可分为两类，一类因接受了毒性剂量的氨基糖苷类抗生素而致聋，这类病人多无遗传背景。另一类接受了常规剂量或单次剂量的氨基糖苷类抗生素而致聋，这类病人有遗传家族史。1991 年我国学者邱维勤分析了 36 个 AAID 家系的遗传图谱，首次提出 AAID 为母系遗传，即线粒体遗传。1993 年 Fischel - Ghodsian 研究小组首次发现氨基糖苷类抗生素致聋患者与线粒体 12S rRNA 基因第 1555 位 AG 均质性点突变有关，该突变使原有的 BsmA Ⅰ酶切位点消失而易于被检出。对线粒体 DNA 的空间结构分析表明，A1555G 点突变发生在高度保守的 12S rRNA 与氨基糖苷类抗生素结合区，该区域也是其他种属氨基糖苷类抗生素抗性突变发生的部位。A1555G 点突变引入了一对氢键，使 12S rRNA 的二级结构与细菌的 16S rRNA 的二级结构更为相似，12S rRNA 与氨基糖苷类抗生素结合部位的空间增大，更有利于两者结合而干扰了线粒体蛋白质和 ATP 的合成，使富含线粒体的耳蜗血管纹细胞 Na^+、K^+、Ca^{2+} 离子泵失能，细胞内外离子浓度失衡，最终导致毛细胞变性死亡。其他的相关突变还有 12S rRNA 基因 T1494C 突变。

（二）氨基糖苷类抗生素致聋的临床表现

氨基糖苷类抗生素致聋主要临床表现为耳聋、耳鸣、眩晕及平衡障碍，还可出现食欲减退、面部及手足麻木等症状。耳鸣往往出现于耳聋之前，多为双侧性，呈高调音，早期为间歇性，后发展为持续性。耳聋多为双侧对称性，最初出现 4kHz 以上高频听力下降，患者往往不易察觉耳聋的存在，此时立即停药和采取治疗措施有可能制止耳聋发展，听力下降逐渐累及言语频率，耳聋已较为严重，听力学检查表现为耳蜗性聋的特点，可有重振现象。停药后耳聋和耳鸣仍可继续发展，甚至停药后1～4年听力仍继续下降，听力损害一般为不可逆性。

根据药物的类型、持续用药的时间、是否有菌血症、是否发热、是否有肝功能障碍、血清尿素氮/肌酸酐比等因素，可预估发生氨基糖苷耳毒性损害的可能。但不能通过包括血浆的药物水平、氨基糖苷类型、是否用利尿酸、是否有糖尿病、年龄大小、肾功能、最初的听力、血细胞比容值等因素预估耳毒性损害。新生儿受氨基糖苷类耳毒性损害的危险性较大。噪声可能增大氨基糖苷类耳毒性损害的风险。

（三）氨基糖苷类抗生素致聋的预防、治疗与康复

氨基糖苷类抗生素所致耳聋应重在预防，严格掌握各种药物的适应证，防止滥用。临床上线粒体DNA A1555G点突变的检测可发现对氨基糖苷类抗生素高度敏感的个体，携带A1555G点突变的个体本人及其母系亲属均为高危人群。所有线粒体A1555G突变均为均质性突变，即细胞内所有的线粒体基因拷贝都发生了A1555G突变。因此，凡携带线粒体A1555G突变的个体，其所有的母系亲属（母亲、同胞兄弟姐妹、姨妈及其子女、舅舅、外婆、外婆的姐妹及其子女、外婆的兄弟等）均携带线粒体A1555G突变，即对氨基糖苷类抗生素耳毒性高度敏感，常规剂量或单次剂量的氨基糖苷类抗生素应用即可导致不可逆转的听力损失，应绝对避免接触氨基糖苷类抗生素。母系亲属中的男性后代（同胞兄弟的子女、舅舅的子女和外婆兄弟的子女等）均不携带线粒体A1555G突变，不属于高危人群。对于合并肝肾功能不全、营养不良、糖尿病、感音神经性聋、噪声性聋者，应慎用氨基糖苷类抗生素；65岁以上老人、孕妇、6岁以下幼儿应忌用此类抗生素。对氨基糖苷类抗生素应用者要定期复查听力，一旦病情许可，应立即停药。

氨基糖苷类抗生素所致听力损害一旦发生，很难恢复，氨基糖苷类药物进入耳蜗和从耳蜗排出，比从血浆和脑脊液排除缓慢得多。耳毒性和血浆中氨基糖苷高浓度的关系与肾毒性机制不同。耳毒性和肾毒性损害的治疗相同。在动物用氨基糖苷的同时，服用铁螯合物和自由基清除剂，可减轻听力损失和肾毒性损害。对于在用药期间早期发现的病例，在立即停药的同时，应用维生素B1 、维生素A和泛酸钙等神经营养剂、ATP和辅酶A等能量制剂、尼莫地平、脑益嗪等血管扩张药、都可喜等脑代谢促进药，可能有助于使病情停止发展，防止继续恶化。

氨基糖苷类抗生素致聋的治疗应早期进行，以神经营养药物为主，如维生素A、复合维生素B、ATP、辅酶A、高压氧等，中药苍术、生地、枸杞等对内耳亦有一定的保护作用。早期轻度中毒者，听力多可恢复，对于中毒时间较久的耳聋，一般治疗方法无明显效果，可选配适宜的助听器或行电子耳蜗植入后进行听觉语言康复。重度耳聋患者可考虑人工耳蜗移植。

二、卡铂和顺铂

卡铂和顺铂（carboplatin and cisplatin）是常用的抗肿瘤药物，其常见的副作用是引起患者高频听力损失。与氨基糖苷类抗生素一样，同时具有肾毒性和耳毒性，其原因可能与铁诱导的自由基（iron－induced free radicals）形成和细胞凋亡有关。顺铂耳毒性的组织病理学改变为外毛细胞退变。损伤从基底回开始，引起高频听力损失。随着用药的时间日久和剂量的增加，全耳蜗均受到损伤，其损伤在大多数哺乳动物中，都是如此，只有灰鼠（chinchilla）例外，顺铂主要损伤灰鼠的内毛细胞，外毛细胞如有损伤也很轻微。儿童对卡铂和顺铂的耳毒性较成年人更加易感；同时用袢利尿剂时有协同损害作用。

三、袢利尿剂

袢利尿剂包括利尿酸、呋塞米，袢利尿剂是袢Henle小管的管状细胞和耳蜗血管纹细胞Na^+－Cl^-－K^+转输蛋白的直接抑制。由于血管纹有保持内淋巴高钾浓度和正常的内淋巴电位的功能，失去离子转输的功能，可以引起可逆性听力损失。袢利尿剂用量过大，也可导致永久性听力损失。利尿剂

致聋多为可逆性的，早期停药后听力可恢复，但肾功能不良或与氨基糖苷类抗生素合并使用则会造成永久性聋。

四、水杨酸盐及奎宁

水杨酸盐及奎宁可引起可逆性听力损失。水杨酸盐具有对外毛细胞的电能动性暂时性抑制作用和破坏外毛细胞中的膜性结构。这在临床表现为 40～50dB 的听力损失。日服 10～12 片 325mg 阿司匹林，可引起可测出的听力损失。奎宁耳毒性的机制尚不清楚，可能是对外毛细胞起着可逆性抑制作用。

五、致畸形化学物

反应停（thalidomide）引起胎儿畸形，胎儿的颞骨发育畸形，可发生耳道狭窄、耳蜗畸形、面神经、前庭神经缺失，感音神经性听力损失、面瘫。

滥用乙醇（酒精）有导致畸形的可能。孕妇每日两杯酒精可引起胎儿畸形，胎儿酒精综合征表现为颅面畸形和一系列神经、行为异常。外耳和中耳异常的发生率高，29%可有双侧感音神经性听力损失。

孕妇服用治疗顽固性和囊性痤疮的类维生素 A（retinoid）的药物 isotretinoin，可使胎儿严重畸形，出现蜗管短、无螺旋神经节细胞、球囊和椭圆囊扩大。

（袁慧军　韩维举）

第二十章　创伤和感染引起的耳聋

第一节　颞骨创伤引起的耳聋

一、颞骨骨折

颞骨骨折约占颅骨骨折的20%。发生在男性和青年人的比其他人多。交通事故（包括自行车车祸）、坠落、重物撞击、斗殴等为致伤的常见原因。枪穿透伤损伤迷路的多于钝器伤。颞骨枪伤常有迷路骨折。颞骨鳞部钝器伤常引起迷路纵行骨折。纵形骨折沿外耳道轴到中耳腔，然后向前沿膝状节和咽鼓管至破裂孔。纵形骨折不损及耳迷路（耳囊）。颅骨枕部撞击，经枕大孔的颞骨横形骨折，横断颞骨岩部损伤耳囊，并延伸向前倒咽鼓管和膝状神经节。颞骨骨折80%为纵形骨折，20%为横形骨折。颞骨横形骨折者有感音神经性听力损失和眩晕。常为受伤耳听力全失。如无迷路骨折，可因打击头部使内耳受急速的加速度和减速度作用而导致迷路震荡，出现高频听力损失。

二、外淋巴瘘

外淋巴瘘的患者常以平衡失调和眩晕为主要症状，有的病人伴有听力损失、耳鸣、头痛和耳闷胀感。病人一般感到症状在早晨较轻，白天渐加重。咳嗽、喷嚏、擤鼻或用力（屏气使劲）使症状加重。有的在改变高度时，如飞机升降、电梯升降可引发症状。有的患者可有巨声引起头晕的Tullio现象。在用鼓气耳镜于患耳外耳道加压的同时观察眼震，50%的外淋巴瘘得出阳性结果。但这一试验在不少无外淋巴瘘的病人也可为阳性。眼震电图检查示患耳前庭功能减弱。用眼震电图监测用力时的眼震，有助于诊断。约20%患者的外淋巴瘘可用CT检出，如CT检出外淋巴瘘，则有确诊的意义，但CT阴性者不能排除外淋巴瘘。最肯定的诊断是经鼓室探查，见到蜗窗膜破裂，外淋巴漏出。但蜗窗深居龛内，且可为粘膜皱褶挡住视线。中耳液体可被误认为是外淋巴。可用小块明胶海绵取液体检查。检查外淋巴、脑脊液所特有的β转铁蛋白（β－transferrin），以将外淋巴、脑脊液和中耳粘液相区别。

（一）引起外淋巴瘘的原因

外淋巴瘘的常见原因有头外伤所致的伤及骨迷路的颞骨骨折，潜水、飞机急速下降等气压伤，以及产妇临盆使劲增高颅内压等。镫骨切除术、乳突手术等可致医源性的外淋巴瘘，胆脂瘤侵袭外半规管也可导致外淋巴瘘。先天性镫骨缺损、上半规管先天性缺损（外淋巴与脑脊液相通）可用CT检出。

（二）外淋巴瘘的诊断指标

1．确诊　鼓室探查或内镜确证有外淋巴或脑脊液由前庭或蜗窗溢出，或见到外淋巴瘘。

2．拟诊　任何引起颅内压或鼓室压急剧上升的原因后立即发生耳闷胀、听力损失、耳鸣、晕眩、不稳 。立即指几小时、几天内。引起颅内压或鼓室压急剧上升的原因包括屏气用劲，举重物，擤鼻，发脾气、跳水、乘飞机等。听力减退（可为波动性的）、耳鸣（可如水流声或有流水感）、头晕、步履不稳等症状可反复发作，可有连续的震荡感和患耳朝下侧卧时出现位置性眼震。外耳道加压减压引起头晕。

外淋巴瘘是波动性、进行性的感音神经性或混合性听力损失。瘘道的存在，使中耳和内耳直接连通，如有中耳感染，就很容易引起迷路炎，甚至脑膜炎。从避免听力将日益恶化和防止发生脑膜炎的危险性的角度考虑，外淋巴瘘应及时正确地处理治疗。首先应让患者头垫高静卧3～5周，服用软化粪便的药物食品，避免一切增高颅内压的行为活动，以期外淋巴瘘自行修复。定期复查听力，观察听力恢复情况。如听力无改善或恶化，则应作鼓室探查术，以筋膜或肌肉修复蜗窗膜。即使未能肯定有无裂缝、破口，也可将移植物置于蜗窗处。

三、潜水气压伤

潜水较常见的耳损伤是鼓膜出血、破裂，听骨链也可脱位，致使传导性听力损失，多可自行恢复。潜水所致内耳气压伤，则引起严重的永久感音神经性听力损失。内耳气压伤包括外淋巴瘘和内耳减压病。外淋巴压力和中耳压力差过大，可导致蜗窗或前庭窗外淋巴瘘。表现为起病急骤的眩晕、耳鸣、感音神经性听力损失、恶心和呕吐。可让患者头垫高静卧，服用软化粪便的药物食品，降低颅内压和外淋巴压。如保守疗法一周无效，则应做鼓室探查，修补瘘口。

内耳减压病是长期潜水出水时从血流和组织中释放出来的氮气泡对纤细的膜迷路结构的破坏。多数潜水员在水下呼吸道是压缩的含氧和氮的空气，潜入愈深，组织中这些气体的分压愈高。氧在潜水时参与代谢；氮不代谢，而是被身体的组织吸收。快速上升出水时，氮分压下降，氮成为气泡弥散在血流和其他组织中。减压病分为两型：Ⅰ型减压病症状轻，有疲倦、关节肌肉痛；Ⅱ型潜水病较重，损伤肺、内耳和中枢神经系统。在内耳，这些气泡可机械性地使迷路膜性结构破裂或致使迷路动脉堵塞，引起感音神经性听力损失。在豚鼠动物实验中，观察到暴露于高压主要引起的损伤是内耳出血和耳蜗毛细胞损伤。

为预防潜水减压病的发生，应根据潜水深度、要在水底活动的时间、已往潜水的次数等，制定方案。潜水后任何有耳蜗前庭症状的潜水者，都应视为有Ⅱ型潜水病，采取相应的处理。立即转送至加压仓，途中吸100%氧。转送途中患者应躺在低于海拔1 000英尺（304 m）的大气压的装置中。在加压仓中开始用相当于60英尺盐水（海水）深度的100%氧压力加压60分钟，而后减压到相当于30英尺海水的压力的氧和空气的混合气，两个疗程。同时用类固醇、利尿剂、低分子右旋糖酐、肝素、地西泮等药物治疗。掌握平衡中耳气压的技术，安排好潜水深度和在水下的时间，适时地在出水后加压和减压，是预防减压病的关键。

第二节　镫骨术后感音神经性听力损失

镫骨手术操作本身就有引起机械性内耳损伤的可能，术后高频骨导听力差于术前并不少见，评定镫骨手术疗效只以语频气导平均听阈为依据。术后最初几天内有轻微眩晕等症状是正常的浆液性迷路炎反应；将自行恢复。如果术后5天以上仍有感音神经性听力损失和眩晕，或听力最初有所改善后又出现感音神经性听力损失和眩晕，则应考虑有修复性肉芽肿生长的可能。修复性肉芽肿发生率为0.1%左右。修复性肉芽肿引起感音神经性听力损失的几率为70%～100%。修复性肉芽肿的组织学改变，并非单纯肉芽，而是含有慢性炎症的肉芽团块。术后CT显示蜗窗区软组织块，高度表明有修复性肉芽肿的可能。修复性肉芽肿的处理，有主张采取服用类固醇保守治疗的，有主张手术清除的。镫骨术后发生化脓性迷路炎可导致感音神经性听力损失。

用MRI，可显示迷路出血，外淋巴瘘迷路中的气泡、修复性肉芽肿，钆对比剂MRI增强扫描有助于观察内耳化脓性迷路炎。

第三节　感染导致的感音神经性听力损失

感染是引起感音神经性体内力损失的重要原因之一，充分了解感染和感音神经性听力损失的关系，对预防和处理听力损失有很重要的意义。感染可发生在胎儿期、围生期、幼年，也可发生在成人。

一、脑膜炎

3 岁儿童当中，后天性听力损失占双侧极重度听力障碍患儿的 20%。这些后天性听力障碍的患儿听力损失的原因，90% 为脑膜炎后遗症。185 例急性细菌性脑膜炎中，10.3% 有持久的感音神经性听力损失。肺炎链球菌脑膜炎致聋率（31.8%）高于流感嗜血杆菌、脑膜炎球菌（7.5%）。病毒性脑膜炎引起的听力损失比较少见，但也有报道。脑膜炎引起听力损失的原因有：脑膜炎从蜘蛛膜下腔经耳蜗水管直接扩散到迷路引起化脓性迷路炎，破坏内耳感受器结构，造成不可逆的听力损失。脑膜炎还可使听神经及脑干神经元缺血而损失听力。治疗脑膜炎的药物的耳毒性也是脑膜炎聋的可能原因之一。在治疗脑膜炎时加用类固醇类药物，并不能减少听力损失的发生率。

耳蜗骨化是脑膜炎 - 迷路炎的后遗症之一。迷路炎后几个月内，其中的结构纤维化，而后骨化。迷路骨化严重影响人工耳蜗植入术的操作。因此，对每位脑膜炎患者做听力测试，如果脑膜炎后有严重的听力损失，需作耳蜗植入者应尽早进行。

二、先天感染

美国新生儿有 0.2% 感染细胞巨化病毒（cytomegalovirus，CMV），10% 感染 CMV 的新生儿出生时有 CMV 的症状。这 10% 儿童中 61% 有感音神经性听力损失。出生时即可有听力损失或在出生后 5 年内听力损失进行性加重。听力损失可为单侧或双侧的，可偶为波动性的，患儿可无症状。由于可能是迟发的，所以有 CMV 感染史的儿童在童年应做定期的听力检查。

每 2 500 孕妇中有一例患单纯疱疹。新生儿弥散性或局限性感染 2 型单纯疱疹病毒，弥散性感染的于 3 周内出现症状。全部弥散性感染的都有感音神经性听力损失，40% 左右有脑炎。局限性感染的 25% 由听力损失。

先天性风疹的典型三联征包括：先天性心脏病、眼病（白内障和视网膜病）及感音神经性听力损失。在怀孕第 2 ~ 3 个月感染风疹的胎儿，耳聋的发生率为 50%。在妊娠较晚期感染的也可发生耳聋。60% 先天性风疹的新生儿在新生儿期有风疹亚临床感染。这些儿童中 71% 在以后 5 年内显出症状；最常见的是感音神经性听力损失，68% ~ 93% 的先天性风疹儿童有感音神经性听力减退。其特征为双侧的各频率一致性的极度听力损失。风疹疫苗注射，使现在很少发生风疹性聋病。

性病未能根除，先天性梅毒所致的听力损失仍为应注意的问题。约 50% 先天性梅毒的新生儿没有症状，但以后（甚至 2 岁后）可发生感音神经性听力损失。活动性迷路炎和瘢痕化，导致听力损失。胎儿时感染的梅毒可到青少年期才开始发病。聋的发作，常为突发双侧极度聋，不伴前庭症状。可有 90% 先天性梅毒患者常患的间质性角膜炎、也可有梅毒性锯齿牙。

三、成人后天性梅毒

感染梅毒后 1 周至 3 月内，接触并感染的部位出现下疳，有的患者出现局部大范围的淋巴结无痛性肿大。初期梅毒的这些表现在 2 ~ 6 周后自愈。6 个月后二期梅毒开始有广泛地黏膜皮肤病变、全身淋巴结肿大及全身性症状。如不治疗，通常在 3 ~ 10 年的无症状潜伏期后，出现三期梅毒的症状。在发生三期梅毒的患者中，感音神经性听力力损失是神经梅毒最常见的表现。这些以感音神经性听力损失为主要表现的三期梅毒患者，多无初期和二期梅毒症状的病史。听力损失可为进行性的，也可为突发性的；可有前庭症状。通过血清检验和腰穿脑脊液镜检螺旋体作出诊断。组织病理学改变为阻塞性血管内膜炎、单核细胞浸润及不同程度的组织坏死；颞骨围血管圆细胞骨炎，增生性骨膜炎肉芽性骨膜 - 骨髓炎。形成中心为坏死组织外周由阻塞的血管和淋巴细胞浸润所围绕的“梅毒瘤”。中耳骨质和骨迷路常受梅毒瘤侵袭，引起迷路骨化。耳梅毒可用长疗程的青霉素治疗。

四、艾滋病（人类免疫缺乏病毒感染）

人类免疫缺乏病毒（HIV）可侵及中枢神经系统，最常见的神经症状是亚急性脑炎，难解的认知障碍，数周后发展为痴呆。可引起感音神经性听力损失的 HIV 患者约 1% ~ 33%。听力检查（包括脑干听诱发电位）前庭功能检查（包括眼震电图）可监测脑病变的发展状况。抗病毒药物的应用，可能加重感音神经性听力损失。

五、流行性腮腺炎聋

流行性腮腺炎是单侧感音神经性体内力损失的重要原因之一。流行性腮腺炎聋的诊断依据：

（一）确诊

1. 患者有腮腺和颌下腺肿胀等临床流行性腮腺炎的症状。从出现流行性腮腺炎的腮腺肿胀之前4天到出现后第18天的期间发生急性严重的听力损失。

2. 没有临床流行性腮腺炎的症状，但在急性听力损失后2~3周内抗流行性腮腺炎血清抗体效价明显增高。

（二）极可能

急性严重听力损失发病后3个月内，流行性腮腺炎病毒IgM抗体效价降低。

六、莱姆病（Lyme's disease）

莱姆病是一种由感染螺旋体的鹿、牛、马等哺乳动物以蜱为媒介传染的疾病，可引起单侧或双侧感音神经性听力损失。听力损失可为突发性、渐进性或波动性的。初期叮咬处起红疹，出现感冒样症状，而后出现心脏、神经系统和关节症状（如心肌炎、面瘫、头痛、头晕、脑膜刺激症状和颈项痛等）。螺旋体血清检验和抗螺旋体治疗有效，可做出诊断。莱姆病感音神经性听力损失，是可以治疗的。

七、急、慢性中耳炎与感音神经性听力损失

中耳炎可引发感音神经性听力损失。反复发作的急性中耳炎引起感音神经性听力损失的不多见。然而急性迷路炎可发生于急性中耳炎发作时。致病菌经蜗窗或前庭窗周围的缝隙进入内耳间隙。最初可能是毒性炎症介质经窗膜渗透入内耳，患者感到模糊的眩晕和轻微的感音神经性听力损失的症状。如果迷路中有大量的渗出物，就成为充分成熟的化脓性迷路炎。严重的化脓破坏迷路结构，致使永久性感音神经性听力损失。中耳炎症也可经血管传播到迷路。迷路炎可发生在镫骨手术后或半规管迷路开窗术后数日内；如手术遗留未愈合的瘘孔，也可在较长时间后发生迷路感染。

慢性中耳炎患者可有感音神经性听力损失。有报告表明单侧慢性中耳炎患耳的言语听力和骨导听阈差于正常耳。虽然言语识别率只差4%，骨导听阈只差3~5dB，无统计学意义；临床无重要影响。但有些慢性中耳炎耳的骨导听阈明显差于正常耳的，应与其他已知原因引起的感音神经性听力损失相鉴别，慢性中耳炎可因中耳炎性分泌物渗透入内耳的毒性作用、隐匿的外淋巴瘘、抽吸等操作的声创伤、滴入耳毒性药等都可导致感音神经性听力损失。耳手术的电钻声、对听骨的操作也可引起内耳损伤。此外，患儿的骨导听阈并不一定能反映内耳的听功能。中耳结构的质量和劲度的改变可影响骨导听阈。如Carhart切迹。蜗窗为分泌物或肉芽等堵塞限制其动度，也可影响骨导听阈。

（顾　瑞　韩维举）

参考文献

Richardson H, Birchall JP, Hill J, et al Should we routinely screen for Lyme disease in patients with asymmetrical hearing loss? British Journal of Audiology, 1994, 28:59.

第二十一章 听神经病

近年来人们在临床实践中发现，有一组具有以下临床特征的听力障碍：双耳感音神经性耳聋；低频听力减退者较常见；听性脑干反应（ABR）异常或无反应，提示传入神经的传导功能障碍；耳声发射（OAEs）和耳蜗微音电位（CM）正常，提示耳蜗外毛细胞功能正常；声导抗检查显示鼓室图正常；但镫骨肌声反射引不出；影像检查一般正常。具有以上这组临床特征的病被称为“听神经病（auditory neuropathy，AN）”。

虽然听神经病在近年才逐渐被人们所认识和描述，但这种病况早已存在。1980 年，Hallpike 等报告 1 例听觉传入神经和耳聋的病例，Worthington 等年报道 4 例患者，他们都有可测得纯音听阈，但引不出听性脑干反应；（auditory brainstem response，ABR）。此后，又有学者报道相似病例，其中 1984 年，Kraus 等注意到这类患者的言语识别率不成比例地低于纯音听阈，后来进一步发现这类患者耳蜗微音电位和诱发性耳声发射多正常。1987 年 Soliman 报告了 11 例 ABR 异常的双耳低频感音神经性听力减退，认为头部外伤、颞叶癫痫或感染是其可能的病因。这种病变表现在国内也不少见，1992 年顾瑞等报道了 16 例类似病例，其特点是：双耳进行性感音神经性听力减退；言语识别率不成比例地明显低于纯音听阈；耳蜗功能基本正常；ABR 异常或无反应，将其命名为“中枢性低频感音神经性听力减退”。1993 年 Berlin 等首先在 2 例患者中发现诱发性耳声发射对侧抑制消失，并提出了一个“Ⅰ型传入神经元病”的概念。1996 年 Starr 等报道了 10 例类似患者，根据患者 ABR 引不出反应推测病变可能发生于听神经；首次将其命名为“听神经病”。此后，该病逐渐被国内外的听力学家、耳科和神经科医师所认识，越来越多的病例被报道。1998 年 Doyle 等报道了 8 例听神经病患儿。1999 年梁凤和等报道了 17 例“听觉神经病”。2000 年顾瑞等报道了 101 例原因不明的双侧感音神经性低频听力减退。2003 年韩维举等报道 29 例由已知原因引起蜗后性听力减退。2006 年王锦玲等报告 286 例听神经病。虽然对以听性脑干反异常而耳声发射正常为特征的这一组病被称为“听神经病”并不准确，因为其病变并不一定在听神经，但这种命名已被多数学者所习惯，故本书中仍称之为“听神经病”。

第一节 病因和发病率

一、发病率

随着新生儿听力筛查计划的推广，特别是耳声发射和脑干电反应测听技术的逐渐普及，发现的听神经病的病例越来越多。但准确的发病率尚难以估计。澳大利亚的一项研究报道，5 199个听力筛查的新生儿中，109 例 ABR 异常，其中 12 例耳声发射（OAE）和耳蜗微音电位（CM）正常，符合听神经病的诊断，由此估计，听神经病在普通人群中的发病率约为 0. 23%；Park 等报道 6% 的重度到极重度感音神经性耳聋患者的耳声发射正常；Rodríguez Domínguez 等通过前瞻性研究，筛查了西班牙一家妇幼医院 2000 年 7 月 1 日到 2006 年 6 月 30 日出生的新生儿的听力，筛查覆盖了所有新生婴儿的 95. 68%，发现 114 例单侧或双侧感音神经性耳聋，其中 6 例为听神经病，占感音神经性耳聋的 5. 26%，该组病例的平均诊断年龄为 11. 5 月龄，考虑到听神经病的发病年龄比较晚，所以听神经病在感音神经性耳聋中所占的比例应更高。

在国内，解放军总医院从 1988 年 1 月至 2002 年 6 月所作的16 000余例次 ABR 资料中，有 150 例 ABR 异常、耳声发射正常的病例，约占受检人群的 0. 94%，但由于受检者为耳科门诊怀疑有听力问题的病人，所以，不能说明发病率，但说明以 ABR 异常和耳声发射正常为特点的听神经病并不少见。结合国内外的文献报道，听神经病大约占耳聋病人的 10%，因此单纯用 ABR 或单纯用耳声发射作为听力筛查的指标时，就可能导致 10% 的误诊或漏诊。听神经病的发病没有明显的性别差异，男女均可发病。由于随年龄增加，有的病人耳声发射不容易引出，使得这部分听神经病患者不易与其他感音神经性耳聋病人区分。

二、发病原因

听神经病的发病原因正在研究当中，其原因可能是多方面的，大约 50% 听神经病患者无明确的发病原因；约 40% 与遗传因素有关；另外约 10% 与感染、代谢性疾病、免疫等因素有关，婴幼儿听神经病与新生儿高胆红素血症、缺氧、先天性感染、早产等因素有关，也有可能是全身中毒性疾病、代谢性疾病、感染性神经疾病的一部分，如发生于糖尿病、尿毒症和顺铂中毒，顺铂可以选择性的损伤内毛细胞。

约 40% 的听神经病与遗传因素有关，例如：有些遗传性周围神经病早期表现为听神经病；Refsum's 病；隐性遗传性 Friedreich's 共济失调，家族性非周围神经病伴 otoferlin 基因（OTOF）突变和线粒体突变都可有类似听神经病的临床和听力学表现。遗传性运动和感觉神经病（hereditary sensory motor neuropathy，HMSN）在发病后数年到数十年，逐渐出现重度耳聋；Myelin protein zero（MPZ）基因突变是该病的候选基因；2003 年，Starr 等报道听神经病患者存在 MPZ 基因突变（Tyr145→Ser）；在可引起听神经病症状的 Charcot - Marie - Tooth 综合征患者发现存在 PMP22（peripheral myelin protein 22kDa）基因突变。在中国的家系研究中也发现有非综合征性遗传性听神经病，有 X 连锁、常染色体隐性遗传等不同的遗传方式。

另外，一些已知的疾病也可以引起类似听神经病的症状和听力学表现，例如：头部外伤、听神经瘤、多发性硬化和脑干疾病等。

第二节 病理和病理生理

听神经病患者中可以导致 ABR 缺失、OAE 和 CM 正常的准确病变部位仍然不清。其可能的病变部位包括：内毛细胞；内毛细胞与第Ⅷ脑神经纤维间的突触连接；螺旋神经节细胞；耳蜗内的听神经纤维，以及以上各部位的任一组合。听神经的病变可以在神经鞘膜上，也可能在神经元（轴突或树突）上。

Friedreich's 共济失调患者颞骨病理检查发现听神经纤维和螺旋神经节细胞显著减少，但外毛细胞正常。2003 年 Starr 等报道一例存在 MPZ 基因突变的听神经病患者，病理检查发现耳蜗内螺旋神经节细胞和中枢端及周围端的听神经纤维都显著减少，耳蜗内、外毛细胞数量和形态正常，脑干内靠近耳蜗核一端的听神经纤维显著减少，而残留的神经纤维有不完全的脱髓鞘改变。

一般认为听神经病的发病机制可能是：听神经脱髓鞘导致听神经同步化放电被破坏，使神经元放电丧失了时间锁定（time lock）而出现非同步化，导致言语处理功能受损，但不影响内耳的放大功能，因此表现为 ABR 引不出和言语听力下降，但反映耳蜗外毛细胞功能的 OAE 和 CM 正常。在电反应测听时 ABR 无反应的一般原因包括：没有神经冲动，神经传导阻滞，听神经纤维非同步化放电或同步化放电遭到破坏。多数听神经病患者存在可定量测定的听力，说明有一定的神经冲动传入，因此 ABR 无反应的原因应该是传入神经脱髓鞘导致神经纤维非同步化放电。

有些听神经病患者在体温升高时听力下降会显著加重，Starr 注意到多发性硬化患者对热比较敏感，因此听神经病患者发热时听力显著下降可能因为髓鞘病变导致神经传导受损。

Harrison 等利用卡帕损伤灰鼠（chinchilla）耳蜗内毛细胞而外毛细胞基本不受累的特性，以期建立听神经病的动物模型。他用纯音诱发的下丘单细胞电反应阈值代表纯音听阈，将其与 ABR 相比较，发现 ABR 阈值不成比例地高于纯音阈值。这与听神经病患者纯音听阈与 ABR 不协调相似。但该模型毕竟引出了 ABR 波形，与听神经病不符，但可以说明仅仅有内毛细胞的损伤不足以解释听神经病的所有表现 。

第三节　临床表现和诊断

一、临床表现

听神经病可发生于各个年龄，但 10 岁以下儿童多见，无明显性别差异，大多数患者主诉双耳听力下降，可表现为渐进性或波动性听力下降，听不清说话声，特别是接听电话或嘈杂环境中更加困难，存有不同程度的言语交流障碍，且多自幼年起病。少数病例伴有耳鸣，均无耳毒性及噪声接触史，可有耳聋家族史，可伴有其他周围神经病或遗传病表现。

部分听神经病患者可合并有周围神经病，多数病人在首诊时没有神经系统其他疾病，但随着病人年龄的增加，有可能出现其他周围神经的病变。Starr 报道 5 岁以下未发现其他周围神经的病变，但等到 15 岁以后，80% 的病人有临床和神经传导检查的证据表明病人伴发了其他周围神经病。我们也发现 4 例听神经病患者在听力下降后 1 ~5 年又先后出现周围神经病症状，如患者出现视力下降、四肢无力等其他神经系统疾病的症状，经神经科确诊为周围神经病。

二、听力学检查

（一）纯音听力检查

听神经病患者纯音听纯音听阈呈轻、中度感音神经性聋，少数为重度感音神经性耳聋，并呈现明显的个体差异。Starr 报道听阈小于 35dB HL 者占 31%；介于 35 至 70dB HL 之间者占 39%；大于 70dB HL 者占 30% 。听力图可以是以低频损失为主的低频减退型，也可以是为以高频损失为主的下降型，还可以为平坦型曲线，但纯音听力图以低频减退型（图 21 –3 –1A）和平坦型较多见，高频损失型所占比例很小。有些病例的纯音听力图表现为覆盆型，也就是在低频听力减退的同时，合并有高频（4 000Hz 和 8 000Hz）听力减退，但以低频减退为主（图 21 –3 –1B）。听神经病患者发病后，其听阈可以多年不变，保持稳定，也可以表现为听力波动，听力图由低频型或平坦型转化为覆盆型（图 21 –3 –2），少数渐进性加重（图 21 –3 –3），据文献报道听阈无变化者占 40% ，听阈波动者占 30% ，渐进性加重者占 15% ，但所谓听阈波动，罕见有听阈恢复至正常者，多数波动的趋势是逐渐下降，但也极少有发展为全聋者。

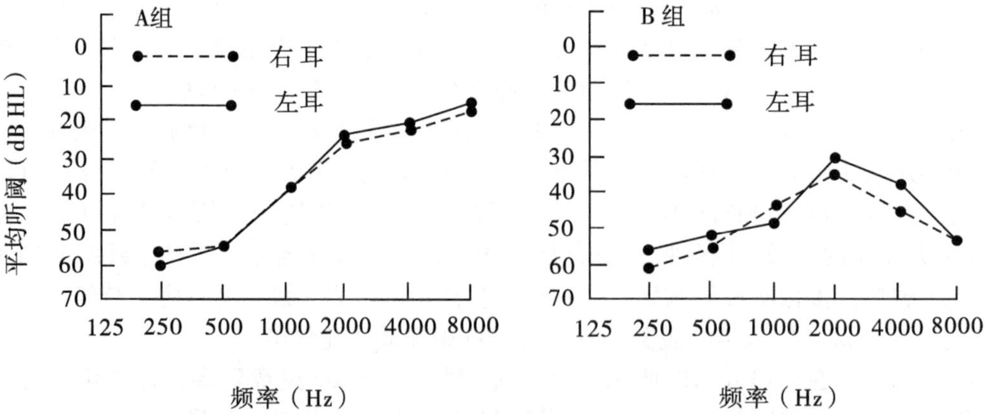

图 21 –3 –1　听神经病患者听力学检查常见的纯音听力图：低频减退型和覆盆型

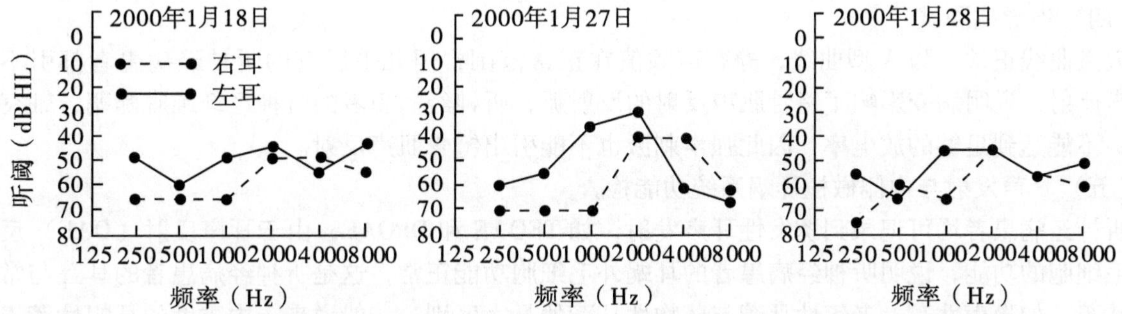

图 21-3-2　一个听神经病患者纯音测听显示听力波动，纯音听力图由平坦型转化为覆盆型

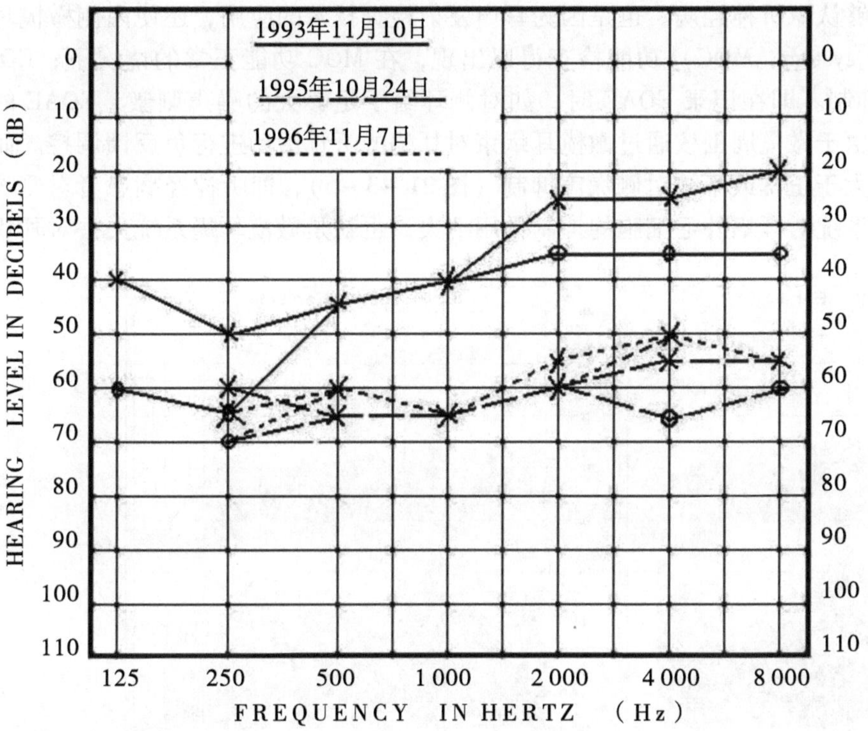

图 21-3-3　一个听神经病患者纯音测听显示听力渐进性下降，纯音听力图由低频减退型转化为平坦型

（二）言语测听

言语听力差是听神经病的一个重要特点，患者言语识别率常不成比例地低于纯音听阈，言语识别能力差可能与听神经非同步化放电有关。但对于中、重度耳聋的听神经病患者，有时无法配合言语测听检查。

（三）听性脑干反应（ABR）检查

ABR 引不出反应或异常是所有听神经病者最重要的特征之一。即使轻度感音性耳聋的听神经病患者，也表现为 ABR 引不出反应或异常。ABR 无反应的原因可能是听神经纤维非同步化放电或同步化放电遭到破坏，因为听神经病患者存有可定量测定的听力，也就是有一定的神经冲动传入，不会因没有神经活动或神经传导阻滞而引不出 ABR 反应，而导致有髓神经纤维非同步化放电的原因是脱髓鞘。少数病人 ABR 异常，有的仅可记录到波Ⅴ（图 21-3-4），也有报道仅有波Ⅰ，未见后几个波者，极少数表现为Ⅰ-Ⅴ波间期延长。

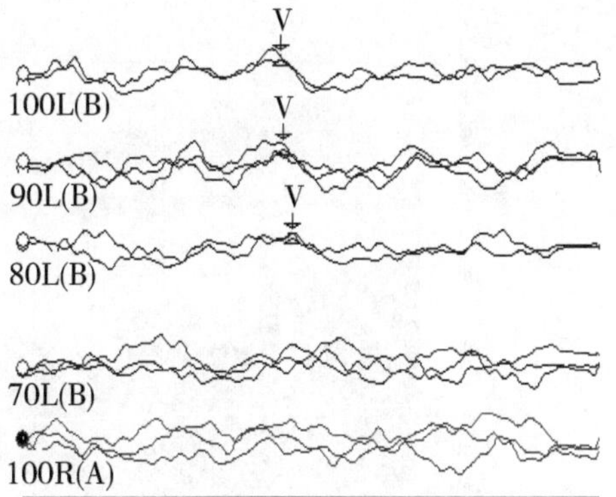

图 21-3-4　一名听神经病患者纯音测听显示低频听力下降，右耳未引出 ABR 反应，左耳 ABR 异常；仅在较强刺激时可记录到波Ⅴ

（四）声导抗测试

鼓室曲线正常，为A型曲线，静态声顺值在正常范围，但几乎所有的听神经病患者都引不出镫骨肌声反射，说明病变影响了镫骨肌声反射的反射弧，听神经病患者的听神经纤维脱髓鞘，轴突显著减少，不能达到足够的放电率，因此强声刺激也不能引出镫骨肌声反射。

（五）耳声发射与内侧橄榄耳蜗系统功能检查

听神经病患者均可记录到诱发性耳声发射，如TEOAE和DPOAE，由于耳声反射（OAE）反应耳蜗外毛细胞的功能，说明听神经病患者的耳蜗外毛细胞功能正常，这是听神经病患者的耳聋与常见的耳蜗性聋，如噪声性聋、老年性耳聋与药物性耳聋的最大区别，一般说来，中重度的耳蜗性聋患者决大多数引不出OAE。也正是由于耳声发射记录技术的出现，才使我们能够比较客观地区分出耳蜗性与蜗后性耳聋，也才使我们能够认识听神经病。也是因为耳声发射检查技术的应用，还使内侧橄榄耳蜗系统（medial olivo－cochlear system，MOC）功能检查得以出现，在MOC功能正常的情况下；EOAE可被对侧足够大的噪声所抑制。即在记录EOAE时；如对侧耳给予足够大的噪声刺激，EOAE的幅度较无噪声刺激时小，这是由于橄榄周围核通过橄榄耳蜗束对耳蜗的听觉活动进行负反馈调控。而在听神经病患者EOAE的幅度大于正常或不被对侧噪声抑制（图21－3－5），即听神经病患者对侧噪声抑制失败，是由于橄榄耳蜗系统对耳蜗外毛细胞的抑制作用消失，也就是橄榄耳蜗系统失去对耳蜗

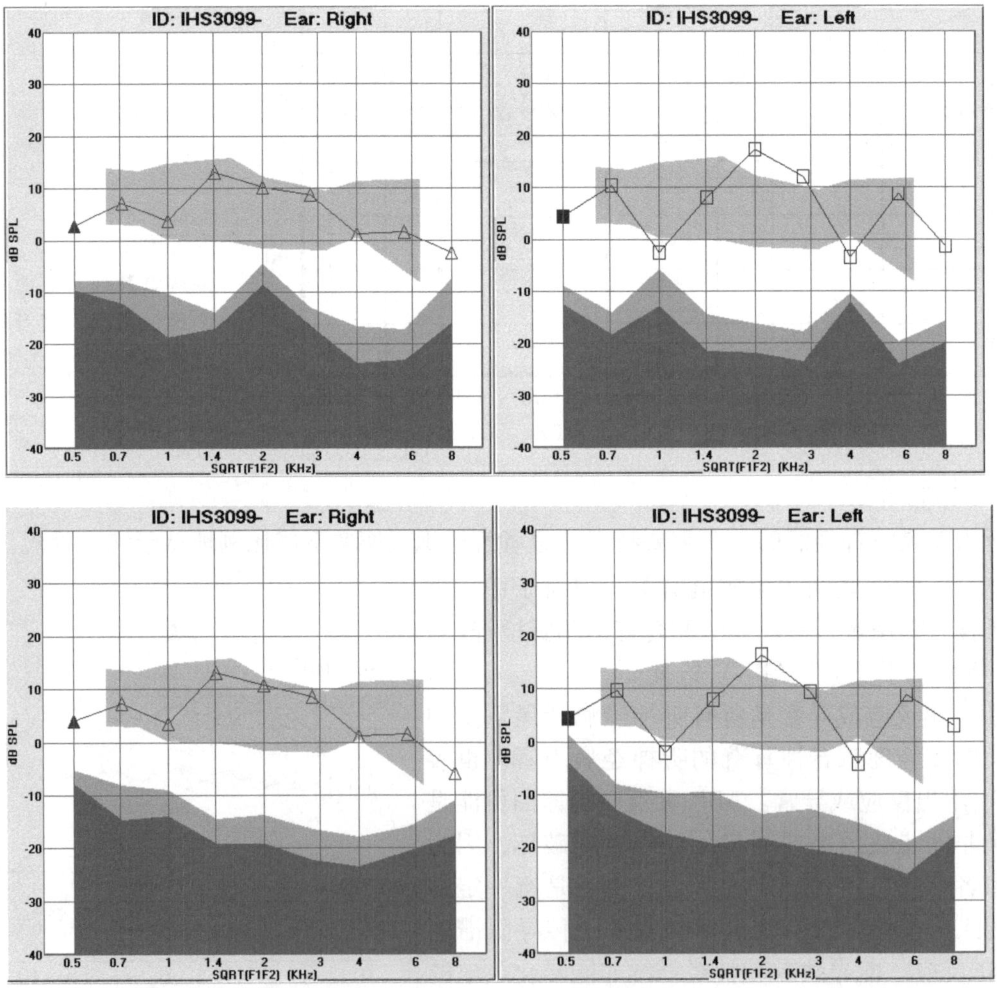

图21－3－5 一名听神经病患者双耳均可记录到DPOAE，在记录DPOAE时，对侧耳给予噪声刺激，DPOAE的幅度没有变小，即不被对侧噪声抑制，这是由于橄榄耳蜗系统对耳蜗外毛细胞的抑制作用消失

外毛细胞负反馈调控，位于脑干的橄榄耳蜗束发生病变，听神经病的病变可能累及内侧橄榄耳蜗系统的传出纤维，因此，其负反馈作用消失，这也是听神经病患者的又一个听力学特点。内侧橄榄耳蜗系统负反馈具有保护耳蜗免受噪声损伤、增加在噪声环境中对信号的提取能力和分辨力等方面的意义。听神经病患者由于内侧橄榄耳蜗系统负反馈调控作用的消失，尽管纯音测听显示听阈升高不多，但听不清说话声，特别是接听电话或嘈杂环境中更加困难。

（六）耳蜗电图检查

听神经病患者均可记录到耳蜗微音电位（CM），部分病人CM幅度较正常增大，也有报道，少部分病例后来OAE消失，但CM仍然存在，CM来源于外毛细胞。有人认为这实际上是在静息膜电位基础上因声波振动引起的一种电位波动。Davis提出了机－电转换学说，当毛细胞的纤毛与盖膜之间产生相对运动时，受到剪力的作用，由此产生机械阻力的变化，而调制耳蜗的静息电位而形成。听神经病患者耳蜗外毛细胞正常，因此CM可以正常存在。

（七）前庭功能检查

典型的听神经病患者一般没有前庭症状，但在老年听神经病患者，也可表现为前庭功能异常但没有其他周围神经病者。前庭功能异常提示听神经病有可能为第Ⅷ脑神经病变。王锦玲等报告听神经病患者可伴发前庭上、下神经损害，但前庭下神经损害的几率远大于前庭上神经。

三、诊断和鉴别诊断

听神经病的诊断主要依据其临床症状和听力学检查结果，对于怀疑听神经病者，应该进行全面的听力学检查，包括纯音测听、言语识别率检查、声导抗检查、镫骨肌声反射检查、耳声发射检查（TEOAE或DPOAE）、内侧橄榄耳蜗系统功能检查、ABR测试、耳蜗微音电位检查；有前庭症状者；可行前庭功能检查。

对于主诉双耳听力下降，听不清说话声，特别是接听电话或嘈杂环境中更加困难，临床听力学检查具有以下特征者可以诊断为听神经病菌：①纯音测听示双耳感音神经性耳聋，低频听力减退者较常见，言语识别率不成比例地低于纯音听阈；②声导抗检查显示鼓室图正常，但镫骨肌声反射引不出；③听性脑干反异常或无反应；④耳声发射（OAEs）和耳蜗微音电位（CM）正常，再经影像检查，MRI或CT扫描除外脑干或脑桥小脑角占位病变。

另外，全面的脑神经检查以确定是否伴随有其他周围神经疾病；神经传导检查；以确定是否有神经传导速度减慢或复合动作电位幅度的下降；对于高度怀疑周围神经病的患者；最好行腓肠神经活检。由于儿童听神经病患者将来有可能发展为周围神经病，所以应定期在神经科和眼科随诊，检查视力，并进行头颅CT或MRI。遗传学检查以确定有无遗传因素，如Connexin－26基因可能与听神经病有关。

第四节　听神经病的治疗

由于对听神经病的发病机制还不是很清楚，目前尚无特效的治疗方法，建议的治疗包括细致的言语和语言治疗、佩戴助听器以及人工耳蜗置入。

虽然近年来人们普遍认为听神经病是由于耳蜗内听神经的同步化不良引起，但对于波动性听力下降，而且对皮质激素治疗有反应的患者，应考虑到中枢神经系统病变的可能。Mallur等报告一例12岁女患者，表现为急性感音神经性听力下降；ABR异常、耳声发射正常，与听神经病的表现一致，其听力变化为波动性，对皮质激素治疗有反应，经增强MRI检查和立体定位活检诊断为脑干脱髓鞘病，符合多发性硬化，采用环磷酰胺和皮质激素治疗有效。

言语和语言治疗，包括采用有效言语交流的策略：作为听者，应选择合适的地点交谈，例如在光线明亮、安静、无背景噪音的环境中，告诉讲话的人，使自己听清楚的最佳表达方式，需要时，请讲话者重述讲话内容，作为讲话者，应该以适当的语速讲话，不要用手挡着面部；始终保持面部可以被听者看到，讲话前引听起者注意，减少背景噪声，需要时，重述讲话的全句，而不是一个字或一个词。

因为听神经病的病变部位在蜗后，所以对听神经病患者是否适合佩戴助听器，以及对对佩戴助听器的效果尚有争议。病变源自听神经，助听器或人工耳蜗对声音的过度放大有可能进一步损伤耳蜗，因此建议给儿童听神经病患者试配“低增益；宽动态范围”的助听器。Rance 等比较了 12 名 57 ~167 月龄听神经病患儿与相应年龄的和相同程度的其他感音神经性耳聋患儿获得语言的能力，获得语言技能用 peabody picture vocabulary test（PPVT）来评估，言语产生能力通过 the diagnostic evaluation of articulation and phonology（DEAP）来评价，两组患儿均佩戴助听器，结果显示：每一个听神经病患儿的词语获得和言语产生较正常同龄儿童均有推迟，PPVT 语言商得分为 0. 65 +/ - 0. 19，发音错误的平均数为 11 +/ - 8. 4%，高于其年龄期望值，但是听神经病患儿语言和言语的产生与同龄相同程度的其他感音神经性耳聋患儿相比，无显著差异。提示，至少某些听神经病患儿通过传统的声音放大可以获得一定的言语 & 语言能力。

听神经病患者是否适合人工耳蜗置入的问题曾经有过争议，早期有报道认为听神经病患者行人工耳蜗置入的效果欠佳，但最近国外有人报道 10 例听神经病患者人工耳蜗置入的效果与其他原因引起极重度耳聋行人工耳蜗置入的效果相似，台湾有学者报道一名讲中文普通话的患儿行人工耳蜗置入术后，言语和语言能力明显改善。听神经病患者的病理检查发现有听神经脱髓鞘，因而导致听神经同步化放电被破坏，使神经元放电丧失了时间锁定（time lock）而出现非同步化或同步化放电遭到破坏，而人工耳蜗置入后，置入的电极直接刺激听神经纤维，使得听神经纤维有可能实现同步化放电，因此听神经病患者人工耳蜗置入后也有语言能力改善。

有研究者测量了听神经病和非听神经病患者人工耳蜗植入后电刺激诱发 ABR（EABR）波 V 的阈值、阈上的幅度和潜伏期；发现 EABR 波 V 的阈值、阈上的幅度在患者中因病因的不同而存在较大的差异；除个别例外；听神经病患者总的趋势包括平均或低于平均的 EABR 波 V 的阈值及阈上的幅度（EABR threshold and suprathreshold amplitude）。该研究者认为，人工耳蜗植入可以为听神经病患者的听刺激提供同步化的神经冲动，听神经病患者对电刺激有足够的神经敏感性，但其在阈上刺激时的反应较差，但考虑到听神经病患者个体之间的差异，涉及每一个具体病人时要谨慎。

韩国学者将 9 例听神经病患者与其他感音神经性耳聋患者人工耳蜗植入后的疗效进行比较，包括 CAP、单音节词语 monosyllabic word（MW）test for phonemes | 句子 common phrases test 的识别，电诱发听神经复合动作电位幅度增加曲线的斜率，这些指标在两组之间均没有显著的差异。

Raveh 等报道了一组听神经病患者的临床特征及治疗效果，平均诊断年龄 13 个月，18 个儿童的可能发病因素，早产、高胆红素血症、父母近亲结婚和家族史。4 名患者听力自行改善，19 名患者佩戴助听器，1 名有效，12 名患者行人工耳蜗植入并获得良好效果。因为有少数患者听力有可能自行改善，故认为 1 岁前行人工耳蜗植入应该慎重。

小结

主诉双耳听力下降，渐进性或波动性，听不清说话声，特别是接听电话或嘈杂环境中更加困难，存在不同程度的言语交流障碍，纯音测听示双耳感音神经性耳聋，言语识别率不成比例地低于纯音听力；声导抗分析示鼓室曲线正常；但镫骨肌声反射消失，听性脑干反（ABR）异常或无反应，而耳声发射（OAEs）和耳蜗微音电位（CM）正常，提示耳蜗外毛细胞功能正常，EOAE 不被对侧噪声抑制，内耳影像检查一般正常，具备以上特点应考虑诊断听神经病。多数病人在首诊时没有神经系统其他疾病，但随着病人年龄的增加，有可能出现其他周围神经的病变，可以行神经传导检查；以确定是否有神经传导速度减慢或复合动作电位幅度的下降。对于可疑有家族史者，还应该行遗传学检查；寻找致病基因。

（韩维举）

参 考 文 献

1. Worthington DW, Peters JF. Quantifiable hearing and no ABR: Paradox or error? Ear Hear, 1980, 1:281.
2. Lenhardt ML. Childhood central auditory processing disorder with brainstem evoked response verification. Arch Otolaryngol, 1981, 107:623.
3. Kraus N, Ozdamar O, Stein L, et al. Absent auditory brain stem response: peripheral hearing loss or brain stem dysfunction? Laryngoscope, 1984, 94:400.
4. Berlin CI, Hood LJ, Cecola RP, et al. Does type Ⅰ afferent neuron dysfunction reveal itself through lack of efferent suppression? Hear Res, 1993, 65:40.
5. Starr A, Picton TW, Sininger Y, et al. Auditory neuropathy. Brain, 1996, 119 (Pt 3):741.
6. 顾瑞，于黎明. 中枢性低频感音神经性听力减退. 中华耳鼻咽喉科杂志，1992，27:27.
7. 顾瑞，郑杰夫，于黎明. 中枢性低频听力减退的听力学分析. 中华耳鼻咽喉科杂志，2000，35:441.
8. 石勇兵，顾瑞，于黎明. 瞬态诱发耳声发射在蜗后病变的诊断意义. 听力学及言语疾病杂志，1993，1:6.
9. 顾瑞，邹静，于黎明. 自身免疫性感音神经性听力减退的测听结果. 中华耳鼻咽喉科杂志，1995，30:20.
10. 郑杰夫，顾瑞. 中枢性低频感音神经性听力减退患者内侧橄榄耳蜗系统功能测试. 中国耳鼻咽喉颅底外科杂志，1995，1:29.
11. 韩维举，顾瑞，郭维，等. 热休克蛋白70抗体检测对自身免疫性聋诊断的意义. 听力学与言语疾病杂志，2004，12 (3):148.
12. 韩维举，顾瑞，于黎明，等. 蜗后性听力减退29例病因分析. 中华耳鼻咽喉科杂志，2003，38 (6):459.
13. 梁凤和，刘鋋，刘博，等. 听觉神经病. 中华耳鼻咽喉科杂志，1999，34:350.
14. 韩张，倪道凤. 听神经病. 中华耳鼻咽喉科杂志，2000，35:398.
15. 王锦玲，吴子明. 听觉神经病. 听力学及言语疾病杂志，2002，10:118.
16. Rance G, Beer DE, Cone - Wesson B, et al. Clinical findings for a group of infants and young children with auditory neuropathy. Ear Hear, 1999, 20:238.
17. Zeng FG, Oba S, Garde S, et al. Temporal and speech processing deficits in auditory neuropathy. Neuroreport, 1999, 10:3429.
18. Deltenre P, Mansbach AL, Bozet C, et al. Auditory neuropathy with preserved cochlear microphonics and secondary loss of otoacoustic emissions. Audiology, 1999, 38:187.
19. Gemignani F, Marbini A. Charcot - Marie - Tooth disease (CMT): Distinctive phenotypic and genotypic features in CMT type 2. J Neurol Sci, 2001, 284:1.
20. Starr A, Sininger Y, Winter M, et al. Transient deafness due to temperature - sensitive auditory neuropathy. Ear Hear, 1998, 19:169.
21. Santarelli R, Arslan E. Electrocochleography in auditory neuropathy. Hearing Research, 2002, 170:32.
22. Starr A, Michalewski HJ, Zeng FG, et al. Pathology and physiology of auditory neuropathy with a novel mutation in the MPZ gene (Tyr145? Ser). Brain, 2003, 126:1604.
23. Michalewski HJ, Starr A, Nguyen TT, et al. Auditory temporal processes in normal - hearing individuals and in patients with auditory neuropathy Clinical Neurophysiology, 2005, 116:669.
24. Runge - Samuelson CL, Drake S, Wackym PA. Quantitative analysis of electrically evoked auditory brainstem responses in implanted children with auditory neuropathy/dyssynchrony. Otol Neurotol, 2007 Nov 16, [Epub ahead of print].
25. Jeong SW, Kim LS, Kim BY, et al. Cochlear implantation in children with auditory neuropathy: outcomes and rationale. Acta Otolaryngol, 2007, 558 (Suppl):36.
26. Lalwani AK. Fluctuating corticosteroid - responsive auditory neuropathy/dyssynchrony is suggestive of central nervous system pathology. Otol Neurotol, 2007, 28 (8):1002.
27. Raveh E, Buller N, Badrana O, et al Auditory neuropathy: clinical characteristics and therapeutic approach. Am J Otolaryngol, 2007, 28 (5):302.
28. Rance G, Barker EJ, Sarant JZ, et al. Receptive language and speech production in children with auditory neuropathy/

dyssynchrony type hearing loss. Ear Hear, 2007, 28 (5):694.

29. Rodríguez Domínguez FJ, Cubillana Herrero JD, Cañizares Gallardo N, et al. Prevalence of auditory neuropathy: Prospective study in a tertiary-care center. Acta Otorrinolaringol Esp, 2007, 58 (6):239.

第二十二章　听处理和中枢听处理障碍

听（audition）是一个复杂的生理－心理过程，是一种了解自身与外界之间的关系，避害趋利的本能。听觉系统接受声音后，可引起无意识的反射（如瞬目、蹬骨肌声反射等），和对声音的感觉及知觉，可辨别不同的声音，可知道这是风声、那是雷声、男声、女声、钟声、铃声或其他熟悉的/陌生的声音。同的语音，听懂言语。听功能正常的人可以在噪声环境中与人悄声细语地交谈。他还可以在交谈的同时听取周围其他人的话语，以及对任何突发的声音（如电话铃声、警笛声、摔破玻璃杯的声音等）做出反应。人们可以在电话中听取对方话语内容的同时，听出对方是否是熟人，是哪位，分别男女老少。人们可以将交响乐各种乐器的演奏声融合为一体地欣赏，也可专注某一个或某几个乐器的演奏声。人类能在瞬息万变的周围环境声中，在多个不同方位的声源产生的纷杂环境声中“不听”无关的声音，只听取有意义的声音，或兼听多种声，提取有用的信息。“听”是如此的完善微妙的功能。将对个体有用的、有意义的和对个体无意义的甚至起干扰作用的信号分开；要对听信息解码（破解频率、强度、时间等表面特征所携带的意义），在人类特别是要对以言语声为代码的信息解码。这种从多声源合成的听信息流中，提取、整理有用的信息，并加以分析、修整、储存和随时提用的过程即“听处理”（auditory processing）。听处理不是对声波或对神经电脉冲的处理，而是对“听信息”——声音（声波通过听觉所产生的印象）的处理；是为认知声音的意义做准备的一个重要过程。

第一节　听　处　理

一、听处理的定义

美国言语听力学会为给“中枢听处理”下定义而组成的工作组，1996 年将中枢听处理定义为：涉及下列行为现象的听觉系统的机制和功能：声定位和编侧；听觉辨别、听觉模式认识；听和时间，包括时间解析、时间掩蔽、时间整合、时间顺序；在有竞争声信号时，听的效能降低，当声信号变质残损时，听的效果降低。

声定位（sound localization）——声源的定位。

偏侧（laterabization）——声音印象在颅内偏在哪一侧。

听觉辨别（auditory discrimintion）——分辨声音的频率、强度、时间。

听觉模式认知（auditory pattern recognition）——认知是某种语言所特有的组成话语的言语声在频率、强度、时间上的排列顺序。

听和时间（temporal aspect of audition）——在一段时间内听的现象，包括：时间解析（temporal resolution），对在时间上互相密切接近的各自独立的声节段的感知和分辨；时间掩蔽（temporal masking），在声信号前面或后面的掩蔽声，对信号的掩蔽效应；时间整合（temporal integration），将先后出现的声音整合为一个有音征意义的声段、音素、词；时间顺序（temporal ordering），按时间先后整理顺序；

有竞争声时，听的效能降低——在噪声中或混响环境中言语识别能力下降；

声信号变质残缺时，听的效果差——如对滤波言语声，时间压缩言语声，断续的言语声，言语识别率降低。

工作组将中枢听处理障碍（central auditory processing disorder，CAPD）定义为“上述行为中有一项或几项出现可观察到的缺陷”。

涉及上述行为现象的机制，对非言语信号和言语信号的处理的机制，又是可影响多种功能（包括语言功能和言语功能）的机制。听力学主要关心的是话语的听处理的问题。

这一“中枢听处理”的定义，罗列了6类行为现象，但未说明其机制，对理解这些现象的机制没有多大的意义，而且这些行为现象有些是有高层次的认知和一般性的（可在其他感觉系统的处理中起作用的）处理，如注意、记忆等。有学者认为既然名为“听处理”，就应限于讨论听感觉道的处理，不应将认知等处理包括在内。有的学者认为纯粹的、限于听感觉道的处理是不存在的。Jerger报告在一些被确证为中枢听神经系统病损的患者，确实有纯粹的听处理障碍的表现。有的学者主张只有和言语的声信号－语音特征的处理障碍相关的情况，才称为“中枢听处理障碍”（central auditory processing disorder，CAPD）。Duchan、Katz（1983）和Bellis及Ferre（1999）认为，对CAPD的一元论的观点过于简单化和过于狭隘。言语的中枢听处理是有高层次的听处理技能和一般性认知处理过程参与的。即使在不经心的基本行为性地听或感知语言时，听处理和高层次的认知处理技能也是密切关联不易分开的。对言语的感知的基本条件是：①声信号；②以语境和对言语的熟悉程度为基础的判断（认知）能力。对言语声的分析，是由下而上地从连续的话语模式中选出线索（clue）。虽然这些线索不是有明显的间隔的节段，聆听者仍能将单的单位（音素、音节、词等）。这是在自上而下地认知处理和辅助性处理下完成的。从上而下的对话语判断的基础是由话语情境的来龙去脉及聆听者的有关语义、句法的知识和认知才能。听懂声音的意义是在对声信号的处理，高层面的认知处理和辅助性一般处理的协同操作下完成的。

临床听力学关心的是声刺激，主要是在言语声的正常的处理过程中，有哪些因素参与，当哪些处理机制不正常时，会有怎样的影响，用哪些测听试验检出问题的所在。多数需要做中枢听处理检查的患者，是因为在学校、工作、家庭或休闲活动中感到聆听困难而希望确定出了什么问题，应该如何治疗（处置），要帮助患者，就必须对声信号的处理和高层面的认知机制及相关的一般性辅助机制有全面的了解。而不是只局限于在听感觉道中的对听信息的处理。

话语的处理过程从声信号经流体动力学－神经化学－生物电换能“声信号”开始转移成“电听信息”。电听信息在向中枢传递的同时，在一系列“处理区”中留下电听偏下的“印象”。各处理区对印象的处理是同步进行的，对话语的处理包括以下主要内容：①强度、频率、时程、相位等声学特征（acoustic feature）的提取；②在回声性记忆（echoic memory）中进行归类前（pre－catagorical）声特征的分析，分段归类成；③变化慢的音征（acoustic cue）超音段（suprasegmental）特征（音高、音调、语调、重音等）的分析，和变化快的音征频谱特征（发音方式、嗓音、发音部位）的分析；④在综合听记忆（synthesized auditory memory）中存贮综合变化快的和变化慢的音征。从综合听记忆开始，高层次的中枢执行功能（executive function）和长期记忆中贮存的“知识”参与对话语的处理过程；⑤长期记忆（long－term memory）包括对音位码（phonological code）、词库（lexion）、语义及句法关系（Sementic and syntactic relations）、组合式（schema）及对话式的（episodic）记忆等“知识”，作为比对认知话语的模本；⑥中枢执行（Central executor）如注意的配置，整合各处理区和整合各感觉道（modality）抗干扰等执行功能，中枢执行和综合听记忆，长期记忆，协同处理听信号；⑦模式认知（pattern recognition）；⑧短期记忆（short－term memory）（被动/工作记忆）以及唤起系统（arousal system）也和中枢执行机制相互影响（图22－1－1）。

二、听处理的解剖生理基础

人类是正常交流的基础条件。人类听系统适于听取言语声及有用的声音。

（一）听处理

1．人耳对言语声较敏锐　人类在进化过程中，听觉器官和听觉神经系统，逐渐发展成为能接受适当强度的可听声（20～20 000 Hz），而且对言语声尤为敏锐的器官。

2．两耳传入信息在耳蜗核以上的多次交叉传递　从耳蜗到听神经，声刺激转换成携带“听信息”的电信号由听神经传入到中枢听神经系统（CANS）。来自耳蜗的传入神经冲动传递到同侧的上

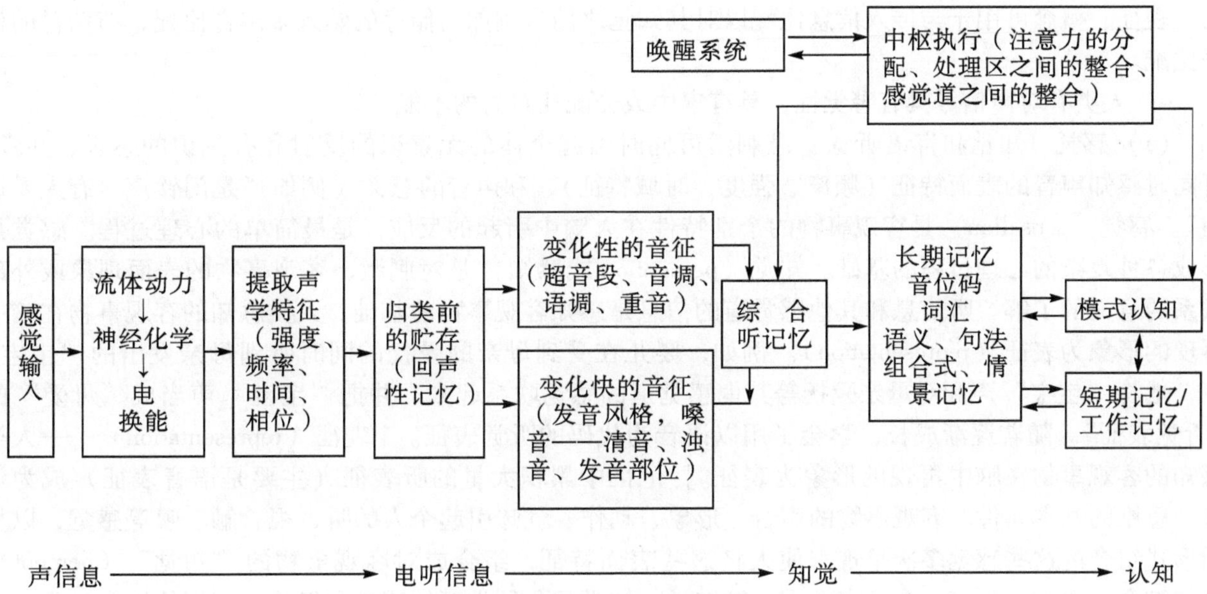

图 22-1-1　对口说的语言处理的主要阶段和过程

（仿 Katz J.（ed）. Handbook of Clinical Auditory，5th ed. 2002，515）

橄榄核。在中枢听神经系统，上橄榄核及其以上的多个层面，都有神经纤维将神经冲动传至对侧。两侧神经冲动交叉传递的听信息交汇于神经纤维的交叉点。神经-电脉冲在中枢听系统的传递，不是简单地一站一站地传递的，是不会停顿在交叉点（听处理区）等待处理后再继续传递到下一站的，而是在每一听处理区留下足以代理神经-电表征（neuro-electric representation）的准确的“听印象”，在各层面同时处理。

心理生理和电生理学的观察，显示一些中枢听处理行为和中枢听系统解剖结构的关系。在听力学，常以听刺激诱发的锁时的反应为观察分析的指标。听处理障碍的 ABR 改变主要是诱发电位的重复性差，而不是通常着重观察的潜伏期延长。两耳分听言语试验结果异常的患者，常会得出两耳 ABR 显著不对称的结果。声源定位、噪声中听言语等双耳听功能和脑干下部的功能有关，听性脑干反应（auditory brainstem response，ABR）可用于听处理检查。脑干下部病变时掩蔽级差（MLD）小于正常；脑干上部及皮层病变对 MLD 没有影响。MLD 异常的中枢听处理障碍表明为较低层次的听处理功能障碍。难于在噪声中听取信号者，MLD 小于正常。注意——观察“注意”对诱发电位的影响的结果表明在刺激后 300 ms 以内的时期内，注意对听诱发电位没有影响；在刺激后 250~300 ms 之后注意才对诱发电位有影响。

Näätänen（1985，1990）比较“注意”对“负失配”（mismatch negativity，MMN）和对 P300 的影响。结果表明，负失配（MMN）不受“注意”的指向所影响。重复刺激会使 MMN 适应；当将刺激参数稍作改变，后续阶段的行为就会重新受到很大的影响。MMN 发生在刺激开始后约 170 ms 时，这在回声性记忆的时间范围内。然而注意对晚于 MMN 的反应，如 P300（发生在刺激后 300 ms）等则有明显的影响。这表明“注意”这一处理过程发生在 200~259 ms 以后，电生理学的实验结果印证了 Massaro 报告的“注意”对回声性记忆并无影响，但在后续的听处理中“注意”可加强对靶刺激的处理和降低无关的竞争刺激信号的强度。大多数人在右半球处理超音段信息（重音、音调和时程模式），在左半球处理语言信息（节段音征、词汇、语义等）。胼胝体功能缺陷，可表现为难于在噪声环境中听来自在患者右侧的说话声；难于整合超音段的语言信息；以及可能难于整合大脑半球间的听觉-视觉信息。

3. 人类有存储各个感觉道获得的听信息、表征和概念并有符号化的本能　听信息可短暂地存储，例如将一个词语的开始部分存储到听完整个词，或将词语和储存的上下文结合起来解析；长期储存的、表征、概念可用于与传入信息比配以对其知觉之用。例如与储存的熟人多声音比配、与储存的词语比配。

4. 人类有对声信号具有警觉性，具有集中或分配注意力的本能

（1）感觉、知觉和言语听觉　声刺激可同时引起个体的无意识的反射和有意识的感觉、知觉。可同时感知声音的表面特征（频率、强度、时域特征），和声音的意义（例如“是门铃声，有人要进门”。感觉（sensation）是客观事物的个别特性在人脑中引起的反应，是最简单的心理过程。感觉是形成各种复杂的心理过程的基础。知觉（perception 或感知）是对刺激、客观事物的表面现象或外部联系的意义的了解。听信息和其他感觉道的信息是感知客观事物的基础。人类感知的客观事物在脑中再现的形象为表征（representation）。例如，婴儿在受到母亲的爱抚的同时听到母亲发出的“宝宝”声，他将“宝宝”声和对母亲爱抚等其他感觉道的感觉联系起来，并把“宝宝”声当成“母爱”的“听觉表征”。随着逐渐成长，学会了用以语音为代码的听觉表征。[表征（representation）——人类感知的客观事物在脑中再现的形象为表征。] 记忆中累积大量的听表征（主要是语音表征）成为认知、思维的基本元件。客观事物的声音、形象、动作、气味引起个人的听、视、触、嗅等感觉，以相同形式组合的这些感觉多次呈现，使人将这些表面特征，组合成对客观事物的“知觉”（percept），例如综合成风声、雷声、车马声、人声等知觉。知觉是各种类型的感觉和经验、知识的综合过程，是人对感觉到的刺激进行选择、条理化，加以解释，使之成为了解客观事物的意义的过程。言语听觉（speech audition）包括对言语声的感觉和对言语的知觉——听到声音，听出是高音调或低音调、强或弱、短或长的声音，听懂言语的意思。

知觉包括察觉（detection）、辨别（discrimination）、认定（identification）（或称“认知”）和认识（或识别）（recognition）。察觉指知晓刺激的存在。辨别包括对不同频率、不同强度和不同时域（时程的长短、先后、相位等）的辨别。认定指“认出就是这个”。言语识别指对语音音素、音节、词的识别。辨别和识别是两种不同的知觉功能。

（2）言语的类别知觉（categorical perception of speech）　有两类知觉：一类是识别声音的频率高低和声音强弱的连续知觉（continuous perception）；一类是将语音归类成不同音素的类别知觉（范畴知觉，categorical perception of speech）。例如，对不同频率不同强度的知觉是辨别，是一种连续知觉，人们可以辨别频率不同的声音，强度不同的声音。识别（认知）则是对刺激识别其是属于那一类别的，例如言语声中的/da/还是言语声中的/ta/，对言语声一般不是按辨别的方式来知觉，而是用识别的方式来知觉的。言语刺激的分类过程是以“不是这个就是那个”的方式对刺激中有或是没有某一特定的声属性做出反应的。没有一种接近或越来越接近言语的声音，要么是言语声，要么就不是言语声；不是这一类别的言语声（如/ba/），就是那一类别的言语声（如/pa/），没有两个类别之间的言语声，要么是/pa/，要么是/ba/，没有介乎/pa/和/ba/之间的言语声。然而并不是在任何情况下，言语刺激都是类别知觉的，当以稳态条件单独发元音时，元音的感知属于连续知觉。一般可同时对言语连续知觉（如是谁的声音）和类别知觉（如说什么），以类别感知为主。

正常人能通过对声音的物理学特性（频率、强度、时域特性，以及频率、强度的变化形式）辨别声音的音调、响度、长短、先后顺序等表面特征。也可将声音归类为风声，车声，音素，音节进行类别知觉（categorical perception）。雷声、车声、言语声（语音）都是连续 不断变化的。对各种声音的知觉，是以一段时间内的表面特征的组合单位为基础的。具有代表一定意义的最小的一段声音单位，称为“音段”（segment）。

虽然音素是言语的最小的基本单元。但言语声不是一个音素、一个音素孤立地产生的，也不是以单独的“音素形式”出现的；在语音信号中音素经常是相互叠加和相互影响的。在汉语普通话中，具有语义的语音单元（“项”，item），多为由两个以上音素组成的词。即使是由单个元音构成的“词”，也还带有声调（在一段时间内频率和强度快速变动的声音），不是以单纯的音素形式呈现的（发音和听声都不是一个音素和另一个音素互相分开的）。对言语的知觉是一整个音段一整个音段地

进行的。每个音段都需要经过一段时间才能完成其所含的频率-强度变化，因此对每个音段，都要将在时间上先后出现的信号合并为一个整体来知觉。

言语的感知　从语音信号中提取某些具有区别特征性质的音征（acoustic cues，声线索），通过各个语音单元的“区别特征”（distinctive feature），将不同语音单元归类为不同的音素、音节。不同的音素、音节的区别特征，主要是嗓音起始时间（voice onset time）、共振峰音渡（formant transition）。语音信号非常繁杂，对由不同物理特性组合的声音（特别是言语声）所携带传达的信息的知觉，是从庞杂的声刺激中提取对听懂言语有用的信息进行感知的过程。

就言语的知觉而言，在从言语的表面特征（主要是对频率的连续知觉）认定是男声、女声，或是某人的声音之外；主要的是听言语传达的意思。大多数情况下，在听言语声时通常没有谁会将话语分成一个个音素地或一个个音节地听的；而是听由几个音素或音节组合的一段声音，即一整个“项”（item）一整个“项”地知觉携带“语义”的一个整体。作为交流的媒质，语音是以词语或短语为单元的。例如，我们听到“时事”这个词语时，不是分析“是哪些元音、辅音和什么音调”，而是当即就能完整地知道它的意思，而且通过同时对音调的知觉和语境（“时事”的上下文），不会错认为是“事实”、“失事”、“史诗”等词语。因此，听者不是对听到的语音分解成音素或音节进行解码，而是从整体上对听到的语音信号再编码和解码，并完整地认知的。

一个个音素编排成的言语，却是被成组、成组地知觉的。事实上，要说的和“要听的”，都是和“意思”（语义）捆绑在一起的一组音素。在这样的一组组携带意思的音素（一段不断变化的声音）中，各有其具有区别特征的“音征”（acoustic cue）。将音素组合排列并和“意思”绑在一起，是在大脑中完成的，从听到的言语声中提取出传递“意思”的“音征”以便理解其意义，也是中枢听处理（auditory processing）的过程。

言语是以声音为代码的复杂的极其完善的符号系统，许多非言语的声音（例如门铃声、汽车喇叭声等）也携带了有用的信息，同样需要提取它们的声学特征，理解它们传递的意思，也有与言语信息的听处理相似的听处理过程。

（二）听处理的机制

将听信息加工成可以被充分利用的活动过程，是在听信息从耳蜗核传递到听皮层的过程中进行的。这不是一个简单的接受和传递听信息的过程，而是提取整理有用的声信息，并加以分析、修整、储存和随时提用的过程。听的本能包含一系列听能力（auditory skill）。听能力包括对声音的注意、记忆、定位、重复和觉察。人类具有：①察觉节律式样的能力；②从多样声音中分离出某一声音的能力；③辨认出含在背景噪声中的目标声音的能力；④将口语刺激衍生为意义的能力；⑤将声音综合为单一的表征的能力。

Massaro的“信息处理模式”和Rumelhart的“并行分布处理模式”两种学说，都认为有一些不同存储结构参与不同的听处理。两种学说不同之处是前者提出信息是分阶段地从一个存储结构转输到另一个存储结构的；后者则认为信息是在各存储结构同时处理的。

听信息的传输和存储处理的主要阶段和处理区见图22-1-1所示。

声音包括言语的知觉，可能是在中枢神经系统的多个区域中同时对信息进行处理的。输入的声刺激，经中耳、内耳的机械-流体动力学-生化-生物电的换能，以电脉冲的形式成为“电听信息”传递到听神经-中枢听神经系统。在各处理区留下听信息印象。听处理包括：①从听信息印象提取频率、强度、时程、相位等特征；②对声刺激的听印象进行梳理和分段，梳理是将不同方位的不同声源的声刺激的听印象分成“声束”；分段是将连续的声流按音征分段成音段（segment）；③将音段按变化缓慢的“超音段”（supra-segmental）（即基频、音调、基频轮廓变化、声调、重音、以及频率振幅时程同时发生的变化等）和变化快的谱特征（spectral feature）（发音风格、嗓音——清音或浊音、发音部位等特征）归类为音征（acoustic cue）；④音征在综合记忆中综合成“知觉”（percept）；⑤存入长期记忆中。在这一阶段，注意和记忆等高层次的认知处理开始参与“听处理”的过程；⑥认知处理的参与。分配注意力开始起着突出目标刺激，将注意力集中到某一或分配到某几个声束等作用。如无进一步处理，刺激过去后，仍能记忆目标刺激的音调、响度、方位。在这一阶段，通过与长期记忆中的“知识”比配认知“知觉”和“听模式”（auditory pattern），并在与记忆中的“知识”比配时将残缺的、不清晰的音征加以弥补修整，和在注意力的调控下认知听信息和“听模式”。还将被认知的存入长期记忆中。高层次的认知处理，包括记忆、注意、中枢执行（centrol executor）觉醒系统（arousal system）的参与。有些学者从临床听力学的角度将听处理和听认知分为两个不同范畴的概念。多数临床医师所说的中枢听处理障碍，包括言语的听处理和听认知。

（三）听处理的主要功能

1. 提取信号的声学特征　电听信息准确地携带了输入声刺激的全部声学特征。输入的声信号包含多个声源产生的，来自多个方位的、时间先后的、长短不一的，频谱变化节律不一的声流。从纷杂的输入声刺激中提取的空间的、时间的、强度的信息的神经－电表征，详实地保留在CANS各个层面的听处理区（神经纤维交叉处），使来自两侧耳蜗的声刺激特征得以在交叉处互相比较，也使各处理区之间的互动。在比较和互动中，强化一些信息和减弱一些信息，以及进行“听条理化”。

“听条理化”（auditory coherence）。听条理化是听处理的一种极为重要的现象。“听条理化”是对由两个或多个不同成分所组成的声流，进行梳理、分开、或整合互补，优化其中有用的信息的现象。听条理化也是在短期保留听信息特征表征的基础上进行的。在日常生活中，常有多个声源同时存在，一方面不同声音可互相掩蔽；另一方面个体又要听取相互竞争的声音成分，或将不同成分互相补充、互相比较、加以区分。一些学者认为人们能做到这些，离不开听条理化的参与。听条理化将声音梳理，将不同声源的声音分开，使能分别知觉两个或多个同时呈现的竞争声。将不同声源的成分分开，才有可能择性地只将不需要听取的竞争声衰减，而使要听的目标信息清晰突出。听条理化将先后到达两耳的、声强不同的声音进行比较，是声源定位的前提。而要完成听条理化处理，就必须将先后到达两耳的、声强不同的声音短暂地记忆保存。

（1）对输入的听信息的梳理、分束　它是按声源方位相同的、成分频谱结构相似的、振幅变化的节律、速率相似的等特征，按模式的异同进行梳理，将“声流”分成若干“声束”（声流束）。在这些声束中有的是“有用的或有意义的”，有的是“无用的”；有意义的信息中，有的是完整无缺的，有的或多或少地残缺不全；左右两耳传入的信息有的可以互相补充，有的互相竞争拼比。在对声流梳理分束时，也使相补的声束融合或整合。两个或多个声源发出的以信号的频谱以及频率与强度变化的速率合成的不同声束，使听者可以选择性地较好地将注意力集中于或分散到不同的声束。梳理也是比较两耳接受同一声源产生的声束信息的先后和强弱，判定声源的方位的基础。

（2）节段的划分　对言语是以音素、音节、词为单位知觉的。区别特征（distinguishing feature）是识别不同音节的主要依据。聆听言语是将连续的话语分成一个个节段感知的。将声信号按区别特征分段（将连续的言语声划分成一个个节段）是听处理的一个重要的步骤。根据声流的声学特征变化的快慢，以不同的指标划分节段。例如，在同一声流中变化缓慢的“超音段”（supra－segmental）（即基频、音调、基频轮廓变化、声调、重音以及频率振幅时程同时发生的变化等）分段（解析）。而在同一声流中听到的迅速地出现的变化的谱特征（spectral feature）——发音风格、嗓音（清音或浊音）、发音部位等特征，作为划分的基础。

（3）时域和频域的解析能力　对声流的处理和将声流按其基本结构成分（如组成语音的最小的单元——音素）划分成节段的能力，必须具备以下基本条件：①刺激内的声学特征是可以听见的；②时域解析/处理能力正常；③频率解析能力正常。时域解析（temporal resolution）的处理能力，可以用分隔或解析“声事件”所需的最短的时间表示。常用的测定听解析能力的方法是“间隔察觉试验（gap－detection test）”。在噪声中插入时间长短不同的无声的间隙，聆听这种信号，能察觉出时间越短的间隙，听解析能力越好；对声流中的变化察觉和辨认的能力也越好。反之，能察觉的间隙时间越长则解析能力越差，解析和辨认的能力越差。许多言语声是以快速变化的频谱成分为区分基础的，例如以从破裂音（plosive）到元音的快速的共振峰音渡（formant transition）为区分特征。时域解析的重要性，还可用以下的例子说明。在［di］和［shi］之间插入一定时间的声音停顿则被听成“迪池［dichi］”。但是，如果再增加［sh］的摩擦声时程则又能被感知为“地势”。这些表明时域解析能力正常才能跟上言语声频谱成分的快速变化。

频率解析指对连续的声音中频率的识别能力。在言语声则为识别元音共振峰和辅音的峰频的能力。听力障碍者的频率辨差阈（听出频率不同的纯音的“最小频率差异”）比听力正常人的大。在语言障碍的儿童（即可能为“中枢听处理障碍”的儿童），当刺激时程够长时（如 200 ms 纯音）频率解析不会有明显的障碍；若刺激时程缩短，则刺激时程越短。比正常儿童的频率解析能力越差。然而，刺激时程缩短时出现的频率解析障碍，实际上只是时域解析障碍的一种表现，频率解析功能本身并没有障碍。

2．集结转换成“知觉”　在回声技艺中将言语声的声学特征集结成变化慢的音征（slow－changing acoustic cues）和变化快的音征（fast－changing acoustic cues）。变化慢的音征为超音段特征（supra－segmental features）如音调、声调、重音等；变化快的音征为谱特征（spectral features），包括：发音风格、嗓音（清音或浊音）、发音部位等。这也就是将声学特征集结转换成“知觉［单元］”（percept 知觉）。这些知觉单元，如不进一步处理，也可作为听觉表征长期地保留在记忆中。凭这些知觉，听者可以辨别声音的音调、强度、时程，听出是男声/女声，认出是谁的声音。

3．综合听记忆（synthesized auditory memory）　将听信息“知觉”储存到综合听存储（synthesized auditory memory）中。从这一阶段，高层次的认知处理开始参与听处理活动。注意和记忆开始起到影响听行为效率的作用。注意力的分配部署能力，关系到是否用心听，是否专注听某一目标声，是否同时注意听几种声音，刺激过去后，如无进一步处理，仍能记忆目标刺激的音调、响度、方位。也就是说在这一阶段，已经做到了对言语声的频率、强度、时程等表面特征的辨别的准备。这些“印象”也将用于听模式认知（auditory pattern recognition）的，和储存到长期记忆中。

这些在综合记忆中临时合成的“知觉［单元］”并不是一成不变的，在后续的处理中，将会根据信息和上下文的相关性，而做适当的调整、改变或修正。例如在双音节词中，组合成的第一个音节的知觉是/nan/。根据下文（第二个音节），才能确定是“/nanfang/南方”、“/nanti/难题”或“/nanren/男人”等中的哪个/nan/。信息量随着后续听信息的加入（时间增加）而增加。临时的知觉［单元］加上新的听信息，一起储存短期记忆（LTM）中，在语义、句法等方面按模糊逻辑模式理论，进行比配、解析，排除不适配的，得出最适配的，替换成经过进一步处理的信息——得到恰当的“正名”。这可以用汉语普通话拼音输入法，在输入/nan/时，可有“南、男、难、楠……”等多种选择，输入/nanfang/时，可有“男方、南方”等可供选择。可供选择的选项，和决定于预先存储的信息量——在人类言语知觉，决定于以往所学习积累的知识。这一模糊逻辑模式理论可解释以下现象：①为何正常听力者能很好地用电话交流。虽然大多数电话传递的是 300～3 000 Hz 间的声信息，很多声信息未包含在内，但由于言语信号中有大量的声的和语言的富余信息，只有在完全没有或很少可用的上下文信息时（例如在听一个生疏的地名或人名时）才会感到障碍；②补充丢失的语言信息。如在语句“今/.. ian/ 30 度，/…ai/热了”中，丢失的 /t/可通过这一机制得到补充。

4．储存到长期记忆（long－term memory，LTM）　与其中的印象比配。长期记忆中保留了语音码（phonological codes）词汇（lexicon），语义及句法关系（semantic and syntactic relations），语境、动作及情景记忆等。言语声是作为表征、概念的代码，逐渐学习积累储存在长期记忆中的。婴儿在受到母亲的爱抚的同时听到母亲发出的“宝宝”声，他将“宝宝”声和对母亲爱抚等其他感觉道的感觉联系起来，并把“宝宝”声当成“母爱”的“听觉表征”。随着逐渐成长，学会了以语音表征（听觉表征）认知和思维。记忆中累积大量的听表征（主要是语音表征）成为认知、思维的基本元件。“听处理”的主要活动之一，是检索、比配和输入的听信息最吻合的记忆中储存的“听觉模式”。随着生活经验、学习的积累日益丰富。这些记忆（储存）的印象可作为供认知比配之用的“模本”。

长期记忆（long - term memory，LTM）单元的赋活　将综合听记忆中的表征单元和已在长期记忆（LTM）中储存的感受表征相比配，进行“模式认知”的心理过程。Mssaro（1976）提出“综合听知觉单元和长期记忆相比配”的观点；认为在比配中，从与长期记忆中储存的最吻合的知觉单元得出对模式的认知。这种比配需要将长期记忆中储存的表征激活。长期记忆中储存的知觉的赋活，决定于以下的因素：①LTM 中单元的赋活阈；LTM 中的不同单元的激活阈不同，与经常暴露的刺激相应的单元的激活阈低（例如个人的姓名）；易使个人兴奋激动的刺激的激活阈低（如和对个人所惦念的事物易于被激活）；②个人所期望听到的（例如话题、情境等）；③语言期望（如和上下文句法、语义等方面相协调的信息）和个人对词的知识（例如在听到“他爱好听相 sh—”时，能用这句话前面的信息和对词的知识，得出“相声“完整的语句）；④对特定刺激所配给的专注分量，与目标刺激相应的储存单元的激活阈低，注意力易于被兴奋；激活阈高的，须配给较多的注意力；⑤目标刺激的强度和可识别性。刺激强度大于激活阈，较易激活 LTM 中相应的样本，引起注意。刺激中有或没有明显的区别特征，在很大程度上决定其清晰度。刺激中的区别特征很完整者较易于准确地处理。

5. 听模式的辨别（auditory pattern discrimination）　在日常生活中，常有多个声源同时存在。每个声源产生的声音都有各自的特征。它们的频率、强度以及时域（起始终止和持续的时间、相位、时间先后的顺序），频率强度随时的变化模式，声源方位和声源与两耳的距离角度等特征各具特有的模式（pattern）。人耳接受的是多个声源产生的声音成分合成的“声流”（多股声束混成的连续声波），人们每一时刻都同时接受两耳传入的多成分的声音。声流被听觉系统接受时，各个组成成分是混成一体的。人的能力（精力、脑力）是有限的，在一段时间内能做的工作是有限的。摈弃垃圾信息，使精力集中在有意义的信息上，是保证高效率地听有用的信息所必要的。要排除垃圾信息的干扰，首先要对输入的信息进行梳理和区分不同的声音样式。人类听觉系统对“言语声”特别敏感，对“言语模式的声音”具有选择性的提取本能。这种本能有利于从进入听系统的多声源产生的声音中将言语声区分出来加以处理。

通过模式的认知，注意于有用的信息等，听者并不是对输入刺激的全部内容都加以处理，而是只处理输入刺激中的“实用样本”。这样就提高了处理的效率，在正常的日常环境中可以快速地处理言语和快速地与记忆在储存中的单元比配。特别是对在熟悉的上下文中的刺激，由于兴奋度高和在 LTM 中的知觉促活阈降低，而能快速地处理。然而如果材料是带不熟悉的口音的，怪声怪调的、生僻的材料或是在复杂的句法结构中的，就会减慢对储存表征的激活，而处理较为费力费时。

6. 短期记忆（short - term memory，STM）　信息处理模式中的最后阶段为“短期记忆”。在完成复杂的认知任务时短暂地储存和处理信息的工作记忆（working memory），是一种特殊形式的短期记忆。短期记忆是在个人的有意识的知觉下进行听处理的阶段。信息保持在 STM 中进行认知处理的时间约 2 秒，通过反复默念（rehearsal，默默地背诵），可将信息保持较长的时间。不断有新的信息进入到 STM 中。STM 保留处理信息的能力，容纳的信息量和保留信息的时间都是有限的。处理和保留的信息量是单元的最大限度 STM 的容量——有限的。STM 保留处理信息的能力，可用个人的“领悟力”（apprehension）表示。一般用领悟域度（span of apprehension）衡量 STM 保留处理信息的能力。一个处理点最多能即时保留和处理的单元数的大小称为“领悟域度”（span of apprehension）（也称为 STM 域度）。领悟域度决定于：个体对刺激熟悉的程度、领悟的方法（按哪些程序步骤，如何进行领悟的）、发音的难度（所听到的言语声的发音的难易）及在长期记忆（LTM）中听信息的结构。

（1）对刺激熟悉的程度　成人对熟悉的刺激如音节、常用的家具等的领悟域度为 7 +/ - 2 个单元。对不熟悉的词或无意义的音节，则需用较多的时间处理——比配和激活 LTM 中储存的表征。

（2）领悟的方法——“默念”　发音（articulation）是构成语音的过程。在处理以言语为“基本结构”的输入信号时，涉及一个很重要的称为“发音循环”（articulatory loop）的辅助系统。这个发音回路，指默念（sub - vocalization）——不出声地重复听到的语音，即在心里反复地做没有行为动作的“发音” - “听”。在心里默默地背听到的语音，是记住这声音的常用办法，是“背诵处理”的一个重要成分。“背诵法”（rehearsal strategy）指用默念的技巧，尽可能地将表征“项”保留在STM中和减慢“项”退的措施。例如在听查号台报出的电话号时，将号码依次一一反复默念，直到记下或拨号。对不熟悉的或无意义的词语则因激活LTM中的模本和将输入的刺激与该摹本相比配需要用更多的时间，而处理效率降低。

（3）发音的难度（articulatory difficulty） 默念能记住多少个词和发音难度相关；发音难度大的，STM幅度小。一个项含的音素或音节越多，需要用越长的时间把它们说出来的词语，越难从STM中忆起。

（4）长期记忆中的结构 当刺激激活储存的“知觉”时，这些被激活的单元，又使将要与之相连接的其他单元的激活阈降低。其他单元包括将要与之比配的语义和句法关系、储存的以往的事件或活动等的记忆的单元，以及起启示引导作用的“初始单位”（prime）。“初始单位”指在要处理的目标词前面的在语意上相关的词。被处理的词前面有与之相关的词时，处理速度较快。有了这种良好的链接结构，进入的刺激就能准确、高效地快速传递到STM。长期记忆中储存的语音码、词汇、语义、句法、语言结构、成语、常用语句、情景等，是在比配、联想、认知的要素。长期记忆中是否有丰富良好的储存，将影响可供取用进行认知处理的成效。

7. 超音段（supra segmental）信息 在语音学，音段（segment）是因素等构成言语的最小的单元。语音中长于音段的如基频、音调、基频轮廓变化、声调、重音以及频率振幅和时域相关联的变化等，称为“超音段“（supra－segmental）。在大多数个体，对语音中超音段信息的解析（和分段）是在右大脑半球处理的；而与其并行的音段的、词汇的信息是在大脑左半球处理的。因此，对言语的高效率的、准确的处理，需要对言语信号所携带的不同成分加以整合。超音段信息有助于听者听清楚，特别是在不利于听言语声的条件下听清晰言语声。超音段的区别音征（线索）加上句法中的标志（抑扬顿挫）可帮助听者解析话语中的词组成分。超音段线索（如停顿、节律）和词组、子句的界限常是相应的。这二者的相应，有助于听者将话语声分段。这样分段处理的每段都含有较多的信息，而且每段都可作为一个整体直接进行语义解析。这样分段有利于处理较长的语句。超音段标志还有助于听者将竞争言语声和目标言语声分开，以利于对目标言语的专注和交谈，特别是在嘈杂的环境中。

8. 任务的复杂性 任务的复杂程度与用脑力和费时的程度相关。复杂的语句比简单的语句要用更多的脑力和费更多时间来处理。

9. 能力与工作量（capacity and load） 根据资源有限论，一个人能分配给执行任务的能力是有限的。一个人成功地完成任务的能力，受到能力和工作量两个变数之间的关系的影响。能力的定义是一个人可用在特定任务所储蓄的总能量；而工作量指必须消耗的能量。工作量小于能力任务可顺利完成；工作量超过能力则不能胜任。能力和工作量都受到一些因素的影响。在任一时间点，个人及时在该点处理特定任务的能力，决定于个体的体能、环境影响（教育、训练）和兴奋程度。当任务是听话语时，工作量和以下因素相关：对言语的熟悉程度、刺激的清晰度、有无竞争声以及由足够的供处理的信息。

10. 注意和注意力的分配（attention allocation） 人类的听力是有一定的限度的，在任一时间内可处理的信息量是有限的，对输入刺激的处理能力（处理的信息量）也是有限的。注意听纷杂声音中有意义的声音，而不为其他无意义的声音分散精力，使有限的听力充分用于听有意义的信息。注意是有意识决断的，由听者有意识地决定哪些刺激是要注意和处理的。在一些术语中，将注意视为一种单一的过程。然而事实上，根据具体的任务“注意”可分为多种情况；可将注意力分配到不同的处理行为。意力的类型和配置有：

（1）有备的注意—听者决定什么是要注意的，而做好听哪些声音的准备。

（2）默念—对处理的信息重复或推敲的能力。这一过程保留存在STM中的“项”和减慢其衰减的速率，以及保证较有效地保留在LTM中。

（3）集中注意—在安静和噪声中，集中注意力于一个信号的能力。

（4）选择性注意—在有竞争刺激的情况下注意目标刺激的能力。

（5）分别注意—将注意力分别在几个竞争刺激上的能力。

（6）持续注意——一段时间内持续注意目标刺激的能力。

（7）警觉—对一间歇性信号保持做出反应的准备的能力，例如母亲在熟睡中能被婴儿的哭声所惊醒。

注意力分配是在中枢执行（central executive）下，将注意力进行适当的分配安排。注意力分配可使听者将注意选择性地集中到信息中有限的一部分，而在有竞争刺激的情况下，将其中不需要的刺激封闭杜绝。这样目标刺激就能得到最大程度的处理和储存。在回声性记忆之后的言语声的处理中，每一处理点都可有注意力分配的参与。注意力分配不仅在 STM 保留能力中起重要作用，也在 LTM 的保留起重要作用。即用“强记”（elaborative rehearsal）使“表征”有效地储存在 LTM 中。强记是用心地反复默念，是“注意力分配”的一部分。强记要努力地认识表征；和当试图将表征与已储存在 LTM 中的相关联起来时，要想这一新信息的意义。任何干扰这种强记的情况，例如醉酒，都可影响处理信息的长期保留。

在一些术语中，如注意缺陷失调（attention deficit disorder）等，将注意视为一种单一的过程。然而事实上，注意是多种多样的，是由听者有意识决定哪些刺激是要注意和处理的。因此，在分析注意缺陷时，不仅要检查听者的知觉能力，还要检查听者在做具体活动时所涉及的“方略”，即对思维过程进行思考的过程——元认知（meta - cognition）能力。

11. 中枢执行（调控，central executive）能力与工作量的关系　中枢执行指启动、策划有目的有方向性的行为，如注意、控制干扰、工作记忆、计划性等。中枢执行犹如一个内在的对行为进行调节的闸门，对不必要的刺激及反应加以抑制。中枢执行可能是源自额前叶中的神经网络，它引导、整合多个处理区的功能，是在言语处理中的一个极紧要的因素。中枢执行关系到注意力的配置；也和相关的。除注意力配置起的作用外，中枢执行还参与以下一些重要功能：①定意向；②对组织一段时间内的行为；③指引向某一目标、前途的行动等。中枢执行在组织一段时间内的事件（或行为）中起着关键性的作用，在计划和在执行任务中，对事件进行排序。它又是 STM 的关口，从要处理的信息中去掉无关的，进行注意力配置到短期储存中（默记）的目标信息。

第二节　中枢听处理障碍

1937 年 Samuel Orton 认为一些儿童的学习障碍与不能运用听信息有关。1954 年 Myklebust 首先提出“中枢听力损失”和儿童语言学习障碍的关系。Bocca 等在 20 世纪 50 年代研究脑干、皮层病变和听言语障碍的关系，并报告中枢听功能检查的试验。20 世纪 60、70 年代以来对中枢听处理和中枢听处理障碍（central auditory processing disorders，CAPD）的研究取得较快的进展，检查中枢听处理障碍的技术得到进一步完善，加强了对 CAPD 导致的学习和交流障碍的认识。

中枢听处理障碍是一个涵盖了不同病因、不同临床表现的疾患的诊断用语。这个术语作为一个诊断疾病的病名，曾有不同的意见。一种意见认为“听处理障碍”是一个意义欠明确的术语；它不是一种独立的疾病。有的学者强调 CAPD 为认知障碍，属于语言疾病，是语言障碍在听取声刺激方面的表现。他们认为，语言处理用的大多数信息是意识中记忆的有关语言的信息，只有少数信息是从声信号中提取的；在语言处理中，大部分是决定于记忆中的语言和认知知识，按“模糊理论”对听信号进行处理的。有的学者认为 CAPD 是伴有听处理障碍表现的疾患的统称。听处理障碍的表现是多种多样的，在一些疾病中“中枢听处理障碍”的表现是病变所引起的问题的一部分。例如，注意缺陷症患儿听力检查得出的言语识别率低，可能是注意缺陷和多动的反映。如果“听记忆”和“视记忆”都差，就可能不单纯是听的问题，而是普遍的记忆问题——不宜诊断为“中枢听处理障碍”。

另一些学者则认为中枢听处理（和中枢听处理障碍），是能和语言处理 - 认知 - 语言障碍分开，独立存在的。例如，Jerger 等（1989）报告中枢听处理功能障碍（central auditory processing dysfunction）可单独地发生在没有认知下降的或外周听力损失的病例。Rodriguez 等（1990）检查 25 例体格基本正常，认知能力完好，心理状态检查正常的老人，对他们的中枢听功能检查包括单音节词表，两耳分听数字试验、合成语句识别 - 同侧竞争试验（synthetic sentence identification - ipsilateral competing message test，SSI - ICM）和交错扬扬格词试验。用 Boston 失语症诊断试验和修正 Token 试验检查语言能力。结果表明，中枢听处理障碍可在没有外周性听力损失、没有认知功能障碍和语言能力问题的情况下发生。Jerger 将听处理的范围限定于“听感觉道”（auditory modality）处理；提出三条支持“纯听知觉障碍”（pure auditory perceptual disorder）的依据。①中枢听功能检查表明有“明确的中枢听神经系统病变的听力学表现”的儿童或成人，就应考虑有 CAP 方面的问题；②在仔细深入检查观察中，发现虽没有任何言语语言缺陷的儿童或成人，可在某些聆听情况下有听力障碍的症状；③老人独特的听力问题（音素退化，phonemic regression），至少有一部分是由于中枢听神经系统老化所致的。Jerger 认为这 3 条足以说明事实上是有听处理障碍存在的。

“听感觉道”在传递输入的听信号的同时对听信息的处理被认为是中枢听处理的“纯听处理”环节（是“进料和对原材料初步加工的”的输入环节）；将“纯听处理”后的听信息和其他感觉道传入的信息以及记忆中的经验、知觉、表象、词语等结合起来认知，是中枢听处理的“认知处理”的环节（是“加工成成品”的“生产”环节）。中枢听处理障碍是一些疾病所致的中枢听处理的某一个环节的功能障碍。中枢听处理不仅涉及专为处理听信息所需的机制，还有属于一般性能力的注意（听注意）和记忆（如在长期存储的语言表象）等起辅助作用的机制参与。这些中枢听处理的机制中的一项或几项有明显的缺陷，都可出现“中枢听处理障碍”的行为表现。有的 CAPD 是由于处理听信息所需的机制的功能障碍所致的；有的 CAPD 是由于注意缺陷或影响感觉道之间的互动效率的神经定时（timing）缺陷等一般性的功能障碍所导致的；也可能是二者共同引起的。

现在对 CAPD 的基本共识是：①中枢听处理障碍（CAPD）是指听力虽正常，却因中枢听神经系统的功能障碍，而不能正常地加工利用声信号的。处理听信号的能力障碍。中枢听处理是中枢听神经系统（听神经以上）所司理的能力，包括声定位和偏侧（sound localization and lateralization）、听识别（auditory discrimination）、听模式认知（auditory pattern recognition）、时域解析（temporal resolution）、整合（integration）、排序（ordering）、认出不完整的或在竞争声中的目标声的能力（ability to identify degraded or competing acoustic targets）［ASHA，1995］；②中枢听处理障碍是一个叙述和上述能力有关的听系统功能减退的术语；③听力学工作者是诊断中枢听缺陷和说明 CAPD 对听者的影响，以及提出减轻其不良后果的处置方案的最适当的医师；④由于中枢听处理问题可为一些疾患所致的表现或伴发于一些疾患（如言语语言学习障碍、注意障碍、学习残障、或发育残障等），对中枢听处理问题的诊断治疗，应由听力学、言语语言疾病学、儿科、教育和心理学协作进行；⑤中枢听处理是一动态的、相互作用的过程。在这一过程中，都根据具体听的情况激活从下而上的刺激驱动机制和从上而下的思维驱动机制。自下而上的过程保证听着对声音的警觉和能够接受声信号，自上而下的过程则使能按语言规则和与其他可用的感觉材料协调地解析听信息。

临床听处理障碍见于注意缺陷多动症（attention deficit hyperactivity disorder，ADHD），学习障碍（learning disabilities），言语语言障碍（speech - language impairment）等疾患中。老年聋的患者中，有不少纯音听力损失不很严重而言语听力很差的，可能与中枢听处理障碍有关。有中枢听处理障碍的病人可能的临床诊断为多动症，学习障碍，言语语言障碍等疾患。临床听力学关心的是检查中枢听处理的功能，诊断中枢听处理功能障碍的病变部位及性质，确定是否有中枢听处理障碍，是哪种类型的听处理障碍。查明是否伴有耳蜗性听功能障碍与认知障碍等。现在一般将不是由于外周性听力损失也没有认知障碍的“中枢听处理障碍”（central auditory processing disorders，CAPDP）作为“中枢性”听障碍的统称。临床对中枢听处理的关注，主要是听处理障碍严重影响学习和交流。临床听力学要做的是确定是否有中枢听处理障碍，是哪种类型的听处理障碍，如何医治。然而由于听处理障碍见于注意缺陷多动症等疾患中；老年聋的患者中，有不少纯音听力损失不很严重而言语听力很差的，可能与中枢听处理障碍有关。因此，在下面的讨论中，“中枢听处理障碍”指的不单纯是“听力问题”，而将涉及认知、理解在内的中枢听处理问题。

一、中枢听处理障碍的主要表现

中枢听处理是由中枢听神经系统的声定向——偏侧、听识别、听模式认知、时间解析、整合、排序、和弥补不完整的听信息等能力。中枢听处理障碍即这些能力的功能障碍。这些能力的缺陷就是中枢听处理障碍的表现。CAPD 常见的表现有：①不能跟随方向；②混乱；③读音差。患者常不按顺序地重复词或音素。中枢听处理障碍又可和言语语言障碍、注意缺陷、学习障碍或发育性残疾等问题互相影响，从而出现错综复杂的临床表现。中枢听处理是一种互动的动态过程。聆听活动受到刺激自下而上的驱动及意念自上而下的驱动。哪些刺激易于引起反应，哪些是想要、必要听的。不同的中枢听处理能力的缺陷呈不同的行为表现。中枢听处理障碍的主要表现包括：声特征提取缺陷（deficits in acoustic feature extraction），词汇解码缺陷（lexical decoding deficits），音系解码缺陷（Phonological decoding deficits），听注意的缺陷，记性差（Tolerance - fading memory，TFM），整合缺陷（integration deficits），顺序缺陷（Sequencing deficits）和涉及中枢执行和觉醒水平系统的缺陷。

（一）主要表现

1. 声特征提取缺陷（deficits in acoustic feature extraction）。

2. 词解码缺陷（lexical decoding deficits）。

3. 音系解码缺陷（phonological decoding deficits）。

4. 记性差（tolerance - fading memory TFM）。

5. 整合缺陷（integration deficits）　不同处理区、不同感觉道的声信息——视听半球间。右半球处理超音段信息，左半球处理语言音段音征声源定位、噪声中听言语等。

6. 顺序缺陷（sequencing deficits）。

7. 听注意的缺陷。

（1）有备的注意（preparatory attention）。

（2）选择性注意（selective attention）　①声特征提取和选择性注意；②词汇解码（lexical decoding）和选择性注意；③“听整理（协调）”（auditory coherence）和选择性注意。

（3）分别注意（divided attention）。

（4）持续注意（sustained attention）。

8. 涉及中枢执行和觉醒水平系统的缺陷。

（二）不同听处理行为缺陷的表现

1. 声特征提取缺陷（deficits in acoustic feature extraction）　不能从输入的声刺激完整地提取时间、频率、相位、振幅等声特征，都将影响对后续的听处理和解析。声特征提取功能的缺陷，首先将使个体难于学习和正确地发出音素，难于将音和字符联系起来。这使个体难于发一些词的音，特别是生僻的、难字。其次，由于需要分配较多的能量于“词的解码”，而将影响对话语的全面的理解和记忆的能力。此外，Tallal 等（1996）认为不少儿童的语言学习缺陷是与时间解析缺陷相关的。时间解析缺陷将导致不能稳定、准确地提取特征，而对儿童的语言学习能力起着不利的影响。最后，在掩蔽效应削弱声刺激的情况下，更难于提取声特征；而感到在噪声环境中听不清言语。

2. 词汇解码缺陷（lexical decoding deficits）　词汇解码缺陷指个人对口说的或文字的词，处理有障碍；表现为解码的准确性和（或）速度不正常。词解码障碍可以是由于词汇解码缺陷，可能是对语言或话题不熟悉；还可能与个人在处理信息时脑力消耗过多而疲劳一时失神有关。这些词汇处理缺陷的表现，可被认为有“疏忽型（不经心型）注意缺陷障碍”，但“词汇解码缺陷”一词指的是由于处理缺陷所致的。

词汇解码缺陷可由一些原因引起：①若个体的声特征提取能力差，则导致不能得出准确的模式和 LTM 中储存的模本比配，而知觉不准确或处理时间延长，即声特征提取缺陷可导致处理速度减慢和不能准确地从目标刺激得出准确的词；②如果个人未能及时以语义关系的规则、语意归类、和句法等系统的形式将信息储存于 LTM 中，就要用较长的时间将“声迹”（acoustic trace）和 LTM 中与之对应的摹本匹配。当此人开始做出反应时，要用较长的时间从 LTM 中回忆起“词”，就会使反应迟缓。

3．音系解码缺陷（phonological decoding deficits）音系解码涉及的多种功能可分为两大类：一类是具有思维和处置语言的言语声的音节的语音知觉能力；一类是具有用符号（如：文字）作为表达各个具体言语声的拼读能力。（检查音系解码常用的试验有音素合成试验、音素合成图片试验和听概念试验等）。

4．听注意的缺陷　在日常生活中，常有注意力不集中、注意力不持久、易分心等表现。例如，有在听课时“一心以为有鸿鹄之将至”的；有身心疲惫不能集中注意力听的。不同原因可引起相同的“不注意听的表现”。在讨论听处理障碍时，听注意（auditory attention）是指在听认知过程中，选择性地集中注意于其所关心的刺激，忽略无关的竞争刺激，以减少解析时须要处理的信息量。在一些注意缺陷的表现相同的人，发病原因可完全不同。例如：①刘某是一位学习成绩优良的“天才”儿童，教师发现他不用心听课、不易保持专注，常调皮、幻想、坐立不安；②许某为一名有处理缺陷的儿童，不用心听课、不听教师的话，常疲乏和失神，也表现出幻想、坐立不安、不易保持专注；③王某在一次学术讨论会上，听一个有关他从未接触过的课题的学术报告，既没有影像或文字之类的视觉材料的衬托，发言又说得很快。他试图跟上发言，但为要处理的不熟悉的概念所困，终于他不再能用心听、感到疲劳、沮丧，开始出幻想、坐立不安、不易保持专注等。这 3 人可观察到的表现是相同的，但问题的原因和本质不同，只有例 2 是“听处理障碍”的患者。不能用同一“诊断”，也不能同样“治疗”来对待他们。因此，对不能注意听的人，单纯根据有关注意行为的表现，作出诊断，而必须了解影响患者注意力集中原因和有关的问题，才能有针对性地采取措施。

听注意缺陷可表现为有备的注意缺陷、默记缺陷、集中注意缺陷、选择性注意缺陷、分别注意缺陷、持续注意缺陷、或警觉过程的缺陷。

（1）有备的注意（preparatory attention）　如果一个听者失去做好听什么声音的准备，不能在一开始就正确地引导注意力，就将影响以后的处理。一个儿童不能将其注意正确地或持续地指向他应该听的说话者的话语，他就不便于在家庭或学校的交流学习。有备的注意缺陷为注意缺陷多动症（attention deficit hyperactivity disorder，ADHD）患儿的主要表现之一。如排除了 ADHD，则应针对元认知的（meta - cognitive）问题，帮助儿童掌握引导注意力的能力。（元认知——对思维步程的思考）。

（2）选择性注意（selective attention）　在背景噪声环境中聆听，选择性注意是必不可少的。选择性注意缺陷多伴有其他处理缺陷。在噪声中听言语困难，多伴有除选择性注意外，还可伴有其他听处理缺陷。提取声特征、词汇解码和听协调等处理缺陷可影响选择性注意。

1）声特征提取和选择性注意　竞争刺激对目标刺激的前掩蔽和后掩蔽效应，使目标刺激的神经 - 电表征不完整，这增加输入刺激与 LTM 中储存的模本比配的脑力消耗，工作量超过个人的能力，在安静环境中，听者虽然较为费力，仍可处理目标刺激，然而如有竞争噪声或竞争信号存在，听着就不能满意地处理目标信息，和排除竞争刺激，而感到难以在噪声环境中听清目标声信号。

2）词汇解码（lexical decoding）和音系解码（phonologic decoding）　如有选择性注意缺陷，进入的信息和 LTM 中的模版比配的速度减慢，可增加在处理目标刺激时的脑力消耗，如再加上竞争噪声，听者没有分配足够的注意力于目标刺激，和杜绝无关的竞争声，就不再能满意地处理目标刺激了。

3）听条理化（auditory coherence）　选择性注意缺陷可导致保留和梳理声流能力的缺陷，而明显地影响对目标声流的处理和忽略无关竞争声流的能力。这使听者难于将注意力选择性地集中在关心的目标刺激。

（3）分别注意（divided attention）　当一个人需要处理和记起几个同时输入的声刺激时，要将注意分配到这些刺激，即分别注意各有关的信息。分别注意至少需要处理两倍于选择性注意的信息。因此，任何影响选择性注意的因素，对分别注意都会有更大的影响。例如，中枢听处理障碍的患者做笔记困难。做笔记是把刚刚听到的用文字记录下来，要一边记录过去说的，一边继续听和处理对方正在接着说的。这就要同时处理过去的和现在的两股声流的信息。有处理缺陷的人，在这种脑力工作量增加的情况下，就难于做好像做笔记之类的事。

（4）持续注意（sustained attention） 听课、听报告要长时间地连续保持注意力才能完成听处理。例如，听报告时，要持续地将注意力集中在报告人说的话语。临床一般用单词或短语测试听言语功能的检查，不适于检查“持续注意”。Keith（1994）设置的连续听力试验（auditory continuous performance test）可测试成人或较大儿童的持续注意能力。

5. 记忆差（tolerance－fading memory，TFM） 记忆差的定义是不能对先前给的信息成功地保留和回忆。（Katz 对 TFM 的定义是既难于在噪声中听，又难于记忆先前听到的信息为特征）。记忆差以记忆容留印象的时间短，很快就从 STM 中忘却为特点。Medwesky 认为这是分配注意方面的缺陷所致的。在处理目标刺激时，不能将注意导向目标刺激，容留在短期记忆（STM）中的目标信息不能及时处理，也就不能最终将处理过的信息存入长期记忆（LTM）中，从而影响后续的处理。他认为“治疗帮助”记忆差，应从改善与注意力的分配能力相关的元认知思维方法（metaconitive stratege）入手。FTM 患者不仅不能在 STM 中保留先前听到的信息（STM 容量减小），而且难于在噪声中聆听。由于有噪声掩蔽信号，听者须要集中较多的注意力于处理目标刺激，用更多的时间和脑力来将目标刺激和 LTM 中的模本比配，TFM 者的注意力分配能力下降，在 STM 中保留信息能力差，因而比正常人在噪声中聆听言语（目标声）的能力差。

6. 整合缺陷（integration deficits） 整合指将不同处理区或不同感觉道的声信息或语言信息。例如，将对言语声的听觉和对肢体语言的视觉）结合为一体的能力。又如大多数人在右半球处理超音段信息（重音、音调和时程模式），在左半球处理语言信息（节段音征、词汇、语义等）。胼胝体到 11 岁左右才充分发育成熟。幼儿在两耳分听（dichotic），两耳同时分别听不同的言语测试材料时，常表现右耳优势（右耳利）。右耳利是由信号传递径路及语言言语处理区的位置两个因素决定的。从耳传至对侧大脑处理区之间的神经连接最强。左大脑处理的语言信息主要是由右耳传入的，右大脑处理的超音段信息主要是左耳传入的。信息在两大脑半球跨胼胝体的高效的传递。两大脑半球对语言及超音段信息的处理，和通过胼胝体将他们整合。幼儿胼胝体未发育成熟，将两耳的信息整合的能力尚不完善。除幼儿因年龄因素在两耳分听试验有右耳利的表现外，有些成人在两耳分听试验中也可出现左耳得分明显低于右耳（而对非言语刺激，则右耳差于左耳）。在日常生活中，胼胝体功能缺陷，可表现为在噪声环境中听在患者右侧的说话困难；难于整合超音段的语言信息；以及可能难于整合大脑半球间的听觉－视觉信息。

7. 顺序缺陷（sequencing deficits） 有中枢听处理障碍者，常表现出：①迷失方向；②混乱；③拼音差。这些行为举止可从患者在中枢听处理检查的反应样式看出来。患者常不按先后次序反复念叨词或音。顺序缺陷指对刺激的先后次序的知觉错乱。Katz 和 Pack（1975）在病变部位得到确定的病例，发现有顺序缺陷的成人 Rolandic 区及其前方很可能受到损害。ADHD 常伴有的缺陷有顺序、模仿、组织、计划不良等表现；为前额叶的症状。由于现在一般认为 ADHD 是有关对行为的自我调节和执行行动方面的疾患，所以它的问题是属于输出功能方面的。ADHD 患者在行为的计划能力和组织执行有效的反应行动等方面的功能减退。

一些学者曾认为顺序功能异常，是由于时间解析和模式解析功能不良，通过将刺激间隙加大或改善时间解析能力，可使患者的顺序能力改善。然而，Philips（1998）认为顺序缺陷是由于不能按正确的次序忆起语音单元（音素、音节等音项），而不是由于时间模式解析失调所致，首先是这些人不能识别和认出刺激。

Medwetsky 认为语言刺激（包括外部输入的和内部产生的）通过各阶段的处理，达到最终激活

LTM 中与它们相应的表征。然后将这些表征（词或音素）储存于短期/工作记忆中。如前所述，额皮层参与顺序功能。这些在短期/工作记忆中的感觉表征，按正确的顺序依次输出进入下一步处理 - 反应阶段。因此，在刺激顺序的组织安排方面的任何缺陷，并不是出在刺激初期处理过程，而是出在对刺激处理后正确顺序的保持能力。关于顺序错乱的机制的这些解释还有待进一步的研究证实或补充、修正。

8. 涉及中枢执行和觉醒水平系统的缺陷　中枢执行（central execution）指中枢对行为的启动，是决定自律、计划 - 组织和短期记忆的关键。中枢执行可能是通过分配注意力到各有关的处理区，和对各处理区的信息加以整合来完成的。如不能做好这些，就会出现类似 ADHD 的表现。因此，ADHD 的病因与中枢执行缺陷有关（这和前额皮层多巴胺生产不足有关，可用哌醋甲酯（ritalin）等中枢兴奋剂治疗。觉醒水平（arousal level）对中枢执行起着决定性的作用，觉醒水平差也可以是引起 ADHD（以及与注意力分配相关的缺陷）的原因。许多这类病例处于活动低下的状态，这些人的觉醒程度差。觉醒差，使中枢执行不能积极地介入对行为的自律、监控和干预机制。

ADHD（attention deficit huperactivity disorder 注意缺失多动性紊乱）分为 3 类：①疏忽（不经心）型（ADHD - inattentive），表现为不能保持注意或对特定任务作出反应；②多动型（ADHD - hyperactivity and impulsivity），注意散乱，不能持续工作；③综合型（ADHD - combined），兼有前二者的表现。疏忽型对 ritalin 等药物疗效不明显；而多动型则药效明显。Barkley 认为疏忽型不是执行功能紊乱的表现，可能是刺激处理中的紊乱。这一疏忽型与多动型不同的表现，提示疏忽型为对输入刺激的听处理紊乱，多动型为中枢执行对输出的控制缺陷。心理学家和临床医师诊断为。Keith（1984）报告比较患者服用 ritalin 之前和之后的 3 项中枢听功能测试和听连续成绩试验（auditory continuous performance test）的结果；ritalin 对 3 项中枢听试验的结果无改善的作用，而对听连续成绩试验的成绩明显提高。

疏忽型 ADHD 的患者，实际可能是听处理障碍的表现，听力学工作者将其称为“中枢听处理障碍”。疏忽型 ADHD 的患者和 CAPD 的鉴别诊断最好是由听力学和心理学临床医师协同进行。

二、中枢听处理障碍的致病因素

（一）遗传

中枢听处理障碍儿童的父母之一童年时有相似的问题。40% 阅读障碍的儿童伴有遗传因素，35% 有环境因素。Hier 等（1978）报告发育性诵读障碍的儿童脑 CT 和正常儿童的不同，在左半球的语言感受区和右视 - 空区尤为明显。而中枢神经系统的发育和遗传影响有密切的关系。Kemper（1984）报告在 3 例脑显微镜学检查发现诵读障碍的儿童中有 2 例的左半球一些区域显示发育异常（疣性发育不良）。这种异常伴发于胎儿发育时的神经元移行不当。

（二）性别差异

学习障碍男性比女性多。Geschwind 和 Behan（1982）认为，男性和女性的读、拼音能力和胼胝体有明显的差异。传输两半球间的视、听的胼胝体后部（压部）女性的一般较壮实，因而女性比男性能较好地将来自两个半球的视、听信息加以整合。

（三）惯用手

习惯用左手的人学习障碍比惯用右手的人多 10 倍。

（四）外周性听力损失

中枢听处理障碍定义界定 CAPD 是没有外周性听力问题的。但在外周性听力损失的儿童可有中枢听处理障碍，临床工作中应注意到这一点。而且在幼年患中耳炎——轻度传导性听力损失，可以是 CAPD 的致病原因之一。在 3 岁以前反复发作的中耳炎可导致和典型的“中枢听处理障碍”的表现：①比智商低的用言语的能力；②反映听知觉能力的检查结果得分低；③听学习能力检查评分低，听注意力差。

学习障碍和听处理障碍的患者常有幼年患中耳炎的病史。一岁半被认为是患中耳炎的高危期；发作次数、病程长短、发病年龄为影响听处理的重要因素。中耳炎不影响视认知等其他认知。Klein 等（1984）报告，在 33% 的 3 岁儿童中曾有过 3 次或 3 次以上的中耳炎发作，2 岁发作 3 次的有 20%，1 岁半有 17%。中耳炎患者的 500 ~ 2 000Hz 平均听阈为 26 ~ 31dB HL。对一个像学习“外语”那样学普通话的儿童，这样的听力就不能视为轻度听力损失。在一般交谈场合，言语中的一些音素的强度低于上述频率范围的平均听阈（图 22 - 2 - 1），因此，不少中耳炎患者几乎听不到交谈的言语声。在幼儿，听不清言语声，就难以学习语言。中耳积液可导致语言学习障碍（language learning disability）和中枢听处理（central auditory processing）障碍。因此，持续 3 个月以上的双侧中耳积液，鼓膜置管，听力较佳耳的纯音平均听阈（PTA）为 20dB HL（或更差）者，应做进一步检查。

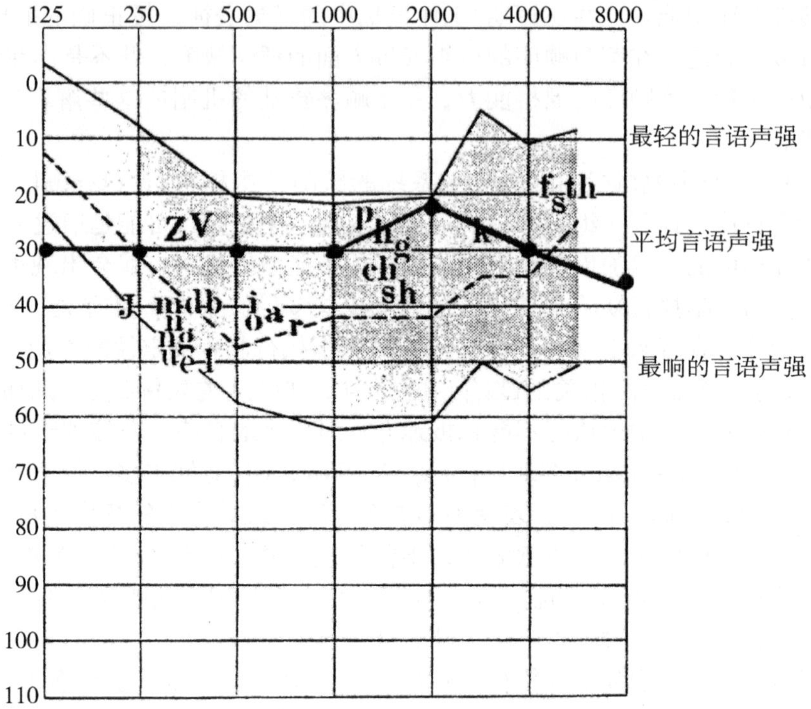

图 22 - 2 - 1　音位的频率和声强

社会经济因素　在经济地位较差的儿童中，听处理能力较差；是否和遗传、营养、中耳炎的发病率高和得不到治疗等因素有关，有待进一步研究。

第三节　中枢听处理检查

中枢听神经系统（central auditory nervous system，CANS）是一个以多层面的传入和传出听信息的和对听信息并行地进行听处理的神经网络系统。许多 CANS 损害的表现是不很清晰、相当模糊的，在不同个体的表现可不同。有的有明显的 CANS 结构异常，却无明显的功能障碍。有的影像检查无明显结构改变，而中枢听功能测试却有功能障碍的表现。中枢听功能障碍表现的复杂性，很大程度上与“内余力”（intrinsic redundancy）有关。一个区域的功能，可为另一个区域的功能所补偿。CANS 这种被称为听神经系统的内余力的本能，是富余的，备用的功能。内余力在处理正常的听信息和对纷杂信息的听处理之外，还有处理输入的听信息的能力。

在中枢听神经系统功能正常者，只需接受输入信息中的一部分，即足以理解其意义，例如言语信息，除区别特征外，还有富余的信息，也可在知觉中起认知线索的作用。这种富余的信息，这种可以视为是后备的信息称为外余力（external redundancy）。正常的 CANS 有可以正确地认知不完整的言语的内余力，有缺陷的 CANS 可以听懂正常的有富余线索（外余力）的言语。对中枢听觉神经系统的检查，常须用不同于通常测听的给声条件的减少外余力的测听方法。

中枢听处理，从输入的刺激提取听信息，按声源、模式分束，使不同模式的信息可以分开处理（增强、减小或认知），辨别声信号的模式（auditory pattern discrimination）和对声源定位（localization），偏侧（lateralization），将频率、强度不断变化的听信息分成具有知觉意义的音段，将连续变动的声信号混合（blending）成知觉/音段/词；使两耳输入的信息分开处理，或将两耳接受的信号融合（fusion）互补，将两类不同的信号分开（separation），将信号与竞争（competing）声分开，从背景声中分辨出要听的声音（——音 - 背景声，figure ground）；解析信号的时程（duration）、次序（sequence）；进行语言解码认知；配置对听信息的注意力（attention）以及在处理过程中对信息的存储——记忆（memory）等。对这些听处理能力的检查，可归纳为评估以下几方面的行为表现：①领悟力差；②语言解码障碍（包括词汇解码和音系解码）；③记忆力；④听整合（包括双耳整合、双侧大脑半球间信息的整合、不同处理区间信息的整合、听 - 视整合）；⑤顺序；⑥听注意（包括在背景声中注意目标声、双耳分别注意各自的目标声、同时注意几个目标声，持续注意 - 警觉）。

一、中枢听功能的行为测试

20 世纪 90 年代对中枢听神经系统的中枢听功能检查，积累了丰富的经验。优选出一些诊断效率和特异性高的试验，也淘汰了一些效率低、特异性差的试验。然而，不是所有的听处理功能都有简单的一对一的对应检查方法。任何检查听处理行为的试验，都有多种中枢听处理能力的参与。例如，对音调模式（pitch pattern）的检查，要有对音调和时间的辨别和排序能力以及模式认知等能力的参与。又如，掩蔽级差试验要有双耳交互作用和时域解析能力的参与。有些中枢听处理试验可用在多种听处理技术的检测评估中。有些听处理行为表现的评估没有与之相对应的中枢听试验，而需要综合多项试验结果，才能判断问题的性质、原因和严重程度。学者们从这些试验中精选出灵敏度高、特异性强的试验组成成套的听处理检查。1996 美国言语听力协会关于中枢听处理障碍提出的行为表现和听检查项目包括：①行为表现：a. 声源定位和偏侧；b. 听辨别力；c. 模式识别；d. 时间方面，包括解析、掩蔽、交互作用和次序等；e. 在有竞争信号的情况下听的效能下降；f 听的效能在声信号不良时更差。②中枢听处理套查，听处理的行为表现和测试项目包括：a. 时间处理，次序、解析、整合、分辨；b. 声源定位和偏侧；c. 单耳外余力言语（滤波，压缩、间断、竞争）；d. 辨别无意义的音节、数字、词、句；e. 双耳相互作用，掩蔽级差。这种精选组成的中枢听套查既能检出有无听处理问题，又能综合分析，评估听处理问题的性质。

以听处理行为表现和测试项目为目的而组成的中枢听处理套查包括下列试验（表 22 - 3 - 1）：

1. 听知觉能力试验（test of auditory perceptual skill，TAPS）　TAPS - ANF 顺背音节数（auditory Numbers Forward，ANF）。
2. 交错扬扬格词试验（staggered spondaic word，SSW）。
3. 竞争语句试验（competing sentences test，CST）。
4. 音素合成试验（phonemic synthesis test，PST）和音素合成图片试验（phonemic synthesis picture test，PSPT）。
5. 听概念试验（lindamood auditory conceptualization，LAC）　LAC 是评估拼音能力的最好方法之一。
6. 倒背音节数（auditory numbers reversed，ANR）。
7. 双耳融合（binaural fusion，BF）　①扬扬格词（spondee）；②单音节词（NU - 6）；③辅 - 元 - 辅音词（CVC）。
8. 掩蔽级差（masking level difference test，MLD）。
9. 双耳分听（dichotic）　①两耳分听数字（dichotic digits）；②两耳分听辅 - 元音音节（dichotic CV）。
10. 竞争词（SCAN_ competing word）。
11. 音调样式次序试验（pitch pattern sequence，PPS）和非言语法音调次序试验（PPS - nonverbal）。
12. 时程样式次序试验（duration pattern sequence，DPS）。
13. 噪声中听言语（speech - in - Noise）。
14. 选择性听注意试验（selective auditory attention test，SAAT）。

15. 连续听的表现试验（auditpry continuous performance test，ACPT）。
16. 声定位及偏侧（localization and lateralization）。

表 22－3－1 这些试验分别具有评估以下中枢听处理能力的作用

听处理能力	听处理试验及有诊断意义的表现
领悟能力（span of apprehension）	TPAS：ANF（听知觉能力试验－听数字顺）
	1. 顺背音节数（auditory Numbers Forward，TAPS ANF）
词语解码（lexical decoding）	2. 交错扬扬格词试验（staggered spondaic words test，SSW）：右竞争/左不竞争；次序，低/高；耳，高/低；定性指标：反应缓慢、滞留、默念、Ⅱ型混拼
	3. 竞争语句试验（competing sentence test，CST）：反应缓慢，后面的词错较多；TPAS：ANF 后面的数字错较多
	4. 连续听的表现试验（auditpry continuous performance test，ACPT）：错误很多，错误都是或几乎都是疏忽型的，反应缓慢
音素解码（phonological decoding）	5. 音素合成试验（phonemic synthesis test，PST）：音素合成图片试验（phonemic synthesis picture test，PSPT），错误数，元音/末尾的辅音错误较多，反应缓慢
	6. 听概念试验（lindamood auditory conceptualization test，LAC）。SSW 右不竞争//可能左竞争，次序高/低，耳低 /高；定性指标，快反应、结舌、Ⅰ型混拼；CST；TAPS ANF；倒背音节数（auditory numbers reversed）ANR TPAS AN R
记忆差（tolerance－fading memory）	听整合（auditory integration） 双耳整合（binaural integration）；双耳融合（binaural fusion spondee）；扬扬格词、单音节词
	掩蔽级
脑半球间互动（inter－hemispheric efficiency）	两耳分听数字 dichotic digit，辅－元音音节 dichotic CV
	竞争词 competing Word，SSW，——可能左竞争；竞争句试验 CST。
处理区间整合（integration across processing regions）	音调模式序列 PPS，时程模式序列 DPS，
听视整合（auditory－visual integration）	听知觉 LAC，SSW ___ A 型
顺序（sequencing）	非言语法音调次序试验（PPS － nonverbal），TAPS ANF，TPAS ANR，SSW——reversal
听注意（auditory attention）	选择性注意（selective attention）SAAT，噪声中言语（Speech－in－Noise），CST；分别注意（divided attention）；两耳分听数字 Dichotic digit，两耳分辅元音节 Dichotic CV
	竞争词（SCAN_ Competing Word） SSW，CST
	持续注意（sustained attention） 连续听的表现试验（auditpry continuous performance test）
声定位及偏侧（localization and ateralization）	偏侧（lateralization）试验

二、中枢听处理试验及其诊断意义

（一）检查提取和处理听信息的能力

通过检查受试者在短期/工作记忆中能保留处理单元的能力，可了解受试者的听知觉能力。具体的听知觉能力试验（Test of Auditory Perceptual Skill）可用顺背音节数法和倒背音节数法测定受试者能短暂记忆处理多少测试项（单音节词、扬扬格词、短句等测试单元）测定听知觉能力。顺背音节数法和倒背音节数法都是了解受试者的排序能力的试验。倒数法的难度较大，对排序能力的评估较灵敏。

1. 顺背音节数（auditory numbers forward，TAPS - ANF）　可用听力计或在安静的室内用口语检查。每隔一秒给一个受试者熟悉的词。（如数字、熟悉的食物、日常指令等：如三、五、七、六、九、狗、猫、白兔、糖、饼、站、走、笑）受试者等到念完全部检查词后，依次复诵。从一轮 3 个词开始，每完成一轮检查后，下一轮增加词的数目，直到不能正确复诵为止。受试者按听到的先后次序复诵。结果差于正常值，表明领悟域度明显减小。如要检查领悟域度明显减小的问题出在哪里，就要做进一步的检查分析。在顺数试验中，如果后面的数字常出错，就可能有词汇解码方面的问题。因为患者在处理前面的信息中耗费太多的精力，而不能完善地处理后面的信息。在记忆缺陷的患者 ANF 靠前的词错误多。

2. 倒背音节数（auditory number reversed，TAPS - ANR）　让受试者倒背听到的若干个数字。试验逐渐将数字数增加，直至不能对连续两组数字做出正确的反应。要做到这首先要受试者按次序默记数字，然后有意识地在意念中将数字次序倒过来说出。明显的错误可由于 TFM、顺序能力和（或）声音 - 符号联想缺陷所致；应结合其他检查结果综合分析。

（二）词语解码（lexical decoding）

可用交错扬扬格词试验、竞争语句试验、连续听的表现试验及顺背音节数试验都可用于评估受试者的词语解码能力。

1. 交错扬扬格词试验（staggered spondaic words test，SSW）　交错扬扬格词试验是两耳分别由同一人以相同的强度朗读的两组以特定的排列方式交替重叠的扬扬格词。

SSW 试验的结果按“校正错误率”（C - SSW——扣除常规言语识别率测试所得出的错误率后的校正错误率）计算。分别计算总 SSW 的错误率和左不竞争（LNC），左竞争（LC），右竞争（RC），及右不竞争（RNC）的错误率。

（1）按以下项目分析试验结果

1）总校正错误率　左不竞争（LNC），左竞争（LC），右竞争（RC），及右不竞争（RNC）的错误率。

2）比较耳效应，右耳先的有明显多的错误（耳的低高效应），左耳先开始的杨扬格词错误明显多（耳高低效应）。

3）比较次序效应，第二个扬扬格词有明显多的错误（次序的低/高效应），前一个杨扬格词错误明显多（次序高低效应）。

4）有无明显的定性指标（significant qualifier）　Ⅰ型“混拼”，将一组杨扬格词中竞争音节丢失，而将两个不竞争音节合成一个词；如将“算盘”和“马术”说成“算术”；Ⅱ型“混拼”，将两个音节的扬扬格词合成一个单音节词，如香蕉 - 消，大米 - 底；A 型 SSW 错误的表现是在 8 纵列中的一列（B 或 F 列，即左竞争或右竞争）有大量的错误。

5）反应迟缓。

6）滞留，在后一个测试项 * 中不正确地用前一个测试项中的词。* 测试项（item），言语测听材料的作为一个单位的片断，在言语测听中指一个单音节词、一个扬扬格词、一组交错的杨扬格词或一个短句等测试单元。

7）不出声地复诵。

（2）SSW 试验的诊断意义　SSW 试验在语言解码缺陷表现：词汇解码缺陷的 SSW 检查结果可有

以下几方面的不正常表现。①右竞争或左不竞争有明显多的错误；②次序的低/高效应（第二个扬扬格词有明显多的错误；③耳的低高效应（右耳先的有明显多的错误）；④明显的定性指标（如反应延缓、滞留—在后一个测试项＊中不正确地用前一个测试项中的词、不出声地复诵、Ⅰ型混拼（将两个音节的扬扬格词合成一个单音节词——如香蕉—消，大米—底）。

1）A 型 SSW 错误　A 型 SSW 错误的表现是在 8 纵列中的一列（B 或 F 列，即左竞争或右竞争）有大量的错误。A 型 SSW 错误是不能将非语言优势侧大脑半球的信息传递到语言优势侧大脑半球的听整合障碍的表现。这类双侧大脑半球的听整合障碍有两种类型：拼音和阅读障碍等听 - 视联想障碍和学习问题较轻的，行为类似 TFM（记性差）障碍的患者。

2）次序高低效应，前一个扬扬格词错误明显多。

3）耳高低效应，左耳先开始的杨扬格词错误明显多；

4）明显的定性表现　①快反应；②绕口—患者发音说词语困难；③Ⅰ型“混拼”（smush—将 spread 和 mush 合成‘smush’）将一组扬扬格词中竞争音节丢失，而将两个不竞争音节合成一个词；如将“算盘”和“马术”说成“算术”。

（3）SSW 试验在其他听处理缺陷的表现

1）记性差（Tolerance/Fading Memory，TFM）SSW 试验的表现　如有以下交错杨扬格词试验表现，则提示可能为 TFM＊：①明显的左竞争（LC）和程度较轻的右不竞争（RNC）错误，除 A 型模式外，左竞争（LC）错误表明有 TFM。明显的右不竞争（RNC）错误而没有相应的右竞争（RC）的问题，则只能视为由 TFM 的可能性的指标；②次序高低效应，前一个杨扬格词错误明显多；③耳高低效应，左耳先开始的杨扬格词错误明显多；④明显的定性表现：快反应、绕口——患者发音说词语困难和Ⅰ型“混拼”（smush）。

2）听整合障碍的交错杨扬格词试验表现　①出现 A 型 SSW 错误　A 型 SSW 错误的表现是在 8 纵列中的一列（B 或 F 列——即左竞争或右竞争）有大量的错误，A 型 SSW 错误可有为不能将非语言优势侧大脑半球的信息传递到优势语言优势侧大脑半球的听整合障碍的表现，这类双侧大脑半球的听整合障碍有两种类型：拼音和阅读障碍等听 - 视联想障碍和学习问题较轻的，行为类似 TFM（记性差）障碍的患者；②大脑半球间传递缺陷：大脑半球间传递缺陷患者 SSW 试验结果示左竞争（LC）的错误明显超过同龄正常修正值（分析结果时应与 RC 和 LC 的年龄修正值对比），如果和正常值相比 RC 大于 5，LC 也比正常值大于 5，则左右耳无差异，也表明没有大脑半球间传递的问题，这是语言解码缺陷的表现，是左竞争情况下出现问题的基本原因，而如果 RC 比正常大 3，LC 比正常大 10，则既有语言解码的问题又有半球间传递的问题。

3）排序障碍的交错杨扬格词试验表现　在交错扬扬格词试验出现次序颠倒的结果（例如将“信箱 - 大门”说成“大门 - 信箱”）。颠倒数明显超过同龄正常值，表明有排序/组织障碍。

2. 竞争语句试验（competing sentence test，CST）　竞争语句试验是两耳同时分别给时间和词语长度相同的（6 ~ 8 个词），语义适合用于 5 岁以上儿童和成人的语句。检查“选择性注意”测试耳用 35dB SL 语句，对侧耳用 50dB SL 竞争句。如右耳为测试耳，先听 10 对语句，而后，左耳为测试耳听另 10 对语句。将测试耳能正确复诵语句（的语义）数和同龄正常值比较。这一试验虽不是直接检查词汇解码的试验，但受试者在复诵测试项时的迟疑表现，可反映解码障碍。竞争语句试验的选择性和分别注意力的测试结果，可了解双侧半球间信息传递的问题；分别注意力检查结果还可了解两耳有无明显的差异。如有差异（例如右耳正确率正常，而左耳显著地低于正常,）则可能有听整合的问题。

在语言解码缺陷，CST 反应延缓，后面的词错误较多；在记忆缺陷，出现快反应，靠前的词错误较多）；竞争语句试验：在 TFM 患者 CST 可出现两种样式的错误，一是前面的词被遗漏或替代；二是在在 TFM 常见的快反应（犹如患者急着把语句说出来以免遗忘而“抢答”）。

语言解码缺陷患者还有半球间整合差：分别注意差。连续听表现试验由明显的错误（错误全部或大多数是疏忽型的，反应延迟。）

（三）音系解码

音系解码（phonologic decoding）包含：①音位觉察（phonologic awareness）——处置音段的能力；②拼读（phonics）——用符号代表单个言语声的能力。检查音系解码常用的试验有音素合成试验、音素合成图片试验和听概念试验。

1．音素合成试验（phonemic synthesis test，PST）　PST 检查将音素合成“目标词”的能力，可评估受试者读音的能力，不是指凭视觉读字，而是指用语音表示“词”。Katz 和 Harmon 指出音素合成能力也和发音（articulation）、拼音（spelling）及接受的语言（receptive language）等密切相关。音素合成试验除了解音素合成能力的全面情况外，还可从检查结果分析其处理缺陷的原因。音素解码障碍 PST 的检查结果表现为：延迟反应、无声的背诵、或能正确复诵音素，但不能将音素合成目标词，（如能复诵/t/ 和 /a/，不能正确地发出 /他/）。

临床医师用 PST 还可观察有无以下情况：①开始的音素错误较多——见于记性差（tolerance - fe-ding memory）缺陷，因为不能保留较早的信息；②元音和最后的音素错误较多——见于音位解码障碍（不能准确地后迅速地处理音素）；③颠倒——见于顺序障碍或组织（organization）障碍。

一些具有对行为定性的指标；①快速反应——见于记性差缺陷；②反应迟缓、默念、脱节（不能把两个音素拼为一个目标词，而分开发两个音素）——见于音位解码障碍。通过对这一试验结果和其他试验的发现综合分析，一般能判断问题的性质。

2．音素合成图片试验（phonemic synthesis picture test，PSPT）　Katz 和 Fletcher 设计的用于 4 ~ 7 岁儿童的“音素图画合成试验”，用耳机或在安静测试室内双耳听录制的含 15 个测试项的测试材料，从每个测试项的 4 张供选择的图中指出听到的词。录制的每个测试项的音素分开发出，如将/g/和/ou/分开，而不合成一体发出“gou - 狗”。将结果按：①错误数；②前辅音的错误数；③元音的错误数；④后辅音的错误数记录分析。前辅音错误多是记性差缺陷，元音和后辅音错误多是音素解码缺陷。

3．听概念试验（lindamood auditory conceptualization test，LAC）　LAC 是用单个的或在音节语境中的言语声，评定言语识别和顺序能力的试验。例如按顺序地或在试验的音节部分中给出测试言语声，新的测试项是以改变（增加、删除、替代）前一测试项的一个言语声为基础的。受试者通过操作不同颜色块来表示听到的是什么。这也是对声音符号联想（即听 - 视整合）的检查。LAC 是评估拼音能力的最好方法之一，也是检查听 - 视整合的主要试验。

顺利地完成 LAC 试验，需要具备多种处理能力。包括：相同和不同声音的辨别，短期记忆保留（将刺激声保留到用颜色块做出反应），顺序能力（对声音按正确的次序反应），跟踪（在音节试验中，有意识地跟踪声音依次一个接一个地变化），和声音 - 符号联想（用颜色块表示听到的言语声）。

（四）记忆差

记忆差（tolerance - fading memory，TFM）的定义是既难于在噪声中听，又不能保留和回忆先前听到的信息为特征。由于有噪声掩蔽信号时，听者须要集中较多的注意力于处理目标刺激，用更多的时间和脑力来将目标刺激和 LTM 中的模本比配。

交错扬扬格词试验、竞争语句试验、顺背音节数试验和倒背音节数试验都可用于评估记忆的能力。如有以下交错扬扬格词试验表现，则提示可能为 TFM *：①明显的左竞争（LC）和程度较轻的右不竞争（RNC）错误，除有 A 型模式者外，左竞争（LC）错误表明有 TFM。明显的右不竞争（RNC）错误而没有相应的右竞争（RC）的问题，则只能视为由 TFM 的可性的指标；②次序高低效应，前一个扬扬格词错误明显多；③耳高低效应，左耳先开始的扬扬格词错误明显多；④明显的定性表现：快反应、绕口——患者发音说词语有困难和 I 型“混拼”（smush）。

倒背音节数（auditory number reversed，ANR）：ANR 是一种检查听知觉能力的试验。让受试者倒背听到的若干个数字。要做到这一点首先要按次序默记数字，然后在意念中（有意识地）将数字次序倒过来。试验逐渐将数字数增加，直至不能对连续两组数字作出正确的反应。明显的 ANR 错误可由于 TFM、顺序能力和/或声音 - 符号联想缺陷所致；应结合其他检查结果综合分析。

（五）听整合和听分隔

听整合（auditory integration）包括范围很广的多种处理能力。大致可分为：①对双耳声刺激的整合——对分别传入到左右耳的声刺激进行整合；②两侧脑半球间传递的听 - 语言（包括信息）的整合（整合节段的和超节段的信息）；③各听处理区之间的听 - 语言 - 信息整合；④各种感觉道之间的整合听 - 视整合（声音 - 符号联想）。双耳整合包括：①声定位（localization）——一个信号源到两耳的不同强度和不同时间的整合；②双耳融合（binaural fusion）——一个信号的一部分传至一耳，同一信号的另一部分传至另一耳，对这两部分信号的整合。双耳整合也是听处理的最初阶段；使听者能够对声源定位和判断在何侧，从而将注意力集中到目标信号，而摈弃干扰信号。

听分隔（auditory separation）指将不同声源产生的声刺激或来自两耳的声刺激分开处理和认知其中一个目标声或知觉其中几个目标刺激。

双耳整合常用的评估听整合能力的试验有：Ivey（扬扬格词，spondees）试验，NU - 6（双耳单音节试验词），CVC（双耳辅音 - 元音 - 辅音试验），双耳融合试验（binaural fusion test，BF）、掩蔽级差试验（masked level difference，MLD）等。

1. 双耳融合

（1）双耳融合试验（binaural fusion test，BF）　双耳融合试验用带通滤波器将言语测听词语的低通带和高通带分别由双通道听力计输送至左右耳。让受试者复诵两耳声音合成的一个语音。按正确的百分数计分。在 Williford 中枢听检查组合中采用的 Ivey BF 试验用杨扬格词，NU - 6 BF 试验用单音节词，CVC - BF 测试用辅音 - 元音 - 辅音词表。一耳给领语和原因，另一耳给辅音音段。我们用程锦元《普通话测听唱片词表 - 104 甲和 104 乙》经滤波成 500 ~ 750Hz 低通带和1 600 ~ 2 500Hz高通带，两耳同时分听的正常值为 66. 5%。Bellis（1996）指出对 BF 的测试结果的分析应慎重，因为这一试验可受声学问题的影响。

（2）掩蔽级差试验　（masked level difference test，MLD）　MLD 通过检测掩蔽声和低频（或言语）信号之间的相位变化得出的掩蔽阈差，评估听系统对相位变化的灵敏度。对声信号相位的处理是在脑干下部进行的。脑干下部损害可导致 MLD 异常。

具体测试 MLD 的方法是：① 用耳机给一耳听响度舒适的噪声；② 同一耳加给 500Hz 脉冲纯音；③ 将纯音调至恰好听不见，得出标准的掩蔽阈；④ 在另一耳给相同的噪声，听者能清晰地在先前耳听到纯音；⑤在另一耳加给相同的纯音，双耳都听不到纯音；⑥ 如果将一耳纯音的极性反转（相位与另一耳的纯音反向——两侧纯音相差 180o）则又可清晰听见纯音；⑦ 减小纯音到听不见纯音，用这个减小的 dB 数值，即从掩蔽中解脱出来的量。这一不同相位关系下掩蔽阈相差的 dB 值即为“掩蔽级差”。掩蔽级差指当纯音或言语信号和噪声不同相［位］（反相）时，清晰度比二者同相时好。这可能是因为反相的信号和竞争声可作为两个声源分别在不同的接受区处理，而同相的则在同一接受区处理。脑干下部病变时 MLD 小于正常；脑干上部及皮层病变对 MLD 没有影响。中枢听处理障碍难于在噪声中听取信号者，MLD 异常表明为较低层次的听处理功能障碍。中枢听处理障碍患者在竞争刺激下（如在噪声环境中）感知目标声（如听言语声）困难，可能是低层次的听处理能力缺陷的表现。MLR 可检测脑干下部地功能障碍，MLR 有助于了解听处理缺陷的问题地性质。

双侧大脑半球间信息的整合（整合节段的和超节段的信息），可用双耳分听数字试验、双耳分听辅 - 元音词试验、竞争词试验及交错扬扬格词试验、竞争语句试验等检查。

2. 双耳分听　双耳分听（dichotic）是指两耳分别同步接收不同的声信号。两耳分听试验包括：两耳分听数字（dichotic digits），两耳分听辅 - 元音（dichotic CV，dichotic consonant - vowel）。试验要求受试者复述两耳听到的全部信息。两耳分听试验用于检查听 - 语言信息在两大脑半球间传递的功能。在双耳分听试验中，刺激耳接受的信号主要传输至对侧大脑半球。多数人的语言处理区在左侧大脑半球，左耳接受的信息最终要从右半球经胼胝体传至左侧半球的语言处理区。胼胝体是脑组织中最后一个完全成熟的结构，右耳优势（右耳利）到11岁才显现出来。因此，测试结果应与各相应的年龄的正常值对比。如果与各年龄的正常值比较，患者两耳的差异大于相应年龄的正常值，则表明其两侧半球间的信息传递效能差。在分析测试结果时，还应考虑以下因素的影响：①不同的双耳分听试验；②在刺激开始的同步性；③刺激的复杂性；④受试者对刺激的熟悉程度；⑤刺激的富余成分（外余力）等。SCAN竞争次试验、交错扬扬格词试验（可出现左竞争错误多）及竞争语句试验也用于检查两半球间传递效率。

（1）双耳分听数字试验（dichotic digits test，DDT） 两耳同时给50dB SL的不同的数字（1～10编成两个一对，每耳听20个数字）[原试验为英语，特别指出包括“seven”（双音节词）。在汉语普通话，1～10均为单音节词]。让受试者跟着以任何次序说出听到的数字。因为数字是人们非常熟悉的词，所以DDT试验，可轻易地进行中枢处理，对一些中枢听处理障碍的检测很灵敏；但由于刺激过于简单，对一些中枢听处理障碍，则不适用。

（2）双耳分听辅音-元音词试验（dichotic CV） 竞争词试验competing words，CW）：两耳分听辅音-元音词试验为竞争词试验的一种，用于检测大脑半球间整合和分别注意。

竞争词试验：听力障碍筛查中的竞争词试验（SCAN-CW）为患者两耳同时分别听两个词，让患者复诵。先复诵一耳听到的，后复诵另一耳听到的。分别记录左耳和右耳听正确的总数。两耳的差异和相应的年龄修正值比较，可评估大脑半球间传递的缺陷。用于检测大脑半球间听整合能力和分别注意。

用交错扬扬格词试验于检测大脑半球间听整合能力，可出现左竞争错误多的结果。

（3）处理区间整合（integration across processing regions） 各处理区间的整合，可用音调模式顺序试验和时程样式次序试验检查评估。

3. 音调模式顺序（pitch pattern sequence，PPS）试验 Pinhiero（1976）报告“频率模式试验”（frequency pattern test）的测试结果可反映受试者保留刺激先后次序的印象的能力（用语言作出反应，还可了解受试者的声音-符号联想的能力）；因此可用频率模式试验评估中枢神经系统的听处理功能。1976年Pinheiro的频率模式试验，以3个时程为200 ms互相间隔150ms的短纯音为一组，短纯音3个中两个频率相同，一个纯音的频率不同，单耳于受试耳1 kHz阈上50 dB给声。受试者用哼吟或语言表示刺激的顺序。对声调顺序岁的处理主要是在右半球。Pinheiro（1977）设计儿童版和成人版两套音调模式顺序（PPS）试验。由两个高音调（1480Hz）测试项和一个低音调（880Hz）测试项，或两个低音调（880Hz）测试项和一个高音调(1 480Hz)测试项，以任意的次序发送到一耳。儿童版每间隔300ms给时程为500ms的纯音；成人版每隔150ms给时程为200ms的纯音。让受试者单耳聆听，并以“非语言的”和“语言的”方式做出反应。非语言的用哼或发哨音，语言的用表示音调的词如“高-低-高…”，还有用敲击表示高、低的物件、或点击指示高、低的键钮做出反应的。用语言做出反应，听者必须用“语言”符号标志无意义的信号（用“高”标志高音调，用“低”标志低音调）。点击和敲击也含有给每个音赋予符号的过程，与用语言做出反应在“符号化”方面无多少差异。在一些严重的中枢听处理障碍的患者，可以准确地用非语言的方式对频率模式和时间顺序做出反应；但很多中枢听处理障碍的患者，对要用“语言符号”标志每个无语义的测试项有困难，不能用语言的方式报告检查结果。这种用语言反应有困难的患者，难于在日常交谈中运用超音段信息（重音、声调、抑扬顿挫等），也不能从语言本身所具有的富余得到助益。

用非语言对信号做出反应的两种音调模式顺序试验（pitch pattern sequence test，PPS）检测的是中枢听处理的排序能力，用语言符号做出反应的音调模式顺序试验（pitch pattern sequence test，PPS）不仅检测排序能力，而且检测用语言符号标志非语言的信号的处理区间听整合能力。非语言反应正常，而语言反应异常，为廷整合缺陷所致。

4. 时程样式次序试验（duration parttern sequence，DPS） 时程样式次序试验是不受外周性听力损失影响而对皮层病变的检出灵敏度高的试验。用言语、噪声或纯音等为测试信号检查受试者对声音次序或顺序的识别能力。所用的信号可选用不同的省刺激：频率、强度、给声速率、给声顺序、成分的时程、成分间的间隔时间、重叠和不重叠等。不同的给声方式（单耳、两耳分听或二者结合）。Musiech 等（1990）设计的 DPS 随机给时程长短不同的1 000Hz纯音脉冲，让受试者识别测试信号的时程的模式（即“长－长－短－长……”。并以与 FPS 试验相同的非语言及语言方式做出反应。有胼胝体病变的患者难于用语言做出反应。DPS－语言反应法是评估听整合的有用的中枢听处理检查法。

时间次序或排序试验：Milner（1962），Shankweiler（1966）用（temporal ordering temporal sequencing）试验检查中枢听神经系统障碍。用频率高低、或时程长短的刺激声编排成“高、高、低、高……”或“长、长、短、长……”、“音调模式试验”或“时间模式试验”测听材料，让受试者用非语言底和语言的方式作出反应。

5. 间隔辨别阈试验（gap detection threshold test） 时域听测试还有“间隔辨别阈试验”、声定位试验和时间次序试验。听觉包括对声音的频率、强度和时域（持续时间/间断时间的长短等）的感觉。听时域间隔察觉阈试验是评估个体对时域的听敏度的经典方法之一。听时域间隔察觉阈试验是在连续刺激声中插入短促的无声间歇（间隔），让受试者听到无声的间隔时做出反应。检查时，将间隔的时程（duration－持续时间）逐渐缩短，直至短到不能察觉有间隔存在。能察觉的时程最短的间隔，即间隔察觉阈。间隔察觉阈受刺激频率和刺激强度的影响。间隔察觉阈大（如在有些听力障碍者，在刺激为低频窄带噪声和/（或）低感觉级的刺激时），听着可察觉与全时程相关的或与全部能量相关的额外的线索，而不是真正察觉到间隔，这种情况下，受试者的间隔察觉阈实际比测得的（做出的反应的）高。

6. 听视整合（auditory－visual integration） 学习拼音、读音－识字时将字符和语音结合，听力差的儿童用残余的听力和唇读（视觉）结合，都是听视整合的过程。用符号表示言语声的L A C 和交错扬扬格词试验可用来判断中枢听处理障碍患者的听视整合缺陷。

（六）顺序

“顺序”（sequencing）指对声信号在时间上出现的先后次序的感知，和在对听信息的处理时对有关听信息依次排列的处理能力。可用非语言反应法的音调模式顺序试验（如用手势表示听到的音调高低变化的顺序）、顺背音节数试验和倒背音节数试验、交错扬扬格词试验检查评估。交错扬扬格词试验出现复诵词的次序颠倒的检查结果。

（七）听注意

听注意（Auditory attention）包括：选择性注意，音形－背景试验（figure－ground test），双耳分别注意、持续注意。

1. 选择性听注意（selective attention） 将注意集中于目标刺激，而忽略无关的刺激，如音形－背景（figure－ground）——在环境声中听目标声，需要将注意力集中于目标声，这种在繁杂的背景噪声中寻找－跟踪－聆听目标声的行为，可用在噪声中听言语试验和选择性听注意试验检查评估。

（1）噪声中言语试验（speech－in－noise） 听噪声中的言语是检查选择性注意的方法。可直接用听力计放送言语测听词表和言语噪声，也可用以＋5dB 的信噪比录制扬扬格词和掩蔽噪声的“扬扬格词－噪声试验材料”。以安静条件下的正确百分数减去噪声下的正确百分数，与正常修正值比较分析测试结果。分别测试左右耳，两耳相差过大，提示两耳不能有效地协同工作，不利于发挥两耳聆听的优势。

（2）选择性注意听注意试验（selective auditory attention test，SAAT） 选择性听注意试验的测试材料为由同一发音者说的单音节词和相同声级的具吸引力的有意义的连续竞争声（如讲故事）。让受试者注意听和复诵单音节词。Cherry（1980）报告在学习障碍的儿童同性别的发音者为竞争声比用言语噪声为竞争声，更难听明白。用言语声为竞争声，增加分辨的难度。

2．两耳分别注意（divided attention） 将注意力平分到两耳，两耳分别注意听各自关注的声音；可用双耳分听数字试验、双耳分听辅元音试验、竞争词试验、交错杨扬格词试验、竞争语句试验检查评估双耳分别注意的能力。

双耳分隔试验（binaural separation test,）是用耳机一耳给目标信号，另一耳给竞争声：检查选择性注意的能力。

3．持续注意（sustained attention）和保持对特定声音的警觉性 持续注意是在相当长的一段时间内对所听的故事、演说、演唱等保持注意的能力。保持听的警觉性指对偶发的某特定声音的警觉；例如母亲在睡眠中仍保持对婴儿啼哭的警觉。

4．连续听的表现试验（auditpry continuous performance test，ACPT） ACPT是检查长时间持续注意和听警觉的试验。例如持续听10分钟的课文朗读，每听到规定的词语（如“狗”字）时，就举手示意。听连续行为试验结果的分析：观测①不专注而遗漏对规定词（“狗”）做出反应的次数；②冲动性错误的次数，即对其他不是规定词（“狗”）的词做出反应的次数；③警觉性下降，试验后面一段时间的错误比试验前一段时间的错误多；④试验错误总数，遗漏和冲动性反应的总数；⑤行为举止的表现，是否易于被其他事物分散注意，对错误反应漠不在意，或反应迟滞。在诊断为注意缺陷多动症-活动过度/冲动（attention deficit hyperactivity disorder - hyperactivity/ impulsivity，ADHD H/I）的儿童，在CAPD有词汇解码卫主要问题的儿童的遗漏次数/冲动次数的比率不同。ADHD H/I儿童的冲动性错误很多，而词汇解码处理障碍者则不注意的遗漏多。词汇解码障碍者还有反应迟缓的表现（对“狗”的反应要过了一些时间，甚至过几个词以后才做出）。这种在指定词之后过几个词才做出的反应，不是冲动性反应；而测试项是连续的、没有间歇的，词汇解码障碍的儿童的处理滞后于刺激，因而或表现为反应迟滞，或表现为遗漏。

ACPT是检查长时间持续注意和听警觉的试验。在语言解码缺陷者ACPT错误数明显增多（全部或大多数是疏忽型的，反应延迟）。

（八）声定位及偏侧

1．声定位（localization） 一个信号源到两耳的不同强度和不同时间的整合。听定位（auditory localization）是认定声源在空间的位置的能力。偏侧（lateralization）——判定融合声的位置在头的哪一侧。

2．偏侧（lateralization）试验） 同时双耳正中面偏侧试验（simultaneous binaural median plane lateralization，SBMPL），两耳同时给同以频率相同强度的纯音，颞叶病变者将噪声源定位在病变的对侧。脑干病变可将两侧的2 000 Hz以上的声音，听成为在中线的印象；但对低频声音则不能得出此结果。偏侧试验是用耳机给声，让受试者判断声音偏在头顶哪一侧。决定声源定位和偏侧的关键因素是声波到达两耳的时间差和强度差。由于用耳机给声易于控制生发送到两耳的信号的时间、强度等参数，所以在检查中枢听神经系统时，能得出较灵敏准确的结果。决定声源定位和偏侧的关键因素是声波到达两耳的时间差和强度差。由于用耳机给声易于控制生发送到两耳的信号的时间、强度等参数，所以在检查中枢听神经系统时，能得出较灵敏准确的结果。

（九）不同的听处理缺陷的中枢听处理套查表现

1．领悟幅度 听知觉能力试验：顺背音节数试验结果差于正处值，表明领悟域度明显减小。如果后面的数字常出错，就可能有词汇解码方面的问题。记忆缺陷靠前的词错误多。

2．言语解码

（1）SSW右竞争左不竞争错误多、次序效应 低/高，耳效应低/高，反应明显的-延迟、颠倒、默念、混拼。

（2）竞争语句试验 反应延缓，后面的词错误较多。

（3）听知觉能力试验 后面的词错误较多。

（4）听连续行为试验（ACPT） 错误数显著（全部或大多数是疏忽型的，反应延迟）。

3. 音位解码

（1）音素合成试验 PST / PSPT 错误数多、元音和最后的辅音错误多。

（2）听概念试验 不能正常完成。

4. 记忆差

（1）SSW 右不竞争差，左竞争可能差，次序效应高/低，耳效应脑低/高，快反应，tongue 拗口，混拼。

（2）CST 快反应，前面的词错较多。

（3）TAPS ANF 前面的词错较多。

（4）TAPS ANR 明显错误。

5. 听整合

（1）双耳整合 ①双耳融合；②MLD 异常。

（2）半球间传递效率差 ①双耳分听识别率低；②竞争词试验识别率低；③ SSW 左竞争可能差；④竞争语句试验错误多。

（3）处理区间整合 ①PPS，异常；②DPS 异常。

（4）听视整合 LAC 差，SSW - A 型。

6. 顺序

（1）PPS 非语言反应差。

（2）TAPS - ANF。

（3）TAPS - ANR 得分低。

（4）SSW 颠倒。

7. 听注意

（1）音 - 背景噪声中听言语（SAAT） 清晰度差。

（2）双耳分开 ① 选择性注意，CST；②分别注意双耳分听、竞争词试验；③ SSW；④ CST 识别率低。

（3）持续注意 ACPT 得分低。

三、中枢听处理障碍的筛查

我国目前有注意缺陷多动症儿童1 880万，据不完全统计我国多动症患病率大约为5%。儿童学习障碍等 CAPD 的患病率很高。做全面的中枢听处理检查，是既需大量时间，又需大财力的。进行大规模的“学习障碍”、“多动症”的流行病学调查的工作量大，需要考虑 CAPD 筛查对象的范围，是否全都要筛查，要筛查哪些人，有无预先筛选的方法等问题。如果只筛查 CAPD 高危者，又受到目前还没有明确的划分是否“学习障碍”、“多动症”的界限。对怀疑有中枢听处理障碍问题的个体，进行中枢听处理障碍的筛查是以最少的检查得出是否有中枢听处理障碍的信息的方法。选择筛查的测试的试验，应考虑以下条件：①检查方法的灵敏度和特异性；②与中枢听处理测试套查相比，省时、费用低；③需要参加的人员及对他们的培训。为此可用问卷调查作初步筛选或先用较少的试验作“筛选检查”。

（一）问卷调查

可选一种或几种问卷结合其他言语、语言方面的资料，作出要不要进一步作中枢听处理障碍检查。问卷内容包括：

1. Fisher 听力问题调查表 由教师对学生的 25 项听处理情况分 6 级做出评估。

2. 标定教育险的筛查表（screening Instrument for targeting educational risk，SIFTER） 教师从成绩、注意力、交流、参与课堂活动和社交表现 5 类，评估学生的听处理情况的调查表。每类含 3 项，每项 5 分，即每类共 15 分为满分。对每类按三级（通过、边缘和不合格）评定。任一类不合格的，都要做进一步中枢听处理障碍检查。

3. 儿童听处理行为分级（children's auditory processing performance scale，CHAPPS）　由父母、教师或很了解儿童的其他人评估儿童听处理情况的调查表。包括6大组共36项，每项按7点分级在不同的条件下［理想的、安静的、有噪声的、同时又多种输入（触觉或视觉竞争刺激）］聆听，以及用两组于听记忆/顺序和听注意 span。将结果和同龄正常儿童对比。任一组得分低于正常儿童的都应进一步作中枢听处理障碍检查。

（二）筛选

在用成套 CAP 套查作进一步检查之前，可先用较少的检查"筛选检查"，以排除不是 CAPD 的儿童。筛选的方法有：

1. 听力障碍筛查（screening test for auditory disorders，SCAN）　用于3~11岁儿童，包括滤波词语、噪声中的言语（figure - ground - 音形背景）和竞争词语（分别注意）3类检查。和竞争语句试验。

2. 选择性听注意试验（selective auditory attention test，SAAT）　两耳分听在安静环境中录制的25个单音节词，和伴有由同一人以相同的声级讲故事的声音的25个单音节词。词选自"听音指图试验"，让儿童在6张图片中指出听到的词。

3. 数字试验（digit span test）　有多种检查儿童能听懂记忆和复诵几个词的方法，如视听数字广度（visual - aural digit span），听感知能力试验（test of auditory perceptual skills，TAPS）——在对疑为 CAPD 的儿童检查时：①让儿童按听到的次序复述；②让儿童倒述。

四、中枢听处理检查结果分析

试验结果的解释很大程度上决定于医师熟知检查的表现和听处理能力是什么关系（特别是检查结果和个人在学业及交流方面所要求的对言语及噪声的处理能力之间的关系）。不同的原因可得出相同的检查结果。有些听处理缺陷的表现有与之相对应的试验；有些听处理缺陷的表现没有直接与之对应的试验。判断缺陷的原因，常须将多种试验的表现综合分析。例如有一些听处理行为的缺陷都可影响数字倒背试验（如听7、3、6，正常结果应是倒背为6、3、7）的结果。短期存储缺陷可影响倒背，顺序缺陷也可影响倒背。在年龄较大的人，要倒背较多的数字时，常采用倒读在想象的背景中排列数字视觉表象的方法。不能阅读数字的视觉缺陷的成人，"声 - 符联想"能力差，不仅影响数字倒背，而且读音也差。多种不同的听处理缺陷都可影响倒背，要判断缺陷的原因，就需要对多种中枢听处理检查的结果综合分析。

年龄对听处理测试结果有较大的影响。从幼儿到10岁听处理能力随年龄增加。此后在中年成人期一般只有少许正常听处理的变化。老年人听处理有个体差异。从60岁以后变差，到70岁以后有典型的中枢听功能障碍，80岁以上处理试验的结果可有明显的减退。

不同年龄组的单耳试验结果一般有较大的差异，要有明显的单耳或双耳减退，或两耳有显著的不对称，才能认为是异常。两耳分听言语试验结果随年龄增长而见成熟。学龄前的正常儿童，每个耳的得分相同，在低年级儿童，右耳的得分迅速地进步，到10~11岁，左耳逐渐接近右耳。左耳的差距，至少有一部分是和胼胝体或其他两半球连接径路的发育成熟有关。听处理障碍和学习障碍的儿童的两耳分听言语试验结果，常为左耳异常。Rodriguez 等用单音节词表（monosyllabic word lists），合成语句识别 - 同侧竞争试验（synthetic sentence identification - ipsilateral competing message test，SSI - ICM），两耳分听数字试验（dichotic digits test）和交错扬扬格词试验（staggered spondaic word test. SSW）检查25例体格基本正常，认知能力完好的老人，用 Boston 失语症诊断试验和修正 Token 试验检查语言能力。结果表明：中枢听功能障碍可在没有外周听敏度键退或认知障碍的情况下发生。

我国有1.44亿人口年龄在60岁以上。老人的言语听力差，特别是在噪声中听懂言语的能力差。高龄听力障碍，可能是外周性听功能障碍、或中枢听功能障碍，还可能认知缺陷有关。对高龄人大听力问题，要着重注意以下三方面的问题：①言语听力；②听懂言语的能力；③在噪声中听懂言语的能力。

（一）高龄的影响 我国有1.44亿人口年龄在60岁以上。老人的言语听力差，特别是在噪声中听懂言语的能力差。这种现象有用外周病变或认知障碍解释的，也有强调是脑干及听皮层与皮层下的听处理障碍其主要作用的。

听系统随年龄到增加而正常地发生组织结构和生理功能变化，出现老年性听功能减退。高龄听力障碍，可能是外周性听功能障碍、或中枢听功能障碍，还可能认知缺陷有关。因此，有作这三方面的功能检查。喉和往往须要用两耳分听试验等做检查。对高龄人大听力问题，要着重注意以下三方面的问题：①言语听力；②听懂言语的能力；③在噪声中听懂言语的能力。此外，还要了解对频率分析、在空间和时间处理，以及两耳分听信号的竞争等因素的影响。Rodriguez 等检查25例体格基本正常，认知能力完好的老人，他们的心理状态正常，检查中枢听功能检查包括单音节词表（monosyllabic word lists），合成语句识别 - 同侧竞争试验（synthetic sentence identification - ipsilateral competing message test，SSI - ICM），两耳分听数字试验（dichotic digits test）和交错扬扬格词试验（staggered spondaic word test. SSW）用 Boston 失语症诊断试验和修正 Token 试验检查语言能力。结果表明：中枢听力问题，可在没有外周听力减退。也没有认知功能问题和没有竞争言语的情况下发生。在所用的试验中，SSI - CM 对测试老年人的中枢听处理功能（central auditory processing abilities）最灵敏。

然而，整个 CANS 功能的能力和效能在高龄都可减退，不同个体 CANS 老化的程度、发病的年龄不同，CANS 不同结构退变的程度不同，中枢听功能试验的结果应综合分析。

用纯音听阈测定、言语识别阈和识别率测试，以及响度重振试验等外周性测听技术，只能反映检查高龄人的外周听功能状态。

对中枢听神经系统老龄变化所引起的听功能障碍，如“音素退化”（phonemic regression）、在噪声中言语听力差等，则需用中枢听功能测试，才能做出适当的评估。1993年 Jerger 等报告3例双耳纯音听力对称性损失，而言语识别能力部对称的3位高龄患者，双耳试配助听器时，发现在双侧都用助听器时，较佳耳助听的效果显著地减小。在他们，双耳配用助听器，不如单耳用助听器的效果好。通常认为双耳配助听器有利于双耳总合效应（binaural summation effect），但在这类患者，双耳用助听器反而导致较大的听力困难，不如单耳配用助听器。在这些患者的 MLR 测试中，比较刺激单耳音出的结果与在双耳刺激下的 MLR。从一耳得出可分析的记录，从另一耳得出不可研读的纪录。双耳刺激引出的反应明显差于单耳刺激引出的反应。这种现象不是外周病变活外周听器老化改变所致的，也不是外周听测试法所能见出的。这也是试配助听器工作中应注意的一个问题。

（二）外周听力损失的影响 传导性听力损失阻断或减少声信息的输入，可影响中枢听功能测试。感音神经性听力损失常是中枢听功能测试结果的分析时的一个难题。当纯音听力损失和言语识别率为对称的，杂谈分析中枢听测试时，可视为测试是在双耳功能相同的条件下进行的。如果一侧结果异常，即可认为是中枢性的障碍。但如果中枢听试验结果为双侧异常，则难于确定是外周性的还是中枢性的。在一耳听力异常，于听力正常耳侧得异常的中枢听试验结果，则可认为是中枢的功能障碍。而在听力异常耳侧得的中枢听试验结果异常，则可能是外周性的。在不对称的感音神经性听力损失，和在中度以上的对称性听力损失，中枢听试验的结果往往难于分析。外周性听力损失影响 ABR 的阈值、振幅和波Ⅰ潜伏期，波Ⅰ～Ⅲ。Ⅲ～Ⅴ波间期，一般不受外周听力下降的影响。轻、中度外周性听力损失可影响 MLR 的阈值和潜伏期。在对称的外周性听力损失时，MLR 异常对中枢听径路病变的诊断有参考意义。P300 位内源性反应，听力损失可影响其反应阈值。潜伏期与刺激强度相关，可能影响 P1 - N2 复合波。P300 的波形和振幅不仅受刺激级的影响，也决定于对刺激的辨别、认知、注意等因素。

第四节　发育性疾病

发育性疾病（developmental disturbance）是指在22岁以前即已存在的某些生活活动的功能障碍，例如不能自理、对语言的感知和表达能力差，学习障碍、灵活性差等。在从出生到5岁的儿童，如体格或智力、体格与智力的发育迟滞，或有某些足以导致体格、智力发育的缺陷，都应考虑为“发育性疾病”者。

Karchmer（1985）报告美国特教班中的听力障碍的学生中约有1/3伴有其他残疾。虽然多数家庭性聋为基因遗传性的不伴有其他功能障碍的；但约有150种基因综合征为合并其他障碍耳聋的。由于其他明显的功能障碍可掩盖听力问题，或由于听力问题未被发现，可导致在发育障碍的处理中一些不应有的疏漏，还有时由于只注意听力问题，而忽略了其他的功能障碍，特别是听力学家多系耳科医师出身，对耳科情况的专注，往往会遗漏视力问题，而视力和听力一样，是人类学习所依赖的感觉道（modality）。

智力障碍及发育性残疾（mental retardation and developmental disability）　不少交流障碍的患者，并没有听功能障碍，或听力障碍不是主要的或唯一的问题。例如，智力障碍及发育性残疾等疾患的交流障碍。

（一）智力障碍（mental retardation）　这是从出生后或婴儿早期就有的低于平均水平的智力，表现为发育异常、学习困难和社会适应能力差。智商低于70～75即应考虑为“低于平均水平的智能”（subaverage intellectural functioning）。

主要的生活活动包括日常生活自理、接受和表达语言、学习、能动性、自觉、独立谋生、交际和交流等生存所必需的能力。

（二）发育性疾患（developmemntal disabilities）　5岁以上儿童所患的严重的慢性的残疾：引起智能或体能或二者的损害，在22岁以前发病，显现出症状，并可能持续存在。主要生命活动中——自理、语言的知觉和表达、学习、动作能力、自知、独立生活能力、谋生（经济自足）中，至少有3种以上功能损害。个体对一般性服务和其他支持、辅助发育性疾患反映个体有特殊帮助的需要。要针对患者的情况，组合安排一般服务、特殊支持措施和辅助措施，这种安排是为具体个人设计的、适用的，终生或长期采用的方案。（除婴幼儿外——从出生到5岁的婴幼儿，如有体力智力先天性或后天性发育延迟，或有如不积极干预，就有很可能发生严重的发育性残疾的情况）。

癫痫、孤独症、学习障碍、脑瘫以及有上述生存功能障碍的智力障碍者，都可考虑为有发育性残疾的可能。不同的统计，估计智力障碍和发育性残疾重叠率为35%～90%。在美国智力障碍的发病率为1%，发育性残疾的发病率为2%。在智力障碍和发育性残疾的患儿中听力损失的比率较不是智力障碍和发育性残疾者的高。不同资料报告的智力障碍和发育性残疾患儿的听力损失发生率不同（和是用16dB HL，还是用26 dB HL界定听力损失有关，也和测听的年龄有关）。不同疾患组的听力损失率不同。例如Down综合征的听力减退者比其他发育性残疾者多2～4倍。

（三）对智力障碍和发育性残疾的听力学检查

1．听力学检查　对智障和发育性残疾的听力学检查包括病史、耳镜检查听力筛查、导抗测试、纯音，测听－言语测听、耳声发射、听诱发电位等。

2．病史　发病年龄病情，有什么缺陷。特别是交流的知觉和表达能力，学习的接受能力，在哪些方面需要特别照顾，听的能力和有无听的愿望。了解有无可导致听力损失的疾患；有些导致智障和发育性残疾原因也可导致听力损失，例如弓形虫病、梅毒、风疹、疱疹、细胞巨病毒感染、流行性腮腺炎、麻疹、脑膜炎和缺氧都可既引起听力损失，又可导致智障、发育性残疾。还应了解药物史，一些镇静剂可影响检查结果。

3．耳镜检查　智障和发育性残疾儿童常伴有外耳畸形，如在Aploort综合征、Turner综合征、Pierre Robin 综合征、Treacher Collin 综合征和 Down 综合征，影响耳的发育和导致智障和发育性残疾。因此，对智障和发育性残疾患者要仔细检查耳郭和外耳道的形状大小。耳镜检查还应观察有无耵聍栓塞，鼓膜 - 中耳病变。Zoller 等（1985）、Brister 等（1986）、Cradell、Roeser（1993）和 Evenhuis（1995）报道，2% ~6% 智障和发育性残疾儿童有耵聍栓塞。Cradell 和 Roeser 还发现耵聍是一个慢性问题。他们观察的 50% 以上智障者在以后一年内治疗过耵聍栓塞或耵聍过多的同样的问题。智障者的解剖、生理等和非致障者的不同，如 Down 综合征外耳道狭窄，耵聍、脱屑产生多于常人。卫生习惯不良和认知障碍所致的不能诉述，也加重耵聍的堆积。而耵聍堵塞、鼓膜穿孔都可引起听力损失。有些智障和发育性残疾儿童畏惧触觉刺激不愿接受耳镜检查，最好在做完其他检查后，和取得患儿信任和安全感后才做耳镜检查。

4. 导抗测试　导抗测试可了解外耳道容积、中耳功能状态。导抗测试可受到耵聍、外耳道形状、脑积水（头颅过大影响戴耳机）、无意识的活动、挫牙等的干扰。用手持导抗测试仪可避免这些影响测试的因素。20% ~48% 智障、发育性残疾儿童的鼓室导纳图异常（为 B 型或 C 型）。Down 综合征所致的以及更严重的智障、发育性残疾，鼓室导纳图异常的比其他智障、发育性残疾的多。鼓室导纳图是检出中耳疾患的最好的手段。

蹬骨肌声反射测试可用于估计智障的听阈。一些常用于智障等疾患的镇静剂对声反射起抑制作用。

5. 听力筛查　对智障和发育性疾病患儿的听力筛查的目的是判断患儿有无听力问题、是否需要进一步做听力学检查；是否将听力问题误认为是智障或发育性疾病问题（或相反）；有没有同时伴发的耳疾（如中耳病损等）所致的听力问题等。

智障和发育性疾病患儿，一般不懂得如何配合检查和正确地做出反应，难于进行常规的用 500、1 000 和2 000Hz纯音做的听力筛查。过去用噪声器、喊话、敲击物品声、锣鼓声等筛查，虽可检出重度听力损失，但不能检出中度或轻度的听力损失；也不能检出只有部分频率听力损失的患者。自听诱发电位和耳声发射用于临床以来，用耳声发射和听脑干反应组合，进行听力筛查被较多的单位所采用。应注意的是，耳声发射正常，不能反映蜗后 = 听神经 - 中枢听神经系统是否正常。

6. 纯音测听　不同智障和发育性疾病患儿的纯音测听结果可呈不同类型的听力图。脑瘫的听力图为双侧对称的斜坡形高频损失。还可有响度重振、音衰减、平衡障碍等表现。Down 综合征典型的表现是听骨畸形或咽鼓管功能障碍所致的传导性听力损失。Down 综合征患者较早出现老年性聋，到 20 岁就出现老年聋症状。因此，有必要检查高频听阈，和考虑配助听器。

智障和发育性疾病患者常有不自主的活动，而有意识的和无意识的活动可影响受试者对测听信号的反应。脑瘫不自主的活动分散其用手做出反应的注意力。徐动症性脑瘫儿童的身体不自主活动可产生 30 ~40dB 的掩蔽噪声。故测听应尽可能在患者最安静的情况时给声。重复测试的差异在轻度智障者为 +/ -5dB 左右，重度患者重复测试的差异可相当大。为获得准确的测听结果，可用患者能够接受的方式简单明确地说明如何配合检查。认知能力较好的智障和发育性疾病患者，可配合纯音测听，有的不会用举手或按键的方式做出反应，但可用其他方式（如发//ng/、“阿”，说“鸡叫声”、“粗话”等）表示听到声信号。还可用其他儿童测听法，如条件 - 游戏测听（conditioned - play audiometry）、视强化测听（visual - reinforcement audiometry），有奖强化操作性条件反射测听法（tangible - reinforcement operant = conditioning audiometry），行为观察测听法（behavioral observational audiometry）。

7. 耳声发射　耳声发射是费用低、快速方便的听测试技术。智障和发育性疾病患儿都应作耳声发射检查。在儿童易患中耳炎的出生后 6 个月之前，做耳声发射检查，可了解是否有耳结构和功能异常。耳声发射正常，不能排除听神经和中枢听神经系统的听功能障碍。

8. 言语测听　熟悉的声音比不熟悉的声音较易引出智障和发育性疾病患儿的反应，言语为接触较多的声音，也较易引出反应。用言语检查智障和发育性疾病患儿的听力，虽不能完全反映患儿对各纯音测试频率的听阈，但可得出言语察觉阈、言语识别阈和言语识别率等，估计患儿对言语的知觉状况。在检查智障和发育性疾病患儿时，不宜用整张杨扬格词表，而以选用几个儿童最常接触的词语，如“饼干”、“小猫”、“阿姨”、“皮球”等。用口语复诵或指图的方式做出反应。对那些不能用手指指图的，可观察其头的转向或眼球视线。还可用口头发出指令，让患儿做出动作；如“站起来”、“坐下”、“举手”、“指鼻子”，“爸爸在哪里”等。

9. 听诱发电位 听性脑干电位（ABR）和中潜伏期反应（MLR）可用于测智障和发育性疾病患儿的听力。与行为观察测听法及声反射阈测试相比较，在重度智障患者ABR是最能反映患者听力的测试法，可准确地估计76%智障和发育性疾病患儿的听力。智障和发育性疾病患儿ABR的主要改变是ABR的波形和潜伏期延长。传导性听力损失对ABR的影响主要是波形变化和潜伏期延长。

Smith（1984）报告在为有些早期智障和发育性疾病（4岁以前）患儿做ABR检查时可不用镇静剂。因此早期作ABR检查，有可能避免用镇静剂对反应的影响。ABR检查应与行为测听、耳声发射及病史结合分析。

中潜伏期反应在智障和发育性疾病患儿可表现为反应减弱，波形异常。在引不出ABR时，可用中潜伏期反应估计患者的听力。

听力学家对发育障碍的了解往往是不深的。听力学家只根据受试者对言语信号作出反应的最低声级作出报告。例如，报告说：“言语测听结果表明双耳听力基本正常，从听力角度看患者功能是够用的”，病人对诸如“坐”、“站起来”，“指（如指鼻子）“等指令性言语常能作出反应，这可导致得出”听力够用“错误的结论。对患儿的听功能状态应尽可能得出较全面的了解，这对安排发育障碍的处理方案是非常必要的。

第五节 学习障碍

学习障碍（learning disabilities，LD）或称学习残疾，是一些在学习和应用听、说、读、写、推理或计算能力方面有明显困难的疾病的统称，这些听、说、读、写、计算、推理等能力的障碍，是中枢神经系统的功能障碍所致的。学习障碍可同时伴有智障、感觉障碍，也可受环境因素（如教育不当、心理因素、文化差异）的影响。但凡是由于视觉、听觉、运动、智能等方面的残疾或由于环境、文化、经济条件等因素的影响而导致的学习问题，都不属“学习障碍”。美国有3%～15%的小学生有学习障碍。学习障碍儿童多有中枢听处理疾患。按学习障碍的主要表现，可分为语言学习障碍，立体视觉学习障碍和运动控制能力学习障碍，语言学习障碍又可根据伴有的问题分为不同的综合征。ADHD的病因和中枢执行缺陷有关（这和前额皮层多巴胺生产不足有关，可用哌醋甲酯（ritalin）等中枢兴奋剂治疗。觉醒水平（arousal level）对中枢执行起着决定性的作用，觉醒水平差也可以是引起ADHD（以及与注意力部署相关的缺陷）的原因。许多这类病例处于活动低下的状态，这些人的觉醒程度差。觉醒差，使中枢执行不能积极地介入对行为的自律、监控和干预机制。

注意缺失多动症（attention deficit huperactivity disorderADHD）分为3类：①疏忽型（ADHD－inattentive），表现为不能保持注意或对特定任务作出反应；②多动型（ADHD－hyperactivity and impulsivity）注意散乱，不能持续工作；③综合型（ADHD－combined），兼有前二者的表现。疏忽型对ritalin等药物疗效不明显；而多动型则药效明显。Barkley认为疏忽型不是执行功能紊乱的表现，可能是刺激处理中的紊乱。这一疏忽型与多动型不同的表现，提示疏忽型为对输入刺激的听处理紊乱，多动型为中枢执行对输出的控制缺陷。Keith（1984）报告比较患者服用ritalin之前和之后的3项中枢听功能测试和听连续成绩试验（auditory continuous performance test）的结果，ritalin对3项中枢听试验的结果无改善的作用，而对听连续成绩试验的成绩明显提高。Katz和Pack（1975）报告在病变部位诊断明确的病例，有顺序缺陷的成人多为Rolandic区及其前部的问题。如注意缺陷多动症（attention deficit hyperactivity disorder，ADHD）伴有的主要缺陷包括排序功能差/模仿（imitation），组织和计划差等基础缺陷，神经生理学的证据表明这是额前皮层缺陷的表现。现在认为 ADHD 主要是在多行为的自身调节和完成任务方面的功能紊乱，即输出方面的（执行）障碍。有 ADHD 的病人计划和执行（组织）反应的能力减退。疏忽型 ADHD 的患者，实际可能是听处理障碍的表现，听力学工作者将其称为“中枢听处理障碍”CAPD 和 ADHD 的鉴别诊断最好由听力学和心理学临床医师协同进行。

学习障碍中，以语言学习障碍（language - learning disability，LLD）综合征最常见，对语言学习障碍的诊断，包括诊断是否“语言学习障碍”，属于语言障碍的哪一种类型，以及判断是否需要治疗。

从教育的观点看，学习能力丧失（专指阅读、运算、拼写和书面表达等方面的困难）、智力迟钝和孤独症等属于学习困难的范畴，如大脑轻微功能障碍、知觉缺陷障碍、诵读困难和注意缺陷障碍（或多动症）等术语也曾被列入学习障碍的范畴，但现在“学习障碍”则用于记述已被确认独立的和构成特殊综合征的行为表现。在本节中，从语言障碍的角度出发，“语言学习障碍”这一术语将用于以语言学习障碍为主的构成的一些特殊的综合征，包括注意缺陷障碍、诵读困难等，但不包括由于视觉、听觉、运动、智能等残疾或环境、文化等因素导致的学习问题，也不包括脑损伤等所伴发的语言障碍。听处理障碍可导致言语语言学习障碍。在幼儿听不清言语声，就难以学习语言。中耳积液可导致语言学习障碍（language learning disability）和中枢听处理（central auditory processing）障碍。因此，双侧中耳积液持续 3 个月以上，鼓膜置管，听力较佳耳纯音平均听阈（PTA）20dB 或更差者应作进一步检查。

“语言学习障碍”（language - learning disabilities，LLD）综合征的特点是对语言的理解、表达和应用方面的问题，难以用适当的词，有时有听处理和言语识别方面的问题。80% 诊断为学习障碍的学童属于 LLD。语言障碍综合征可合并有构音及书写动作不协调或伴有立体视觉（visuospatial）感知缺陷综合征。

美国学龄儿童中患注意缺陷障碍（attention deficit disorder，ADD）及注意缺陷过动症（attention deficit hyperactivity disorder，ADHD）的占 20% 左右。ADD 和 ADHD 常与学习障碍同时存在，或伴有对抗性行为失调，最显著的表现是不专心，易冲动，在 ADHD 还有过动。在没有过动的 ADD 患儿，对抗性和易冲动的问题较轻，但与 ADHD 患儿期比较在与伙伴们的关系问题和泛读、迷糊和幻想等方面较重。ADHD 患儿则有明显的阅读和算术方面的学习问题。

根据患儿有家中和学校的病史，观察及神经心理学家及教育心理学家的检查作出 ADD 的诊断，对 ADD - ADHD 的患儿可通过教育、咨询及医药进行治疗，有 20% ~25% 的 ADD - ADHD 患儿可伴发焦虑症（anxiety disorder），此病可能主要是脑的额叶区受损，也可能与后部的专注中枢受损有关。

本病可伴有自检能力（启动、变更、抑制、保持专注）和预想（计划、组织和策略）的缺陷，与创伤性脑损伤后所见的情况相似。

一、听处理的听力学配套检查

包括：纯音气导听阈 - 语频气导平均听阈；纯音骨导听阈 - 语频骨导平均听阈；鼓室导纳图；声反射阈；言语识别率（安静环境中）；噪声下言语识别率；言语 - 噪声；SSW 检查；校正 SSW 得分及反应异常；音素合成等项。

（一）音素合成（phonemic synthesis）

将一简单词的音素分开发出，一次发出一个音素，让受试者说出合成的词。例如，将“妈”字分为“m”或“a”2 个音，将“来”字分为“l”和“ai”2 个音。这主要检查音素解码能力，短期记忆力，保持先后次序和组合成一个子单音节的能力。

（二）噪声下言语识别率（speech - in - noise）

用单音节词测在安静环境中和在信噪比为 +10dB 条件下（同侧加言语噪声）分别测左耳和右耳的言语识别率安静条件下与噪声条件下言语识别率差，反映受试者在噪声中倾听言语的能力，以结果较差的一耳的作为分析的依据。

（三）交错扬扬格词（staggered spondaic word test）

按十一章“中枢听功能检查”所述得出“校正 SSW”和计算“颠倒数”，“次序效应”等，SSW 试验在区分听感知（auditory reception）中枢病损和其他脑损方面有较大的价值，学习障碍的儿童的 SSW 检查结果和脑损伤脑筋病例的相似。

二、听处理功能障碍的分类

根据检查结果和症状，可以将听处理功能障碍分为以下几为在（这种分类法较便于选择和安排训练方案）：①解码类；②耐受噪声－健忘类；③综合类（Ⅰ型及Ⅱ型）；④条理类。

听处理类（auditory processin category）：Katz 等（1992）用音素合成检查，噪声下言语识别率检查和交错扬扬格词试验，对 120 名 6～12 岁的学习障碍儿童检查，一半以上的儿童属听处理类功能障碍，这类又可分为：

1．解码类（decoding category）　这一听处理类包括在“音素级“有处理问题者。通常患儿发语音的能力差，有读和和拼音困难，在低年级时有说话方面的问题，如对／r／等声发音口齿不清，这类儿童常有感知性语言方面的问题，例如对检查理解能力的指图发音的“看图识物试验”（peabody picture vocabulary test）得分低于同年儿童，SSW 试验结果 CSSW 及次序效应异常，音素合成试验差（表 22－5－1）。

表 22－5－1　解码类听力学检查结果举例（9 岁儿童）

	右耳	左耳
纯音语频平均气导	10dB HL	7dB HL
纯音语频平均骨导	8dB HL	7dB HL
鼓室导纳图	A	A
声反射阈	85～100dB	80～90dB
词识别率	100%	96%
安静－噪声词识别率	32%	44%
SSW 试验	右不竞争，右竞争	左不竞争，左竞争
修正 SSW 错误数	2　20*	21　8*
（正常限度）	（4）　（9）	（16）　（3）
SSW 反应偏差	次序效应 低/高*	2 个颠倒
音素合成	14*	
（正常限度）	（17）	

*表示对听处理障碍的诊断有意义（引自 Kzta J. Handbook of Clinical Audiology. 4th ed，1994.）。

2．耐受噪声－健忘类（tolerance－fading memory，TFM）　这类儿童一般都有学习障碍，约 75% 病例有难于对抗环境噪声的干扰和短时间记忆差的表现，在嘈杂环境中难以听懂，对巨声反应不积极，难以回想起刚才听到的数字或语句。常精神涣散，多活动（有的活动过少）。发音和拼写正常，但对口说和书写的意义理解能力差，也拙于用口说或书写表达。这类儿童作成套测听检查，典型的异常结果为“校正 SSW”明显低于正常，SSW 颠倒数多，次序效应显著异常（表 22－5－2）。

表 22-5-2 10 岁 TFM 患儿的测听结果

	右耳		左耳	
纯音语频平均气导	8dB HL		5dB HL	
纯音语频平均骨导	10dB HL		2dB HL	
鼓室导纳图	A		A	
声反射阈	85~90dB		85~95dB	
言语识别率（安静）	92%		100%	
噪声下言语识别率（安静-噪声）	60% *		34%	
SSW 试验	R-NC	R-C	L-C	L-NC
C-SSW 得分	4	4	25 *	-3
（正常范围）	(3)	(8)	(14)	(3)
反应误差	次序效应	低/高 *	5 个颠倒	
音素合成	20			
（正常范围）	(17)			

* 表示对 AP 有诊断意义。

3. 合成类（integration category） "合成"指将不同模式的感觉（尤指听觉与视觉以及左和右大脑半球功能）加以综合。有合成类的问题者，SSW 试验结果常为 A 型：①合成类Ⅰ型：这类是听处理障碍中学习障碍最严重的一类，常称这类为"诵读困难"（dyslexia），读和拼的技能极差，由于发音能力很差和在作音素合成检查时难以进行，表现与"解码类"极相似（表 22-5-3）；②合成类Ⅱ型：和"耐受噪声-健忘类"酷似，在学校学习成绩方面较Ⅰ型的好。

合成型病例的特点之一是他们偶尔会出现要拖延很长时间才作出反应。由于拖延的时间很长，使人感到他不会作出反应。

表 22-5-3 14 岁合成类Ⅰ型

	右耳		左耳	
纯音语频平均气导	0dB HL		2dB HL	
纯音语频平均骨导	未查		未查	
鼓室导纳图	A		A	
声反射阈	85~90dB		85~90dB	
言语识别率	96%		96%	
言语识别率（安静-噪声）	24%		28%	
SSW 试验	R-NC	R-C	L-C	L-NC
CSSW 得分	-2	1	11	-4
（正常范围）	(3)	(3)	(9)	(3)
反应误差	A 型 *			
音素合成	10 *			
（正常范围）	(22)			

* 表示对 AP 表诊断意义。引自 Katz J. Handbook of Clinical Audiology. 4th ed，1994.

4. 条理类（organization category）　此类病人难以条理化和排列信息的顺序，当学着把自己理顺和列表弄出条理来时，总是乱七八糟的，由于要努力把事情办整齐，而在聆听时易于疲劳。学习有困难，拼写会把字母弄颠倒（表 22-5-4）。

表 22-5-4　14 岁条理类Ⅰ型

	右耳	左耳
纯音语频平均气导	12dB HL	12dB HL
纯音语频平均骨导	8dB HL	8dB HL
鼓室导纳图	As	As
声反射阈	90~105 dB	85~105 dB
言语识别率	92%	88%
言语识别率（安静-噪声）	40%	40%
SSW 试验	R-NC，R-C	L-C，L-NC
CSSW 得分	2　10	18　-4
（正常范围）	（5）　（13）	（18）　（4）
反应误差	16 个颠倒*	
音素合成	14 其中 4 个颠例*	
（正常范围）	（26）	

*表示对 AP 表诊断意义。

第六节　中枢听处理障碍的治疗

“中枢听处理障碍”（central auditory processing disorder，CAPD）是一个概括多种疾患的“病名”。这个术语涵盖了不同病因、不同临床表现的疾患。对 CAPD 的治疗包括针对不同病因病理改变而采用的医药治疗和针对听功能的缺陷而采取的措施（改善声信号的清晰度和聆听环境，培训儿童的特定的听能力和儿童在交流中所用的策略等）。医药治疗属于临床医学的范畴。改善听信号的清晰度和聆听环境，用辅助技术（remediation techniques）强化信号、降低噪声、选择座位等措施在《教育听力学》一章中将作较详细的叙述。本节主要讨论行为干预疗法。

一、中枢听处理障碍行为干预的一般原则

中枢听处理障碍（CAPD）的主要表现是声定位和偏侧、听识别、听模式认知、时阈解析、整合、排序在噪声环境中听不清言语，认出不完整的或在竞争声中认出声信号的能力差。因此，中枢听处理障碍的干预可从①改善患儿的聆听的环境（环境噪声、竞争声）；②针对患儿所存在的听处理能力缺陷，给予适当的补偿（增加信息的富余线索和改善信息的取用）；③辅导患儿用恰当的谋略步骤进行学习、交流三方面入手。加强信号、减少噪声、改善环境、改变给声和听声的方式、教给聆听的方法等等，都涉及听力康复-语言训练的范畴。行为干预主要是通过教给聆听的策略和培训聆听能力，补偿中枢听处理障碍所引起的功能缺陷。

二、补偿策略

任何补偿功能缺陷的治疗方案所采用的训练活动都是以“神经可塑性”（neural plasticity）的认识为基础的。可塑性指在内源的或外源的感觉输入改变后，脑（神经系统）对其本身进行重组以应对反应的能力。补偿措施是以可塑性为基础的干预措施。1949 年 Hebb 首先观察到在刺激改变（如声

刺激不能正常输入）后，中枢神经系统中相关的神经突触发生变化，并认为这些改变有助于学习和记忆的发育。Skinner（1957）的观察示一个人的行为可被系统性的或适应性的训练所变更。可塑性理论和行为改变理论是现代语言言语训练及其他认知训练方案的基础，这些原则也适用于听力康复。这种训练是一种“刺激引导法”（stimulation approach）。训练的要点是：①选用适当的听刺激；②刺激必须是可重复的，每次刺激都引起相同的反应；③能引出大量的反应，反应不是被强制做出的；④对反应应作出反馈；⑤治疗应为集中、系统、根据情况做适当调整的和采用适合于具体人的可变通的材料。

中枢听治疗基本前提是要有明确的目标，即以对聆听者的学业、交流或社交、情绪的健全发育起着重要的作用的能力作为治疗目标的。治疗方案应是可通用于有这种听处理缺陷的患者的（在对具体个人应用时，可能需要有所变通）。中枢听处理障碍常同时有多项缺陷的表现，应根据具体情况选用中枢听处理的行为治疗的方案。

三、听处理障碍的处置（康复训练）

根据患儿父母、教师的观察和听力学检查的结果，了解患儿听处理功能的强项和弱项（听处理功能障碍表现在那些方面），针对不同的情况制定处置（康复训练）方案。例如，对那些不能在噪声环境中集中倾听或听不清楚的，可采取措施改善信噪比，对那些短期记忆差的，可在教室板书中写出新词汇或提纲，借助视觉补偿记忆中已消失的听信息。在特殊教育课堂中可采用课堂扩音系统，将教师的讲课声放大到比噪声大 10 dB。也可用“聆听辅助装置”改善听处理障碍和学习障碍学童在噪声中的言语识别能力，使学童能明显地改善其参与教学活动的状态。

用聆听辅助装置，例如 FM（频率调制）听训练器，对噪声耐受及健忘的学童和对音素解码障碍的儿童都有帮助，特别是对前者的效果更好些。

（一）单侧耳塞

在正常儿童，用耳塞堵住一耳，可使其听觉受到影响。对一些病例用耳塞堵塞一耳时，可以使干扰正常感知过程的异常输入减少。Green 及 Kotenko（1980）用耳塞治疗精神分裂症的患者和脑损伤的患者 。Later 及 Green（1983）用耳塞堵耳法治疗学习障碍的儿童。比较堵住较差耳和两耳都不堵住时的听理解能力如果堵住较差耳时，听理解能力明显好于未堵耳时，就可以用耳塞堵耳法来治疗。在主要是单侧耳的听处理功能有明显问题的病人，用此法都得到满意的效果。Katz 和 Wilde 报告一侧脑手术后 SSW 试验示右耳严重障碍的病例，用耳塞堵右耳后，不仅在噪声中听言语的能力得到改善，而且患者的个性有所改善。

（二）双侧耳塞

一些极易被环境噪声分心的和对环境噪声过度敏感的人，常难以在噪声环境中集中精力阅读或工作，例如有的学童诉学在轻微的外界噪声环境中难以做作业或附近的电视、广播声使其无法专业做作业。这种情况下可双耳戴耳塞。

（三）降低声音

室内的噪声、混响都应通过改善教室建设声学条件降低其对言语听处理的影响。

（四）听训练

根据不同情况采取不同措施。听训练的目的是帮助患儿改善其对音素有具体感受，增加对噪声的耐受力和在噪声中专注有用的声信号的能力，改善短期记忆以及学会理顺信声号次序的能力。

1．对音素（解码）障碍的训练　有些专门的训练材料（如音素合成、将声音组词等）用于训练解码功能差者。可不仅改善音素组合能力而且可以改善解码能力。用音素合成训练的一年级学童发音咬字的能力明显好于不经训练的学童。

2．减速言语（decelerated speech）训练法　把从一个音素转换到另一个音素的转换时间延长至 60～80ms 可改善“言语滞后小儿”的识别能力，例如用减速言语比用常速言语更易鉴别［ba］和［da］。Totter（1979）发现在严重发育滞后的儿童，不作其他训练，只将说话变慢，就可提高其理解程度。

3．在噪声中听觉有困难者的脱敏训练　让患者放松，在安静环境中听由扬声器发出的言语材料，然后由另一扬声器加入言语噪声，每10个检查项加大几个dB的噪声，至噪声大到开始听错或小儿出现活动过度时，不加噪声听10个检查项，而后又逐渐加大噪声。此法可改善患儿对噪声的耐受力和在噪声中的识别能力。此法需每周至少重复15分钟，以保持稳定的疗效。

4．记忆和次序训练　由言语－语言疾病医师及娱乐室教师进行记忆和次序训练，对短期健忘或次序处理功能差的儿童有帮助。

四、行为干预治疗法

行为干预治疗法，有由刺激驱动的“自下而上”法，和由意识启动的“自上而下”法。

（一）自下而上治疗（bottom－up therapy）

自下而上的步骤是由输入刺激驱动信息处理，刺激是决定较高层表象的主要的因素。自下而上治疗是以能通过适应性训练改善聆听者对输入信号编码能力的缺陷为基础的。刺激引导法是在确定训练目标的基础上，选择与目标信号相应的刺激，并使目标信号（刺激）较为突出、醒目以便聆听者易于感知。在适应性训练中，在受训者成功地感知这种强化的信号后，将刺激稍加变更加大对信号感知的难度。如此训练，直至达到能准确地感知目标信号——表明听觉系统已能较有效地适应聆听较难的目标声。这种方案从用强化的信号到用平常的刺激，再到聆听不完整的刺激，进行听能力训练；对有输入信号编码能力缺陷的聆听者，通过输入刺激训练其对输入信号编码能力。

1．音素训练方案（phoneme training program）　训练辨别、认知辅音的能力，以差异小的音素配对训练，如/p/和/b/配对，训练从加强突出的音素开始（如将/p/发成重读的//泼//，/b/发成重读的//搏//）；而后逐渐减小发音的响度，如轻读的/..po/和/.bo/。然后逐步增加辨别的难度，u将含目标音（如/p/、/b/）的词语或用与不同元音组合的音节（如/pa/和/ba/与/pe/和/be/），或用元音－辅音—辅音－元音前后颠倒排列的音节（如/an//na/）进行训练。治疗医师随时辅导和纠正。

2．音素合成训练（phoneme synthesis training）　在听识别缺陷类型的儿童患者的治疗中，听分析和听合成能力的改善是不可或缺的重要部分。让儿童将分离的音素合成完整的音节的音素合成训练（将声母和韵母合成词），例如将/sh/和/ang/合成/shang/“上”，可训练分析及合成能力。音素合成试验（phonemic synthesis test，PST）、音素合成图片试验（phonemic synthesis picture test，PSPT）、听概念试验（lindamood auditory conceptualization test，LAC；lindamood phoneme sequencing，LiPS）等中枢听处理试验，也可用于听分析能力及停合成能力的训练。此外，还可设计计算机化游戏训练。

3．快速进展方案（fast forward program）［动画游戏法］　快进方案是一种用计算机合成及/或数字化给自然言语，改善儿童对快速变化的言语感知的适应性训练法。儿童玩动画游戏，游戏中将目标声或词延长和放大以将其突出。检查对言语声的编排、分析和认定，以及声音的先后次序。对正确的识别或认定立即用奖励作出反馈。若能力改善，程序会自动增加试验的难度，使目标向自然言语靠拢。7场游戏中5场游戏完成超过90%，为达到可结束这项治疗的指标。

4．时间模式处理（temporal pattern processing）　通过用持续时间长短不同的纯音非言语声（如短声）、频率高低不同的纯音，汉语普通话的声调等，编成训练对声音时域模式及排序的辨别识别认定的能力。例如，聆听“长－短、短－长－……”比较时间长短不同的非言语声信号，训练识别时间长短不一的短纯音的先后排列次序的能力，用“妈、麻、马、骂”训练识别四声频率变化模式的能力。

5．减速言语（decelerated speech）训练法　将音节中从一个音素转换到另一个音素的时间延长60～80 ms，可改善“言语滞后儿童”言语识别能力。只需用此法，言语滞后儿童即可提高其言语理解的能力。

其他听处理缺陷的听力训练包括注意、警觉，强度、频率识别和声定位－偏侧等能力的训练。注意和警觉可通过连续聆听一个故事，让注意故事中出现的某一目标词的方法训练。强度和频率的识别，可用聆听比较强度不同的或频率不同的声音训练。例如，可用“最小可察觉的差异”（just noticeable difference，JND）试验材料训练强度和频率的知觉（在声强辨差阈和频率辨差阈试验所得出的结果的基础上逐渐减小差异）。用相似的方法在“同时双耳正中面偏侧试验”的基础上进行声源定位和偏侧能力的训练课可改善双耳相互作用的能力。

对半球间整合能力，可通过用唱和语言标记触觉刺激的乐器的训练（犹如“把手伸到口袋中，告诉我你的手摸到了什么”的活动），来加强两半球间的沟通，训练将两耳信息整合和分隔的能力。

6. 噪声中聆听的训练　对那些耐受噪声能力差和在背景噪声中聆听声信号功能障碍的儿童，除加强信号，使之在环境中更清晰外，可采取训练改善对噪声的耐受能力等措施。如将“成人听力障碍听 - 视训练法”改编成可用在改善 CAPD 儿童对噪声耐受的目标可量化训练方法。在这一“噪声脱敏法”训练中，竞争的多人唠叨声级，目标声的声 - 语言的余力，以及是否加视觉线索等条件，按由易到难的需要进行安排调节。训练时，让患者放松，在安静环境中听由扬声器发送的言语测听材料。然后从另一个扬声器发送言语噪声，每 10 个检查项加大几分贝（根据具体患者的反应情况，选定每档的步距）。在噪声加大到开始出现听错的情况时，或儿童开始出现过多的活动时，停止发送噪声，在没有噪声的条件下继续听 10 个检查项。接着又逐渐加大噪声，使之渐渐习惯在噪声中聆听。此法需要每周重复训练 15 分钟，以保持取得的疗效。

（二）自上而下法

和刺激驱动处理的理论相反，认为听处理问题是自上而下的信息处理的缺陷的结果。这种自上而下的理论认为处理是思想驱动的，是由较高层次对低层次输入的表象的制约导向的。例如，在噪声环境中聆听者用语境和语法规律补充输入言语信息中被噪声掩蔽的成分。自上而下法，以元语言（metalinguistic strategies）策略或元认知（metarecognition strategies）策略为基础。元语言指有关于用语言思考和交流方面的语言问题（用哪种语言——话语、手语……，如何用）。元语言策略（metalinguistic strategies）指聆听者面对不利的聆听情况时应用语言规则的能力。元认知策略指一个人主动、适当地运用自己的知识和经验影响其行为举止。例如，知道有噪声干扰聆听而调整惯用的听行为如认真地专注要听的信息，边听边思考等。

以元语言策略为基础的训练包括：听补齐（auditory closure）、组成复合句、解词、韵律训练、记忆训练等。

1. 听补齐　当一个词的音素的部分信息缺失时，将这一部分听信息补充齐全到可被认知的知觉过程，为听补齐（auditory closure）。听补齐包括以语境为基础推测丢失的目标声或词，例如：根据“玫瑰是红的……，紫罗兰是……，我乘黄色大……. 上学”提示的内容，从上下文的意思推测遗漏的词语。

2. 组成复合句　连接语言串的词（如/和/、/虽然/、/因此/、/在…. 之前/、/他/、/他们/、/它/等），可将多个信息片断合成效果好的紧凑的话语，如：小刘买了一件新衣。小刘穿新衣参加舞会。用“和”把两句连成“小刘买了件新衣和穿着新衣参加舞会”。

3. 解词　人们可以用解析词语的方法帮助聆听者按特定的概念结构组织语言概念，如学校的概念是由受教育的儿童、课本、教师、作业等集成的。

4. 语境推导　教给儿童从语句的语境得出新词及推断其意义，如从语句“饥饿的狮子吞食小羊”推想出吞食的意思。

5. 韵律训练　韵律训练是自下而上法的时间 - 模式训练的自上而下发的扩展。通过此法，聆听者学习分析言语在超音段方面所携带的意义。这包括言语声的韵律、节律、定时、重音、重读等所含的意思。用平常的、讽刺的、责备的等不同的语气说同样的语句。

6. 记忆训练　元语言治疗还有训练记忆的方法。训练记忆力的方法有：重复听、复诵（重复念给自己听），视觉意象（——心里想象一个图像），分段（把较长的话语分成较短的段落），变换（将复杂的话语改换为简单的），意译（用其他词语阐述其意义）或编成有助于记忆的顺口溜、歌谣等练习。

7. 元认知策略 元认知方略的训练着重于聆听者在聆听场合所持的态度、方略和能力。这些能力使聆听者成为交流活动中的主动参加者，而不是被动的参与者。元认知方略包括听懂，需求（有想听的愿望），维持适当的聆听效率，提取话语中的听性的和非听性的重要部分，监听聆听环境的和监控个人自身的感受的能力、做出反应以及自助行为。

例如，Chermak 和 Musiek（1997）治疗 CAPD 的元认知/元语言方案中的元认知部分，是针对教给聆听者了解自己的能力（认知他们的聆听方略和不足之处）和运用自己的本领（开发改善他们的理解能力）两个重点的。聆听者通过改良认知行为，——用引导和推导推理和互动教学增加他们有效地聆听和听懂关键的信息要素。在互动教学中，患者和治疗师轮替对话，使能在对话中根据患者的表现判断他们聆听和听懂的能力和缺陷。通过用归属性训练和限定性训练（attribution training and assertiveness training）扩展他们的自我改善能力。在归属性训练中聆听着学会认定他们的聆听困难的来源是刻在他们控制下的。（例如“当嘈杂时我听不清”）在限定性训练中聆听着学会以适当的方法改善良聆听环境以改善交流。（例如“如果我听不清，我会请说话的人再说一遍”）。

Kelly（1995）为有听力问题学生设计的一种以元认知为重点的问卷；通过对话、问答、按清单调查学生对自己的听力问题了解多少，有哪些问题，在哪些情况下感到有哪些听力困难，怎样做能克服或缓解这些困难，让学生认识自己有哪些听力问题，并启发学生认识到自己是有能力克服困难的，和如何更好地克服困难进行交流。例如通过交谈，学生认识到“别人也有和我相同的困难”，“我可以把握周围的聆听环境来帮自己听清楚”。

训练元认知策略的疗法还包括对在交流中任何有助于成功地沟通的活动的认知的训练，如用唇读/看话（读言语）训练加强儿童从话语中提取重要视觉线索的能力以增强交流能力；用韵律编写的材料训练儿童用元记忆（metamemory）等。这些策略的虽然定量性较差，但就听力康复工作的整体是重要的组成部分。元认知策略所含的内容不仅可改善听处理，而且可减轻 CAPD 对聆听者的不利的心理作用。

8. 年龄的问题 在幼儿听力 - 语言发育尚未成熟，中枢听力检查有一定的困难，治疗难度也较大，有些行为治疗的方法不能用于幼儿。可用于较年幼的儿童治疗 CAPD 的方法有：Katz 的音素合成治疗法可用在 1 岁，甚至更小的儿童；在 5 ~ 6 岁的儿童可通过游戏进行元感知训练。对这些年幼的人群的治疗，一般采取在诊断其言语语言的缺陷，了解其交流的能力和不足之处的基础上，改善聆听环境，加强信号质量，和用训练处理能力作用的游戏活动进行治疗。例如，让随音乐节拍拍手，可训练听模式认知、和对韵律及时程的知觉等时域处理的能力。儿歌的韵律不仅起着刺激时域处理的作用，而且可刺激训练半球间整合能力。

老人的听处理障碍和外周性听力障碍、认知功能障碍、神经退变性疾患等有关。在医治外周性听力障碍等的同时，常有针对处理缺陷的训练，改善听和语言能力的必要。例如，Katz 用自下而上的方法于耳蜗植入康复。也有用于青年和成年只能障碍的康复。此外，在年长者往往凭其生活经验，可用一些交流策略方法补偿听处理功能缺陷。他们能自动地进行自上而下的“自疗”；通过让那些在年龄较轻时不用或不需要用的处于休眠状态的代偿能力恢复活动，以代偿某些缺陷的能力。

老年性聋的外周性听力损失可并有与老年相关的时域处理的缺陷以及理解困难。对老年性聋的治疗方案，常需考虑对听处理能力的辅助问题。调整话语的速率，可改善有时域处理问题的聆听者对言语的理解。在外周性和中枢性听力障碍的老年人，用 FM 技术和可编程扩音系统，可在一定程度上改善声信号音质和在噪声中聆听的清晰度。

[附] 室内声学和辅助聆听系统

感音神经性听力损失（耳蜗性听力损失、蜗后性听力损失）及中枢性听力损失（特别是中枢听处理障碍）在噪声环境中听言语的能力受到明显影响。环境噪声是影响儿童受教育、老人社交活动的一个重要因素。室内声学和辅助聆听技术，是帮助解决或减轻聆听困难的重要手段。

背景噪声影响聆听言语的程度决定于：噪声的长期声谱、噪声的平均强度、噪声强度波动起伏。影响言语清晰的最重要的因素是信噪比（signal - to - noise ratio，SNR）。例如，70 dB 的言语信号和 60dB 的噪声的信噪比为 +10 dB；50dB 的言语信号和 70dB 的噪声的信噪比为 -20dB；城市的住宅和郊区住宅的信噪比分别为 +9 ~ +14 dB；户外的信噪比为 +5 ~ +8dB；商场为 +7dB；宴会为 +1dB；课堂为 +5dB ~ +7dB。正常成人在信噪比降至 0dB 时，言语知觉才会严重地受到影响。在 SNHL 的患者要 +4 至 +12 dB 的信噪比才能和正常人那样听清言语。在中等程度的混响室内还要再加 3 ~ 6 dB。

听力减退者对信噪比的要求和听力损失的程度相关。30dB 的 SNHL 需要比常人多 +4 dB 的信噪比才能相当于正常人对象对相当的言语的知觉；90 dB SNHL，至少要比正常人所需的信噪比大 +12 dB 以上。需要多大的信噪比，受到声学的、语言的和发音等因素的影响。一般 SNHL 的聆听者要求的室内信噪比应大于 +25 dB，在少于 +15 dB SNR 的环境中，听力障碍者的言语识别率降低。一个没有摆设的空房间，要达到 +15dB 的信噪比，噪声级不能超过 30 ~ 35 dBA。创造较佳的 SNR 环境以改善声信号的质量，也是在儿童语言学习期，特别是对那些语言知识缺陷的儿童，语言得以正常发育所需要的。有必要为 SNHL 和“正常听力”的人群制定一个控制室内噪声级和信噪比的标准。

1. 混响　声波从房间的四壁和地板房顶反射而在室内延长停留的时间，即为混响。特定频率的声音在省信号终止后衰减 60dB 所需的时间，为混响时间。例如，120dB SPL 的1 000Hz信号，在一课室内，经 1 秒钟衰减到 60dB，则此室的混响时间为 1s，一般房间越大，混响时间越长。测听间混先后时间约 0.2s，居室 0.4 ~ 0.8s，会堂、大厅 3 ~ 4s，课室 0.4 ~ 1.2s。混响时间是影响言语知觉的另一个室内声学因素。前面言语的混响声对后续言语声起掩蔽效应。混响室元音声的能谱延长，而掩蔽后续的辅音音素，特别是词尾的辅音。由于元音能量较大时间较长，其掩蔽效应也较大。

言语知觉在混响时间长的室内可降低。听力正常的成人在混响时间不长于 1.0s 时，言语知觉不受影响。SNHL 的患者则需相当短的混响时间（0.4 ~ 0.5s）才能得到最大的言语知觉。上述的“听力正常”儿童，常有在混响室内言语知觉差的表现。对聆听困难的儿童，课室的混响时间应不长于 0.4 秒。

2. 噪声和混响的影响　室内的噪声和混响起着协同作用。噪声和混响共同起到的不利于聆听的效果比二者分别单独骑的不利效果相加要大。噪声中的间隙被混响所充填，加强不利于聆听言语的作用。例如，在很好的信噪比和混响时间（信噪比 12dB，混响时间 0.4s）条件下，正常听力的儿童也只能识别 88% 单音节词，而听力减退的儿童单音节词识别率只有 60%。信噪比 = 0dB，混响时间为 1.2s 的聆听条件下，听力正常儿童的识别率为 30%，听力减退者的时比率仅 11%。

3. 距离　声音和声源的距离的关系是按逆平方律（inverse square law）减小，即与声源的距离每增加 1 倍，声音减小约 6 dB SPL。如果在 1m 处说话者的嗓音为 80 dBSPL，则 2m 处为 74 dB，4m 处为 68 dB。所以听降低座位要靠近说话者，才能清晰地听取直接传播的说话者的讲话。反射声到听者的距离稍远，早到的反射声波在直接声波后约 50ms 即到达聆听者。

离声源更远处，混响在聆听环境中渐渐占优势。声波从说话者传播到聆听者的同时，也向四方八面传播。在传播中声波碰到墙壁、天花板、地面以及室内各种物体的表面，产生反射声波，反射声波又传播 - 反射。多数早期的反射声在它们从说话者到聆听者的途中碰撞于墙壁物件的表面上。早期的反射声常与直接传播的声音结合而增加声音的响度；这在正常听力者起到改善听知觉的作用。由于每次传播途中的距离和一部分被吸收，声波的响度减小。有些反射波互相抵消，有的反射波与直接春播的声音谐振，有些声波相加，使一些声音增强（有的产生较大的“回声”）。混响使音质丰满。然而，混响可导致言语声畸变，包括混响在时间领先于或重叠于直接传播的言语声、重要的知觉线索被掩蔽，影响言语的知觉。

距离可直接影响言语知觉。知觉随距离增加而降低，直至达到室内的临界距离（即直接传播与混响相等处)。多数房间的临界距离,约为距说话者6~8 ft(英尺)(1.8288~2.7432m)。除很大的房间外,在室内超过临界距离处,知觉能力基本不会有多少变化。在很大房间内,言语知觉随距离增大而减小。因此,减小听者和说话者之间的距离,和如在房间的“临界距离”内只有聆听者一人,可改善对言语的知觉。这说明为何只调整儿童在课室中的座位是不足以得到满意的聆听环境的。教师自课室内走动或转身面向黑板书写,都会使他们离开临界距离。

Crandell和Bess观察距离、噪声和混响对言语知觉的影响。在信噪比为+6dB(用多个说话者的唠叨噪声,和语句为测试信号),混响时间为0.45秒的室内,20名5~7岁听力正常的儿童,在距扬声器6ft(1.8288m)、12ft(3.6576m)和24ft(7.3152m)的平均言语识别率分别为89%、55%和36% 。结果表明距离对言语知觉有显著的影响。

4. 改良室内的声学条件 改善室内言语知觉的第一个方略是对房间的声学改良。最有效的步骤是 在设计建筑之前,承包者和学校官员、建筑师、工程师、室内声学专家、听力学家、以及听力障碍教师等讨论提出要求和计划。以适用于听力损失者为目标,要求达到以下指标:①信噪比在+15dB以上;②空房的噪声级≤30dB A;③混响时间≤0.4秒。多数课室都大不到这些指标,需要加工改善。

5. 个人和集体扩音系统(personal and group amplification system) 室内的扩音系统可改善言语知觉、注意、学业成绩和on-task behaviors。室内的扩音系统的目的是:①在聆听者的耳出保持高信噪比和微小的混响;②将信号修饰成适于个体的声学需要;③提供畸变少的宽频扩音;④聆听着和说话者都可活动走动;⑤聆听者可听主要发言者的、室内其他人的和自己的话语;⑥能接受来自唱碟、录音、电视的输入。可用的室内扩音系统包括个人助听器、个人调频(frequency modulation,FM),声场FM,induction loop感应线圈,红外infrared,有线系统hardwire。

6. 个人助听器 个人助听器对信噪比的改善基本不起作用。若背景噪声级超过60dB A,助听器对言语知觉没有什么帮助;背景噪声为50dBA时,中提琴对言语知觉只有有限的帮助。而日常许多环境噪声是超过50~dBA的。因此,戴传统助听器的儿童需要还有其他改善信噪比的措施。这些措施包括:修整助听器的频率响应,定向传声器技术,自适应信号处理法(adaptive signal processing strategy),数字降噪(digital noise reduction)等。

7. 个人FM扩音(personal frequency modulation amplification) 个人FM扩音系统是通过无线FM传声器在说话者口的附近拾取他(她)的嗓音。此处混响和噪声的不利影响极小。声信号转换成电波形,经FM传输到以相同频率调制的接受器,将电信号放大再转换成生波形传给聆听者。美国联邦通信部(Federal Communication Commision,FCC)分配给听力障碍用的ALD的频率范围为72 025~75 975 MHz(和后加的215~217 MHz)。

说话者可用衣领传声器、悬吊传声器(boom microphone)或(项链式)微型传声器。从说话者的传声器及发送器(transmitter)发出的电波,可由以下接受器接受-转换成声波传给聆听者:助听器FM接受器、(头戴)耳机FM接受器、直接听输入FM接受器、颈项感应线圈FM接受器,和按钮(button)或耳后(BTE)内含(self-contained)FM接受器。

FM系统有便于携带、可在多处使用、可灵活按个体听力损失情况调整使用和学校可在多个课室中使用等长处。

8. 声场FM扩音 声场FM扩音是一课堂内按适当的布局放置的扬声器代替个人接受器的FM系统。声场FM系统用于课室中的“听力正常”儿童,可以将噪音放大8~10dB,改善聆听环境的信噪比和使课室内声音均匀放大。

个人FM改善信噪比的效果佳于声场FM系统。听力损失较重或在噪声中言语听力差的个体,用个人FM效果较好。

9. 电磁感应线圈系统(electromagnetic induced loop system) 磁线圈(magnetic loop)是环绕房间的连续导线,从放大器引导电能而形成磁场,线圈的电流感应在助听器内的感应拾音线圈(tele-

coil）或其他接受器的感应线圈（induction coil）。

例如，由有线系统（硬连线 hardwire）或 FM 传输到放大器的感应线圈放大系统；从放大器引出的电线绕在患者耳旁或课室中的磁芯上，电流通过时产生的电磁场由感应拾音线圈（telecoil）拾取。这种在助听器内的感应拾音线圈（telecoil）或其他接受器内的感应线圈（induction coil）拾取的电磁信号转换成可聆听的声信号。电磁感应线圈价廉、附件较少易于安装，而且便于排除故障和维修。电磁感应线圈系统受以下条件的限制。儿童在课堂中必须有工作良好的、有感应线圈的助听器，而且助听器的感应线圈要有足够的增益。感应线圈增益又决定于感应线圈前置放大器和助听器内的感应线圈的位置及朝向。另一个问题是助听器可以不是“传声器+感应线圈任选”的，使用者不能选用传声器听其他人的言语和监听自己的嗓音。第三，聆听者离感应线圈较远时信号的音质降低，……助听器内线圈的朝向，儿童座位的位置和……。

10．红外线波系统（infrared wave system） 红外线波系统包含无线传声器红外转换器（converter）和红外接收器。传声器将声-电信号传递到红外转换器。红外转换器将其转换位不可见的红外信号，并传递到聆听者戴的红外接收器。接收器-放大器的光检测二极管拾取红外信号并转换回电能，而后转换成声能，经感应 loop/助听器 telecoil setup 或经头戴耳机/耳塞式耳机，送给聆听者听取。直接听信息可经助听器的拾音音靴听取。现在为 SNHL 个人应用的红外系统，多用 95 kHz 窄带载频，或 250 kHz 宽带载频。红外线波系场用在大型厅堂。在家庭则用于看电视时。由于红外线不能穿过或绕过物体，聆听者必须位于红外线直射处；而且不被其他人的走动所遮挡。

11．有线系统（hardwire system） 用导线将传声器和放大器-头戴耳机直接连接的有线系统，费用低廉，可用于认知差或体力智力欠灵活的个人。不能根据个人需要设置增益和频率响应，不便在课堂、集会等多人聚集的场合使用。

12．交流策略（communication strategies） 改善在室内交流的方法包括：①缩短聆听者-说话者之间的距离；②用较清晰的嗓音；③配以适当的视觉交流和聆听。

（1）缩短聆听者-说话者之间的距离—保持在临界距离内，面对面聆听。

（2）用较清晰的嗓音—用较慢、较大的声音说话。

（3）配以适当的视觉交流和聆听—缩短聆听者-说话者之间的距离也有利于读唇，观察说话者的面部表情、手势等。

13．收听广播电视 感音神经性听力损失者常感到听不清或听不懂广播电视。通常声源的距离、室内噪声、混响可使声信号失真或听不清。这种情况不能单靠助听器改善声信号的信噪比或混响的干扰。可用有线系统、感应线圈、FM 技术、红外系统等辅助技术，改善收听效果。

本章主要介绍与“听处理”和“听处理功能障碍”有关的问题，强调在有学习障碍，发音障碍等问题和特教学童，不仅应了解其有无外周听力障碍，还应检查了解有无中枢听处理功能障碍，对言语-语言疾病患者，不能满足于常规测听了解听阈，而且应检查了解有无听处理障碍。

（顾　瑞）

参考文献

1. Crandall CC, Snaldino J. Room acoustics and auditory rehabilitation technology. In: Katz J (ed). Handbook of clinical aidiology. 5th ed. Lippincon: Williams & Wilkins, 2002, 510, 607.

2. Csépe V. On the origin and development of the mismatch negativity. Ear Hear, 1995, 16 (1): 91.

3. Culberston JL, Gilbert LE. Children with unilateral sensorineural hearing loss, congnitive, academic and social development. Ear Hear, 1986, 7 (1): 38.

4. Domitz DM, Schow RL. A new CAPD battery - multiple auditory processing assessment (MAPA): Factor analysis and

compensations with SCAN. Amer J Audiology, 2000, 9:101.
5. Edwards C. Current directions in educational audiology. In: Katz J (ed). Handbook of clinical aidiology. 5th ed. Lippincon Williams & Wilkins, 2002:510, 545.
6. Jerger J, Jerger S, Oliver T, et al. Speech understanding in the elderly. Ear Hear, 1989, 10:79.
7. Katz J, Wilde L. Auditory processing disorders. In: Kata J (ed). Handbook of clinical audiology, 4th ed. Baltimne: Williams & Wilkins, 1994:490.
8. Medwetsky L. Educational audiology. In: Katz J (ed). Handbook of Clinical auditory. 4th ed. Baltimne: Williams & Wilkins, 1994:503.
9. Page JM. Central auditory processiong disorders in children. Otolaryngol Clin North Am, 1985, 18 (2):323.
10. Rodriguez GP, DiSarno NJ, Hardiman CJ. Central auditory processing in normal hearing elderly adults. Audiology, 1990, 29:85.
11. Schow R & ChermakG. Implications from factor analysis for central auditory processing disorders. American Journal of Audiology, 1999, 8 (2):137.
12. Young CV. Developmental disabilities. In: Katz J (ed). Handbook of clinical auditory. 4th ed. Baltimne: Williams & Wilkins, 1994:521.

第二十三章　教育听力学

教育听力学（educational audiology）是听力学的一个分科，是研究和处理教学活动中与听力有关的问题的专业学科。教育听力学开始时，教学活动中与听力有关的问题基本是由临床听力学工作者到“聋儿特教学校”参与诊断处理有关听力损失、选配助听器等方面的问题。在参与处理教育活动中儿童的听力损失委托的实践中，听力学者们认识到除听力损失所导致的聆听困难外，还有多方面的因素影响儿童的学习。近30年来，新科技在聆听困难儿童的应用，和教育听力学工作者实践观察，发展形成了一些新观点，丰富了教育听力学的内容。教育听力学在观念和技术方面都有了很大的进展。

第一节　教育听力学的进展

教育听力学的主要进展是：①服务对象范围的扩大；②FM 技术的应用；③课堂的声学处理；④教育听力学和有关专业的协作分工；⑤关心儿童心理健康和协调人际关系。

教育听力学工作者参与听力损失儿童的教育活动，使他们的工作从针对具体的个别儿童，扩大到也关注整个听力损失儿童的教学体系。教育听力学工作者引进教学方法、扩音技术、学习环境、家长和专业人员间的工作关系等新观念和技术。其中为改善儿童的聆听环境和言语声的清晰度而采用的FM 技术和室内声学技术，为提高教学效果创造了有利条件。

一、服务对象范围的扩大

“二战”后听力学工作者的主要工作是以中度～极重度感音神经性听力损失儿童和成人作为主要服务对象。当时听力学工作者对轻微的听力损失和单耳听力损失多不作处理。20 世纪 80 年代，在对儿童语言－言语能力发育的临床观察和实验研究中，认识到儿童 16～25 dB 的轻微的纯音听力损失，可影响在噪声环境中对言语声的听力，从而影响儿童的语言能力的发育。Klein 等（1984）报告在 3 岁的儿童中，约 33% 曾有过 3 次以上的中耳炎发作；2 岁儿童发作 3 次的有 20%，1 岁半的有 17%。中耳炎患者的患耳 500～2 000 Hz 的平均听阈为 26～31dB HL。而日常交谈的言语声中有些音素的强度级低于 25dB HL。因此，不少中耳炎患儿往往听不清日常交谈声，从而影响幼儿的言语－语言的发育。Bess 等（1986）报告在用 Goodman 的听力损伤分级法定为单侧感音神经性听力损失的儿童中，平面的声源方位定位的能力和在音节识别方面都比正常同龄儿童差，在噪声环境中更为明显。从而认识到单耳（特别是右耳）听力损失对儿童学习成绩的影响，和有给予适当帮助必要。而这类儿童基本是在普通学校受教育的。聋儿在特教学校受教育中遇到的问题，在普通学校就读的儿童教育听力学有责任关心这些因为听力欠佳而影响学业成绩的在普通学校就读的儿童，服务范围应从康复中心延伸到普通学校。而从幼儿语言功能发育的角度看，通常以 500～2 000Hz 的平均听阈≥26dB HL 为“听力损失”的定义的观也应改为将纯音平均听阈≥16dB HL 作为听力损失的定义，并将单耳听力损失也包括在教育听力学服务的对象中。

在一些有“影响言语听力问题”的儿童，即使测得的纯音听阈在正常范围，也不能排除中枢听处理障碍和一些蜗后性听力损失。这类儿童需要通过观察儿童在交流活动中的表现，和进一步的听力学检查才能得出恰当的判断。其中不少是需要得到教育听力学帮助的。此外，某些听灵敏度正常的儿童在噪声或混响声中聆听的知觉差（表 23－1－1）。这些人群的共同特征是发育延迟、发育不全或对言语的知识的曲解。因此，他们在言语信息不清楚或听不清时，不能用语言结构规则来认知言语信息。而在普通学校就读的儿童中，有些有不同程度的聆听困难也需要教育听力学予以关怀。因此，纯音平均听阈≥16dB HL 和单耳听力损失也都应包括在听力学的服务范围内。这就扩大了听力学服务对象的范围，特别是顾及了儿童语言发育的问题。

表 23－1－1 聆听知觉困难的“正常听力”儿童

小于 15 岁的儿童
传导性听力损失
反复发作中耳炎病史
语言障碍
构音障碍
语读障碍或其他读音障碍
学习障碍
母语非英语（与教师的口音不同）
中枢听处理障碍
轻微的双侧感音神经性听力损失
单侧感音神经性听力损失
发育延迟
注意缺陷

——Crandell G，Smaldine J Flexer G（1995），Sound field FM amplification theory and practical applications. San Diego：Singular Publ［shing Group. 转引自 Katz J（ed）. Handbook of clinical audiology 4th ed，609。

二、聆听环境的声学

即使是正常人，也会感到噪声对听力的影响和离声源愈远听到的声音愈小。教师为听力差的儿童安排在前面的座位听课。环境中干扰聆听言语的声学因素主要是背景噪声的声级、言语声级和噪声声级的相对大小（信噪比）、混响时间、说话者和聆听者之间的距离以及这些因素相互间的作用。感音神经性听力损失（sensory－neural hearing loss，SNHL）的主要影响是交流困难，特别是在噪声环境中或混响（reverberation）环境中难于聆听。由于听力损失可伴有心理方面的烦扰，教育听力学工作者认识到不能单靠配助听器来解决教育中的聆听问题；解决在噪声环境中的聆听问题，是一个重要的课题，需要采取辅助聆听技术、交流能力和听力康复等其他措施。

三、新技术的应用

感音神经性听力损失的主要影响是交流困难，特别是在噪声环境中或混响（reverberation）环境中难于聆听。解决在噪声/混响干扰下难于聆听的问题，不仅对 SNHL 者，对听力正常的儿童的聆听也是个重要的问题。室内声学和建筑工程学的参与和电声技术，特别是 FM 技术的发展，为改善聆听环境提供了条件。听力学工作者需要采取辅助聆听技术、交流能力和听力康复等其他措施，改善 SNHL（以及听力正常的听处理障碍者）在会堂、餐厅、课堂、剧院等交际场所聆听，面对面交谈、听电话、或听广播等困难。在帮助儿童的语言言语发育中，常采用通过助听器等扩音设备放大声信号。除放大的听觉的辅助技术外、放大触觉或视觉信号传递给“聆听者”的技术也是听力康复中常用的辅助技术。［现在常采用通过放大的听觉、触觉或视觉信号传递给“聆听者”的技术，而不是用只改善聆听的设备。因此，现在常用术语康复技术（rehabilitation technology）或辅助技术（assistive technology）替代“辅助聆听设备”（assistive listening devices）这一术语。］FM 技术和辅助聆听技术应用在减少噪声和混响干扰改善聆听的设备方面有可喜的进展。

四、听力康复教育系统的改革

服务范围的扩大、新技术的应用、学习聆听条件的改善以及对儿童的心理调整的需要等新进展、新观点，扩展了听力康复教育系统的业务工作，使听力康复教育成为一个由多个业务部门（人员）分工合作的专业。教育听力学工作者要和涉及参与教学活动的教职员工、听力－言语康复专家、课堂建筑工程师、扩音－FM技术专家、儿童家庭、同学等的沟通配合；要向这些人员介绍儿童的听力问题、治疗目的和方法，使他们理解如何配合协助康复教育。教育听力学是听力损失儿童和教学人员减沟通的中间人，是各有关人员活动的协调者，是解答各方咨询的顾问。教育听力学工作者直接参与听力康复教育工作，面对的是听力损失儿童在“受教育”中的特殊需要和根据教育中的反应、反响和出现的问题，与教育工作及有关专业人员协商调整教育方案、改善教学条件、教学方法。教育听力学工作者是听力损失儿童、家庭、教学人员及相关人员（辅助技术研制销售人员、课室建筑师）间的沟通－协调者。教育听力学工作者，不仅要了解特定聋儿的心理、情绪以及人际关系，在教学中的反应、反响和遇到的各种问题，各自的特殊需要，以及聋儿家人对教学的需要和期望。而且要了解学校的教育方针、指导思想、教学条件和教学方法，及学校的管理规定，课堂条件、教学设备和帮助聆听的措施等。听力损失儿童常求助于多种职业人员，如学校人员（言语语言疾病学者、心理学者、社会工作者、特教教师、管理人员）；临床听力学工作者；临床言语语言医师；耳鼻咽喉科医师；儿科医师；基层医师；职业治疗医师；理疗医师；神经病或神经精神病医师；声学工程师；建筑师。教育听力学者应帮助听力损失儿童及其家长理解这些相关人员的意见。

第二节　教育听力学的职责

教育听力学的职责是研究处理个体儿童在受教育中的听力学问题；研究和协调处置听力康复教育中和听力学有关的问题。其职责包括对儿童个人的工作和对有关教育听力学的系统性工作：①检查、评估儿童的听力困难做出诊断和提出有关听力康复教育的建议，参与制定教育训练方案，观察康复教育中的进展和不利于训练成功地进行的因素，提出修订完善训练方案的建议；②向教学有关人员介绍儿童的听力问题，讲述和听力、听力损失、聆听环境对听力的影响，FM技术、室内声学和辅助技术在听力康复教育中的应用；③咨询——解答儿童、儿童家庭、师生员工的问题。

教育听力学的职责范围包括教育听力学涉及具体的听力损失儿童、儿童的家庭、班级、学校教职员、学校或社团。教育听力学的工作对象可分为个体听力损失的儿童，和听力康复系统（学校、“中心”等单位）。这两方面的处理要作为一个整体互相配合相辅相成。表23－2－1列出教育听力学的职责范围。

表23－2－1　教育听力学的职责范围

个体儿童	A. 诊断工作：a. 检查和说明儿童的听功能状况；b. 随时观察教育过程中聆听能力的进展；c. 必要时对教室的声信号作适当的改变，或对学生接听信号的方法加以变换
	B. 康复工作：a. 对课堂处理提出建议；b. 安排聆听能力的进度；c. 解答儿童、家长、同学、工作人员的咨询
	C. 配合工作：a. 对其他儿童讲述有关听力损失的知识；b. 在家庭中开展鼓励机制；c. 在学校内对儿童的支持；d. 接受学校工作人员和辅助人员的咨询
康复教育系统	A. 处理和管理：a. 课堂扩音的选择购买和监控；b. 听力设备的配用；c. 指导听力筛查程序；d. 挑选服务内容；e. 预测服务的前景
	B. 教学：a. 是康复学校还是在普通学校等其他单位训练；b. 与其他专业人员联系配合

一、对个体儿童的工作

教育听力学工作者对个体儿童的工作包括诊断、康复和配合三个方面。

（一）诊断工作

就个体儿童的处理而言，教育听力学工作者根据临床听力学的检查诊断，结合自己对听力康复和教育的渊博知识，向儿童及其家长，说明有关儿童听力损失的性质，和听力损失对儿童生活、学习、成长的可能影响，以及听力康复-教育的建议。并向学校及授课教师阐述有关儿童听力损失的性质，和听力损失对儿童在课堂中学习的影响。教育听力学工作者不仅要提供听力损失的类型、程度、中耳功能状态、言语识别率等信息，还要说明儿童在不同条件下对不同声信号（聆听的材料）的聆听能力。教育听力学工作者还要观察检查儿童在课堂中聆听的表现，检查的目的是要提供儿童听课的能力和交流时可能存在的困难。当儿童在课室内的听力表现和他可能做到的有差距时即儿童的听力损失不足以导致听课时所表现的困难程度），可建议选用适当的FM（调频）传声器，或改善课堂的声学条件等技术增强教学效果。教育听力学工作者应观察监测在学习全过程中儿童聆听能力的任何变化，这方面的信息可供教育工作者参考。教育听力学工作者可根据情况提出调整教学计划或加用技术配合的建议（如改变传声器的类型）。

（二）康复工作（habilitation service）

以教育听力学者阐述的儿童的聆听能力为基础，教育者及其他辅助人员讨论儿童的交流目标。在康复教育过程中，教师对儿童聆听表现的评估、教育听力学者检查的结果和辅助人员的观察，可观察到儿童聆听能力的增强和进步、教学方案中的缺陷，以发展儿童的聆听能力和落实计划为定向目标，补充完善教育方案。

教育听力学者对教学计划的制定及其实施效果的评价，只是在配合儿童课堂学习中的初步工作。教育听力学者还要在整个教育过程中，观察聆听-交流能力的进展情况，如发现影响进展的问题，适时提出调整教学方法、教学条件的建议，和回答儿童、家庭、学校成员的咨询。

（三）配合工作（supporting service）

听力损失儿童的教育是在与其他人们共处的环境中进行的，父母、家人、教师等教职员工、同学对儿童的心理情绪的影响不容忽视。对儿童的同班同学进行有关听力损失问题的教育，对儿童的听力康复工作起到很大的配合作用。给同学讲听力损失的有关知识，使他们了解如何对待听力损失的儿童，怎样和他们交流，怎样做有利于配合儿童的康复工作。对从未见过助听器的同学介绍助听器的奥妙，也讲解噪声对听力和聆听的损害以及如何保护听力。

另一个关键性的辅助工作是说服父母及听力损失儿童认识听力损失的事实和认识到自己的责任。帮助听力损失儿童和家庭考虑是否用助听器、要不要接受听力康复训练，以及配合家庭、教师，消除儿童心理、情绪上的障碍，开发儿童的交流、学习、社交能力。

二、对有关教育听力学的系统性工作

（一）处理和管理

听力损失儿童的康复教育有多种方案可供选择，从开始就有必要根据儿童的情况做适当的安排。教育听力学工作者帮助家长从时间和费用等方面权衡每种处理方法，在挑选和如何组合可行的处理方按中起着关键性的作用。听力康复教育工作者综合检查诊断结果，根据听力损失儿童的具体情况及康复教育和辅助工作的内容，对所有可采用的措施通盘调配整合提出建议。

听力筛查包括病史，耳镜检查，中耳功能，导抗测试，纯音测听，教育听力学工作者有指导听力筛查的责任。迅速发展的FM技术要求教育听力学工作者熟悉其在听力康复教育工作中的应用，决定用于在学校内所有听力损失儿童混用的课堂扩音系统。维护好附件系统、建立对FM系统的聆听和常规电声检验，以保证FM系统完好运行。教育听力学者也帮助在普通课室中听力正常儿童的声场FM系统的落实。

根据儿童的情况和经济条件调整工作安排。教育听力学者不仅要有预定的目标，预测工作的前景；而且要根据教学中的情况，创造性、灵活性地应用迅速进展的科技成果，提高教育效果。

（二）教育和辅助工作

教育听力学者参与给教职员工及相关人员（如言语－语言疾病学家和心理学家）进行在职培训的活动。这些培训活动使有关聆听和听的新观点、新技艺可应用于学校。

教育听力学者在听力康复教育单位可起着联络各有关人员、互相沟通、共同探讨业务工作的作用。教育听力学者可以将有关儿童在教育中表现的信息和儿童的听能力的临床诊断联系起来；而在决定选用扩音设备之前，临床听力学者越来越多地先就配助听器等问题和教育听力学者联系。

第三节　教育听力学的专业工作

教育听力学工作者的具体工作不同于临床听力学和听力康复教师，他们的工作是以研究解决儿童受教育中与听力有关的问题。

一、诊断

诊断包括教育听力学中的传统的和非传统的手段（approach）。标准方法含类型、程度和儿童听力损失的图形，中耳功能、助听器性能的助听的及实耳测定。诊断听力学和教育听力学的诊断工作在言语测听和 FM 系统评估方面常有所不同。教育听力学这需要较完善的检查方法，以说明儿童的听能力，不像临床常规言语测听，只要了解言语识别能力就够了。而要了解儿童在是如何在课堂内发挥听功能的，这是交流是语句和连接的话语（而不是单词）。这就要用常规言语测听－瓦砾的测试材料检查儿童的听能力。这些测试材料包括对超音段（suprasegment）识别和用语气、重音、抑扬顿挫传递信息的交流能力的检测。以四声为特点的汉语普通话用具有检测超音段功能的材料是教育听力学者应了解的重要问题。测试材料和测试方法的安排有：①测听察觉和识别能力；②由从音素到连接的话语组成测试材料；③测试在安静的和在有不同声级不同类型噪声的环境中进行；④检查从听或读言语（speech－reading——“读唇”）到听和读言语结合的检查；⑤用闭式（刺激的图片或词的文字）作为语境线索或用开式（没有任何语境线索）。

教育听力学者关心的是将听力学检查得出的信息用于儿童在学校环境中的学业、语言和社交的进步。除儿童的听和读言语的能力外，临床还要观察：①听行为的改变；②听或听－视困难的范围；③预估的听行为和实际听力测试结果之间的差距；④预估的听行为和自发运用听及交流策略之间的差距。

检查的重点可根据课堂教师、听力障碍教师、言语语言疾病医师或其他配合人员提出的要求或问题而定。教学人员一般提出的问题有：①儿童听懂教师的能力如何；②儿童听懂同学的能力如何；③哪些情况使儿童在课堂中困难；④哪种言语声儿童难于监听；⑤助听器和 FM 传声系统对儿童有什么好处；⑥儿童在听能力上有什么进步；⑦在检查基础上有什么关于聆听目标的建议；⑧儿童显示对听能力的信心有多高。

答复这些问题可通过下面所举出的一些检查方法：①儿童戴助听器或作耳蜗植入，或助听器/耳蜗植入加 FM 系统可通过检查下列范围的方法探测：言语察觉——察觉（identification）50dB HL 和 40dB HL 的言语，在噪声中察觉言语，只用聆听和/（或）注视，或聆听和注视察觉言语，短语、语句和连接话语材料；②在选择的条件下理解言语；③为教师训练聆听能力作参考而提供有关听力障碍的信息：检查以下范围：在察觉、辨认和理解的水平上对比（contrast）听力，用不同材料词、短语、语句、话语的听力，不同材料的对比辨别和理解，观察在不同方位、距离、背景噪声下的聆听方式（方略），从课堂教师获取有关聆听行为的信息。

对学童应作以下检查：①耳镜检查——戴助听器的儿童常会有大量耳垢积结在耳道中，有些学童（如 Down 综合征的患儿）易患中耳疾病；②鼓室导纳测试，声反射测试；③听阈测试（包括电反应测听等）；④听处理功能的有关测试；⑤言语听感知测试：具体检查项目如下。

（一）对听觉障碍学童的套查

按学童的发音和听力情况选用检查法。

在各言语刺激级，按反应难度安排检查。

（以下检查项目，国内目前尚无成熟的相应检查材料，可考虑第七章“言语测听”附录中的“汉语最低听觉功能测试材料”和参考中国聋儿康复研究中心《聋儿听觉言语康复评估方法　指导手册》的自然环境声响识别，语音识别，数字识别，声调识别，单音节词识别，双音节词识别，3 音节词识别，短句识别，选择性听取等安排检查。）

1．环境声检查

（1）闭式，“必选的”识别能力　最小听能力（minimal auditory capabilities，MAC）检查#4。

（2）闭式，“强制指认”　①听领会检查（test of auditory comprehension，TAC）#1；②听领会检查#2；③Iowa 耳蜗植入（ICI）检查#7；④声效应识别试验（sound effects recognition test）。

（3）开式识别 ICI 及 MAC #10。

2．言语要素检查

（1）超节段特征（suprasegmental features）—音调，重音，强弱，时程，音节数。①闭式，强制指认：时程，音节的花样感知——低语意早期言语，感知（perception，ESP）检查，听数目检查（auditory number test，ANT）——音节数，单音节 - 扬抑格 - 扬扬格（monosylla blic - trochaic - spondaees，MTS）检查，TAC #3——重音、节律、和音调不同的语声，言语样式对比（speech pattern contrast，SPAC）试验——音调，重音的比较；② 开式识别：ICI #6（音节），ICI #10（男/女声识别），MAC #1（音调），MAC #5（重音）。

3．语音特征（phonetic features）

（1）变换声母（韵母不变，改变声母）和变换韵母（声母不变，改变韵母）的音素辨认检查。

（2）闭式，强制选择识别　三音隔强制选择（three interval forced choice，THRIFT）试验。

（3）闭式，强制选择指认　言语样式对比（SPAC）和无语义音节检查。

（4）音素（phonemes）　①韵母和声母构件（vowel and censonant matrices）——察觉、识别或指认；②闭式，强制选择指认试验，在一组检查项，除一个音素不同外，其余的都相同，了解受试者对哪一个或几个音素难听清：MAC #2（中音元音）ICI #1（中间元音），MAC #7（开始辅音）#13 末尾辅音及 ICI #2（开始辅音）#5（末尾辅音）；California 辅音试验（注：本节所用的 ICE 及 MAC 检查表相同，但请不同人发音录制）；③音素推断识别率（extrapolation of phoneme recognition score），例如 AB 词表中的音素识别率。

4．词　察觉——言语察觉阈；识别——言语识别阈（扬扬格词）；指认。

（1）闭式——强制选择试验　①ANT（听数目试验）；②扬扬格词指认试验；③单音节一扬抑格一扬扬格（MTS）试验；④低语义词指认；⑤指身体部位；⑥指图识物；⑦指图言语识别率；⑧单音节词指认；⑨字母（用字母重复字）。

（2）开式检查　①CID W - 22 表；②儿童言语清晰度检查（pediatric speech intelligibility，PSI）；③PBK - 50 表；④AB 词表。

5．语句检查　①PSI（语句部分）；②ICI #8（无上下文的语义关系）及#9（有上下文的语义关系）；③CHABA 日常语句检查（MAC#6）；④合成句同侧或对侧竞争识别试验。

6．连续讲话　①TAC #7、8、9、10；②跟随听。

（二）言语感知分级检查

1．察觉

（1）二者必选其一法，让受试检学童听一串在有的间歇中有言语声、有的间歇没有言语声的检查材料，必须指出在哪些间歇中有言语声。

（2）开式　让儿童在听到言语声时必须作出表示。

2. 辨别（相同还是不同）

（1）给两个频率，强度或时程相同或不相同的声刺激，让学童指出是相同的还是不相同的。

（2）AXB 法　A 和 B 是两个不相同的声刺激，X 为与 A 相同或与 B 相同的刺激，学生必需回答 X 是和 A 相同还是和 B 相同。X 应与 A 和 B 分隔开在 A 和 B 之后各发送一次。

（3）ABX 法　基本与上法相同，但 X 是在 B 之后，并与 A 相隔两个刺激，这增加了短期记忆的难度。

（4）僻异项的察觉（oddball derection）　在 3 个间歇中两个刺激相同，一个不同，不同的刺激无规地出现，学童应指出 3 个中哪一个是不同的。

3. 辨认（identification）

（1）闭式（必选）辨认　必须在两个中选定说的是哪一个。

（2）开式识别　听到什么跟着说什么。

4. 理解（comprehension）

（1）词联想　包括说出同义词或说明词的类型。

（2）回答对或不对。

（3）答在何处、是什么、谁、何时、为何、为什么等问题。

（4）选择题。

（5）听一段连续的讲话录音，回答录音中有关内容的提问。

在上述检查中未详细规定的检查步骤，如声音 - 符号关系，听组织/分析，次序，记忆跨度，及处理速度等，也可安排在检查内容中进行。

（三）中枢听处理套查

Medwetsky 提出对中枢听处理功能状态的成套检查包括：①视耳数字检查；②音素组合检查；③音调花样式次序检查；④Lindamood 听概念化检查；⑤交错扬扬格词试验。

视耳数字检查已在前一节筛选检查中述及，交错扬扬格词试验在中枢听觉神经系统检查中已作介绍，下面只对其余 3 项作简单介绍。

1. Lindamood 作概念化检查（Lindamood auditory conceptualization test）　检查幼儿园至 7 年级的儿童对在音节中或孤立的言语声的辨别和关联的能力，为检查声音 - 符号关系的极佳检查法。受检查的学生通过摆弄不同的颜色块来表示听到了什么，与幼儿园至 7 年级不同组的正常值对比，可了解学童在读、拼、写方面困难的程度。

2. 音素组织检查（phonemic synthesis test）　Katz 及 Harmon（1982）报告了对 6 岁以上各年龄组检查的正常值。这一检查可了解听解码和将单个的音素按正确次序组织成词的能力，检查结果对估计发音、读、拼和写的状况很有价值。

3. 竞争语句检查（competing sentences test）　Willeford（1978）年报告 5 岁以上各年龄组的竞争语句得分正常值。两耳分别于 35 dB SL（靶句）和 50 dB SL（竞争句）听一对内容性质相似的由 6～8 词组成的语句，让受试者口述 35 dB SL 的语句（靶句），或两耳同时在 50 dB SL 听一对语句，并将两句都予复育。此法可用地了解听选择性注意力和对声信号分开并分别注意的能力。

4. 音调花样次序检查（pitch pattern sequence test）　用 3 个 500 ms 的纯音，每个纯音之间相隔 300 ms，于最适响度级作单耳检查。每组 3 个纯音中两个为 800 Hz，一个为 1 430Hz；或两个为 1 430Hz，一个为 800 Hz，按不同顺序给声（例如高 - 高 - 低，低 - 高 - 低，高 - 低 - 高…），让受试者按所听到的音高高低次序口说：“高 - 高 - 低，低 - 低 - 高，等等”。此法不仅可检查感知信息的次序、花样的能力，而且可了解胼胝体成熟的程度。

除以上检查外，Keith 提出一种检查持续注意力（sustained attention）的检查法——连续行为检查（continuous performance test），此法为让受试者在长约 10min 的一串词中对“靶词”作出反应。

二、康复措施

听力康复教育是一个由多个业务部门（人员）分工合作的专业。这些人员有特殊聆听训练、交流方法教学（单个教学、小组教学、班级教学）、室内声学（声学环境处理）、听信息的处理（扩音、FM 技术、辅助技术）、听力损失的有关问题的检查咨询（向儿童、家庭、教师、同学说明有关问题）和聋儿教师听力障碍教师、言语语言病医师、特教教师、课堂教师联合，具有听力学者可在听力康复工作中起重要的作用。他们参与制订干预防线、方案、计划、随访。

（一）特殊训练（specific training）

人工耳蜗更新了对重读、极重度听力损失儿童的特殊训练方案。这些改变包括明确的目的，即系统地发展听识别、任职和理解言语语言的活动。听力障碍的教师和语言言语病医师是方案的主要制定者，给予听力学者提供儿童听能力的情况供参考。

听能力训练的一个新进展是对听力正常而有听或语言处理困难的儿童的计算机化聆听程序（computerized listening program）。计算机应用的好处是对刺激进行声学改变以增加听凸现 salience 和在用 animated 的游戏和有奖励加强的方式进行的一些听试验中，得出明确的和高度系统地分级。言语和听力人员或特教人员常指导这些方案。

（二）方法策略训练（strategy training）

交流方略教学包含听力损失儿童和听力正常儿童，教学要有交流的对象参与。教学使整个课堂只能给听力损失的和听力正常的儿童都能学到听和说的新能力。活动包括探测环境中的声音、（listening readuness skill）准备听的技能、改变聆听环境、clarification strategy，evaluating the affected side of listening。

一种教学是听力损失儿童找一个听力正常的儿童为交流伴侣。

（三）课堂声学（classroom acoustics）

课堂的声学问题常不被教师等人员的重视。噪声对听力损失儿童课堂学习的影响也往往被忽视。

具有听力学者可用事实立刻说明噪声对学习的影响。例如，在课堂座椅的足底垫网球，可立刻降低 20～25dB 的噪声。又如，在课室中放置 FM 系统，可改善 10dB 的信噪比。

即使对课室作了声学处理，在教学时，还可有噪声影响交流。教育听力学者应教给学生的察觉噪声和监控课室噪声影响的方法。

（四）咨询（counsiling）

教育听力学者为儿童及其家长的咨询提供了更方便更有针对性的便利。解答儿童和家长的各种疑问、解除疑虑，为听力康复创造良好的条件。教育听力学者必须仔细地听儿童、家长、教师和有关人员的叙述，从中获取可供制定或改善教育计划、措施的信息。教育听力学者还要帮助中学、大学学生了解他们的听力损失和应用助听器改善聆听－交流的问题。讲解他们的测听结果、听力图说明了什么、听力损失的程度性质、怎样选用助听器、要用哪种类型的耳模、如何修理、如何提出用在剧院、公共场合时技术上的要求等。

提供通过经验学习的机会是咨询的延伸。用耳塞堵耳是让同学、教员、父母模拟听力损失体会听力损失带来的困难的一种最有常用的方法。对否认听力损失影响的听力损失儿童，让他们去询问朋友、父母回有帮助。通过问他们的朋友，儿童初次发现他人代偿后听的清楚。教育听力学者还可帮助儿童改善交流能力。教育听力学者和同学教师员工家庭共同创造有利于儿童建立自信心的环境。

教育听力学者应熟悉有关辅助听力设备的性能及这个领域中的新进展。要从咨询者的实际情况出发，通盘考虑听力损失者的切实需要和可能的处理方法，既解决问题，又维护其利益。

（五）课堂扩音系统

无线 FM 系统应用于课堂改善了儿童在课堂中学习的条件。现在可供选择的 FM 传声器和音量、频率等参项的可调性的发展，使更能切合儿童情况选用适当的 FM 系统。而且 FM 系统不仅用于听力损失的儿童，还对听力正常的中枢听处理障碍的儿童有助益。

1. 课堂扩音系统（amplification） ①个人 FM 系统［助听器 - FM 系统组合、个人 FM 系统、耳部（At - the - ear）FM 系统，个人声场 FM 系统］；②教室 FM 系统，声场 FM 系统；③FM 耦合器（coupling）的类型——感应线圈外壳（inductance—loop silhouette），直接 - 音 - 输入（direct audio input），电磁线圈系统（TMX，telemagnatic），标准有线换能器（standard cord and transductors），耳后助听器盒中的接受器和改良电线，（头戴）耳机，耳蜗植入、触觉助听器和骨导助听器用的连线；④FM传声器——全向翻领传声器（omnidurectional lapel microphone）。

2. 定向翻领传声器（directional lapel microphone） 衣领传声器（collar microphone）、吊杆传声器（boom microphone）、有线或无线过周围传声器（pass around microphone——wired or wireless）。

选择适于一个儿童的课室系统取决于对课室结构和进度表的知识、指导听力损失儿童的类型，以及儿童的个性和自信感。

是选择个人 FM 还是声场 FM 系统受 3 个因素的影响：听力损失程度、教学环境的类型和儿童的社会的情绪的需要。声场系统将言语 - 噪声比加强 +7 ~ +10dB,，而个人 FM 在安静课室中改善 +15 ~ +20dB，中度到极重度听力损失儿童用个人 FM 可获得较好的信号。

3. 声场 FM 系统 适用于单侧听力损失儿童、复发性中耳炎、轻度感音神经性听力损失和 CAPD，以及听力正常的儿童。当课堂教育主要是用任一种可能的系统进行大班教育时，然而当儿童是在不同的课室中受教育，或接受不同的教员讲课则须用个人的 FM 系统（个人的 FM 系统或可携带使的 FM 系统）。

4. 选配个人的 FM 系统先要考虑有没有助听器，助听器是耳后的还是耳内的，或有无感应拾音线圈开关（T - switch），直接声输入（DAI）能力，电磁线圈（telemagnetix，TMX）兼容性（即感应线圈和 DAI 技术结合）。然后根据 FM 系统的类型和以上因素选配。

个人助听器装置和 FM 信号之间的相互作用，特别是听力设备技术的进展，使选择助听器要和 FM 装配结合考虑。有时助听器设备内的改变，需要对 FM 系统的性能作适当的调整。

如果另一位听力学工作者已给配了助听器，两位人员应共同研究得出最适配的助听器和助听器与 FM 系统的最佳组合。以助听器 - FM 系统性能的电声或实耳测定为基础提出 FM 的音量设置的建议。

5. 监察助听器和 FM 系统的每日的性能 对儿童应用 FM 系统和选配同样重要。过去几十年的研究表明，儿童助听器的故障率很高。与助听器结合的界面 FM 成分的偏移（sheer）数，迫使有必要对系统进行常规地聆听查验。教育听力学者和听力障碍教师必须对教学人员进行有关每日听检的指导。形成易懂的听捡、故障检修方案，以及学校有额外的可立即替换的备用零件，当即修理。

教育听力学者一般是学校内对最有效的方法维修 FM 系统的最佳判断者。在小单位可请技术人员上门服务和借用工具进行维修；大的单位可培训一技术员配置一些必要设备进行 FM 系统的维修和日常常规检验。FM 系统有许多长处，但现在还没有适应于儿童在三三两两活动时候的助听 - FM 设备；儿童必须在游戏、活动时注意护着助听器。

6. 教育和在校训练（education and in - service training）

引进 FM 声场系统到普通教室促进教育听力学在教育和聋儿训练工作内容的扩展。听力在学习中的作用，噪声对聆听的影响，儿童对发言人的了解和聆听策略，和教师改善课堂聆听环境的方法是教师和听力学者共同关心的问题。教育听力学者和儿童、课堂教师以及有关人员的协同工作的内容见下面：

教育和训练的内容——课堂教员和管理人员的基本训练：①教育中听力的作用；②噪声对聆听的作用；③中耳炎对听和聆听的作用；④与感音神经性听力损失相关的课堂问题；⑤课堂的声学布置；⑥课堂教学方略；⑦课堂扩音设备的应用和维护；⑧新建学校和改建装修老学校的声学设计。

对儿童教学授课：① 聆听能力；②耳的解剖和保护；③听力测试；④自己和他人的听力损失；⑤噪声对学习的影响；⑥保护自己的听力；⑦与其他听力损失儿童交流的方法。

听力障碍教师及言语语言学者的训练工作：①助听技术的新进展；②FM 系统技术的新进展；

③FM系统应用和维护的近况；④用于听力损失儿童的新诊断方法；⑤听力损失儿童教学的教具和课程；⑥Teaching resources for 家庭、课堂教师的物力；⑦复发性中耳炎儿童的处理；⑧个案研究；⑨个案处理。

第四节　教育听力学工作者的工作形式

在一些国家已有取得“教育听力学学位”的专业教育听力学工作者。在我国从事教育听力学的专业工作的人员大致有两类：一类是参加到听力康复机构，成为听力损失儿童康复机构的专职（或兼职）教育听力学工作人员；另一类是临床听力学工作者或辅助聆听技师兼做些教育听力学的咨询工作。听力康复机构的教育听力学工作人员的职责是从事教育听力学专业，着重研究解决在学校进行听力康复教育的事宜，承担内部咨询工作，随请随到地迅速协助其他教职员工的问题，对教育听力学工作的视野开阔、信息灵通。目前在普通学校就读的有聆听困难的儿童，大多数还得不到教育听力学的关怀。相信在不久的将来，教育听力学势将随听力学的发展而受到重视。

附录：有关听力问题病史的问卷

一、情绪/社交发育情况

他自我感觉如何？

他喜欢学校吗？

他有无任何心身病的表现？

他有朋友吗？

他睡眠和食欲好吗？

他是在家里还是在教室里有行为举止的问题？

他在学校里做“白日梦”吗？

谁在家中作主？

二、智能

你觉得他智力有限吗？

你认为他在学校里应做得比现在所做的更好吗？

为什么你觉得他有问题？

他的强项和弱项是什么？

三、学习表现

他在发音、认字，拼写，朗读和理解哪几方面有困难？

他在学校里需要哪些特别辅导（补习，言语治疗）？

是否在有的学科比另一些学科好些？

是否在说话用词合成上有问题？

是否难以跟随说话声的方位？

能否在指定时间内完成他的作业、功课？

是否难以集中注意力？

他是一个好听众吗？

父母中有没有学习障碍者？

同胞兄妹中有无语言/学习问题的？

四、言语、语言和听觉发育

是否有言语问题，曾否进行言语治疗？

他用的语句结构适当吗？

他懂得给他说的是什么吗?
他能执行多层次的命令吗?
他在用话语表达自己的意思方面有无困难?
对相似声音的词会不会混淆?
他是否难以重复乐曲的曲调和节律?
他会被听刺激（声音）所分心吗?
他诉说教室中的噪声令他烦恼吗?

五、健康状态

全身健康状况如何?
有无癫痫发作史、头外伤或慢性中耳炎史?

六、视力

视力好吗?
会写字画图吗（字和简单的图形的轮廓基本不走形）?
把黑板上的材料抄到纸上有困难吗?
在读简单的字时候，会把字母读颠倒吗?

七、运动能力

他动作协调还是笨拙?
他能适当地握笔并书写吗?
他会撞上家具或将餐桌上的东西打翻吗?
他用左手或是两手混写?
有无近亲用左手的?

（顾　瑞）

第二十四章　耳　鸣

耳鸣是指不依赖于外界声源的听觉感受，亦即与外界真实声音无关的声音感知。在概念上，应当注意将耳鸣与幻听区别开来。幻听指患者报告听到有意义的声音，如话语、音乐或其他代表某种物体或事件的声音，常见于各种精神疾患；而耳鸣则往往是一种难以描述、与自然界声音有所不同的单纯听觉感受。

就其实质而言，耳鸣只是一个听觉系统症状，并不代表一个疾病实体。许多疾病都可以出现耳鸣症状，其中既包括耳科疾患也有全身疾病。短暂或一过性耳鸣十分常见，多数人都有短暂耳鸣的经历，特别是在强噪声暴露之后（爆竹、重金属摇滚音乐会等）。临床上以耳鸣主诉就诊的病人多为慢性耳鸣病例（即耳鸣病史超过6个月者）。本章将重点讨论慢性耳鸣。

正常人群中有长期耳鸣的约占10%（Widen等，2004年；Cooper，1994年；Axelsson等，1989年）。耳鸣的发病率随年龄的增长而增长，55岁以上人群中有长期耳鸣的可占到30%以上（Sindhusake等，2003年）。这种增长主要可能与听力损失随年龄的增长有关。在有长期耳鸣者中，耳鸣轻微或对耳鸣长期习服的约占75%，这些人很少会因耳鸣而就诊。因耳鸣而就诊的约占有耳鸣者的25%，而耳鸣严重、对治疗反映不佳者估计占有耳鸣者的2%左右（Axelsson等，1989）。

依据检查者是否可以检测到病人体内与耳鸣相关的声音，可以把耳鸣分为主观性耳鸣和客观性耳鸣。检查者常常可以在客观性耳鸣病人的耳道内或者头颈部听到或用仪器检测到与耳鸣相关的噪声，多是由肌肉或者血管系统的异常所产生。而在主观性耳鸣的病人，检查者无法检测到任何与耳鸣相关的声源。临床上，主观性耳鸣远远比客观性耳鸣更为常见。

耳鸣是耳科常见症状。尽管耳鸣也可以由其他原因引起，如某些全身性疾病或使用药物不当等，但耳鸣最常伴随听力的丧失而出现。

虽然耳鸣不是一个疾病实体，其本身也并不会给肌体带来具体损害，但慢性、重度耳鸣可以严重影响病人的正常生活，给患者带来极大的痛苦。在极端病例，甚至有不堪耳鸣烦扰而选择自杀者。目前对慢性、重度耳鸣尚缺乏确实、有效的治疗，对于耳鸣产生和导致各种临床症状的机制也不是完全清楚。近年来对耳鸣的机制和治疗的研究有了一些新的进展，增进了我们对耳鸣的了解，并为临床上治疗耳鸣提供了一些新的选择。

第一节　主观性耳鸣

一、概述

在主观性耳鸣，患者体内没有与耳鸣相关的声音来源。主观性耳鸣是临床上最为常见的耳鸣，占耳鸣的90%以上。因此，临床上所指的耳鸣如果未加特殊说明，一般都是指主观性耳鸣，有关耳鸣的研究也多是围绕主观性耳鸣展开的。为方便起见，本节将以耳鸣代指主观性耳鸣。

如前所述，临床上常见的耳鸣多与听力改变有关，也称为耳源性耳鸣。耳鸣也可以由其他因素引起，如身体其他系统的疾患，药物作用，等等。以下将就耳鸣的病因、可能的发生机制、诊断与治疗逐一进行讨论。

二、常见导致耳鸣的病因

（一）听力障碍

听力损失或耳聋是造成耳鸣的最常见原因。听力损失可以大致分为传导性和感音神经性两种。

传导性耳聋多是由于外耳阻塞或是中耳传音机制障碍所造成，常见于外耳道疾患、中耳的各种炎症和听骨链异常，以及某些先天性中、外耳畸形。在传导性聋的患者中，耳鸣主诉多见于急性中、外耳疾患，如急性外耳道炎阻塞外耳道，或急性中耳炎，而在慢性或者先天性中、外耳疾患中耳鸣主诉并不常见。这可能与耳聋发生的速度以及患者对耳鸣的习服程度有关，同时患者无耳鸣主诉也并不一定代表不存在耳鸣。对耳鸣在传导性耳聋患者中的发生率，目前尚没有一个权威性的研究定论。传导性耳聋患者的耳鸣常随传导性耳聋的治愈而消失。

感音神经性耳聋的典型代表是噪声性聋、老年性聋和药物性聋。其他累及内耳或者听神经的病变也可以导致感音神经性聋，例如梅尼埃病、听神经瘤、听神经病等。影响内耳的遗传性聋也表现为感音神经性聋。耳鸣是感音神经性聋的常见伴随症状。进行性加重的感音神经聋常常可以伴有同步加重的耳鸣。在听力波动者，耳鸣也常随听力的波动而发生音调与响度上的变化。

与耳聋相关联的耳鸣，其音调往往与听力损失的频率相关，而其响度也常常与听力损失的程度成正比关系。

（二）颅脑创伤

头颈部创伤是导致长期、慢性耳鸣的第二位最常见病因。这类耳鸣患者的听力可以是正常的。有人将这种耳鸣归于颅脑创伤后综合征的一部分。其他颅脑创伤后综合征的症状包括头晕、失眠、记忆力减退、慢性头痛等。伴随颅脑创伤出现的耳鸣，其发生机制可以和与耳聋相关的耳鸣相比有所不同。后者的发生与听觉系统功能障碍有密切联系，而伴随颅脑创伤出现的耳鸣则可能来自对包括听觉通路在内的中枢神经系统的直接损伤。

（三）系统性疾病

多种全身性疾病可以引起耳鸣。这其中包括血液系统疾病（如贫血）、内分泌系统疾病（如甲状腺功能亢进或者低下）、心血管系统疾病（如高血压等），以及神经系统疾病（如颅内占位性病变、脑积水和良性颅内压增高等）。全身性疾病可能主要通过影响代谢或者中枢神经系统功能而导致耳鸣。此类耳鸣多随全身性疾病的缓解而缓解。

（四）耳毒性药物

多种药物可以引起耳鸣，主要是各种具有耳毒性的药物（如氨基糖苷类抗生素，细胞毒性抗肿瘤药物、水杨酸类抗炎药和奎宁类药物等）。耳毒性药物引起耳鸣的机制主要是造成一过性或者永久性听力损害。

（五）特发性（病因不明）耳鸣

少部分耳鸣患者病因不清。这些患者的常规听力检查（250～8000 Hz）显示正常，系统检查也往往提示无器质性病变。传统上，此类病人常常被诊断为患有神经症，因为他们常常表现有神经质和失眠的倾向。

（六）故做症与诈病

故做症（factitious disorder）指有意识地编造症状、夸大症状或自伤而就医，其目的为引起医务人员的关心、照顾。诈病（malingering）指编造、夸大症状或自伤，以获得经济利益、逃避义务或获取其他好处。故做症与诈病的区别在于前者的目的不在于获得利益，而在于获取心理满足。耳鸣患者中少见故做症者。以耳鸣为主诉的诈病者多见于事故纠纷或劳保补偿的案例中。诈病者编造或夸大耳鸣症状，目的主要在于获取经济利益。

三、耳鸣的发生机制

对耳鸣的发生机制目前尚不完全了解。以往认为耳鸣产生于耳蜗的功能异常，其依据主要是耳鸣常常伴随听力障碍而发生。为此曾有因耳鸣而实施听神经切断者，试图阻断异常耳蜗活动到达中枢产生耳鸣感知。但结果显示耳鸣常常并不因切断外周与中枢的联系而缓解，并有相当部分患者的耳鸣反而加重。对耳鸣机制的研究因此由外周转向中枢。新近的研究结果提示耳鸣的产生与维持虽然与外周听器的功能异常有着密切的关系，但中枢神经系统功能的异常也在其中起着重要的作用。这其中不仅有听觉系统的作用，也有其他非听觉系统的参与，后者在产生与耳鸣有关的非听觉系统症状（焦虑、失眠、认知功能障碍等）中可能起到更主要的作用。

（一）与耳鸣有关的听觉系统神经电活动改变

新近研究表明，听觉系统中各个水平上神经结构的功能活动异常（主要是活动水平增加）与耳鸣的存在有密切关系。这包括了从听神经到听觉皮层的各个结构。有研究发现，耳蜗损伤后听神经的自发电活动呈增加的趋势。

正常状况下，起源于耳蜗听觉感受细胞（毛细胞）的神经电活动决定并控制着听觉通路上各级神经核团（直至听觉皮层）中神经元的电活动状态，包括其自发放电和对上行听觉信号的反应。这些活动同时也受到中枢神经系统中其他非听觉结构的调控。毛细胞的损伤、缺失或者功能异常，可以使听觉通路上诸结构神经元的神经电活动发生改变。这种改变可以一直反映到听觉皮层，并有机会（尽管不是百分之百）造成错误的听觉感知——耳鸣。无声刺激状态下耳蜗和听神经的正常自发神经电活动可能是维持主观安静听觉印象一个重要条件。听力损失可以使听觉通路上的自发神经电活动发生改变，引起无声刺激状况下的虚假听觉感受（Bauer，2004 年）。

听觉通路上位置相邻的神经单位之间的相互侧抑制（lateral inhibition）是维持正常听觉一个重要条件。外周听器的损伤和一个神经单元神经电活动的改变都有可能影响神经单元之间的侧抑制，而导致异常的神经电活动，也可能是产生耳鸣的基础之一（Eggermont，2003 年；Eggermont 等，2004 年；Cazals 等，1998 年）。

（二）耳鸣产生的中枢机制

早期对耳鸣机制的研究多集中于耳鸣病人的听觉心理物理测试指标和与耳鸣有关的听觉系统病理生理改变。最近，越来越多的研究显示耳鸣及其相关症状更多的是与包括听觉系统和非听觉系统在内的中枢神经系统的异常神经活动有关。多数耳鸣患者都有不同程度的听力损失，但也有很多耳聋患者并无耳鸣，或耳鸣轻微，不足就医。包括听觉在内的各种感觉（以及各种情绪反应）最终是由中枢神经系统产生的。因此，对耳鸣机制的研究也越来越多的转向对中枢神经系统的研究。

最近，使用功能性磁共振（functional magnetic resonance imaging，fMRI）、正电子发射体层扫描（positron emission tomography，PET）等功能性成像手段，已经在高级神经中枢结构中发现了与耳鸣相关的异常活动。这些结构即包括了听觉皮层，也有非听觉结构，如控制情绪和感知的胼胝体、额叶和边缘回等（Andersson 等，2000 年；Mirz 等，2000 年；Mirz 等，1999 年）。这些研究证据都指向耳蜗后及中枢神经结构在耳鸣的发生与维持中的重要作用。

感觉通路上行信号活动改变导致的大脑皮层功能区的重组十分常见。典型的例子见于截肢后患者和盲人。同理，听力损失和由其引起的听觉通路上行信号活动的改变也可以导致相应大脑皮层功能区的重组。功能性成像研究显示有动物研究证据显示，内耳损伤后，中枢代表损伤边缘频率（intact lesion - edge frequencies）的区域扩大（Weisz 等，2005 年），有可能是导致耳鸣的原因之一。

（三）耳鸣的神经 - 心理模式

20 世纪 90 年代初 Jastreboff（1990 年）提出的耳鸣的神经心理模式为理解耳鸣的病理生理机制提供了新的角度，引起了有关研究及临床人员的普遍重视。Jastreboff 综合了有关耳鸣病理机制的研究发现，提出了耳鸣的神经心理模式的图解（图 24 - 1 - 1）。按照此模式，外周听器的病变或损伤产生异常神经电活动，即与耳鸣相关联的神经电信号。皮层下听觉结构可以察觉耳鸣信号并对其进行初级处理，其过程类似于察觉和处理正常听觉信号。皮层下结构将耳鸣信号的处理结果向听觉皮层和大脑边缘系统输出，引起对耳鸣的主观感知和情绪反应。耳鸣信号到达大脑听觉皮层后引起的神经活动产生对耳鸣的最终意识和感知，包括耳鸣的音调和响度。听觉皮层以外的其他大脑皮层活动也可以参与产生对耳鸣的描述（病人可以将耳鸣与其他声音类比）和记忆（病人可以回忆耳鸣的响度或音调变化），并控制分配给耳鸣的注意力。

大脑边缘系统在耳鸣症状群的产生中占有极重要的地位，也是与耳鸣有关的心理反应的主要产生部位。大脑边缘系统是控制行为与情绪表达的重要结构，其主要构成结构有：大脑额叶眶额皮层、丘脑内背侧核与前核、端脑鞍区、边缘叶（含胼胝体下区、端脑旁回、扣带回和海马旁回）、海马结构、基底节的杏仁核及下丘脑的部分结构等。边缘系统与大脑其他结构的联系广泛而复杂。各个感觉系统（视、听、嗅、痛温、触压、味觉等）都向边缘系统输入信号。边缘系统整合来自各个系统的输入，从而完成认知、学习、记忆等重要功能。边缘系统同时广泛向大脑内多个系统和结构发出输出，控制和决定情绪反应和行为。在耳鸣病人，与耳鸣相关的神经电活动经皮层下听觉结构或听觉皮层到达边缘系统。由于耳鸣引起的主观认知多数情况下有别于自然环境中存在的声音，加之多数患者对耳鸣的出现怀有不理解、疑虑或恐惧等不佳心理反应，因此与耳鸣有关的神经活动输入在边缘系统后引起的反应一般是不良或不适反应，其输出倾向于引起应激反应，即紧张、失眠、焦虑等。Jastreboff 认为边缘系统对耳鸣的反应还可以强化听觉皮层下结构对耳鸣信号的反应（增强识别、监测甚至放大）。心理学研究已经发现一些心理/精神疾患与大脑内某些神经递质的增多或减少有关，也发现边缘系统的异常活动在一些心理或精神疾患的发生、发展中起着重要的作用，这与耳鸣症状群常包含有诸如焦虑、抑郁等心理表现是一致的。

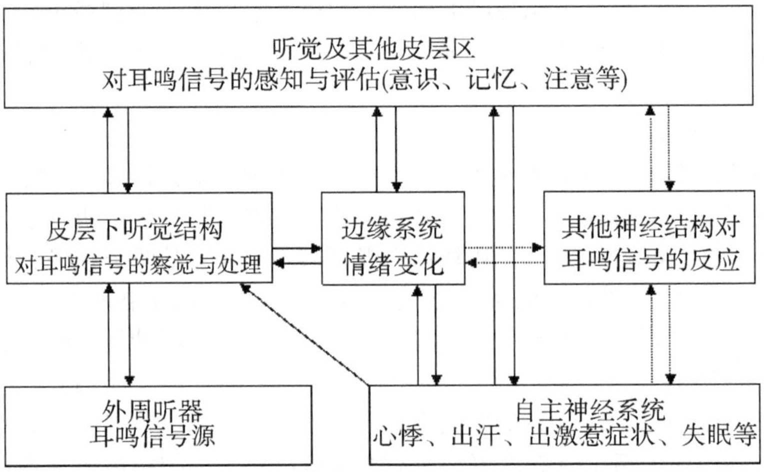

图 24-1-1　耳鸣的神经心理模式

自主神经系统也可能参与耳鸣症状群的产生与维持。自主神经系统的活动可以受到边缘系统和大脑皮层的影响。人在受到威胁或需要极大努力克服精神或体力困难时出现的自主神经反应（如瞳孔放大、心跳加快、肌肉张力增加、睡眠减少等）即是明显的例子。自主神经系统的活动反过来又可以影响边缘系统和大脑皮层的活动，间接的影响病人的心理感受。耳鸣病人常遇到的紧张、心悸和睡眠障碍就与自主神经系统活动的异常有一定关系。由于这种自主神经活动引起的心理感受通常是不愉快的，因此它又可以进一步强化耳鸣引起的不良心理感受。

大脑内各个结构之间的各种连接和联系十分广泛和复杂，因此可以想象大脑内的其他结构也可能参与耳鸣症状群的形成，并促成伴随耳鸣出现和存在的不良心理反应和心理活动。如下丘脑睡眠中枢和脑干网状系统对维持觉醒状态有重要作用，并与脑内多个结构有广泛的联系。耳鸣病人大脑内的异常神经电活动可以波及上述结构，从而影响病人的睡眠。失眠本身往往即可以给主观心理感受带来不良的影响，即使在非耳鸣的其他病人也是如此。

Jastreboff 在他的神经心理模式中标识出了各个神经结构部分之间的相互联系和作用，显示出整个耳鸣神经心理活动的不可分割性和复杂性。Jastreboff 的耳鸣神经心理模式也为了解和研究耳鸣病人心理问题的产生机制提供了一定的基础。Jastreboff 等并依据其提出的耳鸣神经心理模式推出了“耳鸣再训练疗法（tinnitus retraining therapy，TRT）”。尽管 Jastreboff 坚持认为其耳鸣再训练疗法只是利用基本的神经习服机制，而不是针对病人的心理问题，但其中所包含的大量咨询和解释工作在一定程度上起到了心理治疗的作用。

四、耳鸣的临床表现

耳鸣实际上是一个常见的现象，多数人在一生当中都会体验到耳鸣。多数情况下，耳鸣的发生是与强噪声暴露相关联的，主要见于强噪声工作环境、强烈音响效果的音乐会和电影，以及各种有强噪声因素的意外等。这种耳鸣一般持续数个小时至数天，可能与一过性听阈改变（temporary threshold shift，TTS）有关，一般不会导致患者就诊。另有一种特发性的短暂耳鸣，表现为高调耳鸣，同时伴有一过性耳闷感觉，一般持续数秒钟到十数秒钟。导致这种短暂耳鸣的原因不明，一般认为没有特别的临床意义。临床上因耳鸣就诊的主要是突发持续耳鸣和慢性耳鸣（耳鸣存在超过六个月）。

（一）耳鸣的发病

临床上见到的耳鸣的发生可以表现为突然和逐渐两种。突然产生的耳鸣多见于听力的急剧变化（如突聋、急性中耳炎症、迷路震荡、急性迷路炎和某些听神经瘤患者）和颅脑创伤。接触耳毒性药物而在短时间内发生听力损害者，也可以在短时间内发生耳鸣。多数耳鸣患者的耳鸣是逐渐发生的，这是由于多数噪声性或老年性感音神经性聋都是在数年或者更长的时间内逐渐发生、发展的。这类病人常常不能准确说出耳鸣开始的时间，他们的耳鸣响度也是慢慢增加的，在受到耳鸣烦扰之前，患者常常有很长一段时间感到轻微耳鸣，并且不以为意。

（二）耳鸣音调与响度

耳鸣的音调一般与最大听力损失的频率相接近。多数感音神经性聋以影响高频听力为主，因此高调耳鸣是最常见的耳鸣，常被表述为扰人的“蝉鸣”。在高频听力损失，耳鸣一般表现为单一音调。平坦型听力损失者的耳鸣则可以由多个音调组成，而在低频为主的听力损失，患者主要感受的是低调耳鸣（常被描述为“风声”、“潮汐声”、“海螺声”等）。听力损失变化时，耳鸣的音调、音质也可以发生相应的变化，有时可以是临床上指示听力变化的一个重要征兆。对报告耳鸣音调、音质变化的病人应及时进行听力检查，以免漏过发现重要的听力变化。

耳鸣的响度与听力损失的程度有一定关系，在一定程度上随着听力损失程度的增加而增加。不过，在自然缓慢发生的老年性聋，耳鸣程度不一定随听力损失的逐渐增加而不断加重。相反，多数病人报告耳鸣程度保持相对稳定，或不再引起他们过多地注意。在听力波动者，耳鸣常常随听力的波动而发生响度（有时包括音调、音质）上的变化。典型的例子是梅尼埃病，其典型临床表现包括了波动性低频为主的听力损失，波动性低调耳鸣和发作性眩晕。

（三）耳鸣的其他伴随症状

多数耳鸣都伴随有听力损失，但耳鸣还可以与其他症状相伴随。眩晕是耳鸣的一个常见伴随症状，多见于梅尼埃病、听神经瘤和急性迷路炎等。源于颅脑创伤的耳鸣常常与其他颅脑损伤症状相伴随，包括头晕、头痛、记忆减退、性格改变、睡眠障碍等。在由全身性疾病引起的耳鸣，还会见到原发疾病的症状。了解耳鸣的伴随症状十分重要，他们常常可以提是导致耳鸣的原发疾病，并为制定治疗方案提供指导。

（四）耳鸣病人的心理疾患

慢性、重症耳鸣患者常常同时患有不同程度的心理障碍症状，主要表现为抑郁症、焦虑症和某些人格障碍等。睡眠障碍也是重症耳鸣患者的常见主诉，并常常可以使耳鸣症状加重。对耳鸣与心理疾患之间的因果关系目前尚缺少权威性的研究。有证据显示部分重症耳鸣患者在耳鸣发生以前就具有一些心理障碍或人格障碍的倾向。与耳鸣相伴的急性心理疾患通常出现于突然发生的耳鸣（如伴随突聋或颅脑外伤出现的耳鸣），患者对突然出现的重度耳鸣的心理反应类似于突然遭受重大损失时出现的急性应激反应。

抑郁症更多见于慢性耳鸣患者，具有典型的抑郁症特征，如情绪低落，对周围事物缺乏兴趣，食欲改变（多食、少食都可能发生），注意力和记忆力下降，易哭泣等。失眠是抑郁症的一个重要特征，抑郁症患者的入睡可以没有太多困难，但睡眠质量差并且容易过早醒来，并醒来后难以再入睡。有些抑郁症患者则也可以表现为睡眠过多。

焦虑症患者往往对耳鸣表现出过分的担忧，以致于无时无刻的关注其耳鸣。焦虑症患者常常表现出情绪紧张，其睡眠障碍已入睡困难为主要表现。部分患者可以有强迫症表现，其注意力无法从其耳鸣症状上转移，从而感到耳鸣格外扰人。严重的焦虑症患者可以出现恐慌发作（panic attack），表现为突然的心律急促、呼吸困难、心悸、出汗、视物模糊等。

使用心理测试问卷还可以在耳鸣患者检测出其他心理疾患，如认知障碍等。这些心理疾患都可以对患者对耳鸣的感受发生影响，常常是耳鸣与心理疾患交织作用，相互增强，形成恶性循环。

耳鸣病人心理反应可能反映了大脑边缘系统对大脑听觉系统、大脑皮层和大脑内其他神经结构活动的反应。边缘系统控制人的情绪和行为，对人的心理感受有着巨大的影响。反过来，由于边缘系统与听觉系统的联系和相互作用，其活动又可以对患者对耳鸣的感知和认识产生影响。

（五）发生于儿童患者的耳鸣

对发生于儿童的耳鸣的认识远远低于成人患者。有研究提示，5～18 岁年龄组听力正常少年儿童中的 15%～29% 报告有耳鸣体验，其中 10% 左右为其耳鸣所烦扰（Mills 等，1986 年）。儿童人群的耳鸣有以下特点：①听力障碍儿童的耳鸣发生率高于正常听力儿童；②重度聋儿的耳鸣发生率反而低于中轻度耳聋儿童；③与先天性聋儿童相比，后天性聋儿童更有可能发生耳鸣；④儿童耳鸣患者很少主动主诉耳鸣（Baguley 和 McFerran，2002 年）。

与成人相比，针对儿童耳鸣患者的治疗经验十分有限。鉴于儿童很少主诉耳鸣，并且多数与中耳炎相关联的耳鸣都有可能随着中耳疾病的治愈而消失，有人主张对多数儿童的耳鸣不必刻意诊断和治疗。对反复主诉耳鸣的儿童患者则应当予以重视，应当对患儿进行全面的检查，并在治疗原发病的同时，汇集儿科、心理学、神经科等有关专家会诊，提出针对患儿耳鸣的治疗方案。需要时可以使用掩蔽声治疗，以缓解耳鸣症状。由于儿童的心理发育仍未完成，处在不断变化当中，故应当经常会请有关专家对患儿的心理状况进行评估，避免不良的心理并发症。在对儿童耳鸣的诊断、治疗过程中，应当积极取得家长的理解与配合，可以大大地增进治疗效果。

五、耳鸣的检查

如前所述，耳鸣是一个耳科症状，而不是一个单独的疾病单元。因此，针对耳鸣的检查应当着重于发现导致耳鸣的疾病。对耳鸣患者的检查不应局限于耳科检查。鉴于很多临床疾病都可以表现有耳鸣症状，对耳鸣病人的检查应该全面，以免出现漏诊。图 24－1－2 是一个推荐的耳鸣诊断、治疗流程的示意图。

（一）临床检查

耳鸣是一个可以发生在多种耳科和其他全身性疾患的临床症状。对耳鸣患者进行临床检查的目的在于寻找耳鸣的病因。如果能够成功找到和治疗导致耳鸣的病因，耳鸣常可以随之消失。相反，如果未能及时发现伴随耳鸣存在的严重疾患，后果也可以是极为严重的。因此，对耳鸣病人的检查应当全面、认真，不应因为耳鸣是一个常见症状而草率了事。

对耳鸣患者的临床检查应当从详细搜集病史开始。病史的采集应着重于耳科、头颈部以及神经系统的疾患，同时不应忽略心血管系统、内分泌系统和其他全身疾患。病史中还应特别注意用药史、噪声暴露史、外伤（特别是头颈部外伤）史和家族史。

身体检查不仅应当包括详尽的耳鼻咽喉和头颈部检查，还应当对心血管系统和神经系统进行详细检查。耳科检查应特别注意观察鼓膜的形态，识别各种可能存在的中耳病变，包括中耳的急慢性炎症、鼓室硬化、鼓室球瘤等。对鼓膜动度的检查十分有用，除了可以判断是否存在中耳传导机制障碍外，与呼吸相同步的鼓膜移动，常提示咽鼓管的异常开放。音叉检查可以帮助识别是否存在传导性或者感音神经性听力障碍，而耳道压力试验可以帮助判断是否存在外淋巴瘘或者上半规管骨壁缺损。对鼻部和咽部的检查应注意是否存在可以导致咽鼓管功能障碍的病变，如鼻炎、鼻窦炎、扁桃体或腺样

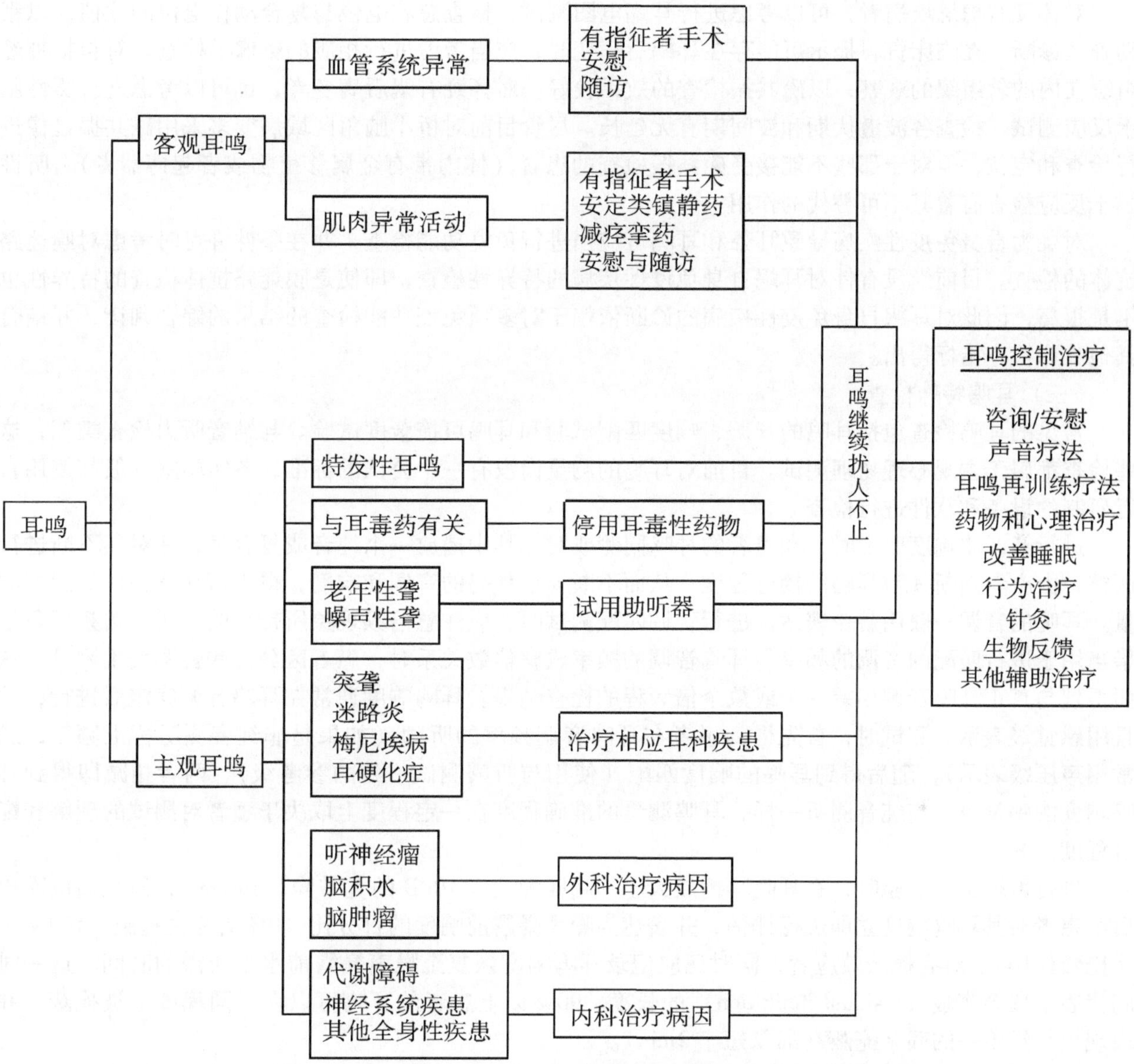

图 24-1-2 耳鸣治疗流程图

体肥大等。在怀疑有肌肉异常活动引起的耳鸣的病人，应当注意有无软腭的异常阵挛性运动。

对诸对脑神经应进行认真检查，注意其功能是否正常及对称。作为前庭和神经系统检查的一部分，应常规进行步态和平衡功能检查。对主诉为搏动性耳鸣的患者，应仔细对耳道和头颈部进行听诊检查，以期发现和定位引起耳鸣的异常血管。

（二）实验室检查

对耳鸣患者应常规进行听力学检查。除检查纯音听力、言语听力和中耳导抗外，还应考虑耳声发射检查。高强度（大于 20dB 声压级）、高频率（高于 4 000Hz），并与耳鸣匹配音调相一致或接近的自发性耳声发射有可能是引起耳鸣的原因。这种耳声发射被认为代表了耳蜗毛细胞机械活动的异常，并且可以被阿司匹林所抑制，从而使相关的耳鸣得到缓解。其发生率有报道在耳鸣患者可以达到 2% ~10%（Penner，1990 年），但临床上观察似乎低于此发生率。除自发性耳声发射外，短暂声耳声发射和畸变产物耳声发射可以用来检测外毛细胞的功能，对判断耳蜗的功能状态和是否存在耳蜗后病变有一定帮助。

对怀疑有梅尼埃病者，可以考虑进行耳蜗电图测试，检查总和电位与复合动作电位的比值，以帮助确立诊断。在临床资料提示可能存在耳蜗后病变时，应当考虑进行相应的影像学检查。对包括神经组织在内的软组织的观察，以磁共振检查的效果较好。对怀疑有蜗后病变者，也可以考虑进行听性脑干反应测试，检查各波潜伏期和波间期有无延长。尽管目前对桥小脑角区域病变多采用磁共振显像进行检查和定位，但对于那些不能接受磁共振检查的患者（体内带有金属移植物或者起搏器者），听性脑干反应检查有着其不可替代的作用。

对疑为自身免疫性疾病导致耳聋和耳鸣者应当进行免疫功能检查，并在条件许可时考虑对膜迷路抗体的检查。目前尚没有针对耳蜗自身免疫性疾病的特异性检查，即使是膜迷路抗体检查的特异性也不是很高，因此对耳蜗自身免疫性疾病的诊断依赖于对多项免疫功能检查的结果的综合判读，并结合其他临床检查指标得出。

（三）耳鸣特殊检查

常见的耳鸣检查包括耳鸣的音调、响度匹配试验和耳鸣可掩蔽度试验。与纯音听力检查类似，这些检查都属于主观心理物理测试。目前对耳鸣的测量尚没有一个公认的标准，各实验室一般都使用自行研制的设备和软件进行检查。

进行音调或响度匹配时，在患者的耳鸣同侧或对侧耳中播放一个纯音或复合声，并对其不断进行调整，由患者判断其与耳鸣的接近程度，从而不断逼近耳鸣的音调和响度，得出对耳鸣特性的近似测量。耳鸣的音调一般用赫兹表达。进行音调匹配测试时，应注意倍频现象所带来的干扰。倍频现象是指当用于进行匹配的音调的频率与耳鸣音调的频率成整倍数关系时，患者区分这些音调发生困难，从而得到与真正耳鸣音调相差一个或数个倍频程的检查结果。耳鸣响度通常在耳鸣音调确定后进行，并且用感觉级表示。测试时，首先得到患者在耳鸣音调频率的听阈（如果是非纯音测听标准频率，通常用声压级表示），随后得到耳鸣的响度匹配（使用与听阈测试一致的参考级），两者相减即得到耳鸣响度的感觉级。与纯音测听一样，耳鸣测量的准确程度在一定程度上取决于患者对测试的理解和配合程度。

进行可掩蔽度试验时，在耳鸣耳播放大于耳鸣匹配响度 10dB 的宽带噪声约 1min，停止播放噪声后由患者对其耳鸣响度立即进行评估，并表达为噪声暴露前响度的百分比（0% 为完全掩蔽，100% 为无掩蔽作用）。对有掩蔽效应者，同时还应记录耳鸣响度恢复至噪声暴露前水平所需的时间。这一时间代表了残余掩蔽（residual inhibition）的长度。90% 以上患者的耳鸣可以在不同程度上被掩蔽，并表现出长短不一的残余掩蔽（通常短于 2min）。

尽管耳鸣的音调与响度与耳鸣的严重程度并没有一个固定的关系，对耳鸣的治疗也没有必然的指导意义，但记录耳鸣的这些特点为连续观察耳鸣变化和了解疗效仍然具有一定的意义。同时，对耳鸣音调的观察也常常可以为判断耳鸣的病因提供帮助。与最大听力损失频率相一致的耳鸣音调匹配可以被认为是支持耳鸣由听力损失引起的一个证据。

（四）简单心理状态评估

心理状态的改变是影响耳鸣严重程度的一个重要因素。尽管全面、系统的心理状态评估应当由有关专业人员进行，但接触耳鸣病人的临床人员应当能够使用简单的心理评估工具，对耳鸣患者实施初步的心理状态评估。临床常用的心理评估工具主要包括简化的焦虑和抑郁状态评估问卷。目前存在多种可以用于评估焦虑、抑郁状态的心理评估工具问卷，对使用何种问卷也并没有一个统一的标准。目前比较常用的由贝克抑郁症问卷（Beck depression inventory）、焦虑状态/倾向问卷（state - trait anxiety inventory）、症状列表（symptom checklist - 90 - R）、医院焦虑/抑郁衡量标准（hospital anxiety/depression scale）、明尼苏达多相人格问卷（minnesota multiphasic personality inventory）等等。这些问卷可以帮助检查者初步判断患者是否处于焦虑或者抑郁状态及其程度。

Zoger 等（2001 年）对一组耳鸣患者的研究显示慢性抑郁症和焦虑症的发生率分别达到了 62% 与

45%。这个比率远远高于一般人群中慢性抑郁症以及焦虑症的发生率。Zoger 等人所观察的患者中只有7%报告其耳鸣曾经于抑郁症和/或焦虑症之外单独存在，而曾经因抑郁症或焦虑症就医和接受治疗的则仅占34%。Folmer 等（2001 年和 1999 年）对数百名耳鸣患者资料分析的结果表明，患者耳鸣严重程度（以耳鸣严重程度问卷评估）与患者的“焦虑状态/性格问卷”得分、“贝克抑郁症问卷”得分以及患者睡眠紊乱程度密切相关。Folmer 等由此得出结论，慢性耳鸣的严重程度与失眠、焦虑及抑郁的程度有关，其关系类同于慢性疼痛患者所见。有学者认为耳鸣患者的抑郁程度最能代表其耳鸣所致的持续认知障碍，并进而影响耳鸣症状的程度（Griemel，1999 年）。这些认知障碍导致对客观事物及自身病症认识与实际情况出现明显偏差，从而促使患者产生悲观、消极情绪。耳鸣患者抑郁症的发生与患者的心理素质有一定的联系。有关研究显示在耳鸣的心理物理测试指标基本相同的条件下，应变能力强的患者不易发生抑郁症，与应变能力差者的差别十分显著（Delb，1999 年）。

（五）耳鸣重度评估

许多研究已经指出耳鸣的严重程度与耳鸣的心理物理特点（音调、响度等）并没有一定的关系。事实上，目前世界上主要的耳鸣治疗中心多是用问卷形式对临床耳鸣的严重程度及耳鸣治疗的疗效进行评估，而耳鸣的心理物理测试数据则多是作为参考。这些评估耳鸣严重程度的问卷中的问题覆盖了患者的日常生活、睡眠，以及患者的心理感受。这些耳鸣治疗中心还大多使用专用心理测试问卷检查患者有无焦虑症、抑郁症以及强迫症的倾向。这些心理测试结果常常可以提供有关患者心理特征的有用数据，并为制定针对每个病人的具体治疗方案提供指导。这些问卷各有千秋，有的着重于耳鸣对患者心理的影响，有的则更侧重于测量耳鸣对患者生活各方面所带来的影响。目前使用较为普遍的有：耳鸣问卷（tinnitus questionnaire，TQ）、耳鸣残障指数（tinnitus handicap index，THI）、耳鸣重度指数（tinnitus severity index，TSI）、耳鸣残障问卷（tinnitus handicap questionnaire，THQ）和耳鸣反应问卷（tinnitus reaction questionnaire，TRQ）等。有鉴于这些评估问卷的研制都是基于一定的文化、语言背景（主要是英语和欧美文化），能否直接将这些问卷转译并使用于母语非英语的患者尚需要研究。有研究提示某些英语耳鸣问卷在译成法文并使用于法国患者时，得出的结果与英文版问卷的结果有所出入。目前尚未有中文的耳鸣重度问卷。

耳鸣严重程度问卷有可能提供更为重要和符合患者心理感受的信息。这种心理评估不仅可以帮助医师了解患者的心理状况，也可以为制定治疗计划提供有用的指导和依据。对耳鸣严重程度的评估在首诊时就应当进行，以留下患者病情的基准值，供日后对患者病情发展以及治疗效果进行评估所用。在对患者进行后续治疗和随访时，可应再次使用同样问卷对患者的耳鸣程度进行重复测试。当治疗有所进展时，能够向患者展示体现相对于其病情基准值有所改善的量化指标，往往能够激发患者的积极态度，增强其对症状改善的信心，对患者的心理过程产生积极影响。

六、耳鸣的治疗

耳鸣的治疗可以分为针对原发病和针对耳鸣本身的治疗。由于耳鸣是一个反映某种临床疾病的症状，在能够确定和治疗原发病时，耳鸣常常随原发病的治愈而好转或消失。因此，在处理耳鸣患者时，应积极寻找和治疗其原发病。对耳鸣本身的治疗着重在于减轻患者的耳鸣感受。由于慢性重症耳鸣常常伴有一些心理疾患症状和睡眠障碍，因此，对这类患者的心理治疗和其他改善症状的治疗也使耳鸣治疗的一个重要组成部分。

（一）病因治疗

对于能够发现病因的耳鸣，治疗的重点应当放在纠正导致耳鸣的疾病状态，而耳鸣常可以随着病因疾病的好转、治愈而减轻或者消失。这包括了积极治疗中、外耳疾患。对导致听力损失的中耳疾病（如中耳炎、耳硬化症、鼓室硬化症、听骨链畸形等）的有效治疗，一般可以在改善听力的同时使耳鸣消失。

积极寻找和治疗可能导致耳鸣的全身性疾患。对患者的用药史应当认真复习，以期发现可能具有耳毒性的药物。常见可以导致耳鸣的药物包括有耳毒性抗生素、水杨酸类药物、奎宁类药物、耳毒性利尿药和某些细胞毒性药物。最近临床上还观察到某些影响脑内神经递质的药物（如用于治疗抑郁症的血清素再摄入抑制剂等）可以改变耳鸣响度。

可以导致耳鸣的全身性疾病种类很多。对血压高者应积极控制血压；贫血者应当转给有关专家进行治疗。对由于内分泌系统障碍导致的耳鸣也应当交由有关专业医师进行病因治疗。积极治疗引起耳鸣症状的原发病，不仅有可能使耳鸣随着原发病的好转而好转，也可以避免因耽误原发病的治疗而导致严重后果。

在积极治疗耳鸣原发病的同时，也应当采取一些针对耳鸣症状本身的治疗措施，以减轻患者痛苦。这些主要包括使用声掩蔽疗法减轻耳鸣感受，应用药物改善患者睡眠和控制焦虑、抑郁症等。

（二）声掩蔽治疗法

声掩蔽疗法是目前已经被研究证明确实有效的一种针对耳鸣症状的治疗方法。声掩蔽疗法并不能解决导致耳鸣的病因，也不能使耳鸣消失，但在多数患者可以减轻耳鸣感受。

声掩蔽疗法的机制目前并不十分清楚。有研究证据显示耳鸣的产生可能于耳蜗后听觉通路上神经电活动的异常有关。这种异常神经电活动常常与耳蜗功能异常和听力损失相伴。由此推测耳鸣的产生可能与耳蜗功能弱化导致听觉通路自发神经电活动失控有关，而通过声刺激增加耳蜗输出则有可能恢复对耳蜗后听觉通路自发神经电活动的控制，使之趋于正常。

实施声掩蔽治疗的方法可以有很多种。最常见的可能是使用某种产生宽带噪声的仪器。欧美市场上有专门用于治疗耳鸣的声掩蔽治疗仪销售，但如果有记录了适宜的宽带噪声的磁带或者激光唱盘，则普通家用磁带或者激光唱盘播放机也可以被用于耳鸣的治疗。目前主要助听器制造商都生产助听器大小的声掩蔽器，并带有音量控制，甚至频带选择，携带方便，使用灵活，可以满足患者在不同场合的需要。需要向患者说明的是，声掩蔽治疗本身并不能消除耳鸣，声掩蔽治疗的目的在于减低耳鸣感受，缓解耳鸣给病人带来的烦扰。多数病人可以在关闭掩蔽声后感受到短暂的残余掩蔽效应（数秒钟至数分钟），少数病人可以感受到长达数日甚至更长的残余掩蔽效应。

选择实际使用的掩蔽声应当针对每个具体病人的需要。临床观察到耳鸣患者对掩蔽声的选择因人而异，不尽相同。选择掩蔽声的原则应当是悦耳和容易被患者忽略并忘却。常用的有“粉红噪声”（相对于白噪声而言含有较多的低频能量）和模拟自然界的溪水声、海浪声、雨声等等。除耳内式和床头式声掩蔽仪外，通过声枕播放的掩蔽声常可以帮助改善患者的睡眠。

对有听力损失，并有言语交流障碍的患者应当积极推荐考虑使用助听器。使用助听器可以被认为是另一种形式的声掩蔽治疗。佩带合适的助听器在这一类病人常常可以同时起到减低耳鸣的作用，在很多病人，耳鸣甚至可以完全消失。在同时有耳鸣和听力损失的患者，使用助听器的适应证可以考虑适当放宽，即可以考虑在听力损失较轻、听力损失曲线较陡或言语听力较差的患者试配助听器，取其缓解耳鸣的效果。在一些单纯用助听器不能达到满意缓解耳鸣的病人，还可以考虑试用助听器与掩蔽器的组合装置。这种装置同时具有声音放大和播放宽带噪声的功能，其大小如同助听器，在一些病人可以达到良好的效果。

声掩蔽治疗可以给多数耳鸣患者带来耳鸣症状的缓解，如果使用得当（主要是音量控制合适），很少有任何副作用，目前是耳鸣治疗的首选。由于声掩蔽治疗可以改变患者对耳鸣的感受，在心理上使患者有一种对耳鸣有所控制的感觉，减少了耳鸣无处不在、患者难以逃避的感受，对缓解患者的焦虑和抑郁状态也有一定帮助。

“耳鸣再训练疗法（tinnitus retraining therapy，TRT）”是 Jastreboff 等（1993 年）依据其提出的耳鸣神经心理模式推出的，其目的在于建立患者中枢神经系统对耳鸣的习服，从而减少耳鸣对患者的影响。耳鸣再训练疗法结合了声掩蔽和某种形式的心理咨询，目的在于在经过一段时间后（数月至数年）使耳鸣给患者带来的不良感受降至最低。耳鸣再训练疗法对掩蔽声的使用有一定要求。严格的耳鸣再训练疗法要求掩蔽声的强度不应完全遮蔽耳鸣，而是使耳鸣响度刚刚减低至不甚扰人即可，并同时保留一定的耳鸣感受。保留一定的耳鸣感受的理论依据是中枢神经系统无法对业已被完全掩蔽的耳鸣进行习服。耳鸣再训练疗法要求患者使用上述掩蔽声的时间每天至少要达到6～8个小时（清醒时间）。耳鸣再训练疗法同时要求施治人员对患者做大量的咨询、安慰和解释工作，并经常、及时地进行随访。据报道，60%至80%的患者反映耳鸣再训练疗法可以缓解他们的耳鸣及其伴随症状（Jastreboff等，1994年）。

全聋或者接近全聋的患者多数同时伴有耳鸣。这类病人如果接受电子耳蜗植入治疗，则其耳鸣也常常获得改善，其治疗机制大概与声掩蔽治疗相类似。

（三）药物治疗

多种药物已经被试用于耳鸣病人。这些主要包括各类抗抑郁药、抗焦虑药、催眠药和镇静剂等。焦虑、抑郁和睡眠障碍是耳鸣的常见并发症，而焦虑、抑郁和睡眠障碍又常常可以是耳鸣症状加重，其机制可能如前面“耳鸣发生机制”一节所述，与中枢神经系统内复杂的神经活动相互作用有关。抗抑郁药、抗焦虑药、催眠药和镇静剂虽不一定直接作用于听觉系统内导致产生耳鸣感受的神经活动，但通过作用于非听觉系统和减轻非听觉症状，可以减少非听觉系统对听觉系统的影响，从而减轻耳鸣。

对长期耳鸣并有抑郁症状的患者，抗抑郁药有一定的疗效，可以改善患者症状，减轻患者对耳鸣的负面反应。部分三环类和杂类抗抑郁药还有一定的催眠作用，可以用来改善患者睡眠状况。抗抑郁药物可以大致分为三环类药物、单胺氧化酶抑制药和5－羟色胺再摄取抑制剂，以及其他杂类抗抑郁药。对抑郁症的临床药物治疗主要包括使用三环类抗抑郁药、单胺氧化酶抑制药、选择性5－羟色胺再摄取抑制药等。抗抑郁药物的主要机制目前认为是提高脑内有关结构神经突出间单胺类神经递质及5－羟色胺的浓度。现代精神病理论认为抑郁症的发生与脑内神经突出间上述递质的缺乏有关。耳鸣患者中抑郁症或抑郁倾向的发生率明显高于一般人群，因此耳鸣患者已经或需要接受抑郁症治疗者十分常见。对于耳鸣患者，如BDI得分持续提示抑郁表现超过3个月以上并影响患者生活、工作及社会交往功能，则应考虑使用抗抑郁药物治疗。目前一般推荐首先试用选择性5－羟色胺再摄取抑制药。选用抗抑郁药还应结合考虑患者可能具有的其他症状，如失眠等。部分三环类抗抑郁药和其他抗抑郁药同时具有辅助睡眠的作用。多数抗抑郁药需要数日到数周时间才可达到有效血液浓度。目前一般认为对一种抗抑郁药应当至少使用1个月才可以确定其是否有效。具体病人对某种抗抑郁药的反应可以十分不同，临床上常常需要试用几种药物后方可确定最适合于某个具体病人的药物。使用抗抑郁药常伴有轻重不等的副作用。在某些病人，抗抑郁药有可能加重耳鸣感受。因此，在使用抗抑郁药的开始阶段，应当对患者进行慎密的观察，以便及时发现不良反应并及时调整药物。抗抑郁药的停药必须遵循循训渐进的原则，不可突然终止，以防出现严重反跳症状。

焦虑症的药物治疗主要包括使用巴比妥类和安定类镇静药。镇静剂同时具有抗焦虑和催眠的作用，对患耳鸣同时伴有焦虑和睡眠障碍的患者常常可以有比较好的疗效。对顽固存在超过数周的焦虑症状（特别是伴有睡眠障碍者）应当考虑使用镇静剂药物治疗。安定类镇静剂可能还有直接降低耳鸣响度的作用。在OHSU耳鸣诊所进行的一项研究表明，安定类药物alprozelam在约76%的耳鸣患者可以降低匹配耳鸣响度达3～5dB（感觉级），患者同时报告主观耳鸣响度下降（Johnson等，1993年）。安定类药物在突发重度耳鸣同时伴有严重焦虑症和睡眠障碍的患者可以考虑使用，常可以有效地控制症状。安定类药物有镇静作用过强、长期使用有可能产生药物依赖的缺点。新近在西方使用的buspiron（BuSpar）有镇静副作用不明显、不产生药物依赖的特点，更适合于需要长期抗焦虑治疗的患者。安定类药物一般可以比较快地达到有效血液浓度，在一些患者可以考虑按需服用的给药方案。对连续规律使用安定类药物超过数周者，其停药也应当遵循逐渐停药的原则，防止症状反跳。必要时抗焦虑药物可以和催眠药物合并使用，以在改进睡眠的同时增加抗焦虑药物的效果。对使用抗焦虑药物的患者应当同使用抗抑郁药的患者一样给予密切的观察和指导，以求达到最佳疗效并减少药物不良反应。

催眠药在耳鸣伴有睡眠障碍的患者有着重要的治疗作用。对耳鸣病人的随访研究表明，耳鸣严重程度的改善与睡眠改善有着密切的关系，其密切程度甚至超过患者主观耳鸣响度感受对耳鸣严重程度的影响。对使用镇静剂和催眠药的患者应注意随访，及时了解疗效，监控患者的用药情况以及有无毒副作用或产生药物依赖的倾向。对症状稳定的患者应当适时考虑长时减低药量和逐渐停药，或确定最低维持药量。

对症状复杂、需要长期使用抗抑郁药、抗焦虑药的患者应当及时请求相关专业（主要是精神病专科人员）会诊，由有关专家确定相应治疗方针。

（四）针对患者心理症状的治疗

对治疗心理症状在耳鸣治疗中的作用无论如何强调都不过分。

心理、精神症状是慢性、重度耳鸣的常见并发症，其可能的发生机制已经在“耳鸣发生机制”一节中进行了探讨。随着对耳鸣患者存在的心理问题的认识的逐步深入，现在研究人员及临床工作者对耳鸣患者的心理治疗也越来越予以更多的重视。由于心理治疗的专业性，对慢性、严重的心理障碍的矫治主要由专业心理学者实施。虽然如此，由于耳科医师是耳鸣患者的首诊医师，而其言行又可能对患者的心理产生很大影响，其对耳鸣患者的心理健康也必须予以高度重视。接诊耳鸣患者的耳科人员应当对耳鸣病人的心理问题有所了解和观察，并及时采取适当的措施。

患者初次就诊时的感受对其以后的心理反应和心理感受有着重要的影响。医师在初次接诊耳鸣患者时必须充分意识到其言语举止可能给患者心理所带来的影响，避免由于言语不慎对患者心理产生消极作用。事实上，由于患者初诊时的心理特点，首诊有可能成为医师对患者实施正确心理引导的一个极好机会。

多数耳鸣患者对与医师的首次接触抱有极大的希望。初次求医的患者一般认为医师对其疾病具有权威的地位，因此对医师的言语、评价和结论给予高度的重视。患者对医师的企盼包括通过医师的诊察与解释对其耳鸣症状增加了解，并希望医师能够对其病症提出明确的治疗方案。患者尤其希望医师能够对其病症提出明确的预后。接诊医师必须充分认识到患者的这些心理特点以及其言行可能给患者带来的积极或消极影响，审慎行事，争取在患者身上实现积极的心理效应，或至少避免引起消极的心理反应。

医师留给患者的第一印象十分重要。医师应当使患者相信他具有良好的业务素质和深厚的专业功底，对耳科疾病及耳鸣的有关知识和业务精通、扎实。医师同时还应当使患者感觉到其对患者有深切的同情心，对患者的病情、症状有浓厚的兴趣，对诊治患者的病情积极、认真。接诊的场所应当干净、整洁，现场及所使用的器械、设备应当摆放有序并处于良好的可用状态。医师应当衣着整齐、姿态端正，体现出专业医务人员的素质和自信。条件适宜者可以将证明医师专业训练和资格的文件摆放在适当的位置。诊室内还可以适当摆放有关的宣传品。所有这些都有助于营造一个专业、认真和友好的诊室氛围，使得患者在诊治过程的一开始对医师建立起一种信任感。医学心理学研究提示，患者对医务人员的信任程度直接影响患者接受和执行医务人员治疗建议的程度，也影响到患者对自身疾病预后的信心。

医师对患者所表述的症状主诉应当认真倾听，并鼓励患者将与其耳鸣有关的症状和不适尽可能地表达出来。医师与患者的语言交流中应当避免使用可能产生消极作用的语汇。常见的不当用语有：“耳鸣没有什么治疗办法”、“用这个试试看吧”等。

在除外具体病因之后，对耳鸣病人的病情通报和咨询就成为医师对患者施加心理影响的重要时机。医师应当依据已经掌握的临床病情资料结合所知的有关耳鸣的知识及具体患者可能接受和理解的程度对患者耳鸣产生的可能机制予以尽可能详尽的阐述。对耳鸣患者的咨询内容可以包括听觉系统解剖、工作机制、听力障碍及耳鸣的可能发病机制、有关治疗措施的作用机理、耳鸣与其他相关症状及心理反应的关系和产生机制及应对措施等。引发患者心理反应的一个重要机制是患者对耳鸣缺乏了解以及由此而引发的不安和恐惧感。医师如能为患者症状提供合乎逻辑并令其信服的解释，将为缓解患者心理反应、避免和防止出现与耳鸣相关的慢性、复杂的心理障碍提供极大的帮助。医师应当结合通过心理问卷所获得的有关患者心理特征和心理状态的信息，向患者解释耳鸣与心理反应及心理障碍的关系，使患者有机会对其心理状态进行自我监控与调整，减少并发不良心理反应的机会。必要时，医师应在征得患者同意的前提下增加患者家庭成员的参与。由于家庭成员与患者相处的时间远远大于其他人员，如果家庭成员对患者病情有所了解并能够提供患者所需的心理支持，则对减轻耳鸣对患者生活的影响极为有益。医师应鼓励患者及家属对病情及治疗方案提出问题，并予以认真解答。多数情况下，患者对耳鸣了解越多、越正确，则越有助于其避免产生不良心理反应并积极配合治疗。

医师应当不仅仅提出治疗措施，还应当结合耳鸣知识教育解释实施这些治疗措施的理由。临床心理学统计表明，真正严格执行医嘱的患者只占患者人群的约 1/3，另 1/3 的患者部分的执行医嘱，还有约 1/3 的患者基本不执行医师的建议或医嘱。临床心理学统计还表明，除患者对医师的信任程度影响患者执行医嘱的程度之外，患者对其治疗方案及其理由了解的越清楚，就越有可能认真执行医嘱，从而增进疗效。

慢性耳鸣患者除可以合并抑郁症和焦虑症外，还可以出现另外一些心理病症，如躯体形心理病症中的躯体症状症、疑病症和疼痛症，以及强迫症等。由于这些心理病症的病因和处理比较复杂，其有效治疗常常需要精神、心理专业人员的参与。对这些心理病症的完整治疗已经超出了本书的范畴，这里只介绍临床常见的耳鸣患者的心理问题的初步处理和治疗原则。

典型抑郁症的主要表现有情绪低落、对周围事物失去兴趣、缺乏完成事情的愿望与动力、不恰当的自责、精力不足、认知能力下降（记忆力、注意力等）、失眠、食欲不振、性功能障碍等。严重抑郁症可以导致自杀意念。对抑郁症和焦虑症的治疗主要包括药物治疗和心理治疗。对抑郁症的药物治疗已经在前面耳鸣的药物治疗一节简要进行了介绍，此处重点介绍一些常用的心理治疗方法。临床上常用于治疗抑郁症的心理疗法包括：心理分析法、感知矫正治疗、行为矫正治疗等。心理分析的目的在于找出患者内心潜在的心理冲突和病因，如既往心理创伤、与亲属或他人的关系冲突、生活、环境压力等。确定这类潜在心理病因的目的在于帮助患者了解其不曾了解的自身心理问题，从而可以配合有关治疗并有助于自我行为矫正。心理分析还可以帮助负责心理治疗的人员在了解患者心理特点的情况下制定相应、有针对性的治疗方案。感知矫正着重于向患者揭示和纠正患者对自身以及周围客观事物的不正确认识。这些不正确认识包括患者对耳鸣及其影响的消极或不正确的认识。行为矫正治疗用于改变患者已经形成的不良反应及行为模式，如畏缩、消极、放弃、情绪性反应或冲动性行为等。这些治疗通常需要有关人员接受专业训练，能够正确分析和识别患者所具有的问题并实施正确的心理引导和矫治。一般主张针对抑郁、焦虑等心理疾患的药物治疗应与相应的心理治疗配合进行。对严重抑郁症合并有自杀倾向或药物治疗无明显效果者可以实施电击治疗。临床上复杂重症抑郁症或其他严重精神疾患通常需要由精神病科专科人员进行处理。耳科人员的职责在于识别这些疾患的存在并及时将患者转诊给有关专科人员。

对焦虑症的心理治疗在某些方面类似于抑郁症治疗。突患耳鸣者的心理反应类似于创伤后应激心理障碍及急性应激心理障碍者，对患者表示由衷的关怀、培养和鼓励其战胜疾病的信心并取得其亲友的支持（承认患者耳鸣疾患的存在、对患者的关爱、生活上的体贴和帮助等）对减轻患者的心理反应具有重要的意义。其他有助于患者心理放松的辅助疗法（如生物反馈、催眠疗法、按摩疗法）等都曾试用于具有焦虑倾向的耳鸣患者，并有不同程度的效果，可以视患者具体情况加以试用。

对由躯体形心理障碍的患者，常用的心理治疗包括心理分析治疗和其他有助于心理放松的疗法。心理分析治疗的目的在于找出并向患者揭示导致患者躯体形心理障碍的深层或潜意识里的原因，从而达到帮助患者减少其躯体形心理障碍对其影响的目的。对以耳鸣为主诉的故做症者和诈病者应在掌握确凿证据的前提下向其提出质疑。对自残（伤）型故做症者应当对其进行心理分析，帮助其发现故做症的原因并协助矫治其故做症行为。如果以制造他人（子女、亲属）伤病为特点的故做症者已经触犯法律，需向有关部门报告。

总体上讲，对耳鸣患者的心理治疗主要应当由受过专门训练的专业心理治疗师实施。对接触耳鸣患者的耳科人员来说，最为重要的在于了解和认识心理反应在耳鸣症状中的作用，注意检查和发现耳鸣患者可能存在的心理问题，在处理耳鸣病例时对简单明了的心理问题进行处理或至少不加重患者业已存在的心理障碍，并在需要及时将患者转致有关专业人员处接受心理咨询和治疗。

（五）其他辅助治疗

耳鸣的其他治疗中的一大部分是针对患者的紧张、焦虑症状的。这其中包括了各种放松疗法，如催眠法、生物反馈法和按摩法等。对这类疗法的真正疗效，目前尚缺乏权威性的结论。

文献中也有一些使用痕量元素、维生素、草药提取物等对耳鸣患者进行治疗的报告。另外还有报告使用电刺激、低功率激光照射耳蜗和中耳药物灌注（利多卡因和激素等）对耳鸣进行治疗者。对这些治疗的效果目前尚缺少大组病例并加以严格对照的研究，因此按循证医学的要求，应该是不能定论。

第二节　客观性耳鸣

客观性耳鸣指的是有可能被检查者听到的耳鸣。这类耳鸣与前面所述的主观性耳鸣有明显的区别。客观性耳鸣常常是由耳内或者耳周的血管或肌肉的结构或活动异常所造成的。检查者可以通过带有特制探头的听诊器对外耳周围和外耳道进行听诊，也可以使用高灵敏度的微音器探头监听耳道内杂音。在一些病人，这些手段可以探测到与患者耳鸣相关的噪声，从而可以帮助确立客观性耳鸣的诊断。

一、与血管系统异常有关的耳鸣

与血管系统疾病有关的耳鸣常常表现为搏动性耳鸣，其搏动的节奏常常与心跳或脉搏一致，这是判断与血管系统疾病有关的耳鸣的一个重要标志。并非所有与血管系统疾病有关的耳鸣都是可以被检查者检听到的客观耳鸣，但如果检查者能够通过详细听诊检查到与患者脉搏或心跳相一致的搏动性耳鸣，则基本上可以确定耳鸣与心血管系统异常的关系。

（一）头颈部血管畸形、动静脉瘘

头颈部的血管畸形可以是先天性的，也可以是后天获得的。先天性的血管畸形可以是某些综合征的一部分，这些综合征往往是涉及影响胶原代谢的遗传性疾患。血管壁中胶原代谢障碍导致血管壁的缺陷，形成血管的畸形或者瘘。

头颈部后天性血管畸形中最为常见的是硬膜动静脉瘘。这种动静脉瘘的形成据推测与一过性血栓形成有关。这种血栓可以是自发形成的，也可以继创伤、感染、肿瘤或手术后发生。因此，在询问病史时，应特别注意有无外伤、手术或头颈部感染的历史。在血栓的机化和血管再通的过程中，动脉血管有可能意外与静脉相遇并接通，形成动静脉瘘。由于动静脉之间巨大的压力差，动静脉瘘一经形成便会不断加大。大的动静脉瘘除了可以由于湍流而制造噪音外，还可以因为动脉压力不断冲击薄弱的静脉管壁而有使之破裂的危险。由于颅内出血可以导致严重后果，故对主诉搏动性耳鸣的患者决不可掉以轻心，应当详细、认真地进行全面检查，避免漏诊。

压迫血管畸形或动静脉瘘的供血动脉有时可以改变搏动性耳鸣的响度，甚至使之消失，有助于确定诊断和对血管畸形或动静脉瘘的初步定位。对头颈部血管畸形或动静脉瘘的诊断常常依赖于磁共振成像或血管造影。对部位明确，症状严重，特别是有可能产生严重后果的血管畸形，可采用栓塞、结扎或者切除的方法进行治疗。

（二）头颈部血管肿瘤

与耳鸣有关的头颈部血管肿瘤最常见的为静脉球体瘤。静脉球体瘤是一种旁神经节来源的良性肿瘤，一般按其部位分为颈静脉球体瘤和鼓室球体瘤。约 80% 的静脉球体瘤报告有搏动性耳鸣。鼓室球体瘤沿着鼓室丛神经生长，耳镜检查有时见到搏动性鼓膜透红征。颈静脉球体瘤发生在颈静脉球窝处。巨大的颈静脉球体瘤可以压迫后组脑神经，并导致相应的症状。CT 检查可以见到颈静脉球窝处的骨质破坏，磁共振成像或血管造影也有可能显示肿瘤的影像。治疗以手术切除为主，也可以结合放疗。

（三）动脉杂音

导致搏动性耳鸣的动脉杂音可以来自靠近内耳的异位动脉，也可以来自由于动脉狭窄而产生的杂音。颈内动脉和椎前动脉的异常位置也可以导致搏动性耳鸣。外伤、动脉粥样硬化和栓塞可以导致颈内动脉狭窄，产生响亮的动脉杂音。胚胎发育中遗留未及时闭合消失的镫骨动脉也可以因为十分靠近内耳而导致搏动性耳鸣。小脑前下动脉形成的血管袢有时可以延伸至内听道内，如果与听神经接触，有时可以是引起搏动性耳鸣的原因。

在怀疑搏动性耳鸣有可能为动脉杂音时，可以使用CT、磁共振和磁共振血管成像协助进行诊断。对颈内动脉狭窄（特别是粥样硬化引起的狭窄）应当积极治疗，以避免严重的并发症。对粥样硬化引起的颈内动脉狭窄主要使用动脉内旋切进行治疗。对其他动脉杂音引起的搏动性耳鸣，如果能够对其来源进行明确定位，可以酌情使用栓塞、结扎和压迫法进行治疗。

（四）静脉杂音

在7%左右的搏动性耳鸣患者可以发现伸入到鼓室内或者附近的颈静脉球结构。颈静脉憩室是一种罕见颈静脉球异常，可以从颈静脉球窝伸向岩尖，在女性其发生率3倍于在男性。颈静脉憩室除可以导致搏动性耳鸣外，还是内听道、后颅窝手术通路的障碍。颈静脉憩室破裂可以引起难以控制的颅内出血。

乙状窦和颈静脉球窝处的血流方向变化有时可以引起局部紊流，产生与脉搏一致的杂音。这种静脉性杂音有时可以被患者听到，导致搏动性耳鸣。这种静脉杂音多见于30～50岁女性，多数位于右侧（人群中75%右侧颈静脉球大于左侧）。对这类颈静脉杂音的治疗以解释和安慰为主，一般不主张手术治疗。声掩蔽治疗也可以起到一定缓解症状的作用。

某些耳硬化症和颞骨帕杰病患者也可以感受到搏动性耳鸣。这是因为耳蜗附近存在含有丰富血管的病变组织。针对这种耳鸣的治疗应以治疗原发病为主。

（五）全身代谢异常

某些生理性和病理性的代谢率增加可以导致血流加快，产生湍流。如果湍流的部位靠近耳部，就有可能引起搏动性耳鸣。生理性的代谢率增加可以见于女性妊娠、紧张、激动或者剧烈体力活动。病理性代谢率增加常发生于甲状腺功能亢进。贫血患者的血流速度常常可以代偿性加快，也有可能导致由湍流所引起的搏动性耳鸣。由于这些原因，对搏动性耳鸣的患者也应进行详尽的全身检查。

二、与肌肉异常活动有关的耳鸣

中耳内或周围肌肉的异常活动可以通过牵动中耳传音结构或者直接产生噪音而导致“耳鸣”。这种噪声有时可以通过细心听诊被检查者听到。患者对这种由肌肉异常活动引起的耳鸣的描述非常不同于主观性耳鸣。多数与肌肉活动有关的耳鸣都是断续的，其音调偏低，有时没有一定的音调。这种耳鸣可以被描述为“咔嗒”声、“蜂鸣”声，或者“盘中落珠”声等，不一而足。

（一）软腭、咽鼓管周围肌肉异常活动

腭帆提肌、腭帆张肌和管咽肌是咽鼓管周围的主要肌肉，其中腭帆提肌和腭帆张肌参与软腭的运动。上述3个肌肉的收缩与舒张都可以影响到咽鼓管的开启与闭合。某些神经系统疾病和一些特发性疾患可以导致软腭肌肉的阵挛性收缩，引起咽鼓管相应的间断开闭。咽鼓管这种不断开闭所产生的噪音可以传到中耳内，并被患者听到而导致“耳鸣”。如果仔细进行口腔内检查有时可以观察到由腭帆提肌或腭帆张肌的阵挛性活动所导致的相应软腭运动，可以帮助诊断。鼓室图检查有时可以见到由咽鼓管不断开闭引起的鼓室压力变化所导致的压力曲线波动。耳道内听诊有时可以听到相应的噪声。

对于神经系统疾病引起的软腭肌肉的阵挛性收缩和相应的耳鸣，应以治疗原发病为主。对原因不明的软腭肌肉异常活动所引起的耳鸣，除解释、安慰外，可以考虑使用肉毒素注射治疗，同时兼有治疗和诊断的作用。注射时应当注意掌握剂量，避免软腭过度麻痹而导致发音异常和进食时食物向鼻腔反流。

对于软腭、咽鼓管周围肌肉异常活动引起的耳鸣应当注意与咽鼓管异常开放引起的自听过响相区别，后者的特点是在讲话时感觉自己的声音“震耳欲聋”，而停止讲话则安静如常。

（二）中耳内肌肉异常活动

中耳内存在于锤骨颈相连的鼓膜张肌和与镫骨相连的镫骨肌。这两个肌肉的活动可以通过牵动听骨链和鼓膜，而听骨链和鼓膜活动所产生的振动又可以传入内耳被患者听到。因此，这两个肌肉的异常活动也可以造成相应的“耳鸣”。在显微镜下有时可以见到由中耳内肌肉异常活动引起的鼓膜颤动，鼓室图有时可以见到压力变化曲线的波动，这些都有助于诊断。镇静剂（如安定类药物）和一些抗癫痫药（如卡马西平）可以在一些病人减轻异常的肌肉活动。对由中耳内肌肉异常活动引起的耳鸣实在扰人者，可以考虑实施中耳肌肉切断术，以缓解症状。也有使用肉毒素注射剂进行试验性治疗，以缓解症状并确立诊断者。

第三节　常见与耳鸣相伴的耳科症状

一、听力障碍

（一）听力障碍的特点及与耳鸣的关系

听力障碍是导致耳鸣的最常见原因。多数耳鸣患者的音调匹配都与听力损失的频率特性有一定关系，一般最佳耳鸣音调匹配相当或接近于最大听力损失的频率。由于传导性聋的听力损失多以低频、中频为主，故与传导性聋相伴的耳鸣也是以低调为主。而感音神经性聋则以高频听力损失为常见，其耳鸣也以高调最常见。

同时，耳鸣的匹配响度也与听力损失的程度有一定关系。典型的如梅尼埃病，其耳鸣的响度会随着听力的波动而上下波动。往往在一次眩晕发作前和发作中，患者的听力出现下降，耳鸣的响度增加。耳鸣响度的增加常常是梅尼埃病眩晕发作的一个前兆，这是梅尼埃病的一个临床特点。

一般随着患者听力损失的增加，耳鸣的匹配响度也有增加的趋势。这里需要指出的是，耳鸣的匹配响度与耳鸣的扰人程度并没有一定固定的关系，后者似乎与患者的心理和睡眠状况的关系更为密切。

（二）治疗听力障碍对耳鸣的影响

多数与听力障碍相关的耳鸣都会随着听力状态的好转而好转，甚至消失。因此，对能够治疗的引起听力障碍的疾病（如各类中、外耳疾病所引起的传导性聋），要积极进行治疗，在听力改善的同时，常常可以起到缓解相伴随的耳鸣症状的效果。

然而，临床上常见伴有耳鸣的听力损失多属于噪声性聋和老年性聋。这类听力损失属于感音神经性聋，一般为永久性，并且难以治愈和改善。对这类病人应当积极考虑试用助听器。助听器在改善患者听力的同时，往往也能减低患者对耳鸣的感知，甚至使耳鸣消失。如前面所述，对全聋或者无法使用助听器的重度耳聋患者，电子耳蜗植入治疗也常常可以在使患者重新获得听觉的同时降低患者的耳鸣响度。

二、听觉过敏

（一）发生率和可能机制

听觉过敏（hyperacusis）在耳鸣病人是一个常见的伴发症状（报告的发生率约在20%～79%之间）。听觉过敏发生的机制目前仍不是十分清楚。听觉过敏可以在外周听器和神经中枢两个水平上发生。

听觉过敏是耳蜗损伤（如急性噪声损伤）的一个常见症状。内耳毛细胞损伤不仅可以导致听力丧失和耳鸣，也可能与产生听觉过敏有关。外毛细胞具有一定的伸缩活动，据认为在感受到强声刺激是可以发生收缩，降低耳蜗内基底膜的震动幅度，起到一定的动态压缩和自我保护的作用。

外毛细胞的损伤和消失可以使这种动态压缩和自我保护功能受到影响，有可能是导致听觉过敏的一个原因。

对声音响度的判断和主观感知最终是由脑内中枢神经结构产生的。中枢结构对外周听器输入的神经信号进行判读，进而产生主观的响度感受。如果这一过程受到干扰，所产生的响度感受也可能发生偏差而导致听觉过敏。耳鸣和听觉过敏是颅脑创伤的常见症状，而且往往不一定伴有听力损失。这是因为颅脑创伤可以直接影响神经中枢结构（包括听觉通路）的功能，导致对声音响度的误判。听觉过敏还可以见于一些其他神经系统疾患，如偏头痛、颅内压增高等，原理也与此相似。非听觉结构对听觉响度的判读也有一定影响。听觉过敏患者的焦虑状态常常可以使他们的听觉过敏症状加重，就说明了这一点。

与耳鸣相似，听觉过敏患者也常常表现有某些心理障碍的特点，主要以焦虑症为主。

（二）听觉过敏的治疗

过度听觉保护是听觉过敏患者的一个常见行为。患者在各种场合下都使用耳塞等听觉保护或隔声器具，甚至将自己封闭在经过隔声处理的房间内。过度使用听觉保护的后果往往是听觉过敏症状的加重，致使患者甚至完全不能忍受正常或低于正常水平的声音暴露，因而难以进行正常的生活、工作。

对听觉过敏患者，除进行详细检查，寻找可以医治的病因外，应着重对患者的解释、安慰工作，减轻和消除患者的恐惧、紧张和焦虑心理。针对听觉过敏本身的治疗以声脱敏和声习服为主，主要是使患者接触柔和的宽带噪声，并缓慢地（经过数周甚至数月的时间）增加强度，逐渐增加患者对声音的耐受程度，以期达到使患者在一定程度上能够耐受正常声音环境的目的。增加声音强度时切忌操之过急，并应十分注意患者的心理反应，避免使患者产生畏惧、缺乏信心等不良心理反应。对耳鸣同时伴有听觉过敏和与其相关的焦虑、恐惧症状者，还可以试行心理行为矫治，以消除其对声音暴露的恐惧和焦虑心理。

三、眩晕

（一）眩晕与耳鸣的关系

眩晕与耳鸣一般没有直接的因果关系。眩晕一般是导致耳鸣的原发病的症状之一。各种影响前庭功能的内耳疾病都可以在导致耳鸣的同时伴随有眩晕症状，如梅尼埃病、迷路炎、外淋巴瘘等。颅脑创伤后综合征也常常同时包括有耳鸣和眩晕，其发生机制可能是对脑内听觉和平衡中枢及通路的直接损伤。某些中枢性退行性疾病（如某些脱髓鞘病变）也可以同时导致耳鸣和眩晕症状。

（二）眩晕的治疗

眩晕的治疗以治疗原发病为主。针对眩晕症状本身也可以使用抗晕动药和镇静药，以缓解症状。对慢性非典型性平衡障碍的患者还可以考虑平衡功能习服康复训练治疗，以改善患者的平衡功能，提高生活质量。同时，对患者的耐心解释工作也十分重要，可以帮助患者对疾病有一个正确的认识。

第四节　中医对耳鸣的认识

中医早在《黄帝内经》中就有关于耳鸣、耳聋病因和病理机制的论述，此后历代中医医家也不断对耳鸣、耳聋的病因、病理机制及辨证论治理论有所论述和探讨。

中医认为耳鸣和中医理论中的肝、胆、心、肾有关。按中医理论，人有 12 条经脉直接上通于耳，包括胆经、胃经、小肠经、膀胱经等。在中医看来，耳是肾之窍，肾开窍于耳，心气直通于耳，胆经上通于耳，肝胆互有表里关系，故肝胆影响耳朵。

临床上，中医把耳鸣分为虚症和实症两大类。

虚症耳鸣以肾虚为主，较多见于老人。中医理论说男性七七 49 岁，女性八八 64 岁，肾气开始虚弱。正因肾开窍于耳，耳得不到足够的肾气濡养，就产生耳鸣。

一、虚证

依据所累及的脏器不同，中医又进一步把虚症耳鸣分为3类：

1. 脾气虚弱　过度思虑或疲劳，或饮食不节伤脾胃，清阳之气不能上升滋养耳窍。耳鸣如延绵蝉声，常感疲乏，胃口不佳，治疗在于健脾升阳，益气通窍，药用益气聪明汤。

2. 心血不足　大病后或操劳过度，耗伤心血，耳窍失去心血之养，引起耳鸣，听觉失灵。两耳蝉鸣，时轻时重，伴有失眠、心悸、焦虑比安，治疗以益气养血、宁心通窍为主，药用归脾汤。

3. 肝肾不足　忧郁肝肾虚，正气不足，以致外邪侵袭，或因急性耳病治疗不当，或病热迁延日久，内伤肝肾，外伤耳窍，引起耳鸣及听觉失灵。症状是两耳常闻蝉鸣声，昼轻夜重，头晕目眩，腰酸。治疗：若偏于肾精不足，药用耳聋左慈丸；若偏于肾亏虚者，可用右归丸。

二、实证

中医的实症耳鸣多因外感邪气或脏腑实火引起，主要也分3类：

1. 风邪外袭　感冒引起，耳中有风声，听力稍降，伴有头痛。治疗法是疏风清热，散邪通窍，药用银翘散加减。

2. 肝火上扰　耳鸣声大，如潮水或风雷，怒则加重，头晕头痛、口苦咽干或便结。治疗以清肝泻火、开郁同窍为主，药用龙胆泻肝汤加减。

3. 痰火壅结　中医认为多喝酒，常吃煎炸辛辣食品者可以导致肝火和痰火旺盛，痰火壅结在内，就可能产生耳鸣。痰火旺盛多发生在成年或壮年人身上，耳鸣如潮，时而耳塞憋气，头重身困，胸闷腹胀，大便不畅，多见于体胖者。

此外，中医中的针灸也被广泛用于耳鸣治疗，主要使用的穴位包括有听会、翳风、角孙、中渚、太冲、太溪、肾俞、肝俞、风池、中渚、下关、听宫、风府、关元、命门、气海、百会、头维、足三里、三阴交等。穴位的选取一般依据中医的辩证诊断，一次可选取1至2组，每组2至4个穴位，采取局部和远端结合取穴法，或点按，或针刺进行治疗。

应当指出，由于中医理论与西医的巨大差异，中医对耳鸣的认识无论从解剖上还是从病理机制上都与西医有很大不同，而中医中对耳鸣的描述和分类与西医也有着较大的差异。这些差异使得直接比较中、西医对耳鸣的治疗效果十分困难。目前对中医治疗耳鸣缺少科学、严谨的研究，尚难以对中医对耳鸣的疗效得出确定性的结论。

结语

人类对耳鸣的记述已经有上千年的历史了，但我们对耳鸣产生的详细机制仍然缺乏了解。正是因为对耳鸣产生的过程尚不完全了解，因而目前对耳鸣尚缺少切实有效的治疗，更谈不上治愈。目前对耳鸣的研究集中于发现其产生的机制，研究耳鸣与其伴发症状之间的关系，以及新的治疗手段和方法。随着这些研究的不断深入和新技术、新理论的不断引入，希望在不久的将来能够给耳鸣的治疗带来突破。

（石勇兵）

参 考 文 献

1. Andersson G, Lyttkens L, Hirvela C, et al. Regional cerebral blood flow during tinnitus: a PET case study with lidocaine and auditory stimulation. Acta Oto－Laryngologica, 2000, 120:967.

2. Axelsson A, Ringdahl A. Tinnitusa study of its prevalence and characteristics. British Journal of Audiology, 1989, 23:53.

3. Bauer CA. Mechanisms of tinnitus generation. Current Opinion in Otolaryngology & Head & Neck Surgery, 2004, 12:413.

4. Cazals Y, Horner KC, Huang ZW. Alterations in average spectrum of cochleoneural activity by long－term salicylate treatment in the guinea pig: a plausible index of tinnitus. Journal of Neurophysiology, 1998, 80:2113.

5. Cooper JC Jr. Health and Nutrition Examination Survey of 1971 – 75 : Part Ⅱ. Tinnitus, subjective hearing loss, and well – being. Journal of the American Academy of Audiology, 1994, 5 : 37.
6. Eggermont JJ. Central tinnitus. Auris, Nasus, Larynx, 2003, 30 (Suppl): S7.
7. Eggermont JJ, Roberts LE. The neuroscience of tinnitus. Trends in Neurosciences, 2004, 27 : 676.
8. Folmer RL, Griest SE, Martin WH. Chronic tinnitus as phantom auditory pain. Otolaryngology – Head & Neck Surgery, 2001, 124 : 394.
9. Folmer RL, Griest SE, Meikle MB, et al. Tinnitus severity, loudness, and depression. [see comment]. Otolaryngology – Head & Neck Surgery, 1999, 121 : 48.
10. Jastreboff PJ. Phantom auditory perception tinnitus: mechanisms of generation and perception. Neuroscience Research, 1990, 8 : 221.
11. Jastreboff PJ, Hazell JW. A neurophysiological approach to tinnitus: clinical implications. British Journal of Audiology, 1993, 27 : 7.
12. Jastreboff PJ, Hazell JW, Graham RL. Neurophysiological model of tinnitus: dependence of the minimal masking level on treatment outcome. Hearing Research, 1994, 80 : 216.
13. Johnson RM, Brummett R, Schleuning A. Use of alprazolam for relief of tinnitus. A double – blind study. Archives of Otolaryngology—Head & Neck Surgery, 1993, 119 : 842.
14. Mills RP, Albert DM, Brain CE. Tinnitus in childhood. Clinical Otolaryngology & Allied Sciences, 1986, 11 : 431.
15. Mirz F, Gjedde A, Ishizu K, et al. Cortical networks subserving the perception of tinnitus—a PET study. Acta Oto – Laryngologica, 2000, 543 (Suppl): 241.
16. Mirz F, Pedersen B, Ishizu, K, et al. Positron emission tomography of cortical centers of tinnitus. Hearing Research, 1999, 134 : 133.
17. Penner MJ. An estimate of the prevalence of tinnitus caused by spontaneous otoacoustic emissions. Archives of Otolaryngology—Head & Neck Surgery, 1990, 116 : 418.
18. Sindhusake D, Mitchell P, Newall P, et al. Prevalence and characteristics of tinnitus in older adults: the Blue Mountains Hearing Study. [see comment]. International Journal of Audiology, 2003, 42 : 289.
19. Weisz N, Wienbruch C, Dohrmann K, et al. Neuromagnetic indicators of auditory cortical reorganization of tinnitus. Brain, 2005, 128 : 2722.
20. Widen SEO, Erlandsson SI. Self – reported tinnitus and noise sensitivity among adolescents in Sweden. Noise & Health, 2004, 7 : 29.
21. Zoger S, Svedlund J, Holgers KM. Psychiatric disorders in tinnitus patients without severe hearing impairment: 24 month follow – up of patients at an audiological clinic. Audiology, 2001, 40 : 133.
22. Zoger S, Svedlund J, Holgers KM. Relationship between tinnitus severity and psychiatric disorders. Psychosomatics, 2006, 47 : 282.
23. Baguley DM, McFerran DJ. Current perspectives on tinnitus. Arch Dis Child, 2002, 86 : 141.
24. Delb W, D' Amelio R, Schonecke OW. et al. Are there psychological or audiological parameters determining tinnitus impact? In: Hazell JWP (ed). Proceedings of the Sixth International Tinnitus Seminar. Cambridge, September, 1999, 446.
25. Greimel KV, Leibetseder M, Unterrainer J. The role psychological and social variables play in predicting tinnitus impairments. In: Hazell JWP (ed). Proceedings of the Sixth International Tinnitus Seminar. Cambridge, September, 1999, 381.

第二十五章　助听器的原理及临床选配

第一节　助听器的历史

人类模仿动物耳郭而采用一系列集声装置已有久远的历史。采用电学放大原理助听器，则始于20世纪初。伴随着电话、电子管、半导体、集成电路技术的发展，助听器越来越为广大聋人所接受。纵观近百年来的助听器发展史，助听器的发展有两个显著趋势：①为了适应聋人“把听力障碍隐蔽起来”这一心理和美观上的需要，助听器由最初无法随身携带的笨重设备，一步步地演变成体佩型（盒式）、耳后式、耳内式、耳道式、深耳道式，体积的减小十分显著；②为了满足多种类型病人在多种声学环境下的听力补偿需要，各种助听技术不断涌现，如削峰电路、推挽电路、自动增益控制、依从输入声级的频率响应技术、智能噪声抑制、数字反馈削减、多麦克风、学习型多程式转换、蓝牙耳机等技术，为病人提供了极大的可选择性。

目前，全世界有三四百个助听器厂家，产品种类、样式不断更新，助听器产销业已形成一独立的行业。近20年来，计算机技术日益渗透到助听器领域。近10年全部采用数字技术的全数码助听器正成为技术发展的潮流。同时体积小到可以不被人发现的深耳道式助听器、佩戴舒适隐蔽的开放耳道助听器也在相当程度上受到聋人的欢迎。另外，围绕助听器选配的各种设备（如真耳分析仪、耳模设备）、方法（如处方公式、评测量表）、计算机软件（如NOAH选配软件），也层出不穷。本节介绍助听器发展的5个时期（图25－1－1）如下：

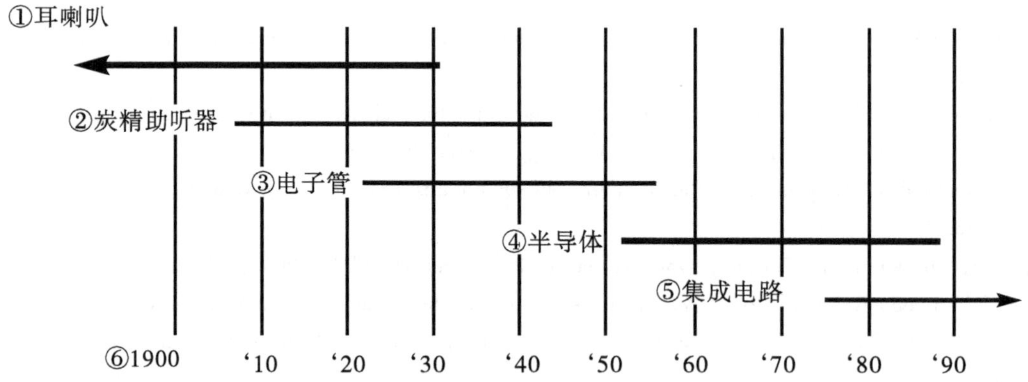

图25－1－1　助听器技术发展的5个时期

一、电助听器前的集声器

许多哺乳动物的外耳较长，呈萼状，有些还可以转动。人们在侦听或聆听时也往往把手弯曲地置于耳后，原始部落把动物的角和贝壳置于耳后，声音会变得大一些。这些物品可以说是最初意义上的助听器，其原理是增加集声功能。这些集声器具形式多样，并且考虑到了外形上的隐蔽问题（图25－1－2）。有壶状、烟斗状、管状、钟状，有挂在草帽边的耳喇叭，甚至还有一种声学椅，其扶手上有多个声音收集器，并有一个固定的管子用于聆听。总体来说，这些集声器一端具有一个大的开口，另一端则为一个小的开口，其开口尺寸适合人外耳道的大小。任何一个中空的管子都可以看作是一个共振腔，在共振频率处声能得到放大，而在非共振频率处的能量就不会增加。

二、电助听器

采用电学原理进行放大的助听器出现于20世纪初。它的出现与电话的发展密切相关，有人说Alexander Graham Bell最初本意是要制造电助听器，但最终却发明了电话。早期的电助听器体积较大，无法随身携带。随着时间的推移，随身佩戴成为可能。

以电池供电，采用炭精传声器、电磁放大耳机。增益较小，许多厂家不得不依靠增加传声器的个数来增加音量；同时噪声较大，失真较多，且炭精易受湿度影响。

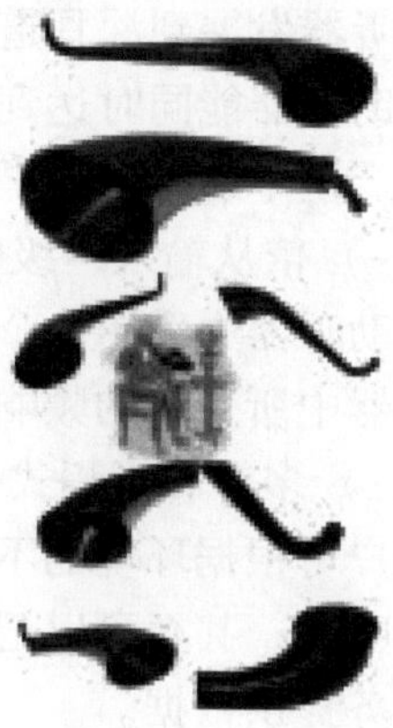

图25－1－2　早期的助听器——集声器

三、电子管助听器

第一台出售的电子管助听器是1921年由英国生产的，体积较大，又由于需要携带较重的电池，几乎无法随身使用，但其增益和清晰度较好。至20世纪30年代早期，电子管体积显著减小，随身携带此类助听器成为可能，但电池的携带仍是一个令人苦恼的问题。早期产品中，传声器采用压电晶体，受话器也同样用压电晶体制成。这些晶体易碎，且不能耐受高温、高湿度等条件。

随着时间的推移，电子管和电池的体积越来越小，人们开始关注如何减小电路的功耗。第一台可随身佩戴的电子管助听器终于在20世纪30年代后期在英国制成。汞电池的出现，使得电池体积显著减小，电池与助听器终于可以合为一体了。二战中涌现出的各种新技术新材料，如印刷电路和陶瓷电容，使得一体化助听器的体积显著变小。

四、半导体助听器和集成电路

半导体技术的出现，是电子学上的一次革命，它比电子管体积小得多，只需很低的电压就可以工作，因此半导体助听器都采用1.5V左右的电池。

1954年，出现了第一台可佩戴在头上的助听器，它是一个眼镜式助听器。或许是担心声反馈的出现，或许是出于外观上的考虑，它在一个眼镜腿上装有受话器，另一个眼镜腿上装配麦克风。这在无形中形成了一个助听概念——信号对传（contra－lateral routing of signals，CROS）助听器。

1955年，推出了整个助听器都在单个镜腿上的眼镜式助听器，两耳同时佩戴助听器成为可能。同年，耳后式（behind－the－ear，BTE）助听器也开始面世，体积不断减小，很快超过眼镜式和盒式助听器，成为销量最大的助听器。

新的技术还在不断涌现，耳内式助听器（in－the－ear，ITE）也开始出现，新的陶瓷传声器虽然仍采用压电效压原理，但其频率响应已变得宽阔平坦。驻极体传声器与陶瓷传声器性能相当，但因其对抗强声冲击的能力较强而得到广泛的应用。钽电容的出现使电容体积进一步减小，晶体管电路向集成电路这一小型化方向发展（图25－1－3）。

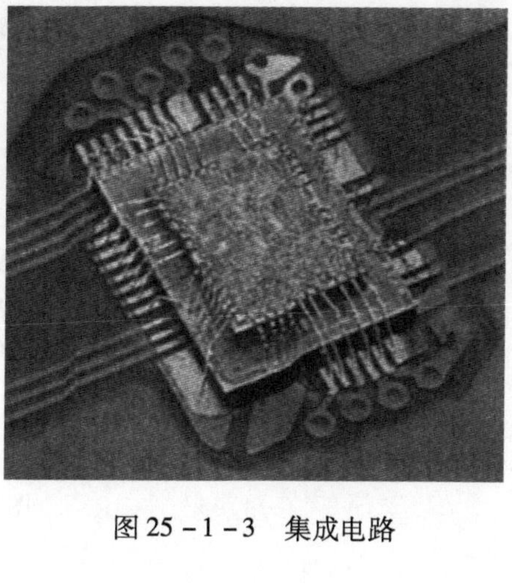

图25－1－3　集成电路

随着大规模集成电路的出现，助听器的体积又进一步减小，在耳内式助听器出现后不久，半耳甲腔（half shell）式、耳道式（in－the－canal，ITC）、深耳道式（或称完全耳道内式，completely－in－the－canal，CIC）助听器相继出现，很大程度上满足了患者心理和美观上的需要。但这类助听器的体积小，一些功率较大的零部件因体积较大而无法装配，因而功率普遍不高，仅适用于轻中度听力损失的患者。

五、可编程助听器和全数码助听器

助听器发展到深耳道式，可以说其体积的减小已经接近极限。但就听觉补偿特性来说，目前还没有一台助听器能同时达到：在安静环境中的聆听舒适感、在噪声中良好的言语清晰度、在极度嘈杂环境下不产生不适感。为了解决这一难题，人们采用了 3 种策略：

（一）依从输入声级的频率响应（level dependent frequency response，LDFR）

在助听器中采用一个自适应的非线性电路，其频响特性可根据输入声压级的大小自动改变。而以往助听器中所采用的频响均为一个恒定的频率响应（fixed frequency response，FFR）。

（二）多个聆听程式

用户可根据环境的不同，利用遥控器随时变换助听程序以达到最舒适的听觉感受。新近提出的学习型助听器，甚至可以记录使用者每日所处的声学场景及其转换聆听程式时的个人偏好，为选配师的后续服务提供依据。

（三）实时语音分析处理技术

高性能的数字信号处理（DSP）芯片（图 25 - 1 - 3）的运算速度，可以完成对声音信号的实时 FFT 分析，精细地剔除环境噪声、智能抑制反馈啸叫。

这 3 个策略的逐步融合，使可编程式助听器、全数字助听器应运而生并得到蓬勃发展。助听器的发展已进入了数字化时代。

第二节　助听器的外型与档次

助听器的分类可以有多种方法，但主要的分类方法是按其外型和技术档次来分类。

一、按其外型分类

按其外型可分成 5 类：盒式、眼镜式、耳后式、耳内式、骨导助听器。其中眼镜式、耳后式、耳内式助听器又称为耳级助听器，耳级助听器接收声音的方式较其他类型的助听器更接近生理状态。

（一）盒式助听器

也称为体佩式，其出现较早，体积较大，外观如同一个微型收音机，佩戴在身前，有一根导线将声输出信号送至耳机（图 25 - 2 - 1）。

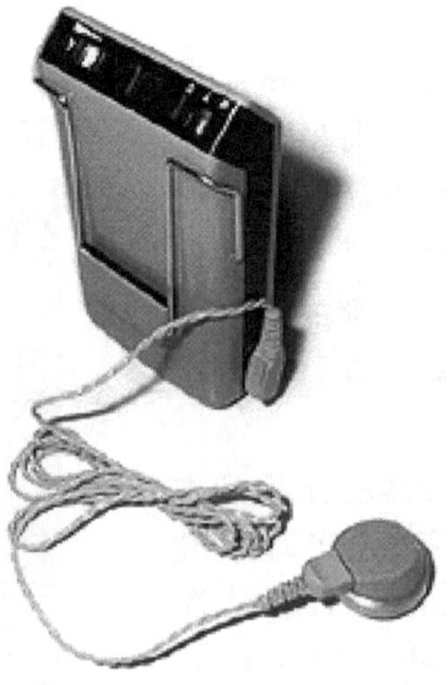

图 25 - 2 - 1　盒式助听器

1．优点

（1）多采用普通晶体管元件，故价格低廉。

（2）麦克风距离受话器远，产生声反馈的几率小，可提供的声增益最大，所选用的耳机提供的声输出也最大。

（3）若配合骨导受话器使用，无机械反馈之虞。

（4）调节旋纽大，适于手指活动不灵便或视力不佳的人使用。

（5）采用普通的干电池，电池的日常花费也低。

2．缺点

（1）此种助听器所采用的元件热噪声较高，从而使得助听器的本底噪声较高。

（2）由于盒式助听器常与衣物磨擦，磨擦声往往成为干扰噪声。

（3）不美观，导线缠绕、易坏，佩戴不便。

（4）麦克风不在头上，无方向感和立体声。

由于盒式助听器的缺点十分明显，国际上已逐步将其淘汰，许多新的技术都不再应用于盒式助听器，其技术水平还停留在晶体管分立元件水平。

（二）眼镜式助听器

它仅是一种“由体佩向耳佩”过渡时期的产品，麦克风与受话耳机可在不同的镜腿上（图 25－2－2a），实现信号对传（CROS），也有在同一镜腿上的（图 25－2－2b）。目前这种助听器已不多见。其特点是：

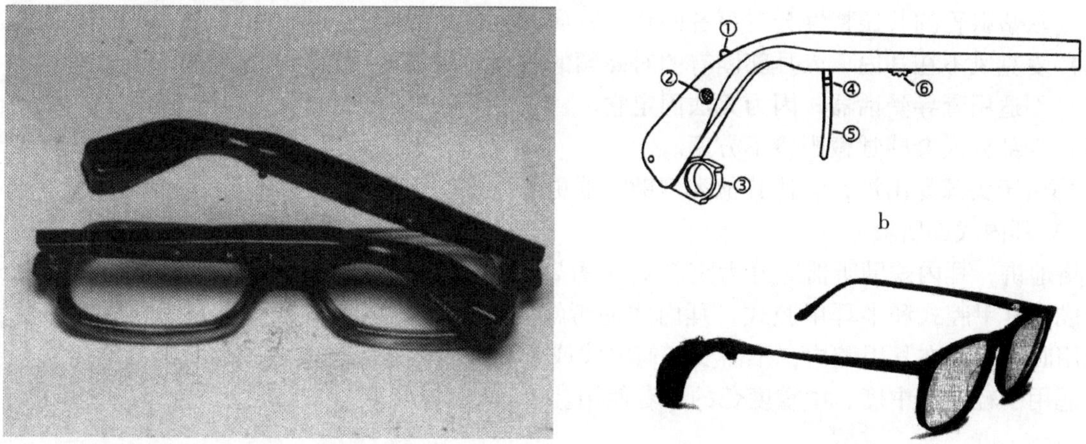

a　　　　c

图 25－2－2　眼镜式助听器

1．优点

（1）非常适宜使用骨导受话器的患者。

（2）常以 CROS 方式应用，导线可装在镜框内部，有一定的遮蔽作用。

（3）可用开耳方式（耳道几乎不被堵塞）佩戴助听器。这是因为麦克风的位置可以前移，麦克风与受话器的距离增加，产生反馈的几率减小。

2．缺点

（1）将视觉和听觉的矫正联系在一起，一损俱损。现今多采用一个适配器将耳后式助听器加装到眼镜腿弯部（图 25－2－2c），比较优雅，不显眼。

（2）传统眼镜式助听器较重，外型不易被接受。

（三）耳后式助听器

盒式助听器功率大但较笨重，耳内式助听器小巧但功率小，耳后式是较好的折中，目前在我国使用得最为广泛。外型纤巧，依赖一个弯曲成半圆形的硬塑料耳钩挂在耳后，外壳可借用皮肤或头发的颜色加以掩饰，放大后的声音经耳钩通过一根塑胶管传入耳模的声孔中。输出功率有大、中、小不等，各种听力损失程度的患者，几乎都可以使用耳后式助听器（图 25－2－3）。档次较高的耳后式助听器内还有各种声音处理电路，如自动增益控制（AGC），可编程电路、数字信号处理电路等。

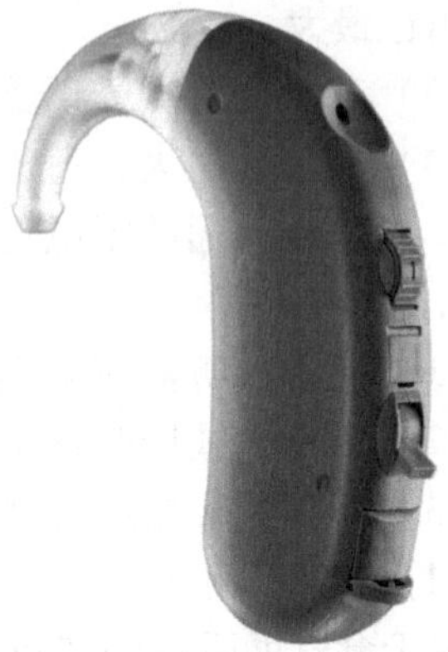

图 25－2－3　耳后式助听器

1．优点

（1）相对耳内式助听器而言，仍有可能采用开耳方式佩戴助听器（随着数字反馈抑制技术的成熟，近两年逐渐形成国际潮流）。

（2）不显眼。

（3）助听器的机壳内有适度的空间，能容纳一些体积稍大的元件，使新技术能得以应用。

（4）能够应用单个方向性麦克风或多个麦克风实现自适应的指向性接收。这是因为方向性麦克风有两个入声口，两者要求有一定的间距。多个麦克风，更要求有足够的间距。

（5）相对耳内式助听器而言，耳后式助听器可以采用最好的声学传感器。

2．缺点

（1）软塑料管的共振特性会对声音的自然音质产生负面影响。

（2）麦克风不在耳内，人耳郭固有的对高频的收集作用被弃用。

（3）不适用骨导受话器，因为无法固定它。

（4）少部分人会感觉戴眼镜不方便。

（5）由于头部易出汗，它比其他类型助听器更易受潮。

（四）耳内式助听器

严格地讲，耳内式助听器应分为定制式（图 25－2－4）和模件式（图 25－2－5）。定制式中还可区分成全耳甲腔式和半耳甲腔式。耳内式助听器外形更加精巧，依据每个人的耳甲腔形状专门定做，使用时直接放在耳甲腔内，不需要任何电线或软管，较隐蔽。但耳内式助听器的输出功率不是很高，仅适用于轻度、中度、中重度聋的患者使用。

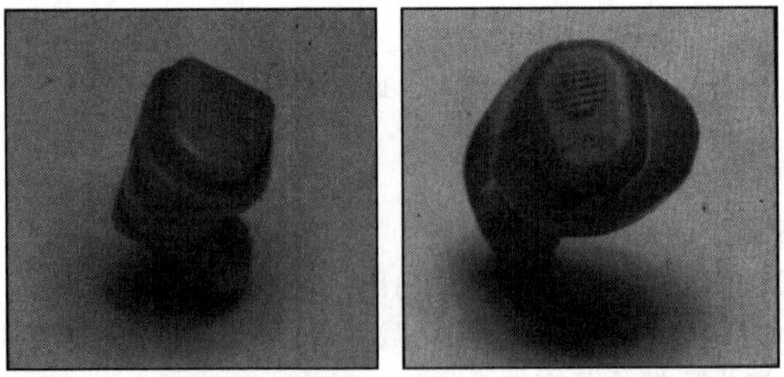

Canal　　Concha

图 25－2－4　定制式助听器

1．优点

（1）不显眼，佩戴舒适。

（2）半耳甲腔式助听器摘戴方便。

2．缺点

（1）易产生声反馈，特别是重度聋患者需要较大的增益时。

（2）耳垢易进入助听器而出现故障，不耐用，需定期清理。

（3）青春期前儿童耳形会改变，随着年龄增长，耳内式在耳道中会逐渐松动、无法固定。

（4）全耳式助听器对于手指活动不灵的老人，摘戴不方便。

（5）对于手指触觉迟钝的老人，调整音量轮不容易。

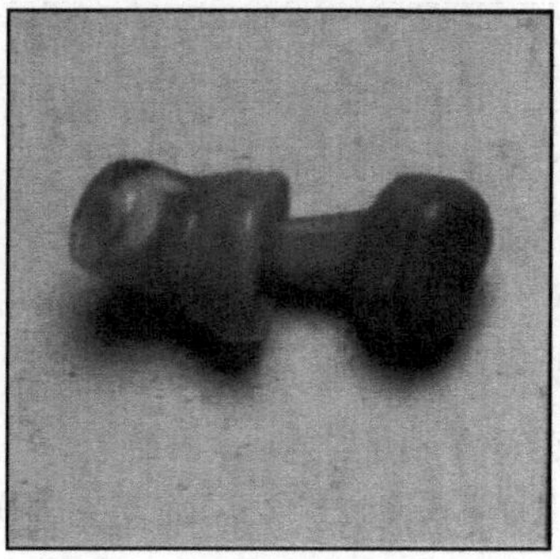

Modular

图 25－2－5　模件式助听器

（五）耳道式助听器

耳道式助听器外形更加精巧，依据每个人的耳道形状专门定做，使用时直接放在耳道内，又可细分成近耳道式（perimeatal）、近鼓膜式（peritympanic）和深耳道式。

1．优点

（1）声学特性上耳道式优于其他类型。

（2）麦克风位于耳内，可利用耳郭的集音功能。

（3）受话器距离鼓膜更近，耳道中的密闭气腔体积减小，扩增了高频信息。

（4）深耳道式助听器的尖端深入耳道硬骨质，堵耳效应降低。但国人的耳道大多较西方人小，一般 CIC 做不到那么深。

（5）深耳道式助听器的净空加大，不易产生饱和失真，电池消耗降低。

（6）更不显眼，更易于摘戴。

2．缺点

（1）易产生声反馈，特别是重度聋患者需要较大的增益时。

（2）由于机壳空间的限制，一些高品质的电气元件无法应用，只好以牺牲音质作为代价。例如，其所选用的麦克风的噪声水平要比耳后式的麦克风高出 2～3 dB。

（3）耳垢易进入受话器而出现故障，不耐用，需定期清理。

（4）采用小电池，电量也小，换电池频繁。对手指不灵、视力减退的人，换电池困难。

（5）常塞得很紧，有闷胀感，初期不适应。

（六）骨导助听器

气导式助听器是通过人耳听觉的气导途径来放大和传送声音的，大多数耳聋患者都使用气导式助听器，但部分耳聋患者使用气导式助听器的效果并不令人满意。例如，长期外耳道湿疹、耳流脓患者佩戴气导式助听器有加重病变的可能；先天性小耳畸形或外耳道狭窄闭锁的传导性聋患者、乳突根治术后或颞骨切除术后患者，均无法正常佩戴气导式助听器。骨导式助听器直接通过颅骨将声音传至耳蜗，可避免气导式助听器须依赖外耳和中耳结构这一局限性。

传统骨导助听器（图 25－2－6）在耳后放置振子并用头带固定，或将振子固定在眼镜腿上，通过振子振动颅骨将声音传入耳内。由于振子必须与头固定牢靠，佩戴极不舒适。如果佩戴时间过长，还可引起头痛和皮肤损伤。另外，佩戴者听到的声音失真严重，电池消耗大。

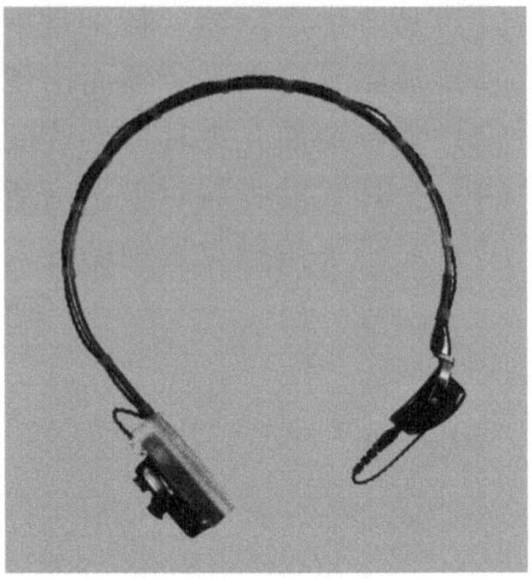

图 25－2－6　传统骨导助听器

由于传统气导、骨导式助听器的诸多问题，骨锚式助听器（bone anchored hearing aid，BAHA）应运而生。在过去 15 年里，BAHA 的植入技术日臻成熟，已经成为一些特定类型传导性耳聋的重要治疗方法。它包括：一个钛螺钉，长约 4mm，放置于人颅骨内 2～3 个月后可与其周围骨质融合从而保证其在体内的生物安全性；一个小螺栓（经皮固定连接器），穿过皮肤与骨内的钛螺钉相接；声音处理器与螺栓相接；还有微型麦克风和电池。重度耳聋患者，还可通过放在口袋内或皮带上的小型放大器，连接到头部的外部装置。声音的振动会通过颅骨内的钛螺钉传至耳蜗（图 25－2－7）。BAHA 与传统骨导式助听器相比，优点为声音传送效率高，音质较好，耗电量少，佩戴安全。与传统的气导式助听器相比，减少耳道感染和佩戴疼痛等症状。但是 BAHA 并不能提供像普通气导助听器一样的音质。如果可能，仍以气导式助听器为首选。先前使用过气导式助听器的患者，如果改用 BAHA，可能会感到音质和音量有别于气导式助听器，这可能需时间来重新适应。

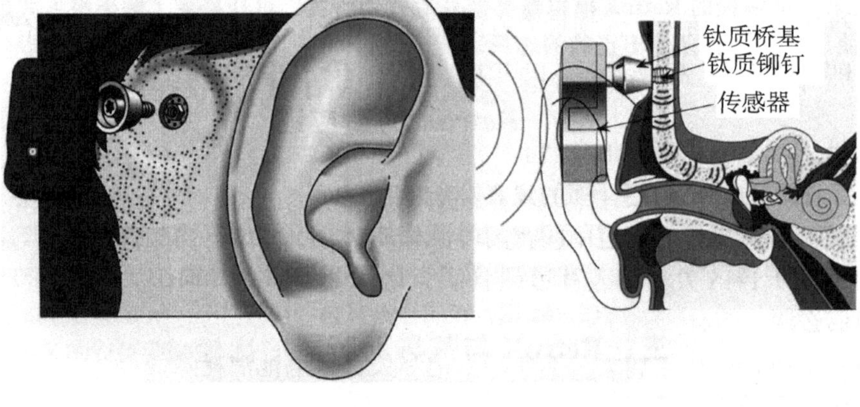

图 25－2－7　BAHA 的基本结构和工作原理

BAHA 的适应证为双侧传导性或混合性聋的患者，其病变可以为：①先天性外耳道闭锁——“绝对”的适应证；②慢性化脓性中耳炎，特别是经过多次重建手术、反复流脓、乳突术后或术腔长期不干耳的患者，使用 BAHA 比重建术效果更加长久；③复杂的耳硬化症、中耳畸形；④只保留有一耳的重度传导性聋，由于手术可能导致全聋的患者；⑤反复的外耳道湿疹、佩戴气导式助听器造成慢性外耳道炎、耳道不适等。另外，因手术、外伤或其他疾病引起单耳感音神经性聋的患者，也可以植入 BAHA，其临床效果正在评估中。患者手术年龄：成人和 5 岁以上的儿童。听力学指标：在 0.5、1、2、4kHz 骨导不能达到 45dB HL；言语识别率达到或超过 60%。

BAHA 是通过外部装置将接受到的声音整合后，经皮传给融合在颞骨内钛螺钉后，再传至耳蜗。手术步骤相对简单直接，并不涉及耳科手术本身，可分一期和二期手术。一期手术适用于成人和骨质良好的病人。二期手术是针对儿童和骨质有可疑的病例。术后 7 天可拆线，注意防止局部感染，保持术区清洁，6～8 周后安装声音处理器。固定在乳突的钛合金螺钉与周围骨组织发生融合的时间，成人一般为术后 3 个月，儿童为 3～6 个月，所以可在术后 3 个月开机调试助听器。专业人员将指导佩戴、调试声音处理器和如何保洁等问题。

儿童植入 BAHA 有一些特殊的困难。首先，植入处的颅骨厚度至少应为 3 至 4mm，儿童颅骨的生物质地与成年人不同，钻孔时形成的螺旋纹路不容易与钛螺钉的纹路吻合，因此在钻孔时应使用较低扭矩的钻头。其次是植入的年龄，通常 5 岁以下的儿童自我保护意识还不强，植入体受损的几率较大，应该慎重。还有，儿童容易发生手术及恢复期间的感染。一般采用分阶段手术的办法，或在手术及术后 3 个月不安装固定转接器，等待骨与钛螺钉之间的融合以及皮肤与骨组织的愈合。

BAHA 是对先天耳道闭锁患者的一种简单、有效的康复手段，同时也是一些特定类型传导性聋的康复方法之一。BAHA 植入术的技术要求比较简单，安全、有效，可在局麻或全麻状态下进行，对面神经和内耳没有损害。

二、按其技术原理（档次）分类

在讲述电学助听器近百年来的历史时，已经从技术原理上对助听器进行了分类：炭精助听器、电子管助听器、半导体助听器、集成电路、数码编程及全数字助听器。此处不再赘述。如果以助听器采用数字电子技术的程度来进行分类，那么在集成电路助听器之前的助听器，都是采用模拟电子元件；从数码编程式助听器开始，数字电子芯片进入助听器，控制其他模拟元器件的工作，称为数－模混合电路；近 10 年全数字助听器已不再使用模拟元器件，而全部采用数字技术处理声音。

仅就国内目前使用的助听器，可分成 4 个档次：晶体管助听器、集成电路、数码编程（模数混合）及全数字助听器。

第三节　助听器的工作原理

一、助听器的组成部件

助听器是一个电声放大器，将一个微弱的声音扩大到适应患者听觉需要的强度。助听器主要由传声器（microphone，音译为麦克风）、放大器、受话器（耳机，receiver）、电池、各种音量、音调控制旋钮等电声学器件组成（图 25－3－1）。

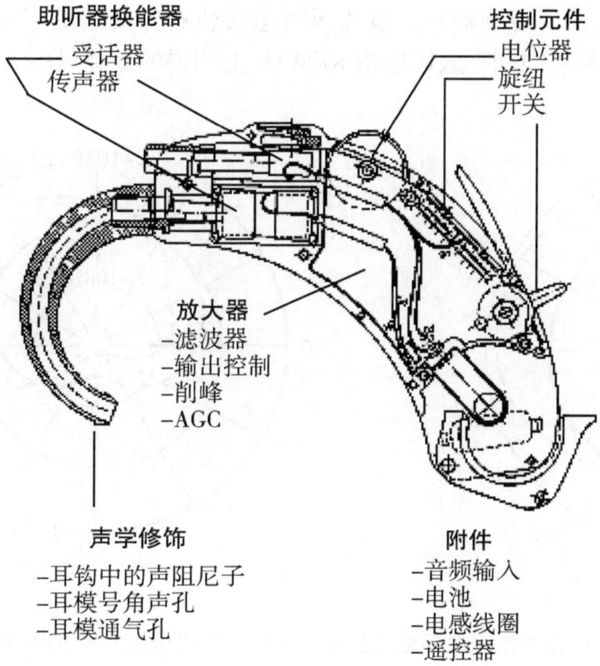

图 25－3－1　助听器的内部构造

现代助听器的体积已经很小了，但却集成了大量的电子元器件。这些元器件主要包括以下部件：

（一）输入换能器

1. 麦克风　麦克风的作用是将声波转换成电信号，现代助听器中最常使用的是驻极体麦克风，它是一种特殊的电容传感器，内部有预制的极化电压，信号经内置的一个低噪声放大器放大后输出。具有频响曲线平滑、对机械振动不敏感等优点，有利于抑制声反馈的产生。图25－3－2为两个驻极体传声器的频响特性，可以看出，在很宽的频率范围内（100Hz～15kHz），频响曲线十分平坦。其中一个传声器在4kHz附近有一个共振峰，是专为助听器应用而设计的用以补偿配戴耳模后外耳道共振特性的损失。在传声器前使用声管，可把这一共振频率移至2.5～3kHz。

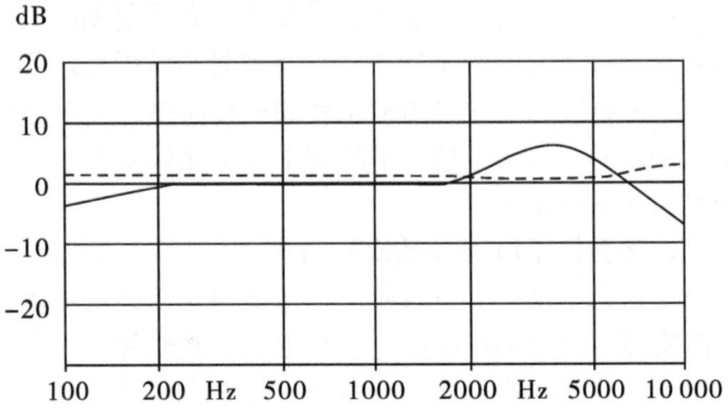

图25－3－2　驻极体传声器的频响特性

根据助听器的需要，麦克风可有不同的频响和敏感度。常见的有：常规频响、宽带频响、以6或12dB/倍频程的斜率上升或下降的斜坡频响、阶梯状频响以及加载阻尼子对峰值进行平滑处理的频响。

另一种改变频响曲线的方法是下文将要讲到的滤波器。滤波器还可以部分降低麦克风内部产生的噪声。

麦克风可以是全方向性的，也可以是指向性的。大多数助听器使用的是全方向性的，这意味着以相等的灵敏度接受来自各方向的声音。为了改善噪声环境下的言语分辨能力，有时会在耳后式助听器上使用指向性麦克风，主要接收来自某一方位（常常是前方）的声音，从而使患者能更清晰地听到前方的声音。但在混响环境下，指向性麦克风的这种作用不明显，因为后方的声音可通过房间的混响反射到前方。

（1）全方向性麦克风（声压传感器）　麦克风可感受所有方向上的声压变化。其拾音特性为一球形。图25－3－3a为在自由声场中和在人体模型KEMAR上测得的麦克风的方向特性，以极坐标表示。

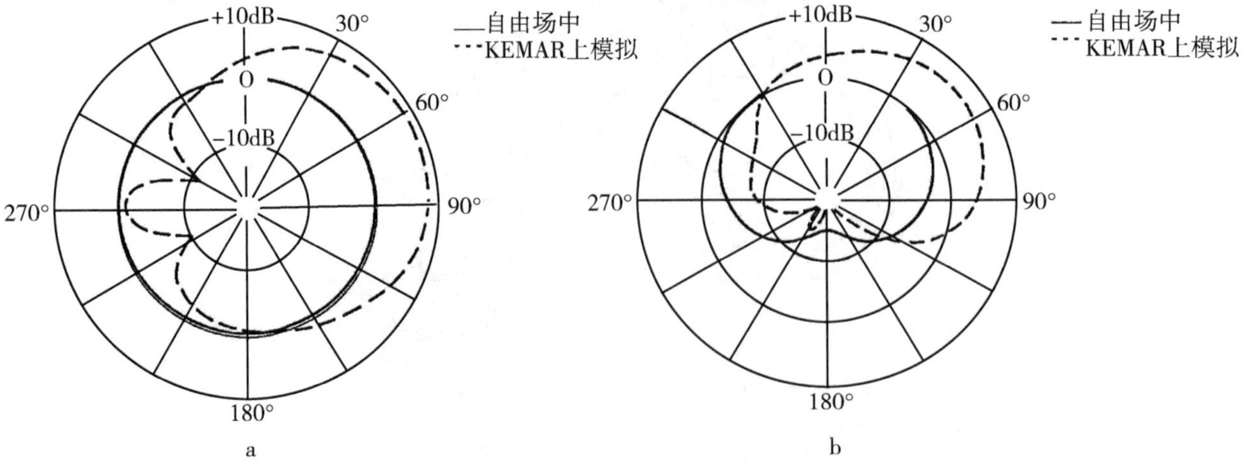

图25－3－3　全方向性和指向性麦克风在自由声场（实线所示）和KEMAR（虚线所示）上测得的极坐标拾音特性

（2）指向性麦克风（压力递度传感器）　指向性麦克风有两个声孔；声波可从振膜的两侧传入麦克风。图 25－3－4 是一个指向性麦克风的剖面图。麦克风内部被振膜一分为二，两个声孔将声音传送至两个小室中。振膜只感受两个小室的声压差值，并将其转化为电信号输出。当两个小室中声压的强度和相位相同时，振膜所感受的净压力为零，输出为零。为了防止来自后方的声音首先到达振膜，在后声孔内增加一个很细密的声学滤网，起一定的时间延迟作用，这样声波可从前、后两个声孔同时到达振膜。在自由场中测试方向性麦克风，一般呈现心形极坐标图案（图 25－3－3b）。

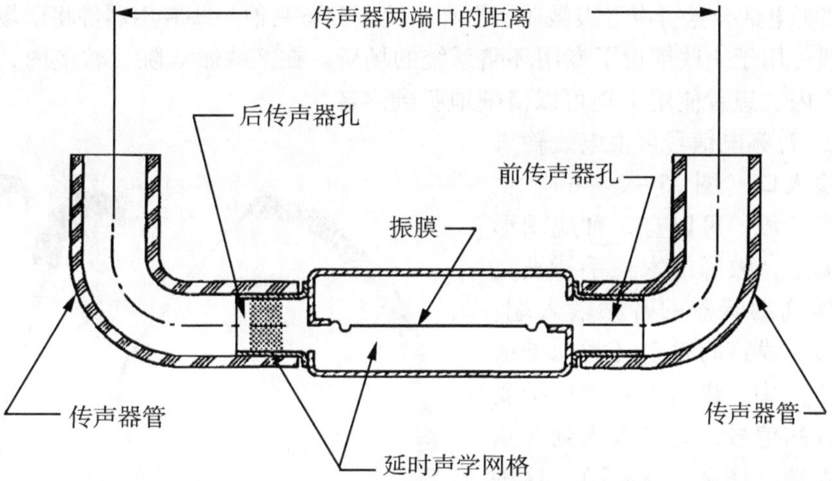

图 25－3－4　指向性麦克风的长轴剖面图

与全向性麦克风相比，指向性麦克风的频响特性表现出“低频削减、高频抬升”的特点。再加上对声源的指向性接收，使得患者在嘈杂环境下的言语接收能力大为改善。

若封堵指向性麦克风的后声孔，则其极坐标拾音特性又近似为全向性，频响特性在低频段趋于平坦（图 25－3－5）。因此，部分装配了指向性麦克风的助听器，曾在后声孔处增加了一个滑片，使用者可自行在全向性与指向性之间转换。不过封闭后声孔的方案，只能在增益 <60dB 的助听器中应用，否则会导致内部放大电路的反馈。也就是说，不适用于大功率助听器。

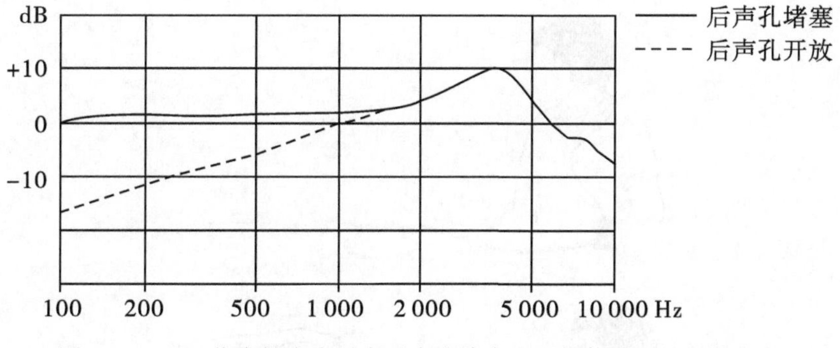

图 25－3－5　指向性麦克风在后声孔堵塞和开放状态下的频率响应

大功率助听器本身也很少使用指向性麦克风。这是因为患者总是希望助听器的体积尽可能地小，大功率助听器的电池仓、受话器体积较大，本身已占据了较多的空间；而指向性麦克风由于对震动较为敏感，助听器内还要留一定的空间加装减震装置，所以空间上就出现了矛盾。

由此，尽管指向性麦克风有诸多优点，但使用却很不普及。直到电脑可编程助听器的问世，为了实现在不同程式间全向式与指向式接收的转换，人们改换思路，引入了双麦克风甚至三麦克风技术，来提高对某一声源的选择性接收。有关麦克风的这些新技术，将在第六节中讲述。

2. 电感线圈（telecoil） 电感线圈，又称作T档，是将载有语音信息的特定频率的电磁场信号解调制后再还原成语音信号，替代麦克风的拾音作用。在绝大多数耳后式及一部分耳内式助听器中，都装配有感应线圈。助听器的输入选择开关置于T档，该线圈就可以拾取周围的电磁信号并把它转换成电信号进行放大。这一设计的本意是帮助患者更好地接听电话。感应线圈从电话听筒的电磁式耳机中拾取电磁信号，而不再需要“由电话听筒把电信号转换成声信号，再由助听器的麦克风将其转换成电信号”。省去这样两个多余的中间步骤，有助于提高信噪比。但遗憾的是，现今常见的电话机的磁场比老式电话机弱很多，用T档听电话会觉得声音很微弱，需在听筒上配备其他一些专用器件将磁场信号放大。

现在感应线圈可用于一些铺设了专用环路系统的场所。在某些影戏院、教室内，声音以电磁信号方式散布于环路之内，患者使用T档可以清晰地听到声音。

3. 音频输入 音频电信号可由电线输入至助听器的音频输入口（图25-3-6），主要应用于聋儿教育领域。可以有3种应用形式：①在噪声环境下，教师或家长手持麦克风，麦克风直接连到助听器的音频输入端；②在预先安装了通话线路的教室（类似外语教学中的语音教室）中，讲台上麦克风接受的或者CD机播放的信号，直接输入到儿童助听器的音频输入端（图25-3-7）。这种方式不及环路系统灵活，孩子只能在座位上使用，而T档可保证在铺设了环路的任一区域内使用；③使用最为灵活的是FM教师系统（图25-3-8），类似于舞台上的无线麦克风。教师在领口夹上一个小的麦克风，语音信号通过随身佩戴的FM发射器在方圆约100m左右的范围内以调频广播的方式发射，聋儿随身佩戴的FM接收器将语音接收后，送入音频输入端，这样保证了儿童即使在户外也能无线地接收到清晰的语音。

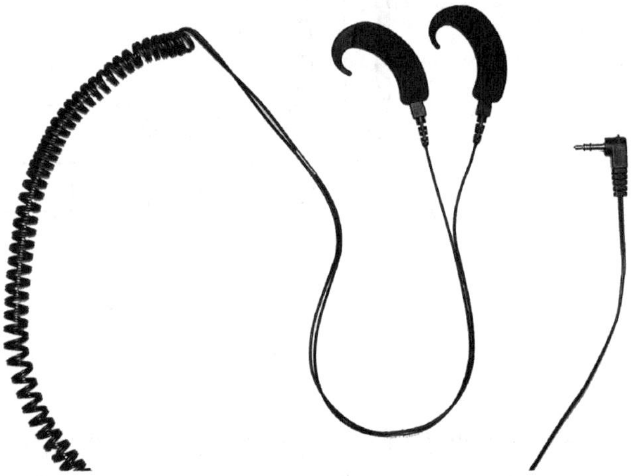

图25-3-6 音频输入端口

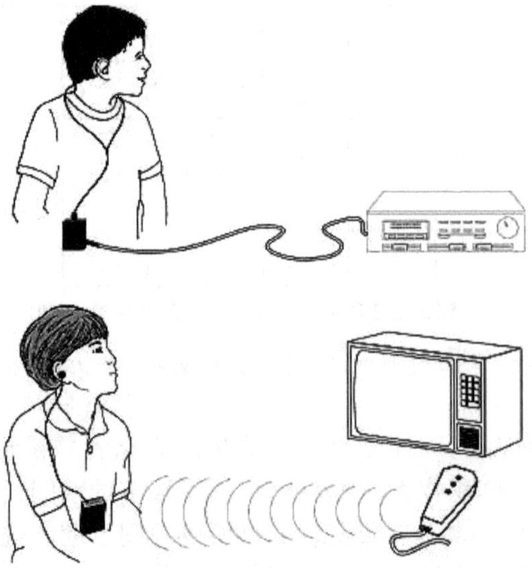

图25-3-7 聋童语音教室中音源直接连接到助听器上

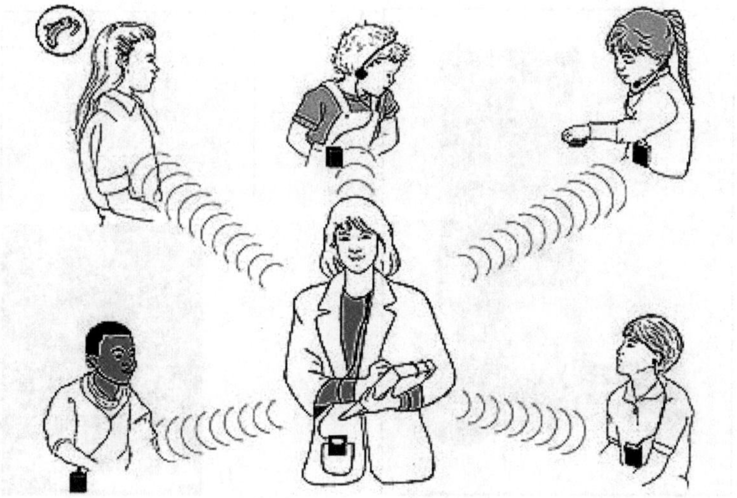

图 25-3-8　FM 系统

音频输入口还允许助听器以信号对传（CROS）的方式使用。在早期助听器的设计中，反馈是制约助听器小型化的一个瓶颈，因而麦克风和受话器的距离不能太近，眼镜式助听器就常将麦克风和受话器安置在两侧镜腿上，一侧麦克风接收的声音经由隐藏在眼镜框中的音频输入导线传送到对侧的放大器，再由受话器送入对侧耳。

随着助听器放大技术和耳模技术的进步，反馈已不再是一个技术难点，眼镜式助听器已淡出了人们的视野，CROS 方式的应用也就越来越少。不过对于某些特殊的听力损失类型或特殊的使用场合，CROS 还有其应用的价值。图 25-3-9 显示了 CROS 使用的最基本方式：助听器只戴在听力较佳耳，但麦克风移至对侧听力较差耳，麦克风安置在一个类似 BTE 型助听器的模件上，通过靴型卡头输入至助听器的音频输入口。有关 CROS 更详细的内容，将在下文“助听器选配常规流程”中讲述。

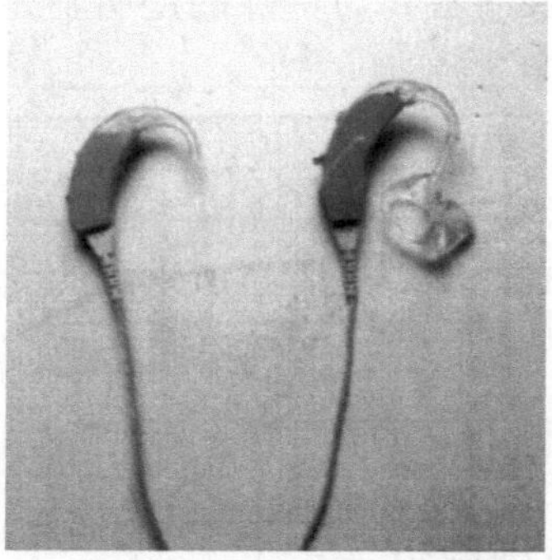

图 25-3-9　采用信号对传（CROS）方式的助听器

（二）放大机芯

声音被麦克风或电感线圈接收后，接着就要进行放大、滤波等一系列处理。这些处理都是被集中在一个相对完整的放大机芯上完成。机芯的工艺水平有 4 个层面（图 25-3-10）。

1. 分立放大器机芯　采用分立元件的放大器焊接在印刷电路板上，占用较大的空间，电路热噪声较大，只在早期的一些大体积助听器（体佩式或大的 BTE）中采用。

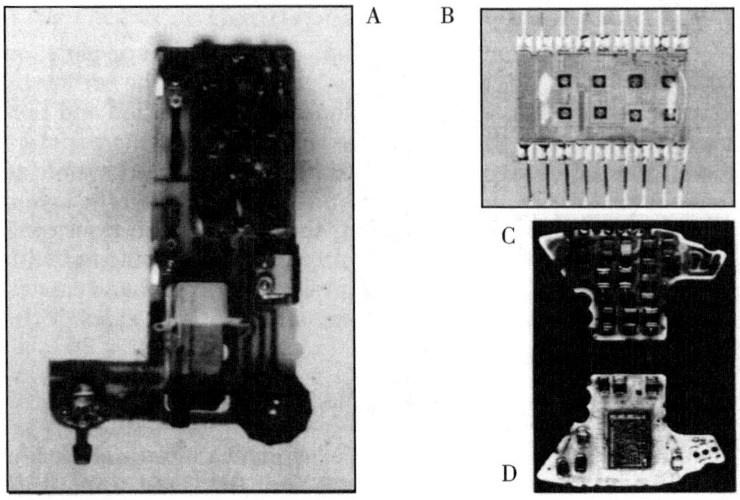

图 25 - 3 - 10 机芯工艺水平

A. 分立元件；B. 薄层放大器；C. 厚层放大器；D. 安装在厚层放大器上的集成电路。

2. 薄层放大器机芯 薄层放大器机芯做在一个涂覆了绝缘材料的薄的陶瓷或玻璃片上。每个电阻都是通过蚀刻工艺完成的，彼此以金质导线连接，因而阻值精确。晶体管、集成电路和电容也都配接在金质连接座上，由特殊焊接工艺联系在一起。薄层放大器机芯通常只做在陶瓷或玻璃片两面的单一薄层内，面与面之间的连接较困难，所以往往只集中在单面，因而体积大、不实用。

3. 厚层放大器机芯 厚层放大器机芯做在一个薄陶瓷板上，电阻及连接座由一种特殊的丝网技术“印”在陶瓷板上，外形比薄层机芯上的电阻及连接座要大，电阻阻值需精细调节。厚层机芯可以有多层，层与层间、面与面间易于连接。目前厚层技术最为常见，晶体管、集成电路、电容等可焊接在厚层机芯的两面。

4. 集成电路 集成电路的大小只有 $1cm^2$ 左右，但却集成了成千上万个晶体管和电阻。集成电路使得助听器更小也更复杂。助听器厂家通常要为特殊的助听器定制集成电路。今天的数字助听器中，放大器机芯就是一块高度集成化的数字芯片。

（三）输出换能器——受话器（耳机）

受话器将放大了的电信号再转换成声波。受话器有不同的大小和特性。一般说来，大小决定了受话器的敏感度和最大输出。所以耳内式及 CIC 助听器所采用的受话器，都会因顶级受话器的体积限制而舍弃最佳效果，转而使用性能一般的受话器。放大电路中最后的功率放大器，通常都与受话器做成一体，受话器也由此而被命名为 3 类：

1. A 类受话器 采用 A 类放大电路，无论是否有信号输入，都需要维持一定的静态工作点电压（图 25 - 3 - 11），从而电池消耗较快，现已基本上被低耗能的功放取代。

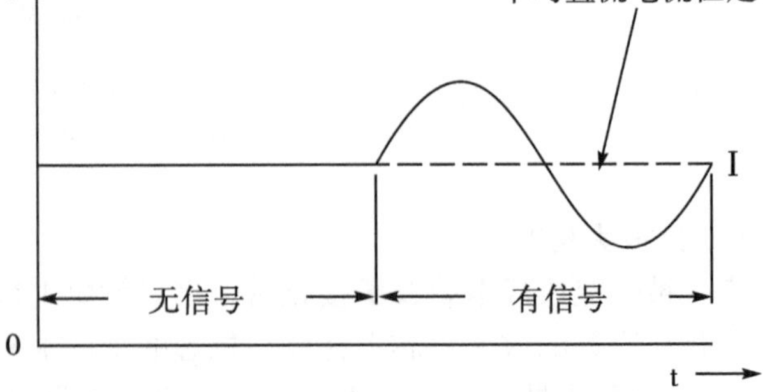

图 25 - 3 - 11 A 类受话器的电流消耗

2. B 类受话器 线性推挽式放大器，也称 B 类放大器，实际上是两个 A 类放大器组合在一起，分别处理正相和负相信号的放大，总信号的幅度是单个 A 类放大器输出的两倍（图 25 - 3 - 12），即信号输出的能力提高了 6dB。另外，由于只放大单相信号，每个放大器的工作点电压可以为零，这样在无信号输入时耗能极低，有信号输入时才耗能（图 25－3－13）。这是 B 类放大器的另一个优点。B 类放大器的一个缺点是正相和负相信号在衔接时会出现“交越失真”，但近来 B 类放大器的一些变体，如 AB 类放大器，已较好地解决了这个问题。

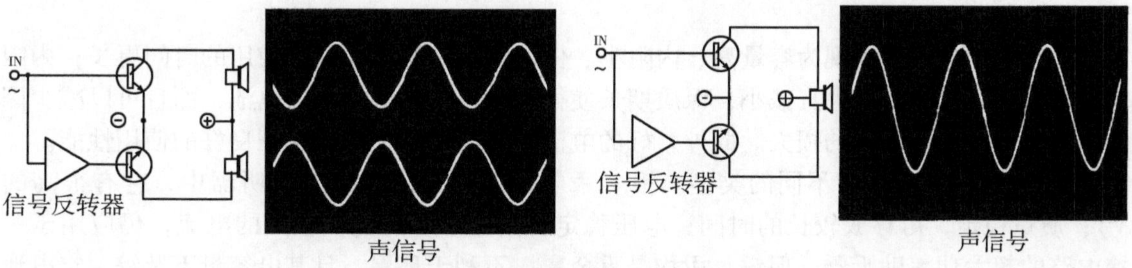

图 25－3－12　推挽式放大器的工作原理

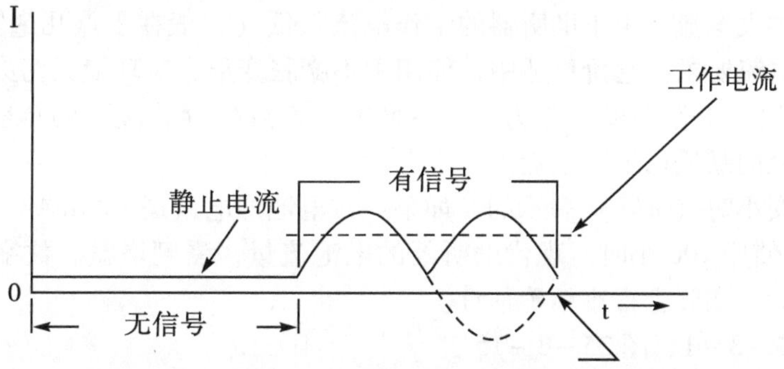

图 25－3－13　推挽式放大器（B 类受话器）的电流消耗
（引自 Ditthardt，1990）。

3．D 类受话器　D 类放大器，又称开关放大器，采用的是脉宽调制（pulse－width modulation，PWM）技术（图 25－3－14）。首先产生一个约 100kHz 的载波信号，声信号对此进行调幅。调制波送至比较器：信号幅度高于比较电压时，比较器输出为高；低于比较电压时，比较器输出为低。这样

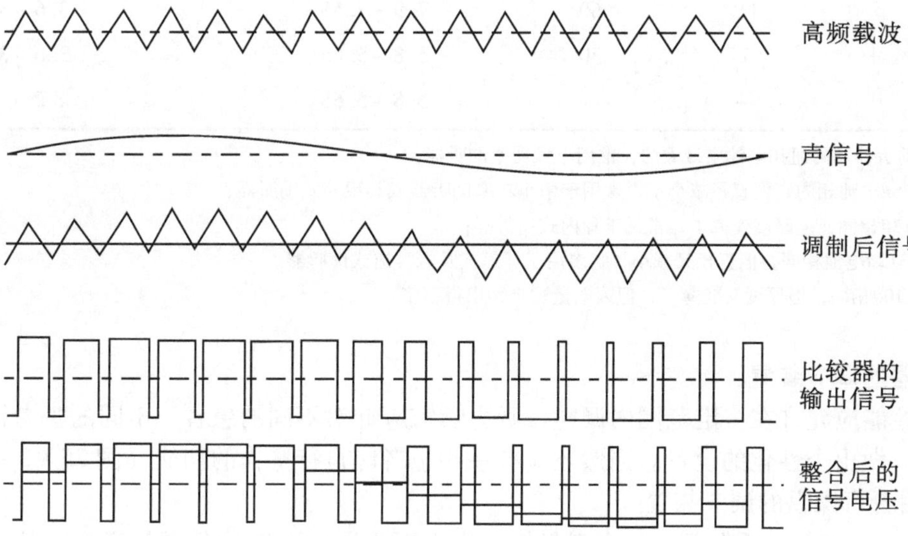

图 25－3－14　脉宽调制技术

信号就被转换成一系列脉宽不等的方波信号。这个以脉宽方式进行了调制的方波，控制电源的开关，正负交替地对受话器中的电磁线圈充电。由于受话器中的线圈不能传递这么高的频率，因而又还原成模拟信号输出。D类受话器的主要优点是能耗低。尽管其静态电流与B类放大器相当，但其工作电流减少20% ~40%。另外，其体积和失真都有所减小。

（四）电池

好的助听器电池主要表现为容量高、内阻小、保质期长。容量高可以使用的时间更长；内阻小可以提供更大的瞬态电流使得失真减小；保质期长使得用户可以不必频繁买电池，而且可以减少因保质期过短可能带来的容量下降的损失。此外，好的电池在低温环境下仍能保证良好的使用性能。

1. 电化学原理　电池有不同的类型。银-汞电池曾经广泛地用于助听器中，它有很高的电压（1.5V）；质量稳定，可存放较长的时间；电压稳定、内阻小，能提供较大的电流，仍应用于一些采用推挽电路的超大功率助听器。但银、汞均是重金属，不利于环保，且其电容量不及锌-空电池。

锌-空电池是以金属锌为负极，以空气中氧为正极去极剂，强碱水溶液为电解液的一次性化学电源。由于其正极活性材料储存于大气中，取之不尽，用之不竭，故该电池的突出特点是电容量高；缺点是内阻高，不能提供大电流。由于助听器的工作电流很低（一般在零点几毫安到数毫安），锌-空电池完全能满足这种电流要求。它价格适中，使用中不膨胀变形，对环境无污染，所以锌-空电池是目前使用最广泛的电池。工作温度范围为-10~50℃，良好保存状况下的年容降率为3%。所幸的是，新一代锌-空电池的品质已逐渐接近银-汞电池。

电池的容量以毫安小时（mAh）表示的。如果一粒电池的电量是100 mAh，而助听器的电池流量是1 mA，那么它可以使用100小时。现代助听器的电池流量，受到增益、数字芯片具有智能运算等因素的影响，波动很大，实际上很难精确估计。

2. 规格　见表25-3-1、图25-3-15。

表25-3-1　助听器使用的不同规格电池

	电量（mAh）		直径	高度
	锌-空气	汞	最大-最小（mm）	最大-最小（mm）
675	540	270	11.6~11.25	5.4~5.0
13	230	100	7.9~7.55	5.4~5.0
312	110	60	7.9~7.55	3.6~3.3
10A	55	30	5.8~5.65	3.6~3.3
5A	-	-	5.8~5.65	2.2~2.0

675#：是目前助听器用的纽扣电池中最大的，常用于大功率助听器；

13#：厚度与675#电池相同，但直径减小了，常用于中小功率助听器或耳甲腔式助听器；

312#：直径与13#相同，但厚度变薄了，常见于耳内式助听器；

A10#：厚度与312#电池相同，但直径又减小了，多用于耳道式及深耳道式助听器。

A5#：直径与A10#相同，但厚度又变薄了，但因电量过小，用得不多。

二、助听器的调节装置

助听器的性能应允许在一定范围内调整，听力学家应针对不同的患者、不同的听力损失曲线、不同的声学环境，做出个性化的设置。当然还应有一些患者能自行操作的功能（图25-3-16）。

（一）使用者可操纵的调节装置

1. 音量轮　大多数助听器都有一个音量轮，可根据不同的聆听对象调整音量。某些助听器没有音量轮，但内部往往都具有诸如自动增益控制等设置，增益已由厂家或听力师预先设置好了。

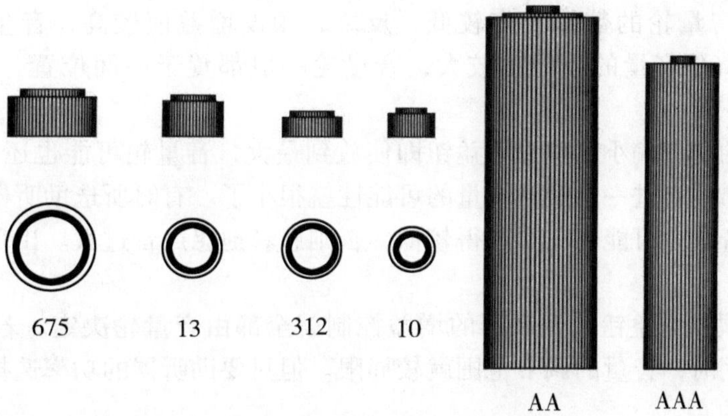

图 25－3－15　各类电池的外观尺寸

2．On/Off 开关　患者拨动此开关，来打开或关闭助听器。它可以是一个小的拨动开关，也可以与电池仓做成一体。

3．M－T 转换　许多助听器都提供 M－T 转换装置，助听器的接收方式可在麦克风和电感线圈两种方式中转换。助听器处于 T 档时，麦克风就失效；反之亦然。可是在某些场合下两种方式同时使用最为有利，比如在观看电视时，既想通过 T 档来听电视，又希望能听到家人的插话或门铃等环境声。这样一些助听器上会多加一个档位 MT。

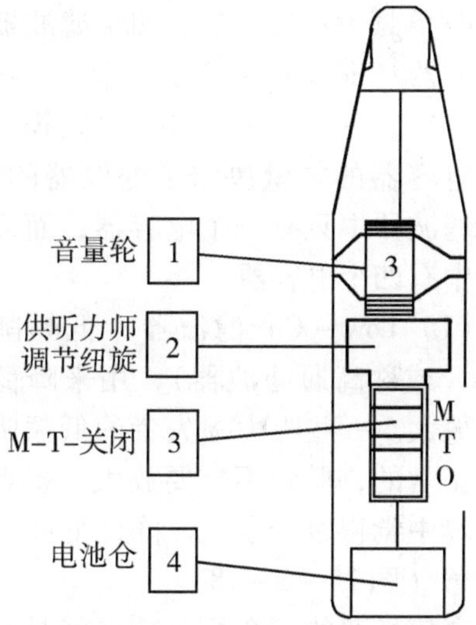

图 25－3－16　助听器调节装置正面观

4．N－H 转换　一些较简易的助听器，没有供听力师调节的旋钮。对于频响的改变，也仅是通过机身上的 N－H（normal response/high tone）转换键。置于 H 档，助听器就通过衰减低频来达到突出高频的目的。这在一些嘈杂环境如马路、地铁或车中，有利于改善言语分辨。这是因为高频对于言语理解十分重要，衰减低频有利于克服噪声的向上掩蔽效应。

5．程序转换　某些可编程助听器及全数字助听器，比集成电路助听器具有更多的调节参数。针对不同的声学环境，各调节参数有不同的组合，从而形成多套程序，用户可自行进行转换。

6．遥控器　可编程助听器及全数字助听器在多套程序基础上，可能还需要有一定的自主调节能力；助听器的体积更加小巧美观（如深耳道式助听器），已不允许用手动方式来调整。这时就需要通过遥控器来实现参数调节。遥控器通过红外线、超声波或电磁波等方式对助听器进行操作。

（二）听力师调整的参数

取决于不同档次的助听器，听力师可以调节的参数的多少和种类也有所不同（图 25－3－17）。但无论是通过螺丝刀还是电脑可编程的数字存贮器，它们所调整的无外乎以下几类：

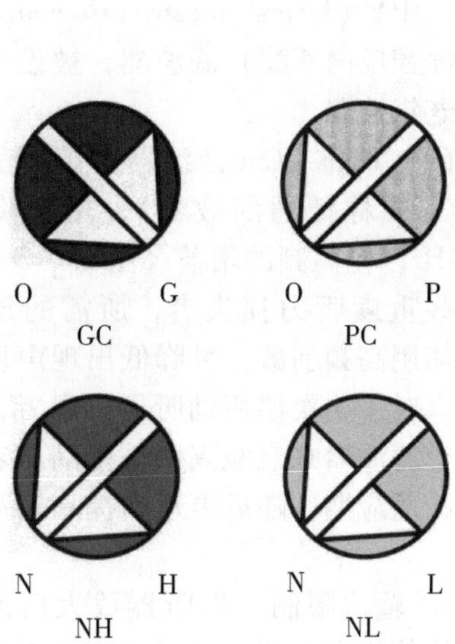

图 25－3－17　助听器微调旋钮

1. 预设增益　预设增益钮可使增益最大降低 20dB。它与音量轮共同决定了最终的增益大小。若预设增益值较高，音量轮的数值就应较低；反之，预设增益值较高，音量轮的数值就应较低。为使患者自行提升或降低音量的余地都较大，音量轮一般都置于中间位置，应在这种状态下预设增益。

有时所选助听器的功率偏小，预设增益钮即使放到最大，音量轮可能也还需要放到较高的位置，才能满足患者的要求，但它进一步提升音量的可能性就很小了。有时所选助听器的功率偏大，预设增益钮即使降到最小，音量轮可能仍需要放得较低，否则患者抱怨声音过大。出现这两种情况，均说明助听器的选择不适当。

不少助听器没有预设增益钮，助听器的增益控制就全部由音量轮决定。若音量轮设得较高或较低，那么患者日后使用时，音量的调节范围就较局限。但只要助听器的功率选择恰当，没有预设增益钮的助听器也是可行的。

预设增益钮的存在，还有助于降低最大增益以避免反馈。在双耳选配时用来进行双耳响度均衡的调节，在多程序助听器中，用来均衡各程序间的响度。

2. 滤波器　滤波器根据滤波曲线的陡度有不同的分阶：一阶滤波器，是无源滤波器，斜率为 -6dB/倍频程；二、三、四阶滤波器是有源滤波器（即包括一个放大器），斜率依次为 -12、-18、-24 dB/倍频程。滤波器中电容器的数量决定了滤波器的阶数。一阶滤波器中只有一个电容器，而四阶滤波器中有四个电容器。

(1) Low - Cut 滤波器　低频削减滤波器（或称高通滤波器），用来降低对低频的放大。一些听力损失者的低频听力是接近正常的，低频不需要放大；患者在嘈杂环境中觉得过于杂乱，降低低频后会有所改善（图 25 -3 -18）。

老年性聋的一个显著特点就是高频听力下降，而低频听力尚好。一种特殊的滤波器，IPA（inverse presbycusis adaptation，老年性聋反向适配）滤波器，被设计用来补偿老年性聋。

(2) High - Cut 滤波器　高频削减滤波器（或称低通滤波器），用来降低对 1 000Hz以上高频的增益（图 25 -3 -19）。对一些重度听力损失者，所需的增益较高，使用高频削减，可降低出现声反馈的几率。对于初次使用助听器的患者，常使用这个滤波器来衰减高频，帮助患者度过最初的适应期。随后再逐渐提高对高频的放大。

3. 输出限制　助听器放大后的声音既要能使患者听到，同时又不能引起患者不适。声音的最大输出是由输出限制和

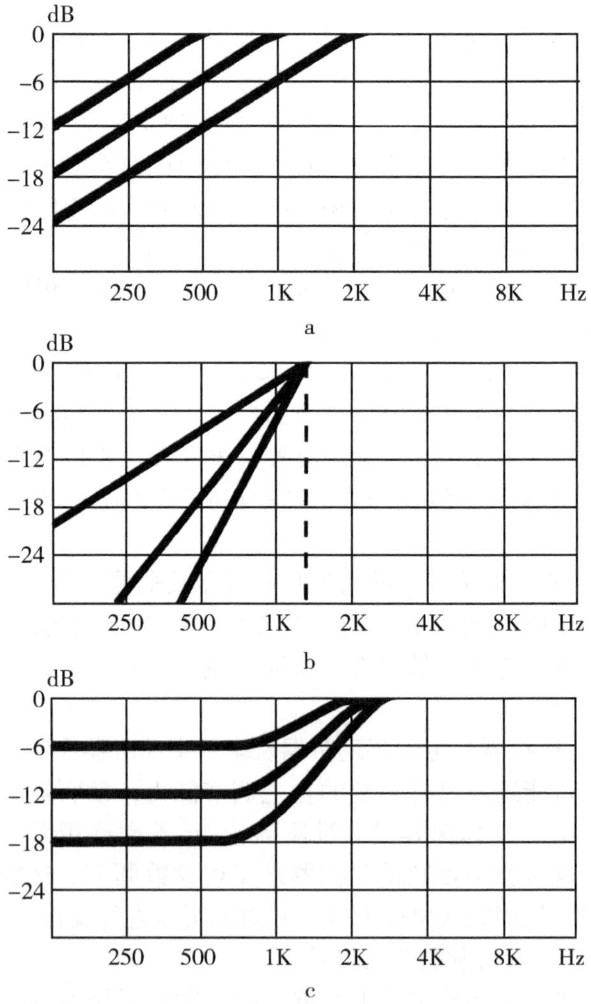

图 25 -3 -18　各种形式的低频削减滤波器

a. 不同截至频率；b. 不同滤波斜率；c. 老年性反向适配。

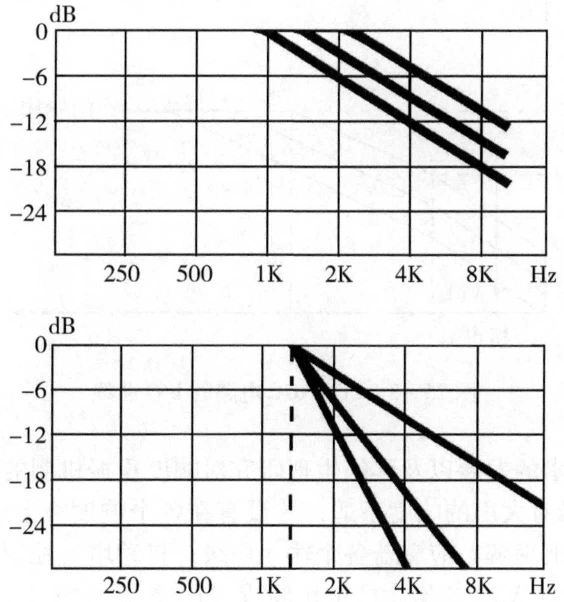

图 25 - 3 - 19　各种形式的高频削减滤波器

a. 不同截止频率；b. 不同滤波斜率。

AGC 压缩电路来控制的。

（1）削峰　助听器上的输出限制钮，决定了助听器的最大声输出。早期的助听器主要通过削峰（peak clipping，PC）电路，将信号中超过输出限制值的峰值部分削去（图 25 - 3 - 20）。削峰会引入较大的失真。但削峰时放大器的增益并未降低，对于一些极重度聋人士，需要大的声响作为节奏信息来帮助唇读，削峰也许是不错的选择。

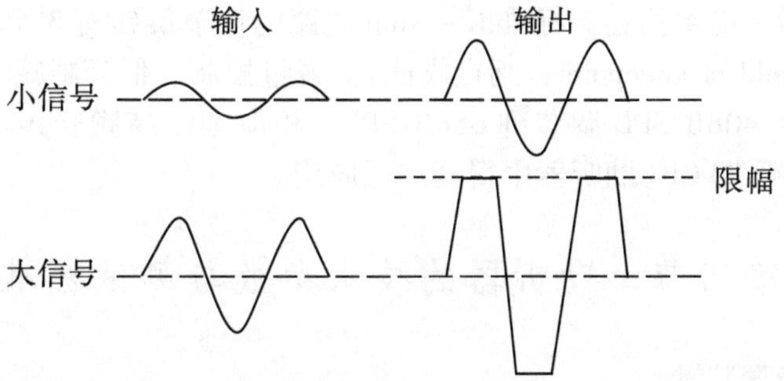

图 25 - 3 - 20　削峰电路

（引自 Hearing Instrument Technology. Andi vonlanthen，2nd ed，p142）。

为克服削峰造成的失真问题，也为了解决患者对大声的耐受问题，人们提出了压缩限幅方式的输出控制。

（2）自动增益控制（AGC）　在 20 世纪 80 年代，线性放大助听器上大都有 AGC（自动增益控制）旋钮，标称值多为 60 ~ 85，表示放大电路开始进入 AGC 状态时对应的输入声级，称为 AGC_{input} 的阈值。听力师可在 60 ~ 85dB SPL 范围内设定 AGC 阈值。输入声超过该阈值，增益开始下降（图 25 - 3 - 21）。对不期而至的大声，患者不再会被惊吓，而且失真大为减小，感受较为自然。

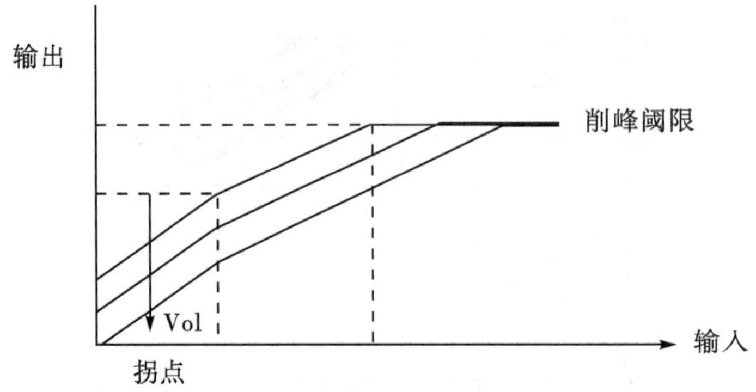

图 25－3－21　AGC 电路的 I/O 曲线

随着现代非线性放大技术的发展以及耳蜗生理研究对响度重振机制的揭示，人们认识到这种形式的 AGC 电路，只解决了患者对大声的响度不适，并没有在各个响度级上解决感音性聋的“重振”问题。而自动增益控制从字面上理解，应涵盖各个输入声级；自动增益控制的结果，是增益随着输入声的增加而被“压缩”了，所以 AGC 的概念已被拓展成“压缩”。对于上述这种形式的 AGC 电路，由于它只解决输出限制的问题，所以人们现在更倾向于使用“压缩限幅”这一名词来称谓这一传统形式的 AGC。

4. 压缩　最初之所以提出“压缩”概念，是为了形象地解释新的信号处理技术如何来补偿感音性聋患者的响度重振：日常生活中较宽的信号变化范围，经助听器放大后被“压缩”到患者较窄的听觉动态范围内。但这种形式的压缩现在被特化为“宽动态范围压缩（wide dynamic range compression，WDRC）”，而压缩的概念已经成为一切对增益具有自动控制能力的非线性放大的同义语。有关压缩电路，将在第五节中做专门论述。

5. 响度补偿压缩　许多压缩放大助听器都是基于“补偿重振患者不正常的响度增长特性”这一目标而设计的，如早期集成电路形式的 K－Amp 电路，以及后来可编程助听器中广泛采用的 WDRC。这种设计使得患者不必经常去调节音量轮。有关可编程助听器中的 WDRC 将在下面的章节中讲述。此处只对 K－Amp 电路做一简单描述。标准 K－Amp 电路的调节旋钮有 3 个：VC（音量控制）、LFC（低频削减）、TK（threshold of kneepoint，拐点阈值）。音量控制、低频削减的作用如前所述，拐点阈值的变化可使压缩阈值由 40dB SPL 调节到 65dB SPL，相应地，高频轻声的增益可由 25dB 下降到 13dB。K－Amp 电路曾在早期 CIC 助听器中得到广泛应用。

第四节　助听器的技术参数与测试标准

一、助听器测试用声学装置

（一）IEC－126 标准 2ml 耦合腔

1961 年被国际电工委员会 IEC－126 号文件推荐的标准 2ml 耦合腔，由非磁性的坚硬材料制成。腔的底部有频响特性宽且平坦的电容传声器接收声信号并进行测量。由于该结构简单且性能稳定，便于复制及标准化，虽然其对人耳配戴耳机后声学特性的模拟效果较差，但至今仍得到广泛的应用，很多厂家给出的助听器技术参数仍采用 2ml 耦合腔。

美国 ANSI S3.22 标准中规定的助听器测量容器都为 2ml 耦合腔。不过又根据不同的测试目的，设计了 4 种不同的外壳及其声学适配器，分别成为 HA－1、HA－2、HA－3 和 HA－4。最初，HA－1（图 25－4－1）主要用于耳内/耳道式助听器、盒式助听器的耳机以及耳模声学参数的测量；HA－2 包括一个可连接导声管的适配器（图 25－4－2），主要用于 BTE 助听器的测量；HA－

3 使用较少，主要用于模件式 ITE 助听器及插入式受话器的测量；HA－4 则可用于 BTE 和眼镜式助听器的测量。

HA－1，HA－2 使用较多，后来又为 HA－1 发展了针对 BTE 助听器测量用的声学适配器，也为 HA－2 发展了针对盒式助听器扣式耳机测量用的声学适配器。

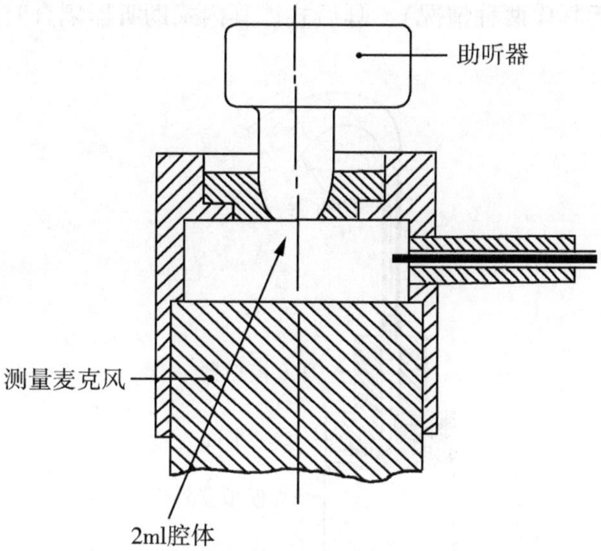

图 25－4－1　配接了 ITE 助听器测量的 2ml 耦合腔（HA－1）

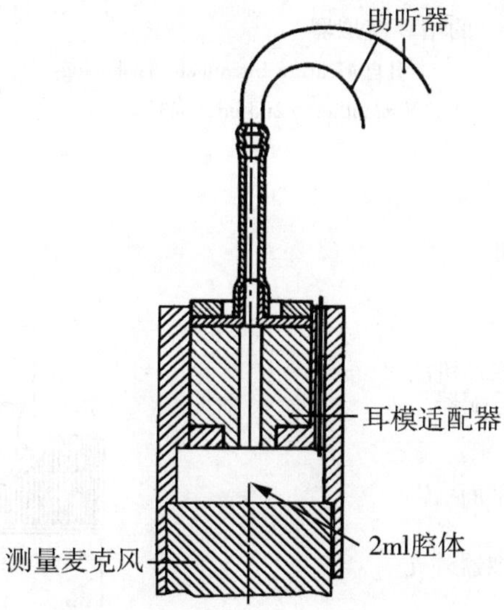

图 25－4－2　配接了 BTE 助听器测量的 2ml 耦合腔（HA－2）

模拟效果不佳的原因是多方面的：①腔壁坚硬，无法模拟人耳外耳道壁柔软弹性和磨擦阻力所造成的声阻作用，因此用 2ml 耦合腔测得的频响特性曲线与真实情况相比，过于尖锐而不平滑；②人耳戴上助听器后，耳塞与鼓膜间的容积往往小于 2ml，因此用 2ml 耦合腔测得的助听器输出声压级偏小；③人的外耳道有两个生理弯曲，2ml 腔体是简单的圆柱形，与实际耳道结构差异相当大，因此对人耳的模拟是相当勉强的。

正是由于这些不足，1981 年又推出了新的标准 IEC 711。

（二）IEC 711 标准堵耳模拟器

这一标准考虑了助听器通过耳塞（耳模）耦合到人耳后，正常成年人耳的平均声学特性，模拟了在 100 ~ 10 000Hz 频率范围内鼓膜上的声压，但却没有对耳塞（耳模）与外声道之间的缝隙所造成的声漏，做出有效的模拟。因此在堵耳模拟器上测得的耳机性能与真耳之间仍会有一定偏差，特别是在低频区域。但不论怎样，IEC 711 已经克服了 IEC 126 简单化的一些缺点，比较接近人耳实际情况，现已较为通用。图 25 -4 -3 ~ 图 25 -4 -5 为 IEC 711 堵耳模拟器在测量各类助听器时分别与盒式助听器的耳机（分有耳模和无耳模两种情况）、耳后式、耳内式助听器耦合时的实际使用图例。

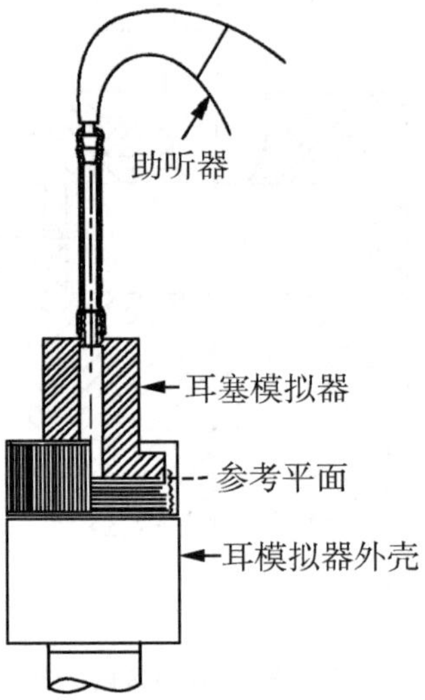

图 25 -4 -3 用于 BTE 助听器的堵耳模拟器

（引自 Hearing Instrument Technology. Andi Vonlanthen，2nd ed，p43）。

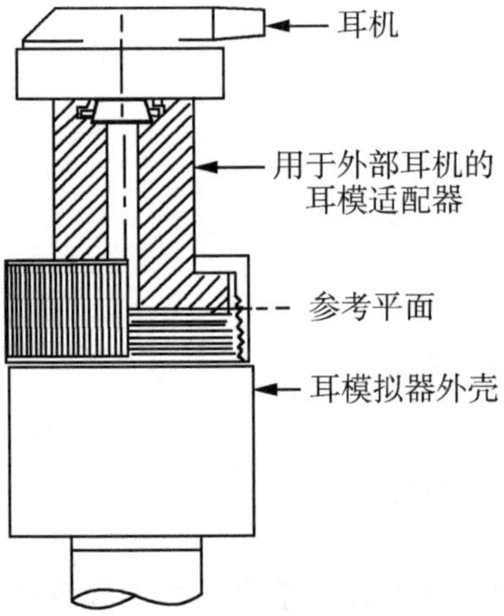

图 25 -4 -4 扣式耳机扣接在堵耳模拟器上

（引自 Hearing Instrument Technology. Andi Vonlanthen，2nd ed，p43）。

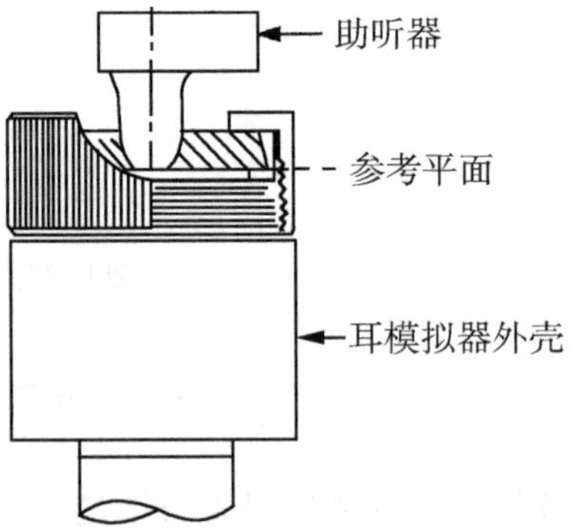

图 25 -4 -5 ITE 助听器封接在堵耳模拟器上

（引自 Hearing Instrument Technology. Andi Vonlanthen，2nd ed，p43）。

（三）IEC 959 标准助听器声场测量用模拟人头与躯干

人在实际使用助听器时，人体的头颅和躯干会使声波产生绕射、散射等现象，采用上述耦合腔均无法考虑这些因素。美国人 Burkhard 统计了 4 000 多人的成人人体数据，加拿大人 Shaw 积累了外耳道尺寸的数据。在此基础上，1975 年美国 Knowles 与 Burkhard 提出一个人体模拟装置，习惯叫 KEMAR，为 Knowles electronics manikin for acoustical research（声学研究用诺雷斯电子公司人体模型）的缩写（图 25－4－6）。KEMAR 的优点是：①可作为尺寸始终不变的固定受试者；②可保持同一方法反复放置助听器；③不受疲劳时间的限制；④堵塞耳道与开放耳道时的所有声压均可在鼓膜上测量；⑤采用统计平均尺寸的模特儿，并可更换不同耳翼结构，以研究外耳尺寸的影响。

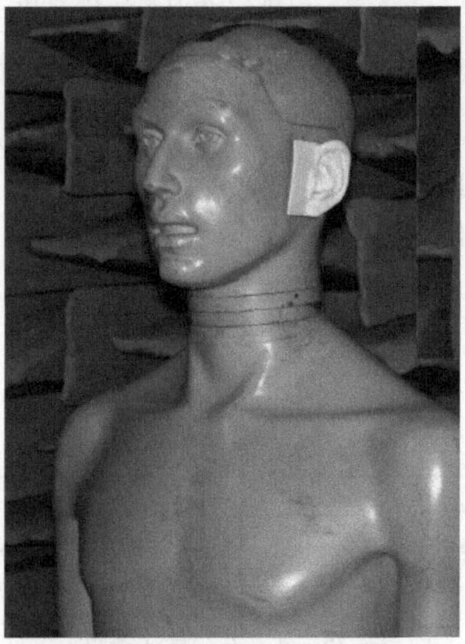

图 25－4－6　KEMAR

使用 KEMAR 测量助听器必须在消声室中进行。用无方向性的耳后式助听器孤悬在自由声场中测得的结果，与戴在 KEMAR 上的结果相差显著；而真人佩戴时的测量结果与 KEMAR 结果十分接近。

IEC 959 规定，KEMAR 为在助听器声场测量时用来模拟人头与躯干的标准件，并对测量时的几何参考位置、声入射的掠射角及仰角等作了规定。

二、助听器测试方法与条件

关于助听器的测量方法，我国国家标准 GB 6657～GB 6661 等效采用了 IEC 118 系列的部分标准。下面就助听器测试中的一些名词术语、测试设备及条件作一说明。

（一）名词术语

1. 耦合器　指 IEC 126 中规定的 2ml 耦合腔，或 IEC 711 中规定的堵耳模拟器，或 IEC 959 中规定的模拟人头和躯干。

2. 替代法　在这种测量方法中，用于测量自由场声压的传声器与被测助听器交替地置于声场中的同一点上。

3. 比较法　在这种测量方法中，用于测量自由场声压的传声器与被测助听器同时置于声场中两个对称的点上。

4. 声压法　在这种测量方法中，预先进行声压校准，基本上消除了助听器自身或 KEMAR 的散射效应，使得测量过程中助听器麦克风附近的输入声压级基本保持一致，这是目前最为常用的方法。

5. 模拟现场法　指将助听器佩戴在模拟人头与躯干装置上，以模拟平均成年佩戴者的声学效应。

6. 助听器的参考方向　指助听器在测试空间朝向声源的方向，它相当于助听器实际使用时患者面向声源的方向。

7. 助听器的参考点　为了确定助听器在声场测试时的位置，而在助听器上确定一参考点，通常为声入口处的中心。

8. 测试点　指在做自由场声压级测量时，助听器在测试空间中的放置位置。

（二）测试条件（图 25－4－7）

1. 测试空间的声学要求　测试空间应在 200～8 000Hz 频率范围内基本为自由场条件，测试空间内应不存在任何其他障碍物。通常情况下，助听器分析仪的测试箱中测试空间均较小，声学特性与大测试空间有一定差异。

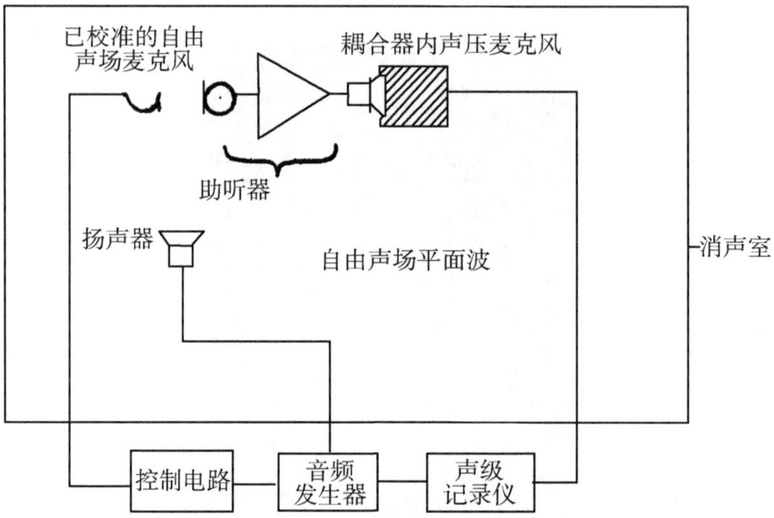

图 25－4－7　测试条件

2. 测试点的声强　声源应能在较宽的频率范围内产生恒定的 50～90dB SPL 扫频信号，声源频率准确度优于 ±2%。自动扫频记录设备应能以规定容差，在 50～90dB 范围内以扫频方式给出恒定的声压级。

B&K 4222 消声腔能较好实现以上两点要求（图 25－4－8）。

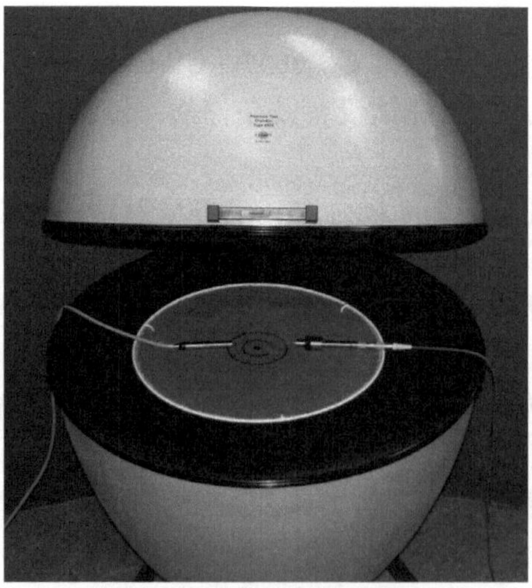

图 25－4－8　消声腔

3. 测试点的选择 在声场中，应尽量加大测试点与声源的距离，以减少助听器外壳及测量装置对声波传播的影响，通常选用0.5~1.5m。在使用测试箱进行测量时，应尽量选用大容积的消声箱。

4. 放置被测助听器 助听器参考点通常选在助听器麦克风处。参考方向，没有明确的规定，可取声源入射方向。助听器应放在有网屏的自由声场中（如 B&K 消声腔中的网屏），耳模拟器的位置应使其对于助听器麦克风入口的声场影响最小。

三、助听器测试标准

助听器标准规定了对其进行测试的主要技术指标及其测试方法。生产厂家可以给出十分详尽的性能参数，而临床听力师则希望所测试的指标尽可能简单实用，易于重复测量。

国际电工委员会对于助听器电声特性的测量采用IEC 118 系列标准。美国国家标准委员会 ANSI 以及德国世业标准 DIN 也都颁布了各自的标准。在测量方法、声场条件等方面大致相同，但在测量器具、电声参数的定义等方面略有不同，下面分别介绍。

（一）IEC 标准

1983 年，国际电工委员会的 IEC 118 标准针对不同类型、不同线路的助听器以及不同的测试目的提出了不同的细则。我国国家标准等效采用了这一系列标准。

GB 6657 即 IEC 118-0，助听器电声特性的国际推荐测量方法。

GB 6658 即 IEC 118-1，具有感应拾音线圈输入的助听器电声特性的测量方法。

GB 6659 即 IEC 118-2，具有自动增益控制电路的助听器电声特性测量方法。

GB 11455 即 IEC 118-3，不完全佩戴在听者身上的助听器的特性测量。

SJ/Z-9143.2 即 IEC 118-9，带骨导耳机的助听器特性的测量方法。

GB 7263 即 IEC 118-7，助听器交货时质量检验的性能测量。

其中，IEC118-0 是在堵耳模拟器上进行测试，而 IEC 118-7 是在 2ml 耦合腔中进行测试。图 25-4-9 显示同一耳后式助听器在堵耳模拟器和 2ml 耦合腔中测试，所获得的增益频响曲线和输出频响曲线。很明显，在堵耳模拟器上测得的声压级比在 2ml 耦合腔上测得的声压级平均高 10dB 以上。从频响曲线上看，堵耳模拟器超出 2ml 耦合腔的量值在高频部分更大，这正是使用堵耳模拟器的优势。使用堵耳模拟器在高频部分测得的结果比 2ml 耦合腔中测得的结果更接近于真耳。堵耳模拟器与 2ml 耦合腔的这种差异，在测试耳内式助听器时同样存在。

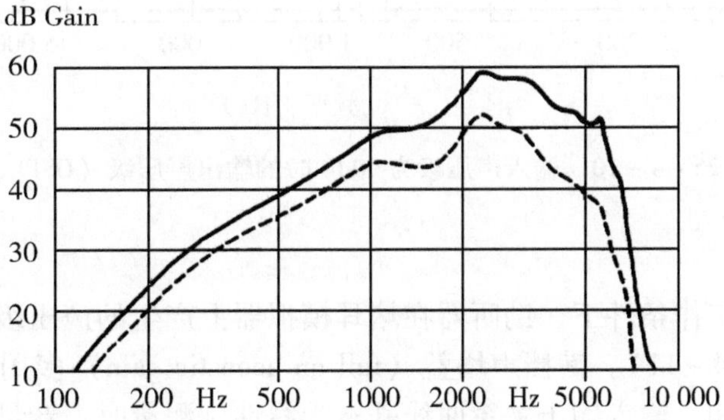

图 25-4-9 BTE 助听器在耳模拟器和 2ml 耦合腔中测量结果的差异

（引自 Hearing Instrument Technology. Andi Vonlanthen, 2nd ed, p46）

（二）ANSI 标准

美国国家标准委员会（ANSI）参照美国声学会（Acoustical Society of America，ASA）倡议的方法，制订了 ANSI 标准，并随着助听器技术的发展不断地更新。ANSI 标准在美国、澳大利亚等国使用得较为普遍。

ANSI 标准是使用 2ml 耦合腔进行测量的。

四、IEC 标准规定的助听器主要电声参数及其计量

上文已经述及，助听器的电声特性应包括动态特性和静态特性两部分。

有关动态特性的计量，IEC 118 -2 已经规范了具有自动增益控制电路的助听器的测量方法，对于新近出现的具有压缩功能的可编程式助听器，也大致适用。将在下文“压缩放大助听器”中阐述。静态特性的计量，IEC 118 -0 做了详尽的描述，国标 GB 6657 等效采用。下面我们以 IEC 118 -0 为例，介绍静态电声参数定义，并描述其测量方法。

（一）最大饱和声压级

最大饱和声压级（maximum saturation sound pressure level）是指助听器放大电路处于饱和状态时在堵耳模拟器上测得的声压级频响曲线上的最大值。

（二）输入声压级为 90dB 时的输出声压级

将助听器增益设为满档（其他调节旋纽的设置也要保证最大增益的实现），输入声压级在各频率均为 90dB SPL 时，在堵耳模拟器上产生的声压级即为输入声压级为 90dB SPL 时的输出声压级（output sound pressure level at 90dB SPL input，$OSPL_{90}$）（图 25 -4 -10）。在此测试条件下，几乎所有的助听器都会进入饱和工作状态，故常以 $OSPL_{90}$ 的测量等效饱和声压级的测量。

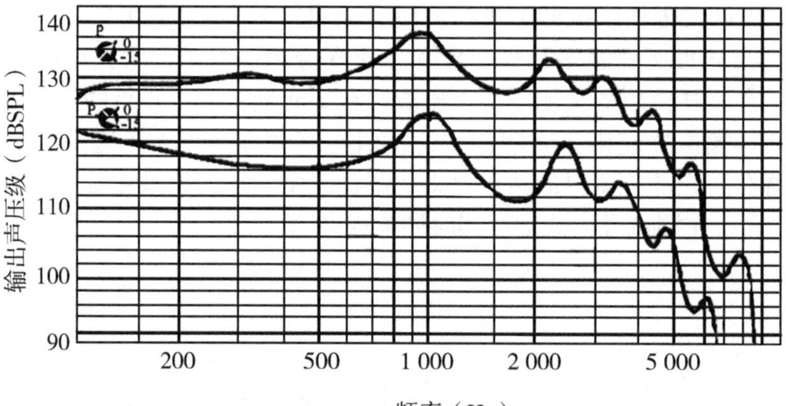

图 25 -4 -10　输入声压级为 90dB 时的输出声压级（$OSPL_{90}$）

（三）满档声增益

声增益是指在特定的工作条件下，助听器在堵耳模拟器上产生的声压级与麦克风所在的测试点的输入声压级之差（图 25 -4 -11）。满档声增益（full on acoustic gain）多用于描述放大电路的最大放大能力，要求电路不能饱和，输入输出关系曲线基本为线性。测量时，音量电位器置于满档，输入声为中等强度（60dB SPL），在 200 ~8 000Hz 范围内扫频，测得满档增益的频响曲线。若 60dB SPL 的输入声已使输入输出曲线出现饱和，则考虑使用 50dB SPL 输入声，但应注明输入声级。对于不能手动关闭 AGC 功能的助听器，也要采用 50dB SPL 输入声使其 AGC 功能不被启动。

在描述满档声增益时，既可以绘成频响函数，也可以用指定频率（多为 1 600Hz 或 2 500Hz）处的满档声增益数值来作为助听器的标称值。

（四）参考测试频率和参考测试增益

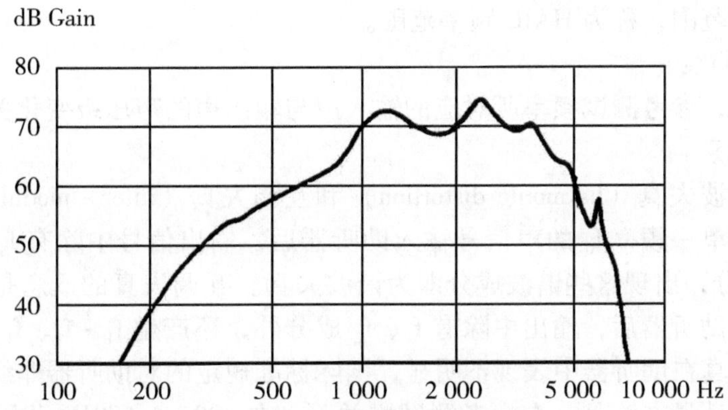

图 25－4－11　满档声增益频率响应

助听器在实际使用时，不会也不应处于饱和状态，实际的增益值远小于满档声增益。为了评判助听器在实际使用时的效果，IEC 118 规定了参考测试频率和参考测试增益。

1．参考测试频率　通常设定为 1 600Hz。在某些情况下，为了反映高频特性，也可取 2 500Hz，但需再测试报告中加以说明。

2．参考测试增益　是指以 60dB SPL 的纯音信号输入助听器，一边调节增益旋钮，一边测试堵耳模拟器中的声输出，使参考测试频率处的声输出恰为 $OSPL_{90}$ 以下 15 ± 1dB。此时助听器的增益即为参考测试增益。若增益已调至最大，输出仍不能达到这一数值，则取满档声增益为参考测试增益。

（五）频率响应（简称频响）特性

1．频率响应曲线　可以是助听器的声输出、增益等声学参数随频率变化的函数曲线，纵坐标为线性 dB 刻度、横坐标为对数频率刻度，且在绘图时横坐标上 10 倍频程的长度应等于纵坐标上 50dB 对应的长度。上文在述及饱和声压级、满档声增益时，均提到了它们各自对应的频响曲线。

2．基本频率响应曲线　在参考测试增益下（该增益值至少要比最大增益低 7dB 以上），在 200Hz～8kHz 范围内以 60dB SPL 的扫频纯音作为助听器的输入，测量堵耳模拟器中声压级随频率的变化，得出声输出或增益的基本频响曲线（图 25－4－12）。测试基本频率响应的目的在于，了解助听器在没有声反馈和机械反馈（振动）的前提下的频响特征。将基本频率响应曲线与满档增益频响曲线相比，则可鉴别出声反馈和机械反馈的有无。二者曲线的形状越接近，助听器则越稳定。

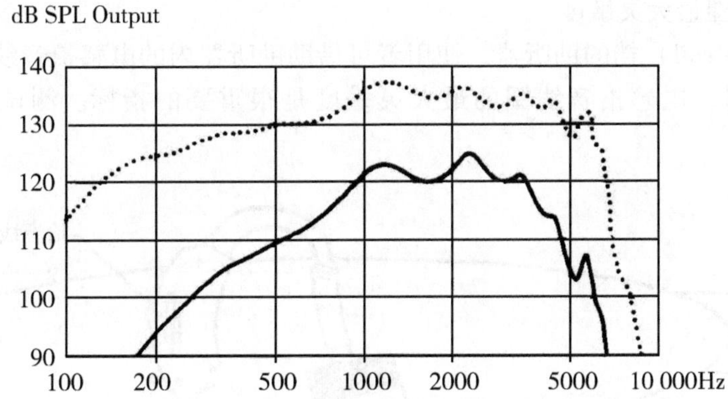

图 25－4－12　声输出或增益的基本频响曲线

3．HAIC 频率范围　1961 年助听器行业大会（hearing aid industry conference，HAIC）提出了描述助听器性能的标准方法。其中将 500、1 000、2 000Hz 处的平均增益称为 HAIC 增益。在增益的基本频率响应曲线上，低于 HAIC 增益 15dB 的水平线与基本频率响应曲线相交的高、低频两个频率点，就决定了助听器的频率范围，称为 HAIC 频率范围。

（六）输入 - 输出曲线

在参考测试增益下，参考测试频率所对应的输入声与输出声的声压级变化关系。

（七）助听器的失真

助听器失真包括谐波失真（harmonic distortion）和互调失真（inter - modulation distortion）。谐波失真的概念是，当某一单一频率 f_0 的声信号输入助听器后，输出信号中除有 f_0 频率成分外，还会产生 $2f_0$、$3f_0$…等谐波成分，出现这些谐波成分即为谐波失真。互调失真的概念是，当某二个单一频率（f_1、f_2）的声信号输入助听器后，输出中除有 f_1、f_2 成分外，还产生 $f_1 - f_2$、$f_1 + f_2$、$2f_1 - f_2$、……等互调失真成分。互调失真在助听器中表现不明显，国际标准规定的对助听器非线性失真度的测量仅局限于谐波失真。具体的计量方法是，在参考测试增益下，在 400～1 600Hz 范围内，选取厂家指定的频率作为 f_0，以 70dB SPL 的纯音输入助听器，输出信号中二次谐波处 $2f_0$ 的声压级（dB 值）与 f_0 处的声压级（dB 值）之差，换算成百分比，即为二次谐波失真度。依此类推，可以得出三次谐波、四次谐波……的失真度。不过总谐波失真中以二次谐波的成分最为显著。举一个例子，在参考测量增益下，以 70dB SPL，400 Hz 的纯音信号作为输入，输出信号中 400 Hz 处的声输出为 90dB SPL，800Hz 处的输出为 70dB，1 200Hz 处的输出为 50dB，则二次谐波失真度为 70 - 90 = -20dB = 10%；三次谐波失真度为 50 - 90 = -40dB = 1%。

（八）等效输入噪声

等效输入噪声是评价助听器的内在固有噪声的一个指标。内在噪声往往是由电子元器件工作时产生的热噪声引起的。内在噪声大的助听器，即使在没有输入声的情况下，也会明显地听到一个嘈杂的输出声。将输出的噪声声压级 dB SPL 值，减去助听器的增益 dB 值，即把内在噪声近似等效还原成输入噪声，此值即为等效输入噪声。等效输入噪声应在参考测试增益下，在参考测试频率处计量。计量的步骤是：将增益调节旋纽大致调节到参考测试增益位置，输入 60 dBSPL 的纯音（L_1），纯音的频率为参考测试频率，测得助听器输出声压级（L_s），$L_s - L_1$ 为参考测试增益。关闭声源，测得助听器内部噪声的输出噪声级（L_2）。等效输入噪声级（L_N）（dB SPL）等于在参考测试频率（或 HFA）处、在参考测试增益下的输出噪声级（dB SPL）减去参考测试增益（dB）。计算公式为 $L_N = L_2 - (L_s - L_1)$。

（九）电池电流

该参数反映了助听器的耗电程度。在参考测试增益位置，以参考测试频率 60dB SPL 的声音作为输入，测定此时的电池电流。

（十）电感拾音线圈最大灵敏度

对于带有 T（tele - coil）档的助听器，使用者可借助助听器内的电感拾音线圈直接接收诸如电话听筒中的电磁语音信号，电感拾音线圈的最大灵敏度是很重要的指标。测试方法如图 25 - 4 - 13 所示。

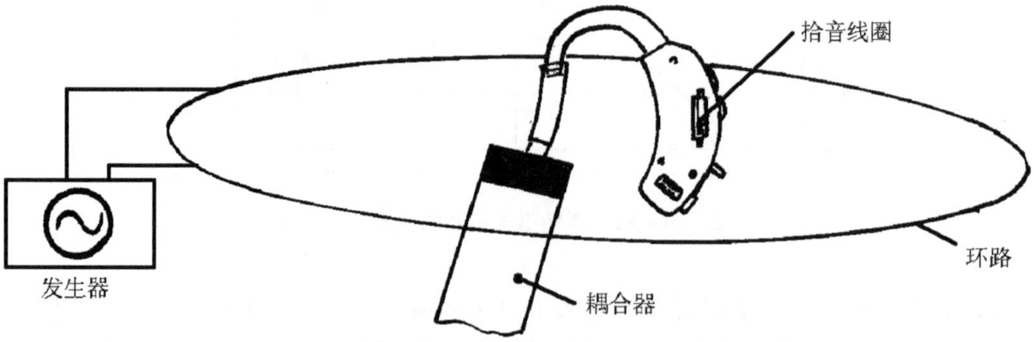

图 25 - 4 - 13　拾音线圈测量

五、ANSI 标准与 IEC 标准的不同之处

ANSI 标准中对助听器的一些电声学参数的定义与 IEC118 标准略有不同。许多定义中都涉及某一量值在 1 000、1 600、2 500Hz 3 个频率上的平均，记为 HF－A（high frequency average）。

（一）输入声压级为 90dB 时的输出声压级

将助听器增益控制调为满档，输入声压级为 90dB SPL 时，在 2ml 耦合腔中产生的声压级，即为输入声压级为 90dB 时的输出声压级（output sound pressure level at 90dB SPL input，$OSPL_{90}$）。在此测试条件下，几乎所有的助听器都会进入饱和工作状态，故常以 $OSPL_{90}$ 的测量等效饱和声压级的测量。饱和声压级是指助听器放大电路处于饱和状态时在 2ml 耦合腔内测得的声压级。

饱和声压级与频率的函数关系，构成了饱和声压级曲线。饱和声压级曲线上 1、1.6、2.5kHz 3 点的平均值，称为 HF－A $OSPL_{90}$ 值。

（二）满档声增益

测量时，音量电位器置于满档，输入一个中等强度的声音（ANSI S3.22 规定为 60 或 50dB SPL），在 200～8 000Hz 范围内扫频，测得满档增益（full－on gain，FOG）的频响曲线。若 60dB SPL 的输入声已使输入输出曲线出现饱和，则考虑使用 50dB SPL 输入声。

满档声增益作为一个数值来描述时，ANSI S3.22 取满档声增益曲线上 HF－A 三频率的平均值，作为助听器的标称值。

（三）参考测试频率和参考测试增益

1．参考测试频率　ANSI 标准多采用 1 000、1 600、2 500Hz 3 个频率综合作为参考测试频率。

2．参考测试增益　是指以 60dB 的纯音信号输入助听器，边调节增益旋钮，边测试声耦合腔中的输出，使 HF－A 3 个频率的平均声输出恰为 HF－A $OSPL_{90}$ 值下 17dB。此时助听器的增益即为参考测试增益。

（四）ASA 频率范围

参照美国声学会（ASA）倡导的方法，在助听器的基本频响曲线上，以 1、1.6、2.5kHz 3 个频率所对应的增益的平均值（即 HFA Gain）做一水平横线，下移 20dB 再作一条平行的横线，该平行线与基本增益频响曲线的两个交点，分别为助听器频率范围的低频限和高频限。

（五）谐波失真

助听器的增益控制纽调节到参考测试位置，输入声级为 70dB SPL，以 500、800 和 1 600Hz（该频率的谐波失真测试只能以 65dB SPL 的输入声强来测试）3 个频率来分别测试谐波失真（harmonic distortion）。ANSI 标准规定，这 3 个频率的谐波失真应分别小于 2%、2% 和 1%。对某一频率 f_0 的输出信号，若二次谐波 $2f_0$ 的声压级（dB 值）与 f_0 的声压级（dB 值）之差超出 12 dB，即该频率的谐波失真可被忽略。

（六）等效输入噪声

等效输入噪声的定义是：在无输入声的情况下，助听器在参考测试增益位置时，HF－A 3 频率的输出噪声级（dB SPL）的平均值减去参考测试增益（dB）后的量值。计量的步骤是：将增益调节旋纽大致调节到参考测试增益位置，输入 60dB SPL 的声音（L_1），测得助听器在 HFA 3 个频率处的平均输出声压级（$L_{平均}$），$L_{平均} - L_1$ 为参考测试增益。关闭声源，测得助听器内部噪声的输出噪声级（L_2）。计算公式为 $L_N = L_2 - (L_{平均} - L_1)$。

（七）电池电流

该参数反映了助听器的耗电程度。在参考测试增益位置，以 1 000Hz、65 dB SPL 的纯音信号作为输入，测定此时的电池电流。

第五节　压缩放大助听器

一、正常耳蜗的动态范围及受损耳蜗的响度重振

正常人所能接受的声音的动态范围极宽（从0～120 dB HL），而听神经放电的动态范围要小得多（10～15 dB），所以无法直接由神经电脉冲进行强度编码。正常耳蜗中，声音信号后经外毛细胞进行压缩后再由听神经系统编码。外毛细胞积极地参与了耳蜗的主动机制：对从微弱到中等响度的声音信号提供主动的放大，以帮助内毛细胞去感受弱声的振动；对中等响度以上声音的感知，内毛细胞无需外毛细胞的帮助即可感受到声波振动。图25－5－1显示耳蜗的输入－输出特性——声强与基底膜位移速度的关系。低强度时呈线性增长，中等强度时受到压缩，高强度时再度呈线性增长。

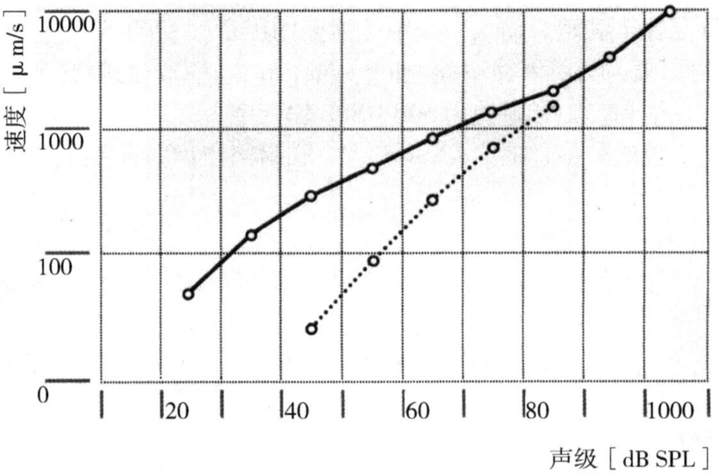

图25－5－1　给灰鼠注射破坏外毛细胞功能的药物前（实线）、后（虚线）基底膜上的声输入－输出关系

注射后短时间内中心频率的声输入－输出函数关系就发生明显变化。最大的改变发生在低声压级，而在高声压级的反应则很正常。这表明随着外毛细胞功能的降低，耳蜗失去了压缩的非线性特征。摘自Ruffero和Rich（1991）。

感音神经性听力损失，大多伴有外毛细胞的损伤。外毛细胞原本对弱声给予的主动放大作用的消失，使得耳蜗的压缩函数曲线变得更加线性，更为陡直，并向较高的输入强度漂移。外毛细胞压缩功能的受损有双重后果：可听性丧失（听阈提高），高度精细的耳蜗信号处理机制丧失（响度重振）。

二、压缩放大的提出

压缩放大是区别于线性放大而言的。在压缩放大的概念提出之前，助听器都采用线性放大。

线性放大电路的输入－输出函数呈线性关系，斜率为1，即输入信号变化多少，输出信号也变化多少。不论助听器的输入为多少，其增益均为一定。这对于补偿传导性听力损失（动态范围未变）十分有益。

但对于一个具有重振特点的感音性聋（耳蜗病变）患者呢？设想其言语听阈为60dB SPL，不舒适级（UCL）为95dB SPL，动态范围为35dB。一般而言，听力正常人的日常言语中，轻、中、响3种声量大致对应于50、65、80dB SPL。若采用线性放大，对低、中、高强度的语声都给予25dB的放大，分别变为75、90、105dB SPL，则低、中强度的语言声仍在患者残存的言语动态范围；而中等声量以上的强度（>65dB SPL）经线性放大后，就会超出患者的动态范围（图25－5－2A）。

那么，如何将较宽范围的输入声强，经助听器放大处理后，仍落在患者较窄的动态范围之内？这促使人们提出了压缩放大的概念。

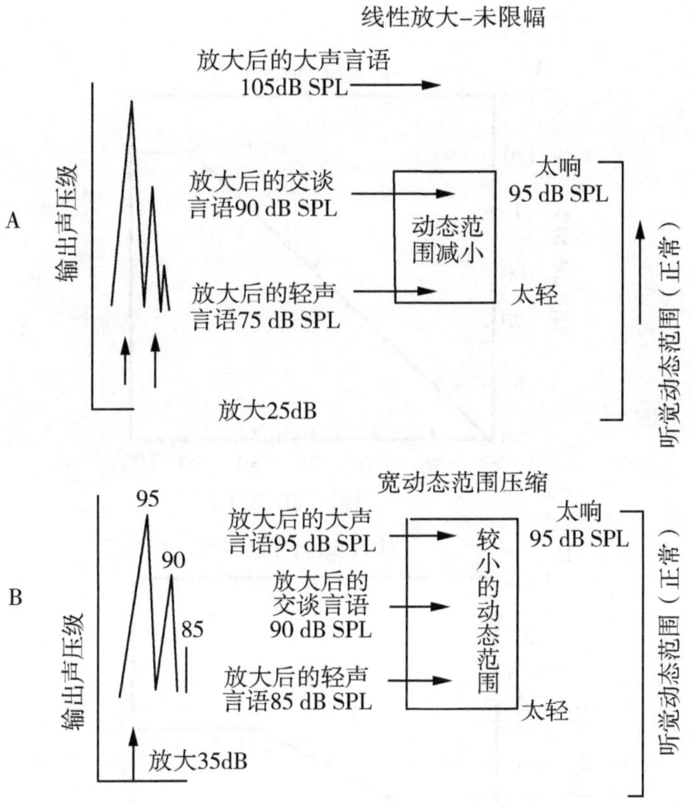

图 25－5－2　线性放大与压缩放大

压缩放大属非线性放大。对于稳态信号，其输入－输出函数曲线的斜率小于 1，助听器的增益随输入信号强度的不同而自动地有所变化。结合上面的例子，对 50dB SPL 的轻声言语给予 35dB 的较大增益；对于 65dB SPL 的中等声量，给予 25dB 的放大；对于 80dB 的强声，只给予 15dB 的放大，尚不超过患者的 UCL（此例为 95dB SPL）。输入声强增加了 30dB，增益却从 35dB 至 15dB 减小了 20dB，声输出的动态范围仅为 10dB，输入－输出函数曲线的斜率为 3∶1。这样输入信号较宽的动态范围就被压缩到输出信号较窄的动态范围之中（图 25－5－2B），这就是压缩的内涵。

我们只需测量一下助听器的输入－输出函数曲线，就可以很清楚地判断是否存在压缩放大以及压缩模式（图 25－5－3）。

压缩电路是通过一个反馈环路来运作的。图 25－5－4 是一个压缩电路的示意图。一个监控电路随时测量信号的电压或电流，从而决定是否把输出信号的一部分反馈到放大器的输入端。压缩电路的雏形是 20 世纪 70 年代的自动增益控制（AGC）电路。AGC 电路放在音量控制（volume control，VC）器的前面，AGC 的启动是由输入声级的大小是否达到一定的压缩阈值决定的。一旦超过该阈值，则信号被反馈回去，电路的增益降低，进入压缩工作状态；反之，仍为线性放大。这种增益调控方式称作输入 AGC（AGC_i），压缩阈值与 VC 的设置无关，输出随 VC 增减而增减。

AGC 电路也可放在音量控制器（VC）的后面，称为输出 AGC（AGC_o）；AGC 的启动是由输出声级的大小是否超过一定的输出限制值而决定的。这种增益调控方式称作输入 AGC（AGC_o），AGC_o 要确保输出声级不论 VC 的设置怎样，都不会超过预设的输出限制值。

随着压缩技术的发展，又出现了其他形式的压缩电路。比如在同一台助听器中同时运用 AGC_i 和 AGC_o 的宽动态范围压缩电路。虽然压缩这一概念被广泛采纳，但在描述压缩电路的工作原理时仍采用 AGC_i 和 AGC_o 的说法。

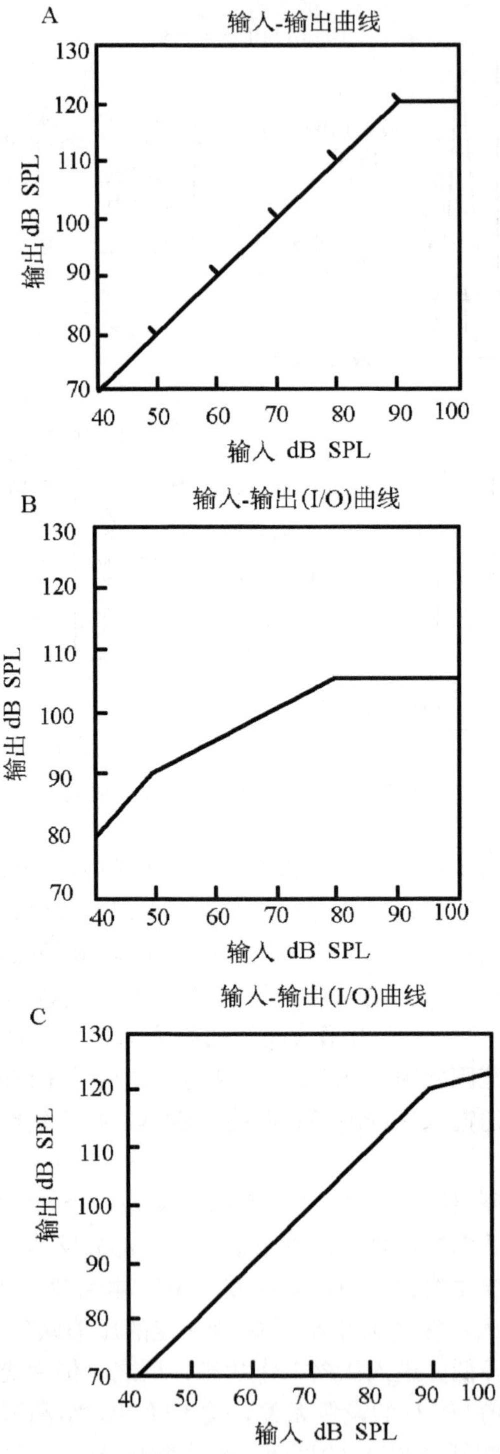

图 25-5-3 不同类型压缩模式的 I/O 曲线

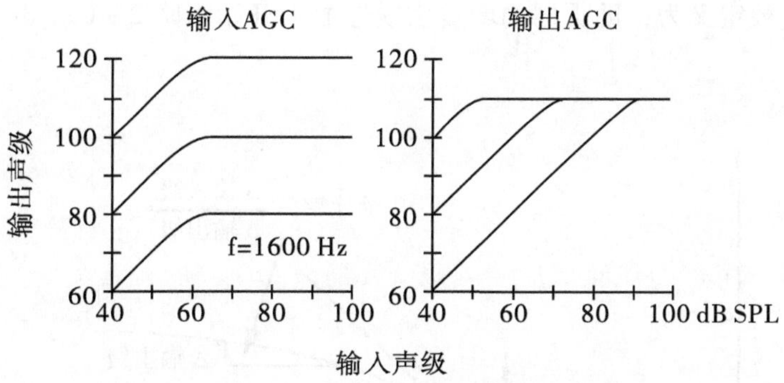

图 25－5－4　压缩电路模式图

三、压缩放大电路的测量

国际电工委员会专门颁布了 IEC 118－2 标准，规定了具有自动增益控制（automatic gain control，AGC）电路的助听器的测量方法。严格说来，在压缩概念被提出之前，一直采用自动增益控制（AGC）来描述非线性放大；而 1989 年 Bell 实验室最初提出助听器压缩电路时，原本专指宽动态范围压缩（WDRC）电路。但由于二者的共性，“压缩”和“自动增益控制”的概念都被拓展了，现已涵盖了一切的非线性放大。ANSI S3. 22－1996 也规定了与之类似测量方法。

（一）静态压缩特性

静态特性是指助听器中与时间量无关的参量，主要包括压缩阈值、压缩范围、压缩比率，而这些参数大多都可在输入增益曲线上得到体现。

1. 增益　与线性助听器不同，压缩放大助听器的增益随输入声强而改变，为了满足对助听器电声学特性的质量检测，多数厂家应用 50dB SPL 较低的输入声级来测量增益，或者报告助听器处于线性状态下的增益值。但更为普遍的是应用，输入－输出曲线（ANSI，1987）或一组在不同输入声级下测得的增益频响曲线（ANSI，1992；IEC 118－2）来描述增益的变化特点。以图 25－5－5 显示的 I－O曲线为例，输入在 60dB SPL 以下时，增益为 30dB；输入为 70dB SPL，增益为 25dB；输入为 80dBSPL，增益为 20dB。

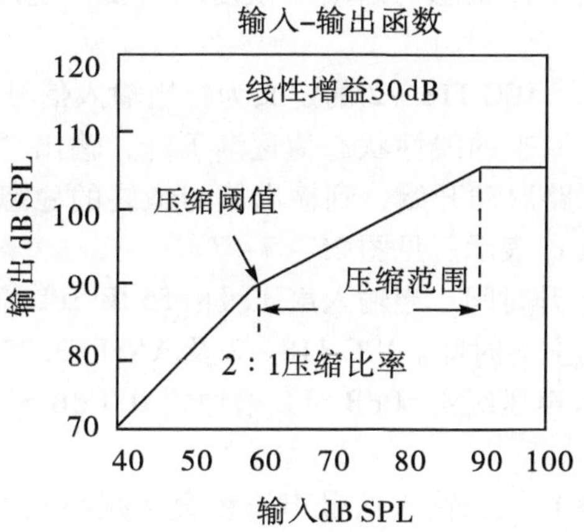

图 25－5－5　输入－输出曲线显示不同的静态压缩特性

2. 压缩阈值（compression threshold，CT） 压缩阈值代表助听器由线性放大刚刚进入非线性放大时的输入声级。在 I－O 曲线上这一点经常被称为“拐点”。在图 25－5－5 中，CT 值为 60dB SPL。在 IEC 118－2 中，CT 被定义为：助听器的增益由线性放大开始下降 2 ±0.5 dB 时所对应的输入声压级（图 25－5－6）。

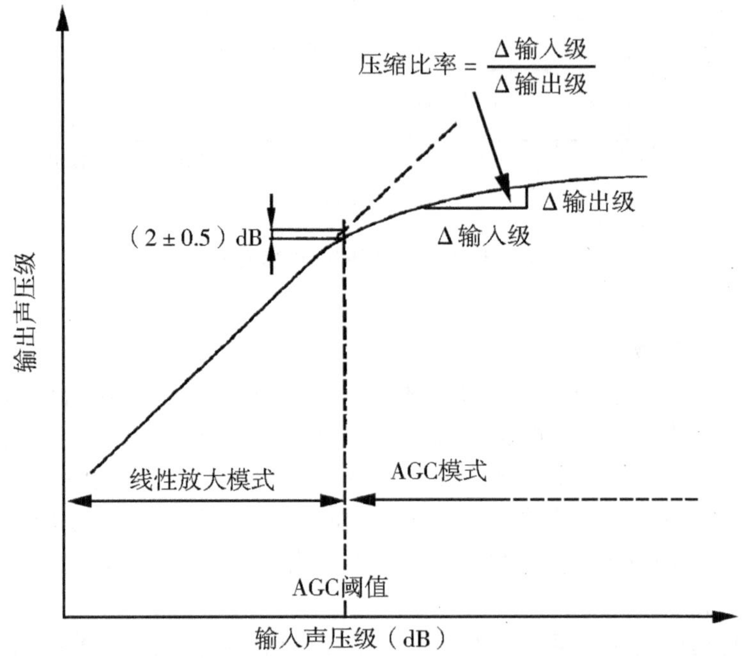

图 25－5－6 静态输入－输出曲线

3. 压缩范围 是指压缩放大器对多大声强范围内的输入声进行压缩。

4. 压缩比率（compression ratio，CR） 助听器处于压缩工作状态时输入声压级对输出声压级的微分，即为压缩比率。在图 25－5－5 所示的例子中，CR 为 2∶1 [（90－60）/（105－90）＝2]，I－O曲线的斜率为 0.5。

（二）动态压缩特性

由于反馈环路的运作，压缩工作状态的启动与恢复均需要一定的时间，称之为启动时间和恢复时间。

1. 启动时间（attack time） IEC 118－2 的定义为：当输入信号声压级突然增加到某一声压级，启动压缩电路，助听器的增益由原来的线性状态值逐渐下降，输出“上跳”后也随之下降并再次达到一个稳态声压级上。从压缩电路启动开始，到输出值与最终的稳态声压级相差 ±2 dB 时为止，这一瞬时间隔，定为启动时间，以 t_a 表示。见图 25－5－7。

（1）语言常规动态范围的上升时间 当输入声压级由 55dB SPL 增加到 80dB SPL 时，测得的上升时间定义为语言常规动态范围的上升时间。IEC 118－2 及 ANSI S3. 22－1987 均采用这一定义。

（2）高声级上升时间 输入声压级由 60dB SPL 增加到 100 dB SPL 时，测得的上升时间为高声级的上升时间。

2. 恢复时间（releasing time） 当输入信号声压级突然减小到某一声压级，助听器由压缩状态恢复到线性放大状态，增益由原来的压缩状态值逐渐上升，输出“下跳”后也随之上升并再次达到一个稳态声压级。从线性电路恢复开始，到输出值与最终的稳态声压级相差 ±2 dB 时为止，这一瞬时间隔，为恢复时间，以 t_r 表示，见图 25－5－7。

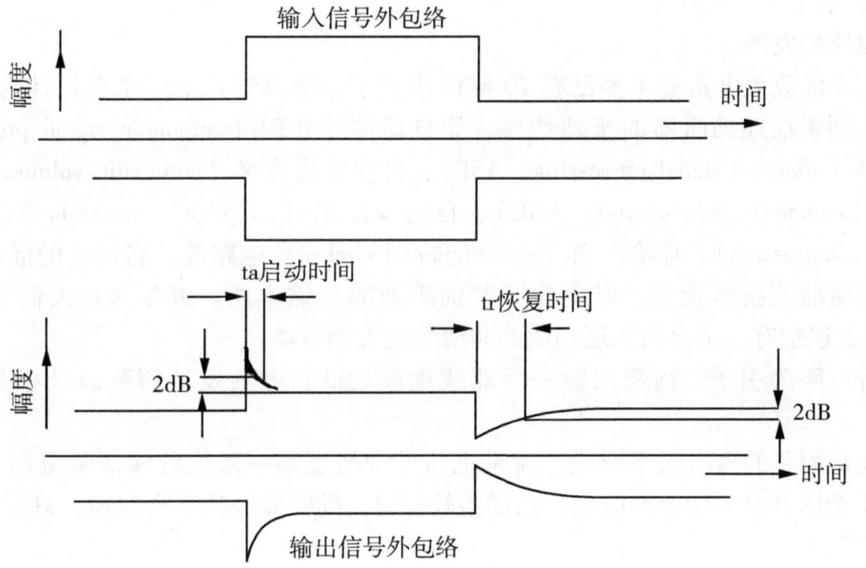

图 25－5－7　AGC 电路的动态输入特性

（1）语言常规动态范围的恢复时间　输入声压级由 80dB SPL 下降到 55dB SPL 时测得的恢复时间。

（2）高声级的恢复时间　输入声压级由 100 dB 降到 60dB SPL 时，测得的恢复时间。

（三）IEC118－2 测量标准与 ANSI S3. 22 标准的差异

关于压缩放大助听器的测量，IEC 118－2 与 ANSI S3. 22 1987 有所不同（表 25－5－1）。

表 25－5－1　IEC118－2 与 ANSI S3. 22－1987 的比较

	IEC 118－2	ANSI S3. 22 1987
测量用信号的频率	1 000Hz	2 000Hz
测量用信号的强度变化	80－55＝25；　100－60＝40	80－55＝25
输入信号维持在高声级的时间	至少比所测启动时间长 5 倍	2s
输入信号维持在低声级的时间	至少比所测启动时间长 5 倍	

在 IEC 118－2 规定的、用于测量具有自动增益控制电路助听器的方法中，测试声强的变化为 55～80dB SPL 或 60～100 dB SPL，即 IEC 118－2 默认的压缩阈值不能低于 55dB SPL，IEC 118－2 不适用于 WDRC 等具有较低压缩阈值的助听器。IEC 118－2 所指的 AGC 电路乃是狭义上的自动增益控制。

ANSI S3. 22－1987 也不适用于 WDRC 助听器，ANSI 1992 改用复合噪声信号作测试声，但测试声的强度变化，仍为 55～80dB SPL。

ANSI 针对新近出现的恢复时间自适应型压缩电路，或称多恢复时间（multiple release time）型压缩电路，使用两种稳态时程各异的信号来测试其恢复时间。

随着助听技术的发展，一些新的标准已经或正在制定中，如国际康复听力学执委会（international

collegium of rehabilitative audiology，ICRA）推出了在语谱和时域特征上都更接近自然言语的噪声信号来测试非线性放大。

四、压缩电路的发展

助听器采用压缩放大电路差不多已有 20 年的历史了，但由于各个厂家在设计与宣传上的需要，曾出现过许多名词来描述助听器的压缩特性。如自动信号处理（automatic signal processing，ASP）、自适应信号处理（adaptive signal processing，ASP）、自动音量控制（automatic volume control，AVC）、自动增益控制（automatic gain control，AGC）、自适应压缩（adaptive compression）、动态范围压缩（dynamic range compression）、环境控制（environmental control）电路等。名词上的混乱要求听力学家必须认真阅读助听器的技术指标，以全面了解助听器的压缩本质。近年来，人们越来越趋同于用“压缩”来涵盖上述带有一定自动处理功能的非线性放大助听器。

下面以削峰电路为引子，简要回顾一下非线性放大助听器的发展历程以及相关名词的演变与融合。

削峰电路是最简单的输出限幅形式，就是把信号中超过某一限度的峰值部分削去（图 25－5－8），这一限度不会因音量的调节而改变。当增益较低时，助听器轻易不会饱和。只有输入很强的声压级时，削峰才会发生。

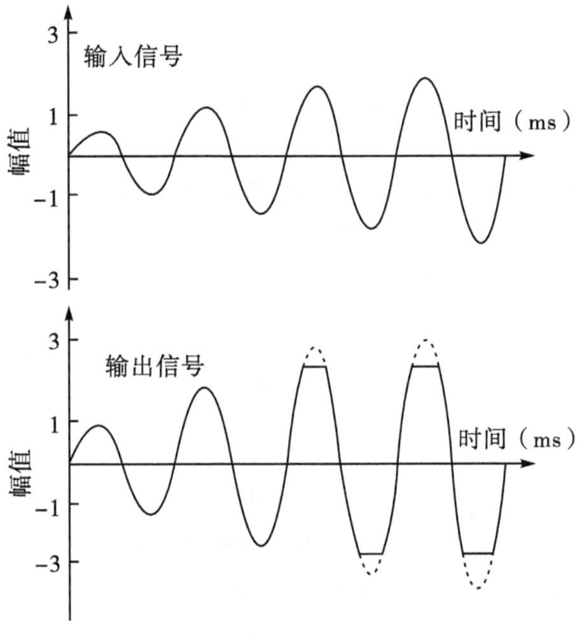

图 25－5－8 削峰电路对不同幅度输入信号的处理

削峰电路的优点在于，当削峰发生时，助听器的增益没有减少，比之其他类型的输出限幅电路，它提供了最大限度的放大。削峰适合于动态范围很小的重度或深度聋患者，因为这类患者的不舒适级相对较低，但往往又需要很高的增益。削峰电路不需要启动时间和恢复时间。

削峰技术避免了较强输入声导致的响度不适，但也不可避免地引起了信号的失真。这一点仅从波形的外观上（波峰被削平）就可以看出。从理论上讲，削峰电路引入了较多的谐波失真和互调失真。以一个频率为 f 的纯音信号为例，其波形可表达为周期为 1/f 的周期性正弦信号 $F(t) = A\sin(2\pi ft + \psi)$，其中 A 为波幅，$\psi$ 为初始相位角。其频谱仅为一单一谱线（基频）。这一正弦信号被削峰处理后，时域上其周期性变化的特点未曾改变，周期仍为 1/f，应用高等数学原理，对周期性变化的函数可展开成傅里叶级数或三角级数。

$$f(t)=\frac{a_0}{2}+\sum_{n=1}^{\infty}An\sin(2\pi nft+\varphi_m)$$

$$=\frac{a_0}{2}+A_1\sin(2\pi ft+\varphi_1)$$

$$+A_2\sin(2\pi 2ft+\varphi_2)\qquad\text{二次谐波}$$

$$+A_3\sin(2\pi 3ft+\varphi_2)\qquad\text{三次谐波}$$

$$\cdots\cdots$$

$$+A_n\sin(2\pi nft+\varphi_3)\qquad\text{n 次谐波}$$

可以看出，正弦信号经过削峰后，除了原有的基频成分之外，还增加了二次、三次等多次谐波，频谱不再是单一谱线，而额外增加了这些谐波成分（失真），进一步降低了信噪比，恶化了患者的言语分辨能力。

削峰电路的不足在于其失真较大。早期的削峰电路采用串接电阻，只削去正向峰值信号，称为"非对称性削峰"。后来采用二极管压缩，正反两向的峰值信号都被削去，称为"对称性削峰"。对称性削峰产生奇次谐波失真，非对称性削峰还产生偶次谐波失真，故对称性削峰的谐波失真小于非对称性削峰。这两种类型也均产生互调失真。

少部分助听器还发展出软削峰，而原先的削峰电路称为硬削峰。二者区别在于，在削峰电路的拐点强度附近，软削峰的失真较小。而当输入信号超过拐点几个 dB 以上时，二者的失真程度没有什么区别。

对于一些频率分辨能力很差，仅靠时间（节奏）和强度来感知声音的深度聋患者，削峰处理的线性放大电路由于能提供最大的增益，所以仍是最受欢迎的一种。

（一）自动增益控制（AGC）

20 世纪 70 年代，为了解决患者对大声的耐受问题，人们在线性放大助听器基础上增添了 AGC（自动增益控制）电路。对于中等声强以下的输入声，仍保持线性放大；而对于较大的输入声，助听器的增益则开始逐渐减小。这样患者对大声的响度增长有一个渐变的过程，不至于像削峰电路那样，一旦超过输出限度，信号就被削峰，响度不再增长。因而对不期而至的大声，患者不再会被惊吓，而且信号的响度感受较为自然。

当然，对于特别大的输入信号，AGC 放大电路仍然会进入饱和状态，此时信号仍然会被削峰处理。

70 年代的 AGC 电路，仍采用模拟电子技术，是由输入声级控制的一种非线性放大电路。由线性放大转入到非线性放大时的输入声级，称为 AGC 阈值，一般在 60～85dB SPL 范围内可调。

（二）压缩限幅电路

为克服削峰造成的失真问题，20 世纪 80 年代出现了压缩限幅（compression limiting，CL）的概念。其设计要点是：①防止声输出超过预置的 MPO 值，以免引起响度不适；②减小在削峰电路中常见的、由中高强度输入声引起的失真；③对于低强度的输入声给予线性放大，以减小声信号在时域特性和频域特性上的失真。

因此，压缩限幅电路是由输出声级控制的非线性放大电路。压缩比率一般较高（>5∶1），以尽量避免助听器的饱和。启动时间短于 5ms，恢复时间适中（约 100ms）。保证助听器在大多数输入声级下仍为线性放大，仅当音量控制（volume control，VC）较大且输入声级亦较大时，电路才进入压缩状态（图 25-5-3）。

（三）依从输入声级的频响技术

在 20 世纪 80 年代，一些具有简易自动处理能力的集成电路开始应用于助听器中，随之出现了五花八门的非线性放大电路及其称谓。但总体上说，它们都是采用模拟放大技术实现的一种自动信号处理（automatic signal processing，ASP）电路。由于自动处理能力有限，往往只针对高频段或低频段信号实现自动处理。这样，从频响的角度看，其频响特性是根据输入声压级的大小而改变，所以称为依从输入声级的频响（level dependent frequency response，LDFR）技术。

LDFR 又可向 3 个方向（图 25－5－9）发展：BILL（bass increases at low level）提升低声级的低频信号；TILL（treble increases at low level）提升低声级的高频信号；PILL（programmable increases at low level）程序化地提升低声级信号。

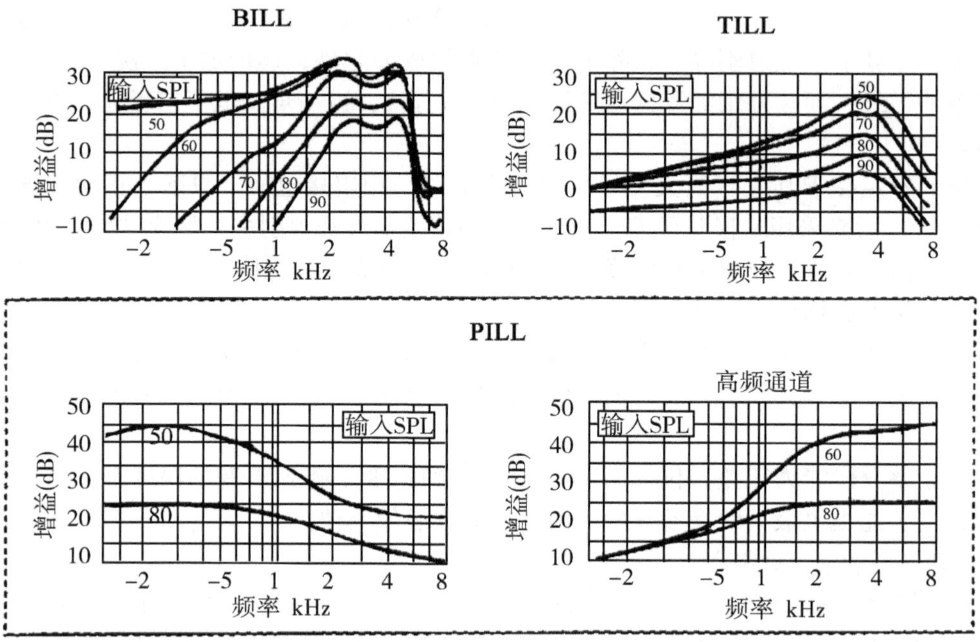

图 25－5－9　依从输入声级的频响（LDFR）的 3 种实现方式

1. BILL 及自动信号处理　自动信号处理本是一个很大的概念，但最初刚出现的一些自动控制助听器，仅依据输入声低频部分的强弱来自动调整低频削减滤波器的截止频率，就冠以“自动信号处理”，并一直延续至今，其实质是 BILL 技术。

2. TILL（以标准 K－Amp 助听器为例）　对于单纯耳蜗病变的听力损失，尤其是老年性听力减退，大多表现出“重振”和“高频斜坡型下降”。此类患者，对轻声言语需要较多的高频抬升，而对大声言语则基本不需要放大。TILL 技术就是基于这样的理念而设计。相对而言，较低的低频增益有助于改善患者在嘈杂环境中的舒适度。在低频信号为主的噪声环境中，如汽车中、马路上，TILL 电路有助于克服低频信号的向上掩蔽效应，对言语清晰度有轻微的改善。也可以防止大的低频信号引起放大电路过载饱和，从而避免出现失真。另外高频增益的提高也有助于克服塞上助听器（耳模）后对耳道原有共振增益的损失。

（1）K－Amp 电路　1990 年，Mead Killion 发明了一种基于 TILL 思想的自适应放大电路 K－Amp，以其姓氏的首字符命名。K－Amp 助听器的频带范围很宽，100Hz～14kHz，覆盖了我们日常言语中/s/或/t/这样一些高频辅音，这些高频辅音强度低，但对于语言分辨十分重要。

K－Amp 助听器的适配范围如图 25－5－10，适于早期轻度和中度感音神经性听力损失患者使用。标准 K－Amp 电路为 TILL 线路，但也有 FFR（flat frequency response）选项。压缩拐点约为 40dB SPL，压缩比率为 2.2∶1。K－Amp 电路对轻声给予充足放大，对于 90dB SPL 以上的强声，助听器近于“透明”，即对声音不作任何处理，助听器好像不存在（图 25-5-11）。由于不需要患者调节音量，被当时大多数 CIC 助听器采用。

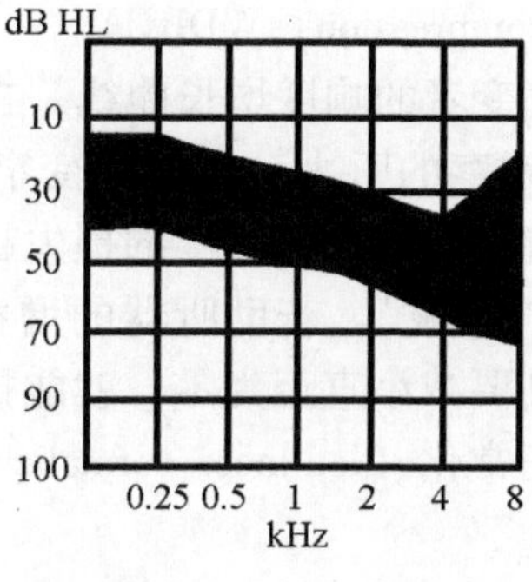

图 25-5-10　K-Amp 助听器的适配范围

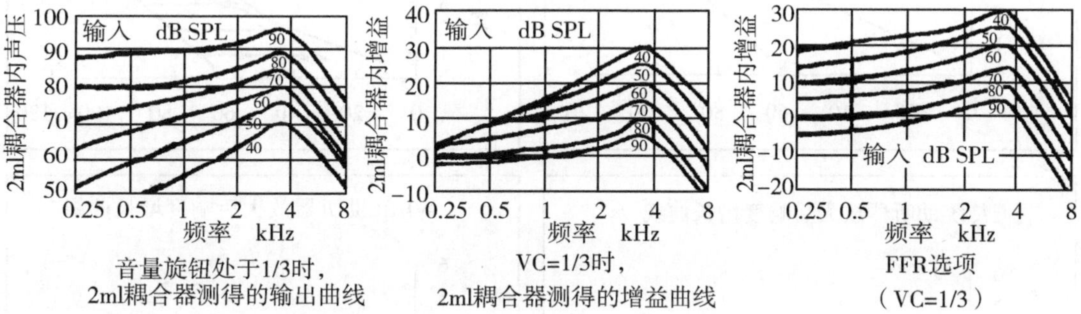

图 25-5-11　K-Amp 电路对轻声给予足够放大，而对 90dB SPL 以上的强声不做处理

（2）调节旋扭　标准 K-Amp 电路助听器应有 VC（音量控制，volume control）、LFC（低频控制，low-frequency control）及 TK（拐点阈值，threshold kneepoint）3 个基本调节旋钮。

当 VC 位于 1/3 位置时，对于高频轻声（50dB SPL）约有 25dB 的放大，对于强声的放大近乎为零（图 25-5-11）。

VC 控制助听器的总体增益，当 LFC 为最小值（即低频衰减最多）时，VC 起高频提升作用。K-Amp 电路对于轻声及强声约有 25dB 的增益差，不随 VC 改变。通常 VC 的位置处于 1/3。当 VC 置于满档位置，对于轻声约有 45dB 的放大，对于强声约为 25dB 的放大；当 VC 位置为最小时，助听器对强声约有 10dB 的衰减，对轻声也仅有 15dB 的放大。

LFC 出厂时设为最大，即对低频增益保存得最多。选配者可通过调节 LFC，改善低频响应。与 VC 配合使用，可起到提升高频的作用。

TK 从出厂时的最大位置调节到最小位置可使得压缩拐点由出厂时的 40dB SPL 调节到 65dB SPL，对于高频轻声的放大量也由 25dB 下降至 13dB。主要目的是解决患者对轻微的电路噪声的抱怨，并减少反馈。

3. PILL　20 世纪 90 年代初，随着多通道（至少两个以上通道）可编程助听器的出现，可将 BILL、TILL 技术融合在同一个助听器的两个独立通道中，这种新的自动处理方式称为对低声级信号的程序化放大（PILL）。

但随着可编程助听器中数字处理芯片的发展以及全数字助听器的出现，对低声级信号可以以更多的通道、更多样的恢复时间和更灵活的压缩比率进行处理，PILL 的名称逐渐被 WDRC 所取代。

（四）宽动态范围压缩电路

20 世纪 90 年代初，随着人们对耳蜗主动机制的认识，也随着助听器中数字信号处理技术的发展，已经可以将外界较宽声强范围内的声信号压缩后，实时地放大到患者较窄的动态范围内，这称为宽动态范围压缩（wide dynamic range compression，WDRC）。

图 25－5－12 显示正常人与耳蜗病变者的响度增长曲线，在同一响度级上两者的强度差称为听敏度损失（sensitivity loss）。耳蜗病变者残存的听力动态范围变窄，响度增长曲线变得陡直。在不同的响度级上听敏度的损失也不尽相同：响度越大，听敏度的损失越小；反之响度越小，听敏度的损失越大。这种不正常的响度增长情况称为“重振”。若助听器的增益等于听敏度的损失，即：对于小声，给予充分的放大，对于大声的放大量则要减小直至为零，就能把患者不正常的响度增长纠正到正常的响度觉上来，这称为响度增长曲线的正常化（loudness normalization）。

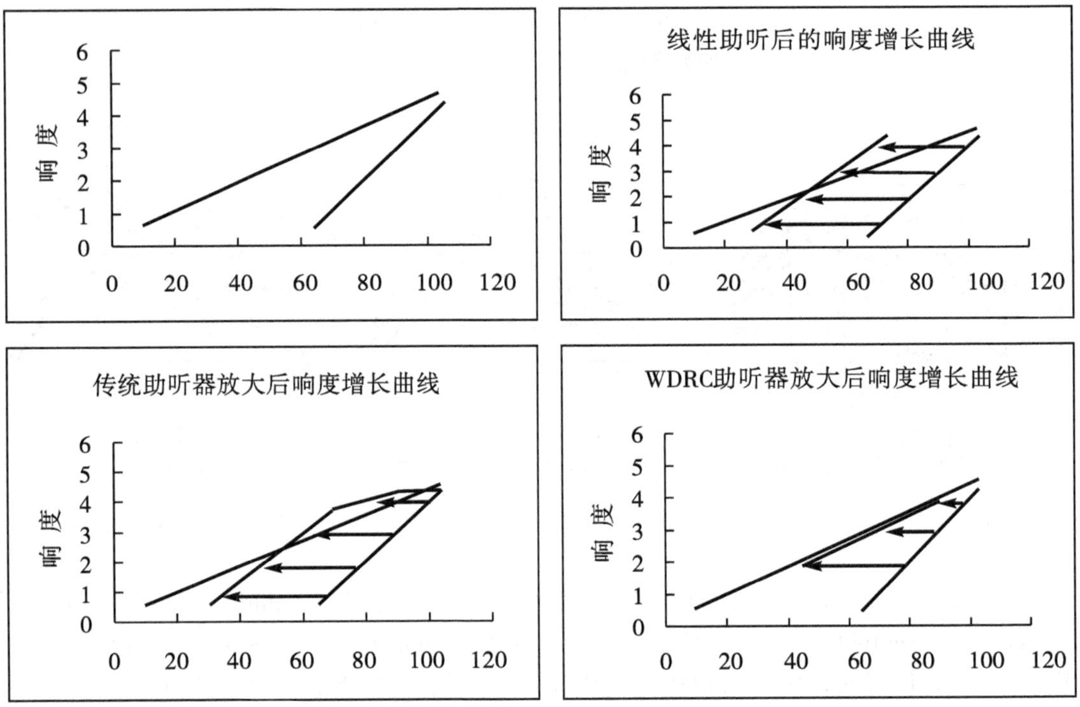

图 25－5－12　针对正常人与耳蜗病变者不同的响度增长曲线，给予的响度正常化处理

对于不同程度的听力损失，其响度增长曲线也是不同的：程度越重，斜率越大。由于助听器理想的输入－输出曲线是其响度增长曲线的对称线，其斜率是原响度增长线的斜率的倒数。因此，理想的压缩比率为原响度增长线的斜率，并随听力损失程度而改变。

由于助听器主要是要解决听力损失引起的言语交流障碍，所以 WDRC 的核心是对言语强度范围内的声信号实现响度正常化，对低于言语强度下限和超过言语强度上限的信号，仍为线性放大。这与图 25－5－1 显示的耳蜗的输入－输出曲线是一致的。一般来说，WDRC 电路的压缩范围为 45～85dB SPL（图 25－5－13）。

当输入声级超过压缩阈值（比如 45dB SPL），AGC_i 启动，压缩比率小于 5∶1。当输出声级超过压缩限幅值（比如 110dB SPL，根据压缩比率也能推算出所对应的输入声级），AGC_o 启动，进入到压缩限幅模式，压缩比率大于 5∶1。

患者的响度增长曲线并非一定是直线，在各响度级上的听敏度损失也不一定呈线性变化，所需的压缩特性可能为曲线函数（图 25－5－14）。

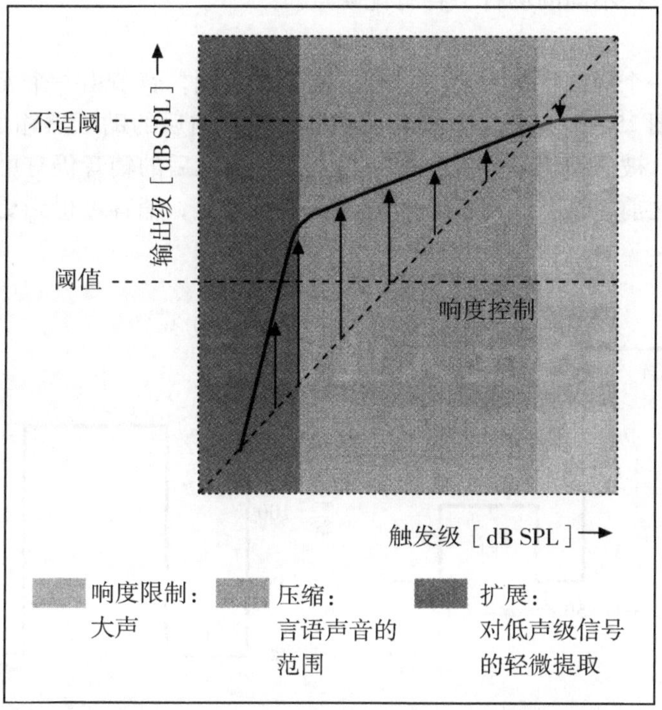

图 25－5－13　言语频率范围内 WDRC 电路的处理模式

增益由听敏度的损失决定，在语言强度范围之内（灰绿色区域）给予适当的压缩，带箭头的短线代表针对不同输入强度的增益。对于高输入声级（橘黄色区域），启动输出限幅电路。对于很轻的环境声（蓝色区域），扩展电路可免除对环境声的过度放大。

WDRC 对时间特性有一定要求，其恢复时间很短，压缩放大后能体现出谈话中音节、音素的波动，因此也称音节（音素）压缩。根据 Dillon（1988）的标准，启动时间要短于 5 ms，恢复时间要短（介于 20～100ms），长恢复时间或自适应恢复时间的压缩电路都不是 WDRC。

K－Amp 电路就是最初的宽动态范围压缩电路，是由 Killion 以模拟电子技术实现的，压缩比率是固定的。

五、压缩电路的时间特性

压缩助听器的启动和恢复时间应依据特定目的来设计。一般来说，启动时间应短于 10 ms 以应付脉冲信号的出现。恢复时间则应针对不同的目的而有所不同。如果要求助听后仍能体现语言在音节音素水平上的强度变化，即仍有“抑扬顿挫”的变化，则应选择短的恢复时

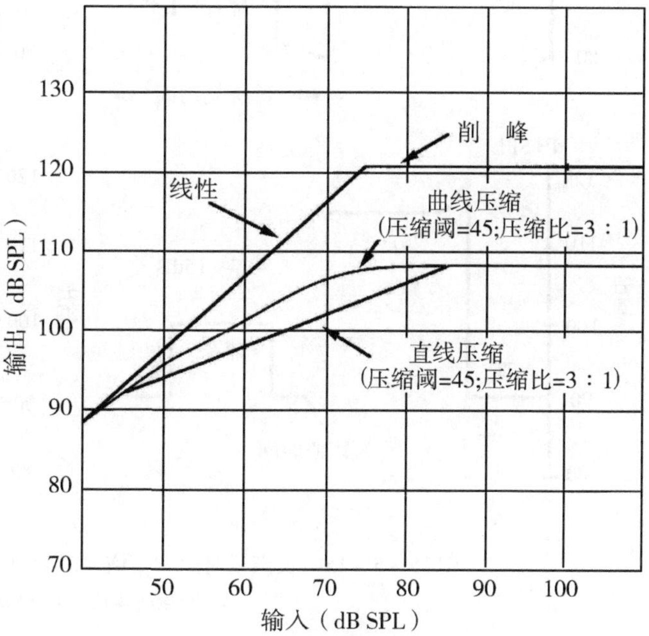

图 25－5－14　曲线压缩特性与直线压缩特性

间（<50 ms）。长的恢复时间则能减小失真，并使输出保持在舒适的水平。压缩放大助听器的恢复时间无论固定为长还是短，在不同的场合下各有优缺点。

（一）长恢复时间

图 25－5－15A$_{I}$是一个经线性放大后的单音节简化示意图。音节由一个元音接一个辅音构成。元音与辅音的间隔很短。图 25－5－15A$_{II}$为应用长恢复时间压缩后的助听器输出。辅音已经开始发音，放大电路仍处于恢复相，被压缩了的增益尚未完全恢复，放大后的辅音仍有可能听不见。反之应用短恢复时间，在辅音发音之前，增益已恢复到原来的线性状态值，辅音可得到更多的增益。

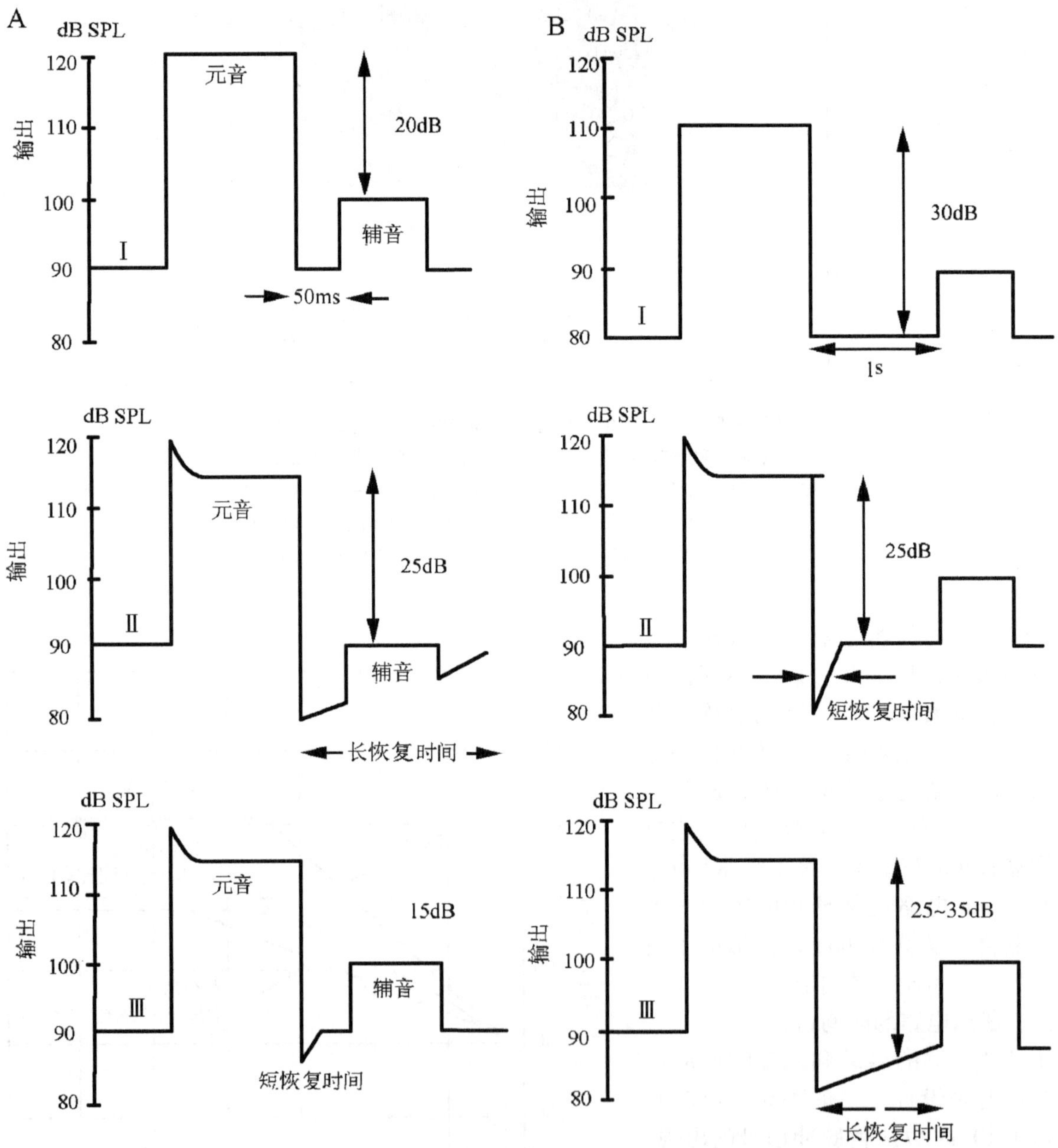

图 25－5－15　长恢复时间和短恢复时间对不同音素间隔的输入声的影响

A. 音素间隔长；B. 音素间隔短。

采用长恢复时间的 AGC 电路，由于其输出总体上起伏不大，总是处于患者的最舒适级水平，使用者无须调整音量，所以一度曾被称为 AVC（automatic volume control）。它对一些通常处于比较平缓的声学环境中的使用者，是比较适宜的。

（二）短恢复时间

短恢复时间在音素间隔较长时也会遇到一些麻烦。图 25－5－15B_{I} 显示线性助听器的输出，并假设患者听不见两个音素间的语音基底信号（80dB SPL）。图 25－5－15B_{II} 显示短恢复时间压缩放大助听器的输出。压缩之后很快恢复到线性状态，此时若助听器的增益设置得比图 25－5－15B_{I} 中的线性助听器的增益大 10dB，音素间的语音基底信号，就被放大到 90dB SPL，若患者的听阈恰恰界于 80～90dB SPL 之间，那么原来听不到的音素间的语音基底信号，现在听起来却像“嘭嘭声”或喘息声，称为“气泵效应”。这个问题的实际意义是：患者由于动态范围的缩小，在使用线性助听器，只能将增益设得较低；在使用了压缩助听器之后，强声启动压缩线路而不会引起不适，助听器的总体增益可以设得稍高一些，使得更多的较轻微的声音能够听到，但随之而来的就是“嘭嘭声”或喘息声。解决的方法，一是增加恢复时间，二是降低压缩助听器的总体增益。图 25－5－15B_{III} 显示，长恢复时间可使音节间的基底语音信号处于“恢复相”，只能被放大到 80dB SPL，从而缓解了这一困扰。

（三）多个恢复时间（恢复时间自适应）

由于长、短恢复时间在不同场合各有优劣，短恢复时间适用于短的、高强度信号，长恢复时间适用于长的、中等强度信号，不少助听器采用“多个恢复时间”，厂家们更倾向于称之为“恢复时间自适应式”（adaptive release time）压缩电路。其设计思想是：恢复时间的长短随刺激信号的强度和时程而变化。短时程、高强度的声信号往往是自然界中的脉冲声，在日常生活中很少出现，因此助听器恢复时间要短，应从压缩状态尽快恢复到线性状态。而且短时程的脉冲声之后一般不会有长时间的无声期，也不会由于采用短恢复时间而产生“呼气”声；另一方面，日常的声音信号（包括言语）的时程一般都是有限的，长恢复时间有利于减少呼气声。

六、压缩电路的频率特性

在早期的压缩电路中，数字芯片的处理能力有限，所以对压缩电路一度曾有 LDFR 和 FFR 的划分。而今天全数字助听器已成为主流，多个通道彼此独立地压缩处理，使得听力学家可以自如地设定压缩电路的频响。图 25－5－16 不过是对压缩电路发展历史的回顾性介绍。

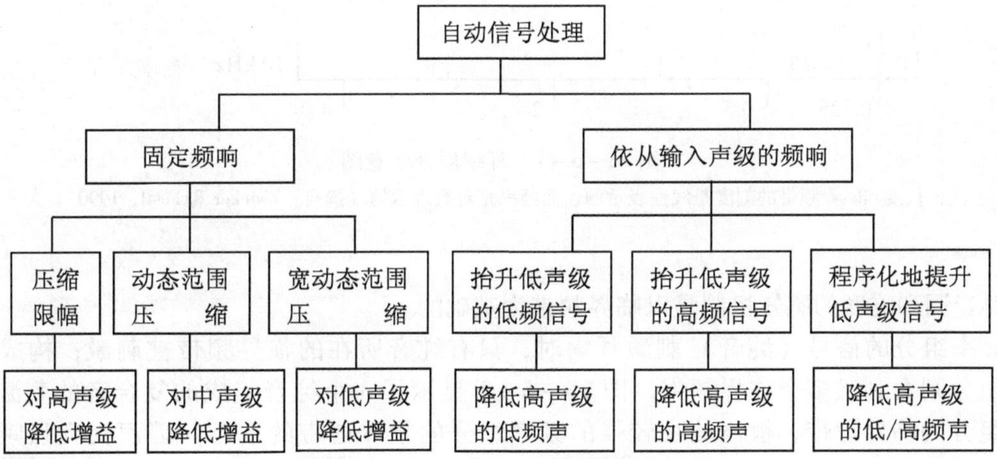

图 25－5－16　压缩电路按频率特性分类

第六节　可编程助听器与全数字助听器

一、耳蜗生理研究推动助听器设计理念的更新

（一）耳蜗的感觉机制：临界频带

当耳蜗受到单个纯音信号刺激时，不单单是基底膜上的特定位置受到刺激，一定范围内的相邻毛细胞也会受到影响。影响的程度可用一个与信号的频率和强度有关的、具有明确中心频率和滤波斜率可变的带通滤波器来描述。整个耳蜗可看作是一个覆盖整个音频范围的滤波器组。每个滤波频带被称为临界频带（critical bands）。如果我们将耳蜗如图 25－6－1 那样展开，我们就会发现整个可听言语频率范围（0.125～10kHz）可用 20 个频带代表。各个临界频带之间，相互衔接并有一定重叠，耳蜗不同部位的听神经纤维的兴奋形式也相互作用和影响。这种听觉滤波器的输出，构成了耳蜗兴奋形式的基础。各个滤波器的频带宽度称为临界带宽。各频带的临界带宽，一方面取决于频率，其尺度大致按对数分布。随着频率增大，带宽也增大。一个临界频带大体相当于基底膜上 1.3mm 的宽度；另一方面，临界频带滤波器的频响曲线各不相同，其特性取决于信号的强度，且具有不对称性（图 25－6－2）。随着信号强度增大，刺激区域的高频侧坡度变缓，而低频部分的频响曲线保持不变。这表明，一个响亮的低频信号，与一个高频的微弱信号相比，对高频信号的掩蔽作用更强。这种现象通常称为向上掩蔽。

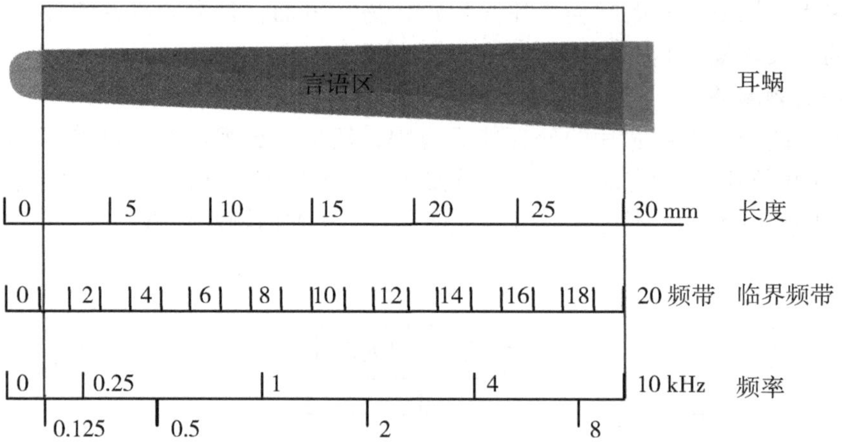

图 25－6－1　耳蜗展开示意图

注：长度和临界频带的刻度是线性表示的，而频率是对数表示的（摘自：Zwicker 和 Fastl，1990）。

人们对音调和响度的感知机制是以临界频带为基础的。

单一频率组分的信号（纯音）刺激耳蜗时，只有纯音所在的临界频带被刺激；构成复合音的多个频率组分则会刺激多个临界频带。图 25－6－3 显示了 3 个纯音组成的复合音的刺激模式。较弱的频率组分的临界通带，被掩盖在较强的频率组分的临界通带的下方，因而受到强频率组分的掩蔽而不被人耳感知。耳蜗的这一工作机制表明，耳蜗只提取出复杂信号的重要组分进行处理并向中枢神经传送。心理声学掩蔽实验已证实了这一点，并推出了耳蜗临界频带滤波模型（Fletcher 和 Munson，1930；Zwicker 和 Fastl，1990；Moore，1997）。耳蜗的临界频带与频率的关系见于图 25－6－1。

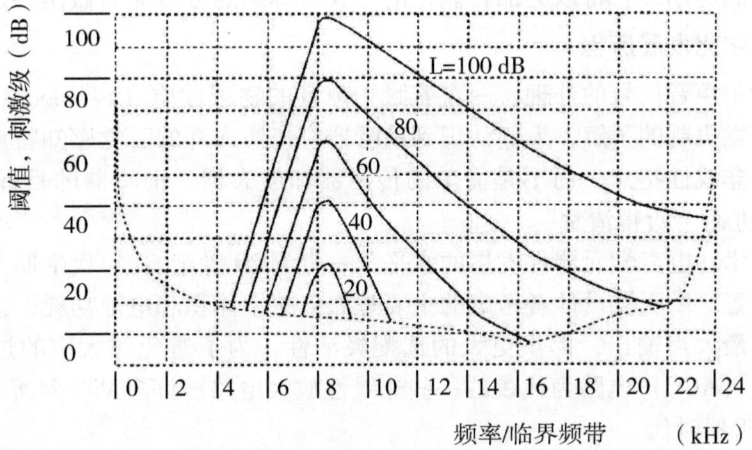

图 25-6-2　刺激声压级与临界频带声音强度的关系

中心频率为 1kHz，图中标出了临界频带的声压级，虚线表示安静条件下的听阈（摘自：Zwicker 和 Fastl，1990）。

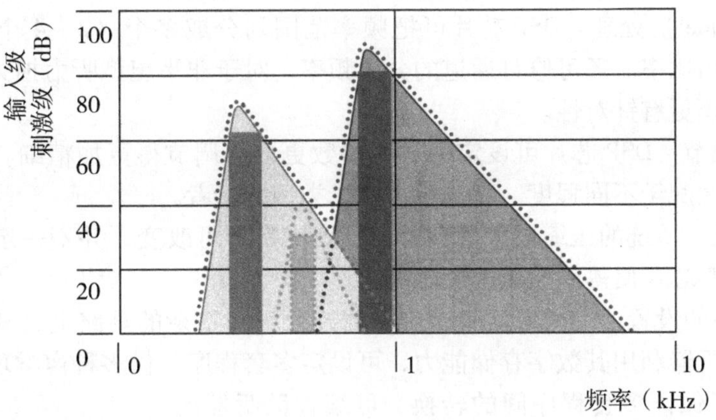

图 25-6-3　3 纯音组成的复合声的刺激声压级

图中的直方条代表 3 个纯音信号组分，点线表示 3 个音各自的刺激频带范围，外围红色点线代表引起听感知的总体刺激。最弱的测试音的兴奋频带则被掩蔽而不被感知。

心理声学实验表明，人耳对窄带声音和宽带声音响度的感知存在差异，这是临界频带对声音的滤波以及耳蜗本身的非线性造成的。窄带信号只使一个临界频带受到刺激，而宽带信号则刺激整个耳蜗，总体响度是各个临界频带的响度加合。因此，要达到相同的响度，窄带信号的强度应高出宽带信号 10～20dB。

（二）针对感音性聋的助听器设计

耳蜗病变后，不仅听阈提高，其信息处理机制也受到影响：外毛细胞的压缩功能减退而出现响度重振；临界频带变宽，频率分辨能力变差；异常的响度加合效应，还影响时间分辨能力；异常的向上掩蔽还使得在噪声环境中表现更差。所以，感音神经性耳聋要求助听器的设计更加针对耳蜗的生理和病理生理特点，为每一患者创建与正常听觉等效的神经刺激形式。20 世纪 80 年代末出现的宽动态范围压缩（WDRC）电路，主要解决了响度重振的补偿；而对其他一些病理效应，还有赖于高性能数字处理芯片在助听器中的应用，它将以更加智能化的方式对耳蜗的分辨能力做出一定的补偿。

二、助听器的数字化发展历程

过去，助听器对于声音信号的处理，一直着眼于声音的物理性质（声压级的大小）来进行放大。随着对心理声学和听觉机制的了解，人们认识到助听器应按照人耳的听觉感知特点来设计，应参考耳蜗复杂的滤波机制和非线性特点，而不是简单的传声器和放大器。助听器的目标应从“听得见”过渡到“听得舒服”，进而“听得清楚”。

但限于电子学技术和电声学元器件发展的水平，一直到20世纪80年代中期，助听器还主要是针对声强的一种扩音装置。助听器设计者考虑的主要是如何减小体积和电池功耗，减少电路的热噪声和失真，提高助听器的最大声输出，提供更大的选配灵活性。为了避免对大声的过度放大引起患者不适，以自动增益控制（AGC）电路为代表的一些非线性放大电路被许多助听器所采用。

（一）可编程助听器时代

20世纪80年代末，数字信号处理（DSP）芯片开始应用，助听器进入了“可编程”助听器时代。DSP芯片有存储和运算的功能：一方面存贮听力数据及选配后确定的各种参数；另一方面可动态地分析外界输入信号的不同，确定电路中其他模拟部件的工作过程。

20世纪80年代末，美国Resound公司推出了可编程的多通道全动态范围压缩电路，第一个将WDRC概念引入到可编程助听器中，在很大程度上解决了耳蜗病变患者“响度重振”所带来的困扰。也可以说，较好地解决了“听得舒服”的问题。这一类数-模混合型的可编程助听器具有如下优点：

1．多通道（channel）处理　DSP芯片可把频率范围划分成多个（2~4个）通道，独立确定其增益、压缩阈值和压缩比率。还可修订通道的分界频率，对于非平坦型听力损失患者尤为适用，它保证了对每个频段的补偿更有针对性。

2．更为精细的调节　DSP芯片可设定的放大参数更多，调节得更加精细。适配范围也更广，同一台可编程助听器可适配于不同程度、不同听力曲线类型的患者。

3．压缩比率可调　传统的压缩放大助听器，压缩比率不可改变，并不一定吻合每一个患者具体的响度增长情况。DSP芯片使得压缩比率变得可调。

4．多套聆听程序的设置　使用者置身于安静的办公室和嘈杂的马路上，其所要求的声学参数必定不同。电脑编程助听器利用其数字存储能力，可设定多套程序，供多种声学环境下的使用。

5．遥控器　为了保证多套程序间的转换，可编程助听器的机身上加装了一个转换按钮；但也可通过遥控器（图25-6-4）来转换程序。遥控器还可控制助听器的开关、音量的增减等，对于手指活动不便的老人尤为适用。

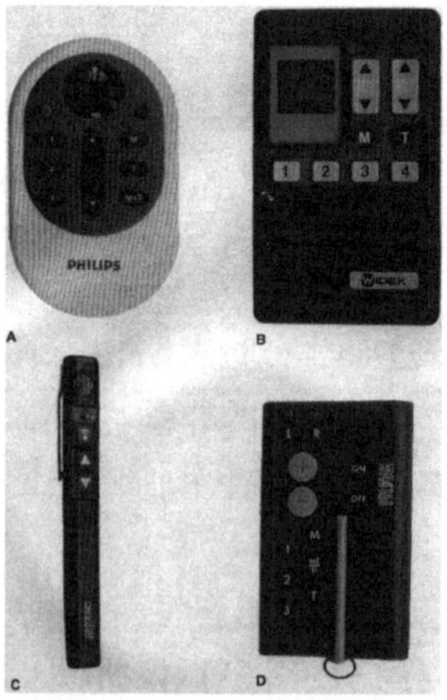

图25-6-4　各种样式的遥控器

6．双麦克风　在助听器耳钩前、后，各放置一个麦克风（图25-6-5），使用者可控制两个麦克风的工作方式，构成全方向性和指向性两种接收方式。运用指向性麦克风，使用者前方较远处的声音也可被接收到，而来自后方的声音则变弱。在人声嘈杂的环境中，使用者面前的谈话人的声音信号，与周围的言语噪音没有频谱上的区分，只能通过指向性麦克风来抑制环境噪音。这一技术已被公认为是在噪声环境下提高言语分辨力的有效方法。而在安静环境下，全方向性接受方式更有利于声音的察知。

但多通道的宽动态范围压缩电路也存在几方面的问题，在当时的技术条件下（DSP芯片的运算能力有限），是无法彻底解决的。

重振曲线并非一定是直线，图 25 - 5 - 1 显示外毛细胞功能降低后，耳蜗输入 - 输出曲线在低强度时呈线性增长，中等强度时受到压缩，高强度时再度呈线性增长。中等强度时的压缩比率为 3 ~ 5。我们在临床选配时，以患者的主观感觉作出的响度增长曲线是一个拟合后的直线，并不能完全代表病变耳蜗的输入 - 输出情况。

日常生活中总是存在着一定的环境噪音，且多以低频噪音为主。假如按照“压缩”方式处理，这部分噪音会被放大到恼人的程度，且低频的向上掩蔽效应会干扰言语分辨。以往 WDRC 对低于言语强度下限的信号做线性放大，但如果给予“扩展”处理，则效果更好（图 25 - 5 - 13）。

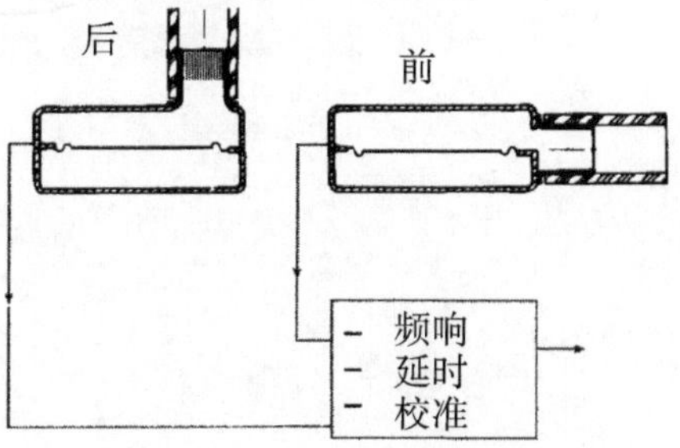

图 25 - 6 - 5　双麦克风的构成

压缩电路是通过一个反馈环路来运作的。该电路启动压缩工作状态或恢复到线性放大状态，均需要一定的时间，称之为启动时间（attack time）和恢复时间（release time）。启动时间一般应短于 10ms，以应付脉冲信号的出现。恢复时间的长短，则各有优劣，应针对不同的目的有所取舍。短恢复时间能体现言语在音节水平上的强度变化，仍能保持言语的抑扬顿挫；但在有微弱背景噪声的环境下，听起来有“嘭嘭”声。长恢复时间能减小失真，并使输出保持在舒适的水平上。缺点是在一个高强度的信号后会有一个无声间歇期。当时的数 - 模混合型可编程助听器还没有掌握“自适应恢复时间”技术。

通道（channel）的划分较粗，若因出现声反馈而需降低高频增益时，较宽范围内的高频信息都会降低。通带的衔接没有进行平滑处理，易引入失真。

对轻声元音（低频段）的较大增益，可能会对辅音（高频段）产生向上掩蔽效应。

（二）可编程助听器的选配软件

可编程助听器的调试离不开编程器（或计算机）及其编程软件。编程的过程就是调试并确定最终参数的过程。

最早的数字编程助听器厂家为了占领市场，不被侵权，都自行设置一套编程方法，包括编程器及其软件，互不兼容。这种局面对厂家、对选配者都造成了技术、资金的巨大浪费，不利于可编程助听器的推广。少数几家公司认识到制定一个统一的可编程助听器的国际标准的迫切性，Danavox、Siemens、Phonak、Philips 等几家著名的助听器公司推出了 PMC 系统，具有很好的开放性和独立性，不需要连接到计算机上就能单独工作。1993 年由世界上 11 家著名助听器制造公司联合开发的 Hi - Pro 编程系统基于计算机硬件设备，同时配接编程器和编程软件（图 25 - 6 - 6），在欧洲和美国同时开始推广并得到良好的普及。

为了更多地兼容各个公司的产品，Hi - Pro 最初始的 11 家合作公司制订了一套通用的标准软件并邀请其他对此有兴趣的公司参加。第一份通用软件于 1993 年问世，命名为 Noah。Noah 的软件结构较为松散，每一个可编程助听器的厂家都可依据 Noah 的格式将自己的选配程序扩充进去。听力设备的制造商也可以将自己仪器的数据加到这套系统中。

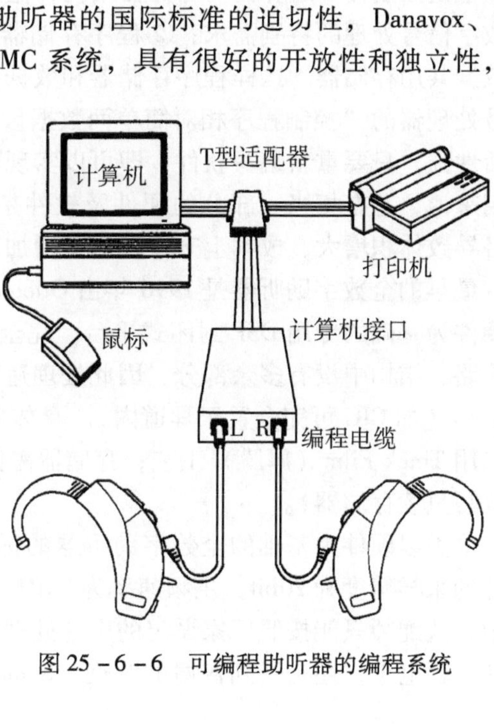

图 25 - 6 - 6　可编程助听器的编程系统

Noah 的软件中包括公共的数据库和病人数据库等。大量的听力学数据（病人信息、纯音听力图、言语测听、耳模数据等），可直接应用 Noah 从测听设备中传送过来，并随着真耳分析仪等设备与 Noah 的连接，Noah 将不断充实扩大为一个更加先进和完善的听力康复工作站（图 25 -6 -7）。

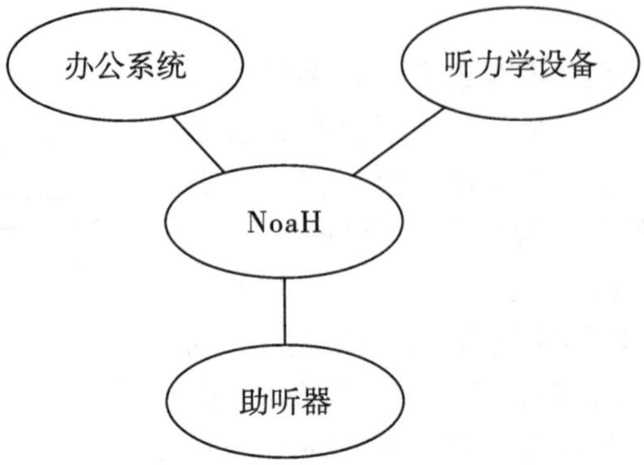

图 25 -6 -7　Noah 的工作范围

（三）全数字助听器时代

20 世纪 90 年代中期，数字信号处理芯片的功能日臻强大，体积也越来越小，第一台全部采用数字技术的助听器诞生。为区别以往采用模拟 - 数字混合技术的可编程助听器，人们称之为全数字助听器。

全数字助听器是在可编程助听器基础上，技术进步的必然结果。它已不再采用模 - 数混合技术，而全部采用数字技术。整个助听器只包括麦克风、数字处理芯片和受话器 3 部分。麦克风首先将声音转化为数字信号，然后通过数字处理器进行分析、滤波和放大等处理，能有效降低噪音、消除反馈啸叫、实现方向性接收，最后再由数字信号转化成声音。全数字式助听器继承了可编程助听器的全部优点，而且在人工智能化方面又向前迈进了一步。

全数字助听器的核心部件是一个具有高速运算能力（可与“奔腾”芯片媲美）的数字信号处理器（digital signal processor，DSP）。DSP 又分为通用 DSP 及专用 DSP 两种。通用 DSP 的结构和电脑酷似，也是控制器 + 运算器 + 存储器结构，但有两点重要的不同：①运算器做专门的设计，适应某一类型数字信号处理的特别需求；②程序存储器和数据存储器分开，而不是像（目前的）电脑那样程序和数据共用存储器。这样程序存储器和数据存储器可以分别设计，比如采用不同的字长，以适应数字信号处理器的“控制程序相对简单而数据量巨大”的特点。通用 DSP 相对于专用 DSP 来说，长处是灵活性强，只要重新编写软件，即可以实现不同的功能，有利于用户今后的升级；短处是对于某一个应用来说，总有相当一部分的硬件及软件是“多余”的，如果要达到相当于专用 DSP 的处理速度，势必导致体积增大，成本上升，耗电量增加。

最早的全数字助听器是 1996 年由 Oticon 公司和 Widex 公司几乎同时推出的 Digifocus 和 Senso，是以硬件为基础的专用 DSP 封闭式平台，完全用数字电路硬件实现。控制程序（即软件）完全嵌入硬件线路，结构中没有多余部分，因此处理速度很高（1 秒内作上千万次运算，而感觉不到延迟），体积微小（如 CIC 可完全置于耳道内）。具体的工艺实现，由于线路上需要集成 A/D 及 D/A 电路，一般采用 Thick Film（厚膜）工艺；存储器需保证更换电池时也不会丢失选配数据，采用 EEPROM（电可改写只读存储器）。

这类以硬件为基础的全数字助听器的标志性产品——Senso 是一个三通道、慢压缩助听器。DSP 芯片的采样精度为 20bit，主频速率为 1MHz，运算速度约在每秒 14 000 000 次。算法已固化在 DSP 芯片中，选配师只能按照厂家设定的声音处理方式选配，可以调节的参数不多。但由于选配简便、音质柔和、耗电少，还是受到普遍的欢迎。Sonic Innovations 公司也以开发芯片为先导来设计助听器，可选用不同的处方公式和非线性处理，算法具有一定的开放性。

现在常见的全数字助听器，大多采用专用DSP芯片，运算速度在每秒1亿次左右。运用数字技术噪音低、失真小的特点，开发出不少以人耳听觉感知模型为基础的“人工智能”处理，并在选配方法上提出了一些新的概念。但也有些厂家仅仅是把可编程助听器的功能用数字化方法实现，推出了一些廉价的经济型全数字助听器，只把“数字化”作为销售的宣传亮点，而并没有把数字技术的优势充分发挥。

1998年，Resound公司和Danavox公司等联合推出了一种基于通用DSP芯片的开放平台，把全数字助听器推向了以软件为基础的阶段。通用DSP芯片就像一台个人电脑（PC），拥有RAM和ROM内存系统以及一个操作系统，运算速度可高达每秒313 000 000次。它拥有独立的软件和硬件，一旦有新的助听技术出现，可通过软件升级更新现有性能，实现助听器升级。DSP的强大功能允许实时完成FFT频谱分析、频谱划分成更多的频带、可选用不同的处方公式和非线性处理，对环境噪声和反馈啸叫有了智能化的处理。

采用通用DSP芯片的全数字助听器屈指可数。芯片体积及耗电较大，都制约了它在ITC、CIC助听器中的应用。就像个人电脑一样，我们无法预期未来的声音处理技术对硬件资源的需求，软件升级的空间实际是极为有限的。数字助听器的价格会不会像电脑价格一样下降很快，而不值得升级？这些都使人们不再看好采用通用DSP芯片的全数字助听器。

但无论怎么说，全数字助听器中DSP芯片的运算能力正在大大提升，全数字助听器得以充分展示其以人耳听觉感知为基础的“人工智能”，正在成为未来助听器的发展趋势。

三、全数字助听器的技术优势

数字处理技术的一个最基本的过程就是：模拟－数字－模拟，也就是说，助听器把收集到的声音（模拟信号）转换成比较容易处理的数字信号，通过运算处理后，再转换成模拟信号输出。在模－数转换过程中，信号分得越细，转换的精度就越高，音质就越好；同样，DSP芯片的运算能力越强，对声音的分析处理能力越强，音质也越好。快速傅立叶变换（FFT）是声学及其他信号处理领域中最关键的技术，但还从未被用于助听器中。新近的全数字助听器的采样频率可达1MHz，采样精度为20位，可实现每秒250次的实时FFT运算，谱线精度为64根，给助听器带来高保真的声音质量。而我们熟悉的CD的采样速率和采样精度仅为44.1kHz和16位。

（一）仿耳蜗临界频带处理模式

随着DSP运算能力的提高，频带（band）的划分更加细致（目前最多可达20个频带），频带高度交叉重叠（overlapping），具有与耳蜗的临界频带相同的特征：相互重叠、频带宽度依赖于声音的强度和频率、频带的形状在高频侧和低频侧是非对称性的。该信号处理模式可对与强度有关的20个临界频带进行分析和处理，以正常耳蜗的心理声学过程取样建模，并预期耳蜗受损后的感觉模式，为其创建与正常耳蜗等效的心理声学过程。

虽然从技术上完全可以对多达20的频带进行独立处理，但听力学家具体选配时不可能花费很多时间逐个地调节20个频带，患者也很难区分细微的参数改变。故常将多个频带组合成一个通道（channel）。每个通道可进行独立的压缩处理。通道数目多为3～6个，最多的通道数目为15个。

1. 可编程助听器以及早期的全数字助听器把音频范围仅划分成较少的几个频带（2～4个），每个频带又都能独立地进行压缩处理，实际上一个频带就对应一个通道。新的全数字助听器以耳蜗的临界频带特征设置频带，各频带重叠而实现了平滑，从而消除了失真。

2. 可编程助听器以及早期的全数字助听器通道较少，频带较宽。低频通道中个别频率组分的放大请求，可能造成该通道中其他频率组分的过度放大，加剧了元音（低频）放大对辅音（高频）的向上掩蔽效应。新的全数字助听器，通过增加频带数目及各频带间压缩系统的耦合，减轻了这种掩蔽。另外，各频带间的响度加合模式（临界频带的带宽会随强度和频率增高而变宽）表明，单纯计算各频带的声压级来实现响度补偿是不够的。在正常耳蜗中因低频向上掩蔽效应而原本听不到的弱组分，经助听器放大后仍应被掩蔽，助听器只重现声音的可听部分，才能得到正确的响度。高频通带若被启动，低频通带也会随之启动来防止来自低频的向上掩蔽。这是对响度重振的更完善的解决方案。

3．精细剔除噪声和反馈　助听器在噪声环境中使用时，实时 FFT 分析可实时追踪噪声能量所处的频带并实时降低噪声频带的增益，而对非噪声频带的增益给予保留。这样，噪声水平下降，但信号的总体增益没有下降，从而使信噪比提高。反之，可编程助听器没有智能降噪功能，且频带数目少，多以降低低频频带的增益为主，一些言语信号的增益也被降低（图 25－6－8A）。对于反馈啸叫，全数字助听器因为频带划分得很细，可只把有啸叫的频带关闭，而其余频率的增益不受影响（图 25－6－8B）。

（二）压缩放大

1．每个通道可进行独立的压缩处理，但恢复时间的长短仍有不同的处理　早期的全数字助听器频带少，多采用慢压缩，以对声学环境长达 30 秒的统计为基础，调节各频带的压缩特征，故压缩阈值可低至约 15～20dB SPL。慢压缩的恢复时间较长，在恢复过程中，类似于线性放大状态，所以由压缩引起的失真小。当信号的时间特性与频谱特性混杂在一起时（如一个强元音后紧接一个弱辅音），会抹杀不同频带信号在频谱强弱上的反差。在多变的声学环境中效果一般。

快压缩拓展了对时域和频域特征的感知，但气泵效应是其主要缺点。Sonic 全数字助听器凭借多达 9 通道的同步独立快速压缩，消除了气泵效应。各通道的启动时间与恢复时间相同，并仿照耳蜗处理模式，低频的时间参数较长，高频较短。

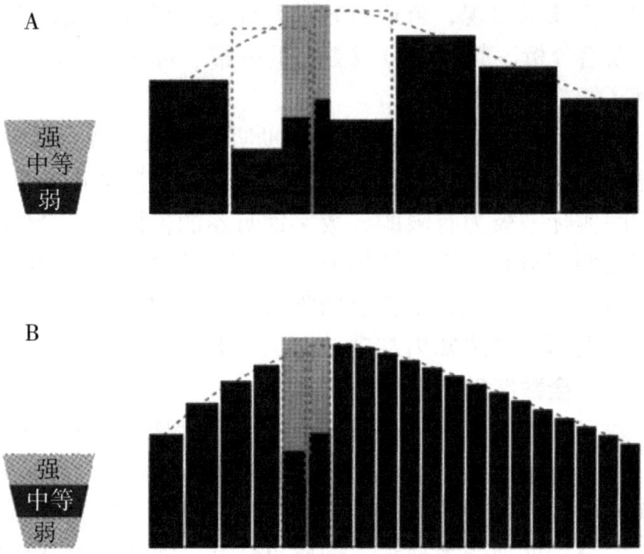

图 25－6－8　精细剔除噪声

最新的全数字助听器的每一通道都可根据听觉感知机制提供快慢不同的压缩，将放大器自动调节到最佳状态。

2．对低强度信号"扩展"　传统 WDRC 电路对刚刚超过拐点的轻声给予的增益最大，对低于拐点的更轻的声音也给予线性放大，往往使患者抱怨周围的环境声过于恼人。新的非线性放大电路，对低于拐点的声音给予"扩展"，增益比线性放大还低。

（三）智能提高信噪比

助听器使用者的最大抱怨是在噪声环境中听不清楚。在噪声环境中，单纯放大声音信号并不能解决问题。只有提高信噪比，才能提高噪声环境中的言语可懂度。助听器厂家已经使用了许多种方法：抑制低频信号、自适应地改变频响特性以及智能分析噪声与语音的时域/频域特征等。另外，采用指向性麦克风和多麦克风技术，也是提高信噪比的有效手段，这将在下文详述。

数字处理器区分语言和噪声信号，基于两种不同的理论：①语言和噪声信号的频谱特征有明显区别，但这一理论有其局限性，只适用于背景噪声较为恒定的情况，如汽车内马达的轰鸣声；②在人声嘈杂的环境中，语言和噪声的频谱基本一致，人们在嘈杂环境中会不自觉地提高语言声，即语音的时域变化幅度加大而噪声不变，可作为区分噪声与语音的依据。经过数字助听器这样的先期智能处理，信噪比的提高有助于改善患者的言语识别。

早期的全数字助听器，无法完成实时的 FFT 分析，但它应用长时窗（约 30 秒）的采样，对环境声进行统计学分析，不同的环境给予各个频带不同的计权。这是基于第一种理论的应用，智能化水平较低。由于频带的数目少，降低含有噪声的频带的增益，势必影响到声音的总体增益。

最新的全数字助听器，将输入声音以临界频带方式分成多个频带，并分析每一个频带上信号的变化幅度。变化幅度在12dB以上的频带，认定为言语频带，增益不变；低于该值的频带，认定为噪声频带，增益受到压制。各频带增益的降低幅度，取决于各频带的信噪比以及该频带对言语清晰度的贡献。对言语清晰度越重要的频带，增益降低的程度越小。高性能DSP的实时FFT为这一理论的实施提供了保证，这一智能降噪系统的启动时间为0.25s，恢复时间为10s。这里的启动时间和恢复时间不同于压缩电路的时间特性，因为压缩功能和降噪功能是彼此独立的。

（四）智能反馈控制

增益和反馈衰减程度决定了声反馈的频率和强度。助听器本身的设计水平、耳朵的形状、频率响应以及声学环境都会影响到声反馈的衰减程度。

某些耳后式助听器将受话器移到助听器的底部，并将麦克风和受话器进行了最大限度的隔离，使得声反馈的几率大大降低；同时耳钩和助听器的机械部分有机地连在一起，减小了机械反馈。受话器出来的声音通过一个频响平坦的不锈钢导管传入耳模。导管的宽度和长度增加，可适度补偿耳道由于塞入耳模而损失的共鸣。

引起助听器反馈的往往是频响曲线上某一个峰值频率点。由于这个峰值频率点多为2kHz以上的高频，许多传统助听器都是采用降低高频增益的方法来减少反馈，但同时也降低了有效的高频增益，而高频增益对于提高语言的可懂率（分辨率）是非常重要的。

高性能DSP的出现，使得智能反馈控制系统得以在不牺牲增益的前提下主动抑制反馈。智能反馈控制系统首先测算人耳配戴助听器后的静态反馈特性。将一宽频测试信号从助听器引入患者耳道，用于确立各频带所允许的最大增益，从而设立起一个反馈频响曲线。这在选配的初始化阶段即已完成，历时10s。实际使用时，智能反馈控制系统不停地采集麦克风的信号以测算声反馈（图25-6-9），发出一种和反馈信号相位相反、幅度一致的信号来拦截反馈。

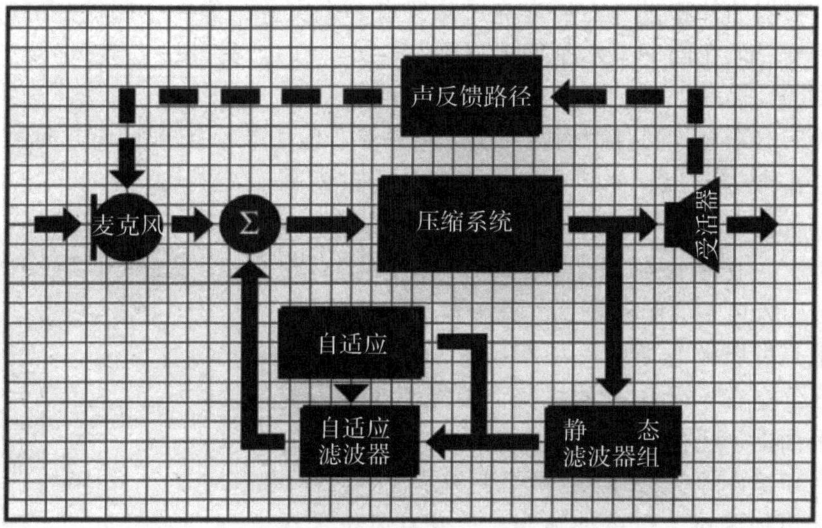

图25-6-9　智能数字降噪系统

（五）数字式方向性地接收声音

采用指向性麦克风和多麦克风技术实现声音的方向性接收，是迄今为止改善助听器信噪比的最有效的方法。指向性麦克风在20世纪70年代初期就在助听器中使用，但未得到普遍的认可，原因是在需要全方向性接受时，它不具有这种功能。耳内式助听器从技术和美观的角度上，也排除了使用指向性麦克风的可能性。指向性接收在20世纪90年代由于双麦克风技术的出现而引起关注，可编程助听器纷纷引入该技术，用户可在全方向性和指向性两种方式间进行切换。只要耳甲腔的空间允许，耳内式助听器也可使用双麦克风。

双麦克风要求两个麦克风的频响特性极为一致，生产时要经过严格的挑选匹配。若使用过程中麦克风受潮，则方向性会大打折扣，所以防潮是困扰多麦克风助听器的一个主要问题。新近推出的一些全数字助听器配备了易于更换的可透声的防潮盖板，进行防潮处理以确保两个麦克风在物理参数上的高度一致（图25-6-10）。麦克风与外界隔离，气流干扰产生的噪声（如风声）被显著降低。

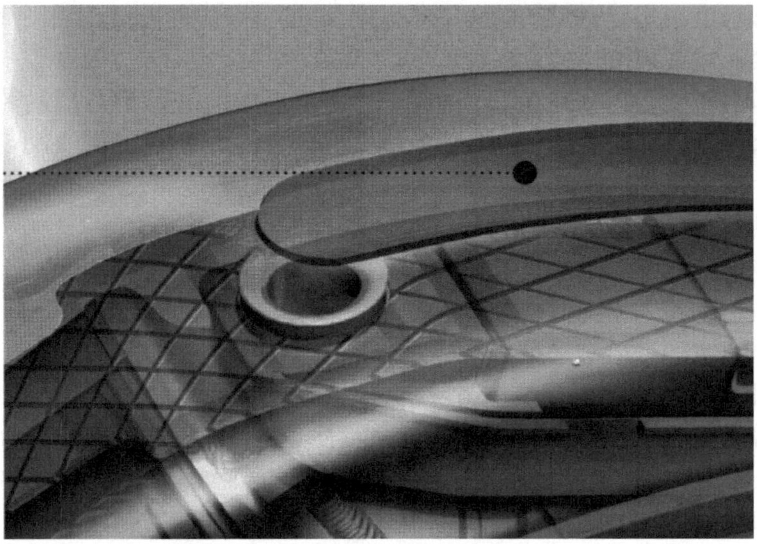

图25-6-10　麦克风防潮盖板

新型耳后式助听器的外型设计在后麦克风位置有一个突起，像一个屋檐，可避免汗水的直接侵入，同时保证前后麦克风在同一个水平面上（图25-6-11）。另外，麦克风的位置高过耳郭上缘，麦克风方向靠得更前，提高了麦克风的方向性。

全数字助听器的双麦克风同时配接两个模数转换器，应用数字技术实现方向性。其技术优势为：可利用数字技术匹配双麦克风，使得生产工艺简化；可勾画多种方向性图案（如前后、心形等）；对于传统的方向性麦克风引起的低频削减，可由验配师设定多种不同程度的补偿，但在补偿的同时会引入更多的低频麦克风噪音。

三麦克风技术是助听器领域的一项新技术，它首次使耳后式助听器需要区分左右。在BTE的机身上装配了3个麦克风，处于一个水平面上，仍然采用时间延迟和数字式整合的方法，只不过延迟和整合的单元由原来两个变成了3个。3个麦克风之间的匹配更加困难，也更加脆弱，三麦克风技术在长期使用中的可靠性还有待考验。

在数字助听器中，三麦克风和双麦克风处理模式平行进行：传统双麦克风模式处理低频声信号，第三麦克风模式处理高频声信号，1 000Hz附近的交界信号由两种模式整合处理，从而消除了3个麦克风带来的弊端。这种组合既提高了高频信号以提高言语清晰度，又降低了扰人的麦克风噪声。

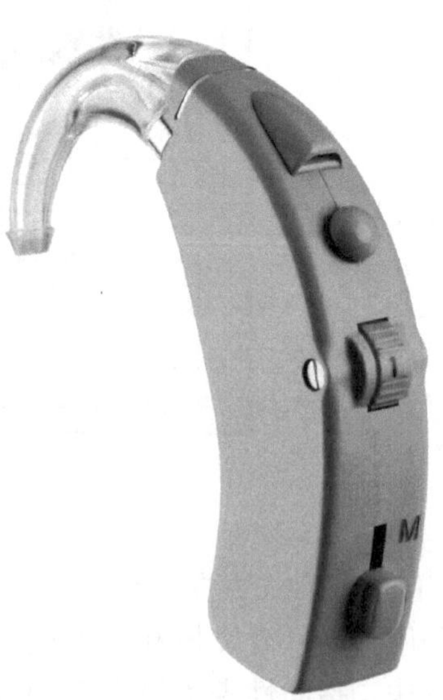

图25-6-11　后麦克风的外型设计

早期的一些全数字助听器只选用指向性麦克风，不能改变接收的方向性。随后的产品可在手动切换聆听程序时，切换与之关联的几种方向性极坐标图案。最新的全数字助听器对有别于清晰言语的嘈杂人声环境及其他声学环境进行分类，自动实现指向性与全方向性（广角）的转换。在嘈杂的环境中自动启动方向调节功能，发现最强的噪声源并加以抑制；又能探测声源，根据声音的不同强度跟踪其方位（图 25－6－12）。

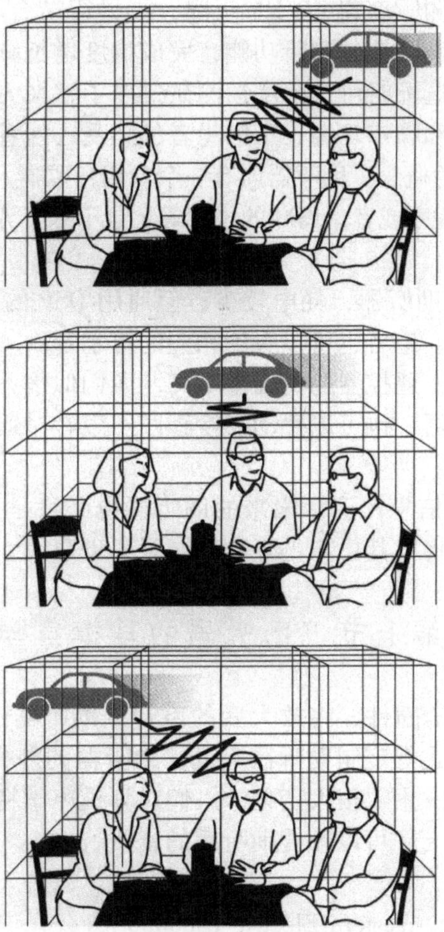

图 25－6－12 数字助听器对音源方向性的自适应调整

（六）失真、内部噪声和干扰

全数字控制技术保证了放大无失真，即使在高声强输出的情况下也是如此。全数字式的受话器（receiver），直接采用数字驱动，把数字信号无失真地还原成声音；并可减少最终数－模转换所需的能量，比 D 型放大电路节省 20%～30% 的耗电量；内部固有噪声更小，利用整合的过载保护机制可免除声音的失真。

数字助听器在麦克风后直接进行 A/D 转化，而传统麦克风经前置放大器放大后进入放大电路。20bit 的采样精度，相当于 1 000 000 倍（＝120dB）的动态范围。虽然受到麦克风的动态范围的牵制，但数字助听器的输入转换器仍可以线性地处理高达约 100dB SPL 的输入信号而没有任何饱和或瞬时失真。反之传统麦克风由于前置放大器的动态范围只能达到 70dB，所以其输入动态范围最多只能为 70dB。变化幅度超出此范围的声信号，在经麦克风拾音时就会引入一定的失真。

模拟助听器很容易受到其他电器的干扰，特别是数字移动通讯工具的干扰。而数字电路本身具有抗干扰能力，很好地解决了患者在同步使用移动电话时的电磁干扰问题，其他人在附近使用移动电话也不会影响到助听器的使用。有的全数字助听器甚至还在耳后式的外壳内镀金，进一步起到电磁屏蔽的作用。

（七）选配软件

全数字助听器继续使用 Noah 平台，其软件模块直接运用听力计、真耳分析仪的数据，如 RECD（真耳 - 耦合腔差值）、REIG（真耳插入增益）等，使选配更加便捷。甚至可以在选配时，由软件驱动全数字助听器执行在耳（原位，in - situ）测听功能。该听阈真实反映了患者耳道塞入助听器后的听阈，免除了用普通压耳式耳机测听获得 dB HL 听阈，再另行结合耳道声学参数进行真耳测量时的不便。同样，也可以利用全数字助听器的测听功能，完成响度增长测试。

软件模块还具有以下功能：选配时可进行反馈测试，以了解在无啸叫的前提下，各通道可允许的最大增益值；实际播放各种言语和噪声环境，了解患者的感受；问卷测试患者对助听器的满意度等。

近期又提出了学习型助听器的概念。助听器内有一个专用存贮器，可以将使用者在较长一段时间内声学环境的参数变化、改换聆听程序或音量增减的规律等记录下来，作为选配师后续服务时的参考。

（八）使用中的便利

采用专用 DSP 芯片的全数字助听器，耗电较少；但通用 DSP 的耗电量则较大。各厂家都推出了低电压报警功能。在程序切换时，患者也可以听到相应的提示音。

对可编程助听器的调查显示，遥控器的使用率不高，人们似乎不愿意总要携带遥控器。现在的全数字助听器，即使是耳内式助听器，也可以手动切换程序。患者对遥控器的冷落，也促使厂家将遥控器与手表等必备品结合为一体。

数字电子技术将主宰未来的信息产业，未来的助听器也必将是全数字助听器一统天下。可以预计，在 5 ~ 10 年内，数字助听器将以其更新更好的性能服务于聋人，成为助听器的主流。

第七节　助听器的耳模声学

耳模（earmould）是一个声学插件，将放大后的声音从助听器的受话器（receiver）传递到外耳道或鼓膜处。对于耳内式、耳道式等定制助听器来说，助听器的外壳就是耳模。随着助听器的发展，耳模的形状、材料、制作工艺都发生了很大变化，人们对耳模声学特性的认识逐渐深化，耳模不单是一个传声部件，而且在一定程度上还可以改善助听后的音质。

一、耳模的历史

耳模出现在 20 世纪 20 年代，Western Electric Laboratories 公司申请了耳模的专利。那时的耳模还不是定制的，而是预先做好的一系列大小不等的模型。纽约的一个牙医从牙模上获得灵感，开始根据每一个患者耳郭的形状定制耳模。由于那时还没有耳后式助听器，耳模的形状都是适于盒式助听器的所谓“标准型”。

20 世纪 50 年代出现了耳后式助听器，壳式和耳骨式耳模相继出现，不久又出现了耳道式耳模。同时耳印模（impression）的材料也有了进步。50 年代早期出现了一种软的可塑材料取代了石膏。

为了规范耳模形状、材料、尺寸等，1962 年美国成立了国家耳模实验室协会（national association of earmold laboratories，NAEL）。20 世纪 70 年代，NAEL 规定了导声管的标准尺寸，对耳模的各部分做了统一的命名，并采取措施促进新型耳模及新的耳印材料的发展。

二、耳模的基本特征

耳模的首要作用是在助听器的受话端和鼓膜之间建立一个封闭的声学孔道，耳模外的声音被适度隔绝，耳模内的已放大后的声音也不会从外耳道泄漏出去，造成声反馈。另外，修正耳模的形状及其各种孔径的尺寸，可以在一定程度上弥补助听器声学特性上的不足，进一步改善助听后的音质。这是耳模的第二个作用。耳模的第三个作用是使得各种助听器佩戴牢固。

根据耳模占据耳郭及外耳道的大小，耳模可分为堵耳式和非堵耳式。非堵耳式耳模插入外耳道的深度很短。堵耳式又分为标准式、壳式、骨架式、半壳式、耳道式、耳钩式等。非堵耳式有信号对传式（CROS）、信号同侧绕射式（ipsilateral routing of signals，IROS）、声管式，但不论什么形状的耳模，都要有声孔（sound bore）、通气孔（也称泄孔，vent）等结构。

为了配合不同种类的助听器，耳模也有一些特殊的组件。耳模对助听器声学特性的改善，主要依赖通气孔、阻尼子、号角声孔三方面的协同作用（图 25－7－1）。其所覆盖的频率范围可有一定的重叠。

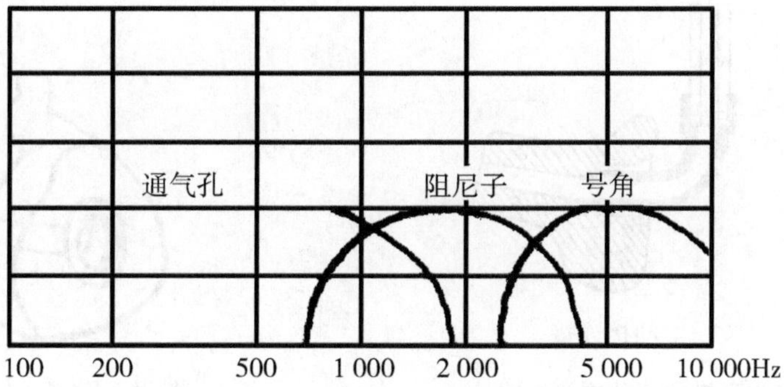

图 25－7－1　耳模三种声学修饰的效用

一般 BTE 助听器的受话器在没有经过声学处理之前，都有 5 个共振谱峰（图 25－7－2）：①约 1 200Hz，由声管共振引起；②约 2 500Hz，由受话器共振引起；③3 600Hz，由声管共振引起；④约 4 800Hz，由声管共振引起；⑤约 6 000Hz，由受话器共振引起。这些共振谱峰的确切位置还与受话器的大小、声管的长度和直径有关。这些谱峰往往是患者抱怨音质不自然、声音尖涩的主要原因。可以通过在耳模的传声途径中加装阻尼子来克服。许多助听器出厂时，耳钩内已加装了一系列不同阻尼系数的阻尼子，构成了耳钩系列。

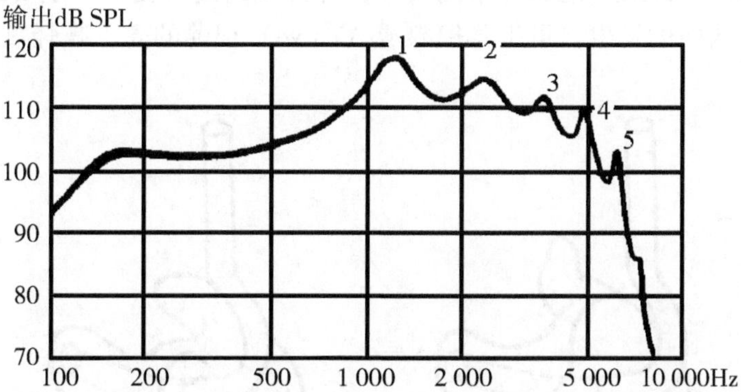

图 25－7－2　BTE 助听器及其传声途径中的 5 个共振峰

对于耳后式助听器，导声管与耳模有直接与间接两种连接方式（图 25－7－3）。

1. 直接连接方式　即将导声管直接穿行到耳模深入耳道部分的尖端，当作声孔使用，这样从助听器耳钩传出的声音有一个光滑的声道，可避免产生额外的共振峰。有时为了硬耳模具有一个喇叭形的声孔，导声管穿行到耳模声道的中段即止，余下的声道由耳模技师钻磨出一个喇叭形声孔。对软耳模而言，为了更好地固定导声管，常常在导声管与耳模相连接的部位加一个铜质的金属扣（tube lock）。

2. 间接连接方式　即预先在硬耳模上钻磨出一个声孔，并黏接一个质地为硬塑料的转接器，转接器的另一头与导声管相连。若导声管因长期使用老化变硬，只更换导声管即可。转接器有两种类型。一种是可连贯流畅地连接导声管和声孔的转接器，如 CFA（continuous flow adapter），另一种就是目前国内通常使用的不连贯的转接器，有可能产生额外的共振峰。

对于盒式助听器，由于其功率较大，故耳模多采用封闭性最好的堵耳式，耳模外侧面被打磨成一个平面，声孔外侧端被热焊上一个金属小环或热塑料橡胶小环。助听器的受话耳机，扣在这个小环上，声音即可经声孔传入外耳道（图 25－7－4）。由于最初的耳模主要是用于盒式助听器，故这种耳模很早就被定名为“标准型”而延用至今。

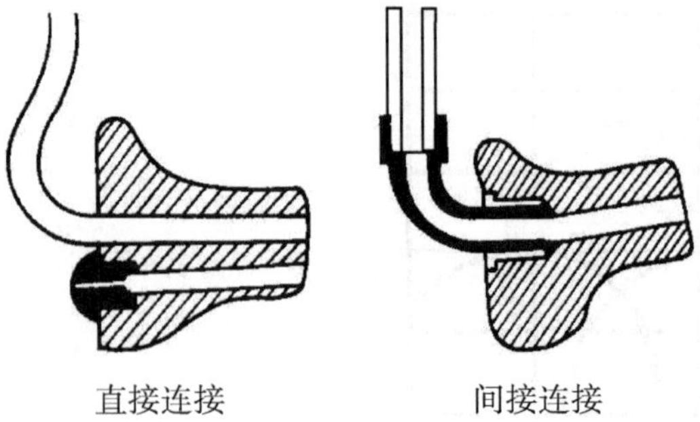

图 25－7－3　导声管与耳模的两种连接方式

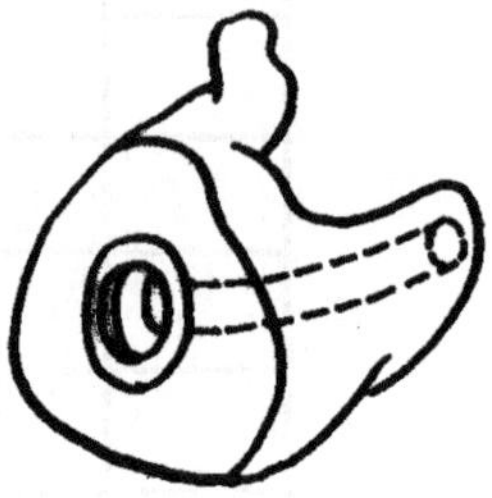

图 25－7－4　标准式耳模

三、耳模的形状及其适用范围

耳内式、耳道式助听器的外壳就是耳模，外形没有大的变化，因此本节在讨论耳模的形状时，以配接耳后式助听器的耳模为主。

（一）堵耳式

1. 标准型（standard）　适用于大功率的盒式助听器，声孔直径 2 mm，没有通气孔，由于其外耳封闭性好，适用于重度和极重聋的使用。

2. 壳式（shell）　壳式相当于耳后式助听器耳模中的“标准型”（图 25－7－5）。耳模占据整个耳甲腔，声孔及通气孔可有针对性地选择不同尺寸，外耳道封闭性良好，主要适于重度聋患者佩戴的大功率助听器，可防止啸叫的发生。可把耳模雕成（carve）很薄的壳，减轻重量增加美学效果。

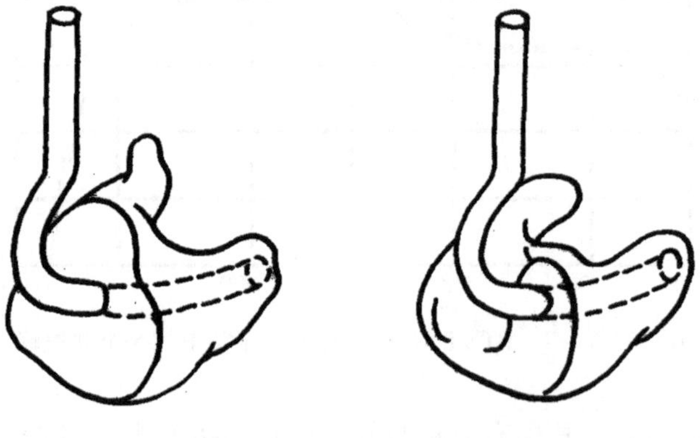

图 25－7－5　壳式耳模

3. 骨架式（skeleton）　为了增加患者的舒适程度，可把壳式耳模的中心部分掏空，只保留其边缘骨环，嵌入耳甲腔中（图 25－7－6）。适用于轻度中度患者使用。耳骨式还有许多种变异，如 3/4 骨环式、半骨环式，自由场式，适用范围更广，是目前广泛使用的耳模样式。

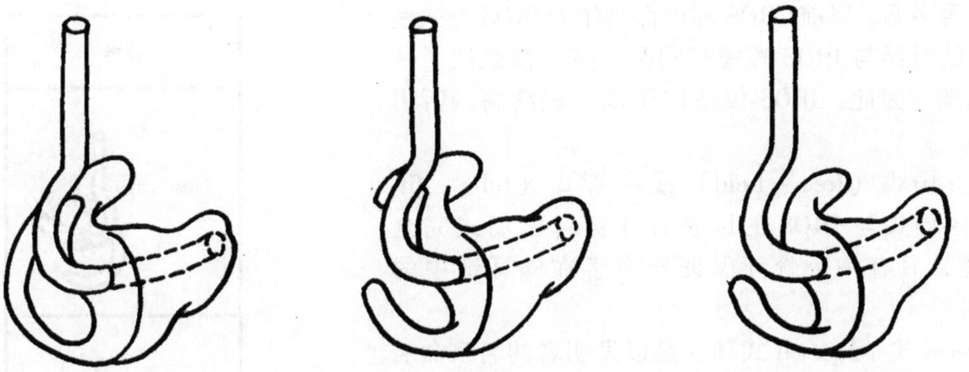

骨架式　　3/4骨架式　　半骨架式

图 25-7-6　骨架式耳模

某些人的耳甲腔较浅，耳廓的对耳轮无法嵌住骨环。为美观考虑，去掉这一部分骨环，变成3/4骨环式或半骨环式，也使耳廓承受的重力减轻，耳模更加牢固。

4. 半壳式（half-shell）　耳模只占据耳甲腔的下半部分，覆盖外耳道口及耳屏对耳屏区域（图 25-7-7），主要是从美观角度出发，适用于轻中度聋使用。不宜采用大的通气孔。

5. 耳道式（canal）　耳模只占据外耳道（图 25-7-8），仅能从耳屏切迹看到，十分隐蔽，适用于轻中度聋患者使用，但要注意患者的外耳道要有一定程度的弯曲，以保证耳模佩戴的牢固性。

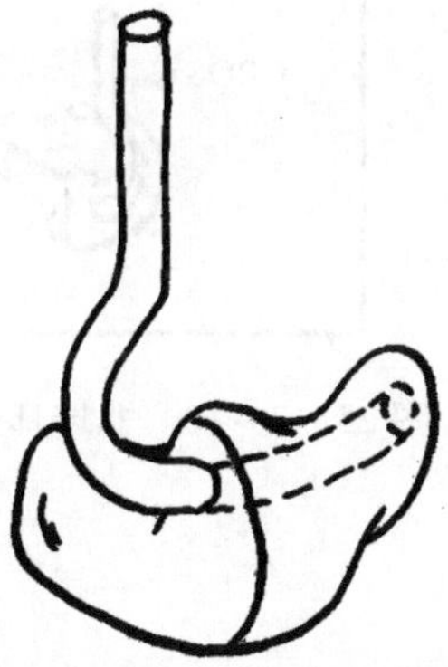

图 25-7-7　半壳式耳模

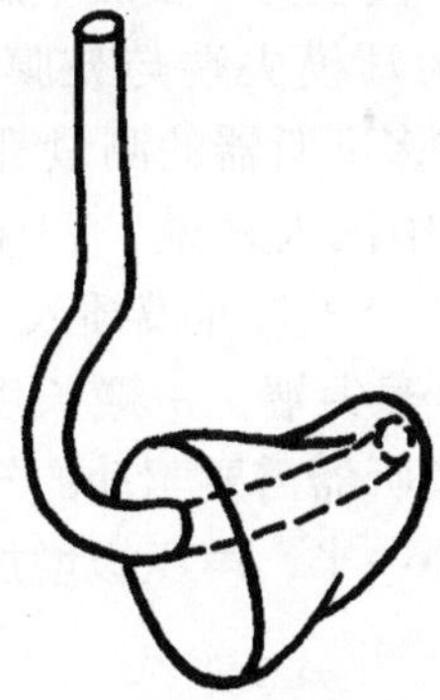

图 25-7-8　耳道式耳模

6. 耳道钩式（canal hook）　耳道钩式是在耳道式基础上，为了增加牢固性，保留了一个嵌入耳甲腔舟状窝的短臂（图 25-7-9），同时便于摘戴耳模。

（二）非堵耳式（图 25-7-10）

1. 信号对传式（CROS）　助听器以“信号对传”方式使用，可以很好地避免声反馈，采用非堵耳式耳模而无堵塞感，称为 CROS 耳模。采用 CROS 助听方式，患者接收到的声源方位信息是颠倒的，故已不常用。但这种耳模样式及其命名仍被欧美一些国家延用。它要求患者的外耳道比较粗大，CROS 耳模插入外耳道的部分很短，外耳道仅仅是被部分堵塞，仍能保存一定的高频共振特性，声音听起来自然真切。

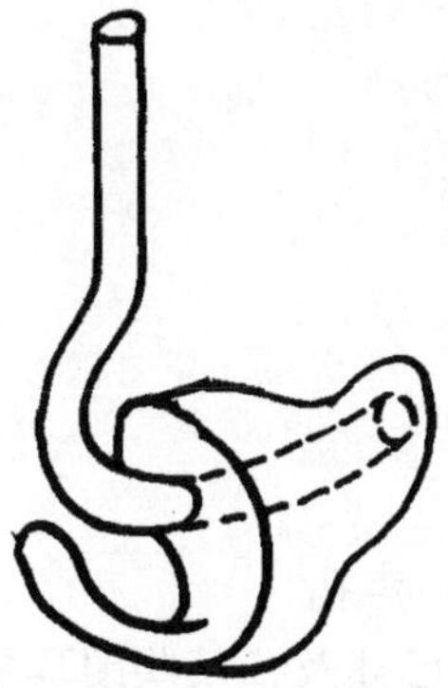

图 25-7-9　耳道钩式耳模

2. 同侧信号绕射式（IROS） 实际上，由于 CROS 助听器已不再多见，目前CROS 耳模都是作为IROS 方式使用。但由于助听器与 IROS 耳模在同侧，声反馈就成了一个主要的问题。因此，IROS 仅适用于双耳轻度高频听力损失。

3. 自由场式（free－field）或声管式（tube－fitting） 自由场式与 IROS 的区别在于：自由场式完全不堵塞耳道，只有一个骨环保证导声管在外耳道中的位置。

4. Janssen 式 Janssen 式耳模是以发明者的名字命名的，外形类同于声管式，只不过耳模尖端仍被打磨成细圆柱，仅供声管穿过。比起单纯的声管式，声管在外耳道中的位置也不因头部的运动而改变。

5. 开放耳助听器的耳塞 近两年来风靡一时的开放耳助听器，更将传统的耳模特化成助听器的一个受话器/耳塞部件，详见下文介绍。

四、耳模的声学修饰作用

（一）耳模深入外耳道的长度

1972 年，Lybarger 提出了盒式助听器标准式耳模 3 个腔的划分（图 25－7－11）。V1 为受话耳机的振膜与外壳之间的腔隙。V2 代表为了安放金属小环而在耳模声孔上拓宽的腔隙，V3 为耳模尖端与鼓膜之间的腔。理论上假设 V3 为 2ml，故许多助听器的测量都是在 2ml 耦合腔上完成的，但对大多数中国人来说，V3 在 0.4～1.0 ml，一般取 0.6 ml 作为标准。V3 与耳模插入外耳道的深度直接相关。从外耳道口到耳模尖端，一般长度为 18mm。耳模尖端越深，V3 越小，助听器需要驱动的气体容积越小，则声压级越大。V3 每减小一半，声压级增加 6 dB。

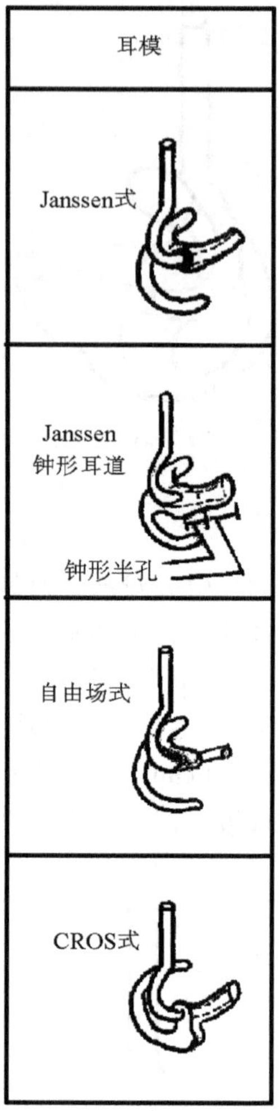

图 25－7－10 非堵耳式耳模

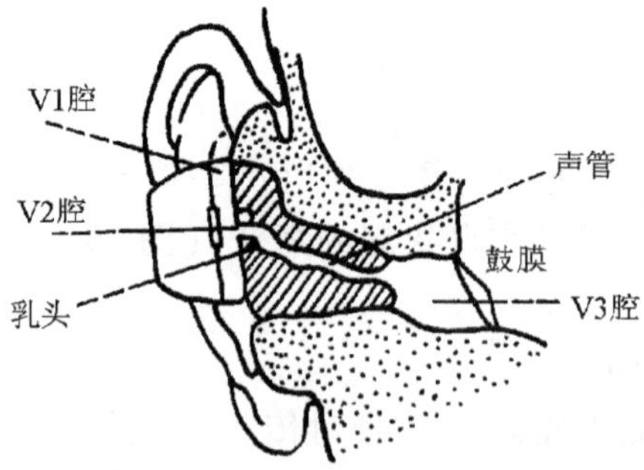

图 25－7－11 佩戴助听器耳模后耳道腔隙的划分

（二）声孔

上文已述及，某些硬耳模与导声管采用间接连接方式，其声孔是用钻头钻出来的，借助转接器与导声管连通的。大多数耳模采用直接连接方式，是将导声管直接粘入耳模的。转接器嵌入耳模的深度或导声管粘入耳模的深度决定了声孔的长度。除此之外，声孔的直径和形状也对声学特性产生影响。

1．声孔长度　主要改变高频共振峰的位置。声孔延长，波峰略移向低频。声孔缩短，波峰移向高频。

2．声孔直径　一般取 2 mm，但若有可能，3 mm、4 mm 的声孔对提高高频更为有利（图 25 – 7 – 12）。

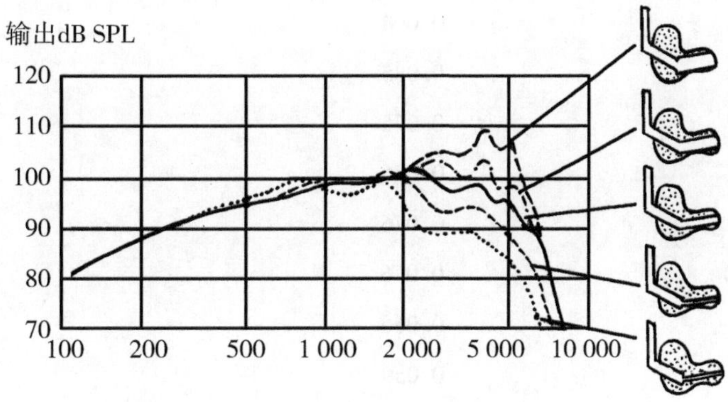

图 25 – 7 – 12　不同直径的声孔对高频的效应

3．声孔形状（图 25 – 7 – 13）

（1）号角型（horn）　现在许多助听器的高频信号可高达 7 000 ~ 9 000Hz，使用号角型声孔，可将声音平滑传递到外耳道，借助其声孔与外耳道的共振特性，助听器的高频输出得以保留，实际上增加了高频的输出。制作的号角形声孔，长度至少为 10mm，内径要由 2mm 逐渐地均匀变宽，切不可做成一个在很短的声道里骤然变宽的灯盏形声孔。

（2）反号角型（reverse horn）　对于只需要低频补偿的患者，反号角型将会降低高频的输出。

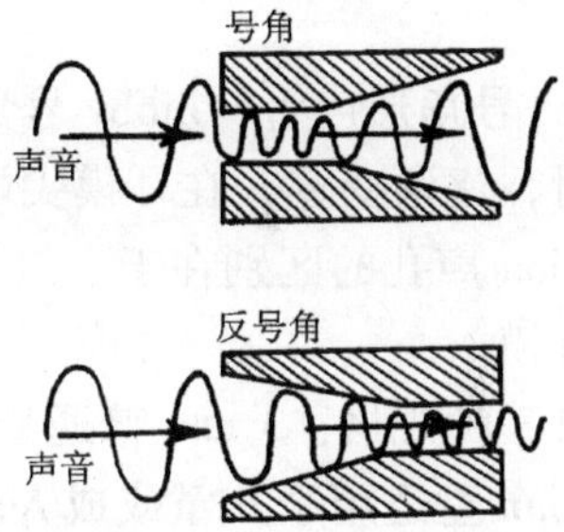

图 25 – 7 – 13　号角与反号角

（三）声管

不连贯转接器的使用，传声通道时粗时细，可能会产生不必要的共振峰。因此，现在许多耳模实验室都不再用钻头打声孔，而是将成品化的声管直接穿入耳模中（图 25 – 7 – 14），但成本也随之提高。

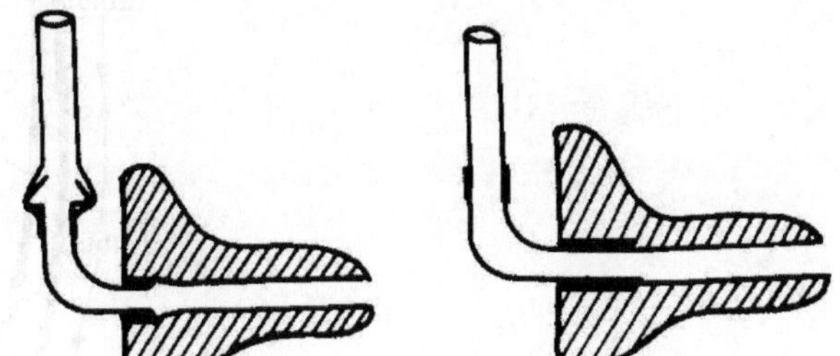

图 25 – 7 – 14　声管与耳模的联结

1．声管尺寸　20世纪70年代，美国NAEL规定了6种内径尺寸，结合不同的管壁确定了10种导声管的尺寸（表25-7-1）。内径与耳模声学特性有很大关系。

表25-7-1　各种型号声管的内外径的大小

系列号和大小	内径（英寸）	外径（英寸）
9号标准型	0.094	0.160
12号标准型	0.085	0.125
13号标准型	0.076	0.116
13号中型（medium）	0.076	0.122
13号厚型（thick wall）	0.076	0.130
13号加厚型（double wall）	0.076	0.142
14号标准型	0.066	0.116
15号标准型	0.059	0.116
16号标准型	0.053	0.116
16号薄壁型	0.053	0.085

注：除非选配师特别要求，耳模实验室一般都采用13#声管。13#标准型适用于轻度聋，13#中厚型适用于中度聋，13#厚壁型适用于重度聋以避免声反馈的发生。

2．号角形声管　Libby号角（Libby horn），是由Libby参照Killion号角型声孔发明的导声管。内径平滑，逐渐变宽，在耳模尖端处呈号角状，对高频增益有明显的抬升（图25-7-15）。Libby号角与Killion声孔的区别在于，放置阻尼子的位置是在助听器的耳钩而不是在声管内。适用于CROS或声管式耳模。

有3种规格：3 mm普通型、3 mm厚壁型和4 mm型（图25-7-16）。

3mm型适用于儿童或成人较小的耳道。对于2 000Hz以上的高频可提高8~10dB。可适当缩短2 mm声管的长度以适应小耳道的使用，但3 mm的声道应保持为22mm长。

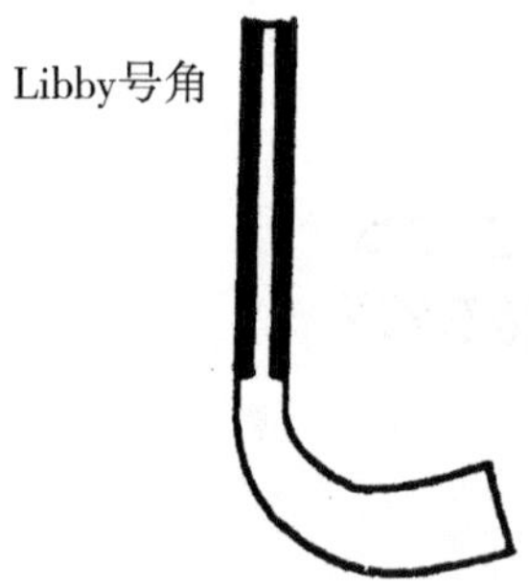

图25-7-15　Libby号角声管

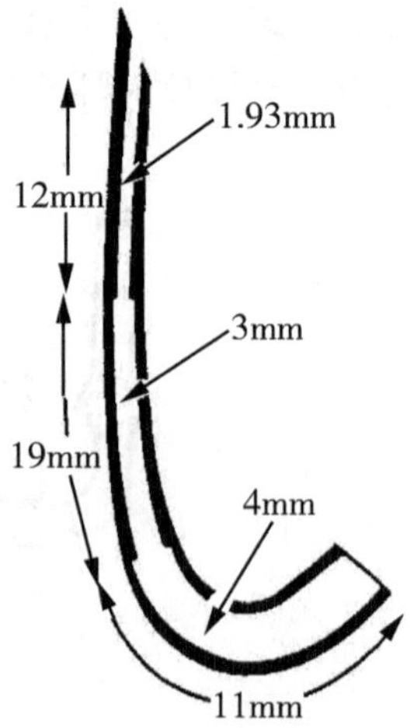

图25-7-16　4mm型Libby号角声管

4mm Libby 号角可将高频响度扩展到 8kHz，且频响曲线平滑，峰值出现在 2.7 kHz，恰好补偿了外耳道共振特性。末端 11mm 长的号角可用耳模声孔来替代，以弥补 Libby 号角声管长度的不足。

（四）阻尼子

阻尼子（damper）是位于传声通道上的一些具有声阻抗特性的小的膜片或丝网，最初还使用过羊毛。阻尼子的作用是平滑掉 1～3kHz 这一中频范围内的波峰。由于这些波峰的存在，助听器比较容易达到饱和而产生失真，同时音质也较为尖涩。Knowels 声阻尼子目前被广泛采用。它是一个金属小室，其中一端是标记了颜色的塑料网片。共有 6 种阻尼值 680、1 000、1 500、2 200、3 300、4 700 欧姆，分别对应于白、棕、绿、红、橙、黄 6 种颜色。阻尼越高，其对中频能量的衰减越明显（图 25－7－17）。阻尼子可位于耳钩、耳钩尖端、声管、耳模等不同位置，声学效果也是不同的（图 25－7－18）。

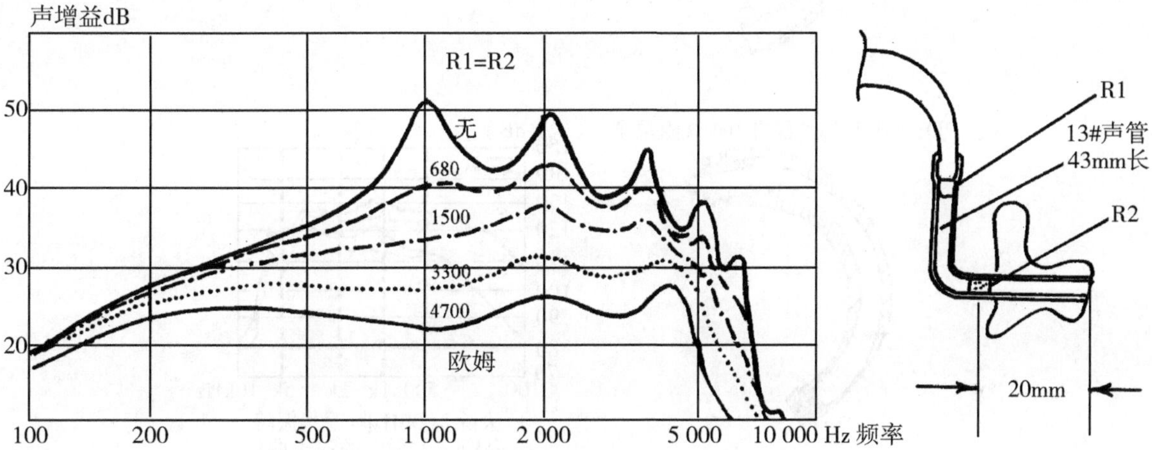

图 25－7－17 不同阻尼值的阻尼子对声增益的衰减

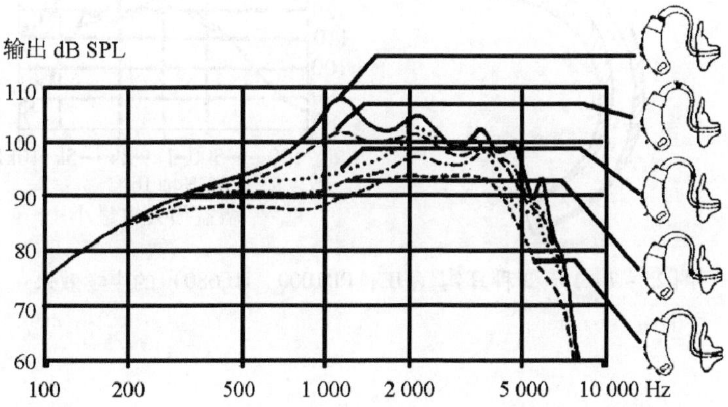

图 25－7－18 阻尼子位于不同位置对输出频响曲线的影响

（五）耳钩

耳钩衔接导声管和受话器，其形状及其阻尼子的位置，决定了其不同的声学效果（图 25－7－19）。

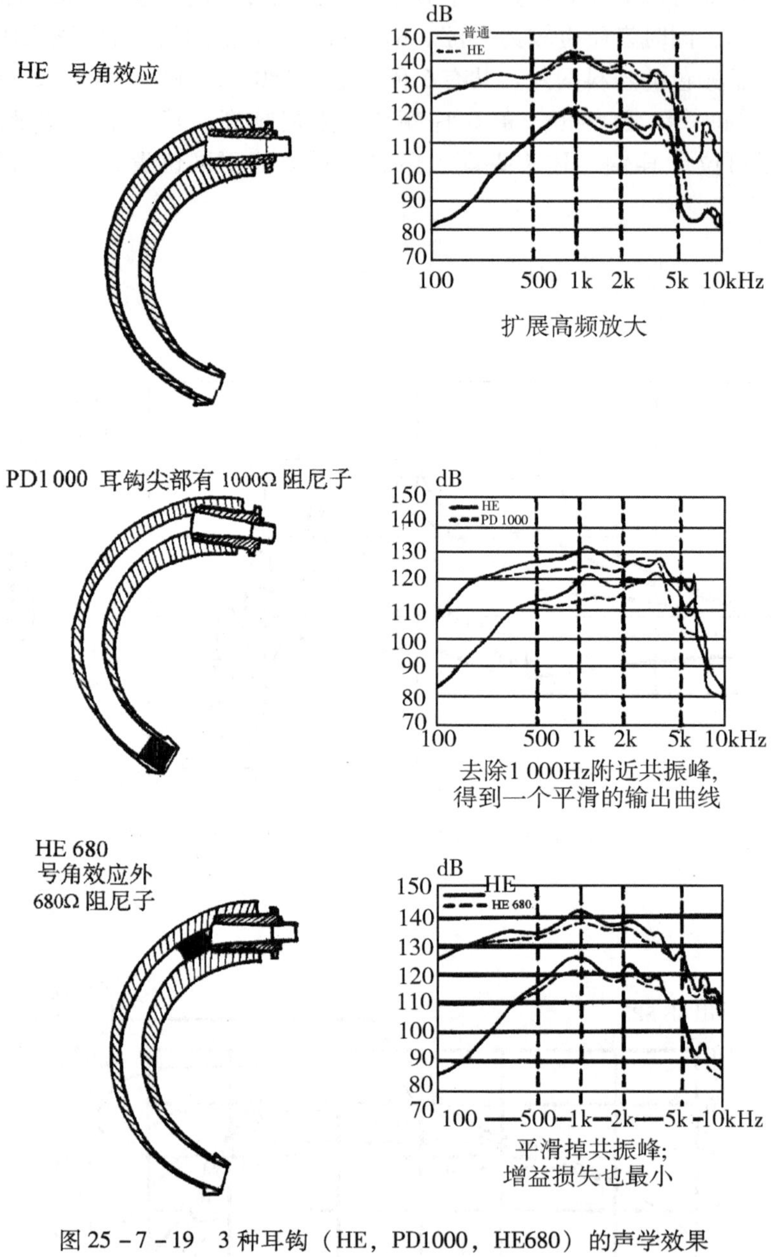

图 25－7－19　3 种耳钩（HE，PD1000，HE680）的声学效果

（六）通气孔

通气孔（泄孔，venting）是耳模上一个连通耳模内外的孔道。其主要作用是：①减少患耳使用耳模后的堵塞闷涨感，使得耳道内外气压平衡；②便于耳道内汗水的蒸发，减少水气在声孔中的凝集；③降低堵耳效应；④使得低频能量可以从耳模中“泄漏”出去，便于调整参数改变音质。

通气孔可以有平行孔、斜角孔和外加泄孔 3 种方式（图 25－7－20）。平行孔与声孔的走向平行，使用得最为普遍，耳道过小无法制成平行孔时，才选择斜角孔。若使用平行孔引起啸叫，则可考虑外加泄孔。

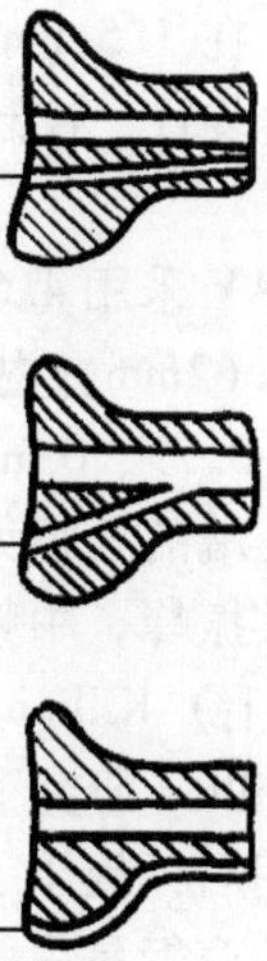

图 25－7－20　通气孔的 3 种方式

通气孔的大小（图 25－7－21）、长度（图 25－7－22）及位置都会影响声学性能。通气孔的存在可降低低频信号的幅度。通气孔的内径增加、长度缩短，会使低频信号的削减更多；反之，则低频信号削减较少。但假如声孔较长，通气孔尺寸的改变对声学效果不会产生显著的影响。通气孔为平行孔时，高频不受影响，在中高频还会略有提升，这是声波直接从通气孔传入的结果；但斜角通气孔会使高频输出降低（图 25－7－23）。在通气孔的内径及长度一致时，斜角通气孔会比平行通气孔的高频输出下降 6 dB。斜角通气孔越短、越粗，高频输出就下降得越多。

通气孔的存在，特别是大的斜角通气孔，距离助听器麦克风较近时，高频能量也可以从通气孔中泄漏出现，再次被麦克风拾音后放大，从而引起助听器电路的自激振荡，表现为一个高频啸叫，这称之为声反馈。因此，根据患者听力图及助听器特性，合理设计通气孔的形状及尺寸，就显得十分重要。在没有把握的情况下，可在订制耳模时要求：可变通气阀（variable venting valves，VVV）或 select－a－vent（SAV）两种形式的可变通气孔。

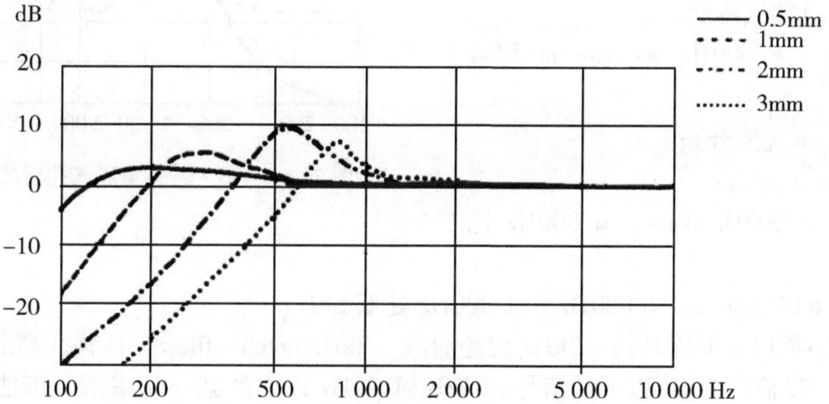

图 25－7－21　通气孔的直径对低频衰减的影响

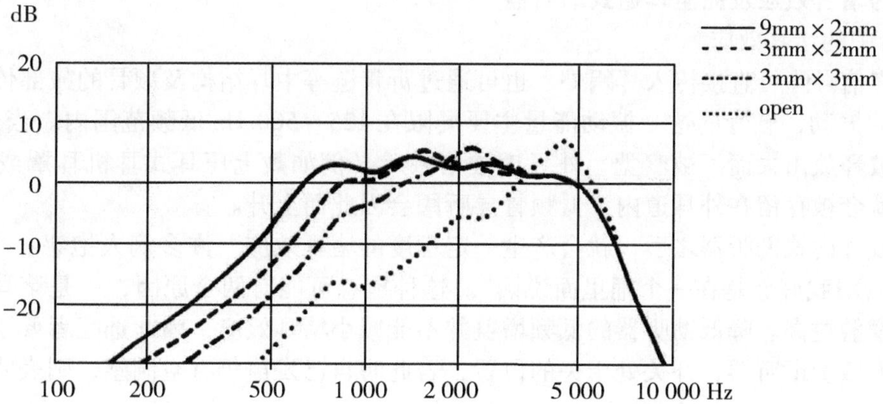

图 25－7－22　通气孔的尺寸（长度 × 直径）对低频衰减的影响

Griffing 在 20 世纪 70 年代介绍了 VVV 通气阀。在 1.5 mm 的孔洞上加上一个可旋转 540°的装置，控制通气孔的开放程度，制作较困难。

SAV 采用 4.62mm 的通气孔，配上 6 个外径为 4.62mm，内径分别为 3.96、3.18、2.38、1.59、0.79、0 mm 的小塑料塞，可自由改变通气孔端的孔径大小。但也会产生一些意料之外的共振峰，中频输出略有下降。

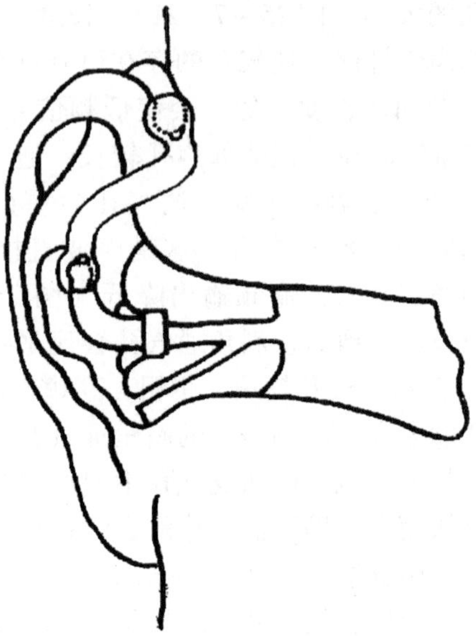

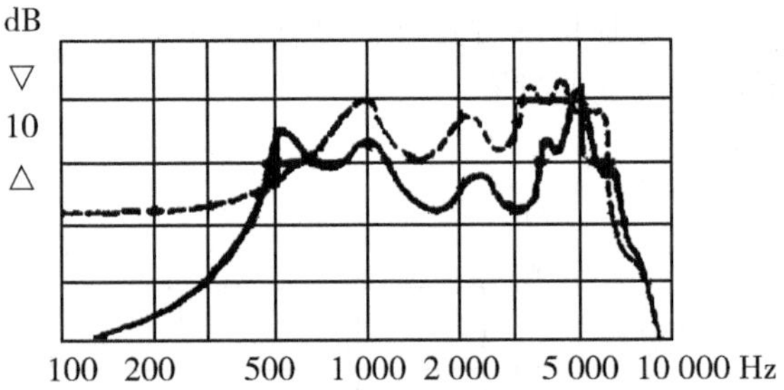

图 25－7－23 开斜角通气孔后的频响曲线

（七）Killion 系列耳模及耳钩

Killion 研究了通气孔、阻尼子和号角声孔的作用后，提出了一系列耳模的规格，大多数耳模的声管是由两种不同尺寸的标准管粘接在一起的，阻尼子的位置也有明确的要求。

Killion 用一些数字和字符来给这些耳模命名。数字代表相关的频率，字符反映耳模的性质。末位的数字表示分贝值。例如：

8CR 表示 8 000Hz 外耳道响应（canal response）有外耳道共振特性；

6AM 表示 6 000Hz acoustic modifier（声学修正）；

B 表示 boost（提升）；

C 表示 cut（削减）；

6B10 表示 6 000Hz boost 6 000Hz 比 1 000Hz处高 10dB；

6C5 表示 6 000Hz cut 6 000Hz 比 1 000Hz 处低 5dB。

同时 Killion 还提出了低通耳钩、2kHz 切迹滤波（2kHz notch－filter）耳钩、高通耳钩。低通耳钩配合低频助听器，仅输出 2kHz 以下的信号。2kHz 或 2kHz 以上的某一频率信号可能是引起声反馈的最主要原因，可使用切迹滤波耳模，减小声反馈的可能。高通耳钩使得 2kHz 以下的信号大为衰减，高频输出不变。

五、耳模的堵耳效应及完全耳道式助听器

（一）助听中的堵耳效应

骨传导的声信号除可直接传入耳蜗外，也可通过听骨链等中耳结构及颞骨的鼓部传入外耳，引起外耳道壁软骨的振动，软骨的这一振动能量主要局限在 125～500 Hz 低频范围内。当外耳道开放时，这一振动能量被释放出去而不被察觉。外耳道被堵塞后（例如戴上压耳式耳机耳罩或助听器耳模），这一振动能量就会被存留在外耳道内，低频骨导听阈会因此而上升。

戴上耳模或耳内式助听器之后，就会产生一定程度的堵耳效应。许多病人抱怨：“我自己说话时听起来有回声”、“我好像是在一个桶里面说话”。这种抱怨可能有两个原因，一是堵耳效应，二可能是助听器低频增益过高。降低助听器的低频增益并不能减小堵耳效应，因此选配者要鉴别病人抱怨的真正根源：病人戴上助听器，开关处于关的位置，若此时自己发声仍有空洞感，则表明堵耳效应是主要原因。

应用真耳分析仪的探管系统可以客观地测量堵耳效应。

（二）减少助听中堵耳效应的常用方法

1．劝说病人逐渐适应　这是无为而治的办法。

2．通气孔　通气孔固然可使外耳道软骨的低频振动能量释放出去，但也不可避免地将助听器的低频增益降低。患者听自己的说话声变得自然，但对别人的说话声即觉得声音偏小。况且只有当通气孔直径大于3 mm时，堵耳效应才会明显减弱，有人在耳道式助听器上研究发现，1 mm直径的通气仅在200 Hz处降低5 dB，对于400 Hz以上的频率无任何影响（图25－7－24）。

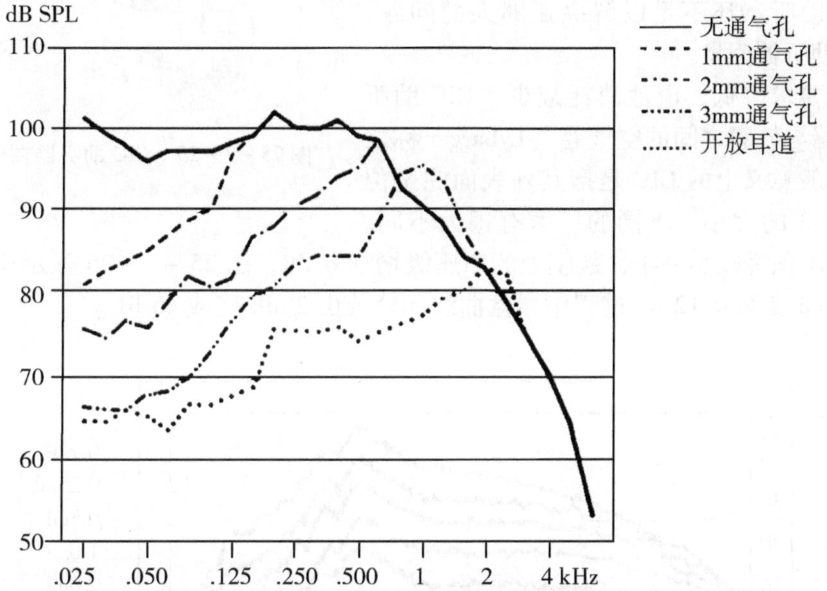

图25－7－24　通气孔对低频增益的衰减效应

加开通气孔对于堵耳效应仅局限在125～250 Hz的患者，或许是有效的方法。但总体来说，通气孔并不解决多少问题。主要原因是：①患者需要低频放大；②通气孔易引起声反馈；③患者的耳模没有足够的空间来制作一个大的通气孔。

3．加长耳模深入耳道的长度　上文已述及，堵耳效应主要是由外耳道软骨的振动造成的，如果把助听器（或其耳模）深入到外耳道的硬骨质部分，而软骨的振动能量仍能从外耳道释放出去，则堵耳效应会明显减弱。深入耳道的耳模不仅适用于各种订制助听器（耳内式、耳道式……），而且也适用于耳后式助听器的耳模。这一概念早在1953年就由Zwislocki提出，但直到完全耳道式（completely－in－the－canal，CIC）助听器出现以后，其在解决堵耳效应方面的应用价值才引起人们的注意。通常意义上的深耳道式助听器，多指位于耳道内的订制助听器。

4．最小接触技术（minimal contact technology，MCT）　如果我们采用最小接触技术，仅仅使得助听器（或耳模）的尖端紧密地插入耳道骨部，其他部分与外耳道松散接触，不仅使患者佩戴舒适，而且可以保证软骨振动能量被释放出去。

（三）完全耳道式（CIC）助听器

堵耳效应是选配过程中最常见的问题，直接影响患者的满意程度。人们经过不断努力，终于找到了一种新的解决方法——完全耳道式助听器，也称深耳道式助听器。

完全耳道式助听器完全隐蔽在耳道中，需借助助听器上的手柄（用钓鱼渔线一类的高强度纤维制成）才能拨出，不仅顺应了小型化的潮流，符合患者的审美要求，而且还可以提供许多意想不到的电声学优点。助听器的功能性增益也可用压耳式耳机在助听前后直接测量。

1. 减少堵耳效应　由于CIC助听器完全深入耳道骨部，骨传导信号引起的软骨振动能量可被释放出来，堵耳效应大大降低（图25－7－25）。值得注意的是，大多数中国人的外耳道较小，且为了患者佩戴得舒适，许多厂家的CIC并未真正深入到骨部，而且助听器尖端被打磨成锥形，主要借助听器的后端来封接耳道，这样对堵耳效应的降低就大打折扣。所以目前在欧美广受欢迎的CIC助听器还不足以解决亚洲人的问题，除非更小的CIC助听器问世。

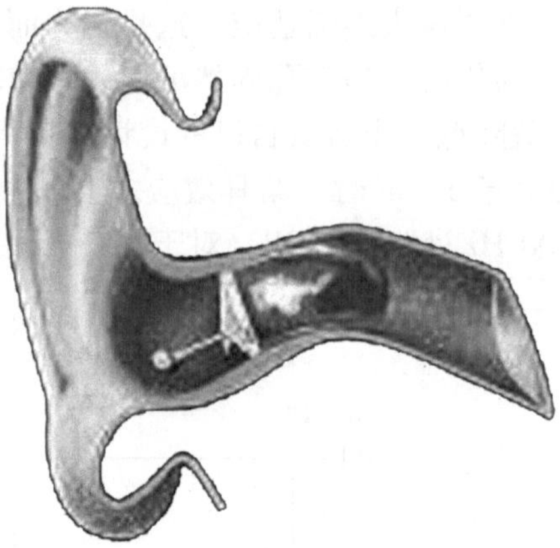

图25－7－25　CIC助听器在外耳道中的位置

2. 对增益的要求降低，电池消耗减少　CIC助听器使得助听器尖端与鼓膜之间的空气腔（Lybarger称之为V3）减少，一般意义上的CIC是指其外表面完全位于耳道中，至于V3的大小，不同的厂家有很大不同。理论上讲，V3的体积每减小一半，鼓膜处的声压级增加6 dB，图25－7－26显示CIC助听器在KEMAR上，V3由2ml变为0.12 ml过程中增益曲线的峰值由20dB变成45dB。

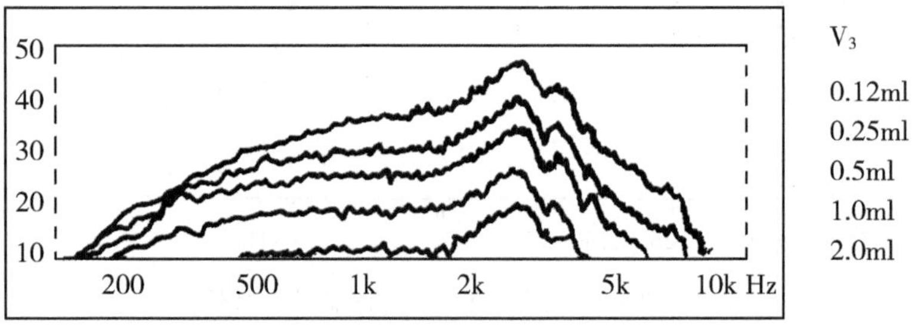

图25－7－26　KEMAR上测得V3体积的减小对CIC助听器增益的影响

在真耳，情况略有不同，因为V3的减小要涉及到V4的参与。V4是中耳含气腔。随着频率增加，鼓膜的顺应性降低，V4在V3减小时所起的作用越来越小，以至于V3减小引起的放大效应在高频比低频更为显著。

V3减小所产生的放大效应，使得对助听器的增益要求降低，电池的消耗也随之降低，增加了使用寿命。

3. 净空问题　汽车在通过隧道时，隧道往往标明“限高××米”。汽车载货高度一旦超过限高，则必定发生事故。载货高度与隧道限高之差，即为净空（headroom）。

以此类推，助听器电池电压较低，使得助听器的放大量有一个限度。超过此限，助听器会进入饱和状态，产生许多谐波失真和互调失真。此限度与助听器实际放大量之差，也称之为助听器的净空。由于CIC助听器对增益的要求降低，要达到相同的听力补偿目的，CIC只须较小的放大量即可，所以CIC助听器的净空较大。

4. 耳郭效应　多年来耳郭一直被认为是一种进化过程中遗存的器官，顶多只有一些集声功能。但近来的研究表明，耳郭及耳道在声波到达鼓膜之前就已经对声波作了处理。来自不同入射方位角的声波在耳郭及耳道内产生的反射与共振也不同，由此产生一定的滤波效应，在声源定位上起重要作用。

同时头颅及双耳郭的空间位置也使得声波到达双耳存在时间差和强度差。时间差为600～700μs，大致相当于声波绕行头颅的时间，并且在不同的方位角随频率而改变。这一特性在1 500Hz以下的低频较为显著。反之，强度差在低频时仅有几个dB，在4kHz以上的高频则可增加到10dB以上。

时间差、强度差及耳郭滤波效应不仅有助于声源定位，而且还可以提高在嘈杂环境下的信噪比，所以耳郭的作用不容小视。CIC 助听器使得耳郭的这些作用得以充分发挥。

六、耳模材料及其选择

耳模大致可分成软、硬两种。不同的耳模实验室采用的材料及工艺也都有所不同。

（一）耳模材料

一种好的耳模材料应使制成的耳模具有坚固、致密、洁净、无毒、不吸水、有张力等特点。下面是目前国际上较常用的几种材料。

1．透明合成树脂（lucite）　成分为聚合甲基丙烯酸甲酯，需经热处理或在紫外光下聚合，牙科也广泛使用。制成后的耳模为无色或粉色透明的硬质耳模，易于修改及佩戴，但密封性稍差。无毒，适用于有过敏症的患者。

2．软丙烯酸（聚乙基丙烯酸甲酯）　这是一种用热固定的半软材料，可随体温升高略微变软，色泽粉红。

3．多聚热塑聚氯乙烯　为软耳模热塑材料，可加工成多种形状的耳模，尤适于儿童或大功率助听器使用者。它具有许多硅胶的优点，价格却便宜，色泽为半透明的粉色。

4．MEDI－SIL 无毒硅胶　这种医用硅胶是一种柔韧的惰性橡胶，可制成多种类型的耳模，过敏反应极少发生。色泽为透明粉色。但耳模易老化变硬，颜色也变为茶色。声孔全部采用扣式声孔。

（二）选择耳模材料时的考虑

选择耳模材料，主要针对患者的实际要求和情况：

1．患者耳郭软硬程度　决定了佩戴耳模的难易程度。若耳郭较硬，则应选择一个软耳模。老龄患者的耳道皮肤松弛，硬耳模也许更容易佩戴。

2．助听器的功率　大功率助听器要求耳模与外耳道封接得很严密，以防止声反馈的发生，可使用软的壳式耳模。对于轻中度助听器，只要耳郭硬度适中，就可采用硬质耳模，硬质耳模是目前最常用的。

3．患者对助听器的耐受　患者是否有过敏体质。

4．耳模的颜色　患者对耳模颜色的美学要求。

七、耳印模技术

耳模封接得是否紧密，很大程度上取决于耳印模取得好坏。

（一）常规步骤

1．检查耳郭有无感染，外耳道是否塌陷、耵聍堵塞、感染或其他异常发育。许多乳突根治术后的病人，外耳道口很小，深部却有一个很大的空腔。

2．将一个连有丝线的棉障（cotton dum）小心地塞入外耳道，深度要超过第一弯曲。丝线另一端搭在耳后（图 25－7－27）。

3．耳印模材料为两种不同颜色的膏体，按一定比例均匀混合后，快速填入注射器中。注意膏体内不要留有气泡。

4．将注射器头插入外耳道口，依次将膏体注入外耳道、耳甲腔、舟状窝、三角窝等区域。在注射过程中，注射器的头一定要埋在膏体内，以免产生气泡。

5．轻轻牵动丝线，一方面使丝线埋入膏体内，另一方面也使棉障充分接触耳印膏体，保证印模尖端形状的完好。

6．待膏体完全变硬（不再留下指甲划痕）后，取出耳印。

7．重新检查外耳道，观察有无残余膏体。

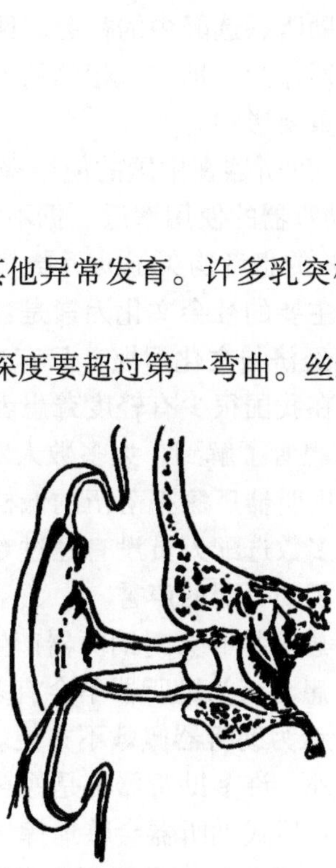

图 25－7－27　棉障插入外耳道的位置

（二）耳印膏材料

耳印膏材料是由两种独立包装的化学材料组成。使用时按一定比例充分混合均匀。混合后的膏体为软性膏体，有一定的黏稠度，在较短的时间内（3～5min）逐渐硬化。

现在的耳印膏多为硅胶类，一般有两种包装形式。

1. 浓缩凝结有机树脂硅材料（如二甲醛硅氧烷）　两种糊状物按 1∶10 的比例相结合而成的混合物，如 Otoform－K™等。

2. 附加凝固有机树脂硅材料（如聚乙烯硅氧烷）　两种糊状物按 1∶1 的比例相结合而成的混合物，如 Otoform－A/K™等。

耳印膏材料有一定的贮存方式和有效期，如果储存不当或超过有效期，膏体中的油剂会析出，将延长耳印膏的凝固时间，甚至不凝固。

（三）注意事项

对于外耳有感染的患者，需待其治愈后再取耳印。耵聍要清除干净。对于外耳道深部有较大腔体的病人（如乳突根治术后的患者），腔体要填塞完全，棉障的深度要浅一些，以免膏体打入这个大的腔体后取不出来。

一个好的印模必须包括耳道、耳甲腔、耳轮、耳屏等结构，平滑无气泡。印模材料也要求不易收缩变形，便于邮寄。

（四）完全耳道式助听器的耳模

与普通助听器耳印模提取方法大体相同，有所变化的是：①外耳道内要先用棉障涂抹一层润肤油，以便于深耳道耳印的取出；②棉障的位置要超过耳道第二弯曲 3 mm，建议在光纤视频耳镜的导引下放置；③注入耳印材料后，嘱咐患者张口咀嚼若干次后停止，不要按压耳印材料，以免引起外耳道变形。

第八节　成人助听器选配常规流程

一、助听器选配中的社会、医疗及心理问题

助听器作为一种与人相伴的辅助交流手段，社会环境、个人心理及医疗保健等因素会对助听器的应用产生重要影响。

（一）助听器在中国的使用率

1. 助听器的使用率低　据不完全统计，我国大约有 1.2 亿人口存在着永久性听力损失，其中大约只有 3% 的患者购买了助听器。这一数字远远低于西方发达国家的助听器购买率（20%）。造成这一现状的主要的社会文化因素是：

（1）经济与文化习惯　只有当听力损失严重地影响言语交流时，才会想到找医生看病或配助听器。所以在我国很少有轻度聋患者要求选配助听器。

（2）患者了解到，大多数人对助听器的效果都不甚满意。近来世界范围内助听器技术飞速发展，国外一些助听器厂家把落伍的低档助听器销往中国。大多数患者仍在使用盒式或低档耳后式助听器，再加上大多数选配人员没有经过专业培训，选配过程中掺杂一些商业行为，导致助听器的实用效果较差，损害了助听器的声誉。

（3）患者担心会对助听器产生依赖性。

（4）患者认为助听器不会有多大帮助。大多数患者对助听器的认识十分肤浅和片面。

（5）认为助听器佩戴不方便。患者印象中的助听器多为盒式和耳后式，不知还有耳内式、耳道式等。另外，许多助听器都是像普通商品一样在药店或专卖店一次买卖，用塑料耳塞替代耳模，患者十分担心耳后式助听器会坠地摔坏。

（6）患者不知在哪里可选配到合适的助听器。大多数医院都没有专门的听力康复机构，而由耳鼻喉科测听室代理。残疾人福利机构、民政部门开设的听力康复机构多局限于聋哑儿童的听力康复。

近来一些厂家开设了独立的助听器验配中心，但刚刚起步，还没有确立很好的声誉。助听器在商业机构中虽也有零售，但并不为大多数患者信服认可。

（7）患者认为助听器选配者没有经过专业培训。在我国，事实的确如此。但已经有些机构开始筹划对从业人员进行专业培训并颁发资格证书。

（8）患者的家人认为助听器不是必需的，尤其是对年事已高的失聪老人。

（9）有些医师认为配助听器的意义不大。大多数医师对近年来助听器技术的飞速发展缺乏了解，认识仍停留在20年前盒式助听器的水平。由于担心助听器的噪音会进一步损害听力（老式助听器或验配得不认真），医师往往劝告病人不要轻易去选配助听器，不要长时间使用助听器。这种观点是错误的。

（10）患者认为戴助听器是衰老的标志。

2. 影响助听器使用的因素　以上因素决定了购买助听器的比例很低。即使患者购买了助听器，还有诸多因素影响着助听器的使用：

（1）听力损失　听力损失的程度越轻，越不倾向于使用助听器。

（2）个人因素　患者是否接受听力损失这一现实，对助听器的期望值是否合理，对使用助听器的态度是否积极，是否有社会交往的愿望，家人的参与和支持，都影响着助听器的使用。

（3）年龄　在65岁以上的老龄人群中，随着年龄的增加，生活自理能力逐渐下降，社会参与度逐渐下降，助听器的使用也呈下降趋势。

（4）助听器的使用技巧直接决定助听器是否被经常使用。

为了改变这一现状，听力学家有义务担负起社区听力学普及的任务。提高公众对助听器的认识，使其他一些卫生专业人员（社区全科医师、耳科医师、儿童保健、聋儿教师等）对助听器的优势及适用范围有更深入的了解，为患者选配合适的助听器，必要时进行随访。

（二）医疗方面的考虑

对一个前来选配助听器的患者，我们必须首先了解其听力损失的原因，判断是否可以通过药物或手术来治愈，同时还要了解有无佩戴助听器的禁忌证。1977年美国食品药物管理局（FDA）规定，有任何如下症状，助听器选配者都应劝告患者首先寻求治疗：①明显的先天或外伤性的耳畸形；②近90天耳部有分泌物排出；③近90天听力突然或急剧下降；④急性或慢性眩晕；⑤近90天内单侧突发听力下降；⑥在500、1 000和2 000Hz气骨导差大于15dB；⑦外耳道内明显的耵聍栓塞或异物；⑧耳部疼痛。

（三）考虑患者不同的心理表现

1. “我需要助听器吗?”　只要有听力损失，就应考虑使用助听器，听力损失越重，对助听器的要求就越迫切。对于深度聋患者，助听器仍有助于唇读和感受环境声。即使是人工耳蜗的候选病人，也要首先试用助听器。

2. 对助听器需求的迫切程度　并不是所有的听力损失患者都感到有听力困难，这还取决于他们的生活方式。对于那些退休在家、独居、很少与人交谈的人来说，选配助听器的愿望就不那么迫切。

3. 选配助听器的动机　患者选配助听器的动机对选配成功至关重要。来自家庭和亲友的支持固然重要，但患者本人对助听器的期望值要现实一些，并坚持使用，才能逐步体会到助听器的帮助。

4. 要针对患者的需要，提出建议　一些辅助聆听设备可能更能解决患者在听电话、看电视时的需求。一些听力康复课程可以教会患者一些聆听技巧。

二、系统听力检查及康复评估

（一）获得患者最基本情况

要详细地了解病史，包括神经、精神症状、涉及内耳血供的一些心血管或代谢类疾病的情况、有无耳鸣、有无眩晕、渐进性/波动性/突聋、是否使用了耳毒性药物、是否有遗传倾向等。

耳镜检查有助于了解外耳、中耳状况。若存有耵聍应先去除，以便进行纯音测听等检查。耳镜检查还可了解耳道的大小及走行情况，有利于获取一个好的耳印模，并确定患者能否使用 CIC 助听器。

纯音听力图应包括听阈和响度不适级。建议同步进行言语测听，言语测听的结果应与纯音测听结果相吻合，否则应怀疑有蜗后病变。建议采用多种测听技术以相互印证。

（二）听力康复情况

患者是否佩戴过助听器，他考虑配戴助听器的动机是什么，心理上是否已接受听力损失这一现实，对助听器的期望值是否合理，对使用助听器的态度是否积极，是否有社会交往的愿望，是否有特殊的职业或社会角色，是否想对公众隐瞒自己的听力损失，是否得到家人的参与和支持，都影响着助听器的使用。

为系统了解听力损失对患者日常生活的影响，也为了便于患者日后评价助听器的效果，可以使用一些评价量表，对助听前的总体情况做一分析。

（三）检查结果的分析

听力学家应向患者解释其听力损失的类型与程度，有无佩戴助听器的禁忌证，是否可以考虑通过药物或手术方法来治愈。

传导性耳聋患者佩戴助听器的效果往往较好，但有不少病例可以通过药物或手术方法治愈，在加上助听器长期堵塞耳道易引发炎症，所以应鼓励患者首先征求耳科医师的意见。

耳蜗病变的患者，尤其是老年性听力下降，其频率/时间分辨力也有一定程度的下降，一般需结合较新的数字处理技术来智能化地“预处理”声音，才能收到较好的放大效果。

由于听神经以上的听觉传导通路涉及较复杂的信息整合过程，尚有许多未知之处，所以对蜗后病变患者（如听神经病、卒中导致的颞叶病变等），助听器很难有确定的康复效果。

单侧耳聋的患者，一般无需佩戴助听器，除非有某种特殊需求。但也有人从预防“听力剥夺”现象的角度，认为也应佩戴助听器。

双侧极重度感音神经性听力损失的患者，如果试戴助听器无效或收效甚微，可考虑植入人工耳蜗。

三、制定处置计划

患者初次就诊时，通过对其听力损失的生理和心理两方面的评估，听力学家应充分了解患者的病情与需求，树立以病人为中心的服务模式，让病人参与决策。听力学家应讲解助听器不同的技术档次（半导体分立元件助听器、集成电路助听器、可编程助听器、全数字助听器）及不同的外形构造（盒式、耳后式、耳内式、耳道式、深耳道式），解释他们的优点与不足，并结合患者日后的维修保养，考虑患者使用听觉辅助装置的可能性，给出适当的建议。对于手/眼活动能力受限的老人、无自主能力的儿童，都应考虑到他们的特殊性。

（一）选择助听器及其耳模时应考虑的因素

1. 听力损失的程度和类型　每种助听器类型都有其适配范围，如 BTE 所覆盖的听力损失范围较广，对于重度/深度聋或高频陡降型听力损失是必需的。某些传导性聋患者历经多次手术效果不佳，鼓室结构破坏，可考虑用骨导式助听器。

2. 患者的期望值　助听器作为一个外在放大装置（外因），要依赖患者的残存听力（内因）起作用。假如某一频段的残存听力为零，则感受这一频段声音的物质基础就完全丧失（称为耳蜗死区），助听器也一定不会收到好的效果。要帮助患者针对其具体病情，建立合理的期望值。千万不要指望助听器能把患者的听力补偿到正常水平。助听器所能实现的不过是最大限度地解决人们的言语交流问题。

一般来说，传导性聋只损失了一定的声能，其内耳的分辨能力正常，助听器只要补偿了这部分声能，就可以获得很好的效果。感音性聋不仅损失了声能，而且耳蜗的频率分辨和时间分辨能力都下降，普通的简单放大的助听器，不可能解决患者的言语分辨、特别是噪声环境中的言语分辨问题。只有随着对耳蜗病理生理研究的不断深化以及数字技术在助听器中的应用，才有望得以改善。而对于有蜗后病变乃至大脑器质性病变的患者，助听器的作用不大。对于老年患者，认知能力开始出现退化，其使用效果也会逊于年轻人。

应根据患者的经济能力以及期望值来推荐适当档次的助听器。对于工作、生活环境多变的人士，应考虑可编程或全数字助听器。对于赋闲在家、交际很少的人，就可针对他的主要需求（如看电视）来具体选择档次相宜的助听器。

3. 美观上的考虑 助听器的外形与大小，直接关系到它的美观。听力损失作为一种缺陷，可能直接影响到一个人的前途和自信心，所以患者普遍存在一种“把助听器遮盖起来”的心理。越是年轻人，越要求助听器隐蔽看不见。儿童在进入学校后就会逐渐出现这种心理。

助听器及其耳模的颜色，也是影响美观的一个因素。对于耳道式及深耳道式助听器，褐色的面板正好与耳道的阴影相匹配；耳后式的色泽应接近于耳后皮肤的颜色，耳模最好是透明、亚光的。对在聋儿学校的儿童，色彩斑斓的助听器也许是他们最热衷的，因为在那个环境中，没有人会好奇地盯着他们的助听器。

4. 手指灵活程度/视力 许多老人除了听力损失外，视力也差，手指活动不灵活，摆弄外观小巧的助听器、安装很小的电池，会有困难。由于手指的触觉不敏感，调节耳内式助听器音量要比耳后式困难一些，但如果助听器配有遥控器或者助听器有音量自动控制功能，二者就没有什么区别 。从摘取方便这一角度来讲，耳内式助听器比耳后式要略方便一些，半耳甲腔式、耳道式耳模（或耳内式助听器）比满耳甲腔式要容易得多。

5. 患者的耳道大小 国人的耳道一般较小。过细过扁的耳道，在制作耳道式或深耳道式助听器时会有困难。即使选配了耳后式助听器，耳模的通气孔或喇叭型声孔的尺寸也会受到限制。

6. 与辅助器件的配接 耳后式助听器可配接音频输入、FM 接口等辅助装置，允许实现方向性麦克风特性，而耳内式助听器则不容易实现这些功能。对于儿童接受言语治疗，这些装置是十分必要的，所以儿童助听器应以耳后式为主。

7. 耳模的材质、外观 耳模的材质应保证耳模透明均匀，不过敏。儿童的耳模应选用软性材料，以避免外力撞击伤及中耳或内耳。耳模的外观取决于听力损失的程度。总体说来，听力损失越重，耳模占据耳甲腔的部分越大，耳模越厚重。听力损失越轻，开耳配戴的程度越大，耳模越轻薄，只起到固定助听器的作用。

8. CROS 方式的运用 CROS 方式早期主要应用于眼镜式助听器，因为将信号传送到对侧的导线正好可以隐藏在镜架内。现在 CROS 多用于非对称性的听力减退。麦克风（装在一个助听器样空壳上）置于听力损失较重的一侧，放大器和受话器置于另一侧。麦克风接收后的信号经导线或无线传输方式，送至对侧。由于麦克风与受话器分列头的两侧，产生声反馈的几率很小，所以对侧助听器一般都可以采用开耳佩戴的方式。

最常用也最简单的 CROS 的应用方式是：一些单耳极重度聋、对侧耳接近正常的患者，本来应付一般的言语交流没有问题，但有时出于职业的需要（如出租车司机，坐在左侧驾驶位上，其右耳听力减退，但乘客的声音多来自右侧）或希望有更好的空间接收能力（经常出席各种会议的人士，不希望在公众面前频繁地将听力较佳的一侧耳朵转向不同的声源），他们希望以 CROS 方式使用助听器。由于是开耳佩戴，听力正常耳仍旧可以自如地接收声音。

稍微复杂一点的 CROS 使用方式是 BiCROS（Binaural CROS，双侧信号对传）。对一些单耳极重度聋、对侧中度听力损失的患者，在原 CROS 助听器构造的基础上，听力损失较轻的一侧也增加一个麦克风，这样两侧接收的声音同时传送到一个放大器，放大后经一个受话器送至听力较佳耳。由于对侧的听力损失为中等，耳模可以开较大的通气孔，对于喜欢开耳佩戴的患者比较有利。对有传导性聋成分且尚未干耳、希望耳道保持通畅的助听器使用者，CROS 方式是值得考虑的。

（二）双耳佩戴还是单耳佩戴

1. 双耳听觉的优点

（1）声源定位　双耳听觉的声源定位能力明显优于单耳听觉。大脑可以利用声波到达双耳时的相位差，准确地判断出声源的方位。轻度听力损失患者（<50dB HL），声源定位能力无明显下降；对于>50dB HL的听力损失，双耳选配助听器可显著提高声源定位能力。

（2）响度加合　双耳听觉所接受的响度要比单耳听觉高一些。在阈值水平，双耳阈值好于单耳阈值3dB；在阈上水平，双耳听觉的优势约为10dB。由此，双耳选配助听器，可以允许每只助听器的增益略微降低，从而减少了声反馈的可能性；同时对于重度聋患者，助听器进入饱和状态的几率降低，有助于改善助听后的言语识别能力。

（3）双耳噪声抑制（squelch）　听觉中枢神经系统可以利用双耳听觉，将言语信号扩增，将噪声信号压制，特别是当两耳的噪声信号相位相同而言语信号相位不同时。信噪比的提高，有助于在噪声环境中提高言语分辨力。

（4）消除头影效应（head shadow effect）　如果患者双侧听力损失不对称且只在单耳佩戴助听器，当声源来自另一侧耳时，头颅对声音的传播起阻碍和衰减作用，尤其是大于1 500Hz的高频声，衰减可高达10～16 dB，而这部分高频声对感音性聋患者的语音清晰度十分关键。患者聆听来自对侧的语音时，会变得困难。大多数情况患者可把头转向一侧，但某些场合，头转来转去会使患者感觉难堪。

2. 双耳配戴助听器的不足　由于是双耳配戴，花费就要增加一倍；如果双耳听力损失不对称，或双耳配戴的助听器的信号处理方法不一致，双耳要实现良好的均衡会较为困难。对于双耳听力相差悬殊的患者，双耳配戴助听器并没有什么优势。

3. 若单耳选配，在哪一侧选配助听器　回答这个问题的关键在于如何最大可能地提高言语分辨能力。如果是轻、中度听力损失（<50 dB HL），最好在较差耳选配助听器，以获得双耳均衡感，并能有明显的收益；如果是重度听力损失（>50 dB HL）则在稍好的一侧耳上选配助听器，以期有良好的言语分辨能力；平坦型听力损失比斜坡型听力损失更容易选配；动态范围较宽的一侧较易选配；传导性聋比感音神经聋易于选配。如果对双耳分别进行过言语测试，则得分高的一侧耳，选配后的效果最佳。

确定了助听器的外型和档次后，取两个耳样，第一次就诊也就完成了，并应约定第二次就诊的时间（届时耳模已做好）。

四、助听器的选择

在患者第二次就诊之前，选配师套用患者的听力数据，处方公式会给出增益的目标曲线。在2ml耦合腔测量的基础上，调节助听器的各个参数，选出符合患者需求的几种助听器。有关处方公式，将在下面的章节做专门论述。

（一）频响特性

处方选配公式给出的目标曲线通常都是放大器在各频率的介入增益值，而助听器性能参数通常是在2ml耦合腔、堵耳模拟器或KEMAR上获得的。如果已测得了患者的真耳－耦合腔差值（RECD），可直接推算出助听器在2ml耦合腔中的数值。条件不具备时，采用平均的RECD值作为转换因子，也是可行的。

部分处方公式给出了助听器在2ml耦合腔上的目标曲线，听力学家可在2ml耦合腔中实测并调节助听器的参数，使之与目标曲线吻合。在不具备助听器测试设备的条件下，可参考助听器在KEMAR上的数值大致调整一下助听器，当然不会太准确。

双耳选配时，应考虑双耳的响度加合作用，将每个助听器的增益降低3～6 dB。

对于传导性耳聋或混合性聋，增益应增加气骨导差的20%～25%。

（二）最大声输出

助听器的最大声输出不应超出患者的响度不舒适级。最好能获得患者各频率的不舒适级，对于没有不舒适级数值的患者，处方公式也根据听阈资料估算出数值，给出了助听器的最大声输出的目标

曲线，

（三）输入－输出特性

对于非线性放大助听器，针对不同的声学环境确定压缩阈值，应用非线性处方公式计算适宜的输入—输出曲线，主要是各频段的压缩比。

（四）其他特性

对于具有一定智能处理功能的全数字助听器，可根据患者的实际需要确定其各智能功能的组合。对于同时选配了环路线圈、FM系统、专用电话（配合T档使用）的患者，还要预先保证助听器与这些听觉辅助器件的配接正常。

五、助听器的调试

患者在第二次就诊时，首先分别佩戴这几种预先设置好了的助听器，并最终确定所喜好的型号，听力师再将助听器配接上已制作完成的耳模，完成真耳介入增益的测试，最终完成调试。有关真耳分析，将在下面的章节中讲述。

应分别对轻声、普通言语强度和大声3种情况予以验证。

1. 轻声是否能听见

（1）采用较轻的输入声（50dB SPL）测试REAR（真耳助听反应），将其结果与目标值比较。

（2）完成声场助听听阈测试（目标值应在20～30dB HL）。

（3）用很轻的语音（45～50 dB SPL）与患者说话，他应听起来感觉“很轻微”、“很轻”或“还可以，稍偏小”。

2. 普通言语是否能舒适地接收

（1）用65dB SPL的复合言语噪音测定REIG（真耳介入增益），将其结果与目标值比较。

（2）用正常的语音强度（60～65dB SPL）与患者说话，他应听起来感觉“还可以，稍偏小”、“正合适”或“还可以，稍偏大”。

3. 大声能否耐受

（1）用90dB SPL的扫频纯音信号测得RESR（真耳饱和反应），将其结果与目标值相比较。

（2）将RECD（真耳－耦合腔差值）加上2ml耦合腔内测得的$OSPL_{90}$，与患者的不舒适级比较。

（3）用大声言语（80～85dB SPL）与患者说话，他应听起来感觉“还可以，稍偏大”或“很大，但还受得了”。

这样，患者就可以在日常生活中去尝试使用助听器了。一般来说，为了帮助助听器使用者度过最初的适应期（一般为4～6周），增益量的设置应根据患者有无助听器使用经验而有所不同：①有很长使用经验的患者，所喜好的增益量一般偏大，增益量也应适当加大；②初次配戴助听器的患者，突然感觉所有的声音都放大了，很不适应这一骤变，所以初次增益可以只设置为理想增益值的60%，以后几周内再逐渐改换至80%、100%；③对于由线性放大变为非线性放大助听器的患者，一般都会觉得在声音变柔和的同时也变小了。应参考患者原有助听器的放大模式，逐步过渡到新的压缩模式。如压缩比可逐渐变大，压缩阈值逐渐降低。

六、助听器的验证

笔者主张在患者使用了一段时间以后进行随访。随访的内容主要有：

（一）质量控制

助听器在使用了一段时间后，可能由于保养不良等原因出现一些故障：如BTE助听器的麦克风的敏感度因受潮而下降；ITE、ITC等助听器内部混入了耳垢而影响音质。所以每次随访时，都应在耦合腔中测试助听器的性能，以验证其性能与听力师设置的参数相一致。有时耳模也会是故障的原因：如导声管或通气孔被耵聍或汗液堵塞、导声管硬化断裂等。听力师还应使用一个类似听诊器的听筒来判断有无过多的噪音、开关是否接触良好、声音是否断续等。

患者在初次使用助听器时，就应被告知正确的使用保养知识。

1. 防潮　助听器作为一个电声设备，应避免潮湿。洗脸洗澡时、雨雪天气、头发有汗，都应避免使用助听器，尤其是耳后式助听器的麦克风很容易碰到发梢，受潮后会使其敏感度下降。另外沿海、南方等地区相对潮湿，对助听器的保养也是不利的。最好购买一个可重复使用的干燥瓶，每天临睡前用干的软布擦拭后，放入干燥瓶中，吸走助听器内的潮气。干燥剂在吸收了足够多的潮气后也会失效，应重新烘干后再使用。

2. 清除耳垢　耳垢常常是影响效果的主要因素。对于 BTE 助听器，耳垢堵塞声孔可使声音消失，即使部分堵塞声孔或堵塞通气孔也会使音质变差。对于 ITE 助听器，耳垢若堵塞受话器口，也会使声音传不出来；耳垢若进入到助听器内部，可能影响助听器的总体音质。所以，一般在受话器口都扣上一个耵聍挡板或塞入一个防耳垢小弹簧，平时注意用小刷子清除。耵聍太多，可换一个新的耵聍挡板或小弹簧。有时耳道壁上脱落上皮形成的耵聍，恰巧离受话器很近，也会成为一个反馈的原因。因此从助听器保养的角度来看，应经常保持耳道的清洁。

3. 电池　助听器的电池普遍采用锌－空气电池，这种电池的表面有一贴膜，揭开后有小孔暴露，电池内液与空气中的氧作用而发生电化学反应。贴膜揭开后应用指甲或布擦拭掉粘胶，避免堵塞小孔，有时潮气也会堵塞小孔，而表现出电流量不足。有时电池消耗得很快，可能是由于贴膜在揭开之前就已有局部的松脱。应向患者讲明，锌－空气电池存在自发性放电，新电池即使只使用了一次，只要贴膜揭开了，搁置几周后也会没电。助听器长时间不用时，应取出电池，以免电池内液的泄露污染了助听器的内芯。电池应存放在儿童不易找到的地方，防止被误服。

4. 摔击与高温、化学因素　虽然 BTE 助听器在出厂时已经过抗冲击实验，但用力摔击仍会使它碎裂。ITE 等定制机的机壳更薄，不小心踩踏会使其碎裂。还应避免在阳光下暴晒，避免发胶等化学制品进入助听器。

（二）佩戴是否合适

应了解助听器是否美观、舒适，音量轮是否易于调节、麦克风所处的位置是否合适。对于 BTE 助听器的耳模或定制式助听器，还应了解是否易于佩戴、是否牢靠、患者是否已掌握了正确的佩戴方法、耳甲腔内有无局部的红肿压痛、耳模材料是否引起过敏、有无反馈啸叫（特别是在咀嚼、张嘴时）。若存在此类问题，应修改或重制耳模或外壳。

（三）患者自己说话时听起来有无回声

1. 患者说话自己听起来声音沉闷的原因　助听器的耳模或定制式助听器插入外耳道，佩戴者常抱怨自己说话的声音“有回音”、“像在桶里说话”。这种抱怨可能有两个原因，一是堵耳效应，二可能是助听器低频增益过高。因此，选配者要鉴别病人抱怨的真正根源：让病人戴上助听器（开关处于关的位置），若此时患者自己发声时听起来仍有沉闷感，则表明堵耳效应是抱怨的主要原因。否则适当降低低频增益即可。

2. 减少助听中堵耳效应的常用方法

（1）增加耳模深入耳道的长度　使之超过耳道的软骨部而与耳道的硬骨质接触，自身颅骨振动产生的骨导信号可通过硬耳模传递出去，不再传递给软骨，所以闭合的外耳道内也就不会再有因软骨振动而产生的低频能量了。不过，这对耳模的制作工艺要求较高，佩戴也不很舒适。

（2）通气孔　加大通气孔的直径同时缩短通气孔的长度，有利于外耳道软骨的低频振动能量释放出去，但也不可避免地将助听器的低频增益降低。患者听自己的说话声变得自然，但对别人的说话声即觉得声音偏小。况且只有当通气孔直径大于 3 mm 时，堵耳效应才会明显减弱。

（3）劝说病人逐渐适应　这是不得已的办法。可以给患者演示，当用某种方式堵住外耳道时，任何人听自己说话的声音会有低频增强的感觉。通过心理暗示，使其逐渐接受。

（四）有无啸叫

使用大功率助听器的患者，在咀嚼、说话、张嘴时助听器可能会发出啸叫，而助听器使用者却浑然不知，在公众场合这常令人十分尴尬。因此，应在助听器的验证过程中涉及反馈问题。

任何一个电声放大装置都有可能出现反馈现象，助听器在使用中也不例外。事实上，反馈问题在助听器的发展历史上，一度是困扰助听器小型化的主要原因。助听器的小型化使得受话器和麦克风等部件靠得很近，放大过程中的各级信号都可能部分地、经某种环路再次被麦克风或前级放大电路接受，若这部分信号一旦超过了原来的输入信号，电路就处于正反馈状态，产生自（我）激（励）振荡，表现为啸叫。

1．助听器中所涉及的反馈类型

（1）声反馈　助听器中最重要、最常见的反馈形式就是声反馈。声反馈大多是由于耳模的密封性差引起的。放大后的声音沿耳模通气孔或耳道缝隙被泄露出来，再次被麦克风所接收，最终引起声反馈。对于听力损失程度较轻的人士，由于增益不大，即使开耳佩戴也不会产生啸叫。对于斜坡型听力损失，高频增益较大，要求耳道尽量密闭；但低频的堵耳效应又要求加大通气孔。二者需要很好的折中。

声反馈的另一种可能的原因是受话器与麦克风之间存在内在的耦合。这需要更换内部的器件。

（2）机械反馈　机械反馈起自麦克风和受话器的振动阻尼不足。受话器产生的机械振动通过助听器的机壳传递至麦克风，麦克风拾取后引起机械反馈。机械反馈主要出现在低频放大助听器上，而且反馈频率在1 000Hz以下。

（3）磁反馈　只有在使用电感线圈（T档）时才有可能引入磁反馈。受话器中的磁场被助听器的电感线圈拾取，从而引起了反馈。磁反馈可出现在助听器整个频率范围之内。

（4）电反馈　当助听器的电池不足时，电压下降、内阻上升，放大器变得不稳定，从而产生一种类似摩托艇噪声的低频轰鸣声。

2．消除反馈的方法

（1）确定反馈的类型　如果是机械反馈或磁反馈，应直接送工厂检修；对于电反馈，可送给患者一个电池测电器，以随时测试电池的电量。

（2）声反馈是外在原因（耳模）还是内在原因（麦克风和受话器的内在耦合）　堵住助听器的耳钩，若啸叫仍存在，则为内在原因；否则应为耳模的原因。

（3）确定声反馈的频率　若反馈出现在低频（1 000～2 000Hz），降低增益、减小耳模通气孔的尺寸，或在BTE耳钩处加装一个声阻尼滤网，使频响曲线平滑，避免不平滑的峰值增益引发反馈。若反馈出现在高频（3 000～5 000Hz），使用助听器的高频削减来降低高频增益，或者修改耳模，减小通气孔。

（五）性能

患者对助听器性能的抱怨，要具体问题具体分析：可能是没有达到患者的期望值；可能是患者的听力状况下降；当然也可能是助听器的参数尚未调节到最佳位置，或者助听器出现了故障。

在排除了患者听力下降这种可能性的前提下，可对患者的助听效果采用言语测听、真耳分析、声场测听等多种手段验证其性能。

1．助听后声场阈值测定　正常人的语声在强度和频率上都有一定的范围，这就是正常人长时间平均会话声谱（long term average speech spectrum，LTASS），如果将其绘制在听力图上，则LTASS表现为一个香蕉状的区域，因此被形象地称之为“香蕉图”（图25－8－1）。

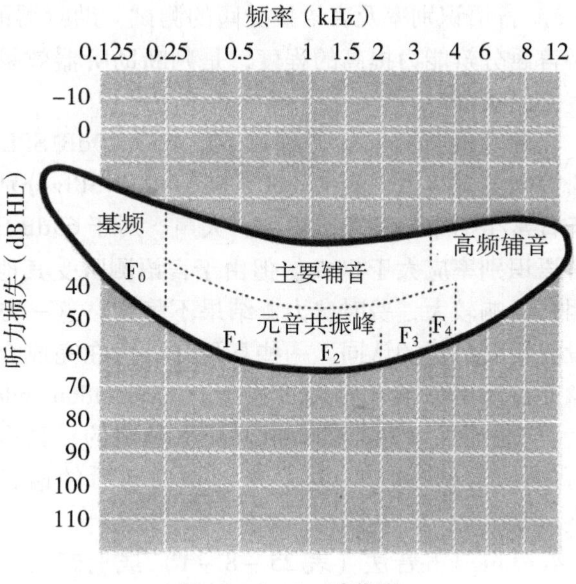

图25－8－1　香蕉图

在声场中用啭音测试助听后的听阈，若该听阈在各频率处都落在 LTASS 中，则较为满意，最理想的状态是助听听阈位于 LTASS 的中线。个别频率的听阈处在 LTASS 之外，可通过修改助听参数或耳模等方法来改进。

2. SPL－O－Gram　由于言语有大约 30dB 的动态范围，我们无法从香蕉图上了解，整个言语动态范围是否被无失真地放大，响的言语声是否早已使助听器达到饱和。随着许多压缩放大助听器的出现，宽动态范围压缩的概念日益被各处方公式所采纳，LTASS 经放大后是否全部落在患者的听觉动态范围之内，成为评价压缩助听器补偿效果的更有效的手段。

DSL［i/o］公式率先提出了 SPL－O－GRAM 图样（图 25－8－2），可在一个图上同时表示听阈、助听听阈、助听后的言语频谱及 MPO，正日益受到听力学家的重视。

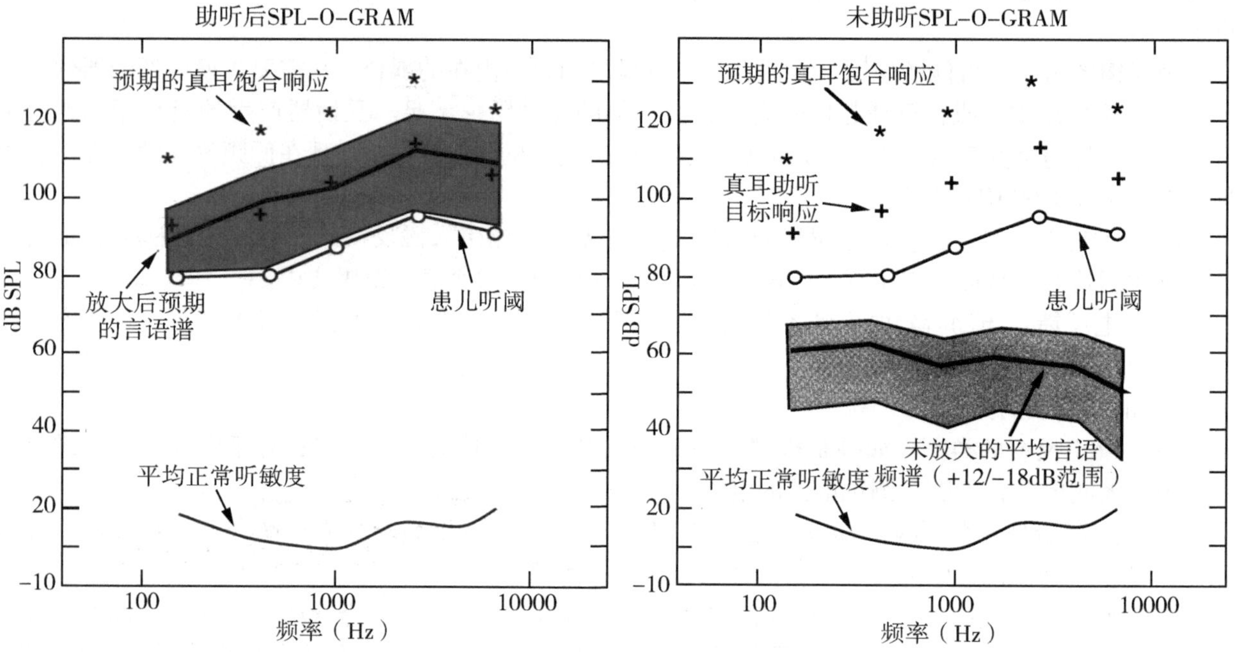

图 25－8－2　SPL－O－GRAM 图样

3. 言语识别率及言语接受阈的测试　助听器的主要目的是改善患者的言语听力，因此佩戴助听器后言语分辨能力提高的程度，是判断助听器效果的最直接的依据。

在佩戴助听器前后分别以 50、65、80dB SPL 的言语声来测试言语识别率。50、65、80dB SPL 分别对应于日常生活中的轻声、适中、大声。对于 65dB SPL 的言语识别率应大于 80%。但由于言语测听受其他各种因素影响较大，费时费力，结果不稳定，这一方法并没有得到广泛的认同。一些真耳分析仪在完成介入增益测试后可以给出清晰度指数（articulation index，AI）。它是通过大量语言清晰度测试导出的、具有频带可加性的一个指数，可用来计算助听后的语言可懂度。

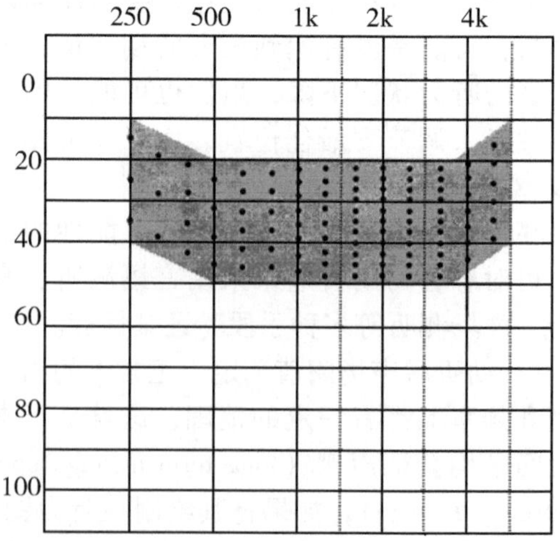

图 25－8－3　在听力图中用计数法计算 AI

4. Ling's 五音法（表 25－8－1）或七音法　有经验的选配师往往可以有控制地发出［a］、［u］、

[i]、[sh] 和 [s] 5 个音素，并了解自己日常发音的频率和强度，可用来简易判断患者的听力补偿程度。选配师位于受试者身后约 30cm，受试者以举手等方式作出反应。但发 [s] 和 [sh] 时的气流有时会被受试者感知，因此要注意防止假阳性的结果。这 5 个音的共振峰频率，随不同个体而有差异。

表 25－8－1　五音的共振峰

	F0	F1	F2
[a]	750	1 500	2 500
[u]	300	800	
[I]	300	2 100	2 800
[sh]	>1 500Hz		
[s]		>3 000Hz	

有些听力学家还加上 [m] 和 [O]，以求更全面地覆盖整个言语频率。这在缺少设备的条件下，不失为一种便捷的方法。

5. 真耳分析　将在下面的章节中做专门叙述。

七、助听效果的确认

国际上对助听器使用效果的评价，逐渐由声场助听听阈、言语舒适阈/不舒适级、真耳介入增益/声场功能性增益、安静及嘈杂环境下的言语识别，发展到主观效果评定，即以某种调查问卷的形式来总体评价助听器选配的成效。欧美一些国家曾发展过一些关于助听器效果的个人问卷，但由于各国的人文环境、语言特点、经济水平的不同，这些问卷的国际通用性较差。1999 年在丹麦专门就此问题召开了国际研讨会。Robin Cox 等 12 位专家在经过认真讨论后，列出了 7 项最核心的评估内容，命名为助听器效果国际评估条目（international outcome items for hearing aids，IOI－HA），可适用于世界不同国家。当然，设计者并非试图以此来取代现有的其他问卷，而是求同存异，希望发展出能在各国间进行助听效果横向比较的工具。

（一）APHAB（助听器效果缩略简表）

APHAB 是由美国 Memphis State 大学的 Robin Cox 和 Genevieve Alexander 提出的。问卷要求患者对多种日常生活场景下交流的难易程度作出分级。级别共分为 7 个级别，以所描述事件的发生几率来表示：

1. 总是（99%）；
2. 差不多总是（87%）；
3. 大体上（75%）；
4. 一半（50%）；
5. 偶尔（25%）；
6. 很少（12%）；
7. 从来没有（1%）。

问题共分成 4 类：交流的难易（easy of communication，EC）；混响条件（reverberate conditions，RV）对交流的影响；背景噪声（background noise，BN）对交流的影响；对刺耳声音（aversive sounds，AV）（如警报）的耐受。

共有两套问卷，每套问卷有 24 个问题。由以上四方面的问题随机组合而成。在助听器使用前后，分别进行问答。把四方面的问题分别归类，计算出每一方面平均的满意率。助听器的收益评分由助听前后的评分相减而得。APHAB 可用于评估助听器的效果，比较不同助听器的优劣或鉴别患者在使用过程中存在的问题。

（二）患者自我听觉改善分级（COSI）

由澳大利亚国家声学实验室的 Dillon 在 1997 年首次提出。首先要求患者选定其在不佩戴助听器的情况下能够应付的 5 种生活场景，并按照对其生活质量的重要性作一排序。在随后的助听器使用期内，要求患者判定助听器对这 5 种生活场景中交流能力的改善程度。改善的程度可分为 5 级：1 分——“变差”;3 分——“轻微改善”；5 分——“变得很好”。

第九节　助听器处方公式

面对着千差万别的听力损失，面对性能参数各不相同的助听器，助听器验配师该如何入手呢？根据患者的听力情况进行助听器预选是极其重要的一环。

一、患者的听力情况

大多数的助听器选配处方公式都是建立在纯音听阈基础上的，但纯音听力图对听力损失的描述是有限的，也很难全面地反映言语交流的听觉障碍。听力损失不仅表现为听阈提高（即听敏度降低），而且辨别能力下降，所接受的言语的清晰度降低。感音神经性聋和部分传导性聋的患者，尤其是响度重振的病人，表现出响度动态范围变窄。响度的动态范围反映的是人对声音的感受从“刚刚听见”（听阈）至“难以忍受”（不舒适阈）的过程。

正是由于听力损失的这样一些特点，人们才在纯音听力图的基础上，结合言语频谱和患者的听觉响度，发展出一系列不同的处方公式。

二、确定处方公式的原则及其发展过程

使用处方公式选配助听器是基于这样一个认识：不同个体的听力损失状况不同，其助听器的电声参数也必将不同，以对应补偿每一个个体的听力损失。确定处方公式时都应考虑以下几个因素：

1．所需增益与听力损失的程度有关。

2．频响与听力图的形状有关，也与言语信号的频谱有关。因为佩戴助听器的首要目的是解决人际言语交流问题。

3．低频信号的放大应适当降低，以避免低频信号的向上掩蔽问题。

4．助听器的最大声输出应远大于听阈，但不能超过不舒适级（UCL）。

大多数的选配处方公式都是基于纯音听阈的，采用的是“1/2 增益原则”。这一原则是 40 多年前由 Lybarger 提出的。其内容是：对于感音神经性聋，要达到舒适听觉，随着听力损失程度的加重，所需增益的增长比例应是听阈级（hearing threshold level，HTL）提高程度的一半（图 25－9－1）。

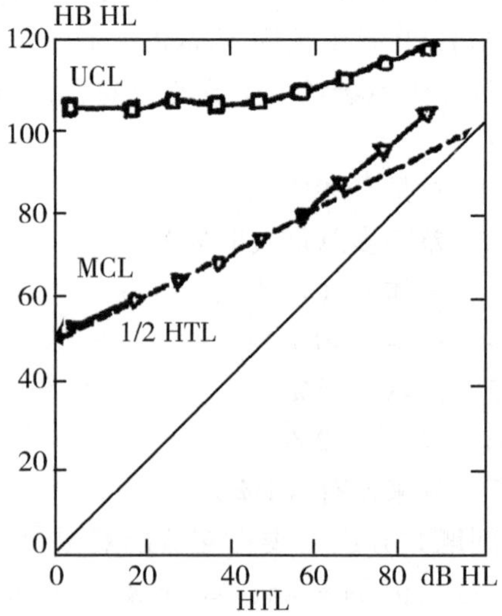

图 25－9－1　MCL 与 1/2HTL 的关系

其他一些选配处方公式则是基于最舒适级（most comfortable level，MCL）的考虑，使助听器的输出与患者的最舒适级相同。从图 25－9－1 中可以看出 MCL 与经过 1/2 HTL 增益后的助听器声输出大体相同。两类处方公式都是基于同一出发点，使声音放大后处于患者的最舒适级。临床上对于 MCL 的测定不如听阈可靠，而 MCL 的量值又可由（HTL + UCL）/2 来估算，所以 1/2 增益原则得到广泛的认同。

需要注意的是，除非有特殊说明，处方公式中的增益值均为介入增益或功能性增益。所谓介入增益（insertion gain，IG）是指患者外耳道内近鼓膜处的声压级，在配戴助听器（及其耳模）前后的差值，反映了助听器对每一个具体耳朵带来的实际增益，需要有专门的真耳分析仪方可测得。功能性增益可由配戴助听器前后声场纯音听阈的改变来反映。

预选助听器用的处方公式已经出现了40多年，但在真耳分析仪出现之前，由于需要在声场中反复测定功能性增益，耗时很多且不方便，所以预选处方公式并没有得到普遍应用；真耳分析仪开辟了一条快捷便利的选配道路，可以很方便地测量介入增益，并与处方公式相对照以验证选配效果，使得对处方公式的研究开始升温，特别是一些计算机辅助的配验过程。

由于厂家给出的助听器参数往往是在2ml耦合腔上测得的，我们在使用处方公式给出的真耳增益时，必须要对在2ml耦合腔上测得的数值进行修正；或者采用在KEMAR上所测得的数值。反之，某些处方公式（如NAL）给出了在2ml耦合腔上的建议增益值，选配者可以比照手头上各种品牌助听器的2ml耦合腔值，选取最为接近的一种。或者使用助听器分析装置，不断调节助听器功能参数，使之在2ml耦合腔中测得增益值与建议的2ml耦合腔值接近，达到选配的目的。

三、目前国际上普遍使用的几种处方公式

（一）Berger方法

Berger方法是最早被认可的一种基于1/2增益原则的处方公式

1．介入增益值　见表25－9－1。

表25－9－1　介入增益值

频率f（Hz）	介入增益IG
500	HTL/2
1 000	HTL/1.6
2 000	HTL/1.5
3 000	HTL/1.7
4 000	HTL/1.9
5 000	HTL/2

2．附加增益因子　对于传导性聋或混合性聋，还要附加一个增益因子。

$(HTL_{AC}{}^{*}-HTL_{BC}{}^{*})/5$，其中AC*气导；BC*　骨导。

3．保留增益（reserve gain）　为了应付患者可能出现的听力进一步下降，也为了应付患者某些时刻聆听微弱声音的需要，日常情况下助听器的增益量不应处于满档工作状态，应留有一定的余地。因此，要求助听器的满档增益值与选配时设定的增益值至少有一定的差值，称之为保留增益。Berger公式中的保留增益建议为10dB。

4．饱和声压级（SSPL）的界定　Berger建议分别计算最大可允许的饱和声压级、最小的理想饱和声压级。前者是用于防止放大后的声音超过不舒适级；后者是为了使放大后的声音有足够的动态范围（表25－9－2）。

表 25-9-2 饱和声压级

频率 f（Hz）	最大可允许饱和声压级（dB SPL）	最小理想饱和声压级（dB SPL）
500	$UCL_{500\ Hz}+11$，或 <115	$IG_{500\ Hz}+75$
1 000	$UCL_{1\ 000\ Hz}+7$	$IG_{1\ 000\ Hz}+75$
2 000	$UCL_{2\ 000\ Hz}+9$	$IG_{2\ 000\ Hz}+72$
4 000	$UCL_{4\ 000\ Hz}+9$	$IG_{4\ 000\ Hz}+70$

表中的 UCL 值是将 500、1 000、2 000、4 000Hz 的不舒适级（dB HL），加上相应数值，转换成 dB SPL 后的数值。

（二）NAL 公式

1976 年，来自澳大利亚国家声学实验室的 Byrne 和 Tonnison 在 1/2 增益原则基础上，提出了 NAL（national acoustic laboratories）处方公式，着重使言语频率范围的声音处于舒适级。1986 年，Byrne 和 Dillon 又对 NAL 做了更新，在某一特定频率处的真耳增益，与 500～2 000Hz 之间的听阈有了部分关联（表 25-9-3）。由于 NAL 公式主要面向轻度到中重度的感音神经性听力损失，1991 年，Byrne、Parkinson 和 Newall 又在原有公式基础上，增加了一个深度聋校正因子，使之更趋完善。NAL 公式提出之初，并未给出最大声功率输出（maximum power output，MPO）的计算公式，但后来国家声学实验室又单独发表了 MPO 计算公式。

1. 所需真耳增益值（required real ear gain，RREG） 见表 25-9-3。

表 25-9-3 所需真耳增益（RREG）

$x=0.05\ (HTL_{500}+HTL_{1k}+HTL_{2k})$		
$RREG_{250}$	$=x+0.31HTL_{250}$	-17
$RREG_{500}$	$=x+0.31HTL_{500}$	-8
$RREG_{750}$	$=x+0.31HTL_{750}$	-3
$RREG_{1k}$	$=x+0.31HTL_{1k}$	$+1$
$RREG_{1.5k}$	$=x+0.31HTL_{1.5k}$	$+1$
$RREG_{2k}$	$=x+0.31HTL_{2k}$	-1
$RREG_{3k}$	$=x+0.31HTL_{3k}$	-2
$RREG_{4k}$	$=x+0.31HTL_{4k}$	-2
$RREG_{6k}$	$=x+0.31HTL_{6k}$	-2

2. 保留增益（reserve gain） 在所获得介入增益上要留有 15dB 的保留增益。
3. 在 2ml 耦合腔或耳模拟器上测量时所需的增益值 见表 25-9-4。

表 25-9-4　2ml 耦合腔或耳模拟器上测量时所需增益值的计算

1. 计算　　$X = 0.05\ (HTL_{500} + HTL_{1k} + HTL_{2k})$

2. 介入增益	2ml 耦合腔			耳模拟器		
	BTE	ITE	盒式	BTE	ITE	盒式
$G_{250} = x + 0.31HTL_{250} +$	1	-1	-4	5	2	0
$G_{500} = x + 0.31HTL_{500} +$	9	9	2	13	12	6
$G_{750} = x + 0.31HTL_{750} +$	12	13	8	17	16	12
$G_{1k} = x + 0.31HTL_{1k} +$	16	16	13	22	21	19
$G_{1.5k} = x + 0.31HTL_{1.5k} +$	13	14	22	19	21	28
$G_{2k} = x + 0.31HTL_{2k} +$	15	14	25	24	23	35
$G_{3k} = x + 0.31HTL_{3k} +$	22	15	26	29	25	33
$G_{4k} = x + 0.31HTL_{4k} +$	18	13	17	24	25	23
$G_{6k} = x + 0.31HTL_{6k} +$	12	4	-	21	19	-

表 25-9-4 的目的是，选配者在得到患者的纯音听力图之后，可利用该表计算出 RCG，比照现有助听器的满档增益值，判断该助听器是否满足患者在各个频率上的补偿需要。

4. 传导性或混合性听力损失的补偿　要在原有 RREG 的基础上，再增加相当于 1/4 气骨导差的增益值。

5. 深度聋校正因子（profound correction figures，PC）　对于在 2 000Hz 处听力损失大于或等于 95dB 的深度聋患者，要增加一个校正因子（表 25-9-5）。

表 25-9-5　深度聋各频率的校正因子

2kHz	各频率校正因子（dB）								
HTL（dB）	250	500	750	1k	1.5k	2k	3k	4k	6k
95	4	3	1	0	-1	-2	-2	-2	-2
100	6	4	2	0	-2	-3	-3	-3	-3
105	8	5	2	0	-3	-5	-5	-5	-5
110	11	7	3	0	-3	-6	-6	-6	-6
115	13	8	4	0	-4	-8	-8	-8	-8
120	15	9	4	0	-5	-9	-9	-9	-9

6. 所需的助听听阈值（required aided threshold，RAT）　在没有真耳分析仪的情况下，可以通过功能性增益的测量来判断助听器的选配效果，NAL 公式为了简化计算，直接换算出了理想的助听听阈值。

7. 最大功率输出（MPO）　NAL 公式应用 0.5、1、2kHz 的平均听阈（称为 3 frequency average，3FA）对听力损失分级，所对应的 MPO 也有所不同。MPO 的数值可按表 25-9-6 公式计算或在图 25-9-2上直接读取。

表 25-9-6 3FA 对应的 MPO 值计算

3FA	MPO
<60dB HL	0.3HTL+89dB SPL
60~80dB HL	0.533HTL+75dB SPL
>80dB HL	0.533HTL+75dB SPL 或用响度不适级来估算

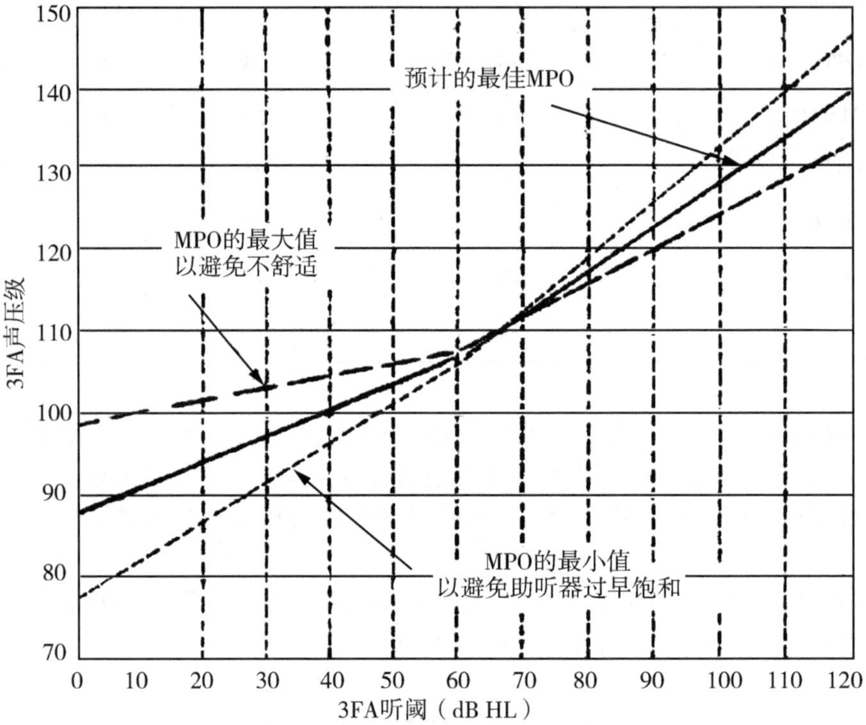

图 25-9-2 NAL 公式的 MPO 值

（三）POGO 公式

增益及输出处方（prescription of gain and output - POGO）公式是 1983 年由美国犹他州大学的 McCandless 和丹麦 Oticon 公司的 Lyregaard 首先介绍的，它与 Berger 公式并无大的差别，更像是 Lybarger 的 1/2 增益原则的翻版。POGO 公式仅适用于感音神经性聋，对于传导性或混合性聋的听力补偿没有述有

1. 所需的介入增益 见表 25-9-7。

表 25-9-7 POGO 公式中不同频率的介入增益

频率（Hz）	介入增益（dB）
250	1/2 HTL-10
500	1/2 HTL-5
1 000	1/2 HTL
2 000	1/2 HTL
3 000	1/2 HTL
4 000	1/2 HTL

1987 年推出的 POGO 公式第二版（POGO II）对于≥65dB 的听力损失，给予了更多的补偿。修正后的介入增益公式为：

$$IG = 1/2\ HTL - C + 1/2\ (HTL - 65)$$

其中：C = 10dB，在 250 Hz 处；5dB，在 500 Hz 处；0dB，其余频率。

2．保留增益为 10dB。

3．最大功率输出（MPO）　其公式为：

$$MPO = \frac{UCL_{500} + UCL_{2\,000}}{3} dB\ (HL)$$

将 MPO 加上 4dB，转换成 SPL，以比较助听器在 2ml 耦合腔上测得的最大声输出值（dB SPL）。

4．为了与助听器出厂时在 2ml 耦合腔上测得的标称值相比较，要在 POGO 公式计算出的 IG 值上再加上一个修正值（表 25－9－8）。

表 25－9－8　POGO 公式应用于 2 耦合腔时的修正值（Hz）

	250	500	1 000	2 000	3 000	4 000
ITE（dB）	3	1	2	－6	－6	5
BTE（dB）	3	1	0	－2	－11	6

（四）Libby 公式

Libby 采用介入增益测量设备，收集了 1 000 例助听器患者的真耳数据，得出结论：轻中度听力损失所需的增益约为其听阈值的 1/3，重度听力损失所需的增益约为其听阈值的 1/2，深度听力损失所需的增益约为其听阈值的 2/3。

1．所需增益值　见表 25－9－9。

表 25－9－9　Libby 公式中各个频率的增益值

频率	所需增益值	说明
250	D－5	
500	D－3	
1 000	D	D＝1/3HTL；对应于轻中度聋
2 000	D	1/2HTL；对应于重度聋
3 000	D	2/3HTL；对应于深度聋
4 000	D	
6 000	D－5	

2．Libby 公式也给出了由 IG 换算成 2ml 耦合腔值（RCG）的校正因子　见表 25－9－10。

表 25－9－10　Libby 公式应用于 2 耦合腔时的修正值（dB）

	250	500	1 000	2 000	2 700	3 000	4 000	6 000 Hz
ITE	－4	－4	－4	1	2	3	－3	－8
BTE	－4	－4	－3	6	11	10	5	3

3. 保留增益为15dB（对于重度、深度聋为10dB）。

4. 对于传导性聋，应在原有增益值基础上，补加一个修正值。修正值为1/4骨气导差值，但修正值最多不应大于8dB。

5. 双耳同时选配时，各频率处所需增益均下降3 dB。

6. 最大功率输出（MPO） Libby建议使用插耳式耳机（如Etymotic Research公司出品的ER-3耳机）测定不舒适阈，并以此作为助听器的最大功率输出。使用插耳式耳机的好处是，它本身就是由2ml耦合腔进行校准，测得的不舒适阈是SPL值，无需将HTL再转换化SPL。

（五）Keller公式

Keller公式是由Keller提出并在德国广为使用的方法。它的理论依据是，最适舒级（MLC）是由听阈和不舒适级（UCL）共同决定的，应使放大后的声音处于患者的最舒适级。主要观点是：①MCL位于UCL与HTL之间动态范围内的上2/3，即HTL上2/3，UCL下1/3；②放大后的声音强度应与正常听力等响曲线中代表MCL的75方等响线所对应的声音强度相当，故病人的MCL与75方等响线之差，即为增益值；③为了补偿耳模插入外耳道后对外耳道共振峰的影响，也为了提供更佳的言语可懂度，在900～2 800Hz频率范围内，增益增加12dB。对于500 Hz和5 000Hz外的频益，维持不变。在增益频响曲线上，将500 Hz与900 Hz，2 800Hz与5 000Hz点连接起来，即代表了500～900 Hz，2 800～5 000Hz频段的增益值（表25-9-11）。Keller公式要求有10dB的保留增益。

表25-9-11 Keller公式中各个频率的增益值

$$IG = HTL + 2/3\ (UCL - HTL) - P^{*} + X^{**}$$

$$IG_{125} = HTL_{125} + 2/3\ (UCL - HTL) - 57 + (-30)$$

$$IG_{250} = HTL_{250} + 2/3\ (UCL - HTL) - 60 + (-15)$$

$$IG_{500} = HTL_{500} + 2/3\ (UCL - HTL) - 65 + (0)$$

$$IG_{750} = HTL_{750} + 2/3\ (UCL - HTL) - 68 + (5)$$

$$IG_{1k} = HTL_{1k} + 2/3\ (UCL - HTL) - 70 + (12)$$

$$IG_{1.5k} = HTL_{1.5k} + 2/3\ (UCL - HTL) - 70 + (12)$$

$$IG_{2k} = HTL_{2k} + 2/3\ (UCL - HTL) - 70 + (12)$$

$$IG_{3k} = HTL_{3k} + 2/3\ (UCL - HTL) - 70 + (12)$$

$$IG_{4k} = HTL_{4k} + 2/3\ (UCL - HTL) - 70 + (3)$$

$$IG_{6k} = HTL_{6k} + 2/3\ (UCL - HTL) - 70 + (-5)$$

注：P* =75方等响线所对应的听力级（HL）数值；X** =Etymotic校正因子。

（六）DSL处方公式

有关理想感觉级（desired sensation level，DSL）助听器选配方法的研究始于1982年。由加拿大的西安大略大学的Seewald教授领导的研究小组开发。最初发展DSL的目的主要是解决儿童线性放大助听器的选配。儿童要借助助听器学习言语和语言，助听器不但要保证儿童能听到言语，而且还要提供充分的言语放大，并避免响度不适，以保证言语的接收。所以，处方的中心思想是言语必须要放大到“理想的感觉级”以实现最佳的可懂度，这也是DSL命名的由来。

具体说，就是要在全语频范围内将平均会话言语声级放大到患者最舒适的声级。由于放大后的言语信号是输出在耳道内的，助听器的使用也改变了耳道的声学环境，如果能以在耳道内测量的听阈数值与放大后的言语强度进行全频率的比较，对于估价助听器对言语发育的效果会是很有帮助的。

DSL 方法的独特之处正在于此。所有的数值变量都是以外耳道内的 dB SPL 数值（真耳数值）为参照。由于有了这样一个公共参考点（外耳道内近鼓膜点），放大前后的言语谱、听阈、真耳情况下的助听反应和最大声输出等，都可以描画在一个以真耳 dB SPL 为纵坐标、以频率为横坐标的新式听力图 SPL－O－GRAM 上，从而便于比较。SPL－O－GRAM 上还包括了平均正常听敏度曲线（即最小可听阈曲线）（图 25－8－2）。

言语谱采用以 0°入射角发出的、总体强度为 70dB SPL 的长时平均会话语谱（LTASS），其在各 1/3 倍频程通带内的量值见表 25－9－12。以此量值曲线作为日常言语强度时的语谱谱线，谱线上 12dB 至谱线下 18dB，被确定为言语的动态范围。考虑到儿童在学习言语时自我校正是很重要的，所以 DSL 对所采用的 LTASS 做了修正。由于 DSL 处方的研究工作起自西安大略大学（University of Western Ontario），所以这个版本的 LTASS 被标注为 UWO－child。该 LTASS 中的轻声言语（总体强度 53dB SPL）与大声言语（总体强度 83dB SPL）在各 1/3 倍频程通带内的量值曲线见表 25－9－13。

表 25－9－12　长时平均会话语谱（LTASS）

不同作者	频率（Hz）								
	250	500	750	1 000	1 500	2 000	3 000	4 000	6 000
西安大略大学－儿童版	62.2	63.9	60.1	55.2	50.9	49.7	45.0	41.5	41.6
Cox & Moore	60.0	62.0	57.2	55.0	52.7	49.0	46.8	46.0	45.2
国际	60.3	62.1	57.8	53.7	52.3	48.7	47.1	45.6	44.3

注：对应的言语声级为 70dB SPL。

表 25－9－13　DSL 处方中轻声及大声言语对应的长时平均会话语谱

	频率（Hz）								
	250	500	750	1 000	1 500	2 000	3 000	4 000	6 000
轻声言语	45.5	47.0	40.2	37.5	36.7	34.8	29.4	29.6	32.1
大声言语	58.7	68.6	73.5	76.0	75.6	71.3	66.4	63.3	59.1

注：轻声言语的总体声级为 53dB SPL；大声言语的总体声级为 83dB SPL。

对于线性放大助听器的选配，DSL 算法包括 3 个步骤：

1．界定残存的听力范围　利用真耳测算或使用现有的传递函数，将纯音听阈（dB HL）和最大舒适级上限转换成真耳 SPL 数值，两者之差即为听力障碍者的动态范围。其中最大舒适级上限可由听阈推算出来（Pascoe，1989）。

2．确定对言语的理想感觉级　放大后的言语目标曲线应位于患者在各频率的最舒适级上（即位于最大舒适级上限和听阈之间的中位线上）。在 SPL－O－GRAM 上，真耳言语目标曲线与长时平均会话语谱（LTASS）中位线的差值，就是对言语的“理想感觉级”，也就是所需的目标增益值。

3．确定所需的最大声输出　DSL 方法采用真耳不舒适阈曲线作为助听器在真耳内的最大声输出目标曲线，以最大程度地提供助听器的净空（headroom）。

由于 DSL 方法需要较为复杂的运算，1991 年推出了计算机辅助运算软件 DSL V3.1。

四、压缩放大助听器的处方公式

传统的助听器处方公式立足于线性放大助听器，不能给出压缩阈值、压缩比例等参数。为了适应现在大量出现的压缩放大助听器的选配，人们提出了3种处方公式：

（一）IHAFF

一些从事助听器选配的专家，设立了一个中立无派别的助听器选配自主论坛（independent hearing aid fitting forum，IHAFF）。一起研究探讨非线性助听器的选配及评价方法，他们的工作分为3个部分：

1. 建立了响度增长测试方法　将响度分成0～7共8个级别，分别对应于：0级听不见；1级很轻微；2级较轻；3级舒适但稍有些轻；4级舒适；5级舒适但稍有些响；6级很响但尚能忍受；7级难以忍受地响。患者分别对强度渐次增加的0.25、0.5、1、2、4kHz 啭音信号作出响度分级。

对于感音神经性、特别是蜗性听力损失，残余听力的动态范围变窄，响度增长曲线变得陡直（图25－9－3）。在不同的响度觉（听不见、微弱、较轻、合适、较响、很响、响得无法忍受）上，听敏度的损失也不尽相同：响度越大，听敏度的损失越小；反之，响度越弱，听敏度的损失越大。压缩放大的目的，就是要把患者不正常的响度增长纠正到正常的响度觉上来，称为响度增长曲线的正常化。

对于不同程度的听力损失，其响度增长曲线也是不同的：程度越重，斜率越大。由于助听器

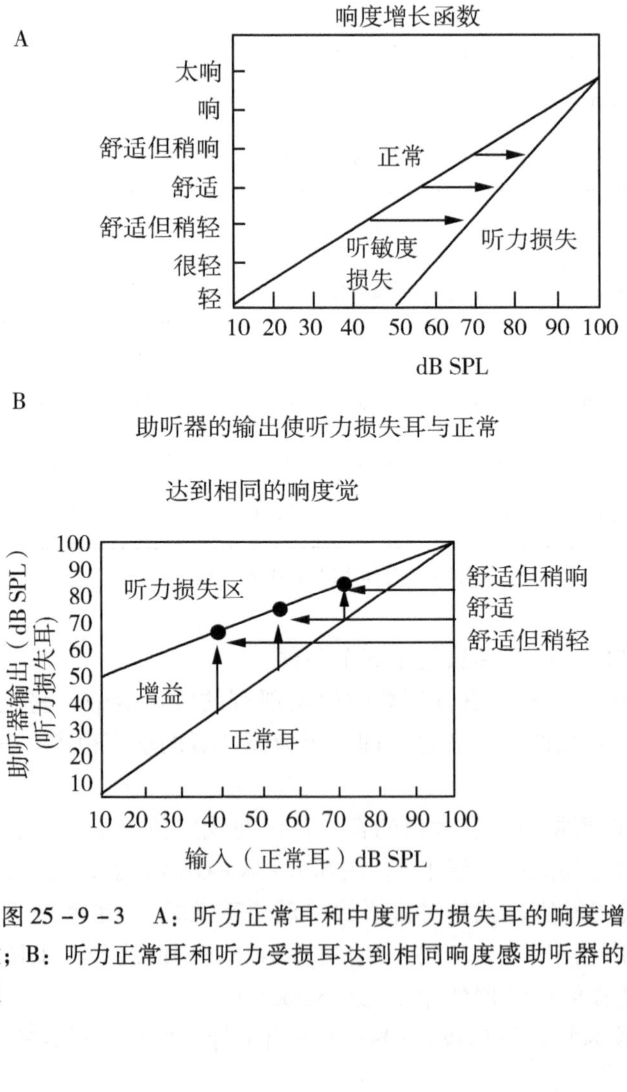

图25－9－3　A：听力正常耳和中度听力损失耳的响度增长函数；B：听力正常耳和听力受损耳达到相同响度感助听器的声强级

的理想输入－输出曲线是其响度 WDRC 增长曲线的对称线（图 25－9－4），斜率是原响度增长线的斜率的倒数。因此，理想的压缩比率为原响度增长线的斜率（图 25－9－5），并随听力损失程度而改变。

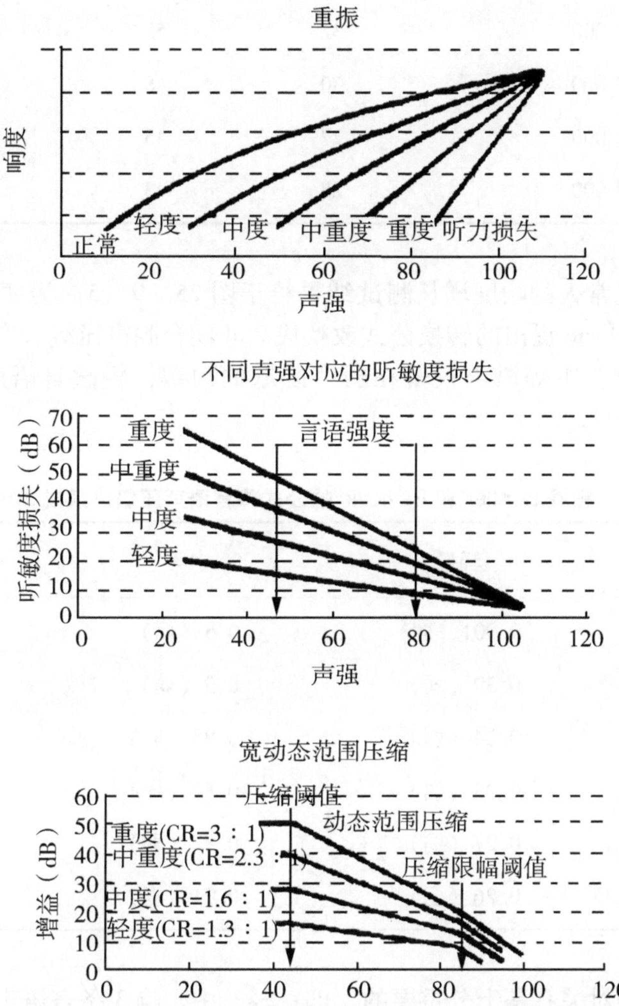

图 25－9－4　不同程度听力损失所对应的压缩比率的确定

由于助听器的主要目的是解决听力损失引起的言语交流障碍，我们只需要对言语强度范围内的声信号实现响度正常化，对低于言语强度下限的声音，仍为线性放大；对超过言语强度上限的声音，仍为削峰或压缩限幅。一般来说，WDRC 电路的压缩范围为 45～85 dB SPL。

2. 基于响度增长测试的结果，遵循响度正常化原则，给出压缩比率等参数，作为 IHAFF 处方公式。具体方法：

（1）在自由声场，麦克风距离讲话者 1m 远，用 1/3 倍频程滤波器分频段地测量语言声压级，经大样本统计，得出正常人轻声、中等、大声说话 3 种情况的分频强度值，结果见表 25－9－14。

表 25-9-14 3 种正常语言声的分频强度值（dB SPL）

频率	轻微语声	中等语声	响亮语声
250	40	55	66
500	42	58	74
1 000	32	53	76
2 000	30	48	72
3 000	27	45	68
4 000	28	43	66

（2）将言语声级和正常人的响度增长测试结果绘于图 25-9-5。为便于比较，已将声场中的言语声级按照 Bentler 和 Pavlovic 提出的转换公式改换成 2ml 耦合腔声压级。有些令人惊奇的是，响的言语声并没有落在强声区域，中等语声仅落在弱声区域的顶部，轻微言语声仅落在弱声区域的底部（图 25-9-5，表 25-9-15）。

表 25-9-15 根据 Bentler 和 Pavlovic 的公式将言语声压级改换成 2ml 耦合腔声压级

频率	轻微	中等	响声
250	0.001（弱）	0.5（弱）	0.87（弱）
500	0.39（弱）	0.9（弱）	0.48（中）
1 000	0.24（弱）	0.85（弱）	0.67（中）
2 000	0.29（弱）	0.82（弱）	0.64（中）
3 000	0.27（弱）	0.82（弱）	0.59（中）
4 000	0.26（弱）	0.71（弱）	0.50（中）

这两个测试结果的相对关系是十分重要的，即：轻、中、响 3 条言语声压级曲线在 3 个响度阴影区的相对位置是固定不变的。对于听力损失患者，他所感受的轻、中、响 3 种言语的声压级必然不同于正常人，其响度的 3 个阴影区也不同于正常人，但二者的相对位置是固定的（图 25-9-6）。

（3）完成患者的响度增长测试，绘出患者的 3 个响度阴影区，利用 3 条言语曲线在阴影区的固定对应关系，确定患者的 3 条言语曲线。在各个频率上与正常人的 3 条言语曲线比较，即可得出压缩放大的助听器的一些关键性参数（图 25-9-7）。这一方法称为（visual input output locator algorithm, VIOLA）（图 25-9-8）。当然多数情况下，这些步骤可由计算机软件代为完成。

3. 建立了一套助听器验配评估问卷统计表（abbreviated profile of hearing aid benefit, APHAB），以评价助听器的总体效果。

（二）DSL [i/o]

近年来以宽动态范围压缩（WDRC）为代表的非线性放大逐渐成为助听器放大电路的主流，为了适应这种需求，DSL 处方做出了一些修正，也可以适用于成人，并更多地适用于宽动态范围压缩电路，称为 DSL [i/o]。对线性放大电路，仍沿用旧的处方；对 WDRC 电路，则采用新的非线性处方。1997 年推出了 DSL V4.1 软件就采用了 DSL [i/o] 算法。

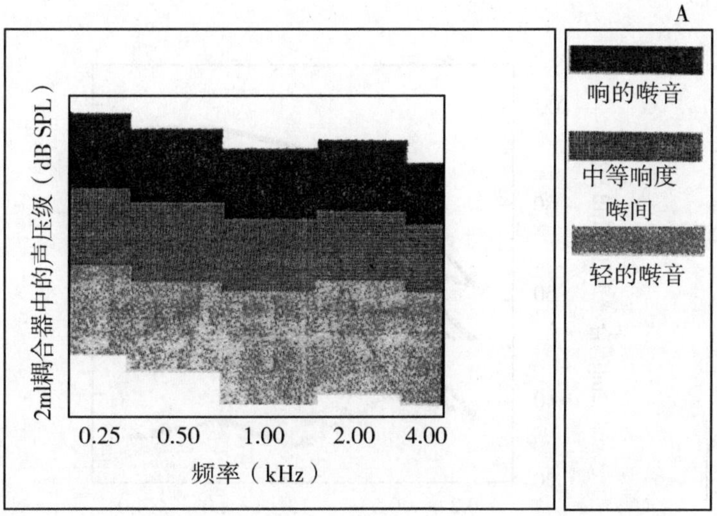

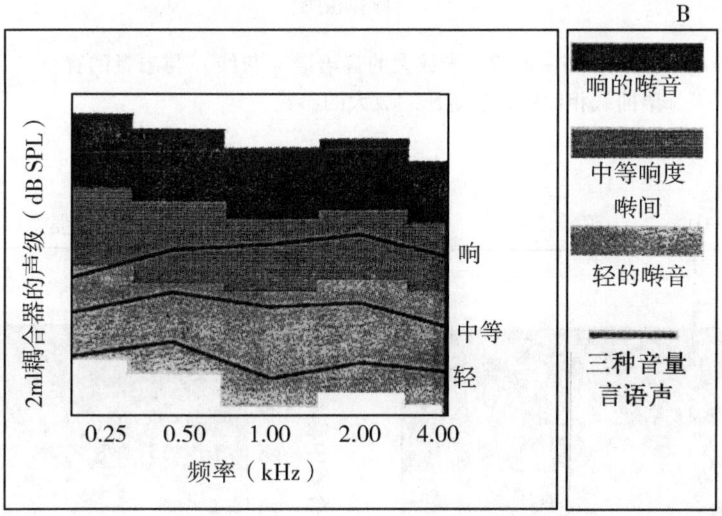

图 25－9－5　A：响度增长测试图；B：响度增长测试图及语言声压级曲线的关系

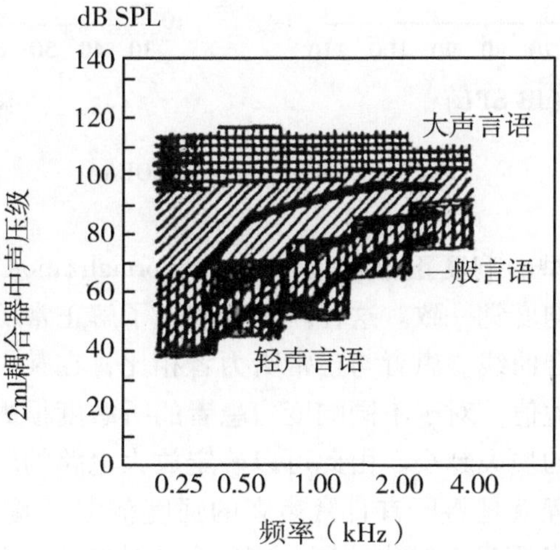

图 25－9－6　听力损失患者 3 种言语声压级曲线与响度 3 个阴影区的相对位置

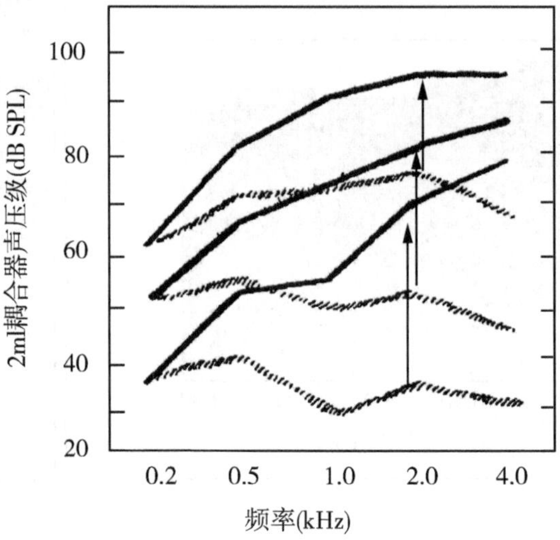

图 25-9-7 未放大的言语谱（灰线）与患者的言语曲线相比较，确定压缩放大的参数

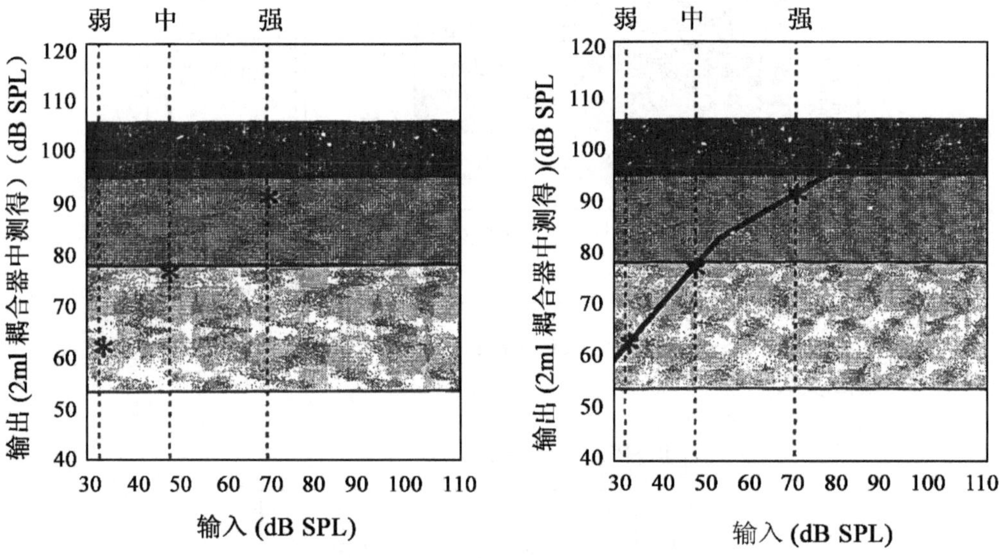

图 25-9-8 IHAFF-VIOLA

DSL［i/o］算法，采用典型的响度正常化（loudness normalization）策略，即助听器放大后患者接收的响度应与正常听力者的响度觉一致。这样就要求预先了解正常听力者的平均响度增长拟合曲线及听力损失个体的响度增长拟合曲线。患者与正常听力者相比，在某一响度级上的听敏度损失，就是患者在该输入声级上所需的增益值。对于不同响度，患者的听敏度损失也不同。响度越弱，听敏度的损失越大；响度越响，听敏度的损失越小。由此可以确定放大电路的输入-输出关系。

输入-输出关系的确定过程就是将所有日常声音的强度范围（输入）映射到患者的残存听力范围（输出）的过程。如果输入范围等于输出范围，则给予线性放大（压缩比为1∶1）；如果输入范围大于输出范围，则给予压缩（压缩比大于1∶1）；如果输入范围小于输出范围，则给予扩展（压缩比小于1∶1）。DSL［i/o］建议将输入范围扩展为正常听力者的动态范围（从听阈到最大舒适级上限，真耳 SPL 值），这样算得的言语输出目标值（真耳 dB SPL）就与原来的 DSL 处方给出的目标值相当（图 25－9－9）。而这一目标值的确立方法，使得放大后的 LTASS 在各 1/3 倍频程通带实现响度均衡，大致位于最舒适级上。

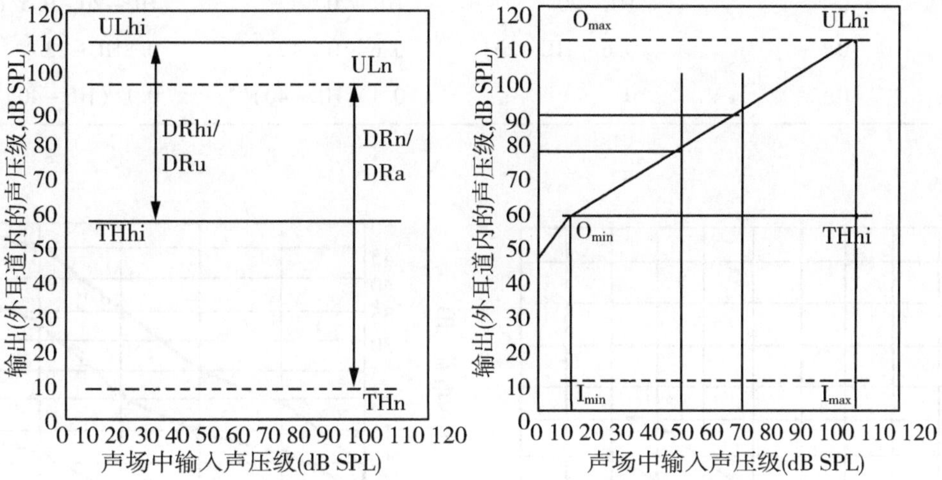

图 25－9－9　理想感觉级输入/输出公式（DSL I/O）

ULhi：听力障碍耳的不适级；THhi：听力障碍耳的阈值；DRhi：听力障碍耳的动态范围；DRu：未助听时的动态范围。Omax：最大输出值；Omin：最小输出值；Imax：最大输入值；Imin：最小输入值。

在真正将 DSL［i/o］公式应用于助听器的真耳验配时，还应遵循该算法在设计时的一些假定：

1. DSL［i/o］公式所选用的 LTASS 是以 0°入射角发出的。那么真耳分析时扬声器也应以 0°入射角发声。

2. 真耳分析采用纯粹的替代法，要注意避免由于受试者的晃动、声场的布局或校准等因素造成的误差。

3. DSL［i/o］公式针对不同的输入信号类型（各频率强度相同的复合声、言语计权复合声），给出的目标曲线是不同的，要针对不同目的选用。

4. 对于非线性放大助听器的真耳分析，测试信号的强度和频带宽度都会影响助听器的特性。应用 DSL［i/o］公式进行真耳验配时，应采用窄带信号在各频率点逐个进行测试，并保证结果是在压缩特性已趋于稳定的状态下测得的。

5. DSL 方法在设计时考虑到了不同听力机构在小儿测听方面存在差异，以多种给声方式（声场扬声器、TDH 系列测听耳机、插入式耳机、插入式耳机连接到耳模声管）获得的以 dB SPL 或 dB HL 为标称的听力数据均可被采纳。

（三）Fig6

如同 DSL I/O 一样，Fig. 6 公式也是一个基于听阈的压缩放大处方公式。这一公式的命名缘由 1993 年 Killion 和 Fikret－Pasa 发表的文章《感音神经性听力损失的 3 种类型：响度与可懂度的考虑》。文中的 Fig. 6（图 25－9－10，仿 Killion 等，1993）形象地说明了其设计思想，从而该公式被命名为 Fig. 6 公式。给出了对 3 个输入声强（40、65、90dB SPL）的目标曲线。40dB SPL 对应于言语中的微弱成分；65dB SPL 为一般交谈音量；90dB SPL 代表很响的环境声。其具体的处方运算公式见表 25－9－16。

表 25-9-16 Fig. 6 公式运算式

	听阈损失			
输入声级	0~20dB HL	20~40 dB HL	40~60 dB HL	>60dB HL
40dB SPL	0	HL~20	HL~20	HL-20-0.5（HL-60）
65dB SPL	0	0.6（HL-20）	0.6（HL-20）	0.8HL-23
90dB SPL	0	0	0.1（HL-40）$^{1.4}$	0.1（HL-40）$^{1.4}$

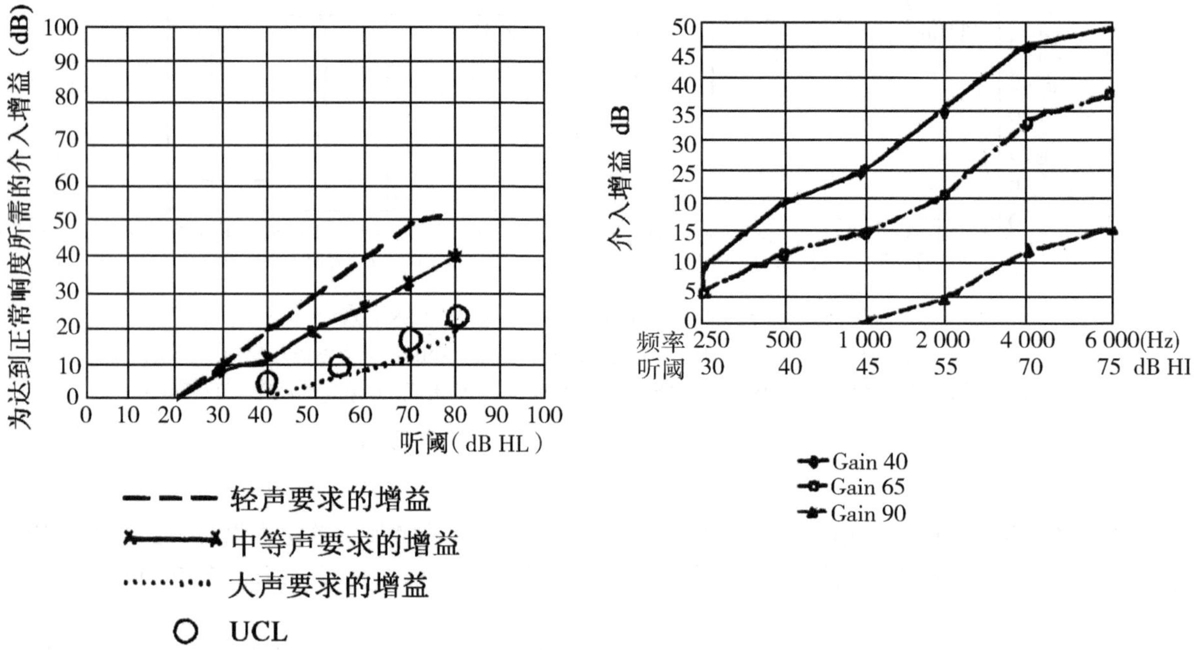

图 25-9-10 Fig. 6 公式中 3 种输入声强压缩放大曲线
（引自 Killion 等，1993）。

（四）NAL-NL1 公式

NAL-NL1（national acoustic laboratories，Non-linear，version1）处方公式是 1999 年澳大利亚国家声学实验室推出的针对非线性放大助听器的新一代处方公式。不同于以前 FIG6、IHAFF、DSL［i/o］等非线性放大处方公式中采用的“响度正常化”原则，NAL-NL1 公式继续沿袭了 NAL-RP 公式的基本原则，结合非线性放大特征做了修正，并与其他处方公式表现出较大的差异。这些原则以及相应的处理措施是：

1. 考虑到言语信号中以低频能量为主，所以比起别的处方公式，NAL-NL1 公式对 1 000Hz 以下的低频，削减得更多。

2. 听力损失者提取信息，特别是从其损失较重的频率区域提取信息的能力减退。而从言语交流的目的出发，言语频率范围内的信息提取是最重要的。所以每个频率的增益都与言语频率的听阈相关。NAL-NL1 公式对损失最重的频率的增益，比起别的处方公式要小一些。对比较陡的斜坡下降型听力，各频率间的增益变化比起别的处方公式，会平缓一些；从而给出的压缩比率也会小一些。

3. 将患者的响度补偿到接近正常人水平的同时，也还要获得最大的言语分辨。已有研究工作表明，在各频率段上都分别实现响度正常化，并不能获得最大的言语分辨能力，反而可能会因低频向上掩蔽效应而影响言语分辨。响度的补偿应基于言语的总体响度，而不是各个频段的响度的正常化。

NAL－NL1 公式秉承了 NAL－RP 公式的思想，处方的计算也是基于各频率听阈，500、1 000、2 000Hz 3 个频率的平均听阈，听力图上从 500～2 000Hz 的斜率；同时结合非线性放大的特点，针对不同的输入声级（40～90dB SPL）给出不同的处方增益值。NAL－NL1 公式对 65dB SPL 的中等强度的声音的处方，与 NAL－RP 公式给出的处方相当。

最大声输出的目标值也同 NAL－SSPL 一致。但由于非线性放大助听器多为多通道装置，有时每个频率的 SSPL 可独立调节，所以 NAL－NL1 公式可以根据通道的数目来考虑总体的响度加合效应。

第十节　真 耳 分 析

助听器在传声途径中的介入（耳模插入外耳道）所引起的放大量，最真切地描述了助听器的声学放大效果。这一概念在 1953 年被 Ayers 命名为“插（介）入增益”（insertion gain，IG）。

尽管人类对外耳及中耳的声学特性的模拟由 IEC－118 中规定的 2ml 耦合腔发展到 IEC 711 中规定的堵耳模拟器，再到 IEC 959 中规定的 KEMAR，不断深入，但应用这些标准在模拟声学器件上测得的增益值与人耳实际接受的增益值还是有着很大的差别。这是因为：①助听器是佩戴在人的头（耳级式助听器）或躯干（盒式助听器）上的，头和躯干不可避免地会对声波产生散射效应而改变助听器的增益或频响特性；②2ml 耦合腔在 IEC 118 中被近似等效为戴好耳模后的外耳道容积，但实际上耳模的声孔、通气孔及尖端长度等参数都决定了 2ml 耦合腔不能很好地模拟戴上耳模后的情况，实际的外耳道容积要小于 2ml；③通常情况下，外耳道并不能被耳模封接得很好，少许的缝隙就有可能改变助听器的频响，特别是低频频响，所以即使我们采用 IEC 711 堵耳模拟器，仍不能模拟这些实际应用中的情况；④在耳模与鼓膜间的外耳道腔的声阻抗，连同鼓膜的声阻抗，并不能用一个简单的刚性腔体来等效模拟；⑤外耳道原有的耳道共振特性，由于耳模的介入，也会消失或减小，助听器的增益也应将这一部分的损失补偿进去。而具体补偿多少取决于每一个人具体的外耳道及耳模的尺寸；⑥每人具体的外耳道及耳模的尺寸，最终都将对助听器特性产生影响。即使同一只助听器，在不同人的耳朵及耳模也会产生不同的效果。

一切在人的真实耳朵上进行的声学测量都可称之为真耳分析或真耳测试（如外耳道尺寸的测量）。在助听器领域狭义而言，是指在真耳近鼓膜处围绕介入增益所进行的声学测量。1956 年，人们为了研究耳模的声学特性，第一次测量了外耳道内的声压；1981 年 Lauridsen 和 Gunthersen 把测量用麦克风连到一个小软管上，这个小软管可穿过耳模上的通气孔而插入外耳道深部近鼓膜处。这种方法测试插入增益，简便可靠，便于临床日常使用，已逐渐成为标准的测试手段。

一、名词术语

下面介绍一下真耳分析中的一些基本名词术语。

（一）真耳未助听反应

真耳未助听反应（real ear unaided response，REUR）也称真耳共振增益或开（裸）耳增益。人的外耳道是一个长 2.5～3.5 cm 的管道，一端开放一端闭合，可在较宽的频段产生声学共振，主要在 2.4～3.4 kHz 范围内有 10～15dB 的增益（图 25－10－1）。佩戴助听器后，由于耳模插入外耳道，可以使这一频率范围内的真耳共振增益减小或消失。其具体的测试方法是将外耳道内近鼓膜处的声压级与外耳道口参考麦克风记录的声源输入声压级相减。它反映了人耳在未戴助听器时外耳道固有的放大特性。

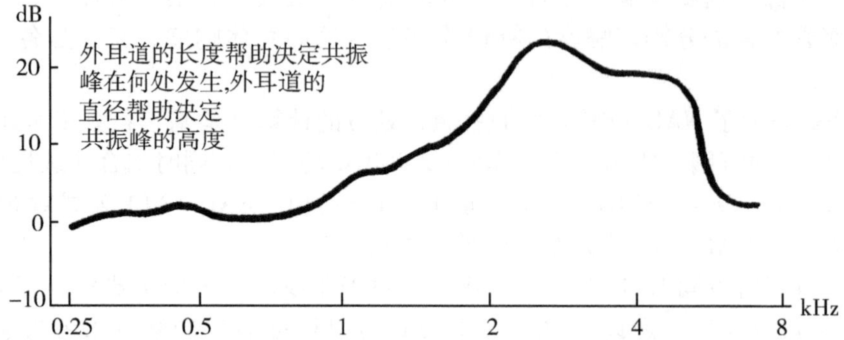

图 25-10-1 平均真耳未助听反应曲线

（二）原位增益

原位增益（in situ gain）的具体测试方法是近鼓膜处经助听器放大后的声压，减去由参考麦克风等效测得的声源输入声压级（图 25-10-2）。在配戴了助听器及其耳模之后，人耳外耳道固有的放大特性消失。原位增益把耳模的这一声学效应也涵盖在内，即包含了对听力损失的补偿，也包含了对这一耳模声学效应的补偿。

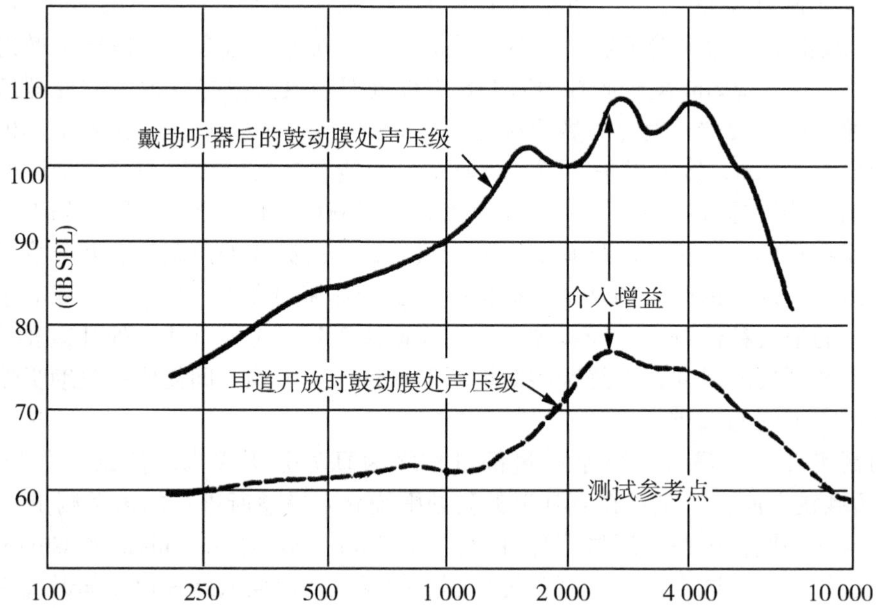

图 25-10-2 介入增益与原位增益

（三）介入增益

介入增益（insertion gain）是原位增益减去真耳共振增益（图 25-10-2），即不再考虑耳模对真耳共振增益的影响，而只考虑外耳道近鼓膜处的声压在配戴助听器前后的变化，反映了配戴助听器后对人耳听力损失的补偿。

（四）真耳增益

广义上说，真耳增益（real-ear gain）包括在真耳上完成的原位增益、共振增益及介入增益的测试，狭义上讲，是指介入增益。

（五）功能性增益

在不具备进行真耳增益测试条件的情况下，可用功能性增益（function gain）来反映助听器对听力损失的补偿结果。具体方法是将助听后的声场听阈，减去未配戴助听器前的声场或耳机听阈，但应注意耳机听阈（dB HL）与声场听阈（dB SPL）的换算。从理论上讲，功能性增益应与介入增益值相同。

（六）目标曲线

处方公式根据纯音听阈计算出在各频率处的增益值，连成曲线，是进行听力补偿的目标。介入增益测试的目的，就是通过调节助听器参数，使之与目标曲线最大限度地吻合。

二、真耳测试前的准备

（一）声场均衡化

大多数真耳分析是由扬声器给声、在非标准的声场中进行的，因而每次进行测试前都要求进行声场均衡化（equalization），以保证在声场中的特定测试点，声音强度在全频率范围都保持恒定。早期真耳分析仪中没有数字化存储器，曾应用过比较法（comparison method）来排除声场条件的影响。随着真耳分析设备中数字存贮器的采用，特定声场的声学参数可先采集在数字存贮器中，经均衡化过程而排除其影响。

（二）探管校准

许多探管麦克风设备都要求在测试之前，先须完成对探管自身的校准。这个硅胶制成的延长管是麦克风的一部分，因此它对声音传送的声学效应应予考虑。较特殊的是Fonix 6500探管麦克风系统，所使用的探管具有平坦的频响曲线，因此它不要求必须进行校准。校准的目的就是使探管在声学上隐匿起来，即探管的声学效应预先被扣除，记录到的数据仿佛是麦克风直接位于外耳道内近鼓膜处。

校准的基本思想是：比较探管连接到测试麦克风后记录到的信号与参考麦克风同步记录的信号，二者之差就反映了探管的效应。校准方法也很简单，只需在整个校准过程中保持探管尖位于参考麦克风口的位置。某些设备在参考麦克风附近提供一个小环供探管穿行，可解放测试者的手指。

探管校准对于真耳测量的准确性至关重要。探管中的耵聍、潮气或灰尘，也许可能并未完全堵住探管，但却已经改变了声学特性。假如对真耳结果有怀疑，首先应重新进行探管麦克风的校准。由于探管原有的声学效应已经存储并被扣减掉了，所以如果探管尖重新位于参考麦克风口的位置，测得的频响不平坦，则说明需清理或更换一个探管。

每次更换探管，都需重新校准。探管应一次性使用，用过就丢弃，所以每次测量前都需要校准探管。探管的长度不容改变，有时探管套接到麦克风的部分可能会有小的裂缝，不能随意将它剪短，因为缩短10～15mm就可能导致3～5dB的误差。

另外校准时测试点的位置及声源入射方位角应与患者所处的位置及方位角一致。

（三）患者就位

为了保证测试结果的可重复性，必须对声场中扬声器与受试者的空间距离及方位角做一规定。不同品牌真耳分析仪所要求的测试条件不尽相同，测量时应对照说明书的要求去做。

考虑到患者的耐受性，真耳测试当然希望以相对较低的输入声级来进行，但本底噪声因素会混杂进来。此时应拉近扬声器与受试耳的距离，因为与声源的距离越短，助听器处于近场，受环境本底噪声的影响越小。但过近，患者会感到空间上的压抑而下意识地向后移，0.5m是个心理上可以接受的距离。一般说来，扬声器距受试者0.5～1m，超过1m会因测试环境不是自由声场而引入较多的误差。

扬声器的高度应与人耳的高度相当，即保证声波以水平方向传向外耳。扬声器方位角为声波波阵面的法线与人体矢状线的夹角，一般建议为0°或45°（图25－10－3）。

0°方位角在临床使用中最为方便，对于所有的真耳测试项目，无论左右耳，扬声器的位置都无须改变的，听力学家就坐在患者身后，患者可一直看到显示器上的测量结果。

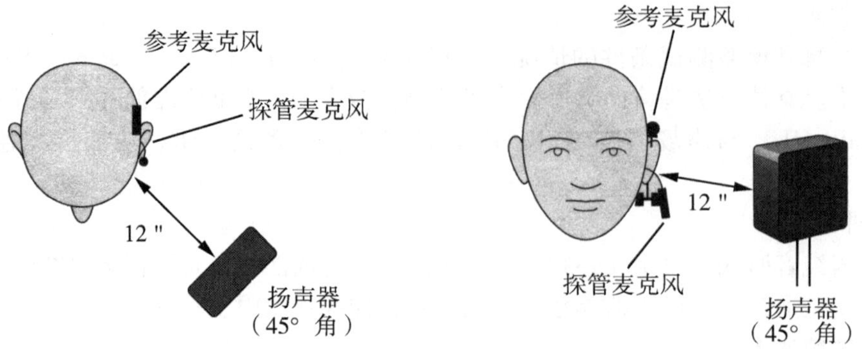

图25－10－3　扬声器与受试者头位的关系

采用45°方位角，听力学家在测试左右耳时，不得不重新摆放扬声器。当然也可以让扬声器固定，患者坐在转椅上，但患者就不能同步地看到某一侧的测量结果。

前人已研究过不同方位角对测量可靠性的影响，90°方位角所得数据的可重复性差，所以很少使用。

（四）耳镜检查

在下列情况下不宜做介入增益测试：①耵聍过多，探管可能被耵聍堵塞；②鼓膜不正常（例如穿孔），探管可能伤及中耳；③急性中耳感染，探管可能会被病菌污染；④外耳道炎，探管可能会被污染，探管与耳模还可能进一步加重病情；⑤外耳道骨疣，耳模与外耳道无法密合。所以测试前的耳镜检查是十分必要的。有时耵聍只是一片脱落的表皮，但若恰巧位于探管尖，也会影响测试结果的。

三、真耳测试方法

Madson（1986）曾对数字化真耳分析仪出现前后的各种真耳测试方法及与之相关的声场均衡化作了深入的描述。早期没有数字化存储器的时期，曾应用过比较法（comparison）。现在主要有替代法（substitute method）和声压法（pressure method）两种方法。声压法也曾一度被称为改良比较法（modified comparison method）。近来，美国ANSI标准建议采用改良声压法（modified pressure method）的称谓，本书也采用这个称谓。下文分别描述了这几种方法。

（一）替代法

替代法只使用一个麦克风。测量真耳参数的麦克风上要连接一个软的探管，探管位于外耳道内，所以有时也叫探管麦克风。

1. 图25－10－4a表示病人不在房间内（至少不靠近声场中与测量相关的区域）的声场测量。扬声器给出声信号（扫频啭音或言语计权的复合噪声），麦克风位于参考点，所记录到的各频率的声强存贮于声场存储器中。由于临床上具体测试房间在声学特性存有差异，所以应计算参考点声级与理想输入声级（例如均为60 dB SPL）在各扫频频率点上的差异。

2. 在接下来的真耳测试中，扬声器的输出已在仪器内部被调整成理想输入声级（频响平坦）。病人进入房间，头颅中心位于参考点附近，麦克风放在耳道内，完成非堵耳状态下的测试（图25－10－4b）。病人头颅的中心位置应与上一步声场记录时麦克风的位置一致。为了有别于改良声压法中的参考点，被称为受试者参考点（subject reference point）。测量结果存入测量存储器中。

3. 图25－10－4c显示戴上助听器后的真耳测量，原有的各种位置关系不变。结果仍旧存入测量存储器，仪器会对存储器两次存贮的数据进行加减运算，自动转换成所测的真耳数据。

用替代法获得的真耳数据包含了躯体、头颅等带来的散射效应，同时可以了解不同的声源入射角、助听器不同的佩戴方式带来的真耳效应，在助听器的研究设计单位有一定的用途。但对于日常的临床使用，替代法的要求是比较苛刻的：在校准和测量过程中测试条件要求一致，环境的改变、病人的晃动都会带来误差。患者头颅的中心必须精确位于参考点，显然不适合小儿助听器的真耳测量。

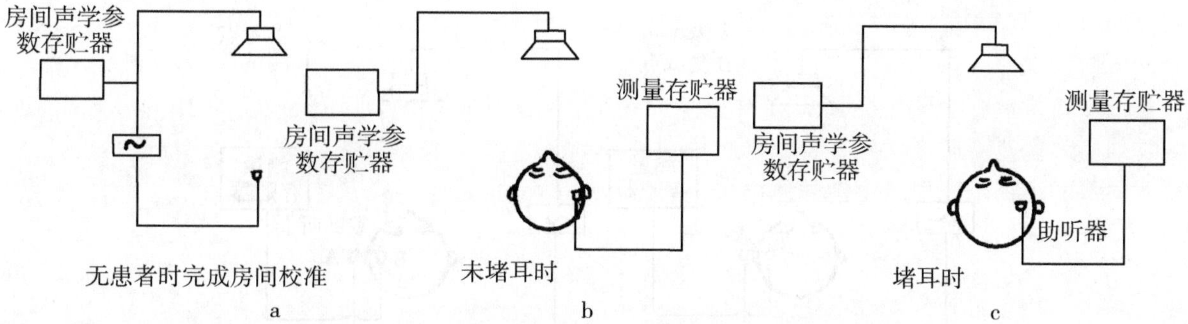

图 25－10－4　用替代法完成介入增益测试的步骤

（二）比较法

替代法是利用病人进入房间的时间序列上的前后，完成对房间声场的标定。而比较法则利用房间空间中声学等效的两个点，来完成对房间声场的标定。这要求有两个麦克风同时放在声场中声学等效的两个点上，如双耳的耳道中。一个麦克风叫调控麦克风，位于一侧外耳道近鼓膜处，实时调控扬声器的输出，使之保持理想的平坦频响状态；在另一侧外耳道内放置另一个麦克风（测量麦克风），测量助听器的性能参数（图 25－10－5）。

这一方法排除了病人头颅和躯体的散射效应，但它要求身体和头颅完全对称，双侧外耳道完全对称。病人头的转动将会带来很大的误差。另外双耳外耳道都必须使用探管，这就带来一个问题，因为参考点位于外耳道内，而不是外耳道口，因此无法进行共振增益和原位增益的测试。这种方法的优点是它直接采用模拟电路差分放大器来完成介入增益的测量，不再需要存储器的参与，所以多在早期的真耳分析仪中使用。

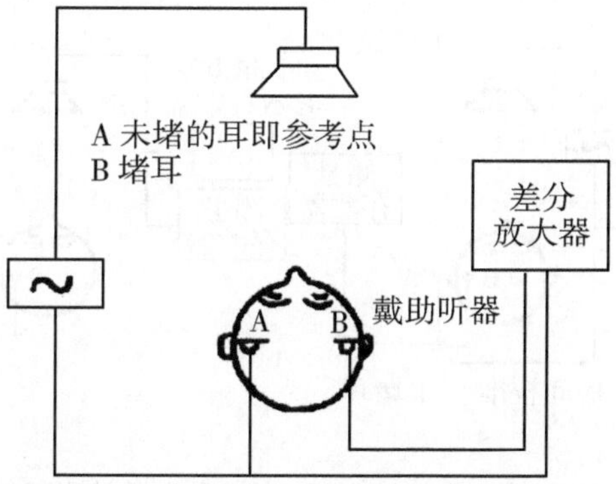

图 25－10－5　用比较法完成介入增益测试的步骤

（三）改良比较法（声压法）

为克服比较法中双侧不对称造成的误差，改良后的比较法，将调控麦克风由对侧外耳道移至同侧外耳道口；测量麦克风仍经探管深入外耳道。基本思想是：调控麦克风所在的外耳道口的位置，声学上大致与助听器的麦克风位置等效。调控麦克风随时调控扬声器的输出，使得声源到达助听器麦克风时，在各频率上强度恒定或达到特定要求。调控麦克风不能离耳道太近，以防放大后的声能从通气孔等处泄露出来而影响对声源的监控（图 25－10－6）。

由于是以麦克风处的声压作为声场标定的基准，所以这个方法也是最初意义上的声压法。由于有两个麦克风的协同作用，比较法、声压法等都不再需要在病人不在场的情况下进行声场均衡化。

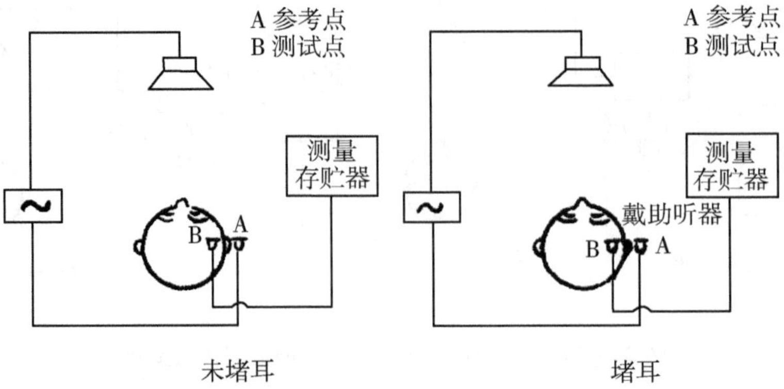

图 25 - 10 - 6　用声压法完成介入增益测试的步骤

（四）改良声压法

改良后的声压法，调控麦克风的作用有所改变，成为参考麦克风，仍然位于外耳道口。首先完成一个均衡化过程，称为定标（leveling）。参考麦克风测试一个宽带噪声在各频率上的声压级，存于声场存储器中，并确定校正系数。由此仪器可调整扬声器的输出，从而保证参考点处的声压级在各频率保持恒定或达到特定要求。ANSI 标准把这个参考点称为声场参考点。

在定标之后，可以进一步获得该侧外耳道的共振增益值，并存贮于测量存储器中，为接下来的诸如介入增益等相对增益量的测试打下基础。

改良声压法是目前最为常用的方法。不仅可以测量所有感兴趣的真耳数据，而且还排除了头颅、躯干等的散射效应，同时还补偿了环境噪声和病人运动的影响（图 25 - 10 - 7）。

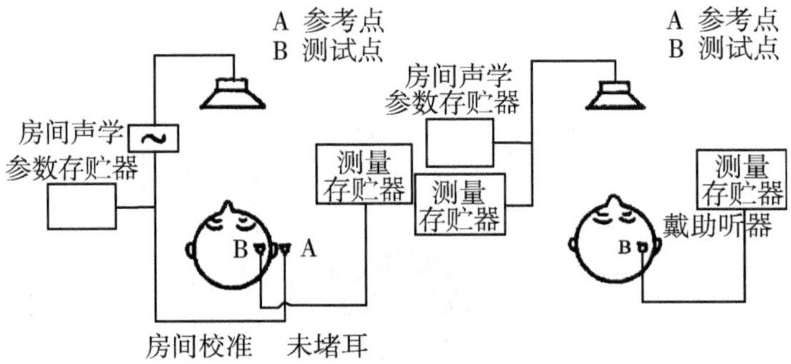

图 25 - 10 - 7　用改良声压法完成介入增益测试的步骤

四、真耳测量的内容

下文以改良声压法为例，讲述几个比较常用的真耳测试内容。在受试者戴好真耳测试头件并已就位的情况下，对声场完成了均衡化（定标）之后，即可测试。

（一）真耳未助听响应和真耳未助听增益

将探管麦克风插入到外耳道的适宜深度，由声场扬声器给出各频率强度一致的扫频声或各特定频率的复合声。由于耳道口处的参考麦克风记录到的声强在各频率点为一恒定的数值，探管麦克风所记录到的各频率声压级数值即为真耳未助听响应（real - ear unaided response，REUR）。REUR 减去参考麦克风处的声压级，即为真耳未助听响应（real - ear unaided gain，REUG），也称外耳道共振增益。

（二）真耳插入增益

在测得了REUR的基础上，保持探管的位置不变，给受试者戴上助听器及其耳模，以同样的声强给声，探管麦克风记录到的各频率声压级数值，即为真耳助听响应（real - ear aided response，REAR）。REAR减去真耳未助听响应REUR，即真耳插入增益（real - ear insertion gain，REIG），也称真耳插入增益。

真耳插入增益的另一种推算形式是：REAR减去参考麦克风处的声压级，即为原位增益（in - situ gain）。原位增益与REUG的差值，也是真耳插入增益。

（三）真耳 - 耦合腔差值

真耳 - 耦合腔差值（real - ear to 2ml coupler difference，RECD）测试，是近年来针对小儿不易配合进行真耳分析的特点而发展出的一种新的真耳测试参量。由于助听器的各性能指标可以很方便地在2ml耦合腔中测量，只要我们获得了儿童的RECD，就可以很方便地推算助听器在儿童真耳上的表现。测量RECD时，声信号先由ER - 3A插入式耳机通过助听器耳模上的导声管送入外耳道，记录REAR；再以同样的方式和给声强度送入2ml耦合腔，记录在耦合腔中的反应；两者之差，即为RECD（图25 - 10 - 8）。更详细的测试步骤见小儿助听器选配一节。

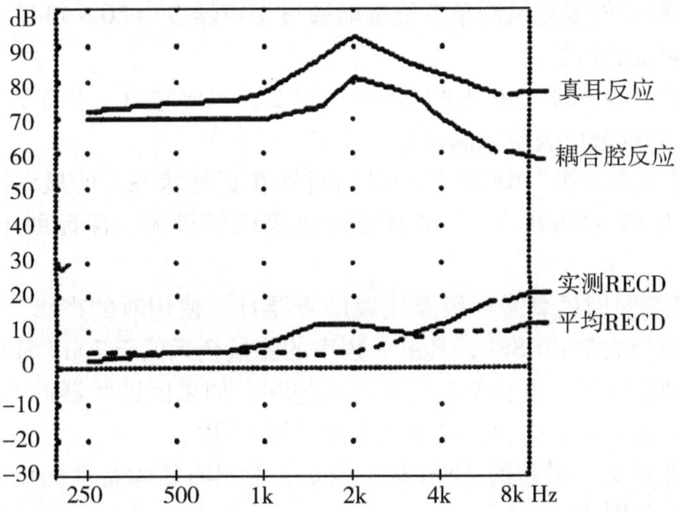

图25 - 10 - 8　RECD的计算（真耳反应与耦合腔反应之差）

（四）堵耳效应

应用真耳分析仪的探管系统可以客观地测量堵耳效应。许多真耳分析仪都有监听耳机，可以实时听到由探管麦克风拾音到的外耳道声信号。让患者戴上助听器之后，发汉语拼音的/e/或/u/这样一些后元音，强度可达140 dB SPL，选配师可了解堵耳效应的程度。

另一种更精确的测量方法是以病人自己发的后元音作为刺激音，强度以声压级显示，要求患者自我调整使强度在一定时间内恒定。探管麦克风将外耳道内的声信号进行频谱分析，比较堵耳前后的频谱特征，可了解堵耳效应的频率和强度信息。也可把骨导耳机置于前额，将这一骨传导信号作为刺激音，不再需要患者的参与。

五、测试条件

（一）测试环境

测试最好在做过声学处理的房间进行：混响时间要短，墙面反射尽量少，本底噪声要低。但考虑到临床实际，在普通房间也是可行的，只是应做如下处理：扬声器离受试者的距离较近；本底噪声要明显低于扬声器的输出；测试点附近没有反射面。

（二）测试用刺激声

采用一个经过测试房间声压校准的、在整个频率范围（125 Hz～8kHz）内声压级恒定为70dB SPL或60dB SPL的扫频声。近来已有更先进的分析处理方法以复合声波或言语频谱计权信号来代替扫频啭音，使刺激时间缩短。

1. 声音的种类　最初真耳分析仪所使用的测试信号只是扫频纯音或啭音，此后还增添了诸如短声、宽带噪音、窄带噪音、言语计权噪音及在频谱和时域特征上都接近自然言语的ICRA噪音等。虽然还不确定究竟哪一种信号最好，但言语计权噪音确有如下好处，并为真耳分析设备广为采用：

（1）噪音信号同时复合了多个频率成分，经特殊处理，可用于具有压缩电路的助听器的测量；而扫频信号的测试时间较长，不能保证在扫频过程中助听器始终处于压缩或线性工作状态。

（2）使用复合噪声信号，可显示出助听器在高输入声级时的互调失真。

（3）言语计权的复合噪声便于听力学家快速调整助听器的性能，以使放大后的言语谱达到理想要求。

当然对于线性放大的助听器，无论使用什么样的测试信号，得出的REAR或REIG都是一样的。而对于真耳饱和反应（RESR）的测量，使用窄带信号（如纯音）与使用宽带信号得到的结果会有所不同。

2. 刺激声级　大多数探管麦克风测量系统都能通过扬声器发出50～90dB SPL的信号，究竟选用什么样的声级，取决于测量的目的。

（1）REUR测量时的刺激声级　相对来说不那么重要，只要它超过本底噪声而又不引起患者的不适。一般60～70dB SPL的刺激声级足以满足这一要求。

（2）RESR测量时的刺激声级　RESR要测量助听器在真耳状态下的最大饱和输出，因此刺激声级一定要足够高，一般为85～90dB SPL，增益旋钮也要调至最大，保证助听器确实达到最大饱和输出。

（3）REAR和REIG测量时的刺激声级要代表助听器日常使用时的声级，所以70dB SPL的言语计权噪声信号（总频谱能量为70dB SPL，其单一频率的能量会远低于70dB SPL）或60dB SPL的扫频信号较为合适。这样的刺激声级，不会使助听器进入饱和。如果因助听器的SSPL设置得较低或增益过高而在这样的声级上确实出现了饱和，可调低刺激声级10dB。

（4）压缩电路的刺激声级　最新的ANSI标准规定，对具有压缩特性的助听器的测试，应采用复合噪音在多个输入声级上分别测试。

（三）探管在外耳道中的位置

为了测量介入增益，要求不改变探管的位置分别在开耳和堵耳情况下测试。探管在耳道内的定位（图25－10－9），是影响真耳测量准确性的最重要的步骤。

由于受耳道内驻波的影响，探管越接近鼓膜，高频的测量越准确。探管的理想位置是鼓膜处，但放置过程中极易触碰鼓膜引起病人的不适，很难精确定位。从临床实际出发，有两方面的建议：①探管尖端距离鼓膜5mm以内，这样可使6000Hz以内的测量误差在2dB以下；②探管尖端超出耳模或定制式助听器尖端5mm以上，因为有研究显示探管距离耳道内声源太近，也会造成误差。

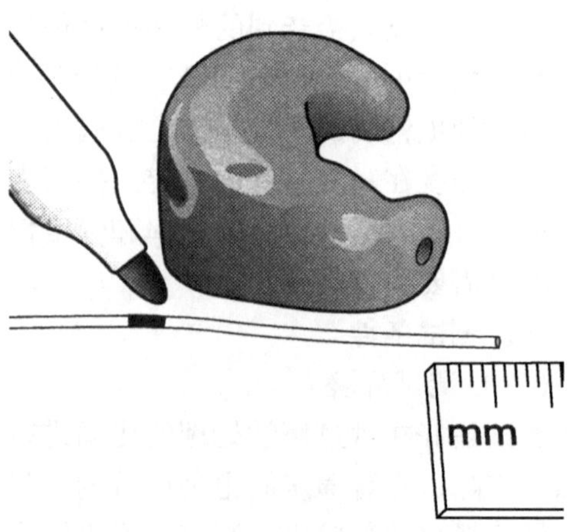

图25－10－9　探管插入耳道的深度

有两种方式确定探管深度：①比照患者的耳模或定制式助听器，找出耳屏切迹的位置，确定探管深入耳道的长度超出耳模尖端5 mm，探管贴附于耳模，其对应于耳屏切迹的位置，用探管上的小游标作标志；②采用固定深度的方法：一般成年人的耳道长度为25mm，耳道口距离耳屏切记约 10mm。在距离探管尖端 30mm 的位置用小游标标记。每次测试插入探管时，要求小游标都位于耳屏切记的位置上，以保证探管在外耳道内的相同位置。为安全起见，25 ~ 27mm 也是可以的。而且对于增益量的测量，因为是两次测量的差值，所以对探管深度的要求也不那么高，只要求两次测量时的位置不变。

探管有一定的韧性，戴上耳模后不会被压瘪。所产生的缝隙可能会在对大功率助听器进行真耳测试时引起声反馈，使得测试无法进行。

探管的长度不容更改。

第十一节　小儿助听器验配

一、概述

为聋儿选配合适的助听器，对于发展和保持聋儿在听、说两方面的交流能力，具有十分重要的意义。随着新生儿听力筛查计划的逐步实施，选配助听器的儿童的年龄越来越小；新的听力检查手段、新的助听器技术也在大量涌现，使得小儿听力学家面临新的挑战：需要一个系统化的、量化的、便于验证的选配手段，确保儿童能够全天使用，并安全、舒适地接收言语刺激。1994 年，美国 Vanderbilt 大学等单位发起召开了“面向听力缺陷儿童的助听听力学”学术会议，该会议成立的小儿工作组发表了一份现状报告，并总结出一个较完善的小儿助听器选配指南。这其中的许多工作，都源于加拿大西安大略大学 Richard Seewald 的研究小组。下文将以 Seewald 等人提出的 DSL 处方公式为例，介绍小儿助听器的选配程序。

（一）小儿选配助听器的听力标准

儿童一旦被确诊有永久性的、双侧外周性听力下降，就应选配助听器。某些孩子具有波动性听力或单侧听力下降，可能也需要助听器的帮助。小儿的听力损失究竟到什么程度就需要助听器，尚没有一个标准的答案。然而我们只要考察一下日常言语在 1 000 ~4 000Hz 频率范围内的语谱，就会发现超过 25dB HL 的听力损失就有可能影响儿童接受言语信息，而这些言语信息对于发展儿童发展良好的语言听说能力是必备的。所以双耳听力损失均超过 25dB HL，就应考虑选配助听器。对于单侧听力损失、2 000Hz 以上的高频听力损失、轻度听力损失（ <25dB HL），应结合其他一些因素来决定是否需要选配助听器。这些因素包括：认知能力、是否存在其他残疾、儿童在家中及教室中的声学环境。

（二）小儿选配助听器的时机与步骤

作为第二信号系统，语言是后天形成的。言语只是语言的外在口头表达形式。听觉是言语链中的重要一环，幼儿要学会并保持言语，有赖于听力的存在以及大量言语信息的反复刺激。言语和语言能力的获得与发展，是有其关键期的。错过了这个关键期，康复过程中的种种努力往往是事倍功半。所以小儿配戴助听器的年龄越小越好，一旦符合上述的听力学标准，就应立即选配助听器。

小儿助听器选配的基本原则与成人大致相仿：双耳配戴优于单耳；要确保放大后的声音能被患者听到，大的输入声不会引起不适，等等。小儿选配助听器的步骤也与成人相仿，一般要经过听力诊断、预选助听器、调试、验配、随访认证选配效果 5 个步骤。

（三）小儿助听器选配的特殊性

儿童不是微缩的大人，儿童助听器的选配过程与成人有着显著的差别。它表现在：

1. 在听力康复的早期，听力受损儿童不具备足够的认知能力，不能像成人一样自主地改变助听器的设置。儿童助听器上的设置都是固定的，从而要求儿童助听器的选择和调试都要比成人助听器更加精确。婴幼儿的耳道声学特性与成人相比有较大的差异性，随着年龄的增长还呈现出一定的变异。如果只以助听器在 2ml 耦合腔中的电声参数来推断儿童助听器的使用效果，可能会出现较大的偏差。只有对儿童的助听器进行真耳测试，才能获得比较可信的数据。

2. 儿童生性好动，不易配合，注意力好分散，能配合测试的时间有限。传统的真耳分析方法显然不能被小儿接受。小儿不能、也不愿在真耳测试的过程中保持静止，可能还会不自主地发出声音，甚至根本就不肯佩戴携有探管麦克风的头件。所以我们必须针对儿童的这些特点设计新的、耗时很短的真耳测试方法，这就是真耳－耦合腔差值（real－ear to 2ml coupler difference，RECD）测试。利用RECD的结果作为转换因子，就可将较难进行的小儿助听器真耳测试转化成无须儿童参与的耦合腔中的测试。

3. 由于认知能力和行为能力的局限，儿童的听力数据往往是有限的。对于婴儿期的聋儿，很难获得完整的带有频率特异性的听力数据（即听力图），听力学家往往只能用有限的一、两个频带的阈值来估算助听器的放大特性。另外，我们所采用的压耳式或插入式耳机的听力零级都是基于成人的耳道情况制订的，这也使得我们无法应用现有的一些成人电声测量策略，特别是当有些策略还需要阈上听力测试的结果时。

4. 随着年龄的增长，耳道的声学参数也随之改变，这涉及了小儿助听器验配中至关重要的两个参数：①外耳道共振特性；②真耳－耦合腔差值（RECD）。Kruger（1987），Kruger & Ruben（1987）发现新生儿的耳道共振曲线的峰值频率是成人平均的2～3倍，1岁多才接近成人。Feigin等（1989）报告儿童的RECD在5岁以内时均超过了成人，后逐渐接近成人（表25－11－1）。这表明，成人助听器选配中常用的各种转换因子，不适于学龄前儿童的使用。

表25－11－1 不同年龄段儿童的RECD

	频率（Hz）								
	250	500	750	1 000	1 500	2 000	3 000	4 000	6 000
HA－1 coupler									
0～12月	5.4	9.8	10.0	13.0	14.4	14.5	18.5	21.6	22.4
13～24月	7.3	10.2	9.9	12.6	13.7	14.2	16.1	18.5	15.5
25～48月	4.0	8.5	8.7	11.8	13.2	13.2	15.5	16.2	15.4
49～60月	2.8	8.0	8.5	9.8	11.9	12.7	14.0	15.0	14.8
>60月	2.2	4.6	4.3	6.3	7.7	8.8	11.2	13.1	13.7
HA－2 coupler									
0～12月	5.5	9.7	9.6	11.9	11.6	10.5	16.2	19.4	17.8
13～24月	7.4	10.1	9.5	11.5	10.9	10.2	13.8	16.3	10.9
25～48月	4.1	8.4	8.3	10.7	10.4	9.2	13.2	14.0	10.8
49～60月	2.9	7.9	8.1	8.7	9.1	8.7	11.7	12.8	10.2
>60月	2.3	4.5	3.9	5.2	4.9	4.8	8.9	10.9	9.1

基于以上原因，小儿助听器的选配需要一个客观、省时、能被小儿接受的真耳测量方法，来代替传统的相互比较的选配模式。

二、针对小儿助听器选配的听力测试

儿童听力放大设备的个性化选配，需要获得两方面的听力数据：①聋儿的听力损失特点；②儿童耳道相关的声学特征。

下面简要介绍以助听器选配为目的的儿童听力测试的要点，以及在DSL方法中的应用意义。

（一）聋儿听阈测定的特点

1．听阈在外耳道内（真耳）的标称　常规测听的主要目的是评价患者的听力比正常听力损失了多少，即听敏度下降了多少，而不考虑个人外耳道声学特性上的差异，因此采用听力级（dB HL）标称来表示听阈，就显得直观，便于衡量听力损失的程度。

然而DSL方法的独特之处就在于，所有的数值变量都是以外耳道内近鼓膜处为参照点的声压级（dB SPL）数值。这有两方面的原因：①婴幼儿的耳道声学特性与成人有较大的差异性，随着年龄的增长还呈现出一定的变异，而常规测听中的听力零级都是以成人耳道的平均数值为依据进行标定的，若采用外耳道内的声压级数值，则克服了这方面的偏差；②助听器放大后的声音输出于外耳道，从选配助听器的目的出发，我们主要关心的是放大后外耳道内鼓膜处的声级是否能让儿童听到。

遗憾的是，常规的测试方法大多无法精确地给出这种关系。这是因为，应用声场扬声器或压耳式耳机给声，听力级与声压级之间的换算（即听力零级的确定）是分别基于声场或耳模拟器而确定的。如果将一个儿童的听阈数值（dB HL）基于这种听力零级换算为dB SPL，那么我们只能推算出耳道口处的听阈（以dB SPL表示），而无法与助听器在耳道内的输出值相比。有两种方法可以弥补这种缺憾：

把探管麦克风测量系统视作一个声级计，直接测量测听所用信号在耳道中的dB SPL数值。这样儿童听阈的标定方式就是真耳SPL数值。理论上讲，这是了解儿童听觉特征的最可靠的方式。现在一些一体化的听力测试/选配系统，已开始提供专门的插入式测听探头。探头除了能给声外，还有一个监控麦克风。探头插入耳道后，仪器首先完成对该耳道内SPL数值的自身校准，接着以dB SPL标称测定听阈。

另一种间接的方式是利用前人通过大样本统计得出的平均的转换因子（表25－11－1），完成对外耳道内SPL数值的推算。如果听阈数值是以dB HL或dB SPL（相对于声场、耳模拟器或2ml耦合腔）标定的，则需要借助一套平均传递函数来转换成外耳道内SPL阈值。

对于大多数儿童，我们将一个ER－3A插入式耳机直接连到耳模的导声管上来测听，获得儿童的真耳dB HL听阈。下文还会讲到，我们也是用同样的给声方式为每个孩子来测定真耳－2ml耦合腔传递函数。有了这个个性化的传递函数，我们就可以精确地推算出儿童外耳道内各频率的dB SPL阈值。

要获得真耳SPL听阈，除了要具备一定的听力设备条件，还有赖于儿童的配合。不同的医院或听力康复中心的设备条件不尽相同，从事小儿行为测听的经验和手段也不尽相同，聋儿的配合程度会有很大的差异。对于不同的儿童可能需要采用不同的给声方式。所以，DSL方法在设计时考虑到了这种差异，常规测听中常见的几种给声方式（声场扬声器、TDH系列测听耳机、插入式耳机、插入式耳机连接到耳模的声管上）获得的以dB SPL或dB HL为标称的听力数据均可被采纳。

2．聋儿测听的要点　对聋儿的行为测听，我们鼓励使用耳机而不是声场测听。声场测听只能获得双耳中的听力较佳值；而用耳机测听，我们能准确地了解儿童双耳各自的听力损失。

建议使用插入式耳机。它外型小巧，比压耳式耳机更易于为儿童接受。而且插入式耳机的耳间衰减值大，需要进行掩蔽测听的几率大大降低。另外，测听中若采用插入式耳机，由于插入式耳机的校准是在2ml耦合腔或堵耳模拟器中完成的，那么就可以直接应用真耳－2ml耦合腔传递函数，来估算外耳道内的SPL数值。

由于儿童不易配合，应在尽量短的时间内尽可能多地获得各频率点的听阈，尤其是那些对了解听力图形状最为重要的频率点。各频率的测试顺序应该是：1、4、0.5、2kHz。

随着新生儿听力筛查计划的有效实施，绝大多数婴幼儿的听力损失可在6月龄以内确诊。对这个年龄段的婴幼儿，尚无法获得可靠的行为听阈，只有依赖ABR等客观测听手段。短声是一个宽频带信号，频率特异性差；现在多以短纯音等有一定频率信息的猝发音来诱发ABR电位，以期获得各频率的听阈。国内不少单位采用40Hz听觉事件相关电位（40Hz AERP）来评价儿童的低频听阈，但因该电位属中潜伏期反应，易受到镇静剂、睡眠等因素的影响。而对儿童进行测试时又往往需要施用镇静剂等使其睡眠，使得其在小儿听阈评估中的应用价值受到一定质疑，要与其他测试相互印证。近年来稳态诱发电位（SSEP）可快捷地获得有频率特异性的阈值，但技术细节上尚有一些不成熟的地方，未能得到普遍的认同。

（二）小儿外耳道声学特性测量

在婴幼儿助听器选配过程中，有两个声学参数是随着年龄而变化的：①真耳 -2ml 耦合腔差值（RECD）；②真耳未助听反应（REUR）：DSL 方法在处理这两个变量时，优选的方法是测量每一个儿童的外耳道声学特性，无法测量时，则采用前人已测算的与年龄相关的 RECD 和 REUR 的大样本统计值。

1. 真耳 -2ml 耦合腔差值（RECD）　在成人助听器选配中，如不具备真耳分析条件，可以利用平均 RECD 值，从助听器的 2ml 耦合腔参数中推算出成人真耳的增益及最大声输出值。但婴幼儿及学龄前儿童的 RECD 明显不同于成人，加之儿童外耳道的几何尺寸随着年龄而变化，成人助听器选配中常规使用的一些平均传递函数不能再应用于儿童。为使儿童随年龄发育总能获得一个精确的电声学选配，不论在儿童初次选配助听器时，还是以后的随诊中，都应进行 RECD 的测量。对于不具备真耳分析条件的单位，也可参考前人总结的不同年龄段儿童的 RECD 统计值。下文给出了对儿童进行 RECD 测量的流程，并结合 FONIX 6500 真耳测量给出了具体示例。

（1）RECD 的测量步骤

1）系统设置　对探管麦克风测量系统初始化。将连接到扬声器上的电话插头从 FONIX 6500 后面板上的输出端拔下，将插入式耳机通过一个 1/4 英寸到 1/8 英寸的换接插头插入到该输出端。系统的运行参数设置如下：

A. 手动方式；

B. 言语计权复合噪声；

C. 信号声级：50dB SPL；

D. 平滑方式：Log（对数）；

E. 输出限制：125 dB SPL；

F. 数据转换：介入增益；

G. 参考麦克风：弃用；

H. 所测项目：增益频响；

I. 降噪处理：16 倍。

2）耦合腔中的测量

A. 将探管从一个校准探管麦克风用的适配器中穿行，伸出的长度不超过 3mm，用橡皮泥等材料将探管位置固定（图 25 -11 -1）；

B. 将该适配器伸入 2ml 耦合腔中；

C. 探管与探管麦克风相连；

D. ER -3A 插入式耳机的塑料给声端连接到 HA -2 型 2cc 耦合腔的管中；

E. 按下 start/stop 键引入信号，等待几秒钟确信所测反应的结果稳定后，再次按下 start/stop 键终止信号；

F. 将此曲线存作“未助听”反应。

3）真耳测量　①为患者做探管麦克风测试前的准备（如戴好头带等）；②将探管插入至耳道的合适深度（从耳屏切迹起）。成年男性 31mm，成年女性 28mm，儿童 20 ~25mm。使用耳镜检查可确保探管不触及鼓膜；③因参考麦克风已失效，可将其置于头后的头带上；④塞入患者的定制耳模（或标准海绵塞子）；⑤将插入式耳机的塑料给声端连接到耳模声管中，如上所述传送信号；⑥将此曲线存作“助听后”反应。

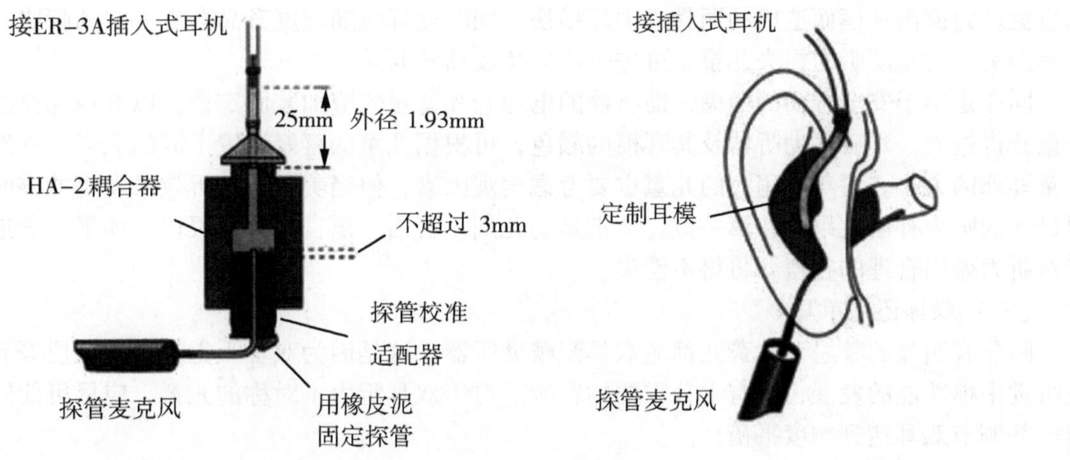

图 25-11-1 RECD 的测量方法

在 FONIX 6500 屏幕的下方，会分别显示刚刚存入的耦合腔及真耳数值，两者之差就是 RECD。按下 DATA 键可在屏幕的上方得到 RECD 在 200～8 000Hz 的数值曲线。由于刚才的测量是在介入增益模式下测得的，两条曲线分别存作“未助听”反应和“助听后”反应，所以该 RECD 曲线在屏幕上的显示是 PROBE REIR。现在更新的真耳分析仪产品，如 Audioscan RM500，已具备专门的 RECD 测试界面。

（2）RECD 测量的优点　整个 RECD 测量过程，包括系统设置的过程，不超过 5 分钟，而真正在儿童真耳上的给声过程只有几秒。因为给声方式是通过插入式耳机给声，儿童头和身体的晃动也不会对测量产生影响，克服了传统的探管麦克风测量时儿童在声场中最易产生的偏差，对儿童的配合要求不高，90% 的儿童在初次测试时就能测得 RECD。而且 RECD 的重复性较好，在整个儿童助听器选配过程中，只需完成一次 RECD 的测量，就可将助听器选择及验证过程中的真耳电声学测量转化到无须儿童参与的、便于控制的 2cc 耦合腔中完成。RECD 的应用使得 6 月龄以下聋儿的真耳选配也成为可能。

（3）RECD 在 DSL 方法中的应用　在 DSL 方法中会两次用到 RECD。第一，当我们以插入式耳机获得听阈及/或不舒适级后，应用每个个体的 RECD 值，就可以精确地获得对外耳道内 SPL 数值的估算。RECD 的第二个应用是在校验助听器效果时，可以由真耳助听增益推算出助听器在 2ml 耦合腔中的增益值。

2. 真耳未助听反应（REUR）　真耳未助听反应，即声场与鼓膜传递函数，在常规的助听器介入增益测试时也会用到。但在 DSL 方法中，REUR 的应用有些特别。只有当患儿的听力损失是在声场中测得时，REUR 才被用来推算耳道内的听阈数值。

三、助听器预选时的相关因素

在考虑助听器的外在特性时，应最大限度地保证儿童能舒适地佩戴助听器，并提供安全上的保证；在考虑助听器的内在品质时，应选择具有较多调节参数的助听器，最大限度地保证儿童能接收到舒适的声音。所以应注意如下因素，为儿童预选一个或几个助听器。

（一）听觉辅助器件

儿童助听器的选择应考虑各种听觉辅助器件的配接。助听器上应有直接音频输入（DAI）、电感线圈 T、麦克风-电感线圈（M-T）转换开关等装置，保证儿童在噪声环境下可通过外接麦克风接收到老师或妈妈的言语，通过音频导线将电视机或音响上的信号导入助听器、通过电磁环路系统接收到影剧院的台词、通过 FM 系统接收到老师或家人的声音。

（二）助听器的配戴方式

配戴耳后式助听器时，耳模的制作十分关键，既要美观又要牢固。耳模的质地以软性材料为好，以避免外力撞击耳模而造成的颞骨或中耳损伤；同时软耳模随温度升高会有一定的膨胀，对于配戴大功率助听器的重度听力损失儿童，可进一步避免反馈啸叫。

同样是出于安全方面的考虑，助听器的电池仓和音量轮应加装固定锁，以避免儿童误服电池或把音量开得过大。耳后式助听器及其耳模的颜色，可根据儿童的喜好设置不同的色彩，外形大小要考虑儿童耳郭的大小。对年龄稍大的儿童也要考虑美观因素，但当美观与助听效果发生冲突时，仍应将获得最优的听力补偿效果放在第一位。特别是幼儿期，言语－语言发育得很快，如果一味追求美观而不能对听力做出合理的补偿，将得不偿失。

（三）双耳还是单耳

除非有明显的禁忌证，聋儿都应双耳配戴助听器。这是因为双耳听觉对声源定位等后天形成的高级听觉中枢功能的发展，具有十分重要的影响。对于双耳听力不对称的儿童，应尽可能同时选配助听器，并调节双耳达到响度平衡。

（四）BTE 还是 ITE

总体说来，耳后式（BTE）助听器应成为儿童助听器的首选。对于个别极重度耳聋的儿童，也许由于耳后式的声反馈问题，而不得不考虑体佩式助听器或 FM 系统。对于某些肢体功能障碍的儿童，也许只能使用体佩式。对于 8～10 岁左右的儿童或许可以考虑使用耳内式（ITE）助听器，只要他们的耳道和耳郭的发育大致定型。

四、电声参数的调试

运用系统化方法选择具有适当电声参数的助听器，对于儿童助听器的选配是至关重要的。婴幼儿耳道内测得的声压级一般都超过成人，外耳的共振特性随年龄增长而发生变化，加之儿童不能对助听器的补偿做出主观判断，因此探管麦克风测量应成为小儿助听器选择、验配的常规手段。

电声参数主要包括真耳增益频响曲线和真耳最大声输出限制的频响曲线。这些参数可由 POGO、NAL、DSL 等处方公式算得，但目前只有 DSL 针对儿童的特点，结合不同年龄段儿童的平均 RECD 值，对电声参数的目标值做出了修正。DSL 公式的计算也由此变得较复杂，一般需通过专门的软件计算。

各处方公式给出的多为真耳介入增益（REIG），可以针对所采用的测试信号的种类（言语计权复合信号或恒定声级的扫频信号）换算出真耳助听反应（REAR），减去患者的 RECD 值（若未测 RECD，可采用不同年龄段儿童的平均 RECD 值）及头颅衍射（head diffraction，HD）/麦克风位置（microphone location，ML）效应，就可获得助听器在 2ml 耦合腔中的目标曲线。

同样，处方公式给出的真耳最大声输出（RESR），减去患者的 RECD 值（若未测 RECD，可采用不同年龄段儿童的平均 RECD 值），可获得 2ml 耦合腔中的最大声输出的目标曲线。

听力学家可反复调节助听器的参数，并在 2ml 耦合腔这样一个高度标准化的测试件中反复测试，使之尽量与目标曲线吻合。我们就可以在患儿来诊所配戴助听器之前，为他预先设定好几款性能相宜的助听器。

五、验配

小儿真耳测试可有两种应用：①初次选配时，固然我们可以在选择过程中应用一些平均转换因子（如 RECD）来初步设定助听器的参数，但个体差异的存在，仍要求我们最好能获得每一个个体的 RECD，用于助听器的调校；②对于一些别处选配的助听器或使用了一段时间的助听器，重新完成 RECD 测试，对于验证助听器的效果并重新调整，也十分有益。

（一）验证助听器增益

早先验证助听器增益频响特性的方法是在声场中完成功能性增益的测试，但它的不足是显而易见的：要求儿童很好地配合；测试的时间较长；频率分辨率低；多次测试的重复性差。而且对双耳听力较悬殊的病例，或非线性放大助听器，也许会得出错误的结果。所以使用真耳分析是最为便捷准确的方法。儿童的真耳分析多通过 RECD 和 2ml 耦合腔中的电声参数的测量来完成。

可首先测试助听器在 2ml 耦合腔中的输出频响曲线（使用 60dB SPL 的扫频纯音或言语计权噪声作为输入声）。助听器在真耳中的反应则可由下列公式计算：

REAR = 2ml 耦合腔中的输出反应 + RECD + HD/ML 效应

其中头颅衍射（head diffraction，HD）效应考虑了头颅对声波的衍射作用，麦克风位置（microphone location，ML）效应考虑了不同形状助听器的麦克风位置对收集声音的差异。

（二）验证最大声输出限制

验证最大声输出限制的目的是为了保护儿童免遭过度放大导致的进一步损害。

可先测试助听器在 2ml 耦合腔中的饱和声压级曲线（建议使用 90dB SPL 的扫频输入声），再由下列公式换算出助听器在真耳中的最大输出限制：

RESR = 2ml 耦合腔中的饱和声压级 $SSPL_{90}$ + RECD

此时不在考虑 HD/ML 效应，因为 90dB SPL 的输入声已使助听器进入饱和，HD/ML 效应对饱和状态的助听器没有影响。

由上式可知，儿童真耳的饱和声压级要大于 2ml 耦合腔中的饱和声压级数值，而且由于儿童的 RECD 值比成人的大，同样的助听器在儿童耳道内产生的饱和声压级比成人要大。所以对儿童助听器的声输出限制的调校，更应谨慎。特别是部分重度、极重度聋儿童的听力数据是不完整的，只知道个别频率点的听阈，听力学家在做出估计时，要充分考虑其他测试结果及家长的主诉，并要求孩子做定期的随访。

各处方公式中最大声输出限制值，是基于各频率听阈的一种估算，尚不能肯定地说一定是安全的，但实践证明这种客观的估算是可行的。当然，儿童若能明确表述出不舒适级，助听器的设置将会更准确。

（三）SPL – O – GRAM

尽管我们可以在标准听力图上，用助听听阈与长时平均会话语谱（LTASS，状似香蕉，俗称香蕉图）的关系来评价助听器的效果，但由于言语有大约 30dB 的动态范围，我们无法从该图上了解，整个言语动态范围是否被无失真地放大，响的言语声是否已使助听器达到饱和。为了在一个图上表示听阈、助听听阈、助听后的言语频谱及 MPO，建议使用 SPL – O – GRAM 图样。

六、助听效果的认证

确认助听后儿童听觉功能的目的在于，展示助听器在帮助儿童接收他人及自己的言语时的效用与不足。它是儿童听力康复中的重要一环，但往往被忽视。

一旦助听器的选配过程完成，对儿童听觉功能的确认过程就随之开始，应在声场中完成助听听阈的测量，它将作为一条基线，来监测儿童使用助听器后是如何发展交流能力的。

除了对助听听阈的直接测量外，确认的内容还应包括儿童的听力康复情况。这些来自家长、老师及言语治疗师的康复信息，有助于了解助听器是否达到了目的：助听器应确保孩子听到完整、舒适、清晰的语音信号，并在日常生活环境中有一定的排除噪声干扰能力。有一些相关的量表可以评价儿童的听力康复状况，如 MAIS（IT – MAIS）和 PEACH（TEACH）。一般说来，量表得分的高低不应成为调整助听器的依据，除非有明显的行为指征。量表的计分应是双耳使用状态下的得分。

（一）听觉意识整合量表和婴幼儿听觉意识整合量表

婴幼儿听觉意识整合量表（Infant – Toddler Meaningful Auditory Intergration Scale，IT – MAIS）是 2000 年由 Zimmerman – Philips 和 Robbins 等在其原有的听觉意识整合量表（MAIS）基础上修改而来的，用以评估 2 岁以下儿童对日常生活中声音的自发性反应。该测试共 10 个问题，以访谈形式提问，由儿童家长作答。这 10 问题涉及听觉的 3 个主要层面：①发声与言语行为（问题 1 ~ 2）；②对声音的察知（问题 3 ~ 6）；③明了声音的意义（问题 7 ~ 10）。对每个问题都有各自的评分标准。IT – MAIS 替代了听觉意识整合表（MAIS）中关于“孩子能否主动要求配戴或察知听力设备的故障”等内容的第 1 ~2 个问题。

评估过程要严格以访谈形式进行，这样可以避免家长由于字面理解上的歧义造成的误判；同时也不鼓励简单的“是”或“非”这样的答案。问卷中的问题是要引出受试者与访谈者之间对话的，例如：“请问小明对周围环境中的哪些声音会有所反应?”，这样的问句比起“小明在家里对声音有反应吗?”这样的问句，回馈给采访者的信息要多得多。IT - MAIS 只能以访谈的方式进行，让家长自行填写问卷，将会使这份量表失去效用。访谈过程中应鼓励家长尽可能地回想各种实例，采访者将家长的叙述记录在评估表上。有些问题可能会要求家长对儿童某些听觉反应出现的时间比例作出估计，家长可能一时难以回答。通常这些问题会使家长更加关注儿童的听觉行为，而在之后的评估中给出更确切的回答。

IT - MAIS 总分为 40 分，每个问题最低为 0 分，最高为 4 分。评分方式通常是基于儿童表现出某种听觉行为的几率而定。例如，“小明出现这种反应的几率大于 50% 还是小于 50% ?”。访谈者在历次访谈中都应遵从固定的评分标准。

（二）父母对儿童听、说表现的评估或教师对儿童听、说表现的评估

父母对儿童听、说表现的评估（parents evaluation of aural/oral performance of children，PEACH）或教师对孩子听、说表现的评估（teachers evaluation of aural/oral performance of children，TEACH）实际上是个调查问卷，2005 年由澳大利亚国家听觉实验室的程玉清等制订，旨在评估孩子在使用助听器/人工耳蜗后的听力和交流沟通能力。要完成这个问卷调查，家长或教师必须至少观察儿童一个星期以上，并围绕所列的 13 个问题做认真的记录。观察的要点包括：①助听装置的使用及声响是否过大感到不舒服；②在安静时的聆听及交流；③嘈杂环境中的聆听及交流；④电话的使用；⑤对周边环境声音的反应程度。

因为 PEACH/TEACH 是为婴儿、或比婴儿再大一些的幼儿，以及有不同能力的儿童所制定的评估，有些问题暂时可能还涉及不到，孩子会觉得比较难回答。儿童的聆听能力会随着他们生长发育，以及进行更多的听力训练而不断改善。PEACH 不是测试，家长或教师不必因某个问题的得分为零而担心。听力师鼓励家长或教师生动地描述孩子的听觉经历中一个个鲜活的事例，以真实评估儿童佩戴助听器的效果，并指导助听器的精细调试。同时，它还可以用于追踪孩子的进展情况。

第十二节　听觉辅助器件

一、感应线圈

电感线圈要与环路系统配合使用。在影剧院、教室等场所专设聋人专座，座位周围铺设电磁环路，台词、演讲等语音信号通过环路放大器在聋人专座的周围以电磁信号发射，使用助听器的 T 档就可以清晰地接收到，而周围的环境噪声不被接收。这样，声音强度不因距离而产生衰减，不受混响及环境噪声的影响，能保持较好的信噪比。

一种小的环路系统也可以用于家庭，如将电视伴音信号接入环路系统，患者在环路内的任何位置都可通过 T 档接受。环路甚至可以小到项链大小。电话听筒若仍采用电磁式耳机，其产生的电磁信号一般也可以为 T 档所接收，但受电磁信号强度以及电感线圈敏感度的制约，可在听筒上加装一个电磁信号扩增器。若电话听筒不再采用电磁式耳机，听筒上就应用一个适配器来产生电磁信号。

二、音频输入

许多耳后式助听器机身上都有 3 个金属接点，可以配接一个靴状适配器，将声音信号或电视机、收音机上的音频信号直接送入助听器。这样语言信号中的高频成分不会因距离过远而损失，环境噪声也不会引入助听器，信噪比会明显提高。音频输入（audio input）包括如下几种形式：

（一）CROS（信号对传）式

CROS 方式除了用于眼镜式助听器之外，也可用如图 25 - 3 - 9 这样的方式。助听器只戴在听力较

佳耳，但麦克风移至对侧听力较差耳，麦克风安置在类似于 BTE 型助听器的模件上，通过靴状适配器连至助听器。

CROS 的主要作用是：由于麦克风与受话器远离，产生反馈的几率很小，可以开耳佩戴（即耳道不必用耳模堵塞）；放大量也可以提高。对于某些特殊情况：如出租汽车司机，左耳佩戴助听器，但顾客的声音多来自右侧耳，CROS 非常适用。

（二）BICROS（bilateral CROS，双耳信号对传）

患者双耳均有不同程度听力损失，听力较佳耳选配了一个助听器，但较差耳也有一个麦克风，通过靴状适配器传至对侧助听器。

（三）手持式麦克风

在噪声环境下，为了提高信噪比，讲话者手持麦克风，将语音信号通过适配器和导线直接传入助听器。这种手持式麦克风非常适于聋幼儿的听力语言训练。

（四）FM 系统

可以理解为一个无线麦克风，它包括一个方向性麦克风，一个调频转换器和调频接收器。讲话者将麦克风别在衣领上，导线将声信号送至腰间的调频转换器，以特定的调制频率发射出去。每一个患者的助听器上都加装一个调频接收器，将声信号还原出来。这非常适合在聋童教育中使用。

第十三节　数字时代的助听器新技术

一、开放耳选配

2004 年，GN ReSound 公司推出的一款外形仅为普通 BTE 助听器一半、无需耳模的开放耳道的助听器在欧洲赢得了市场的青睐。短短 3 年，世界各大知名助听器厂家纷纷推出类似产品。据美国 2006 年的市场调查，此类开放耳助听器已占到 BTE 助听器销售量的 24%。

其实 BTE 助听器的开放式佩戴，并不是一个新鲜的概念。很早就有人设计了非堵耳的耳模，但由于声反馈问题的存在，它只能应用于轻度听障的人群。一旦听力损失达到中重度，听力师们就不得不让患者采用全部或部分堵塞耳道的耳模。

堵塞耳道的缺陷是显而易见的：患者（特别是低频听力尚好的感音性耳聋患者）在说话时会感觉到明显的堵耳效应；人耳自然的耳道声学共振特性被人为破坏；部分敏感的患者不习惯耳道内的异物感；外观也不易为中青年听障人士所接受。

解决堵耳效应的途径无非有两种，一是制作深耳道式助听器；二是开放耳道。

大约 10 年前，伴随着 K－Amp 或其他宽动态范围压缩技术的出现，深入耳道硬骨质的 CIC 助听器风靡一时，一度认为堵耳效将会随之解决。它的确解决了一部分患者的堵耳困扰，但其局限性也逐渐显现。由于患者的耳道形状千差万别，耳道尺寸受到年龄、性别、种族等因素的影响也较大，要想获得一个封接恰当、便于摘戴的 CIC 外壳或耳模并非易事。要想真正塞入耳道深部并与硬骨质接触，CIC 的外壳或耳模材质应有很好的柔韧性，患者还需掌握一点摘戴技巧。

开放耳道势必会增加产生声反馈的风险。以往的助听器只能通过降低总体增益或高频增益的方法来折中处理。这对于像大多数老年性耳聋那样的斜坡型听力下降患者来说，最为不利。令人高兴的是，助听器中的数字处理芯片功能日臻强大，可实现更为有效的数字反馈抑制技术，而耳内受话器技术（receiver in the ear，RITE）和细管微型耳背机（thin tube Mini－BTE）的发明，又为开放耳助听器奠定了很好的声学基础。

耳内受话器技术，主要指的是助听器的接收器不再装置在耳后式助听器的机壳内，而是安装在耳塞中，这项技术的最大优点是可以避免声反馈、佩戴舒适、没有堵耳效应、音质好。不同的厂家对此项技术有不同的名称，如耳道式接收器（receiver in the canal，RIC），耳郭式助听器（post aurical canal，PAC）和耳上式助听器（over the ear，OTE）等。细管微型耳背机，其实在一定意义上包含了前面提到的耳道式受话器技术，因为前者作为一项新型传声技术装置是实现后者的基础。

细管微型耳背机，在某种意义上，改变了我们对传声系统的认识。从外形来看，耳背机使用细管技术，遗弃了耳钩，将声管的内径大大减小，同时用各种标准型号的耳塞替代了因人而异的耳模。由于它很好地克服了佩戴耳模所造成的堵塞感，耳道自然的声学共振作用得以发挥，细管纤巧透明不显眼，耳道无不适感觉，音质更为自然，因此很快收到患者的喜爱。美国 2006 年的一项研究表明，由于使用细管微型耳后式助听器，助听器新用户增加了近 30 个百分点，更重要的是助听器使用者的平均年龄从 69 岁降到 60 岁，整整降低了 9 岁。显然，细管微型耳后式助听器功不可没。同时，由于不需要制作耳模，大大缩短了验配的时间，许多因耳模引发的问题也随之消失，细管微型耳后式助听器也同样受到选配师的青睐。

二、激光耳印模技术

在许多国家和地区，耳模制作都需要将耳印模寄送到专门的耳模实验室，邮寄过程中如果出现时间延迟、温度过度变化等情况，耳印模的形状会发出变化；当然也不能排除邮寄过程中的损害或丢失。随着电子商务的出现，助听器选配师希望能在自己的诊所中将耳印膜的形状通过互联网发送到耳模实验室。耳模激光扫描仪就满足了这种需求。它的外观比一台打印机略小，可以像扫描图片一样，用激光获取耳印模的空间数据（图 25－13－1）。

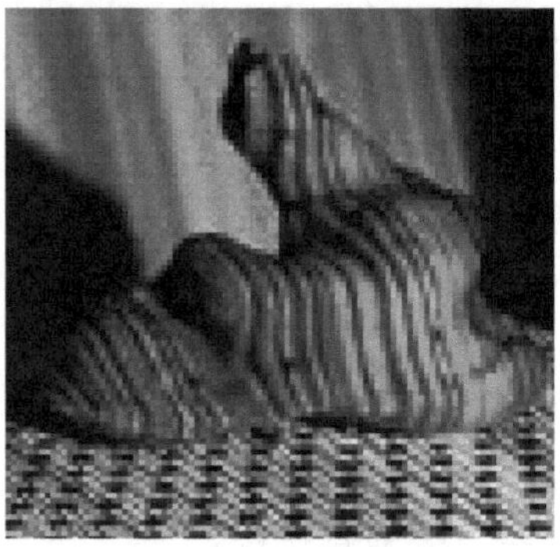

图 25－13－1　激光扫描下的耳印膏

三、蓝牙耳机

伴随无线通讯领域内的技术革命，手机等通讯工具已日益走进普通人的日常生活。但目前手机普遍采用数字网络，可能会引入不必要的电磁干扰，导致助听器效果甚微；或是由于手机的传统接听方式经常引起助听器的声反馈，所以很多聋人仍无法使用手机。美国联邦通信委员会（FCC）近日颁布法规，要求手机制造商研发与助听器更匹配的数字无线手机，以方便聋人使用手机。有人甚至提出了一种更为崭新的通讯概念——耳际语音启动系统（ear level voice activated system，ELVAS），巧妙地将手机与助听器融为一体，如果未来的手机都能设计成如图 25－13－2 这样的外观，不仅使正常人在接听手机时解放了双手，而且其外观一旦被公众所接受，聋人就再也不用担心自己的缺陷曝光，助听器的使用率会大大提升。

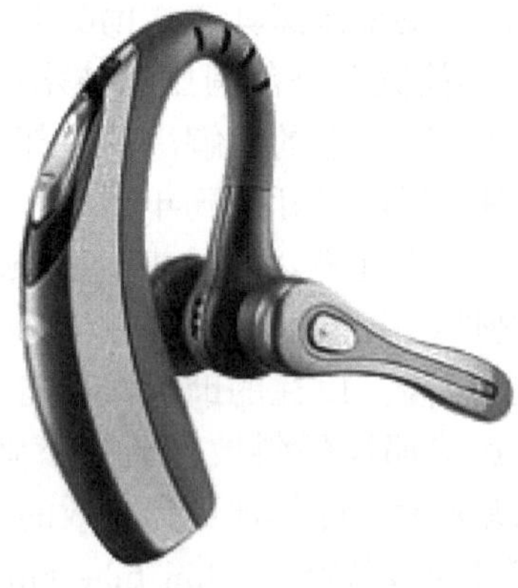

图 25－13－2　手机与助听器融为一体

另一方面，作为 ELVAS 概念的雏形，部分助听器厂商已经推出了与助听器配接的蓝牙适配器，使助听器佩戴者能更方便地聆听手机。将一个小巧的蓝牙适配器插入耳背机底部的音靴（图 25－13－3），使接听手机转变成无线聆听，消除了手机靠近助听器时经常要出现的一系列干扰。设计在蓝牙适配器底部的微型麦克风用来将配戴者的声音传送到手机。对于那些使用定制式助听器的患者，通过借助项圈适配器来和蓝牙适配器连接，同样实现无线聆听。

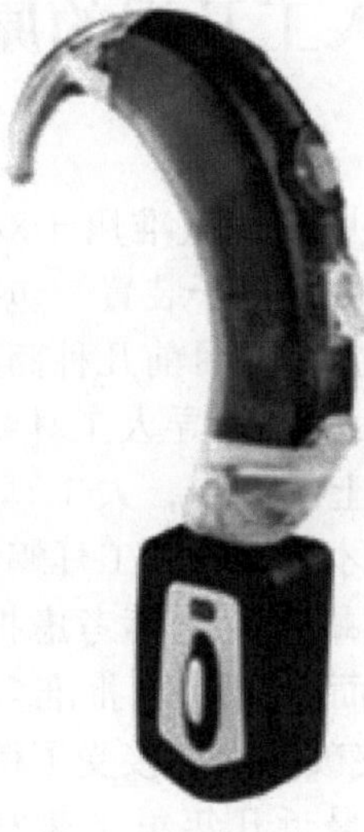

图 25－13－3　蓝牙适配器插入了 BTE 底部

（郗　昕　冀　飞）

参考文献

1. A Vonlanthen. Hearing instrument technology：For the hearing healthcare professional. Phonak Company，1995.
2. M C Pollack. Amplification for the hearing－impaired. Grune & Stratton，1980.
3. WR Hodqson & PH Skinner. Hearing aid assessment and use in audiologic habilitation. The Williams & Wilkins Company，1977.
4. Robyn M Cox. Using loudness data for hearing aid selection：The IHAFF approach. The Hearing Journal，1995，48：10.
5. H. Gustav Mueller，et al. Studies of the hearing aid occlusion effect. Seminars in hearing，1996，17：21.
6. J Agnew. Acoustic advantages of deep canal hearing aid fittings. Hearing Instruments，1994，45（8）：22.
7. S W Painton. A protocol for fitting K－Amp hearing instruments. Hearing Instruments，1994，45（8）：12.
8. MC Killion & S Fifret－pasa. The 3 types of sensorineural hearing loss：loudness and intelligibility considerations. The Hearing Journal，1993，46（11）：31.
9. Ora Buerkli－Halevy. A guide to practical application of pre－selection formulae. Phonak Focus，1988，6.
10. V Pluvinage. A review of ReSound's technology and products. 1992.
11. Poul B. Madsen. Insertion gain optimization. Hearing Instruments，1986，37（1）.
12. Francis K Kuk. Theoretical and practical considerations in compression hearing aids. Trends in Amplification，1996，1（1）：5.
13. Wayne J Staab，Samuel F Lybarger. Characteristics and use of hearing aids. Handbook of Clinical Audiology，1994.
14. Michael Valente. Strategies for selecting and verifying hearinf aid fittings. Thieme Medical Publishers，INC，1994.
15. Ruffero 和 Rich（1991）.
16. Dreschler WA，Verschuure H，Ludvigsen C，et al. ICRA Noises：Artificial noise signals with speech－like spectral and temporal properties for hearing aid assessment. Audiology，2001，40：148.

第二十六章　人工耳蜗的原理及临床应用

人工耳蜗植入术，自20世纪80年代中期，获准用于双侧极重度感音神经性听力损失的替代治疗。人工耳蜗是一个永久性地植入到耳蜗中的电子装置，包括电流源和电极阵列，电流用于刺激残存的听神经纤维。最初的人工耳蜗是单导装置，但目前几种商品化的人工耳蜗系统均采用多导装置。人工耳蜗的设计历经20年的发展，已经使大多数多导人工耳蜗使用者的口语单词识别能力获得了显著提高。伴随着植入电极和言语处理器设计上的进步，人工耳蜗植入的候选标准也在悄然发生着变化。例如，最初只有极重度的、语后聋的成人才被视为人工耳蜗植入术的适宜人选；而现在听阈已不再是语后聋成人的遴选标准。早期多导人工耳蜗植入也不考虑把先天性聋儿童作为适宜的候选者，FDA批准儿童植入时限定的最小年龄是2岁；而今FDA已批准多导人工耳蜗可在12个月大的语前聋儿童身上使用，许多小于12个月大的儿童已突破此限而接受了植入手术。

虽然价格昂贵，但欧洲国家的使用在最近几年里飞速发展：1983～1986年间仅有两三名患者植入人工耳蜗，1993～1994却有超过600名患者接受了植入手术。在美国到1994年6月有大约513名2～5岁的患儿接受了植入，这也相当于全美患儿人口的21%。目前全世界有9万多人受益于耳蜗植入手术，欧美等国的医学会已将人工耳蜗植入作为治疗重度聋和全聋的常规方法。据2006年12月公布的第二次全国残疾人抽样调查统计数据显示，我国现有听力障碍者约2004万，而其中重度和极重度感音神经性耳聋占了很大部分。随着人工耳蜗植入技术的日臻成熟和人民群众对生活质量要求的逐步提高，人工耳蜗植入术在我国方兴未艾。我国自1995年引进此技术以来，截至2006年7月已有3 200余例患者接受了人工耳蜗植入手术，除西藏外所有的省、直辖市和自治区都开展了此项手术。

第一节　人工耳蜗的概况及发展历史

当商品化的人工耳蜗系统在20世纪80年代问世时，应用电刺激取代声刺激来激发极重度感音神经性听力损失患者的听觉系统，已经不是什么新创意了。在1880年，Alessandro Volta第一个报道了通过插入耳道的金属棒施加电刺激后所产生的听觉。他描述这种感觉是“头中的隆隆声”。1957年，Djourno和Eyries在一名接受面神经麻痹治疗手术的患者的听神经上放置了一个导线。他们通过该导线对听神经直接施加电流刺激，患者报告有清楚的听觉感受。这一观察为人们寻求治疗极重度聋的方法提供了动力。1961年，House和Doyle报告了两名接受听神经电刺激的极重度听力障碍人士的数据，电极放置在圆窗进而穿过圆窗进入鼓阶。患者均报告有听觉感受。他们注意到刺激强度不同会带来响度的变化，刺激速率变化会带来音调的变化。1964年，Simmons将电极穿过鼓岬进入前庭并直达耳蜗蜗轴。受试者同样可以察觉到刺激时程的变化，并有音调的感受。这些观测都加速推进了有功能的、耐久的人工耳蜗系统的发展。

第一个上市的商品化单导人工耳蜗出现在1972年。从1972年到20世纪80年代中期，植入患者超过1 000例，其中包括几百例儿童。这一早期的单导装置，即3M/House人工耳蜗被广为接纳，对使用者的唇读有明显帮助。还有一些患者具备有限的开放式单词识别能力（供参考）。

1984年，Cochlear公司引入了第一个多导人工耳蜗系统。这一Nucleus 22装置，由一个埋植于皮下的接收-刺激器和一个在耳蜗内的、有22个环形触点的电极阵列组成。在起初使用时，用一个头带将发射线圈与已植入体内的接收线圈对位，无线传输的射频脉冲既为植入的电子装置提供能量，也用来控制刺激。Nucleus装置后来改用磁铁来对位发射线圈与接收线圈。当时的技术还不甚复杂，不能以足够快的速度将言语编码并传送到22个独立的通道，因而发展了一种特征提取方案，只传送基频和言语的第二共振峰（F0/F2）。随后的言语处理器算法的改进，还允许第一共振峰一同传送（F0/F1/F2）。

差不多在同时，第二个多导人工耳蜗系统也正在美国犹他州发展。这个系统，即Ineraid装置，有6个蜗内电极，通过一个永久性的经皮插座与外部佩戴的言语处理器相连。以今天的标准来看，Ineraid言语处理器显得相当粗糙。它包括一个传声器、控制每一个电极的最大输出的模拟电子电路和由四个带通滤波器组成的滤波系列。使用经皮插座，将连续变化的模拟信号同步地施加到6个蜗内电极中的4个上面。它不同于Nucleus言语处理器的特征提取方案。带通滤波器和多个电极触点的应用，替代了行波，其理论基础是大脑能“提取言语特征”。

尽管采用了截然不同的途径，但这些早期人工耳蜗系统的表现却是非常相似的。使用者的表现虽然因装置不同而有所差异，但不论使用何种装置，患者的开放式单词识别测试的得分均明显高于机会水平。尽管个体间的差异十分显著，但1990年进行的大规模临床试验得出的结论是：对于语后聋的成人，多导人工耳蜗的表现优于单导人工耳蜗装置。

从那时起，大量研究投入到人工耳蜗领域：优化植入系统的设计、鉴定最好的蜗内电极阵列和刺激模式、精练已成型的处理策略、对内部和外部器件进行小型化。目前有三种经FDA认可的多导人工耳蜗系统。这包括Cochlear公司的Nucleus耳蜗植入系统、Advanced Bionics公司的Clarion装置、Medical Electronics公司的Med-EL装置。三种植入系统均采用跨皮传输系统，将外部硬件与植入体内的接收/刺激器相连。这三种系统使用者的总体表现，在过去的10年里有了显著的提高，已经不再只是“明星”病人才具备开放式单词识别能力。不论使用何种装置，现在效果最好的耳蜗植入者，仅凭“听声”就能获得80%以上的开放式单词识别能力。然而，并非所有的植入个体都能体味这么好的成效。不论哪一种植入体类型，都有一些患者只获得了有限的开放式单词识别能力。对一些患者来说，植入装置带来的好处仅仅是唇读能力的拓展。在这一领域工作的专家所面临的最大挑战之一，就是要找到一种方法，在术前预测人工耳蜗的效果是好还是不好。另外，寻求改善每个耳蜗植入者使用效果的方法也是一个挑战。接下来的各章将更详细地回顾现今的人工耳蜗系统及与这些人工耳蜗系统相伴的言语处理策略，并勾勒出人工耳蜗临床应用的全貌。

第二节 人工耳蜗系统的构成和原理

人工耳蜗的主要组成部分包括体外部分和植入部分：

体外部分包括：①外部麦克风：拾取声音信息并转化为电信号；②言语处理器：可根据预先设置的编码策略对接收的电信号编程；③传输线圈：将言语处理器提供的信号转为射频信号传输给接收-刺激器。

体内植入部分包括：①接收-刺激器：接收射频信号并转化为电脉冲，刺激电极阵列；②多通道电极阵列：电流通过植入的电极直接传送至耳蜗内残存的听神经纤维。

人工耳蜗是一种可以帮助重度和极重度感音神经性耳聋患者恢复听力和言语交流能力的生物医学工程装置，其基本原理是绕过发生病变的内耳毛细胞，将声音能量转化为电信号直接刺激耳蜗中残存的神经元细胞而产生听觉。

人工替代的耳蜗必须取代真实耳蜗的两大基本功能：转换和编码。在最简单的模式下，人工耳蜗分析获得的声音能量，通过将其转化为电信号，与放大、压缩、过滤、提取等处理相结合，使其与人耳所能接受的电刺激强度的动态范围相匹配。电信号从外部装置经过皮肤传入耳蜗内的电极阵列，而后将编码后的信号传输给残存的听觉神经元成分——螺旋神经节和轴突。刺激部分沿听神经传送到大脑，并在大脑被翻译成有意义的声音。

电极激活的模式，部分取决于电极阵列本身的特性，部分取决于编码策略。编码策略定义了声音转化为电信号并能被大脑识别翻译的方法。编码策略的效率越高，效果越好，大脑能够从人工耳蜗输入的信息中识别含义的可能性就越高，而没有含义的声音只是无用的噪声。

目前国际上有三种通过 FDA 认证的耳蜗植入系统（Nucleus，Clarion 和 MED - EL）。本节将用浅显的名词来讲解这三个主要制造商所生产的装置的相似之处，也重点显示这三种多导人工耳蜗系统的差异。

一、装置间的相似性

1. 三种人工耳蜗系统都提供多导刺激。这意味着所有三种人工耳蜗系统都采用包含多个触点的电极阵列，电极阵列通过一个在圆窗侧面由外科钻孔获得的耳蜗窗孔，插入到耳蜗的鼓阶。触点（电极）的数目以及触点的构架形式，因装置不同而变化，但全都是多导而非单导阵列。

2. 它们都采用跨皮通讯实现外部佩戴的硬件与植入体内的电子器件之间的信息传送，没有导线或其他电子器件穿过皮肤屏障。外部硬件包含一个发射线圈，植入装置包含一个接收线圈。采用射频传送的方式，既为植入体内的电子器件提供能量，又能控制植入体产生的刺激的类型和强度。磁铁（其中之一埋植于皮下），用来保持发射线圈与接收线圈之间的联系。人工耳蜗是第一个永久性植入的、不需要电池供能而仅从外部佩戴的装置中获取能量的电子装置。

3. 三种人工耳蜗系统都结合了一些能在植入后监测蜗内电极完整性的技术。这一性能很重要，因为植入电极有可能出现故障，而这种故障并不是总能很轻易地检测出来。对于幼儿或其他听觉经验有限的使用者来说，更是如此。

4. 三种人工耳蜗系统均在一定范围内提供了不同的言语处理选项。可有多种将言语声学信号转换成电信号的方式，言语处理策略是控制这一转换的各种规则的集合。换句话说，言语处理策略就是处理器所采用的将音调、时间和响度信息翻译成电信号的技术，它包括被刺激电极的数目和位置、施加刺激的形式、刺激的速率与幅度，该电信号将被发送到内部的电极上。过去 10 年展现出的人工耳蜗效果的改善，就是言语处理算法改进的直接成果。已发展了几种有本质不同的言语处理策略，三种装置都允许使用者采用 1 种以上的策略来聆听语言。

5. 三种人工耳蜗装置的言语处理器的编程过程十分相似。为患者的言语处理器编程，一般要针对患者的每个蜗内电极分别设置其阈值和最大允许刺激值。这些数值是专为每个使用者设定的，对多数患者而言，需在第一年内调节若干次；在随后的人工耳蜗使用中，调机次数逐渐减少。外部佩戴的言语处理器允许使用者对程序和/或编码策略有一定的选择范围。这种灵活性允许使用者在一定范围的现实生活聆听条件下评价不同的编码策略。对于小儿，它使得家长可以设置一组输出依次增强或动态范围依次变宽的程序，以帮助儿童适应听觉刺激。

6. 即便使用同样的装置，人工耳蜗的总体表现也有很大差异。有些植入者只靠听就可以获得很高的识别率；而有些人则获益很少，只是在感知周围环境和扩展唇读方面有一点点帮助。三种装置都是如此。

尽管有这些相似之处，但在一些重要特征上仍存有差异，可将三种人工耳蜗系统彼此区分开来。要在人工耳蜗装置间做出选择，就要对差异的本质有基本的了解。接下来的一小节，描述了三种主要人工耳蜗系统的基本特征，也提供了一些历史信息，使得读者可以将现在的技术与以往的人工耳蜗系统联系起来。

二、三个主要系统的基本特征

（一）Nucleus

Nucleus 22 导人工耳蜗是第一个获得 FDA 认可的可用于成人和儿童的人工耳蜗，在世界各地的使用者最多。Nucleus 22 装置的蜗内部件，最初设计为 22 个环状电极，电极等间隔排列（约 4 mm）。电极阵列插入到耳蜗中，耳蜗的解剖特点使得它从底转开始卷曲。这导致蜗内电极位于耳蜗外侧壁，而不是贴近蜗轴。

早期的 Nucleus 装置编程时可设置成几种双极的或 Cochlear 公司称之为共地极的刺激模式。在双极模式下，电流流经两个蜗内电极。这两个电极既可以彼此相邻（BP），也可以依据患者的敏感性将两个电极间距适当拉宽（如 BP+1，BP+2，等）。在共地极刺激模式下，一个电极被设定为激励电极，而其他 21 个蜗内电极集体短路构成电流回路。单极刺激，即在单个蜗内电极与蜗外电极间施加刺激，在第一版的 Nucleus 装置中尚不能实现。

单极刺激模式在新近的 Nucleus 装置——Nucleus 24（CI24M）和 Nucleus 24 Contour（CI24RCS）中可以实现。单极刺激时，全部 22 个蜗内电极都可用作激励电极，刺激施加在任一个蜗内电极与一个或两个蜗外电极之间。单极刺激可实现较低的阈值，因而电能消耗比其他使用双极或共地极刺激时要低。另外，单极刺激模式下的阈值与最大允许刺激级在电极阵列中的一致性比双极刺激模式要好。原来担心单极刺激不具备频率特异性，已经证实并非如此。使用单极刺激的患者能够进行音调排序，当刺激电极从蜗底向蜗尖移动时能感受到音调的单向递减。这一发现表明，单极刺激产生的电场主要集中在刺激电极周围，从而相对具有耳蜗刺激部位的特异性。

Nucleus 装置的设计只能提供非同步的脉冲刺激。也就是说，人工耳蜗的输出包含一系列双向电流脉冲，其幅度依输入信号的强度而变。没有任何两个电极可被同时刺激，模拟刺激也不能应用。采用非同步刺激的好处是，没有任何两个电极会在同一时刻受到刺激，这可以减小极间相互干扰的机会。另外，使用脉冲而非模拟刺激来编码言语信号可使耗电量显著降低。采用脉冲刺激的不利之处是，单位时间传递的信息量，直接与单个脉冲的时长及总体刺激率相关。

Nucleus 22 导人工耳蜗早期使用的言语处理策略是特征提取方案，只传递基频信息和言语中的第一、第二共振峰信息（F0/F2 和 F0/F1/F2）。在 20 世纪 90 年代早期，引入了 MPEAK 处理策略。这个策略仍然使用特征提取方案，但也通过刺激 2～3 个固定的蜗底电极来提供一些高频信息。目标是提供一些关于摩擦音的附加信息以改善辅音识别率。早期言语处理策略的最大刺激速率是 250Hz。大多数患者使用双极刺激构建映射图（MAP），205μs 脉宽的双向电流脉冲，19～20 个电极可用。

随后的 10 年间，Nucleus 人工耳蜗系统所采用的言语处理算法逐渐脱离了特征提取方案。1995 年，Cochlear 公司引入谱峰（SPEAK）处理策略。该策略对输入声信号采样后，将其转换到频域，检测出声谱中的 6～10 个峰。比照预先设定的电极分频表，以决定 20 个分立频带的输出如何发送到每一个蜗内电极。在每个刺激轮次中，只有 6～10 个蜗内电极以非同步的方式受到刺激，刺激速率依赖谱峰的数目，在每秒 180～300 次之间可变。

1998 年初，一个新的内部装置——Nucleus 24 系统出现。Nucleus 24M 装置的蜗内电极阵列与以往的 Nucleus 人工耳蜗别无二致；然而，添加了两个蜗外电极。这个版本的 Nucleus 人工耳蜗可以应用单极刺激模式，脉宽短至 25μs。每个电极的刺激速率可高达 2 400pps（每秒脉冲数），该装置的设计，还允许植入的磁铁在必要时可被取出以应对磁共振成像（MRI）检查。相对于以前的植入体，Nucleus 24 装置最明显的变化是，它可以应用无线遥测技术将电极阻抗及设备功能信息从内部装置中传输出来。装置不仅能利用植入电极来刺激内耳，还可以从耳蜗中记录电诱发的听觉电位，这种信息有助于为幼儿进行言语处理器编程。另外，随着 Nucleus 24 装置的问世，单极刺激可使耗电量显著下降，每一个植入者都可以在体佩式言语处理器和耳后式言语处理器中做出选择。

Nucleus 24M 人工耳蜗推出不久，Cochlear 公司又推出了更新版，他们称之为 Nucleus 24 Contour（CI24RCS）。Nucleus 24（CI24M）和 Nucleus 24 Contour（CI24RCS）装置的主要区别在于，Contour 装置中的蜗内电极阵列是预弯的，由一根贯穿整个阵列的柔韧的金属导丝插入其间，才使它能保持成直的状态。术中在电极插入过程中拔出导丝，使得电极阵列贴近残存听神经纤维所在的蜗轴盘绕。蜗内电极触点的间隔呈对数规律，蜗底电极的间距比蜗尖电极要宽。触点为半环，不再像 CI24M 装置及以前植入体的全环设计。Nucleus 24 Contour 的内部接收/刺激器的封装比以前更薄、更柔韧，可适应小的颅骨。

随着 Nucleus 24 和 Nucleus 24 Contour 装置的引入，体佩式言语处理器又多了两种言语编码策略。第一种策略，Cochlear 公司称之为 n－of－m 策略。这种策略，更广为人知的名字是 ACE（advanced combined encoder)，允许调机听力师设定需检出的谱峰的数量（n）及在每个刺激轮次中用来分隔声谱的多个带通滤波器的数量（m）。ACE 的一般设定为选择 8 ~ 12 个谱峰（n），言语信号交由 22 个带通滤波器（m）来分隔。这个策略与 SPEAK 策略相似，但刺激速率更快。目前使用 Nucleus 人工耳蜗的绝大多数患者都采用 ACE 策略，刺激速率为每通道 900 ~ 1 200 Hz。

体佩式 SPrint 言语处理器还能运行一个叫做连续间隔采样（CIS）的言语处理策略。CIS 策略将言语信号交由固定数目（8 ~ 12 个）的带通滤波器滤波，获得每个通带的言语包络并提供压缩。比照电极分频表，可决定每个特定频带由哪个电极来刺激。这种刺激模式下，不使用全部 22 个蜗内电极，但所选用的电极在每个刺激轮次中都会被用到，刺激速率一般也比其他言语处理策略要高。当采用 CIS 编码策略时，每个电极都依次被双向电流脉冲刺激，脉冲幅度与对应频带的声能大小成正比。该策略的设计思想是以高速率脉冲刺激来复现言语信号的时域细节。

Cochlear 公司于 1998 年为 Nucleus 24 植入者提供了第一个耳级言语处理器 ESPrit。2000 年耳级言语处理器与旧的 Nucleus 22 装置实现兼容。ESPrit 处理器由两粒助听器电池供能，Nucleus 24 植入者的平均电池寿命为 50 小时，Nucleus 22 植入者的平均电池寿命为 35 小时（ESPrit 手册）。这一耳级言语处理器不及体佩式 SPrint 处理器灵活。它被设计用来对 Nucleus 22 植入者实现 SPEAK 处理策略，对 Nucleus 24 植入者实现 SPEAK 或 ACE 策略。一个面向 Nucleus 24 的新的耳级处理器 3G，也已获得 FDA 的认可。该耳级装置由 3 粒助听器电池供能，能够运行体佩式言理器所具有的任一种言语编码策略，并且是第一个集成了电磁线圈感应接收的耳级装置。

（二）Clarion

目前应用的第二种人工耳蜗系统是 Advanced Bionics 公司生产的 Clarion 多导人工耳蜗系统。该装置已分别在 1996 和 1997 年被 FDA 许可在成人和儿童患者使用。如同 Nucleus 装置一样，Clarion 人工耳蜗系统在过去几年中也经历了一系列变化。初期的 Clarion（1.0 和 1.2 版）包含 16 个蜗内电极，两两贴近组成 8 个电极对，在耳蜗内呈辐射状而非对数式排列。选择这种“辐射状双极”构型，是基于早期生理学和计算机模型研究，该研究显示这种构型可获得最优的部位特异性。该装置可采用单极或双极模式，最大刺激位点（通道）为 8 个。由于每个通道（或称刺激位点）都有独立的输出电路，每个通道都可独立编程，所以允许以非同步或同步的模式来实现电极（通道）的刺激。Clarion 电极阵列经多次改进后，采用一种叫做扩展双极的刺激模式。在此模式中，电极对中的内侧电极，与蜗尖方向上的下一个电极对中的外侧电极，以双极模式施加刺激。电极间距变宽导致阈值和最大舒适值降低，耳蜗内的精确刺激位点（通道）最多为 7 个。

最初 Clarion 多导电极阵列为预弯的，使用特殊的植入工具通过耳蜗开窗孔插入。电极阵列的设计与耳蜗的螺旋线吻合。较新的 Clarion 版本使用硅胶定位器随蜗内电极阵列一同插入耳蜗。定位器的作用是将电极触点推向蜗轴（鼓阶的内侧壁）。刺激电极与蜗轴内的残存神经组织的紧密接触，可降低阈值并减少电流扩散。贴近蜗轴还可有效地减少能量消耗并扩展部位特异性。在 HiFocus 电极中，定位器贴附在蜗内电极阵列上，保证植入一步完成并使得电极位置有更好的一致性。但因有研究称硅胶定位器有可能成为细菌聚集之所，而使术后脑膜炎的发病率提高，该定位器的设计最终被放弃。

尽管 Clarion 电极阵列始终有 16 个触点，早期装置只限用 8 个通道，因为它使用 8 个独立的输出电路。每个通道可由一对双极电极发送，或在单级电极耦合方式下由 8 个内侧电极触点发送。最新的 Clarion 版本 CII 系统，有 16 个独立的输出电路，可以以非同步、同步或不同的组合形式刺激 16 个 HiFocus 电极触点中的每一个。目前为了创建多于 8 个刺激通道的新程序，正在成人植入者中进行研究，以判断该软件是否安全有效。研究的结果将用于 FDA 的认证申请。该软件进入日常临床应用之前，类似的研究还需要在儿童患者中进行。

HiFocus 电极触点呈对数间隔排列，可以在单极、双极或多极模式下激发。理论上，由于 Clarion 允许多通道的同步刺激，它也就有可能控制耳蜗内的刺激模式，可提供多至 31 个“虚拟”通道。CII

系统有31个滤波器，可为使用该刺激模式提供保障。Clarion装置是惟一一个允许多电极同步刺激的商品化人工耳蜗。

Clarion装置封装在一个陶瓷外壳中，放置在打磨出的一个颞骨骨床上。磁铁包在陶瓷外壳内，既不能取出，对MRI也不兼容。Clarion人工耳蜗系统可与体佩式或耳级（BTE）言语处理器配合使用。耳级处理器可以运行所有体佩式处理器支持的处理策略。

Clarion不光是惟一能实现耳蜗内多个电极同步刺激的装置，而且还是惟一能以模拟信号波形进行刺激的装置。这些性能使得Clarion为使用者提供了最广泛的言语处理策略。Clarion是第一个应用CIS处理策略的商品化植入系统（1991年）。应用CIS编码策略的Clarion版本是该装置最早期的版本，一般采用8通道的单极刺激。Clarion系统的初期版本中，脉宽75μs，刺激速率为每通道833Hz。新近引入的称之为CII仿生耳系统的Clarion装置使用CIS编码策略时允许的刺激速率为：当全部16个通道都启动时可高达每通道2 840Hz，若只对8个通道编程则为每通道5 980Hz。

初期Clarion人工耳蜗系统上的第二种策略是压缩模拟（compressed analog，CA）刺激。在稍近的版本中，该策略被重新定义，称为同步模拟刺激（simultaneous analog stimulation，SAS）。这一言语处理策略一般用于双极或拓展双极电极耦合模式。在SAS中，输入言语信号经采样后，被分频滤波到几个不同的频带。每个频带的输出都配送到每个单电极或电极对。使用压缩确保信号落在患者的动态范围内。该策略中不再使用双向电流脉冲，而是采取“施加到指定电极的电流幅度依据该频带内的能量变化而即时改变”。当7个通道在模拟模式下被同步刺激时，总体刺激速率为每秒91 000次。这个处理策略的设计就是要保全每个通道上的相对幅值信息及波形的时间细节。

使用同步模拟刺激的言语处理策略的问题是，多电极的同步激发可导致有害的通道间干扰。Wilson等（1993）证明，当采用通道间干扰最小的非同步处理策略（CIS）时，言语识别得分较高。该研究在使用单极耦合的患者中，比较了CA和CIS刺激。无论是原先的CA策略还是现在的SAS策略，使用双极或扩展双极模式都比单极刺激模式更为成功。Clarion装置只使用7~8个通道，每个通道都是紧密的双极耦合，将通道间的相互作用降低到最小。

1999年，在这两个基本言语处理策略的基础上又出现了变种，这就是成对脉冲采样（paired pulsatile sampler，PPS）。PPS与CIS相似，只是将阵列中每个电极依时序刺激（没有同步刺激）改为拉宽PPS电极对的间距以实现同步刺激。PPS比CIS的优势在于，它可以实现两倍于全序列或非同步CIS策略的刺激速率。增加刺激速率可有效增加单位时间内声音信息的传送总量，给彼此远离的电极对施加同步刺激，可减少通道间的干扰。

目前，Advanced Bionics采用“高分辨率”处理策略。一组植入了Clarion CII装置的患者正在参加FDA监控的临床实验研究以评价该言语处理策略。若CII装置运行高分辨率模式，Clarion系统能实现目前商品化人工耳蜗系统中最快的刺激速率。在Clarion CII装置上进行中的高分辨率处理模式的研究，正在试图运用Clarion的一些独一无二的性能，如极高的刺激速率、使用虚拟通道而产生的电流定向、不同处理方案及刺激模式的融会或组合。

Clarion言语处理器十分灵活，允许使用者聆听不同处理策略。系统具备的灵活性使得每个使用者可在现实聆听环境中比较不同处理策略的言语质量。体佩式言语处理器的设计小巧而精致。另有两款耳级处理器，一款配合Clarion植入系统，叫作白金BTE，另一款用于新的植入系统，叫做Clarion CII BTE。由于早期Clarion对电能的要求高，而小型化了的系统又要尽可能提供与体佩式言语处理器完全相同的处理灵活性，所以翻新式样之后的白金BTE使用定制的可充电电池，电池的平均使用时间仅为5~6个小时。Clarion CII BTE在这方面更有效能，定制的可充电电池的平均使用时间为8~11个小时，具体还依赖于每个人的处理策略和刺激量级。

Advanced Bionics是第一个配备了遥测功能的人工耳蜗系统，可监测电极完整性和电压顺应性。在新近的植入体Clarion CII中，可以使用蜗内电极记录电诱发听觉电位。他们称之为神经反应成像（NRI）。

（三）MED－EL人工耳蜗

美国FDA认可的第三种人工耳蜗系统MED－EL Combi 40＋人工耳蜗由Medical Electronics公司生产。该装置有12个电极对，插入较深，可达耳蜗的尖部。在3种人工耳蜗系统中，其标准电极阵列的长度最长，可伸入耳蜗26.4mm（触点的间隔为2.4mm）或完整的两圈。C40＋电极是一条又细又软的易弯曲的直电极阵列，它通过耳蜗钻孔穿入耳蜗鼓阶，并依蜗管螺旋线走行以达到卷曲形式。有一种较短的C40＋电极形式，可用于存有植入障碍物的耳蜗（12.1mm电极深度，1.1mm的触点间距）。还有一种特殊的分叉电极用于完全骨化的耳蜗。正在发展环绕蜗轴的阵列形式以及一种结合了电与声两种刺激的特殊电极。

与Clarion装置一样，MED－EL植入体的内部电路和内部磁铁都包裹在陶瓷外壳中。对于使用MED－EL装置的患者是否能在磁场强度不超过0.2Tesla的MRI仪器上接受MRI检查，FDA的认证仍悬而未决。MED－EL装置最多可存贮9个程序。耳后式和体佩式处理器都可配接MED－EL装置。MED－EL的耳级式装置（Tempo＋）有多种佩戴选项，包括使用一个可夹在领口的电池盒，通过电线连接到处理器。处理器拴挂到电池盒上，客观上使它牢固地系在衣服上，帮助幼儿更加稳妥地使用耳级处理器。在所有的耳后式人工耳蜗言语处理器中，MED－EL耳级装置（Tempo＋）提供的电池寿命最长，平均有50个小时。MED－EL装置也是目前接受双侧人工耳蜗的患者最常选用的装置。

MED－EL装置可提供目前任何一个人工耳蜗系统所能提供的最快的刺激速率（1 515Hz/通道，总体18 180Hz）。然而，它被限定用于序列脉冲刺激的编码策略。MED－EL装置不可能在同一时间刺激多于一个以上的通道，或者以模拟模式来刺激，但CIS处理、CIS＋处理以及n－of－m处理（与Nucleus装置的ACE处理相似）都可实现。

三、装置选择

一名患者选择何种装置取决于几个因素，包括患者就诊的植入中心、该装置是否尚在FDA的临床实验阶段以及外科医师和患者的偏好。有的中心允许患者在三个主要厂家中挑选装置，而有些中心只提供一种或两种人工耳蜗系统。当某个特定装置尚在进行FDA临床实验时，只有符合特定实验标准的入选者方有可能获得该装置。例如，某些临床实验协议限定，只选用那些无其他残疾的患者。一般由患者咨询耳科医师或听力师后对装置做出选择。依照目前的人工耳蜗技术，三家生产商的人工耳蜗装置的成效十分相似。而在每一种装置的患者群中，患者的成效都存有很大差异。对任何一种装置，总有一些患者只凭借“听”就能获得完全的言语理解，而其他一些植入者只把它当作对唇读的一种辅助。

第三节　人工耳蜗团队

一、手术医师与听力医师

人工耳蜗植入团队的作用至少应是：确定人工耳蜗的候选者，帮助预期手术的患者在充分了解人工耳蜗手术及装置选件的情况下做出决定，提供必要的医学处置，实施植入手术，植入后设定言语处理程序并予以监测。负有职责的核心人员包括外科医师（耳科医师/耳鼻咽喉科医师）和听力师。植入前关注的焦点在于从医学及听力学角度分析人工耳蜗手术的可行性，处理可能妨碍手术的病症。随着人工耳蜗手术及术后伤口的愈合，关注的焦点从基本的医学处置转到基本的听力学处理。

二、人工耳蜗植入团队中的其他成员

尽管外科医师和听力师在对人工耳蜗候选者及植入者的处置中起首要的作用，但还有一些人员可以提供其他的专业服务和意见，尽管也许不需要他们参与每一个候选者及植入者的处置。有时还要向其他医学专家，如儿童发育专家、言语及语言病理学家等，咨询。其他的一些服务包括提供长期的听力康复、评估教育计划、提供家庭指导。人工耳蜗团队的服务范畴和人员是可变的，取决于患者的年龄、病症及团队的经验等诸多因素。较大的人工耳蜗植入团队常常由多学科的专业人员组成，如果需要还可以引进其他专家。不管怎样，重要的是可以联系到各相关学科，以提供优质的健康服务。除了外科医师和听力师，可根据患者情况和该团队所服务的人群，将下列专家列为团队的成员。

（一）针对小儿患者

听力康复专家、言语－语言病理学家、教育工作者，会在儿童植入者的植入前评估和植入后管理中起到重要作用。语前聋的儿童必须学会用植入体所提供的声音来组织和学习口头语言，并发出别人能听得懂的言语。这样的儿童往往需要教室有特殊的布置或者得到校方人员的扶持。听力损失不仅影响儿童的交流与受教育的程度，而且还影响孩子的情感与社会学层面的发展。因此，许多人工耳蜗项目都听取心理学家或社会工作者的专业意见，以帮助有特殊需要的家庭。聋儿家庭与人工耳蜗植入团队及其他儿童领域专家的密切交流，对于聋儿从人工耳蜗中获取最大效益十分关键。接下来详细叙述每一专家的角色。

1. 听觉康复专家　许多小儿人工耳蜗团队都有听觉康复专家提供服务。对于听力障碍或全聋儿童适宜怎样的交流方法，存有不同的观念。儿童的需求以及提供服务的人员的观点决定了最终所采取的方式。一种观念提倡听说技能或交流的发展，即口语说。在此观念下可有不同的方式。例如，有些口语治疗师同时教聋儿使用唇读和听觉来学习说话；而有些则遵循单一感官的方法，即只靠听而不要视觉线索。另一种观念则鼓励使用手势语来发展交流技巧，不论它是单独使用还是与口语联用。当手势及言语联合使用（全交流）时，语言的接收依靠听言语及看手势。表述性的语言通过言语及手势来传达。

2. 言语－语言病理学家　言语－语言病理学家参与完成对儿童口语或手语交流能力的评价，并给出干预的建议。一些有言语－语言病理学家参与的团队可以为植入者提供后续的言语－语言治疗。

3. 教育学家　校方人员，如聋儿老师、负责听力障碍儿童的巡视老师、主流教室的老师，常常在评估阶段和植入后的康复阶段与人工耳蜗团队密切合作。他们提供孩子在日常环境中相关表现的重要信息，并执行团队给出的强化交流的建议。有时人工耳蜗团队会包括一名教育工作者以帮助筹划教学设置及方案。这个人可以充当植入中心与学校系统的纽带。

4. 心理学家　心理学家提供有关儿童功能水平和精神状态的情况。必要时心理学家可以施加干预。例如，家庭存在康复动力不足或行为方面的问题，可能会阻碍人工耳蜗的成功，可在耳蜗植入之前或之后转介患者和家庭去做心理咨询。

5. 社会工作者　人工耳蜗团队可召唤社会工作者，对儿童和家庭提供包括经济计划等全方位的指导与扶持。

（二）针对成人患者

上面所提到的专业工作者，也可在成人接受人工耳蜗前后提供服务。尽管语后聋成人在植入后通常不要求大量的听觉康复或言语－语言治疗，但训练他们如何使用所接受到的声音，还是有益的。必要时可引见心理学家或社会工作者来协助解决个人或家庭的困难。除了上面小儿人工耳蜗团队所提到的专业工作者外，成人团队可能还包括下列人士。

1. 神经心理学家　如果在植入前和植入后的过程中，担心患者的理解能力和主动参与的能力有问题，可将患者转介给神经心理学家。例如，已显现出认知障碍的老年患者或经历过脑外伤或脑卒中的患者，应考虑转介给神经心理学家。

2. 就业康复专家　一名就业康复专家可以为患者的职业选择和工作安置提供指导。他们也能提供一些有关人工耳蜗的经济资助信息。

三、家庭支持的重要性

尽管上面只提到了专业人士，但很重要的一点是要记住，家庭成员或与植入者十分亲密的人，可以给予植入团队及植入者本人无法估量的支持。很明显，植入过程中患者需要家庭的支持。另外，家庭成员所提供的患者日复一日的表现，对于耳蜗团队也是一个具有重要价值的信息。

四、人工耳蜗团队的专业培训和经验

人工耳蜗的专业训练包括几个层面。每个植入体厂家组织的强化课程提供了全面的基础知识。这些课程通常围绕外科技巧、装置参数设置、编程问题和其他所有与装置相关的事情。对于那些接诊语前聋儿童的人工耳蜗团队，最好先从语后聋人群中获得经验。若患者的口头表达能力有限，经常需要重温成人的经验。另外，人工耳蜗团队应该在小儿测听技术和处置方面具备丰富的经验。由于人工耳蜗技术的日新月异，无论是关于物理特性还是关于处理特征，植入团队的所有成员都需要接受继续教育。

第四节　人工耳蜗植入的评估和候选

由于人工耳蜗技术的进步使植入者的术后效果不断提高，人工耳蜗植入的候选者标准也在与时俱进。但归根结底，候选标准总是围绕着 3 个基本问题：①患者植入人工耳蜗植入在医学上是否可行或明智；②耳蜗植入后在交流方面的收益是否比使用助听装置更大；③患者的心理、家庭、教育以及康复条件能否提供必要的支持，如果没有，是否能够创造这方面的条件？

FDA 对每种人工耳蜗系统进行安全性和有效性的临床认证时，一并给出了人工耳蜗植入的候选者准则。随着时间的推进，准则发生了实质性的变化。比如，20 世纪 80 年代人工耳蜗的植入标准是成年语后聋听力损失大于 100dB HL，助听器对交流没有明显的帮助作用。到 2000 年，FDA 许可的植入年龄已经降低到 12 个月，并且对于听力的要求也有所放宽。现行的指导准则允许植入年龄为 2 岁以上的重度到极重度耳聋（也就是说平均纯音听阈 70dB HL 以上），或者 2 岁以下极重度聋（即平均纯音听阈 90dB HL 以上）患者接受人工耳蜗植入手术。只要可能，词和句的识别测试结果也用来决定患者是否适合植入人工耳蜗。现行的指导准则对于成年候选者的开放式语句测试识别得分，限制在植入耳低于 50% 并且非植入耳得分低于 60%（Cochlear 公司、Advanced Bionics 公司）。随着植入装置的进一步改进，植入人工耳蜗的标准中关于听力损失程度和助听器使用效果的条文将会继续演变。但是，上面提到的关于候选者的一般问题仍然不会改变，需要对患者进行医学、听力学和心理/康复条件的评估。

一、医学评估

医学评估主要是检查患者的总体健康状况、听力损失的病史、病因以及耳蜗和外耳、中耳的情况。患者的总体健康状况决定了患者是否能适应全麻手术以及患者是否能够配合完成术后必要的调机编程。尽管总体健康状况很少成为手术禁忌证，但它会影响到手术的时间安排和术前准备。

（一）病因学

目前，听力损失的病因和病史并不能很精准地预测患者的术后康复效果。但二者之间总体的相关性，可以用来调节患者的期望值。比如，脑膜炎引起的耳聋往往会伴有耳蜗骨化，这会阻碍电极的插入并增加面神经刺激的可能性。事实上，只要有足够数目的电极插入，并且植入的电极能够被激励并被编程，那么电极部分插入的患者的植入效果与电极完全插入的患者并无明显差异。但耳蜗完全骨化的患者需要在骨化组织上“钻孔”来为电极的植入开辟空间，这类患者使用人工耳蜗后的听觉感知能力往往不能达到很高的水平，出现刺激并发症的几率也更大。这些可能性需要与患者讲清楚，有时候这会影响到患者继续接受人工耳蜗植入的决心。

（二）听力损失病史

具有进行性听力损失病史、病程较短的成年语后聋患者在植入人工耳蜗后的言语识别得分，普遍比病程较长的患者要高。语前聋的成年患者一般不被视为人工耳蜗植入很好的候选者，特别是那些不使用听觉和口语进行交流的患者。

在儿童，听力损失病史和植入效果之间也存在着类似的关系，但由于儿童尚处于发育阶段，这种关系不像成年患者那样显著。与成年患者相比，无论是语前聋还是语后聋的孩子，只要他们从传统的助听手段无法获益或者获益很小，就可以作为人工耳蜗植入的候选者。儿童植入耳蜗后良好的言语识别能力，往往与术前具有较好的听觉敏感度及在日常交流、教育环境中使用口语方式有关。

（三）放射学检查

临床上使用高分辨率的成像手段如 CT 和磁共振（MRI）来评估耳蜗的通畅并帮助辨别影响电极植入的异常结构。尽管影像有时也会疏漏掉一些不利于植入的阻碍物，但这种情况很少发生。有些异常结构是可以根据听力损失的病史预测出来的。如上文提到过的，有过耳硬化症和脑膜炎病史的患者一般都伴有耳蜗骨化。

二、听力学评估

听力学评估的目的在于量化患者术前的听力、交流能力，以及使用听力补偿装置的成效。评估的结果用于将术前的交流状况与使用人工耳蜗的预期结果进行比较，并由此决定患者是不是合适的候选者。这个评估的结果还是量化人工耳蜗植入后患者收益的基础。为此，听力学评估包括气骨导纯音阈值测试、言语感知能力（如词和句的识别）测试，以及患者正在使用或试用的放大装置的评估。言语感知能力测试对于确定是否适合植入人工耳蜗具有决定性作用。开放式的字词或句子识别测试得分，若低于耳蜗植入者平均得分，则应考虑植入人工耳蜗。

（一）成人听力言语表现的测量

开放式口语单音节测试是决定人工耳蜗候选者的经典听力学方法。经过多年的发展，已经有多种言语感知测试方法用于人工耳蜗候选者的评估。为了便于比较各植入中心间的测试结果，美国耳鼻咽喉 - 头颈外科学会的一个专业委员会推荐了一套最低言语感知测试集，用于确定人工耳蜗候选者并测评植入后的效果，它包括一套单音节测试——“辅音 - 词核 - 辅音”（CNC）测试和一套单句测试——噪声下的听力测试（HINT）。如果患者在这些测试中没有或者几乎没有表现出开放式词语识别能力，则应使用难度稍低一些的闭合式测试（给受试者提供备选答案）来量化患者的术前能力。测试内容选自最低听觉能力测试（minimal auditory capabilities，MAC）集，诸如四选一的扬扬格词测试表，发音异、同辨识表（same/different voice subtest）以及噪声/语音辨识表（noise/voice subtest）等。降低测试的难度使得患者的得分刚好高于机会水平，将其作为一个基线成绩，用来观察植入后言语成绩的持续变化。对于单靠听觉而字词识别率有限的患者，在多种聆听模式下进行的术前及术后的口语字词识别能力的测试，可以体现出人工耳蜗传入的听觉信息与唇读线索整合到一起为该类患者带来的收益。纽约城市大学测试句表（CUNY sentence test）可以通过视频光盘进行仅靠听觉、仅靠视觉和听觉加视觉 3 种模式下的测试。

患者在使用耳机测试时的单词识别得分远低于植入候选者标准，不一定必须进行助听后的言语感知测试，因为人使用助听器时的成绩通常要低于耳机测试的最高分或是由清晰度指数（articulation index）预测的分值。但是当患者用耳机测得的言语感知结果处于人工耳蜗植入的候选边缘时，助听后的言语感知测试有助于确定患者使用助听器能否获得相同的言语理解能力。

听力学评估还应该包括对患者当前使用的声音放大装置及助听器使用史的评价。有些患者是经验丰富的放大装置使用者，熟悉现有的助听器技术，此类患者无需进行助听器的试戴。有些患者也许从未使用过与其听力损失和言语识别能力相适应的助听装置（其中很可能包括使用过体佩式放大器的患者）。如果患者从未使用过合适的声放大装置，应该保证 3 ~ 6 个月的助听器试戴。

除了验证所配戴的助听器是否合适，助听器使用史还有助于我们了解患者每侧耳是否接受过声音刺激。耳聋时间很长的患者很少会在一侧耳坚持戴助听器而另一侧耳不戴。由于耳聋病程总是与患者的听力言语表现密切相关，有过多年不间断的听觉刺激的一侧耳，植入人工耳蜗后的效果比长期没有听觉刺激的耳的效果要好，更适宜作为人工耳蜗的植入耳。反之，若每侧耳的听觉刺激史相当，患者更愿意选择言语识别能力较差的一侧耳植入人工耳蜗，而保留较好的一侧耳，以防人工耳蜗植入后效果不佳。

（二）儿童听力言语表现的测量

与成年患者的听力学评估类似，对幼儿人工耳蜗植入所作的评估也是测试患儿对声音的敏感度，如果可能，还包括听觉感知能力的测试。患儿年龄越小，视觉强化测听和听觉诱发电位测试在患儿听觉敏感度的测试方法中越是占据主导地位。言语/听觉感知能力的测试有赖于患儿的年龄和语言能力。国际上有不少英文版的小儿感知测试方法，从开放式的单词和句子识别测试，到闭合式的韵律特征测试、词汇辨识、言语特征辨识等测试方法。对于年龄很小的儿童，通常采用面向家长的问卷式的听觉行为量表，如婴幼儿听觉意义整合量表（infant - toddler meaningful auditory integration scale，IT - MAIS，国内已有中文翻译稿）等；对于年龄稍大的儿童，则使用开放式字词和语句测试。如果开放式测试无法进行，则可以使用难度稍低一些的闭合式感知能力测试，如早期言语感知测试（early speech perception test，中文普通话版即将推出）等。使用与儿童的年龄和语言水平相适应的测试方法，使我们能够用统一的尺度来量化儿童的听力言语能力，并能直观地显现出儿童随着时间的推移而取得的进步。

尽管存在多种儿童听觉感知测试方法，但 FDA 批准的儿童指南却并不像成人指南中规定得那么详尽，它主要关注儿童对纯音的敏感度以及助听器带来的聆听习惯的养成。最近的 FDA 临床试验采用开放式单词识别测试法，如词汇毗邻测试（lexical neighbourhood test，LNT）和多音节词汇毗邻测试（multisyllabic lexical neighborhood test，MLNT）以及句子识别测试法，如噪声下听力测试句表（hearing in noise Test）来确定小儿植入候选者。随着植入年龄的下降，植入候选者的标准可由儿童使用放大装置后其口头语言的发展进度来决定，这是基于耳蜗植入儿童与不同程度听力损失的儿童使用助听器后的口语习得的对比研究而做出的结论。

三、心理/康复评估

耳蜗植入标准中很重要的、甚至比听力学和医学评估更加难以决断的一个方面，就是患者整体的生活状况是否允许并支持他使用人工耳蜗，人工耳蜗能否融入到他的生活中去。尽管人工耳蜗植入早已不再处于试验阶段，但对于手术的担心和对于良好结果的期待还是会给患者的家庭和生活带来很大压力。对于成年患者，由社会工作者或心理医师对其经济支撑体系、家庭和生活状况、职业状况进行评估，可以发现一些潜在的个人和社会难题。植入人工耳蜗虽然很少对患者的上述状况造成直接的损害，但在术前有意识地去关注这些方面可以避免一些潜在的问题。这些潜在的问题，从复杂的社会和精神问题到就诊过程中的实际问题，不一而足。评估患者对植入人工耳蜗后的期望值有利于打消其不切实际的期望，耳科医师也可以预先考虑一旦人工耳蜗达不到患者期望值时所应采取的替代和补救措施。

对于儿童患者，心理社会评估的范围更加广泛，包括儿童发育、教育评估以及家庭评估等。就小儿群体而言，选择人工耳蜗通常意味着聋儿及其家庭选择口语作为主要的交流模式。在植入之前订立完善的康复和教育计划，可使人工耳蜗更加自然顺利地融入到患儿的生活中，避免由于康复的中断和脱节而阻碍患儿的进步。

参加评估的人工耳蜗候选者对于人工耳蜗知识的了解参差不齐。应该依据每一患者的具体情况，讲明人工耳蜗的好处和潜在的风险，使患者认识到植入人工耳蜗对其生活所可能产生的影响。在描述手术程序和风险时应配有形象性的讲解，最好能够结合装置的体内和体外部分进行讲解。应详细介绍并规划术后的编程，应让患者了解在日常生活中使用装置时的注意事项，最好是与其他已使用人工耳蜗的患者和家庭进行沟通。耳蜗植入者联谊会是很好的资源。

在患者咨询过程中最重要、有时也是非常困难的一点就是让患者对于人工耳蜗植入后的效果建立合理的期望值。几乎所有寻求人工耳蜗的患者及其家庭，都希望能更好地聆听并理解言语。虽然我们向患者描述的是植入后所能达到的平均听力言语水平，但绝大多数患者都希望自己能够达到最好的效果。在对候选者进行评估时，反复强调术后效果具有很大的个体差异并特别描述最差的效果，与之讨论一旦出现植入效果低于预期效果时所应该采取的对策，这些术前的工作可以为帮助术后收益不大的患者奠定基础。

第五节 耳蜗植入手术

与许多外科术式一样，不同的外科医师在人工耳蜗植入术中也采用不同的技巧和进路。但决定人工耳蜗术式仍有一些基本原则。其要点是：①尽可能将电极无创地插入到鼓阶中；②将装置安放在头的外侧，并避免日后的创伤；③确保装置和电极阵列位置牢固，防止移位。目的是在保全周围组织、不损伤装置及电极阵列、不引起感染、外观可以接受的条件下完成植入手术。一般说来，植入装置的物理和结构特征的改进决定了外科技巧的改进。对儿童和成人的外科技术基本相同，对非常小的儿童（12 个月以上），手术的风险和禁忌并未增加，但也需要针对头颅大小作一点调整。对于特殊病例，如 Mondini 畸形（畸形耳蜗）或脑膜炎伴发骨化引起的听力损失，可能需要改变和/或调整外科技术。外科医师可以选择特定技术，最大可能地实现电极阵列的全部植入，或者使用专为严重骨化耳蜗而设计的特殊的电极阵列，这取决于骨化的程度。

人工耳蜗手术在全麻下完成，一般历时 2～4 个小时。国外通常手术后仅在医院住一个晚上。近来一些保险公司已经要求手术在门诊完成，不需住院。但在我国术后住院的时间会长一些。

尽管与人工耳蜗手术相关的并发症很少，但在术中及术后的恢复期仍有一定的风险。对于任何手术，全麻总是有一定风险的，存在手术后即刻出血和/或感染的可能性，但这两类并发症都十分罕见。其他一些并发症都是与耳外科相关的，它们包括面神经损伤和术后眩晕。植入体到内耳的进路需通过面隐窝，这使得外科医师的操作离面神经很近，但许多其他类型的耳科手术都采用此进路，损伤神经的风险很小。对于那些内耳存在解剖畸形的患者，如 Mondini 畸形，面神经损伤的风险会大一些。尽管内耳畸形的患者潜在着严重并发症的可能，但发生脑膜炎的很少。如果发生脑脊液耳漏，应很好地控制以防止脑膜炎的发生。耳的前庭部分掌管平衡机制，当残余听力几乎或全部丧失时，它仍有可能保持功能。这样，为植入电极而进行的内耳开窗就会引起暂时的不平衡。尽管一些成人和儿童报告术后站立不稳伴头晕恶心等，但通常都会很快消失，而且也很少出现。

除了与手术及愈后相关的风险和并发症之外，还有一些远期风险。虽然人工耳蜗的设计是可靠的，使用寿命是终生的，但仍有不到 2% 的患者的装置出现了后续坏损。坏损可表现为听力状况变差或完全没有听觉刺激。坏损一旦经过听力学及心理物理学测量的确认，应立即重新植入。所幸的是，重新植入后的结果往往是与重新植入前的效果相当或更好。也有一些重新植入后效果变差的报道，但似乎都与结构异常或其他一些复杂因素有关。

还有一种并发症是装置随时间逐渐地移位或被挤出，严重到一定程度也需要重新植入。尽管很少发生过度移位，只移出几个电极对效果的影响不大，但固定内部接收/刺激器和/或电极阵列就可防止移位的发生。

最后一种可能的并发症是面神经刺激。这最常发生在其解剖关系易使面神经受到电刺激的患者或是耳硬化症的患者。好在引起问题的电极通常可被关闭掉，对效果没有或只带来很小的负面影响。

第六节 设置人工耳蜗言语处理器

术后 3～5 周，患者回到植入中心接收人工耳蜗的体外装置部分并进行言语处理器编程。编程指的是根据患者各自的情况选择并编配其专用的言语编码方案，国内有人通俗地讲其称为调机。

编码方案决定了将输入的声刺激转化成直接作用于听神经的电脉冲刺激的方式。虽然不同的人工耳蜗装置使用各自不同的言语编码方案，但编程时所要调节的基本参数大体相同，并不因装置和方案而不同。听力学家需要通过测试获得最基本的心理物理参数（也就是阈值和舒适级）。

尽管基本参数一样，但测试时所使用的技术却不尽相同，可以采用主观方法也可以采用客观方法。这有赖于患者的年龄、认知技巧、病程长短等以及其他可能影响患者做出反应的因素。如果患者是成人或者年龄相对较大的儿童，可采用主观的方法，将患者能够做出正确反应的最低刺激值设置为阈值。患者还可以报告其最舒适的响度所对应的刺激级。得到所有电极的阈值和最舒适级后，电脑模拟这些信息并将其编译成可执行程序导入言语处理器，这时实际语声的刺激就开始了。为进一步提高声音质量、改善患者的开放言语识别能力，还有很多精细的参数可调，包括响度的全程增长、电极分频表以及传输速率等。这些精细的调节参数依赖于所采用的言语处理方案及该方案在特定耳蜗装置中的实现方式。

无论患者是成人还是儿童，电刺激阈值和舒适级是否准确，直接影响着术后听力言语表现的优劣，因此有必要制定一个全面的编程计划。患者需要来访多少次进行编程以及言语处理器的维护，有赖于患者的年龄、术前的听觉经验、主动配合编程的能力等诸多因素的影响。此外，由于患者对于人工耳蜗所传递刺激的反应会随时间而变化，所以应对患者进行长期的听力学随访。即使不是约定好的编程调机时间，一旦患者或其家人发现他们在听觉反应、感知、分辨、言语产出和发声质量等方面有任何的降低，都建议他们及时与植入中心联系进行编程调节。

为了给患者提供高质量的服务，负责编程调机的听力师有必要参加各生产厂商举办的培训课程，并且充分利用各公司技术支持人员提供的帮助。由于人工耳蜗的言语处理器技术和编程软件是不断改进的，听力师在这方面应该不断学习。

在过去的10年中，人工耳蜗的一个发展趋势是儿童的植入年龄越来越小。尽管FDA许可的儿童最低植入年龄为12个月，但是很多12个月以下的儿童已接受了人工耳蜗植入。出现这种情况的原因，往往是由于担心错过医学上的手术时机（比如小儿脑膜炎）或者医师认为及早植入会使儿童获得更明显的收益。此外，许多植入中心正为越来越多的具有身体和/或行为发育迟缓的儿童植入人工耳蜗。如果患儿的年龄很小或者行为反应能力有限，为其言语处理器进行编程将是听力师面临的一大挑战。在这种情况下，不依赖于患儿行为反应能力的编程技术就显得十分必要。

这一节将回顾用于人工耳蜗言语处理器编程的几种客观技术。这些技术主要用于那些不能对刺激作出准确反应的患者，并且可为注意力集中时间很短的孩子节约编程时间。此外，非行为反应方法测得的结果还有助于验证采用行为反应方法得到的刺激参数的准确性。

有多种不同种类的电诱发反应可以协助进行人工耳蜗编程，相对成熟的方法主要有三种：电诱发听觉脑干反应（EABR）、电诱发复合动作电位（ECAP）、电诱发的声反射阈（EART）。这三种方法被研究得最深入，它们都有各自相对应的声诱发形式，可以在年龄很小的儿童身上记录到。下文将简要介绍这几种诱发反应是怎样与编程（调机）过程结合的。需要强调的是，相对传统的行为反应编程方法而言，上述3种非行为反应方法并不可能得到比之更好更准确的言语处理器程序。事实上没有哪个听力中心将上述客观方法作为常规的编程方法，只有当听力师怀疑行为反应结果的可靠性时，才会在临床实践中应用。但是随着患者植入年龄越来越低，我们对这些客观方法的了解越来越深入，客观的电刺激敏感度测试正被越来越多地应用在人工耳蜗编程工作中，成为行为反应测试的重要补充手段。

一、电诱发听性脑干反应

电诱发听性脑干反应（EABR）使用商品化的诱发电位记录仪和头颅表面电极，记录听神经受到电刺激时脑干的同步神经反应活动。EABR既可以在手术室中进行术中的记录，也可以进行术后的记录。但是要成功地记录到一个良好的EABR波形，需要患者保持安静或者熟睡状态。诱发EABR的刺激信号是由言语处理器编程软件产生的双相电流脉冲。研究表明，无论是先天性耳聋的儿童还是语后聋的成人，无论他们使用何种类型的人工耳蜗植入装置，都可以成功地记录到EABR波形。EABR的波形与声诱发ABR的波形类似，引出EABR波形的电刺激阈值与使用该电刺激信号获得的行为阈值有很好的相关性。但是从临床应用的角度看，我们更感兴趣的是EABR阈值与言语处理器编程时的电刺激行为阈值之间的关系，有研究表明二者之间存在相关，但相关性并不强。

对于先天性聋的儿童来说，EABR阈值一般介于言语处理器编程时患者刚刚能听到的刺激级（阈值）和患儿感到舒适的最大刺激级之间。这一结论非常有实用价值。在初次开机进行编程时，如果患儿对电刺激反应很弱或者没有反应，不能确定患儿是否听到了言语处理器传递的声音，听力师可以根据 EABR 阈值找到一个刺激值，从这一点开始对患儿进行条件反射式的训练。EABR 阈值相对比较稳定，随时间变化不大，可作为电诱发神经反应活动测量的基本参考值。在首次编程以后的任何时候如果出现问题，这一参考值都将始终很有价值。此外，对于那些行为反应能力较差的孩子，EABR 阈值对听力师编程时心理物理量的设置也具有一定的指导作用。

很少有植入中心常规进行 EABR 的测试。主要原因是记录这种特殊的电反应波形需要患者接受麻醉或者在记录的过程中保持安静状态，而且确定各电极 EABR 阈值花费的时间较长。此外，由于 EABR 阈值与言语处理器编程所确定的最小和最大电刺激级之间没有很强的相关性，不值得为此再为患者进行一次术后的麻醉。

有的植入中心在植入手术即将结束时，在手术室中进行 EABR 测试。但手术过程中允许测试的时间相对有限，而且有研究表明在术中电极植入之后立即进行 EABR 记录得到的阈值在术后很短的时间内会发生变化。尽管如此，术中引出 EABR 波形还是可以说明植入装置和听神经的机能良好。进行 EABR 测试还有可能确定哪个电极造成了面神经刺激。面神经刺激会使言语处理器的编程变得复杂，因此在首次开机之前排除造成面神经刺激的电极更为有益。而且手术医师常常发现，假如电极植入耳蜗后间隔一定的时间再进行 EABR 电位记录，术中的 EABR 结果是可靠的。

二、电诱发复合动作电位

电诱发复合动作电位（ECAP）也是一种对电刺激引发的听神经同步反应的测量。与记录 EABR 使用表面电极不同，ECAP 的记录通常使用耳蜗内电极，这需要基于特定的人工耳蜗产品开发专门的技术，最早由 Cochlear 公司开发。自 1998 年 Nucleus CI24M 型人工耳蜗开始，所有 Cochlear 的 Nucleus 系列产品都可以对使用者进行蜗内电极的电诱发电位的记录。Cochlear 公司将进行这种记录的软硬件系统称为 NRT（neural response telemetry，神经反应遥测）。最近，Advanced Bionics 公司也推出了能够进行神经遥测的人工耳蜗植入系统以及驱动该系统的软件。MED - EL 公司也准备在将来应用这项技术。

同为记录听觉系统对电刺激反应的工具，ECAP 因其记录电极位于耳蜗内而有很多优于 EABR 的地方。原因是：①记录电极靠近听神经，这意味着记录到的反应波形幅度很大（远远大于 EABR 的幅度）；②记录电极位于蜗内使得记录不会受到很大的肌电干扰，因此患者无需麻醉。这在小儿人工耳蜗的应用中具有很明显的优势。不受肌电活动的干扰意味着我们首次拥有了一个可以常规应用于术后的电生理学工具，而不再仅限于术前和术中。

尽管 ECAP 记录电极位于蜗内具有多方面优势，但它也面临一定的挑战。最主要的挑战在于刺激电极和记录电极过于接近，这会在记录过程中引入明显的电刺激伪迹。早期描述 ECAP 记录的文献主要涉及一些如何获得无刺激伪迹的 ECAP 的实用技术方法。当前的研究热点已经转向了利用 ECAP 评估电刺激后听神经反应的特点，并探索这项技术在临床的潜在用途。

ECAP 的一个应用就是在人工耳蜗言语处理器编程时预测阈值和最大舒适值。有研究表明，使用相同刺激信号的情况下，ECAP 的阈值与行为阈值有很强的相关性。不巧的是，能够引出理想 ECAP 反应波形的刺激信号是刺激速率相对较低的脉冲序列（≤80Hz），而人工耳蜗言语处理器编程时使用的刺激信号速率明显要高（≥250Hz）。当刺激速率提高时，外周神经反应如 ECAP（或者 EABR）会出现适应效应，造成幅度降低。而从患者感知的角度来讲，刺激响度会随着刺激速率的提高而增大。这是因为人脑可以整合时域上的神经信息。因此并不奇怪，80Hz 脉冲序列的 ECAP 阈值比言语处理器编程时使用高刺激速率得到的行为阈值高。此外，时域整合作用也因人而异。可以预见，当两种刺激信号刺激速率之差增大时，诱发电位阈值和行为阈值之间的相关性会降低。

有研究表明，ECAP 像 EABR 一样，在刚刚能被患儿听到的刺激强度就能够记录到典型波形。因此 ECAP 的一个应用就是：在对小年龄孩子编程时，可以将编程的刺激信号强度逐渐提高到 ECAP 阈值，在该强度上开始对患儿进行条件反射式的训练。此外，ECAP 阈值还可以用来对照检查行为测试的结果。在编程的刺激信号不能被儿童听到时是不能够记录到 ECAP 波形的。年龄很小的儿童在行为测试时往往在刺激强度已经提到很高时还没有反应，这时应该检查一下行为阈值的正确性，并/或将刺激强度降到 ECAP 阈值之下。

关于 ECAP 阈值和编程阈值相关性的研究多限于使用 Nucleus 人工耳蜗的患者。这些研究一般都表明 ECAP 阈值与编程所用行为阈值之间存在着显著相关，但相关性仅为中等强度。有些患者的 ECAP 阈值与编程时测得的行为阈值很接近，而有些患者的电生理反应只有在超过最大舒适级的强度上才能记录到。可以通过记录整个电极阵列上 ECAP 阈值沿各电极的空间变化来推测行为阈值和最大舒适级在电极阵列上的变化规律。此外，还有学者提出可以将 NRT 得到的电生理数据与行为测试得到的有限的数据结合起来以提高 NRT 在临床上的应用效果。

为了探讨基于 ECAP 数据构建言语处理器程序的可行性，一组语后聋 Nucleus CI24M 人工耳蜗的成年使用者正在接受测试，使用噪声中语句识别的方法测试他们的言语识别能力。接受测试的患者分别使用由传统行为测试得到的程序和基于 ECAP 阈值的程序。研究结果表明，使用基于 ECAP 阈值程序的患者，其表现比使用由传统行为测试的患者稍差，但两者并无统计学意义上的显著性差异。研究者认为，如果将这种方法应用到先天性耳聋的孩子，尽管不如行为测试得到的程序理想，但基于 NRT 阈值的程序也许已经足以满足儿童言语和语言能力发育的要求了，至少在儿童成长到能够进行准确的行为测试之前是足够的。对于那些有发育迟缓问题，可能永远也不能主动配合行为测试编程的儿童来说，使用这些数据还是可靠的。

还需要进一步研究使用较高刺激速率的言语处理器中 NRT 阈值与 MAP 的 T 值和 C 值之间的对应关系。此外，更深入的研究也许会帮助解决更多的问题，比如：电刺激听神经生理反应测试怎样帮助我们选择适当的编码方案，以及怎样帮助我们决定特定的患者应该使用的电极的数目以避免通道间的相互干扰，等等。

三、电诱发的声反射阈值

另一种对编程调机有帮助的“客观”测试方法是电诱发的声反射阈测试（EART）。给予中耳功能正常的儿童或者成人一个响度较高的声音，可以引起中耳镫骨肌的反射性收缩。无论使用声音刺激还是电刺激，刺激信号加到一侧耳会引起两侧镫骨肌的同时收缩。镫骨肌收缩引起鼓膜劲度的增大，这可以使用常规的声导抗计来测量。

EART 优于 ECAP 或者 EABR 的一点是它可以由高刺激速率（与言语处理器编程时一样高）的电刺激信号引出。此外，记录 EART 无需麻醉，只需患者在测试过程中保持安静。这几个因素使得 EART 成为临床上的一个理想工具。一些研究对 EART 的潜在用途作了探讨。很多研究结果表明 EART 与言语处理器编程时的最大舒适级有相对较好的一致性。

第七节　人工耳蜗植入在成人的成效

一、语后聋成人

成人接受人工耳蜗植入的主体是语后聋患者。也就是说，他们是在获得了言语和语言之后才出现重度听力损失的。由于接收到的听觉输入极为有限，这些成人在理解其他人的言语时面临很大的困难，但其言语的发声表达技能几乎没有损伤。一旦接受了人工耳蜗，语后聋成人必须使用人工耳蜗提供的听觉信号来唤醒原来由正常听觉输入所建立起来的内在词汇，将降级了的、残破不全的言语信号匹配成意义丰富的精神智力层面的言语。过去 20 年来人工耳蜗系统和处理策略的不断改进，已经使这部分患者的口语单词识别水平稳步提高。

（一）单导人工耳蜗系统

临床上首先用于患者的人工耳蜗装置是单导人工耳蜗。美国曾用过两种单导人工耳蜗系统：3M/

House 装置和 3M/Vienna 装置。植入前全聋的患者在使用了这些装置后，显现出一定的听觉技巧。这些患者可在很低的交谈声级上察觉到言语，鉴别环境声的准确度相当不错，封闭项测试可区分一些元音和辅音。使用这些单导人工耳蜗系统的患者很少能达到开放式的言语理解能力，但若将从人工耳蜗获得的听觉信号与唇读线索相结合，许多患者的言语识别确实获得了改善。

（二）多导人工耳蜗系统

多导、多电极的人工耳蜗系统的设计就是要利用耳蜗基底膜不同部位与音调的对应关系。输入的言语信号被滤波成若干个频带，每个都对应于电极阵列中的一个电极。这样，多导人工耳蜗系统既可以使用部位编码机制来传递言语信号中的频谱信息，同时也可以像单导人工耳蜗系统一样对时程和强度信息进行编码。

目前使用的多导人工耳蜗系统，在电极设计及信号处理策略上是不同的。尽管存有差异，Cochlear、Advanced Bionics 和 Mel－ED 公司生产的最新一代人工耳蜗，都表现出惊人相似的结果。目前这些植入系统至少能使大多数语后聋成人获得一定的开放式言语理解能力。有报告显示，采用 SPEAK 处理策略的 Nucleus 人工耳蜗使用者、采用连续间隔采样（CIS）处理策略或同步模拟刺激策略的 Clarion 装置使用者、采用 CIS 处理策略的 Med－EL 装置使用者，只凭听觉，单词正确识别的得分平均为 35%～45%，语句正确识别的得分平均为 65%～80%。相对于以往的人工耳蜗系统，使用最新装置的成人可在较短的时间内获得较高的单词识别技能。许多成人在植入后 3 个月内就显现出良好的言语理解能力。

二、语前聋成人

长期耳聋的语前聋成人接受人工耳蜗植入，一般很难获得开放式的字词识别能力。然而这些患者中的许多人借助人工耳蜗都可以识别环境声，唇读能力也得以提高。另有报道，植入后他们自身发出的言语也有改善。Zwolan 等（1996）报告，尽管此类人工耳蜗植入人群的交流能力的改善十分有限，但他们多数人仍喜欢并常规使用人工耳蜗装置。以前接受过听觉－言语训练的语前聋成人，在接纳及使用该装置方面有最好的预后。

三、与成人言语接收效果有关的因素

平均来说，多导人工耳蜗系统可为大多数成人植入者提供中等或更好的言语理解，然而又有很大的个体差异性。在每一个植入小组中，总有一些人只靠听就可以理解大量的言语（如他们可进行电话交流），而另有一些人只能将植入作为对唇读的补充。如同 Wilson 等（1993）指出的那样，一些个体内在因素对成功使用人工耳蜗有影响，其中两个重要的因素是植入时的年龄和耳聋的病程。尤其是年龄植入小、听觉剥夺时程短的患者往往会达到好的效果。植入装置的使用时间也与言语接收能力正相关。其他的一些与成人效果显著相关的因素包括唇读能力和/或植入前残余听力的程度。植入前残余听力较多的患者，植入后的口头字词识别能力也显示出较高水平，推测这可能是由于残余听力较好的患者听觉系统相对完好，有大量的残存神经成分接受了刺激。

第八节　人工耳蜗植入在儿童的成效

人工耳蜗对于极重度语后聋成人的最主要的作用是改善言语感知和口语字词识别能力。相反，先天性或语前聋儿童的人工耳蜗植入可对交流的各个层面都带来深刻影响，相应地，用于儿童的评价体系也应十分广泛。因而临床研究人员必须有足够多的、与儿童年龄相当的成效评测方案，以了解儿童交流发展的不同侧面。下面总结了人工耳蜗的使用对儿童发展言语感知、言语产出和语言技巧的效应。

一、人工耳蜗系统在儿童中的应用

1980 年 3M/House 单导人工耳蜗第一次用于儿童，到了 1984 年已植入 164 名儿童。儿童的听力学表现与成人相似。FDA 对其投放市场前的认证过程尚未完成，该产品就被放弃。3M/House 装置也从未获准在儿童使用。

最先用于儿童的多导人工耳蜗系统是 Nucleus 22 装置。早期研究显示，使用 Nucleus 22 人工耳蜗及“特征提取”言语处理策略的儿童，其封闭项字词识别能力明显改善，但开放式字词识别能力有限。在第一个大样本的小儿植入效果的研究中，Staller 等（1991）报道了 80 名儿童的平均单音节词正确识别率约为 10%。Osberger 等（1991）也报道了 28 名儿童在单靠听觉的情况下具有相似的开放式字词识别成绩。尽管单靠听觉时的成绩有限，但作者发现多数使用早期 Nucleus 装置的儿童在结合了视和听两方面线索之后，口语字词识别明显改善。

目前，有三种经 FDA 认可的多导人工耳蜗系统可用于儿童：Cochlear 公司生产的 Nucleus 装置，Advanced Bionics 公司生产的 Clarion 装置和 Medical Electronics 生产的 Med – EL 装置。每一个制造商都在不断地改进电极设计和言语处理策略。如同成人一样，每一代成功的处理策略都使儿童的言语感知能力越来越好。大多数使用当前人工耳蜗装置的儿童都可以实现中等或更好的开放式字词识别能力。例如，Cohen 等（1999）曾报道 19 名儿童的单词识别得分从 4% 到 76%，平均为 44%。与之相似，Osberger 和她的同事报告，在更困难的单音节词的识别中，儿童的平均得分从 22% 到 36%。单个词的识别较为困难，因为它没有语言学的或上下文的提示来帮助理解。有了语言学上的提示，比如在语句识别任务中，平均得分肯定会提高。例如，Geers 等（2000）报道使用口语交流模式的小儿人工耳蜗植入者单靠听觉所能实现的平均语句识别正确率约为 61%。

众多研究中一致性最高的一项发现是，使用人工耳蜗的儿童，其言语感知能力随着装置使用经验的积累而改善。植入人工耳蜗的儿童的平均口语处理技能在装置使用 5 年或 5 年以上时，并不会停滞在平台期。相反，对于语后聋的成人耳蜗植入者，其单词识别能力一般在装置使用的头几个月内就到达一个平台期。儿童必须借助人工耳蜗接收到的声音来获得口语。儿童植入后听觉技能的发展速度，随着人工耳蜗技术的改进以及植入年龄的变小而提高。同时，听觉的发育还与儿童语言能力的发展混杂在一起。

二、对比人工耳蜗与助听器等辅听设备在儿童中的应用

儿童植入后交流能力的改善可以归因于植入体的使用，归因于发育上的成熟，或者两者的结合效应。若采用患者自身前后对照的科研设计来评价人工耳蜗的成效，是无法区分发育因素与使用人工耳蜗这两种效应的。Osberger 等首先涉足这个问题，将耳蜗植入儿童与使用其他感官辅助器（如助听器或振触器）的听阈相近、年龄匹配的儿童的交流能力作了比较，证明人工耳蜗使用者一般可产生较好的结果。其他一些研究者也进行了类似的研究，以考察耳蜗植入对于语前聋儿童的言语感知、言语产出或语言技能的发展的影响。尽管在这些研究中，随着时间的推进，一些具有较好残余听力的患者逐渐植入了人工耳蜗，对照组的听力学指标也随之改变，但这些研究中的绝大多数助听器使用者仍是极重度聋。研究表明，小儿人工耳蜗植入者的言语感知能力总体上达到或超过了他们那些平均听阈 ≥90dBHL 而仍使用助听器的同伴。

三、影响耳蜗植入儿童口语字词识别能力的因素

年龄、病程等因素对儿童耳蜗植入效果的影响十分明显。耳聋发病年龄较晚、耳聋病程相应较短的儿童，植入后的言语感知效果更好一些。然而，当只考虑语前聋（即 3 岁以前致聋）儿童时，耳聋的发病年龄就不再是显著因素了，儿童接受耳蜗植入的年龄成为重要的因素。儿童早期植入人工耳蜗可产生上佳的听力言语康复效果。初步研究提示，先天性或语前聋儿童在 2 或 3 岁以前植入可产生更好的效果。

交流模式的差异以及未助听残余听力也影响耳蜗植入儿童在言语感知方面的表现。使用口语的儿童、植入前有较多残余听力的儿童，一般表现都出良好的言语理解能力。植入前残余听力较多的儿童比那些残余听力有限的儿童更易于接受口语教学。其良好的康复效果更凸现了在确定人工耳蜗候选者时需要兼顾助听听阈和言语感知能力的意义。也就是说，具有一定残余听力的儿童，如果他们的言语感知表现低于小儿人工耳蜗植入者获得的平均结果，则也应考虑植入手术。但同时，这一结果似乎暗示应在听力较好的一侧耳进行植入，也导致了听力学家关于植入侧别的争议。

四、儿童植入人工耳蜗后的言语－语言发育

人工耳蜗被看作是一听觉假体，因此预期的疗效仅是听觉的改善。然而，当这些装置用于幼年耳聋的儿童时，由于听觉对于获得口头语言的重要性，其收益的范畴就大大地拓宽了。一些重度到极重度听力损失的儿童，即使经过大量的言语和语言训练，要想获得口头语言也是极其困难的。有关重度到极重度听力损失儿童的言语发展的研究显示，儿童的听力越好，言语和语言方面的发展就越好。以此类推，人工耳蜗提供的附加的听觉信息，应能使儿童更适应其装置并改善言语和语言发育。然而，有人担心人工耳蜗所提供的听觉信息不足以支持言语和语言的发展。另一方面，发达国家还有人担心，接受了这些装置的儿童，也可能因摒弃了学习手语的机会而不能成功地融合到聋人社团中。因此，自从儿童开始接受人工耳蜗以来，许多研究已转向证明耳蜗植入所带来的言语及语言收益的广度和深度，转向分析导致耳蜗植入儿童出现个体差异的诸多影响因素。

在过去的 20 年间，关于耳蜗植入儿童的言语及语言发育的研究一直在稳步增长。第一篇报道使用单导人工耳蜗儿童的言语和语言的文章发表于 1985 年。随后 5 年只进行了少量研究，主要是关于儿童使用单导装置的个案研究。20 世纪 90 年代初期，一些文章报道了儿童使用多通道装置后言语及语言发育的初步表现。到了 1995 年，研究者通过考察儿童使用多通道装置后的语言发展，进而开始将研究兴趣扩展到人工耳蜗使用者的交流技能上来。随着有关言语及语言发育的研究在范围上和数量上的扩展，装置特性及耳蜗植入的临床实践也在发生着变化。更为复杂的处理策略和内部硬件不断涌现，植入年龄急剧下降。这样，尽管我们可以得出关于人工耳蜗植入对聋儿言语及语言发育成效的一般性结论，但要预期目前的技术及临床实践所带来的成效，仍有待于对新近植入的儿童进行长期的纵向研究。接下来我们对该类文献做一回顾，首先关注人工耳蜗对言语及语言发育的总体成效，接着考察那些可能影响言语及语言成效个体差异的因素。

（一）言语声的发出与言语可懂度方面的收益

最初一些关于儿童接受多导植入体后言语发育的研究，使我们初步了解了人工耳蜗的潜能。尽管受到一些因素的限制，如儿童使用的是早期的处理策略、植入体使用经验较短（常少于 2 年）、植入时的年龄偏大，但这些研究仍观察到耳蜗植入儿童在言语产出方面的收益。其所发出的语音具有更广的构音特征，辅音发音技能得以拓展。早期的研究中还发现，对比植入前的分数，其所发出的言语的可懂度，较之植入前，出现了虽小但是在统计学上有显著性意义的改善。随后的几项研究，比较了耳蜗植入儿童与使用助听器或振触辅听器的儿童的言语产出技巧。所有的研究都报告，使用植入装置 2～3 年后，耳蜗植入儿童明显有准确的言语产出和更好的言语可懂度。另外，接受耳蜗植入的儿童的表现，也与使用助听器的、未助听时平均纯音听阈在 90～100dB HL 范围内的（“金”组）儿童和听阈在 100～110 dB HL 范围内的（“银”组）儿童作了比较。植入体使用 3～4 年之后，接受植入的儿童在言语发声的准确性和言语可懂度上超过银组，而与金组持平。Svirsky 等（1998）报道，人工耳蜗使用不足 3 年，但言语可懂度水平已与金组水平相当。与之相似，Blamey 等报道平均植入年龄为 3.2 岁的一组儿童，经过 3 年人工耳蜗的使用所展现出的言语产出及语言技能，与未助听平均纯音听阈在 78dB HL 的儿童相似，这表明小儿耳蜗植入者的表现已经优于前一研究中金组助听器儿童的水平。因而似乎可以推测，凭借新技术和新的临床理念，植入人工耳蜗的儿童可以有更好的言语产出成果。

有听力的儿童要获得熟练的言语，一般需要 5～7 年的听觉经验；因而从人工耳蜗中获得的言语进步，可能需要很长一段时间的累积，与之相关的科研设计要求长期纵向观察。只有少量的研究考察了这种与时俱进的言语发展进程。Serry 和 Blamey（1997）报道，一组 9 名儿童使用人工耳蜗 4 年后，可正确发出 54% 的辅音，其音位习得规律与听力正常儿童相近。这些儿童的言语发育轨迹是线性的，没有急速增长后缓慢爬升的渐近线征象。2001 年又对这些儿童历时 6 年的言语发育轨迹作了后续报道。总体上，这些儿童保持着继续增长的势头，但有了明显的渐进式发展的迹象。这一结果间接说明了早期植入对语言成效的正面效益。另有两项早期的研究发现，10 岁以后植入的儿童的言语成效比小年龄植入儿童的成效差，说明幼龄植入可导致更好的言语产出成效。

关于交流模式（手势/全交流/口语交流）对于言语成效的影响，Osberger 等证实，在口语交流环境中的儿童比全交流模式下的儿童，具有更好的言语产出成效。稍近几项研究均报道，采用口语教程的人工耳蜗儿童，其言语成效明显优于采用手势语教程的儿童，也优于使用全交流教程的儿童。然而，这一效应在 5 岁前植入耳蜗的儿童中尚未发现。

（二）语言收益

关于耳蜗植入儿童在语音体系建立之后的语言习得的研究正在兴起。起初在 20 世纪 90 年代早期多为病例报道，叙述一些与植入相关的语言发育的例证。近来，几项研究将植入儿童的语言发展同具有相似听力水平的非植入儿童做了比较，并判断其是否达到了预期的语言水平。Geers 和 Moog（1994）将一组 13 名接受人工耳蜗的儿童历时 3 年的语言发展与选配助听器或振触辅听器的对照组儿童作了比较。人工耳蜗儿童在口语的接收和表达方面的进展达到或超过对照组的儿童。事实上，耳蜗植入的儿童所实现的语言水平，达到了听力好于植入儿童平均听力 20dB、而使用助听器的儿童的水平。Robbins 追踪了语前聋儿童植入耳蜗后 15 个月的经历，观察植入 6 个月和 15 个月后的等效语言年龄值，与依据植入前的语言商而做出的预期值作了比较。所得到的平均的接收性和表达性语言商均超过植入前的预期收益，且 15 个月时的差值高于 6 个月时的差值。此后 Svirsky 等考察了儿童在耳蜗植入 30 个月内语言表达方面的进步，并根据同样耳聋但未植入耳蜗的类似儿童的横断面数据进行了预测，将语言进步与预测结果作了比较。结论是：耳蜗植入儿童的语言进步的速度，贯穿于整个随访的各个时段，都明显高于未植入的聋儿。耳蜗植入儿童的语言进步的速度与听力正常儿童的预期速度十分相似。连同其他一些研究，这些工作强有力地证明，人工耳蜗改善了儿童的听觉经验，进而支持口头语言的获得。

有几项研究考察小儿人工耳蜗植入者在语言成效上的差异是否与康复过程中所使用的交流模式有关，结果却不完全一致。一部分研究显示，采用全交流训练的儿童的语言成效比使用口语训练的儿童更好。然而，其他研究并未发现接受口语训练和接受全交流模式训练的儿童在语言发育上有什么差异。稍晚的一项研究还发现了使用口语训练的儿童的优势。这些混杂的结果提示，交流模式对耳蜗植入儿童的语言发展的影响不大，这与其对儿童言语感知及言语产出的突出影响形成了一定的反差。

鉴定聋儿语言发育的成效，往往关心其阅读能力的发展。大多数聋儿在阅读发展方面都存在一些实际困难。重度到极重度听力损失儿童的阅读技巧的发展仅为听力正常儿童的 0.11 ~ 0.50 之间。大多数听力障碍儿童完成高中学业时的阅读水平不及正常四年级儿童的水平。但 Spencer 等（1997）报告，随访耳蜗植入儿童的平均阅读理解标准分为 91；这等效于正常听力儿童 0.91 的进步速率。Geers 和 Moog（1999）也报告了类似结果。这些数据显示耳蜗植入儿童的阅读发展与正常儿童的语言进步酷似。这两类进步的平均速率接近正常听力儿童，并在正常范围之内。

（三）结论

尽管人工耳蜗在辅助聋儿发展言语及语言方面的潜在优势仍有许多值得研究之处，但目前关于言语、语言和阅读的研究结果都一致表明，在学龄前或学龄早期植入人工耳蜗的儿童，极有希望从这些装置提供的听觉经验中获益。虽然存在着个体差异，每个人的受益程度不一，但植入人工耳蜗能促进聋儿言语及语言的发育却是不争的事实。导致出现个体差异的影响因素有植入年龄和交流模式：早期植入有助于获得更好的成效，采用口语交流模式可更好地促进言语产出。因此可以说，在学龄前早期甚至幼儿期植入耳蜗，随后加上高质量的听觉康复和言语训练，应该能使这部分儿童获得良好的言语及语言成效。

五、耳蜗植入儿童的教育选项

人工耳蜗的应用，使得极重度聋儿童的康复获得了引人注目的成效。之前许多主要依赖手语交流的儿童，现在也可以实现口头语言交流。幼龄时就接受耳蜗植入的儿童，经过一段适当的康复训练之后，其在言语感知、产出和口语技能方面，一般都可以超过使用助听器的极重度聋儿童。但不同类别的儿童，仍然呈现出很大的个体差异。效果差的原因可能包括：植入时的年龄偏大、神经存活的状态差、人工耳蜗装置调机不充分、认知技巧不足、康复的动力不大、教育及社会环境中强调手语交流以及家长支持力度有限。这些因素中的大多数，都不是临床人员所能干预得了的。但是选择恰当的教育手段，对于植入后的言语及语言技能有着重要的影响，家长和临床人员可促使其优化到理想状态。

听力障碍儿童的教育选项包括如下因素：安置在主流教育学校还是特殊教育学校；是安置在特殊教育学校的“聋健合一”班还是在主流学校中随班就读；强调使用言语、还是手势还是各占一半；所提供的言语和语言训练的时间；以及提供训练的人员的观念。经常被考察的一个教育变量是在孩子的教室中使用的交流模式。这一变量最常被分解成口语交流（OC）方式和全交流（TC）方式。

口语交流方式的支持者主张，依赖言语和听觉进行交流，有助于实现感官辅听器最大的听觉效益。坚持使用听觉输入来监控言语产出及理解口头言语，是一种强化练习，对于获得人工耳蜗的最佳收益是必需的。各种口语交流模式的不同之处在于，是更强调听觉通道还是偏重视觉通道在口头语言感知中的作用。方法可从提示言语法（手势提示，用以补足唇读的欠缺），延伸到听觉 - 头语法（不鼓励唇读，从幼龄开始就教孩子使用其感官装置所提供的听觉信息来理解言语）。

全交流方式的支持者主张，重度极度聋的儿童使用一定形式的手势语来辅助言语，获益最多。符号系统的使用，使得语言能凭借未受损的视觉形态得到早期的同化。儿童因而可以将其借助植入体所听到的内容与语言的符号标志联系起来，以支持口头语言的发展。实践中，全交流方式也从严重依赖符号输入而不强调言语和语言句法的那种方法，延伸到重视言语、听觉和唇读并主张严格遵从语言的句法和词法。尽管采用口语交流模式的儿童比全交流模式的儿童明显展现出了更好的言语感知、言语产出和语言进步，但其他研究提出，加入全交流模式的儿童的词汇量的进步更大。

聋儿教育的另一方式，所谓双语 - 双文化，强调手语的发展和聋文化的体现。期待儿童在学习识字之前就能掌握流利的手语。一个仅限于视觉参与而发展的语言系统，并不能变成人工耳蜗植入后发展听觉言语感知技能的资本。如果耳蜗植入的目标是发展口头语言能力，那么双语双文化的方式是与这一目标背道而驰的。

其他一些因素也给植入效果带来很大的变数，诸如儿童聋病的发病年龄、植入年龄、评测时的年龄、植入后使用了几年、家庭、智力等因素都对测试得分有实质性的影响，因而要证明教育方式的选择对言语及语言成效的影响是很困难的。有特殊个性（如双语双文化）的家长和聋儿可能要被吸纳到特定的康复项目中来，强调口语的一些项目可能更喜欢接纳某一类（如植入前残余听力较多）的儿童。再者，植入体类型、言语处理策略及植入前的候选标准一直在变化，要在一定时段内控制这些因素也很困难。由于不能控制这些干扰变量，耳蜗植入效果存在巨大差异的潜在原因就仍会是一团迷雾。在课题研究中尽可能多地控制这些因素以验证特定教育方式的相对优劣，就显得尤为重要了。

Geers 报告了在评测年龄（8 ~ 9 岁）、发病年龄（ <3 岁）、装置使用时间（4 ~ 6 年）、植入时年龄（ <5 岁）、家庭环境（父母听力正常、说英语）和装置（Nucleus 22）方面都很相似的 136 名儿童的数据。所有这些儿童当初接受人工耳蜗时的候选标准均包括，使用常规助听器观察不到效果。因而这些儿童在植入耳蜗之前使用助听器，没有一个具有开放式的言语感知能力。参与实验的儿童的教育程式或方法多种多样，呈现了美国和加拿大所能提供的全部教育设置。

对儿童的言语感知、言语产出、语言和阅读进行了全面的测试。采用多变量分析，在除外了儿童、家庭和植入体特征等变量之后判定教育因素对植入后成效的贡献。发现最重要的儿童特征是非言语智力。一旦这个变量保持一致，植入年龄较早及聋病发病年龄较晚，对效果没有明显的贡献。排除儿童的智力因素，父母受教育程度较高的儿童比起父母低学历的儿童，并没有明显展现出更好的效果。一个明显的趋向是，人口少的家庭的儿童往往语言发育得更好。人工耳蜗的总体使用时间，尤其是升级后的 SPEAK 编码策略的使用时间，对所测试的各层面效果均有重大影响。好的成效都与强调听觉 - 口语交流的教育学因素有关。对于听觉和言语的发展，交流模式比起其他教育学因素，包括教室设置（公立还是私立、特殊教育还是主流教育）、治疗的数量、治疗师的经验以及家长在治疗中的参与程度，都更为重要。教育模式中强调依靠言语和听觉的孩子，能更好地利用人工耳蜗所提供的信息来听、说、读。反之，耳蜗植入后的儿童使用手势交流，不能促进其听觉和言语技能的发展，即使测试内容包括手势语，也不会为总体的言语－语言能力带来什么优势。口语教学对于5岁前植入耳蜗的儿童来说，看来是个重要的教育选项。

第九节　特殊人群耳蜗植入的效果

一、双侧植入

对于听力正常人，一耳接收到的声音与对侧耳接收到的声音有两点不同：一是强度（响度）上有差异，二是在接受时间上有差异。这些差异使得聆听者可以确定声源的方位，并区分言语信号和环境噪声。这两点在选择职业时和社交场合中都至关重要，如果在噪声环境中不能理解言语，会大大降低个人有效沟通的能力。

传统上只在一侧耳上植入人工耳蜗。这样，如果植入耳的残余听力丧失，对侧耳保留下来，还可期待未来医学技术的进步或者植入第二套人工耳蜗装置。然而，随着单侧植入的成功以及双侧使用助听器的效果不断改进，研究人员开始探讨双侧人工耳蜗植入是否可以改进植入者的言语理解和定位能力。目前双侧植入的患者数量有限，研究结果不一。某些患者体验到言语理解能力的提升，尤其是在噪声环境中；而另外一些患者，与单耳植入的效果相比，言语理解能力的改善很小或几乎没有，双侧植入的最大优势在于声音定位。

双侧植入的效果到目前来说是令人鼓舞的，但由于受试者的数量以及研究的范畴有限，尚不能做出结论。在广泛应用之前，需要探究影响患者双侧植入效果的多种变量。许多相关研究正在进行，其结果有助于判断预后并优化双侧植入体的使用，并将决定双侧人工耳蜗植入的最终收益和经费支出的合理性。

二、听觉脑干植入

传统人工耳蜗不能用于听神经瘤摘除术中听神经被破坏了的患者。针对这些患者设计的电极阵列可放置在耳蜗核上面。William House 和 William Hitselberger 医师1970年植入了第一个听觉脑干装置。这一装置基于3M/House单导人工耳蜗系统，使用同样的言语处理器。凭借该装置，患者能知晓周围环境声并扩展了唇读能力。1992年经由House耳研究所、Cochlear公司、Huntington医学研究院的协同努力，基于Nucleus 22导人工耳蜗的多导脑干植入体问世。该系统将Nucleus多导人工耳蜗系统的接收刺激器、针对人的耳蜗核而设计的8电极表面电极阵列、最新的Nucleus言语处理策略结合在一起。该装置的临床实验始于1993年，2001年得到FDA的认证。尽管少数植入者实现了中等水平的开放式语句识别，但大多数植入者仅能达到察知环境声、感知言语节律、扩展唇读能力的效果。这些收益可为听觉脑干植入者的生活质量带来根本性的改善。

三、多发残疾患者的人工耳蜗植入

无论对儿童还是成人，除耳聋外若还存在视力缺陷、认知障碍、学习困难等残障条件，都不再一定是耳蜗植入的禁忌证。多发残障人口的植入问题正变得越来越引人注目，因为儿童植入的年龄正在小龄化，要诊断出不太明显的残障条件是比较困难的。

从1995年到2000年，研究人员考察了各种残障条件的儿童群体，并与只存在听力缺陷的儿童作了比较。除了耳聋，残障条件还至少包括下列一种障碍：盲、认知能力低下、智力迟钝、统合学习障碍、注意力不集中、孤独症、广泛的发育异常。所有研究的结果都是相似的，耳蜗植入后的多发残障儿童在听觉方面获得了明显的收益。但与无其他残疾的听障儿童相比，他们进步得较慢，言语感知及语言技巧更差，成效也更不稳定。多发残障儿童最终可实现的效果差异很大，从仅能感知环境声到可以实现日常口语交流。其效果往往与残障的严重程度有关。但即便如此，就连那些从人工耳蜗中获益很少的儿童也体会到，耳蜗植入已成为他们与周边环境和人群沟通的纽带。这些收益往往无从用客观尺度来测算，优势也不如只存有听力障碍的儿童所实现的效益那么广泛，但也不应忽视。对人工耳蜗“成功”的定义应考虑儿童最大的潜力，而不只是开放式言语理解得分。只要多发残障儿童在植入后显示出实质性的效益，就应建议这类人群与无其他残障条件的听障儿童和成人一样，成为植入的候选者。

第十节　人工耳蜗植入的费用与收益

重度耳聋对患者的影响程度跟发病年龄有关。重度到极重度的成年语后聋患者会发生交流障碍，这会限制他们选择职业的范围并带给他们社会孤独感。语前聋儿童受到的影响更大，大部分语前聋儿童都会出现明显的语言发育迟缓和学业上的迟滞。

有学者就人工耳蜗植入的成本/收益作过调查评估。Niparko 等对评估的方法和结果作了比较全面的概述。总体上，重度到极重度耳聋对成年患者的生活质量产生巨大的负面影响。也正因为如此，患者植入人工耳蜗后，自我评价生活质量有了显著提高，证明人工耳蜗是一种有效的康复手段。

对于人工耳蜗植入成本－收益的评估不应只局限于传统的听觉言语能力测试方法（如言语感知、言语理解以及语言测试等），还应包括以下方面的评估：①学习表现；②对特殊教育及康复资源的利用；③生活质量的改善。Niparko 等开发了“教育资源矩阵”（educational resource matrix，ERM）来评价听障儿童受教育的环境和对康复资源的利用。使用人工耳蜗的儿童更容易融入主流社会生活方式（也就是说更容易与正常听力的孩子同班接受教育），而且比起未植入人工耳蜗的听障儿童，所需要的特殊教育支持服务更少。作者还根据观察到的趋势，进行了人工耳蜗植入术后儿童教育自立性的预测，他们的结论是：植入人工耳蜗可以明显地节约教育成本。

第十一节　人工耳蜗在我国的临床应用

一、适应证的选择

（一）人工耳蜗技术适用人群

人工耳蜗植入适应证的选择一直在不断变化，最初人工耳蜗植入只适合于成人语后聋（程度为全聋），以后扩展到儿童。目前认为对于诊断病变位于耳蜗的双耳重度或极重度感音神经性聋患者，且不能受益于特大功率助听器，可以选择人工耳蜗植入。2003 年 9 月在长沙召开的全国人工耳蜗专题学术会议通过的《人工耳蜗工作指南》明确了语前聋和语后聋患者人工耳蜗植入适应证的选择标准。

语前聋患者的选择标准：①双耳重度或极重度感音神经性聋；②最佳年龄应为 12 个月～5 岁；③配戴合适的助听器，经过听力康复训练 3～6 个月后听觉语言能力无明显改善；④无手术禁忌证；⑤家庭和（或）植入者本人对人工耳蜗有正确认识和适当的期望值；⑥有听力语言康复教育的条件。

语后聋患者的选择标准：①各年龄段的语后聋患者；②双耳重度或极重度感音神经性聋；③助听器无效或效果很差，开放短句识别率≤30 %；④无手术禁忌证；⑤有良好的心理素质和主观能动性，对人工耳蜗有正确认识和适当的期望值；⑥有家庭的支持。

近 10 年来人工耳蜗植入的手术适应证在扩大，部分内耳畸形（如前庭水管扩大、Mondini 畸形、共同腔等）和耳蜗骨化者也进行了人工耳蜗植入手术。国内外学者研究证实，前庭水管扩大引起的感音神经性耳聋者，可安全地植入人工耳蜗，术后声场纯音测试结果达到与耳蜗发育正常者相同的良好效果，在术后进行有效的康复后，均可与内耳结构正常患儿一样，提高言语识别能力，达到日常生活和学习的需要。但对于 Mondini 畸形、共同腔等较严重的内耳畸形的病人应特别注意防止术后脑脊液漏等并发症。

（二）人工耳蜗植入手术的禁忌证

根据《人工耳蜗工作指南》，人工耳蜗植入手术的禁忌证为：①绝对禁忌证：包括内耳严重畸形病例，例如 Micheal 畸形、无耳蜗畸形等，听神经缺如，严重智力障碍，无法配合语言训练者，严重的精神疾病；中耳乳突有急、慢性炎症尚未清除者；②相对禁忌证：包括全身一般情况差，不能控制的癫痫，没有可靠的康复训练条件。

分泌性中耳炎和胶耳并非手术禁忌证。慢性中耳炎伴有鼓膜穿孔者，如果炎症得到控制，可选择一期或分期手术。一期手术是指根治中耳乳突病灶，鼓膜修补（或乳突腔颞肌填塞和封闭外耳道）的同时行人工耳蜗植入术。分期手术指先行病灶清除，修复鼓膜穿孔或封闭外耳道，3～6 个月后行人工耳蜗植入术。

（三）新趋势

中华耳鼻咽喉头颈外科杂志编辑委员会和中华医学会耳鼻咽喉科学分会于 2006 年 6 月 30 日在北京召开人工耳蜗专题论坛，讨论和交流我国人工耳蜗植入工作的体会。国内大多数专家认为，根据我国的国情，纯音听阈在 80 dB 以上，综合考虑言语识别率以及助听器补偿等因素后，可以选择人工耳蜗植入。目前国际上对手术前患者配戴助听器的开放言语识别率的判定标准有所改变，从过去的开放短句≥30% 到目前的儿童≥50%、成人≥70%，论坛上我国大部分人工耳蜗专家均认为长沙指南对此应做相应的修改。

二、术前评估

（一）医学评估

医学评估的过程是为了采集患者的耳科病史和进行耳科学检查。

耳科病史采集的重点是耳聋病因和发病的过程，包括患者的听力史、耳鸣与眩晕史、耳毒药物接触史、噪声暴露史、全身急慢性感染史、耳科既往史、发育因素（全身或局部的发育畸形、智力发育等）、耳聋家族史、助听器配戴史和其他原因，如癫痫、精神情况等。耳聋患儿还应包括：母亲妊娠史、小儿出生史、小儿生长史、言语发育史等。还要了解患者的语言能力（如发音特点、构音清晰度）和语言理解力及交流能力（如口头、唇读、手语、书面、猜测等）。

人工耳蜗植入手术前还要综合考虑耳部相关条件，要求植入侧耳部没有感染，鼓膜完整，如果达不到这些条件，术前需先进行内科或外科治疗。值得注意的是需要植入人工耳蜗或已经植入人工耳蜗的患儿中耳渗液的处理，传统的抗生素治疗通常可以达到治疗目的，如果不能，则需要进行鼓膜切开或鼓膜置管，但要在植入手术前拔除置管得到愈合的完整的鼓膜。如果人工耳蜗植入后发生中耳渗液，只要不发生感染就无需进行治疗。慢性中耳炎，伴有或不伴有胆脂瘤的患者，需在人工耳蜗植入前用传统耳科学方法进行治疗。先前耳部手术遗留乳突腔并非人工耳蜗手术的禁忌证，但这种情况下常需要进行乳突消除术，同时封闭外耳道或重建后部的骨性耳道。

（二）听力学评估

人工耳蜗植入前需做听力学评估判定此手术是否适用。评估包括无助听听力和助听听力两种情况。听力检查手段都有其局限性，所以在对语前聋儿童进行耳蜗植入前的听力学评估时，主张进行系统性的检查，检查内容应尽可能全面，包括纯音听阈测听，声阻抗，单音节词、短句识别率的测试，ABR，DPOAE，40HzAERP，ASSR，行为测听（观察测听、视觉增强或游戏测听），以便提高术前听力学评估的准确性。

（三）影像学评估

耳蜗的影像学检查用于评估耳蜗发育情况以及是否存在先天畸形。高分辨率计算机体层扫描（HRCT）为手术提供了影像学依据，可以显示迷路炎后耳蜗骨化情况，但常不能显影迷路炎造成的软组织堵塞，这种情况下 T2 加权的磁共振可以作为一个有效的辅助手段提供更多信息，硬化性迷路炎患者有时耳蜗内的内外淋巴液信号缺失。耳蜗骨化不是人工耳蜗植入的禁忌证，但是对插入耳蜗的电极阵列的型号和插入深度有一定限制。耳蜗先天畸形同样也不是人工耳蜗手术的禁忌证，据统计有近 20% 的先天性感音神经性聋的患儿存在耳蜗发育异常，已有报道一些内耳畸形的患者成功植入人工耳蜗的病例。蜗轴和扩大的内听道之间的筛区被认为是术中和术后易观察到脑脊液漏的部位，应予以注意。颞骨发育异常可伴随面神经发育异常，增加了手术风险。

（四）语言能力评估

对有一定语言经验或能力的患者应做言语能力评估（语言结构和功能），包括言语清晰度、词汇量、理解能力、语法能力、表达能力和交往能力；对于小于3岁、不合作的小儿，采用“亲子游戏”录像观察的方法进行评价，以此判断患者现阶段的语言能力状况。

（五）术前康复训练和助听器佩戴情况

理论上讲人工耳蜗手术前最好佩戴一段时间的助听器，以便更好了解患儿的听力情况，另外还可以培养儿童的聆听习惯，为以后的听觉语言训练打下良好基础。另外助听后言语识别率评分是人工耳蜗植入适应证的重要依据，人工耳蜗植入候选人需要佩戴合适的助听装置完成一系列的检查，最好还辅以一段时间的听力康复训练。

但不是所有的患者手术前都必须试带助听器3～6个月，应根据具体情况而定。如患者年龄较小且听力检查示没有或较少残余听力应直接建议人工耳蜗植入，以能尽早给予声刺激促进患儿大脑言语中枢发育。对于耳蜗骨化患者，应严格把握手术时机，在耳蜗完全骨化前植入电极，而不必试戴助听器3～6个月，以免延误手术植入的时机。

（六）心理、智力及学习能力评估

手术前还需要对患者进行心理学测试排除脑部器质性病变、智力发育迟缓、未被发现的精神异常或抱有过高期望值的患者。家庭的支持和社会环境等因素都会影响人工耳蜗的效果，需要事先进行评估。对缺乏语言能力的3岁以上的儿童可选希-内学习能力测验，3岁以下者可选用格雷费斯心理发育行为测查量表。对疑有精神智力发育迟缓（希-内学习能力评估智商<68分，格雷费斯测验精神发育商<70分）或有异常心理行为表现者，应建议患者去权威机构进行进一步的观察、诊断和鉴定。对于智力低下或多动症、孤独症以及其他精神智力发育障碍的患者，应向家长讲明此类疾病可能会给患者术后康复带来的极大困难，帮助家长建立客观的心理期望值。

三、人工耳蜗植入手术

（一）手术操作

人工耳蜗植入术需在全麻下进行，现在手术通常采用乳突-面神经隐窝入路。首先，根据不同的人工耳蜗装置，选择不同的手术切口，常规距乳突尖上方5 mm，距耳后沟5～10 mm呈“C”型，小“S”型或大“S”切开皮肤，分离皮下组织和肌肉。随后使用切割钻开放部分乳突腔，充分暴露外半规管轮廓和砧骨窝，保持骨性外耳道后壁完整。在骨皮质下方用金刚钻磨出骨槽，用作安置电极导线，再按照不同种类植入体模板磨出骨槽安放刺激-接受器。最后开放面神经隐窝，暴露耳蜗，行耳蜗开窗后植入电极。手术具体的步骤和方法按照各人工耳蜗公司提供的操作手册执行。

电极植入后应立即行电极测试，包括电极阻抗测试（electrode impedances test）、神经反应遥测（neural response telemetry，NRT）和电刺激听诱发电位（electrical auditory brainstem response，EABR）等。这样做可以检测电极的工作状态，同时测试病人是否收到了听觉刺激信号以及对此做出的反应。

（二）非常规手术

1. 耳蜗发育异常 对于耳蜗发育异常的患者，耳蜗开窗时容易发生脑脊液漏。通过耳蜗开窗钻一个小孔，排出脑脊液，插入电极，用筋膜在小孔处紧密填塞固定电极，可以有效控制脑脊液漏发生。有学说认为发生脑脊液漏的根源在内听道末端的侧方，组织封闭填塞前可以先进行引流减少脑脊液储留。重度发育异常合并公共腔的患者，可以采用经乳突的迷路切开术入路直接放入电极，在面神经垂直段打开耳囊，进入公共腔，已有一些患者采用此种手术方法，未发现不良反应。

2. 面神经走行异常 迷路畸形的患者，或者其他解剖结构异常的患者，都可能存在面神经走行异常。尽管并不是所有的面神经异常都影响人工耳蜗植入手术，但是对于此种情况必须清楚认识和有效处理。面神经垂直段向侧方和前方移位，或面神经走行在鼓岬上方或蜗窗前方，均会增加手术风险。

3．耳蜗骨化 患有脑膜炎的病人在蜗窗处发生耳蜗骨化非常普遍。对于这些病人，通常在蜗窗前方行耳蜗切开术，在新生骨上钻孔打开鼓阶，完全插入电极。还有一种较少发生的情况，即迷路炎性骨化，伴耳蜗内广泛成骨，同时管腔闭塞鼓阶消失。这种情况下，我们倾向于打开耳蜗基底转，创建一个约6mm深的管道，部分植入耳蜗电极，这种方法大约可以植入10～12个有效电极，足以使患者获得较为满意的效果。最近，Med－El公司生产出一种特别的分裂式电极人工耳蜗，其中电极的一个分支固定于如前所述的位置，然后在卵圆窗前方做耳蜗切开术插入另一个电极。Gantz和他的同事描述了可以广泛钻孔得到进入更高一层的耳蜗转的通路。Steenerson和Coworkers也描述过，对于耳蜗骨化的病人向其前庭阶插入有效电极的情况。尽管这种做法有一定价值，但鼓阶完全消失的患者其前庭阶也通常会发生骨化。

（三）人工耳蜗手术并发症及处理方法

人工耳蜗植入手术的并发症并不多见，术前认真的准备和术中精细的操作可以很大程度上避免并发症的发生。可能发生的并发症有：鼓膜或外耳道穿孔，鼓索神经麻痹，头皮厚而影响信号传输，眩晕，电刺激时出现面肌抽搐或疼痛，切口严重感染，乳突血管或乙状窦损伤导致大出血，脑脊液漏，面神经麻痹，脑膜炎等。

一般的并发症采取保守治疗即可，少量的皮下血肿可自行吸收，不用特殊处理。较大的血肿可采用血肿穿刺抽吸，并加压包扎。中耳的感染一般不会影响植入装置，用常规方法可以得到控制。轻度眩晕多在数日内自行消失，眩晕较重者可酌情使用抗眩晕药物。严重的并发症多需再次手术，如面神经减压术、脑脊液修补术、人工耳蜗更换术等。单极性电刺激时引起的面肌抽搐和疼痛可通过调机得到解决。

四、人工耳蜗植入术后调机和康复

开机指为患者配戴并开启外部装置－言语处理器的过程，一般来讲手术后2～4周可以开机进行调试。术后调试主要是通过外部言语信号处理装置，利用相关软件为患者选择合适的言语编码策略，设定最利于患者康复的参数。术后调试还可以帮助听力师了解植入部分的状态与性能。为使患者听到的声音更清晰、更舒适，每隔一段时间还需要对患者的程序进行重新调试，一般开机后的第1个月内每周调机1次，之后每半个月或1个月调机1次，待听力稳定后调试时间的间隔逐渐延长，最终1年调机1次。目前在国内，术后调试大部分由医院或植入中心完成，部分康复机构也配备了专业人员。

术后听力言语康复训练是人工耳蜗植入的一个不可或缺的环节。如果说成功的手术是耳聋患者听到声音的先决条件，术后及时有效的康复训练则是取得预期效果的必经之路。这个阶段比术前准备、手术完成的任何一个过程都要复杂，需要多方面的配合和努力。通常的康复模式有3种：完全依赖康复机构；康复机构与家庭结合；完全自行康复。目前国际上，“听觉口语法”是术后儿童听觉言语康复的主导模式。该模式的手段与目标是：儿童在听力重建后，通过听觉与言语的强化训练，使其获得听说能力，从而促进其各项能力的全面发展，回归主流社会。需要注意的是，听见和聆听是两个不同的概念，听见是一种感觉输入的生理过程；聆听是个习得的表现，可经过练习而提高，听力的价值要通过聆听来实现。人工耳蜗能为其使用者提供声音但并不能提供声音的含义，这就需要一套完整可行的术后康复方案，以培养病人的聆听习惯和聆听技巧，使他们能逐渐知道声音的存在，辨别声音的异同，能重复听到的内容，最终理解语言的意义，即察觉－分辨－辨识－理解4个阶段循序渐进，从而发展起交流能力。

语前聋患者：由于术前缺乏听力和言语基础，其“听力年龄”要从人工耳蜗植入术后开机之日开始计算。康复训练时不论其真实年龄大小，应按照其“听力年龄”循序渐进地进行。此类患者初始时对声音的表现多种多样，也可能会出现对声音的不适应，如婴幼儿常可表现为害怕、哭闹等，应根据病人的具体情况逐渐增加开机时间，不适反应多会随着开机时间的延长而消失，直至对声音的存在适应、习惯甚至喜欢。其训练过程大致分为听觉训练、词汇积累、言语训练3个阶段。语前聋患者手术年龄越小，术后听力言语获得的效果越好。

语后聋患者：与语前聋儿童不同，他们已经获得了语言功能，有一定的听觉和言语经验，加之理解力强，适应良好，人工耳蜗带来的效果在术后常能较快反映出来。有研究结果显示，人工耳蜗植入能在短期内显著改善语后聋成人患者的听力言语感知能力，并随着人工耳蜗使用时间的增加，言语感知能力逐渐得到提高。成人语后聋患者在人工耳蜗植入前均有不同程度的言语韵律紊乱，人工耳蜗植入能改善患者的言语韵律。许多学者都指出，耳聋时间是影响人工耳蜗植入效果的一个重要因素，耳聋时间越短，越有利于言语的康复；耳聋时间越长，耳聋程度越重，对言语感知的影响越大。

人工耳蜗植入术的最终目标是使耳聋病人可以在日常生活中进行听觉言语交流。对于语后聋的病人，康复需要时间较短，而对于语前聋的病人则可能需要 2 ~ 3 年的康复训练，才能达到较为理想的效果。若不经适当的听力言语康复训练，患者借助人工耳蜗而获得的最佳听觉言语康复疗效将受到影响，至少延缓最佳听觉言语康复疗效的出现。

第十二节　人工耳蜗技术展望

目前，人工耳蜗已经成为比较成熟的人工听觉技术，但是同样也面临着挑战。这些挑战既包括技术层面，又包括文化、教育、伦理、经济等诸多社会层面的问题，如人工耳蜗的价格，人工耳蜗与聋人文化之间的冲突等等。仅就技术层面来讲，人工耳蜗技术需要在言语编码、电极及植入体设计、听力学检测等方面实现某种突破。

一、言语编码策略

（一）为患者重建正常的声调感知

当前，无论是部位编码还是时间编码，人工耳蜗使用者只能粗略地感知音调。由位置编码引起的音调辨别力受限于独立电极个数及神经元兴奋区间的离散程度；而由刺激速率体现的时间编码在电听觉音调辨别上的作用，远不如其在正常耳蜗的听觉处理过程中发挥的重要作用。正常人在 100Hz 的频率辨差阈为 1 ~ 2 Hz，而人工耳蜗使用者在同样条件下的辨差阈仅为 10 ~ 20 Hz。换句话说，我们目前还没能为患者重建真正意义上的纯音感知，更谈不上对音色和旋律的辨别。这就是我们面临的一项重要任务，即让患者通过人工耳蜗，不但能够进行细微的音调识别，而且能够对音色和旋律有更好的分辨能力。

因此，尽管当前对人工耳蜗的评估多强调言语加工和识别，但围绕言语编码策略的研究已逐步转向提高日常噪声环境下的言语理解和音乐欣赏。希望能给每位患者提供不同的刺激模式和言语编码策略，以适用于不同的听觉环境。以汉语为代表的声调语言，因其声调与音乐旋律的内在联系，正在成为人工耳蜗语音处理策略的研究热点。

（二）引入声音微细结构

声音信号包括变化相对缓慢的时域包络成分和变化相对快速的微细结构成分（与声音的相位相关）。近年来的一些心理感知实验发现，声音微细结构在实际聆听场景下的作用十分重要。但是目前的人工耳蜗系统所使用的言语编码策略，要么完全放弃微细结构信息（如 CIS、SPEAK、ACE 等），要么直接将未经处理的、包络成分与微细结构仍卷积在一起的原始信号发送至电极（如 CA、SAS 等）。这就使得患者在噪声环境中的言语识别能力较差，不能很好地辨识音调和旋律，并且极大地限制了双耳植入的潜力。解决微细结构缺失的一个方法是增加有效电极/通道的数目，另一个方法是改进现有的言语处理方法，把微细结构的频率降低到通过现有的硬件能够被患者感知的频率。

（三）增加有效刺激通道的数目

大量证据显示，多通道人工耳蜗的使用效果要好于单电极人工耳蜗，但这并不意味着通道越多效果越好。多项研究表明，目前的人工耳蜗系统在作用通道达到 4 ~ 8 个时，患者的表现趋于一个极限，即便再增加通道数目也不会有明显的改善。这可能与电极之间的相互干扰有关。一般地，将达到当前最好效果的最少通道数目称为有效通道数。在目前的4~8个有效通道的情况下，一些患者在安静环境下的言语识别可以达到较高的水准，但在噪声环境中的言语识别及对音调的识别能力普遍低下。增加有效通道的数目，可以帮助突破目前的瓶颈，同时患者对音调、旋律等的识别也可以随之得到改善。可行的方法包括改进电极设计、双侧植入、使用高频载波刺激、增加调控脉冲信号等等。近1~2年来，虚拟通道技术重新引起了人们的兴趣。20世纪90年代人们发现，以同步（或是序列）方式刺激两个相邻的电极，使用者可以感知到两个电极之间的中间音调。“虚拟通道”技术，就是使用这种双电极刺激，在实际电极数量之外，增加有效刺激通道数目的方法。还需要做进一步的研究，以揭示虚拟通道的客观性能及其潜在的临床价值。

二、电极及植入体设计

（一）改进电极及植入体设计

未来人工耳蜗植入体的体积将进一步变小，更加坚固，足以满足终生使用，损坏率几乎达到零，而且无需取出即可进行MRI检查。在电极阵列中施加缓释的神经生长因子等生物制剂，能提高耳蜗神经存活率或者促进神经再生，可改善人工耳蜗性能并有效保护残余听力。电极阵列与残余神经元的接触数目将更加合理，既能够更靠近蜗轴又不易造成损伤，即使经验不够丰富的医师进行手术也不会有很大的难度。同时将会有适用于耳蜗发育异常和骨化的电极问世。为适应高频陡降而低频完好的听障患者的植入，高频刺激短电极阵列也应得以应用。电声混合装置将用相同的微处理器，既处理声信号（输送至低频区），也对电信号进行加工（输送至高频区）。可以预期，围绕近蜗轴电极、可植入式麦克风及可植入式充电电池等部件的技术进步，将为实现全植入式人工耳蜗装置奠定基础。体外言语处理器也将向着ITE、ITC的小型化方向发展。

未来人工耳蜗的发展趋势将是完全植入式的，这将是人工耳蜗设计理念的一次革新。新的人工耳蜗系统将没有任何体外部分，电池可以在体充电，解决了能量供给问题；鼓膜将作为麦克风，这样声音的保真度将大大提高，困扰人们的美观问题也将随之得到解决。

（二）双耳植入

双侧耳蜗植入能提高听觉质量特别是在噪声背景下的听力，将成为今后的处置常规。但是，为了取得真正的双耳听力，双耳获得的来自同一声源的声信号应该融合；声源不同时，双耳获得的声信号应该不同。要想达到这一目的，双侧植入的电极阵列应具有相当精确的耳蜗定位，目前外科手术还不能达到这个要求。言语处理器应能弥补信号传递中的一些缺陷，能把一侧缺失的信号传递到另一侧相应的电极上。

三、听力学检测技术

（一）改进编程方法

现有人工耳蜗的编程方法还有着很大的改进空间，无论是编程效果还是编程效率都可以随着技术方法的改进得到提升。现阶段，听力师需要花费很大精力去得到患者每一个电极的最小电流级和最大舒适响度级。但是，要达到较好的听力言语表现并不需要精确地调节每个电极的阈值和响度，并且两者也并不能代表实际聆听环境中的情况。各个电极的响度动态范围可以使用以电诱发电位为主的客观电生理方法与模型方法相结合进行估计。今后的一个目标就是，争取通过上述客观方法编程，能够令患者取得与常规编程方法相同的听力言语表现，这对于幼儿人工耳蜗使用者尤为重要。但是，要实现编程效果的提高，特别是在噪声环境下的听力表现，则需要解决现行的编程方法存在的问题，即效率与准确性的矛盾。另外，在编程的环节上，借助互联网技术的远程编程将给成年患者带来极大的方便。

（二）提高术前评估和术后康复的水平

尽管已经进行了很多探索，但目前我们还不能准确地在术前预测患者植入人工耳蜗之后能够达到怎样的听力水平。随着各种新的病因（如听神经病等）造成失聪的患者甚至具有残余听力的患者加入人工耳蜗候选者的队伍，这个问题日益变得重要。如果不能很好地对术后效果做出预测，我们在面对具有残余听力和残余言语识别力的患者时将面临很大风险。解决这个问题也许要借助于一些传统的检测方法（如鼓岬电刺激引导的 EABR）和新近开发的方法（如脑功能成像、认知测试等）的联合应用。术后康复同样面临巨大挑战，特别是对于那些个体差异比较大的患者。目前尚没有统一适用的术后康复方案，尽管有报道表明术后的听觉训练对患者表现有一定的提高作用，但数据并不完整。为了帮助患者尽快适应电刺激的听觉模式，有必要为其制定一套完整、系统的学习计划。未来人工耳蜗的工作将更加集中化，所有工作将集中到几个优秀的植入中心，这样可以保证患者享受到高效、安全的服务。

经过多年的发展，人工耳蜗的效果已经大大超出了早期人们的预想，并且将进一步提高。在可以预见的未来，随着软、硬件的完善和提高，随着新的言语信号处理策略和新的刺激模式的出现，随着手术技术和编程手段的改进，人工耳蜗将在工艺、设计理念、临床性能等方面将产生人们期待的飞跃。

（郗　昕　杨仕明　冀　飞）